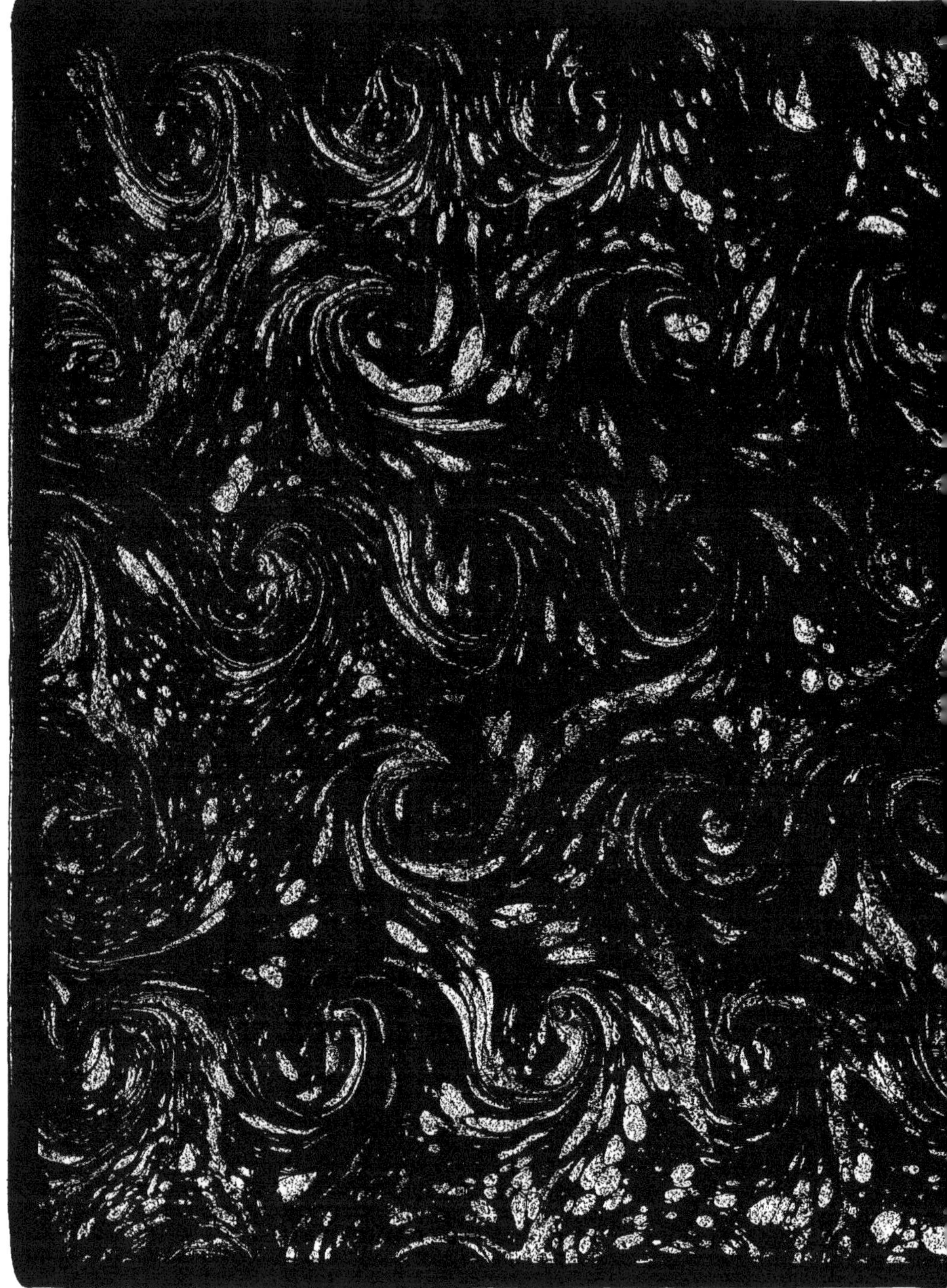

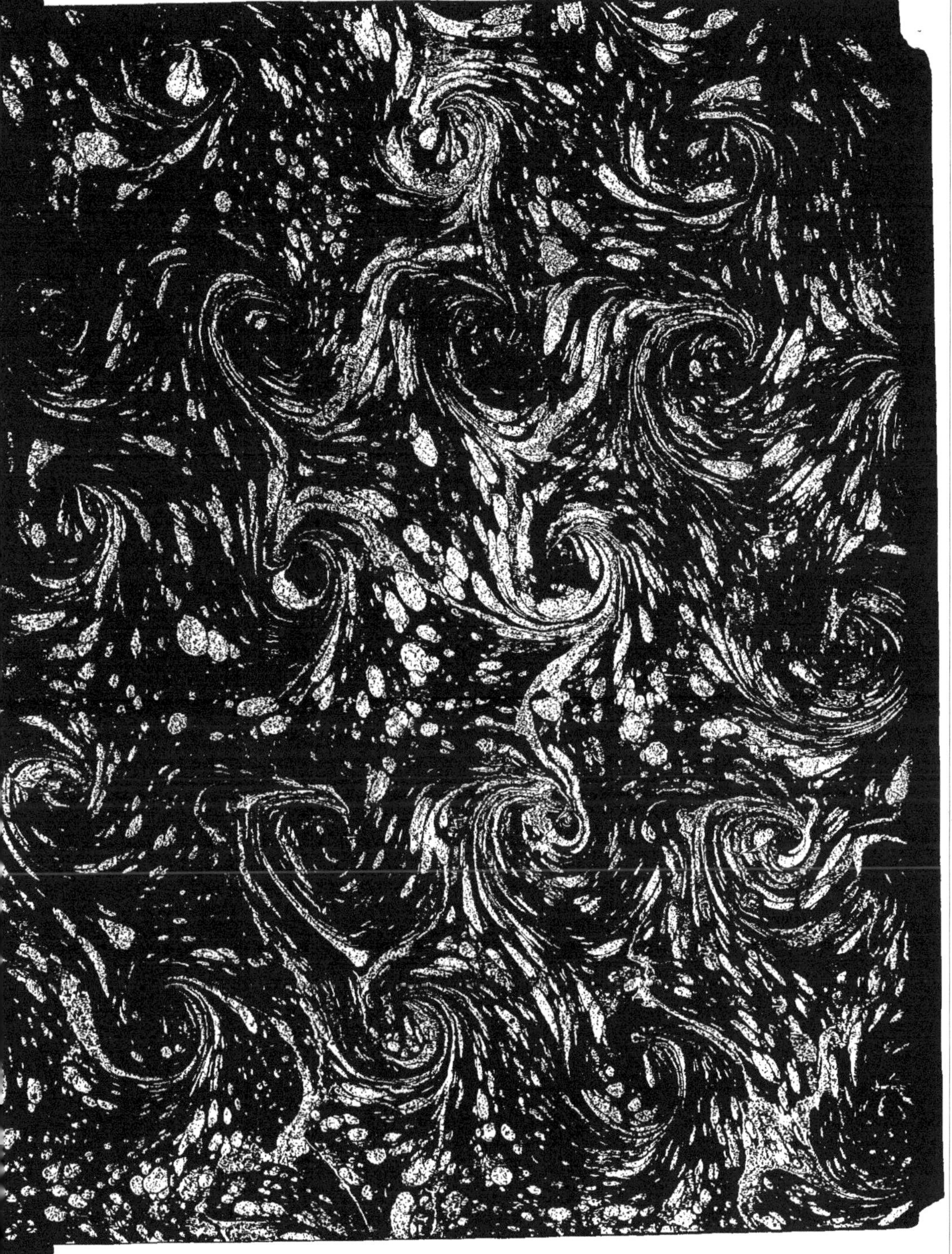

# L'ANATOMIE
## DU
# CORPS HUMAIN,

*Composée en Latin*

Par Isbrand de DIEMERBROECK, Professeur de Medecine & d'Anatomie en l'Université d'Utrecht;

ETABLIE SUR LES NOUVELLES DECOUVERTES des Anatomistes modernes, & enrichie de plusieurs Observations Anatomiques, de quantité de figures, & de diverses Dissertations Physiques & Medicales, qui servent à faire connoître parfaitement les principes & les causes des actions & des usages des parties; & toute l'Oeconomie animale.

TRADUCTION NOUVELLE,

*Par* Mr. J. PROST, *Doct. Med. de Lyon.*

TOME SECOND.



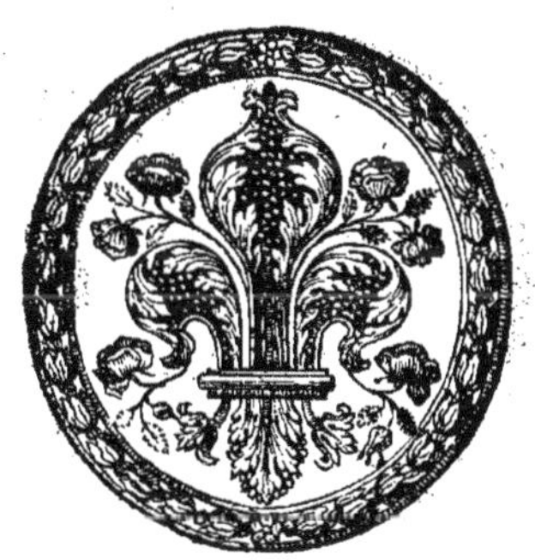

A LYON,
Chez ANISSON & POSUEL.

M. DC. XCV.
AVEC PRIVILEGE DU ROY.

# TABLE

## DES LIVRES, CHAPITRES, ET NOTES Marginales contenuës en ce Second Tome.

## LIVRE SECOND.

### Du Ventre moyen, *au* du Thorax. *page* 1.

# TABLE.

## LIVRE TROISIEME.

# TABLE.

LIVRE

# TABLE.

## APPENDIX.



## LIVRE SIXIE'ME.

## LIVRE SEPTIE'ME

# TABLE.

## LIVRE HUITIEME.

## LIVRE NEUVIE'ME.

### Des Os.

# TABLE.

# TABLE.

## LIVRE DIXIE'ME.

### Des Cartilages & des Ligamens.



Fin de la Table du Second Tome.

L'ANATOMIE

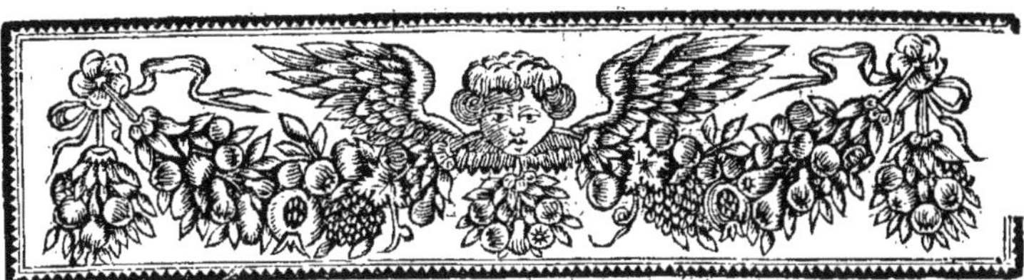

# L'ANATOMIE DU CORPS HUMAIN.

## *LIVRE SECOND.*

# DU VENTRE MOYEN, OU DU THORAX.

## CHAPITRE PREMIER.

### *Du Thorax en général.*

APRES avoir décrit les parties du Ventre inferieur, qui est la cuisine de tout le corps, où se font les premiéres coctions des alimens, & la séparation des impuretés inutiles, il faut entreprendre maintenant d'écrire celles du Ventre moyen, qui est le siége interieur, ou le trône du plus noble des viscères, à qui les alimens déja purifiés, préparés & cuits, sont presentés comme des mets délicieux pour être changés par lui en nectar salutaire à tout l'homme, & être distribués à toutes les parties par le moyen des plus petites artères.

*Le Thorax.* Le Ventre moyen qui est appellé ordinairement THORAX, du mot Grec θορέω, *sauter*, *bondir*, parce qu'il contient le cœur qui se meut, & bat, est cette cavité qui est terminée en haut par les clavicules, en bas par le diaphragme, aux deux côtés par les côtes, en la partie de devant par le sternum, & en celle de derriére par les os du dos.

*La poitrine.* On appelle le devant de cette cavité STERNUM & POITRINE, & le derriére Dos.

*Sa construction.* Sa construction est en partie osseuse, & en partie charneuse. Elle a dû être en partie osseuse afin que le thorax demeurât étendu, & que les parties charneuses, à raison de leur mollesse, ne s'affaissassent pas les unes sur les autres, & que le cœur, ce noble viscère, ne fût pas comprimé par le poûmon, & empêché en son mouvement. Elle a dû être en partie charneuse, afin que dans la respiration, dont le cœur ne sçauroit absolument se passer, il pût facilement & commodément se mouvoir. Et afin que cette extension ou expansion se maintint, & qu'à même tems tous les mouvemens se fissent convenablement, il a dû être composé non pas simplement d'un seul os, mais de plusieurs; tous lesquels, afin que leur mouvement se fit plus facilement, ont dû être coarticulés & liés ensemble par des cartilages, & être munis non seulement chacun d'un muscle situé dans leurs entre-deux, mais encore être couverts de plusieurs autres.

*Sa figure.* La figure du Thorax est presque ronde sur le devant, & un peu plate sur le derriére, & elle est étenduë en longueur convenable.

*Sa capacité.* Sa capacité est plus grande en quelques-uns, & moindre en d'autres. Dans les femmes, sur tout dans les vierges, elle a coûtume d'être plus petite que dans les hommes, par la raison que ceux-ci ont le cœur & le sang plus chauds, & aussi qu'étant destinés à de plus grands travaux, ils ont besoin de plus de respiration, & que leurs poûmons se dilatent davantage, afin que le sang qui y est poussé tres chaud, & tres dilaté du ventricule droit du cœur, s'y refroidisse plus promtement. Or la petitesse du thorax doit toûjours être suspecte, parce que comme lors que la cavité en est étroite, les poûmons ne peuvent s'y mouvoir librement dans la respiration; il arrive aussi que de tems en tems ils hurtent fortement contre les côtes qui les environnent; d'où vient que, dautant que leurs parties sont d'elles-mêmes tres molles, elles se flétrissent insensiblement par cette impulsion presque continuelle contre les côtes, & perdent leurs forces: que de plus leurs vaisseaux étant rompûs par ce choc, il en survient hemoptysie, & le sang croupissant & se corrompant dans leurs petites cellules spongieuses, il se forme une ulcère qui est suivi immanquablement de phtisie accompagnée de fiévre lente. Par cette raison on doit avoir sur toutes choses grand soin, à l'égard des enfans qui sont aux maillots, de ne leur point serrer trop étroitement la poitrine en les bandant,

*La petitesse du thorax est suspecte.*

afin de ne pas empêcher par cette voye l'accroissement des côtes, & l'augmentation de la dilatation du thorax : cette erreur des nourrisses fait que plusieurs ont la capacité du thorax trop petite & trop étroite, dont ils ont contracté la cause dans le berceau. Il arrive souvent dans la jeunesse que la nature se trouvant forte, dilate de son propre mouvement la capacité trop étroite du thorax, & que fléchissant quelques-une des côtes, & les éloignant de leur lieu naturel, elle forme une bosse, par le moyen de laquelle elle donne plus de liberté au mouvement du poûmon, & à la respiration. Plusieurs pour guerir cette difformité, ont coûtume de comprimer peu à peu cette bosse par des instrumens appropriés, & de l'applatir en telle sorte qu'elle s'évanouïsse, & ne paroisse plus. Cette maniére de guerir est familiére parmi nous. Mais alors j'ai plusieurs fois observé, que ces bossus gueris par cette méthode, pour avoir contraint le thorax dans des bornes trop étroites, sont dévenus asthmatiques, peu de tems ensuite hemoptoïques, & qu'enfin ils sont tombés en une phtysie incurable qui les a fait perir. C'est pourquoi nous conseillons le plus souvent aux bossus de ne point se faire guerir de leur bosse, avec laquelle il est plus convenable de vivre, que de mourir en l'ôtant ou en guerissant. *Observation.*

Ce Ventre moyen est composé de parties contenantes, & de contenuës.

Les contenantes sont ou communes ou propres. On a parlé des communes *au liv.* 1. *ch.* 3. *Les parties contenantes.*

Les contenantes propres sont les muscles du thorax décrits *au liv.* 5. *ch.* 3. 4. 5. 6. & 7. divers os, le sternum, les vertebres du dos, les côtes, les omoplates, & les clavicules, tous décrits *au liv.* 9. *dépuis le ch.* 11. *jusques au* 16. & enfin les mammelles, le diaphragme, la plevre, & le mediastin, dont nous parlerons ici.

Les contenuës sont le cœur avec son pericarde, le poûmon avec une portion de la trachée, la plus grande partie de l'œsophage, une portion des troncs de l'artère aorte, & de la veine cave, le thymus, & plusieurs vaisseaux plus petits. *Les contenuës.*

Au reste, on a coûtume de mettre le col au nombre des parties de ce ventre, parce qu'il est placé au dessus comme en étant une appendice.

## CHAPITRE II.

### *Des Mammelles, & du Lait.*

LEs deux mammelles, tant dans les hommes que dans les femmes, sont placées & étenduës une de chaque côté sur le muscle pectoral qu'elles couvrent, & elles contribuent beaucoup à l'agrément & à la beauté du corps.

*Leurs noms.* Les Grecs les appellent d'un nom général τίτθας, & celles des femmes du nom particulier μαστοὺς. Les Latins les nomment MAMMÆ, MAMMILLÆ, UBERA; quoique quelques-uns veulent que MAMMÆ soit propre aux femmes, MAMMILLÆ aux hommes, & UBERA, *tettes*, aux animaux.

*Leur grandeur.* Elles sont petites dans les hommes, & tres grandes dans les femmes, à cause de la necessité de l'alaittement; Elles ont neanmoins en celles-ci diversité de grandeur; dans les jeunes avant la sortie des mois, & dans les vieilles elles sont peu ou point du tout élevées; mais dans le bon âge elles sont dans les unes plus & dans les autres moins enflées, selon qu'elles sont ou enceintes ou non enceintes, ou qu'elles nourrissent ou ne nourrissent pas. Car elles doivent être plus grosses & plus enflées en celles-là qu'en celles-ci.

On dit qu'en differens endroits des Indes, comme dans le Royaume de Senega, dans l'Isle d'Arnabo, & en plusieurs autres lieux, il s'en trouve de si grandes dans les femmes, qu'elles leur pendent jusques au Ventre inferieur, & qu'en les retirant elles peuvent les rejetter jusques derriére leur dos. On a vû ici à Utrech une nourrisse qui les avoit telles, qu'elle pouvoit soi-même se tetter, & si son enfant avoit été sur ses épaules, elle auroit pû commodément lui presenter le boût de la mammelle. Cette grandeur dont parle Bartholin *en son hist. Anat. Cent. 3. hist. 46.* fut extrêmement monstrueuse, *Une femme*, dit-il, *de Helsingor, de la premiére qualité, avoit il n'y a pas long tems les mammelles si grandes & de si grand poids, qu'elles lui pendoient jusques aux genoux, en sorte qu'étant assise elle en soûtenoit la charge incommode sur ses genoux.*

*Consideration de leur grandeur.* Le Medecin doit sur toutes choses avoir égard à la grandeur des mammelles lorsqu'il s'agit de porter son jugement sur le choix d'une nourrisse. Moschius ancien Medecin dit sur ce sujet qu'en une bonne nourrisse on doit toûjours choisir des mammelles mediocres; les grandes n'engendrant pas beaucoup de lait, & les petites étant un signe de temperament froid. Mais quoique la chose puisse tres souvent être ainsi, neanmoins l'experience fait voir que cette regle n'est pas toûjours constante : car nous avons connu plusieurs femmes qui avoient naturellement de tres petites mammelles, lesquelles dans le tems de chaque grossesse ne s'enfloient que mediocrement, & qui neanmoins aprés l'enfantement donnoient pendant tout le tems de l'alaittement beaucoup de lait, & l'alaittement fini retournoient à leur premiére petitesse. Nous en avons aussi vû d'autres en tres grand nombre qui avoient des mammelles tres grandes & tres grosses qui engendroient beaucoup de lait, & même l'opinion commune du vulgaire est que les grandes mammelles sont plus abondantes en lait que les petites. C'est ce que les païsans croyent avoir connu par experience ; car aiant à acheter des vâches pour en avoir du lait, ils donnent bien plus de celles qui ont le pis grand que de celles qui l'ont petit.

*Leur nombre.*

La nature a formé deux mammelles, en partie afin que la mere pût fournir du lait à deux enfans, en partie afin que l'une des mammelles étant empêchée par maladie ou autrement, l'autre pût suppléer en la fonction de nourrir suffisamment l'enfant.

*Leur situation.*

Elles sont situées au milieu de la poitrine (non pas dans l'abdomen comme dans les animaux,) pour la commodité de l'alaittement, afin que l'enfant étant entre les bras de sa nourrisse, elles soient mieux à sa rencontre. Les Rabins autrefois (au rapport du Buxtorf *syn. jud. c. 3.*) inventerent des raisons ridicules de cela ; car Rabbi Abba dit qu'elles ont été placées au haut de la poitrine, afin que l'enfant devint judicieux & prudent, & que du cœur de la mere il suçât l'entendement. R. Jehuda dit que cela a été fait afin que l'enfant ne fût pas obligé de voir les parties honteuses de sa nourrisse. R. Mathana, afin qu'il ne suçât pas dans un lieu mal propre.

*Leur figure & leur couleur.*

Leur figure est hemispherique, en forme de demi globe, leur substance est molle, tres blanche dans les femmes, (Riolan remarque que dans les femmes qui viennent d'enfanter, ou dans celles qui nourrissent, leur couleur sous les aisselles est rouge ; ce que neanmoins nous n'avons pas encore pû observer) dans les vâches & dans les autres animaux elle est moins blanche, & comme tirant légérement sur le jaune.

*Leurs glandes.*

Elles sont composées de plusieurs corps glanduleux, differens en grandeur, aiant communication les uns avec les autres par plusieurs tuyaux, ou conduits joints ensemble par beaucoup de graisse, envelopés d'une membrane charneuse, & attachés aux muscles qui sont au dessous. Riolan & Warthon nient, neanmoins contre la verité oculaire, cette multitude de glandes, & ils disent que toute la mammelle n'est composée que d'un corps glanduleux nullement distinct en differens globules ; quoiqu'il avoüe que dans les mammelles mal disposées on y puisse discerner des globules séparés ; mais il est certain qu'on n'en verroit pas dans les mammelles malades, s'il n'y en avoit aussi dans les saines, quoique moins gonflées.

*La grande glande.* Parmi ces glandes il y en a une plus grande que les autres, située dans le milieu, autour de laquelle les autres plus petites sont placées, & toutes ensemble sont entre-mêlées d'une infinité de plexus de vaisseaux lactées, par le moyen desquels le suc lactée est porté non seulement à chacune en particulier, mais encore de toutes les parties dans la grande. Outre cela, chacune de ces glandes a de grands pores & en abondance, dans lesquels le lait se conserve comme dans des cellules jusques à ce qu'il soit sucé par l'enfant, à moins peut-être que par trop d'abondance ou de tenuité, il ne s'écoule trop-tôt de son propre mouvement.

*Les vaisseaux lactées*

*Le mammelon.* Au dessus de cette grande glande est placé le mammelon, qui est un corps long & rond, fongueux, révêtu d'une peau déliée, & percé d'une infinité de petits trous.

Tous les conduits lactées aboutissent à cette glande, & s'y terminent, & c'est par ces petits trous que le lait est comme par des tuyaux répandu dans la bouche de l'enfant à mesure qu'il suce ou qu'il les presse.

Le mammelon a un sentiment tres exquis, ainsi on y ressent dabord du plaisir, au moindre attouchement doux & agreable, & de la douleur si on le manie rudement. Outre cela, il peut quand on le touche ou qu'on le suce, se roidir en la maniére du gland du penis.

Il est rouge dans les vierges, plus livide dans les nourrisses, & tirant sur le noir en celles qui ne portent plus d'enfans.

Sa grandeur est differente dans les differents sujets ; en quelques-uns il est égal au fruit du meurier, en plusieurs à celui du framboisier en d'autres il est moindre ; il est un peu plus élevé au tems de l'alaitement qu'aprés.

*Le rayon.* On appelle le cercle qui est autour du mammelon LE RAYON, lequel est pâle dans les vierges, noirâtre dans les femmes grosses & dans les nourrisses, & noir dans les vieilles.

*Les vaisseaux des mammelles.* Les mammelles ont cinq sortes de vaisseaux 1. Des NERFS qui viennent des intercostaux superieurs ; il s'en porte quantité aux mammelons ausquels ils donnent un sentiment tres vif. 2. Des ARTERES pour la nutrition ; dont les interieures viennent du rameau souclavier de la grande artère, & les exterieurs de l'axillaire. 3. Des VEINES pour rapporter le sang qui est resté aprés la nutrition ; elles sont beaucoup plus grandes & en plus grande quantité que les artères. Elles sont doubles & viennent tant des parties interieures que des exterieures des mammelles ; d'où elles se portent à la souclaviére, & au rameau axillaire de la veine cave dans laquelle elles se déchargent. C'est par ces veines que quelquesfois dans les nourrisses la matiére lactée, lorsqu'elle surabonde, est portée des mammelles aux souclaviéres, en la maniére que le chyle est porté par le conduit chylifere thorachique;

& c'eſt principalement pour cela qu'elles ſont ſi nombreuſes & ſi grandes ; car elles n'ont pas dû ſeulement reporter aux ſouclaviére le ſang qui reſte aprés la nutrition, mais encore dans les nourriſſes le reſidu de la liqueur lactée aprés l'alaittement de l'enfant ; car cette liqueur ne ſe corrompt pas dans les mammelles, mais elle eſt rapportée par ces veines dans les ſouclaviéres, ainſi qu'on vient de dire. 4. Des VAISSEAUX LACTE'ES. 5. Des CONDUITS LYMPHATIQUES.

Des artères & des veines interieures qui deſcendent des ſouclaviéres, (leſquelles on appelle MAMMAIRES) il y en a deux, une de chaque côté, qui par deſſous les muſcles droits de l'abdomen ſe portent vers les parties d'en bas ; & du ventre inferieur, ſçavoir des épigaſtriques, il s'éleve tout autant de veines & d'artères qui leur viennent à la rencontre. On a crû juſques à preſent que ces derniéres s'uniſſent par anaſtomoſe avec les précédentes, & que c'eſt de là que vient la ſympathie qui eſt entre les mammelles & la matrice, & que le ſang eſt porté de celle-ci en celle-là pour être la matiére du lait. Mais ce concours prétendu de ces vaiſſeaux eſt purement imaginaire ; car ni nous mêmes ne l'avons jamais vû, ni perſonne ne nous l'a jamais pû démontrer. Quelquefois, à la verité, leurs extremités s'approchent aſſés prés les unes des autres, mais elles ne ſe joignent jamais. Outre cela, la connoiſſance de la circulation du ſang a refuté déja depuis long-tems cette opinion. Voyez ſur ce ſujet ci-deſſus *au liv. 1. ch. 5.* & ci-aprés *au liv. 6. ch. 3.*

*Les petits vaiſſeaux lymphatiques.*

On ne doute pas qu'il n'y ait des petits vaiſſeaux lymphatiques dans les mammelles, mais qu'ils y ſoient en auſſi grand nombre que Warthon dit l'avoir obſervé, c'eſt de quoi on pourroit en quelque maniére douter. Il y a apparence que comme les petits vaiſſeaux lactées contiennent ſouvent une liqueur lactée tres aqueuſe, il a été trompé en cela, qu'il a pris pluſieurs petits vaiſſeaux lactées pour des lymphatiques, & ainſi il en a décrit un grand nombre ; or ces petits vaiſſeaux lactées ſe rempliſſent ſouvent d'un ſuc lactée aqueux, lorſque la femme qui alaitte ſe remplit aprés une longue diette de beaucoup de boiſſon & d'alimens, & pour lors le lait qui s'exprime, ou qui ſe ſuce de ces mammelles, eſt tres aqueux.

*Les vaiſſeaux lactées*

On voit pluſieurs vaiſſeaux lactées parſemés çà & là parmi les glandes des mammelles, du contour deſquelles ils prennent leur naiſſance, & ils vont enſuite ſe réünir dans leur centre ; neanmoins les Anatomiſtes, quelques recherches qu'ils aient faites juſques à preſent, n'ont encore pû découvrir la communication & continuité qu'il y a entre ces vaiſſeaux-là & les conduits chyliferes cachés dans le tronc du corps, & cela par la raiſon que dans les corps morts, même dans ceux qui viennent d'être étranglés ces conduits de communication ſont tres petits, & ne paroiſſent pas, en la même maniére qu'on ne peut découvrir ni les chemins que la ſemence tient pour aller des teſticules aux paraſtates, & des veſicules ſeminales à l'urèthre, ni quantité d'autres conduits par leſquels nous voyons que la nature fait ſouvent dans les corps vivans des tranſports d'humeurs d'une partie en une autre. Il ne faut pas neanmoins douter que dans les parties interieures (Caſtellus croit que c'eſt du ventricule, Deuſingius du pancreas, & moi du conduit thorachique;) il ne ſe porte auſſi-bien, tant par les membranes que par les muſcles, de ces vaiſſeaux aux mammelles, comme il s'y porte des artères & des veines. Ces vaiſſeaux neanmoins ne ſont pas viſibles, mais cachés, parce que le ſuc chyleux ne s'y arrête pas, & n'y eſt pas plus réténu que l'urine l'eſt dans les uretères, étant tres promtement pouſſé en avant par la compreſſion des muſcles de la reſpiration, & des parties au travers deſquelles ils paſſent; en la même maniére abſolument que les vaiſſeaux lactées du meſentère s'évanoüiſſent incontinent aprés que le chyle eſt entré dans le reſervoir, & qu'on ne les voit plus, à moins qu'ils ne ſe rempliſſent d'un nouveau chyle, lequel n'y faiſant pas non plus un trop long ſejour, n'en permet la vûë que pour peu de tems. Et on ne doit pas s'étonner que ces petits vaiſſeaux-ci n'aient été encore découverts, puiſque même le conduit chylifere thorachique qui eſt aſſés grand, & qui s'étend tout le long de l'épine, n'a pû être ni vû ni trouvé par tant d'habiles & tres curieux Anatomiſtes pendant tant de ſiécles, & que c'eſt plûtôt au hazard qu'à l'art & à la recherche des ſçavans, que nôtre ſiécle en doit la découverte, auſſi-bien que celle des vaiſſeaux lymphatiques inconnus par ci-devant à toute l'antiquité. Peut-être auſſi que quelque jour le même hazard nous fera naître l'occaſion de connoître ces conduits chyliferes des mammelles, qu'on ne peut cependant douter qu'ils n'exiſtent bien qu'on ne les voye pas, la raiſon, l'uſage ou les éfets le démontrant ſuffiſamment. Hipocrate les a décrits ſous le nom de Venules, lorſqu'*au liv. de nat. puer.* il dit, que *dans les femmes, du moment qu'elles ont enfanté, les petites veines ou venules étant dévénuës plus amples, elles attirent du ventre la graiſſe*, c'eſt à dire le chyle le plus gras, *qui fait la matiére du lait*. Il y a neanmoins quelques Anatomiſtes qui diſent les avoir vûs. Ant. Everardi *en ſon tr. de ort. anim.* a obſervé dans une femelle de connil qui alettoit des petits, des vaiſſeaux lactées qui pendoient manifeſtement aux mammelles. *Quelques-uns*, dit-il, *de ces conduits naiſſants du tronc deſcendant, & rempants ſur les muſcles de l'abdomen au deſſous de la graiſſe, fourniſſoient à la ſubſtance glanduleuſe des mammelles la matiére du lait; enſuite ils formoient des tuyaux aſſés manifeſtes, d'où le lait étoit porté dans le canal commun, & enfin vuidé par le boût de la mammelle.* De-même Pecquet *en ſa Diſſ. des lact. thor. Exper.* 4. trouva & démontra à Montpelier en l'année 1654. en preſence du fameux & tres experimenté Riviére, en une châte qui nourriſſoit des petits, auprés de

la

la troisiéme côte superieure, un canal lactée aboutissant aux mammelles, lequel portoit une assés grande quantité de lait ; & il reïtera souvent cette experience dans de semblables sujets, avec une pareille éfusion de quantité de lait lorsqu'il rompoit ce petit vaisseau, sur tout s'il commençoit à l'ouvrir en la partie exterieure, tout joignant les premiéres côtes. Il avoit déja remarqué que ce petit rameau venoit des bissurcations, & qu'il n'alloit pas s'inserer dans le canal souclavier, mais vers les aisselles entre les muscles du thorax, où il s'insinuoit comme à la dérobée. J. Theod. Schenckius au rapport de Bartholin, vit dans une chienne, qui pareillement nourrissoit des petits, laquelle il dissequa, un rameau lactée qui de l'abdomen tendoit directement aux mammelles, & qui lorsqu'on le pressoit, versoit son suc dans le mammelon, d'où il distilloit ensuite abondamment. Louïs de Bils *dans son Apolog. contre Jean Van-Horne*, dépeint à la verité certains petits vaisseaux qui descendent du cercle lymphatique, situé auprés du col vers les glandes des mammelles, lesquels il croit être lactées ; mais il s'est trompé, ne distinguant pas entre les vaisseaux lymphatiques & les lactées, ainsi qu'on a plus amplement expliqué *au liv. II. ch. II.* Ensorte que, outre la raison, l'experience oculaire de plusieurs habiles Anatomistes nous rend certains qu'il y a des vaisseaux lactées, qui vont aux mammelles.

Tout ainsi que Ant. Everardi a trouvé dans les connils des petits tuyaux, qui du tronc lactée descendant se portent aux mammelles, situées en ces animaux dans les parties inferieures : de-même dans la femme, il semble que du tronc thorachique ascendant il en vient de certains petits rameaux tendans aux mammelles, situées en elle dans la poitrine. Cela nous a paru évident dans l'Epouse de nôtre Secretaire qui a accouché dépuis quatre ou cinq semaines, laquelle, maintenant même que je medite avec attention & que j'examine ce fait, se presente à moi pour avoir du soulagement ; Elle se plaint d'avoir tres-peu de lait dans ses mammelles, & si l'enfant suce avec violence, elle sent une douleur tres aiguë qui s'étend dépuis les mammelles jusques au dos, environ entre les deux omoplates, mais tant soit peu plus bas, en aiant a un leger ressentiment jusques aux lombes ; & elle dit que du moment que l'enfant cesse de sucer, ces douleurs s'évanoüissent. Sans doute qu'il y a en cette femme quelque obstacle qui a empêché aux vaisseaux lactées d'avoir un libre passage pour parvenir jusques aux mammelles ; d'où vient que l'enfant suçant en leur partie superieure, & le chyle ne suivant pas du conduit thorachique assés abondamment, ce sucement excite de la douleur dépuis les mammelles jusques au conduit lactée thorachique ; ce qui paroît principalement de ce qu'en quelque maniére que cette femme se tourmente pour avoir du lait par le sucement de son enfant, elle ne le

*Observation*

ſent neanmoins ſe ramaſſer qu'en tres petite quantité dans ſes mammelles, en ſorte qu'elle a été obligée de remettre ſon enfant à une autre nourriſſe. J'ai remarqué la même choſe en l'Epouſe de mon collegue Paul Voët, Profeſſeur en Droit ; laquelle au mois de Septembre 1664. ſe plaignoit aprés ſon accouchement qu'elle ne pouvoit ſouffrir qu'avec grand' peine que ſon enfant la tétât, en reſſentant entre les épaules juſques au dos de grandes douleurs, qui s'étendoient vers les lombes. J'ai remarqué dans la ſuite pluſieurs ſemblables exemples, qui font tous juger qu'il y a des conduits lactées mammaires qui derivent du conduit lactée thorachique.

*Si le chyle eſt porté aux mammelles par les artères.*

Il paroît aſſés par ce que l'on vient de dire combien ceux-là ſe ſont éloignés de la verité qui établiſſent que le chyle eſt porté aux mammelles, non par des vaiſſeaux lactées, mais conjointement avec le ſang par les artères, & que là il y eſt de nouveau ſéparé du ſang, & changé en lait. Ainſi Thomas Conſentinus, ( à l'opinion duquel Gualt. Needham ſe range, ) écrit *progymnaſm. 6.* que le lait eſt tiré & ſéparé du ſang qui eſt apporté par les artères thorachiques mammaires ; & il tâche de le prouver 1. Par la grande quantité de ramifications d'artères que l'on remarque dans les glandes des mammelles. 2. Par les anaſtomoſes des vaiſſeaux épigaſtriques avec les vaiſſeaux mammaires. 3. Par la grandeur des artères mammaires tres remarquable dans les femmes qui nourriſſent. Mais ces argumens ne ſont pas ſi forts qu'ils ſoient capables de ſoûtenir une ſemblable fiction, & l'empêcher de tomber. Car la quantité de ramifications d'artères que l'on voit bien plus grande dans le cerveau & dans ſes membranes, dans le poûmon & dans pluſieurs autres parties, n'ont jamais donné, que je ſache, aucun indice qu'il ſe fiſt en elles nulle part, aucune ſéparation de la matiére lactée ou chyleuſe contenuë dans le ſang arteriel d'avec ce même ſang. De-même auſſi les anaſtomoſes des vaiſſeaux épigaſtriques avec les mammaires ne nous enſeignent rien de cela, puiſqu'à la verité pluſieurs ſe ſont bien vantés d'avoir trouvé ces anaſtomoſes ; mais aucun n'a encore pû les démontrer, ainſi qu'on a déja dit. Quant à la grandeur des artères qui eſt remarquable dans les mammelles des nourriſſes, elle ne vient pas de l'abondance de la matiére lactée, ainſi qu'il penſe ; mais de ce que les glandes étant gonflées de lait, elles compriment un peu les extremités de ces artères, en ſorte que le ſang qui y aborde, ne peut couler & circuler, ni ſi librement ni ſi promtement qu'il a coûtume de faire hors du tems de l'alaittement ; d'où vient qu'étant rétenu en un peu plus grande quantité, il les fait paroître plus enflées qu'à l'accoûtumée. Mais je ſuis ſurpris que Conſentinus ne faſſe aucune mention des veines que l'on voit dans les nourriſſes en bien plus grande abondance, & beaucoup plus groſſes que ne ſont les artères ; nous en avons donné la raiſon & la cauſe un peu ci-devant.

Cét autheur apporte au même endroit plusieurs autres argumens de moindre consequence ; mais comme dans la suite nous avons occasion de les refuter çà & là, il n'est pas nécessaire que nous fassions ici sur ce sujet de plus longs discours ; ainsi cette opinion nouvelle appuyée sur un fondement faux & frivole, qui établit, *qu'outre le sang, le chyle, actuellement tel, est aussi porté, & circule par les veines & par les artères, & qu'ensuite il en est de nouveau séparé, tombe & s'évanoüit entiérement.* Nous détruisons tous les autres soûtiens de cette idée *au chap. 12. de ce livre-cy.*

Le premier & principal office des mammelles est de faire le lait ; & le second de couvrir la poitrine, la garantir du froid exterieur, & contribuer aussi dans les femmes à leur beauté. *L'office des mammelles.*

Or le lait est UN SUC BLANC ET DOUX, PRE'PARE' DANS LES MAMMELLES POUR LA NOURRITURE DE L'ENFANT. *Ce que c'est que le lait.*

Les opinions des Docteurs sont entr'elles tres differentes, touchant la matiére dont le lait est engendré. Car comme il est porté aux mammelles du sang spiritueux par les artères, & du chyle par les vaisseaux chyliferes, & qu'outre cela on voit en elles plusieurs veines, on a douté si le lait est engendré ou du sang arteriel, ou du veineux, ou du menstruel, ou de l'alimentaire le plus parfait, ou du moins parfait, ou enfin du chyle même. *La matiére du lait.*

Aristote *au liv. 7. de l'hist. des animaux ch. 11.* & *au liv. 4. de la générat. des anim. ch. 8.* & aussi Galien *au liv. 4. de l'usag. des parties, ch. 8.* & *au liv. de ven. sect. contre Erasistr. ch. 5.* & en plusieurs autres endroits, enseignent que le sang qui a coûtume de s'écouler pendant le tems des purgations menstruales, est la matiére du lait. Laquelle opinion ils semblent avoir tirée *de l'aphorism. 39. Sect. 5.* d'Hipocrate, qu'ils ont mal entendu ; où il dit : *Si la femme qui n'est pas enceinte, ou qui n'a pas encore enfanté, a du lait, ses mois lui ont manqué.* Ils sont suivi en cela de presque tous les Medecins & Philosophes, tant anciens que nouveaux, à quoy ils sont poussés principalement par les raisons qui suivent. *Si le lait est engendré du sang menstruel.*

1. Que les mois étant arrêtés, il s'engendre du lait, non seulement dans les femmes grosses & en celles qui ont enfanté, mais même dans les vierges, ainsi que Vega, Gorrhœus, Schenckius, & plusieurs autres, en rapportent des exemples.

2. Qu'aux femmes qui nourrissent, les mois sont supprimés, ou si au contraire les mois leur arrivent en abondance, leur lait se diminuë beaucoup, ou leur manque entiérement.

3. Qu'en celles en qui les mois cessent à cause de l'âge, il ne s'engendre point de lait en leurs mammelles.

Mais cette opinion, quoiqu'elle soit soûtenuë de l'authorité de tres graves Docteurs, & même des anciens, peut neanmoins être détruite par de tres solides raisons ; car il s'en ensuivroit cinq consequences absurdes.

I. *Que lorsqu'il s'engendre du lait, il faudroit nécessairement que les mois s'arrêtassent.* Cependant nous avons vû mille fois le contraire en des meres & des nourrisses, ausquelles les mois couloient à tems reglés, & en abondance, sans que la quantité de leur lait fut en aucune maniére diminuée, ou du moins bien peu; ce que tous les Medecins experimentés en practique témoigneront avec moi. Or que pour l'ordinaire les mois s'arrêtent dans les femmes qui ont du lait, cela ne vient pas de ce que le lait est engendré du sang excrementeux menstruel: mais de ce que la plus grande partie du chyle passant chaque jour aux mammelles, il en passe peu au cœur; d'où vient qu'il s'engendre bien à la verité la quantité de sang qui est nécessaire pour nourrir le corps; mais il ne s'en engendre point de surabondant pour être évacué chaque mois.

II. *Que selon que la quantité du sang supprimé seroit plus ou moins grande, l'abondance du lait qui s'en engendreroit le seroit aussi plus ou moins, à proportion.* Cependant dans les premiers mois de la grossesse, auquel tems ce sang est encore en tres grande abondance dans la femme, & que l'embrion en consume moins, il ne s'engendre point du tout du lait: & dans les derniers mois que le fœtus qui est plus grand, consume plus le sang superflu, & qu'ainsi il n'y en a aucune surabondance, il s'engendre grande quantité de lait dans les mammelles. Outre cela, dans les femmes qui ont accouché, lorsque les lochies coulent en elles le plus abondamment, le lait aussi s'engendre en grande quantité dans leurs mammelles, & quoiqu'il augmente, les lochies neanmoins ne s'arrêtent pas pour cela.

III. *Qu'il doit s'engendrer autant de lait, qu'il y a de surabondance de ce sang.* Mais il n'y a personne qui ne voye tres facilement combien il y a de l'inégalité & peu de proportion entre la petite quantité du sang qui chaque mois est rejetté comme surabondant, & celle du lait qui s'engendre chaque jour dans la femme. Outre cela, que dirons-nous des brebis, des vâches, & d'autres semblables animaux, qui ne rejettent jamais de sang menstruel, & qui neanmoins donnent chaque jour grande abondance de lait.

IV. *Que le lait s'engendre seulement dans les femmes meures, en qui les mois coulent par la surabondance du sang, ou en qui ils peuvent couler.* Mais on oppose a cela, les enfans nouveau-nés, non seulement les femelles, mais encore les mâles; des mammelles desquels nous avons vû plusieurs-fois s'écouler du lait, non seulement pendant quelques jours, mais même pendant plusieurs semaines, & cela en les comprimant tres légérement. Cardan *au liv. 12. de la subtilité*, a observé la même chose; aussi-bien que Joach. Camerarius au rapport de Schenckius *Obs. liv. 2.* & chacun pourra, s'il veut, l'observer dans les enfans qui viennent de naître. On oppose encore à cela ces vieilles seches & maigres, ausquelles

les mois manquent naturellement à raiſon de leur âge, & qui neanmoins, quoique cela ſoit arrivé rarement, ont eu du lait en abondance, ainſi qu'outre Ariſtote *au liv. 3. de l'hiſt. des anim. chap.* 20. le témoignent tous les Ecrivains d'obſervations medicales. On en voit des exemples dans Bodinus, dans Henr. ab Heers, & dans pluſieurs autres.

V. *Qu'il ne s'engendre jamais du lait dans les hommes, parce qu'il ne ſurabonde jamais en eux de ſang menſtruel.* Mais Ariſtote *au liv.*1. *de l'hiſt. des anim. ch.*12. & *au liv.* 3. *ch.* 20. & Avicenne, *l.*3. *Can. fen.* 12. *tr.* 1. *c.* 3. témoignent le contraire, & ils enſeignent tous deux que les mâles ont quelquefois du lait en abondance. Ceux qui ont voyagé dans le nouveau monde, rapportent qu'ils y ont trouvé des regions dans leſquelles preſque tous les hommes ont grande abondance de lait dans les mammelles, & qu'ils nourriſſent auſſi les enfans. Leur témoignage eſt confirmé par les experiences, & par les exemples rapportés par Veſal *au liv.* 5. *de la fabr. du corps hum. ch.* 18. par Eugubius *au liv. du lait.* par Alex. Benedictus *l.*3. *anat. c.*4. par Bartholin *Cent.* 1. *obſ.* 27. par Santorellus, par Cardan, par Gemma, par Donatus, & par pluſieurs autres. La diſtinction que Bauhin *au liv.* 2. *de ſon anat. ch.* 3. Spigelius *en ſon Anat. liv.*9. *ch.* 2. & L. Mercatus *tom.* 1. *lib.*1. *q.* 124. apportent, n'a point ici de lieu, ſçavoir que le lait des hommes n'eſt pas un veritable lait, mais ſeulement un ſuc ſemblable à du lait, & qu'ainſi on ne doit pas le prendre pour du veritable lait. Car il n'y a pas de vraiſemblance que des témoins ſi éclairés, & ſi prudens ſe fuſſent laiſſé tromper juſques au point que de n'en pas faire la veritable diſtinction. Outre cela, il s'engendre dans les mammelles, & il ne differe ni en couleur, ni en odeur, ni en ſaveur, ni en ſubſtance, ni en aucune maniére que ce ſoit du lait de femme; & des enfans en ont été auſſi-bien nourris que de celui de la femme, ainſi que les hiſtoires en font foy.

*S'il eſt engendré du ſang alimentaire.*

D'autres pour éviter toutes ces difficultés ont établi qu'à la verité le lait n'eſt pas engendré néceſſairement du ſang menſtruel, mais du ſang alimentaire qui reſte aprés la nutrition des parties. Mais ceux-ci en évitant un précipice tombent dans un autre; car pluſieurs raiſons détruiſent cette opinion.

I. Il eſt impoſſible que la femme qui alaitte, puiſſe vivre en perdant tant de ſang. Car ſi on ne peut tirer pendant quelques jours conſecutifs à une ſeule & même perſonne une livre ou ſeulement une demi-livre de ſang, ſans qu'il ne lui en ſurvienne l'amaigriſſement total de tout ſon corps, ſans l'abbattement entier de ſes forces, & enfin ſans la perte de ſa vie: Ou ſi le flux immoderé des mois cauſe une grande foibleſſe, y aura-t'il de l'apparence qu'une femme puiſſe, ſans un pareil amaigriſſement, ou enfin ſans la perte de ſes forces & de ſa vie, pendant pluſieurs mois, ſouvent pendant pluſieurs années, mettre chaque jour hors de ſes mammelles quelques livres de lait engendré de ſon propre ſang ? ( car ſouvent elles ont beaucoup de lait & elles alaitent des jumeaux ) Que ſi l'on dit que ſouvent elles deviennent ſi foibles qu'on eſt obligé de ſevrer les enfans : Je répons que cela ne ſe fait pas à cauſe de l'abondance du ſang changé en lait, mais de ce qu'il ſe porte trop de chyle aux mammelles, où il ſe change en lait, & qu'il ne s'en porte au cœur qu'une tres petite portion qui s'y change en ſang, ce qui attire néceſſairement l'amaigriſſement de tout le corps avec foibleſſe.

II. Si la ſemence, qui, ainſi que nous l'avons enſeigné amplement *au chap.*18. *du liv.*1. eſt engendrée du ſang, répanduë en petite quantité, affoiblit univerſellement tout le corps, eſt-ce qu'à plus forte raiſon le lait tiré chaque jour en bien plus grande quantité, ne diminuera pas les forces, & n'affoiblira pas entiérement ? Cependant cela n'arrive pas.

III. Si aprés les grandes évacuations de ſang, ſur tout ſi elles ſont reïterées, il ſurvient l'abbattement des forces, la cachexie, l'hidropiſie, & d'autres maladies froides ; eſt-ce que les nourriſſes dans leſquelles il ſe fait chaque jour pendant des années entiéres, de ſemblables évacuations, ſeront libres de tous ces accidens, & au contraire, ainſi qu'il leur eſt ordinaire, s'en porteront mieux ?

IV. Si tout changement ſubit eſt dangereux, pourquoi, je vous prie, lorſque dans les femmes qui nourriſſent des enfans, il arrive tout d'un coup une entiere ſuppreſſion de l'évacuation de leur lait, & par conſequent de l'évacuation de leur ſang, ne tombent-t'elles pas dabord dans une dangereuſe plethore ? Cela neanmoins n'arrive pas. On dira peut-être que pour lors quelques-unes ne mangent pas beaucoup. Je répons que ces femmes neanmoins n'ont pas perdu l'appetit, même que pluſieurs mangent plus aprés avoir ceſſé de nourrir qu'auparavant. Si l'on dit que ce ſang ſuperflu s'évacuë periodiquement par les mois : cette raiſon n'eſt pas valable, puiſque cette évacuation eſt en trop petite quantité en comparaiſon de la quantité de ſang, qui, ſelon eux, ſe changeoit auparavant en lait, & que la femme donnoit chaque jour à l'enfant.

V. Si le ſang qui coule en trop grande abondance aux parties par les artères ( tout écoulement de ſang ſe fait par les artères, & tout rétour par les veines ) cauſe diſtenſion dans ces parties & de violens battemens, pourquoy n'arrive-t'il pas la même choſe dans les mammelles gonflées de lait, dans leſquelles neanmoins on ne remarque pas un plus grand battement qu'à l'ordinaire.

VI. Si le ſang abordant en trop grande quantité aux mammelles s'y extravaſoit, & y faiſoit ſejour pour y prendre la forme de lait, il n'y ſeroit pas changé en lait, mais en pus, & il formeroit abſcés.

ainsi qu'il a coûtume d'arriver dans les abscés des mammelles.

VII. C'est une des loix de la nature ; qu'il ne peut y avoir de retour de la privation à l'acte. Est-ce que le seul chyle sera excepté de cette regle, & qu'ayant quitté sa blancheur & ses autres qualités, à la reserve de sa fluidité, pour être changé en sang, il se dépoüillera de nouveau des qualités de sang, pour réprendre encore une fois celles de chyle qu'il avoit auparavant ? Est-ce que le sang déja preparé & cuit pour être la nourriture des parties solides, quittera le meilleur état & la condition la plus parfaite, pour se changer de nouveau en aliment lactée, & être encore une autrefois changé & cuit en sang par le fœtus ? La nature ne fait rien en vain, & dans ses operations elle ne va pas & ne revient pas sur le même chemin; de l'état de coction & de maturité, elle ne retourne pas à celui de crudité, mais elle se porte toûjours & tend à la plus grande perfection ; ainsi d'un chyle déja formé, la nature n'en fait pas du sang qui est plus parfait & plus meur que le chyle, afin qu'il soit ensuite rechangé en lait, qui est plus crud & moins parfait que le sang, & qui doit encore necessairement être rechangé en sang. Est-ce qu'un fruit aprés sa maturité peut de nouveau devenir crud, afin que dans la suite il meurisse encore une fois ? De même le sang qui est fait du chyle, ne peut pas retourner à la nature de chyle lactée, pour être encore une autrefois changé & cuit en chyle. On dira peut-être avec Platon que la nature fait ici un déguisement, afin quelle détourne l'homme du desir de se nourrir de sang, car le lait n'est different du sang qu'en couleur ; mais qu'est il besoin de ce déguisement à l'égard des enfans qui viennent de naître, qui ne voyent pas la couleur du lait en le suçant, & qui, s'ils la voyoient, ne la connoîtroient pas ? Pourquoi le même déguisement à l'égard des lions, des loups, des tigres, des leopards, &c. à qui la cruauté est naturelle : Et ainsi un tel suc n'est absolument point necessaire ? Et il est inutile qu'on objecte ici, que dans la génération de la semence, le sang passe de la même maniere en une substance qui doit encore souffrir un changement : car pour lors elle ne se change pas en chyle ou en quelqu'autre substance moins noble que soy & plus cruë, qui doive encore redevenir sang ; mais en une plus noble, laquelle n'est pas destinée pour nourrir des parties, mais pour être la principale matiere de la generation & de la formation des parties solides du fetus.

VIII. Dautant que les alimens que l'on a pris, ne peuvent être changés en sang qu'en plusieurs heures, d'où vient que les nourrisses incontinent aprés qu'elles ont reçû de l'aliment tant solide que liquide, sentent avant même que de cet aliment il ait pû s'engendrer du sang, qu'il se porte de la liqueur en abondance vers leurs mammelles ? d'où vient auſſi que le lait prend ſi-tôt & ſi facilement la faculté, la qualité, ( car ſi on donne des purgatifs aux nourriſſes, les enfans en ſont plûtôt purgés qu'elles mêmes ) & les odeurs de ce qu'on a pris, & les retiennent ſenſiblement, quoy qu'on ne les puiſſe pas ſenſiblement remarquer dans le ſang & dans les parties nourries de ſang? ſi ce n'eſt peut-être que par un long-tems, par un long uſage, & par une coction & préparation ſouvent reïterée de la même choſe, il ſe fait peu à peu dans le ſang & dans ces parties ſolides qui en ſont nourries, un certain tel changement ou l'impreſſion d'une certaine telle qualité; ainſi qu'il arriva en cette fille nourrie de venins qui fut preſentée à Alexandre le Grand, dont tout le corps par le long uſage des venins qu'elle avoit mangés, étoit devenu ſi venimeux qu'elle auroit pû infecter & faire mourir tous ceux qui auroient eu communication avec elle. Or que le lait prenne d'abord & en peu de tems les qualités des alimens & des autres choſes que l'on a priſes, cela eſt tres-bien prouvé par Charleton, *au liv.* 12. de ſon *œconom. animal.* en ces termes; *Par deſſus toutes choſes*, dit-il, *l'experience ſuivante eſt d'un grand poids pour démontrer le chemin des vaiſſeaux lactées. Qu'on donne à boire à une nourriſſe du lait empreint d'une teinture de ſafran; dans demi-heure ( un peu plus ou un peu moins, ) ſon lait aura l'odeur, le gout & la couleur du ſafran.* Proſper Martianus fait une obſervation preſque ſemblable d'une femme Romaine, en laquelle il s'étoit arrêté au bout de l'une de ſes mammelles un tronçon de chicorée qu'elle avoit mangé le jour précedent: & c'eſt ainſi qu'il prouve que non ſeulement le chyle, mais même les choſes ſolides peuvent avec le chyle paſſer aux mammelles. Ariſtote écrit auſſi de même *au liv.*7. *de l'hiſt. des Animaux ch.*11. que les poils que l'on a avalés, vont quelquefois juſques aux bouts des mammelles, de quoy Alſaharavius *au tr.*14. *de ſa pract. c.*1. dit avoir vû un exemple.

IX. Si une femme ſoufre faim & ſoif, il ne s'engendre point pour lors de lait en ſes mammelles, bien qu'il y ait du ſang dans ſes vaiſſeaux ſanguins: & quoy que Bartholin n'en convienne pas, ſuivant en cela l'obſervation d'Hogelandus, neanmoins j'en reconnois la verité chaque jour par mes propres yeux. Que ſi en ce tems-là l'enfant ſuce la mammelle, loin d'attirer du lait ( ce qu'il ne ſçauroit, n'y aiant point pour lors de chyle dans les vaiſſeaux lactées ) il n'attirera que du ſang qui viendra des extremités des artèrioles & des venules qui s'ouvrent pour lors par le ſucement plus qu'à l'acoûtumée, & cela continuë juſques à ce que la femme ait mangé & bû de nouveau, & qu'il ſe ſoit engendré du chyle dans le ventricule; parce qu'alors le lait revient dans les mammelles. Nous avons un exemple remarquable de cela en la femme de D. N. tres-connuë en ce païs-cy, laquelle en 1650. donnoit à tetter à ſon enfant. Son mari étant au mois de Septembre

bre tombé en une maladie tres-dangereuse, elle s'en affligea beaucoup; en sorte qu'ayant pendant trois ou quatre jours tres-peu mangé, non-seulement elle n'eut pas du lait en ses mammelles, mais même comme l'enfant continuoit toûjours de sucer, il en sortit du sang tout pur. Mais ensuite la maladie de son mari diminuant, sa tristesse diminua aussi quelque peu, ensorte que prenant de la nourriture, & se formant du chyle dans son ventricule, elle eut d'abord abondance de lait; ce qui est une marque évidente que ce lait a été engendré du chyle & non pas du sang; duquel sans doute il auroit pû s'engendrer, lorsque le chyle manquoit, neanmoins le sang fut pour lors sucé pur, clair, & rouge, & il ne fut point changé en lait.

Ces raisons peut-être sembleront être affoiblies, de ce que les vaches les premiers jours aprés qu'elles ont mis bas, rendent un lait sanglant, d'où il y a lieu de conclure que le lait se forme du sang. Mais je répons que dans ces commencemens les pores des tettes n'étant pas encore assés dilatés pour donner passage à une quantité suffisante de chyle pour y venir, il arrive qu'à force de sucer ou tirer, les venules des tettes s'ouvrent, & le sang qui s'en écoule, se mêle au lait, & le teint d'une couleur un peu rouge : dans la suite les pores s'étant suffisamment ouverts & dilatés, & le chyle y abordant librement, ces petites veines ne soufrent plus de violence par le sucement, ce qui fait que ce mêlange de sang cesse, & il s'engendre abondamment du lait qu'on tire seul & pur.

*Pourquoy les veines des mammelles s'enflent.*

Il reste encore une difficulté, sçavoir que s'il est vray que le lait ne soit pas engendré du sang, pourquoy dans les femelles des animaux qui allaittent des petits, les artères, & sur tout les veines des mammelles, sont-elles plus grosses & plus gonflées que dans celles qui n'ont point de lait ? Je répons qu'à l'égard de la question, Pourquoy les artères se gonflent ? cela a déja été suffisamment traitté dans l'endroit où nous avons expliqué cette proposition-cy; *Si le chyle est porté aux mammelles par les artères.* Et à l'égard du nombre & de la grosseur des veines, on en a aussi donné la raison lorsqu'on a exposé le nombre des vaisseaux des mammelles.

*Si le lait est engendré d'un sang crud.*

Coringius en son *exercit. physiolog. sur le lait*, pour éviter ces écueils a établi que le lait s'engendre d'un sang crud imparfait, non encore arrivé par la coction à une parfaite rougeur, & n'ayant pas beaucoup circulé par le cœur; en sorte que n'étant pas trop spiritueux, son évacuation n'abat pas beaucoup les forces, mais qu'à raison de sa serosité il passe facilement aux mammelles, & s'augmente seulement à mesure que l'on boit. Mais contre cette opinion on objecte cinq difficultés.

I. Que le chyle à mesure qu'il se dilate dans le cœur, acquiert une parfaite rougeur; ensorte que le sang qui s'en engendre, est à la verité en ce commencement moins ſpiritueux, mais il n'eſt pas moins rouge que celui qui y a circulé pluſieurs fois, comme nous l'expliquons plus amplement en ce *même liv. ch.*12.

II. Que la partie groſſiere du ſang ne peut pas, à raiſon de ſon épaiſſeur, ni être charriée d'un mouvement ſi prompt par les vaiſſeaux, ni être ſeparée du ſang plus parfait, & couler aux ſeules mammelles; puiſque de ſoy elle n'a pas la force de ſe mouvoir & de ſe ſeparer du reſte de la maſſe.

III. Que lors que l'on ſuce, les parties ſpiritueuſes & tenuës s'écoulent bien plûtôt que les groſſieres, & qu'ainſi il s'en enſuivroit des ſubits abattemens des forces.

IV. Que dans les nourriſſes qui ſont nourries d'alimens ſuculens, le lait n'eſt pas extrémement ſereux, mais gras & ſereux : quoique neanmoins à raiſon de la crudité il dût toûjours être ſereux.

V. Que le ſang ſereux & crud n'eſt pas capable de bien nourrir nôtre corps, ainſi qu'il paroît dans la cachexie pituiteuſe & dans l'anaſarque, oüi bien un aliment gras & bien cuit, tel qu'eſt le lait; Ce qui eſt évident de ce que pendant que les enfans à la mammelle ſont nourris de lait & de choſes laiteuſes, ils ſont mieux nourris & croiſſent plus & plûtôt qu'aprés qu'on les a ſevrés; que de plus le lait nourrit tres-bien les adultes, dans leſquels d'ailleurs les alimens cruds & ſereux cauſent ſouvent la cachexie, ou s'évacuent en partie par les urines & par les ſueurs, & ne fortifient pas trop le corps.

Tout ce que l'on vient de dire demontre ſuffiſamment que quelque ſang que ce ſoit, ſoit le menſtruel, ſoit l'alimentaire, ſoit le crud, n'eſt pas la matiere prochaine dont le lait eſt engendré. Il faut donc rejetter cette doctrine, quoy qu'elle ait été enſeignée depuis tant de ſiecles, & chercher une autre matiere de la génération du lait.

*Si le lait eſt engendré d'un ſuc artériel & nerveux.*

Warthon & Charleton, afin de mieux découvrir & décrire cette matiere, diviſent le lait en deux parties; ſçavoir en chyleuſe, & en ſpermatique, & ils diſent que celle-là eſt en moindre quantité que celle-ci; laquelle eſt portée aux mammelles par les artères du thorax, & la ſpermatique par les nerfs. Mais ils ſont en cela une double erreur; premierement en ce qu'ils ne font pas reflexion que les artères ne contiennent aucun chyle ou humeur chyleuſe, parce qu'au moment que le chyle paſſe par le cœur, il perd ſa forme de chyle, & prend celle de ſang, & jamais il ne rétourne à celle de chyle. ainſi que nous le prouvons amplement *au ch.* 12. *de ce livre-ci.* En ſecond lieu de ce qu'ils croyent que par les pores inviſibles des nerfs, il y paſſe des humeurs alimentaires viſibles, & aſſés épaiſſes. Ce que nous avons amplement refuté *au liv.* 1. *chap.* 16. & que nous refuterons encore *au liv.* 8. *ch.* 1.

*S'il eſt en-*

Hier. Barbatus de Padouë *en ſon liv. du ſang & du ſerum* décrit une autre matiére du lait bien differente ; En éfet, il tâche de prouver par plusieurs raisons, que le lait ne s'engendre ni du sang, ni du chyle, mais uniquement du serum ; duquel aussi il croit que toutes les parties spermatiques se nourrissent, parce qu'ainsi qu'il dit, le serum qui surnage le sang, s'épaissit en gélée par la chaleur du feu ; d'où il paroît qu'il ne se change pas seulement en lait, mais encore qu'il s'attache aux parties qu'il doit nourrir. Mais cette derniére proposition que ce sçavant homme avance comme le fondement de son opinion, est contre toute experience ; Car ce serum qui surnage le sang refroidi aprés qu'on l'a tiré de la veine, s'exhalera à la verité jusques à siccité par la chaleur du soleil, ou du feu ; mais jamais il ne prendra la forme de gélée, à moins que de soi il ne soit vitié. Le suc lymphatique qu'il croit n'être en rien different du serum, se condense à la verité en gélée ; mais nous avons amplement enseigné *au liv. 1. ch. 12.* combien il est different du serum. Enfin, quoique le lait ne se fasse pas sans serum, neanmoins il est constant que le serum n'est que le menstruë ou le mercure dans lequel les particules lactées se mêlent ensemble dans la fusion, & qu'il n'est pas la matiére principale & prochaine dont le lait est engendré ; ce qui est visible à l'œil par la substance même du lait, & par le beurre, & le fromage qu'on en peut faire, lesquels sont si differens du serum, qu'il n'est personne de bon sens qui puisse douter de cela.

*dré du serū.*

Malpighius *l. de pingued. & adep.* écrit qu'il y a lieu de soupçonner, si dans les mammelles le lait ne se fait point de la graisse. 1. Parce que dans les nourrisses la nature ramasse autour des glandes des mammelles grande abondance de graisse, ce qui ne semble pas se faire seulement pour la simple beauté. 2. Parce qu'il y a beaucoup de beurre dans le lait, dont il peut être facilement tiré, c'est à dire séparé. Mais la seule abondance de lait que l'on suce, ou que l'on tire chaque jour des animaux qui nourrissent, ainsi qu'il est évident dans les femmes, mais principalement dans les vâches, dans les brebis, dans les truies, &c. renverse entiérement cette opinion. Car cette abondance ou quantité est si grande que quand même toute la graisse des mammelles se dissoudroit en un jour en lait, il ne pourroit pas s'en engendrer une aussi grande quantité de lait, non pas même la moitié, que l'on voit qu'il s'en produit en un jour, à plus forte raison les mammelles ne sçauroient-elles rester en leur entier. Et si dans les femmes qui ont du lait, ce lait s'engendroit de la graisse de leurs mammelles, pourquoi n'arriveroit-il pas la même chose dans les vierges, & dans les autres femmes qui ne nourrissent pas, parmi lesquelles plusieurs souvent ont les mammelles aussi grasses & aussi grosses que celles qui nourrissent ? Que le lait contienne en soi du beurre, cela ne prouve pas que la graisse des mammelles soit la matiére dont le lait est engendré : dautant que

*S'il s'engendre de la graisse.*

lè chyle contient aussi du beurre, & que le sang a lui-même des parties huileuses, ainsi qu'on le fera voir *au ch. 12. suivant*, quoique celui-là, c'est à dire le beurre, ne soit pas engendré, ni ne procede pas de la graisse du ventricule; ni celles-ci, c'est à dire les parties huileuses, de la graisse du cœur.

Martianus, Entius, Giffartus & Deusingius, disent avec bien plus de raison, que le lait est engendré du chyle ; à l'opinion desquels nous nous rangeons librement : Ainsi nous declarons, que, soit dans les hommes, soit dans les enfans, soit dans les femmes, le lait se fait du chyle.

*Le chyle est la matiére du lait.*

La verité de cette proposition, outre les raisons qu'on a apportées ci-devant, est principalement établie & confirmée par l'inspection, & exacte consideration de la substance du chyle & du lait. Car si on considere attentivement le suc blanchâtre du chyle, combien differe-t'il peu du lait ? Il n'y a entre le lait aqueux & le chyle que tres peu, ou peut-être point du tout, de dissemblance, soit en couleur, soit en goût, soit en substance ; & la seule serosité du chyle étant tant soit peu séparée ou diminuée dans les glandes des mammelles, le lait y est tres parfait & tres bon, & ce lait est d'autant plus gras & plus épais, que cette serosité est en moins grande quantité dans le chyle, ou que la séparation en aura été plus parfaite dans les mammelles, ou enfin qu'il s'en sera fait plus de dissipation ; mais si cette serosité n'est pas exactement séparée, (ce qui arrive, ou par la foiblesse des glandes mammaires, ou à cause de leur trop grande flaccidité) alors il distille des mammelles une liqueur chyleuse, pure, & blanchâtre ; nullement dissemblable du chyle même contenu dans le conduit chylifere thorachique, ainsi qu'on le remarque dans les enfans nouveau-nés, tant mâles que femelles, dans lesquels le chyle passe facilement & librement aux mammelles, soit à cause du rélâchement des pores & des conduits chyliferes, soit parce que les glandes des mammelles, tendres & peu fermes, ne sont pas capables de donner la derniére préparation à ce chyle, ce qui fait que le chyle y étant parvenu, à raison de sa serosité, & de la flaccidité des pores du mammelon, s'en écoule, ou de son propre mouvement, ou à la moindre pression des mammelles.

*Comment le chyle est changé en lait.*

Mais personne, que je sçache, n'a encore jusques à present recherché, ni pourquoi, ni comment ce changement du suc chyleux en lait se fait dans les glandes. Voici comment la chose se passe. L'office principal de toutes les glandes du corps est de tirer de la masse du sang quelque liqueur subtile lymphatique, (telle que dans la bouche est la salivale, dans le foye la bilieuse, dans la rate la lixivieuse, & dans les autres parties les autres humeurs,) & de lui imprimer une qualité modérément subacide; & lorsqu'elle en est empreinte, de la répandre dans le sang, dans le chyle, ou en d'autres humeurs, afin de les séparer tant soit peu des autres humeurs inutiles, en excitant en elles une légére éfervescence, & aussi de les épaissir ou coaguler en quelque maniére ; car par ce moyen elles empêchent que les esprits sulphureux les plus subtils ne s'évanouïssent, (en la maniére que nous voyons que dans l'intestin duodenum le suc pancreatique se mêle au chyle dabord aprés qu'il a été cuit & digeré dans le ventricule, & que la lymphe se répand pareillement par le moyen des vaisseaux lymphatiques, çà & là dans les vaisseaux lactées) & elles font à même tems que les esprits doux lactées sulphureux, s'épaississant un peu davantage dans cette liqueur grasse légérement condensée, deviennent encore & plus doux & plus blancs. C'est pour cette même raison que ce suc lactée (auquel dans le chemin il se mêle çà & là quelque peu de liqueur lymphatique,) est aussi porté dans les glandes des mammelles, afin que ses esprits doux sulphureux s'y fixent & s'incrassent un peu davantage par le moyen de l'esprit tant soit peu subacide de ces glandes, avec lequel il se mêle ; (Je dis *tant soit peu subacide*, car s'il étoit trop acide, il causeroit trop de coagulation) & qu'ainsi étant plus unis, plus gras, & plus blancs, ils soient plus capables de nourrir l'enfant. Il est évident que la chose se passe ainsi par cela seul, que lorsque cette liqueur des glandes mammaires, qui doit être mêlée avec le suc lactée qui est répandu en elles, devient trop acide, ou vicieux par quelque cause que ce soit, le lait se corrompt dans les mammelles, ou s'y enaigrit, (ainsi que le témoignent ces femmes qui quelquefois sucent les mammelles des meres en place de leurs enfans) même il s'y coagule en dureté de fromage, ce qui cause souvent inflammation & ulcère dans les mammelles. On peut voir quelque chose sur ce sujet *au liv. précédent ch.* 7. où nous avons traité de la couleur du lait.

*Pourquoi dans les grãdes hemorragies la quantité du lait diminuë.*

On demandera peut-être ; pourquoi, si tout ce qu'on vient de dire est veritable, & que le lait ne soit pas engendré du sang, mais du chyle ; il arrive que dans les grandes hemorragies l'abondance du lait diminuë, que même quelquefois le lait manque entiérement ? Je répons que le lait ne manque pas toûjours pour cette raison-là, sur tout si la femme mange bien ; & que lorsqu'il manque, cela vient de ce que la nature aiant égard au plus grand besoin, envoye au cœur tout le chyle pour le rétablissement des forces de tout le corps, & le convertit en sang, n'en envoyant que peu ou point du tout aux mammelles. Ajoûtez que le sang manquant, il ne se porte pas aux mammelles une suffisante quantité d'esprits animaux, par le moyen desquels seuls, ainsi que nous l'enseignerons bien-tôt, la substance des mammelles est comme dilatée, & les voyes du chyle maintenuës ouvertes ; car ces voyes s'affaissant par défaut de ces esprits, & étant comprimées par le poids des parties d'alentour, le passage du chyle dans les mammelles est empêché, & de là vient pour lors que le lait manque.

*Pourquoi les mois s'arrêtent dans les femmes qui nourrissent.*

*L'aphorisme* 39. d'Hipocrate *Sect.* 5. *qu'on a cité ci-dessus*, ne donne aucune atteinte à nôtre opinion. *Si une femme*, dit-il, *qui n'est pas enceinte, ou qui n'a pas enfanté, a du lait, ses mois ont cessé.* Car la raison pour laquelle la femme a du lait, n'est pas parce que cette superfluïté du sang menstruel suprimé passe aux mammelles, & y est changée en lait; mais parce que les vaisseaux étant suffisamment remplis de sang, & survenant pour lors quelque pensée d'amour, ou quelque attouchement lascif des mammelles, la portion du chyle qui a cause de la plenitude n'est pas nécessaire pour la génération du sang, s'écoule aux mammelles par les voyes dont on a parlé, & y est changée en lait: Ainsi cette plenitude de sang qui auroit été superfluë dans la femme, & qui auroit dû être évacuée par les purgations menstruales, est prévenuë & détournée par la nature, laquelle dépose dans les mammelles une portion considerable du chyle, & l'y change en lait avant qu'elle ait pû être faite sang. C'est ainsi que frequemment la chose se passe dans les nourrisses, dans lesquelles tres souvent les mois, pour les raisons que nous venons de dire, ne coulent pas, & cependant elles ne se sentent pas surchargées de trop de sang. Or si dans la femme dont il est parlé dans l'aphorisme d'Hipocrate, le lait eut été engendré du sang menstruel surabondant, il s'ensuivroit que dans toutes les autres où il arrive une semblable suppression de mois, il y auroit le plus souvent, ou même toûjours, du lait dans leurs mammelles; quoique neanmoins cela n'arrive que tres rarement, & seulement dans les femmes lascives, qui par des attouchemens, des frictions, & des pensées vénériennes, par lesquelles les esprits sont mis en mouvement, rélâchent la substance des mammelles, ouvrent les pores des conduits chyliferes, & disposent ainsi le passage du chyle aux mammelles. Comme aussi il peut arriver que dans certains hommes ( dans qui neanmoins on ne peut soupçonner cette surabondance menstruale de sang, ) le chyle soit porté aux mammelles, y étant attiré ou par sucement, ou par de semblables frictions lascives, & y soit changé en lait. On trouve plusieurs exemples de tels hommes aiant du lait, rapportés par les Medecins dans leurs ouvrages. Bartholin en a recüeilli quelques-uns *au liv.* 2. *de son Anat. reformée ch.* 1.

Il faut expliquer de la même maniére l'histoire de la femme d'un certain Rufus, chés Mesuë, laquelle quand le lait cessoit ou se supprimoit en ses mammelles, crachoit du sang, & en qui pareillement au rétour du lait ce crachement de sang s'arrêtoit. Par la raison sans doute que le chyle qui avoit coûtume de couler en premier lieu aux mammelles, couloit pour lors vers le cœur, & ainsi il s'y engendroit trop de sang, lequel à cause du trop de plenitude sortoit par les vaisseaux de la tête, ou des poûmons, & étoit ainsi rejetté par les crachâts : Ensuite la plus grande partie du chyle révénant aux mammelles, & par consequent le lait, il s'engendra moins de sang dans le cœur ; d'où vint que la surabondance cessant, le crachement de sang cessa aussi.

Il semble qu'on pourroit ici opposer l'exemple des vaches, lesquelles aprés avoir été nourries pendant tout l'hiver de foin, sont enfin, le printems étant de rétour, envoyées au pâturage où elles ne mangent plus que des herbes ; neanmoins ce n'est que quinze jours ou trois semaines aprés ce changement de nourriture que leur lait se change, qu'il devient plus gras, & qu'il communique au beurre une couleur un peu tirant sur le rouge, & un goût plus agreable ; ce qui devroit arriver au premier ou au second jour, si ce que l'on vient d'établir, étoit veritable, puisque le chyle est changé dabord dés le commencement. Je répons en premier lieu que le fait, tel qu'on le propose, n'est pas veritable ; car ce n'est pas aprés trois semaines seulement que se fait le changement du lait, mais dans le premier, dans le second, & dans le troisiéme jour, &c. & on le connoît au goût & à la vûë manifestement dés le quatriéme jour dans le beurre qui en est fait ; quoique ce changement ne soit pas entiérement visible dans le commencement, à cause du précédent chyle, qui n'étant pas encore tout consumé, se mêle avec le nouveau. Outre cela, la substance même des mammelles n'est pas encore disposée à apporter dans le lait un si subit changement; & comme cette disposition dépend du sang qui nourrit cette substance, il s'ensuit que comme cette nourriture ne peut se changer que peu à peu, de-même ce changement extraordinaire de disposition qui en procede, ne peut se faire que peu à peu, & non pas dabord au premier ou au second jour.

*Si les esprits animaux sont la matiére du lait.*

Warthon semble n'approuver qu'en partie seulement l'opinion que nous proposons sur la matiére du lait ; car il y joint une autre matiére, de laquelle jusques à present personne n'a encore fait mention : En éfet, il établit que le lait s'engendre en partie du chyle, & en partie d'un certain suc qu'il dit venir des nerfs, & se mêler au chyle. Mais comme les nerfs n'ont pas une cavité assés grande pour donner passage à ce suc qui est visible, épais, un peu gras, & blanchâtre ; qu'ils n'ont au contraire que des pores invisibles, ( ces pores seroient dabord bouchés par l'approche de ce suc épais ; d'où s'ensuivroit la paralysie, ) par lesquels le suc qui doit être changé en lait, ne sçauroit couler aux mammelles en suffisante quantité ; il est assés évident que les nerfs ne fournissent aucune liqueur pour la génération du lait. Et cela est encore constant de ce que si par les nerfs il se portoit en abondance de cette liqueur animale aux mammelles, il se feroit dans les femmes qui ont du lait, une grande dissipation d'esprits animaux dont il suivroit un abattement total des forces, ce qui neanmoins n'arrive pas ;

au contraire plusieurs femmes sont plus gayes, plus agiles, & se portent mieux pendant qu'elles nourrissent, qu'aprés l'alaittement.

Ces choses ainsi établies, il reste encore une question tres importante à traitter, laquelle a tellement épouvanté la plûpart des Docteurs, que les uns ont mieux aimé la passer sous silence, & n'y pas toucher, que de l'examiner, & d'autres en ont donné des raisons tres peu solides, & tres chancelantes : Voici donc quelle est la question : *Quelle est la cause qui pousse le chyle qui a coûtume de couler au cœur par les vaisseaux chyliferes*, ( on disoit ci-devant : *Quelle est la cause qui pousse le sang qui a coûtume de couler au cœur par les veines* ) *& qui le conduit aux mammelles, afin qu'il s'y change en lait.*

Deusingius *dans son traité du lait*, croit que le sang menstruel reçoit de la matrice une certaine qualité particuliére, laquelle étant communiquée à toute la masse du sang, fait qu'il peut rarefier & comme fermenter tout ce qui est dans le corps, & à même tems introduire la disposition capable d'engendrer le lait : il dit encore que cette disposition est communiquée aux enfans par la chaleur douce & fomentante de la matrice, & aux hommes, & aux vierges par le sucement reïteré, & par le manîment frequent des mammelles ; ainsi qu'il arrive dans les chévres, ausquelles ont fait venir le lait à force de leur frotter & manier le pis. Mais toutes ces raisons, quoique inventées sur assés d'apparence, donnent neanmoins de toutes parts dans les écueils que j'ai proposés, & y font si universellement naufrage, qu'il n'en est aucune qui puisse se soûtenir ; Ce qu'il ajoûte est tres éloigné de la verité ; sçavoir, que dans les femmes enceintes, le chyle est poussé aux mammelles par la compression du ventricule & du pancreas, causée par le fœtus à mesure qu'il croît ; car, pourquoi, je vous prie, n'arriveroit-il pas la même chose dans les autres tumeurs qui se forment interieurement dans l'abdomen, & aussi lorsque le fœtus mort reste dans la matrice ; où il y a pour lors la même compression ? Il dira peut-être que la disposition requise dans les mammelles pour faire du lait, n'y est pas pour lors introduite : mais cette réponse n'est qu'une pure échapatoire qui n'est d'aucun poids ; car si cette compression du ventricule doit concourir avec la disposition dont on parle, il s'ensuivra qu'aprés l'enfantement, auquel tems il n'y a plus de compression, il ne se portera point de chyle aux mammelles, & ainsi il ne s'y engendrera point de lait ; & à plus forte raison il ne s'en engendrera point dans les vierges, & dans les hommes, dans lesquels il n'y a jamais de telle compression du ventricule par le fœtus. Mais comme ces raisons sont contraires à toute experience, elles tombent d'elles-mêmes, sans qu'il soit besoin d'aucune refutation.

D'autres ont recours à une certaine prevoyance de la nature, & à d'autres d'autres raisons inutiles & sans force ; Ainsi on a laissé ju sques à present ce mystère dans l'obscurité.

Or pour le découvrir, il faut en premier lieu considerer qu'outre le chyle, & la juste conformation des mammelles, il est encore nécessaire pour la génération du lait, que le passage du chyle aux mammelles soit libre & facile. Nous n'avons pas de peine à concevoir cette facilité & liberté de passage dans les enfans nouveau-nés, à cause de la mollesse des parties & des pores des mammelles ouverts & rélâchés ; Mais la difficulté est de sçavoir, qu'est-ce qui ouvre de nouveau ce passage dans les adultes, dans lesquels il a été fermé auparavant pendant plusieurs années. C'est-là vrayement un nœud gordien que personne n'a encore pû dénoüer. Que l'on suce, & que l'on manie à cent hommes & à cent vierges les mammelles, autant que l'on voudra ; il ne s'engendrera pas pour cela du lait en tous, peut-être en aucun, peut-être seulement en un, ou en deux. Mais pourquoi ne s'en engendre-t'il pas en tous ? On dira sans doute que les mammelles de ceux en qui il ne s'en engendre point, ne sont pas assés poreuses, & leurs pores assés larges. Mais cette réponse est refutée & détruite par cela seul, que ces mêmes vierges étant dévénuës femmes & enceintes, on voit alors un rélâchement & une dilatation suffisante dans leurs mammelles pour la génération du lait.

*La veritable cause qui pousse le lait dans les mammelles.*

Il faut donc trouver une autre cause de ce fait, de quoi personne, que je sçache, n'a encore fait mention. Cette cause est la forte imagination, c'est à dire une pensée vive & continuelle de lait, des mammelles, & du sucement du lait qu'elles contiennent : or la pensée ou forte imagination opere en nos corps des choses surprenantes ; non pas simplement par soi-même, mais par l'entremise de la puissance appetitive, ou plûtôt par le moyen des passions de l'ame qui excitent differens mouvemens dans les esprits & dans les humeurs : ainsi l'imagination & la forte pensée d'un grand danger fait frissonner tout l'homme, le fait tomber, refroidir & entrer en syncope, quelquefois même elle lui a rendu les cheveux tres blancs en peu de tems ; l'imagination d'une chose agreable échaufe le corps ; la pensée où la rencontre de ce qui est honteux excite la rougeur sur le visage, comme celle d'une objet terrible la pâleur ; d'une chose triste le froid. Une pensée d'amour répand de la chaleur par tout le corps, dilate & ouvre les parties naturelles des femmes trop resserrées, gonfle & roidit celles des hommes flétries ou rélâchées, & souvent ouvre tellement les voyes seminales qui d'ailleurs sont invisibles, que la semence s'en écoule de son propre mouvement. C'est cette forte imagination, & cette pensée desirante ou le desir d'alaiter son enfant qui est cause que les voyes chyliferes qui tendent aux mammelles, se dilatent, s'ouvrent, & se remplissent de lait, sur tout si cette forte pensée est fomentée par quelque cauſe exterieure qui concoure au même bût, comme le maniment laſcif des mammelles, le mouvement ou commotion de l'enfant dans la matrice, la preſſion & ſucement des boûts des mammelles, &c. Car les parties ſe reſſerrent & ſe rélâchent ou s'élargiſſent tantôt plus ou tantôt moins, ſelon que les eſprits abordent en elles, en plus ou en moins grande quantité, ainſi qu'il eſt connu d'un chacun; & ſelon cette difference de reſſerrement ou de relaxation le ſang & les autres humeurs qui ſont en mouvement, influent tantôt plus, tantôt moins dans les parties, & y produiſent tantôt la chaleur, la molleſſe, & la rougeur, tantôt le reſſerrement, le froid, & la pâleur. Entre ces humeurs mûës & pouſſées ſe rencontre auſſi le chyle, qui (comme on a dit *au liv.* 1. *chap.* 11. & 12.) eſt continuellement pouſſé par les muſcles de l'abdomen dans tous les petits vaiſſeaux lactiferes généralement de tout le corps, & ainſi l'eſt auſſi parconſequent dans ceux qui tendent aux mammelles, (en la maniére que les ondes ſe pouſſent l'une l'autre) pourveu neanmoins que par une influence particuliére des eſprits animaux, les parties par où ces vaiſſeaux ſe portent, ſoient rélâchées ou élargies, & que tout ce qui pourroit preſſer ces vaiſſeaux étant ôté, le paſſage au travers devienne libre & facile.

*Preuve par des exemples.*

On voit évidemment que c'eſt là la veritable cauſe qui pouſſe le lait dans les mammelles, en cét homme dont parle Santorellus, lequel aprés la mort de ſa femme ſe trouva reduit à une ſi grande pauvreté qu'il n'eut pas dequoi donner ſalaire à une nourriſſe pour nourrir l'enfant dont il reſtoit chargé. Pour contenter donc en quelque maniére cét enfant, dont les cris l'importunoient, il le preſenta pluſieurs fois à ſes propres mammelles; (ſans doute mû d'un deſir ardent de lui donner quelques goûtes de lait,) ainſi par cette forte & continuelle penſée, & par ce ſucement des mammelons ſouvent reïteré, les voyes chyliferes furent rélâchées, & fournirent aux mammelles ſuffiſamment du lait pour nourrir l'enfant. Cela eſt encore clairement prouvé par ce qui arriva à Viane (qui eſt un petit bourg de nôtre voiſinage,) il y a environ trente ans; l'hôteſſe de l'hôtelerie auprés de la porte du bourg, laquelle a pour enſeigne la repreſentation d'une tête de porc, fit un enfant peu de jours aprés la mort de ſon mari, & mourut elle-même dabord aprés ſon enfantement, laiſſant aprés ſoi ſon enfant vivant. Comme elle étoit morte tres pauvre, ſa mere nommée Jeanne Wyltuyt, quoi qu'elle fût elle-même dans l'impuiſſance à cauſe de ſa pauvreté de payer ſalaire à une nourriſſe; neanmoins muë de compaſſion pour l'enfant de ſa fille, ſe chargea de le nourrir, bien que pour lors elle eut ſoixante ſix ans; étant donc extrêmement touchée des cris de cét enfant, elle l'appliqua pluſieurs fois à ſes propres mammelles, dont elle lui preſenta les bouts pour ſucer, & par cette forte imagination & cette penſée accompagnée de ſouhait de le nourrir, ſes mammelles commencerent peu de jours aprés à donner du lait en telle quantité qu'il y en eut suffisamment pour le nourrir, en sorte qu'à peine avoit il besoin d'autre aliment : & ainsi au grand étonnement d'un chacun, cét enfant fut nourri du lait de cette vieille, dont les mammelles qui depuis plusieurs années auparavant s'étoient dessechées & entiérement flétries, se gonflérent de nouveau & se remplirent tout ainsi que celles d'une jeune femme. Le souvenir d'un cas si extraordinaire reste encore aujourd'hui present à la memoire de plusieurs des habitans de ce bourg. Bodin *en son theat. de la nat. liv.3. p.429.* rapporte plusieurs autres exemples de femmes avancées en âge qui sont dévénuës nourrisses pour de semblables occasions. La verité de ce que je dis est encore confirmée par ce qui arrive en plusieurs filles naturellement lascives ; car s'appliquant fortement à des pensées d'amour, & maniant souvent de leurs propres mains leurs mammelles avec chatoüillement & demangeaison qui leur fait plaisir, elles se sont remplies de lait, quoique d'ailleurs leur virginité n'ait reçû aucune atteinte. Il m'est arrivé deux fois de voir du lait dans les mammelles de deux filles vierges, & dont la chasteté étoit hors de tout soupçon. Bartholin écrit aussi *en sa cent.1. obs. 37.* en avoir vû une, & Bauschius *en son Journal de Medecine & de Physique tom. 2. obs. 135.* raporte plusieurs exemples de semblables filles vierges qui sont dévénuës nourrisses. Il n'est personne qui ne croye facilement qu'il peut arriver dans les hommes de semblables pensées lascives, & des manimens chatoüillans de leurs propres mammelles, & parconsequent s'y engendrer du lait. Dans les femmes grosses, la pensée de nourrir leurs enfans est excitée de jour en jour, & de plus en plus par les commotions de l'enfant dans la matrice, de là vient que le lait commence à paroître en leurs mammelles lorsque le fœtus se remuë avec assés de force pour faire sentir ses mouvemens.

*Observation.*

J'ajoûterai enfin un exemple domestique que j'ai vû de mes propres yeux. Au mois de Mars de l'année 1656. mon épouse eut, selon sa coûtume, ensuite d'un enfantement du lait en abondance ; mais comme l'enfant étoit infirme & presque sans forces, il fut pendant six ou sept semaines sans pouvoir, à cause de sa grande foiblesse, presque tetter, & on le croyoit devoir mourir dans peu ; en sorte que la mere perdit l'esperance de l'alaitter, & ses mammelles se dessecherent. Dans la suite, comme l'enfant prit des forces, qu'il se porta mieux, & qu'il put tetter ; que neanmoins la mere qui avoit dépuis long tems abandonné la pensée & l'esperance de le pouvoir nourrir, n'avoit rien dans ses mammelles, on fut contraint de le remettre à une nourrisse ; mais comme cette nourrisse n'en eut pas du soin ; la mere aiant pitié de l'enfant, commanda, environ le neuviéme mois dépuis l'enfantement, sçavoir au mois de Decembre, qu'on le lui apportât, & pendant qu'on lui cherchoit une autre nourrisse, le voyant dans des cris perpetuels, elle l'embrassa mille fois les larmes aux yeux, & souhaittoit avec un desir ardent & extrême de mere, de pouvoir lui donner sa mammelle pleine de lait. Enfin on eut une nourrisse ce même jour-là, & l'enfant lui fut confié. Mais cette mere tendre trouva sur le soir que ses mammelles, (lesquelles pourtant elle n'avoit ni maniées, ni frottées, & que l'enfant n'avoit point pour lors sucées,) s'étoient tres bien renflées par la seule force de son imagination & de sa pensée, & qu'elles avoient du tres bon lait & en assés grande quantité, aprés avoir été pendant prés de neuf mois vuides, & entiérement dessechées; en sorte que si la nourrisse n'avoit pas été gagée, elle auroit pû elle-même suffisamment nourrir son enfant. Cét exemple nous fait voir clairement que la seule imagination, & la forte pensée, sont la premiére cause qui en excitant les autres causes, fait que le chyle coule aux mammelles.

*Objection.* On me fera peut-être ici une objection; sçavoir, que si cela est vrai, il s'ensuivroit que dans les femmes de jeûne âge, dans lesquelles aprés leur enfantement il ne s'est point engendré de lait, il pourroit s'en engendrer dans la suite par une semblable vivacité d'imagination & de pensée, ce qui neanmoins n'arrive pas, quelque forte envie qu'une femme ait de nourrir son enfant. Je répons que toutes les pensées ne sont pas assés fortes ni assés appliquées, pour émouvoir suffisamment les passions de l'ame; car sans cette commotion les esprits animaux ne s'excitent pas avec assés d'impetuosité, & ainsi la pensée de nourrir son enfant, quoiqu'elle arrive souvent à la femme, neanmoins si elle n'est pas continuelle & avec une forte application, ne peut pas pousser & déterminer les esprits vers les mammelles en assés grande abondance pour ouvrir les voyes lactées qui y tendent, & en ôter tous les empêchemens. Outre cela il faut sçavoir qu'il peut survenir plusieurs choses qui sont capables d'empêcher que le chyle ne passe aux mammelles, quoique la femme ait une forte pensée d'alaiter son enfant, telles que peuvent être le manque de chyle, la substance des mammelles trop resserrée ou condensée, l'obstruction de leurs glandes par des humeurs visqueuses, leur exulceration, des cicatrices ensuite d'une chûte, de coups donnés, ou de quelqu'autre blessure, le manque de vaisseaux qui tendent aux mammelles, ou leurs ouvertures naturellement trop étroites, &c. Ainsi l'éfet de l'imagination & de la pensée est empêché par l'incapacité des instrumens.

*Pourquoi le lait vient aux mammelles au quatriéme jour ou environ.* On voit par là la raison pourquoi dans plusieurs femmes le lait vient en leurs mammelles au troisiéme, quatriéme, ou cinquiéme jour aprés l'enfantement. La raison en est qu'étant fatiguées & lassées pendant les deux & trois premiers jours aprés l'enfantement, elles n'appliquent fortement leur esprit à quoi que ce soit, & mangeant peu à cause d'un je ne ſçai quel dégoût qui ſuit ordinairement, elles engendrent peu de chyle : les jours ſuivans qu'elles mangent plus, & que l'enfant commence à plus crier, leur imagination s'occupe entiérement de ſon alaittement, elles penſent avec application, & ſouhaitent de les contenter en leurs cris. Ainſi les voyes étant débouchées par l'influence des eſprits animaux déterminés par ce fort deſir, ou forte paſſion, le ſuc chyleux qui auparavant ſe portoit à la matrice, change ſon cours, & ſe porte aux mammelles.

Pour finir cette matiére, je veux ajoûter une queſtion tres curieuſe ; ſçavoir, d'où vient qu'aprés qu'on a ſevré l'enfant, cette liqueur chyleuſe ne ſe porte plus aux mammelles, leſquelles au contraire, ſe deſſechent ? Cela vient de ce que pour lors la femme abandonne toute penſée & toute imagination de nourrir ſon enfant, & plus elle fait promtement cét abandon, plus auſſi le deſſechement des mammelles ſe fait promtement & mieux, par la raiſon que l'influence abondante des eſprits animaux aux mammelles, par laquelle les glandes de ces parties & les petits vaiſſeaux chyliferes qui y tendent, étoient auparavant dilatés & maintenus ouverts, ceſſe pour lors : de là vient que les glandes ſe reſſerrent & s'affaiſſent, & qu'à même tems les petits vaiſſeaux chyliferes & lactiferes ſont comprimés par le poids & par l'affaiſſement des parties d'alentour, en ſorte qu'il ne peut rien plus être porté par leur moyen aux mammelles, (cela arrive auſſi par le trop d'uſage de topiques aſtringens, leſquels, par la même raiſon, deſſechent le lait,) & alors la portion du chyle qui dans les femmes qui ſont enceintes avoit coûtume de s'y porter, ſe porte à la matrice ; & dans celles qui ne le ſont pas, au cœur, afin d'y être changée en ſang : & dautant que le corps n'a pas beſoin de tant de ſang pour ſa nourriture ; il arrive de là que les femmes n'ont plus ni tant de faim, ni tant de ſoif qu'elles en avoit lorſqu'elles nourriſſoient, ainſi il s'engendre en elles moins de chyle, & ce qui s'y engendre de ſuperflu & de ſurabondant, ſe change, ſi la femme eſt groſſe, en nourriture pour l'enfant, & ſi elle ne l'eſt pas, s'évacuë de nouveau chaque mois par la matrice.

*Pourquoi les mammelles ſe deſſechent aprés qu'on a ſevré l'enfant.*

On demandera peut-être, en quel lieu eſt conſervé ce lait qui pendant les premiers jours aprés qu'on a ſevré l'enfant, reſte en grande quantité dans les mammelles, & que l'enfant ne ſuce pas ? D'où vient que ce lait, ne s'y coagule, ne s'y corrompt pas, & ainſi n'y cauſe pas de l'inflammation, & des abſcés ? Je répons qu'il eſt porté peu à peu par les veines mammaires (leſquelles pour cette fin ſont dix fois plus grandes, & dix fois en plus grand nombre que les artéres,) à la veine cave, & de là au cœur ; en la même maniére que le chyle qui ſe répand du conduit thorachique dans la veine ſouclaviére, s'écoule au cœur conjointement avec le ſang. Je laiſſe maintenant à conſiderer ſi dans les nourriſſes, ſur tout en celles qui ont beaucoup de lait, il ne ſe porte pas auſſi ordinairement par ces veines mammaires un peu de ce ſuc lactée vers le cœur, chacun en jugera ſelon ſa pensée ; mais la grandeur, & le nombre de ces veines, & la petiteſſe & petite quantité des artères ſemble le perſuader.

*Qu'eſt-ce qui dans les bêtes pouſſe le lait vers leur pis.*

Il reſte à reſoudre ici un doute tres conſiderable qui s'éleve contre nôtre opinion ; ſçavoir ; Pourquoi dans les vâches, dans les brebis, dans les chevres, & dans pluſieurs autres animaux, le ſuc chyleux lactée ſe porte avec tant d'abondance, & pendant ſi long tems vers leurs pis ; quoique neanmoins n'aiant point d'Ame raiſonnable, on ne puiſſe leur attribuer ni pensée, ni entendement, ni imagination, ni volonté, ni memoire, ni jugement ? Les Philoſophes de ce tems qui ſuivent les ſentimens de Deſcartes, ne reconnoiſſent dans les brutes aucune de ces actions nobles, & ſi elles en font quelques-unes qui leur reſſemblent, ils ne croient pas qu'on puiſſe ni qu'on doive les rapporter dans l'ordre de ces actions principales, parce qu'elles ne ſont pas faites par l'Ame raiſonnable ; mais ils penſent & enſeignent qu'elles procedent ſeulement d'un certain mouvement des eſprits cauſé par les objets, & dépendant de telle ou telle diſpoſition des parties. Et ainſi ils diſent que les objets introduiſent dabord dans les brutes certaines diſpoſitions des eſprits & des autres parties, deſquelles il reſulte de certains mouvemens qui font que tantôt les pores d'une partie, tantôt ceux d'une autre, s'ouvrent ou ſe ferment ſelon que l'écoulement des eſprits animaux qui ſe fait en ces pores, eſt plus ou moins grand, plus prompt ou plus tardif, plus violent ou plus doux. Et voici comment ils raiſonneroient ſur le cas que nous avons propoſé : Dans la vâche, par exemple, les grandes commotions du fœtus enfermé dans la matrice, ou les tranchées qu'elle reſſent au tems qu'elle met bas ſon fœtus, ouvrent les pores des environs de ſes tettes, & ceux des tettes mêmes ; & ainſi les voyes lactées qui auparavant étoient bouchées, ſe dilatent par le moyen des eſprits animaux qui influent dans ces pores nouvellement ouverts ; en ſorte que le ſuc lactée ou le chyleux peuvent couler & ſe porter librement en ces parties là par les vaiſſeaux qui leur ſont propres. Et cette dilatation des voyes lactées dure encore long tems aprés que l'animal s'eſt délivré, par la raiſon que cét ouverture des pores vers les tettes plus grande qu'à l'ordinaire, & l'affluence des eſprits pareillement plus abondante qu'à l'accoûtumée, ſont continuées par le mouvement de chatoüillement que l'action du petit animal qui ſuce, ou le manîment de la main qui tire le lait, cauſent dans les tettes.

*Digreſſion.*

Mais dautant qu'un objet ne ſçauroit de ſoi cauſer un mouvement de ſenſation, ſi auparavant il n'eſt connu comme bon ou comme mauvais ; ( car ſi un objet n'eſt pas connu & perçû, on ne peut pas dire qu'il ſe faſſe aucun mouvement par ſon moyen, ce qui eſt évident dans ceux qui font furpris du catalepfis, dans les organes defquels les objets n'excitent point de mouvement, quoique ces organes, tant ceux du mouvement que ceux du fentiment fur lefquels les objets tombent, foient parfaitement bien formés, & qu'ils foient fournis d'une fuffifante quantité de fang, d'efprits, & de chaleur, & que les objets foient prefents. La raifon de cela eft que ces objets ne font pas perçûs, ainfi il ne fe fait aucune nouvelle détermination des efprits vers les parties, ni aucun changement de mouvement; (c'eft ce que fçavent tres bien ceux qui connoiffent parfaitement la nature de cette affection,) & que cette connoiffance & perception prefuppofe néceffairement un principe connoiffant tres different de l'objet qui doit être connu. Et comme la difpofition particuliére & propre des parties fuppofe auffi néceffairement un principe particulier qui introduife en elles cette difpofition, & qui la change felon les befoins; que de plus auffi le mouvement même des efprits requiert pareillement un premier mobile, qui perçoive actuellement & connoiffent les objets; (car rien ne fe connoît, ne fe meut, & ne fe difpofe de foi-même, & fans une caufe,) il paroît clairement que cette explication ne fuffit pas & n'eft pas capable de fatisfaire : fur tout fi l'on fait reflexion que la plûpart des animaux fentent & diftinguent les douleurs, les odeurs, & les faveurs, qu'ils defirent naturellement les chofes agreables, qu'ils perçoivent, connoiffent & fuyent celles qui font defagreables, qu'ils diftinguent les amis des ennemis, &c. ce qui certainement n'eft point l'operation de la fimple difpofition des parties mûës par les objets; mais de quelque principe qui connoît ces objets, & qui enfuite difpofe les parties à faire telles ou telles actions. Car tout ainfi que dans l'homme, le cerveau, quoique bien figuré, bien temperé, & plein d'efprits animaux, n'eft pas la caufe premiére des fonctions principales; mais l'Ame raifonnable, laquelle fe fert du cerveau & des efprits comme d'un inftrument, qu'elle difpofe de telle maniére; que tantôt tels pores, tantôt tels autres, font plus ou moins ouverts ou fermés, & que les efprits font déterminés de paffer en plus grande ou plus petite quantité, tantôt par les uns, tantôt par les autres, & encore en telle ou en telle maniére; d'où vient que tantôt une telle fonction principale, tantôt une telle autre, & tantôt plufieurs de ces fonctions qui font les principes des autres actions animales, operent enfemble. Ou tout ainfi que les orgues d'une Eglife, quoiqu'elles foient fuffifamment garnies de tuyaux, de foufflets, & de vent, ne peuvent pas à raifon d'un objet quel qu'il foit, ou de leur propre difpofition produire quelque accord ou air mufical, fi le maître de mufique ne s'en approche, lequel en reglant & difpofant les touches, détermine le vent d'entrer en tel ou tel tuyau, & en tire ainfi un accord tres agreable; De-même dans les brutes, outre les objets & la difpofition particuliére du cerveau & des autres parties, il faut nécessairement qu'il y ait quelqu'autre principe qui perçoive les objets, & qui de ces parties tire & produise des operations si nobles. (En vain dira-t'on ici que dans les brutes les simples affections ou passions naturelles, comme la faim, la soif, le plaisir, la tristesse, n'ont pas besoin d'autre principe connoissant que de l'instinct qui leur est naturel; De quoi Villis *en son liv. de la physiol. de l'ame des Brut. ch. 6.* dit beaucoup de choses, mais qui apportent peu d'éclaircissement en cette obscurité; Comme si cét instinct naturel n'avoit pas autant besoin dans les animaux d'un principe connoissant, que dans l'homme; & comme l'homme n'a faim que lorsqu'il sent un certain picotement du ventricule, & qu'il le perçoit; est-ce qu'on pourra croire que les brutes aient pareillement jamais faim sans la perception de ce picottement? Que s'ils ressentent la faim seulement par instinct & sans autre principe percevant; que l'on explique, s'il se peut, ce que c'est que cét instinct connoissant par soi-même, sans autre principe de connoissance, & comment il opere cette perception.) Or comme ce principe n'est pas l'Ame raisonnable, dont les animaux sont privés, on demande quel il est? Pour nous nous l'appellerons pour le present ANALOGUE DE L'AME RAISONNABLE (car enfin les brutes ne se meuvent pas, & ne font pas leurs actions purement & simplement comme des automates, quoique plusieurs Philosophes de ce tems tâchent uniquement de l'inculquer, & que Henr. Regius *au liv. 4. de sa Philosoph. nat. chap. 17.* & Florent Schuyl *en sa pref. sur le traité de l'Homme de Descartes*, croyent l'avoir plus que suffisamment prouvé. En éfet, les automates ne sentent pas les douleurs, n'entendent pas, ne voyent pas, ne vont pas à ceux qui les appellent, ne fuyent pas ceux qui les frapent, &c. toutes lesquelles operations neanmoins se font dans les animaux, ainsi qu'on le voit,) qui opere évidemment dans les brutes une je ne sçai quelle espece d'intellect, de memoire, & de connoissance, accompagnée d'un certain jugement obscur en sa maniére, ou enfin quelque chose de semblable. Car au témoignage du Prophete Isaïe *chap. 1. vers. 3. Le bœuf connoît celui à qui il est, & l'âne l'étable de son maître*, &c. & Jeremie, *chap. 8. vers. 7. Le milan connoît dans le Ciel quand son tems est venu; La tourterelle, l'hirondelle, & la cicogne sçavent discerner le tems de leur passage.* Ainsi aussi le chien distingue son maître & ses domestiques de tout autre, va au devant de ceux qui lui sont amis, attaque & aboye contre ses ennemis, fuit ceux qui sont plus fort que lui & qui le menacent, conçoit & execute en sa maniére les commandemens de son maître, a des songes en dormant, & aboye pendant ces songes. De plus, il semble que lorsqu'il chasse, il raisonne en quelque façon; (C'est là l'argument de Chrysippus, rapporté par Sextus Empiricus, *lib. 1. Pyrrh. hypoth. ch. 14.*) car étant arrivé à un lieu aboutissant à trois chemins, aprés qu'il a examiné & reconnu par l'odorat les deux chemins dans lesquels la bête

bête n'eſt pas entrée, il entre lui-même avec impetuoſité dans le troiſiéme ſans l'examiner, comme s'il faiſoit le raiſonnement ſuivant : La bête eſt entrée ou dans le premier de ces chemins, ou dans le ſecond, ou dans le troiſiéme; Elle n'eſt pas entrée dans le premier, ni dans le ſecond, donc elle eſt entrée dans le troiſiéme. Rorarius *dans ſon liv.* 1. *du raiſonn. des brut.* écrit quelque choſe de ſingulier du chien de l'un de ſes amis. Cét ami qui étoit de la ſuite du Cardinal Alexandre, étant un jour allé à la chaſſe ſeul avec ſon chien, & pourſuivant dans une forêt écartée & ſolitaire un cerf avec grande ardeur, tomba malheureuſement dans une foſſe tres profonde, de laquelle il n'auroit jamais pû ſe tirer, ſi ſon chien ne s'en étant retourné ſeul à la maiſon, n'eut rempli toute la cour du Cardinal d'hurlemens affreux, & ſi par ſes allées & venuës reïterées il n'avoit témoigné aux domeſtiques de le ſuivre : Ce que le Cardinal aiant remarqué, & faiſant reflexion que le maître du chien n'étoit pas révénu, il commanda à ſes domeſtiques de ſuivre le chien, qui en éfet les conduiſit à la forêt droit au precipice, dans lequel ils trouverent ſon maître, & l'en tirerent. ( Qui, je vous prie, indiqua à ce chien d'abandonner pour un peu de tems ſon maître, de chercher du ſecours humain, de retourner à la maiſon, de témoigner ſa triſteſſe par ſes cris & hurlemens, d'inciter les domeſtiques de venir avec lui, de les conduire droit à ce precipice, & d'y montrer ſon maître ? Eſt-ce l'objet ſeul ? ô la merveilleuſe vertu de cét objet, qui aprend ainſi aux bêtes à raiſonner. ) La cavale connoît le loup ſon ennemi, & défend avec vigueur ſon petit de ſes attaques. L'aigle, au rapport du même Rorarius, étant pret de combatre contre le cerf, va auparavant ſe rouler pluſieurs fois dans le ſable, afin d'en remplir ſes plumes; enſuite volant au deſſus du cerf, il ſe perche ſur ſes cornes, & en ſecoüant ſes aîles, il jette dans ſes yeux tout le ſable dont ſes aîles ſont pleines, afin qu'aprés l'avoir aveuglé, il puiſſe le precipiter du haut de la roche. Une Pantère, animal de ſon naturel feroce & cruel, dont les petits ( au rapport du même Rorarius, ) étoient tombés dans un creux profond, connoiſſant qu'elle ne pouvoit les en tirer que par le ſecours des hommes, pouſſée & comme inſtruite par la raiſon, ſe poſta dans un carrefour auquel aboutiſſoient trois chemins, attendant que quelqu'homme y paſſât. Un voyageur aiant été conduit par le hazard en cét endroit-là, elle lui fit de grandes careſſes, & l'aiant comme invité, & pouſſé avec la patte, elle le mena, ſans qu'il fit reſiſtance, au bord du creux ; d'où aiant tiré ſes petits, cette bête cruelle de ſa nature, mais reconnoiſſante pour le bien-fait qu'elle venoit de recevoir, reconduiſit le voyageur par le milieu de la forêt en toute ſûreté juſques à ſon veritable chemin. Uu grand & épouvantable lion ( dans Aulugelle *liv.* 5. *ch.* 14. ) reconnût l'eſclave Androchus, qui lui avoit long tems auparavant tiré une épine du pied, & gueri la playe qu'elle y avoit causée, & ne le dévora point, mais lui témoigna par toute sorte de gestes sa reconnoissance & son affection, vequit avec lui en toute familiarité, le suivit toûjours par la ville, & obeït avec tant de soûmission à cét esclave qui avoit été autrefois son medecin, qu'il ne fit jamais de mal à personne. Les Pigeons que de Holande l'on porte au delà de la mer en Angleterre, & que l'on y tient enfermés pendant quelque tems; enfin étant mis en liberté, reconnoissent le chemin qui conduit à leurs anciens colombiers, & y retournent dans deux jours; ce que Monsieur Abeels, qui est un marchand tres connu, a experimenté. La cicogne fait une guerre cruelle à une autre cicogne qui s'est saisie de son nid, l'insulte comme son ennemie, la blesse ou la tuë, & jette hors du nid ses petits ou ses œufs: Elle connoît encore par la constitution de l'air, quand il est tems qu'elle parte pour aller dans les regions éloignées, & par quel chemin; & de-même quand il sera tems qu'elle retourne. Les singes & les guenons font remarquer une adresse particuliére en toutes leurs actions. L'Elephant fait plusieurs choses merveilleuses, comme s'il étoit doüé de quelque espece de raison; (Cela est confirmé par plusieurs histoires surprenantes rapportées par Plutarque, par Ælian, par Pline, par Lipse, par Acosta, par Garcias ab Horto, par Jac. Bontius, & par plusieurs autres Ecrivains dignes de foy) & il en est de-même de plusieurs autres animaux. Je ne parle pas ici de l'esprit & de l'adresse admirable des fourmis, de l'artifice merveilleux avec lequel les petits oiseaux font leurs nids; les aragnées leur toile; les abeilles les rayons où elles enferment leur miel, non plus que de leur science pour le ramasser; ni enfin d'une infinité d'autres choses que je passe ici nécessairement sous silence. Toutes ces choses certainement ne peuvent être operées sans quelque espece d'entendement, de connoissance, de memoire, & de jugement, ou du moins sans quelque chose qui lui soit analogue; quoique pourtant cela ne se fasse pas avec une égale perfection en tous les animaux; car selon que les organes sont ou mieux, ou plus mal disposés, la raison d'analogie dont nous venons de parler, est dans quelques-uns plus excellente & plus vive, & en d'autres plus engourdie; ainsi les animaux different entr'eux par le plus ou le moins de subtilité d'esprit, d'entendement, de memoire, de docilité, ou de stupidité. Ainsi aussi la sagesse elle-même Nôtre Sauveur Jesus-Christ attribuë manifestement aux brutes une espece de connoissance, ou d'intellect, & une finesse d'esprit, aux unes plus grande, aux autres moindre, lorsque dans S. Matthieu *chap.* 20. *vers.* 16. il parle ainsi: *Soyez prudens comme les serpens, & simples comme les colombes.* Comment, je vous prie, pourront-elles avoir la prudence & la simplicité d'ame, si elles n'ont pas quelque entendement? quoique ces operations se fassent plus imparfaitement & plus lentement dans les brutes que dans les hommes; dans lesquels aussi elles sont d'elles-mêmes assés imparfaites,

( Ainsi qu'il paroît dans ces hommes que leurs meres impitoyables ont dans leur enfance abandonnés dans des forêts, ou qui y aiant été relégués par la persecution de leurs ennemis, ou par d'autres accidens, y ont été nourris & élevés par quelque brute, y sont dévénus adultes, y ont vécu pendant long tems, & ensuite ont été pris par hazard par des chasseurs; car ils avoient pris un esprit & un naturel de brute, entiérement éloigné de la raison, & ils n'étoient differens des autres animaux des forêts que par la figure du corps. On en trouve des exemples dans Pline *liv. 7. ch. 7.* dans Simeon Goulartius *Hist. memorab. tom. 1. & 2.* dans Dreslerus *en son liv. des antiq. & de la nouv. discip.* dans Philippe Camerarius *en ses Medit. historiq. chap. 79.* dans Jac. Cats *en sa Mere de famille*, & dans plusieurs autres, ) & ne sont élevées à ce haut point de perfection que par une éducation convenable & excellente; de laquelle perfection on voit manifestement une légére teinture ou ombre dans les animaux, quoique infiniment éloignée de celle de l'homme; cependant cette ombre de perfection dans les brutes doit avoir une cause. Il ne faut pas ici admettre l'explication outrée que donnent certains Philosophes, par laquelle ils tâchent de tourner la Sainte Ecriture en faveur de leur opinion; Ils disent que dans les passages qu'on a cités, elle a parlé d'une maniére populaire, & seulement selon l'apparence; non pas que les animaux aient aucun entendement, mais qu'ils semblent en avoir. Certes, ceux qui expliquent ainsi ces passages semblent n'être pas trop éloignés de l'atheïsme; (car on aura le même droit de dire, que la Bible sacrée n'est pas autentique, mais qu'elle semble l'être; qu'il n'y a pas un Dieu Createur de toutes choses, mais qu'il paroît être tel; ) & accuser de faux la Sainte Ecriture; comme si les Prophetes & Jesus-Christ même avoient dit quelque chose de contraire à la verité, & qu'ainsi ils eussent faussement attribué aux brutes une espece d'entendement & de connoissance qu'elles n'ont pas; quoiqu'il n'y ait personne à qui il soit resté un seul grain d'entendement, qui ne remarque chaque jour en elles par leurs actions cette maniére d'intellect. Nous en avons rapporté quelques exemples; & il y en a une infinité d'autres qui se presentent à tous momens; De plus, il paroît évidemment par les raisons que nous avons données, que les objets, s'ils ne sont connus comme bons ou comme mauvais, ne peuvent exciter aucun mouvement dans les animaux; & s'ils sont connûs comme tels, il faut nécessairement qu'il y ait un PRINCIPE PERCEVANT, & CONNOISSANT, different de l'objet qui doit être connu. De cette proposition neanmoins il ne s'ensuit pas, ainsi que nos adversaires l'inferent, que s'il y a dans les brutes un entendement & une connoissance, quels qu'ils soient, elles doivent aussi avoir une ame, & que cette ame ne doit pas être moins immortelle que celle de l'homme; car j'estime qu'il faut absolument convenir qu'elles ont une ame ſenſitive, & percevante ; (Voyez là deſſus ce que nous en avons dit *au liv. précéd. ch. 28.* & *au chap. 29. ſur la fin.*) mais qu'il faut entiérement nier que cette ame puiſſe être immortelle comme celle de l'homme : car la difference de ces deux ames, & leur origine tres diverſe (De quoi on parlera incontinent aprés, & dont on a parlé tres amplement ci-devant *au chap. 29. du liv. 1. déja cité*) prouvent évidemment le contraire. Il faut donc convenir qu'il y a dans les animaux quelque choſe d'analogue à l'Ame raiſonnable, mais mortel ; puiſque la Sainte Ecriture, la raiſon & l'experience journaliére l'enſeignent. Ce qui eſt encore uniquement & de plus en plus évident, de ce que les animaux entrent quelquefois en délire ; (comme il paroît dans les ſinges qu'on a enyvrés, dans les chiens, & dans les autres brutes qui deviennent enragées ; ) quoique neanmoins le délire n'arrive qu'à ces animaux qui, lorſqu'ils ſe portent bien, connoiſſent ; car la puiſſance & l'impuiſſance naturelles doivent être rapportées au même ſujet : Il ne faut pas ici faire grand cas de ce que quelques-uns diſent ; ſçavoir, que lorſque l'homme rêve, ou qu'il eſt en délire, il ne rêve pas, ou n'eſt pas en délire, ſelon l'Ame raiſonnable, mais ſeulement ſelon les ſens interieurs qui lui ſont communs avec les animaux, leſquels agiſſent bien ou mal, ſelon que les organes ſont bien ou mal diſpoſés, & qu'ainſi c'eſt ſelon ces ſens interieurs que les brutes tombent en délire, & non pas ſelon aucune ame. Cette objection ne détruit pas dans les brutes l'exiſtence d'une ame mortelle analogue en quelque maniére à l'Ame immortelle, & qui en eſt comme l'ombre ; mais elle prouve plûtôt que dans l'homme, outre l'Ame raiſonnable incorruptible, il y a encore une certaine autre ame corruptible, commune avec les animaux, laquelle fait les operations des ſens interieurs, (auſquelles l'Ame raiſonnable eſt préposée pour les diriger, & les regler, ) que l'on appelle *végétative* & *ſenſitive*, & qui exiſte néceſſairement dans l'homme, ainſi que nous avons ſuffiſamment prouvé *au liv. 1. ch. 29. vers la fin.*

*L'opinion de Willis.* Le docte Willis *en ſon liv. de l'ame des brutes*, ſe donne beaucoup de peine à expliquer & à trouver ce *principe percevant* ; & aprés que *dans ſon chap. 6.* il a amplement expliqué comment du flux, du reflux, du mouvement, des repercuſſions, &c. des eſprits ſe forment & ſe repréſentent dans le cerveau les images des objets ; enfin reſtant toûjours dans le doute ; voici comme il parle : *On recherche neanmoins encore*, dit-il, *quelle eſt cette puiſſance qui contemple & qui connoît cés images formées en cét endroit-là, & qui fait faire à l'appetit & aux autres puiſſances des actes reſpectifs conformes aux impreſſions qui y ſont reçûës.* Or afin de ſe tirer de ce doute, il dit 1. Qu'il y a dans les animaux une certaine connoiſſance naturelle infuſe par le Souverain Createur, laquelle dés leur premiére formation a été imprimée dans les principes ou natures dont ils sont composés ; & celà à raison de certains usages qui leur sont nécessaires pour conserver & prolonger leur vie. On appelle vulgairement cette connoissance *Instinct naturel.* 2. Qu'il y a aussi en eux une certaine connoissance acquise, qu'ils prennent peu à peu par la rencontre des choses sensibles, par l'imitation, par l'experience, par l'instruction des hommes, & par plusieurs autres maniéres, & que quelques-uns possedent en un plus haut degré de perfection, & d'autres en un moindre. Il traitte dans la suite tres amplement de l'une & de l'autre de ces connoissances, & ainsi il croit avoir resolu ce doute plus que suffisamment ; quoique neanmoins il ne puisse en aucun endroit expliquer quel être ou quelle chose c'est que cét *instinct naturel*, & d'où procede cette *connoissance acquise*, laquelle ne peut pas ne pas proceder d'un principe *connoissant* ; S'il avoit expliqué quel est ce *principe*, aussi-bien que *l'instinct naturel*, toute l'obscurité auroit été dissipée ; mais se reposant sur des simples noms, il laisse ses Lecteurs aussi douteux & aussi incertains qu'ils l'étoient auparavant.

Galien qui avoit connu parfaittement ce qu'on vient de dire, dit *en son exhort. ad art. lib. stud.* que les brutes ne sont pas absolument incapables des affections qui dependent de la raison, & *au liv. de art. med. cap.* 12. il croit qu'on doit attribuer aux brutes une certaine espece de raison, aux unes plus, aux autres moins. En quoi il convient avec Aristote *au liv.* 8. *de l'hist. des anim. c.*3. qui parle ainsi : *Dans l'homme*, dit-il, *il y a de l'adresse, de la science, & de la prudence ; de-même dans certains animaux, il y a une certaine autre nature à peu prés semblable.* Et un peu auparavant en parlant des bêtes, il avoit dit ; *Il y a en elles de la douceur, de la ferocité, de la clemence, de la rudesse, du courage, de la lâcheté, de la crainte, de la confiance, de la colere, de la malice, & aussi une image de prudence.* Ainsi au rapport de Bodin *en son theat. de la nat. liv.* 4. Chrysippus, Porphyrius, Dion, Solin, Plutarque, & plusieurs autres Philosophes renommés par leur doctrine & par leur profond sçavoir, ont établi par une infinité d'arguments, que la nature avoit donné quelque raison aux animaux ; à l'opinion desquels le grand Hug. Grotius se range aussi *en son liv.*1. *de la verité de la Relig. Chrêtienne, paragr.* 7. où il parle ainsi : *Il y a de certaines brutes qui font des actions tellement reglées, qu'il semble absolument qu'elles partent de quelque raison ; ce qui paroît principalement dans les fourmis, & dans les abeilles, & aussi en plusieurs autres qui fuyent ce qui leur est nuisible, & recherchent ce qui leur est avantageux, avant même que d'en avoir fait aucune experience.* Aristote 1. *Ethic. chap. dernier*, appelle cette espece de raison qui est dans les brutes : Raison par participation ; ou Entendement passif.

Cette opinion n'est pas détruite par cét autre passage de l'Ecriture, où il est dit : *Ne soyez pas semblables aux chevaux & aux bœufs qui n'ont point d'entendement.* Car le mot *Entendement* signifie en cét endroit-là, un entendement subtil & raisonnable. Ainsi nous disons des stupides, des foux, & des insensés, qu'ils n'ont point d'entendement, parce qu'ils ne l'ont pas assés subtil, quoique neanmoins ils connoissent & distinguent les objets en leur maniére, ainsi qu'il paroît par leurs actions. Outre cela, dautant que les hommes & les brutes connoissent, (comme il est manifeste par tout ce qu'on a dit ci-devant,) ceux-là plus, ceux-ci moins parfaitement; il faut nécessairement distinguer entre l'entendement raisonnable qui appartient à l'homme, & l'entendement animal qui est des bêtes seules, lequel est beaucoup moins parfait que l'autre, & qui ne peut jamais être élevé jusques à la perfection de raisonner. Voyez sur ce sujet *le liv.* 8. *ch.* 1. où l'on répond à quelques objections qu'on pourroit faire sur ce sujet.

*Ce que c'est que l'analogue de l'Ame raisonnable.*

Mais personne n'a encore pû jusques à present suffisamment expliquer ce que c'est que ce principe que nous nommons ANALOGUE DE L'AME RAISONNABLE, quoique quelques-uns en aient fait quelque mention. Jul. Casserius *dans ses Prolegom. des Organ. des sens*, croit en avoir trouvé une explication suffisante : car il dit que cét analogue est ce qu'on appelle sens commun, qui tient le milieu entre tous les sens exterieurs, & qui réünit leur multiplicité en un : Mais ce détour, quoique subtil, n'explique pas ce que c'est que ce sens commun; ou qu'est-ce qui opere dans ce sens commun cette perfection, cette distinction, & cette tellequelle connoissance des objets, qui est ce qu'on demande ici principalement. Dautres croyent que ce principe n'est rien de subsistent par soi, & que ce n'est qu'un accident & une modification de la substance; c'est à dire une telle disposition du cerveau, & des esprits, introduite & causée par la chaleur, laquelle fait que les bêtes vivent & sentent à leur maniére. Mais en tout cela on propose seulement les moyens par lesquels se fait le sentiment actuel; sçavoir, la chaleur & l'aptitude des instrumens; mais on n'enseigne pas quel est ce principe qui par le secours de tels moyens sent en sa maniére dans les brutes. Par exemple, quand l'homme voit, il a besoin de chaleur; (car un œil gélé ne voit pas,) & d'une disposition convenable, tant du cerveau que de l'œil; mais neanmoins il y a quelque chose de plus qui fait sentir & connoître les choses sensibles par ces moyens; sçavoir l'Ame; Or comme les brutes sentent aussi & connoissent les choses qui peuvent être vûës, ouïes, touchées, &c. (ce qui est évident de toutes parts par toutes leurs actions) il faut nécessairement établir en elles, outre la chaleur & les organes convenables, un principe CONNOISSANT, ou ANALOGUE DE L'AME, par lequel l'acte de sentir se fait; & c'est de cét analogue qu'est nôtre question. Enfin, quoiqu'il soit tres difficile d'expliquer ce que c'est que cét ANALOGUE, il paroît neanmoins tres évidemment qu'il y a dans les brutes quelque chose de singulier, que Dieu a créé au commencement avec tout l'Univers, & qu'il a infus & mêlé dans la matiére du monde. Ainsi dans la bête, ce principe est à la verité tiré de nouveau de la matiére dont elle est produite, & il se reduit évidemment en acte, mais cependant c'est un produit de la matiére tres excellent, qui surpasse la condition ordinaire & commune de la matiére mêlée, & qui opere si parfaitement toutes ces actions nobles dans les bêtes, que souvent en quelques-unes elles semblent imiter en quelque maniére les actions de l'Ame ; & c'est là proprement ce que nous croyons qu'on doit entendre par cét ANALOGUE dont nous venons de parler, & qu'il est plus facile d'admirer que d'expliquer clairement.

*Si cét analogue est la même chose que l'Ame raisonnable.*

Cependant il n'est personne de bon sens qui veüille appeller ce produit ou principe analogue Ame raisonnable incorruptible, puisqu'il vient de la matiére corporelle corruptible, qu'il est produit par géneration, que non seulement ses operations sont imparfaites, mais qu'encore il est corruptible lui-même, & qu'il perit avec le corps ; que l'Ame raisonnable, au contraire, n'est pas tirée de la matiére corporelle, mais qu'elle est créée séparément, & qu'elle est infuse de Dieu, ( Aristote est de ce même sentiment *au liv. 2. de la Générat. des anim. ch. 3. Il reste*, dit-il, *que l'Ame est la seule qui vienne du dehors, & qu'elle seule est divine ; car son action n'a point de communication avec l'action corporelle*, ) que ses operations sont tres parfaites, qu'elle est incorruptible & immortelle, qu'elle subsiste étant séparée du corps, & que non seulement elle porte son action beaucoup plus loin que ce principe analogue corruptible ne fait les siennes, mais encore qu'elle l'étend jusques à l'infini. Car, non seulement elle contemple les substances des choses, mais les choses mêmes depoüillées de leurs substances ; elle voit Dieu qui est invisible ; elle pénetre jusques dans la place des Bien-heureux ; elle voit & comprend avec admiration la nature des Anges, & leurs offices ; elle se contemple soi-même, & elle connoît quelle elle est lorsqu'elle est unie au corps, & quelle lorsqu'elle en est séparée ; elle regarde les choses passées dépuis long tems comme présentes ; elle examine les choses futures, celles qui ne seront jamais, les possibles, & les impossibles ; elle tâche de comprendre les choses innombrables, & les infinies, &c. ce que le principe *analogue* est incapable de faire. En éfet, étant corporel il ne contemple que les corps, & ce qui les concerne, & encore d'une maniére grossiére, & il ne peut porter son action plus loin. Willis écrit aussi tres éloquemment sur ce sujet *en son liv. de l'ame des brut. physiolog. 7.* où aprés qu'il a dit que la faculté connoissante de l'ame corporelle, est la phantaisie, c'est à dire l'imagination, laquelle neanmoins ne connoît les choses que sous une image apparente seulement, & qui n'est pas toûjours vraye ; il ajoûte enfin : *Mais l'entendement qui préside à l'imagination, contemple toutes les especes qui ont été déposées en elle, rectifie leurs irre-*

*gularités, discerne leurs fausses répréſentations, perfectionne & éleve les veritables idées, & les dépoüillant de toute matiére, remonte des choſes particuliéres à l'universel, d'où il forme d'autres idées ou pensées beaucoup plus parfaites qui ne conviennent du tout point à la puiſſance corporelle; c'eſt ainſi qu'elle arrive à la contemplation de la nature de quelle ſubſtance & de quel accident que ce ſoit, abſtraitte & ſéparée des individus; ſçavoir, l'humanité, la rationalité, la corporeïté, la ſpiritualité, la blancheur, la force, la temperance, & autres ſemblables. Enfin s'élevant plus haut, elle conſidere Dieu, les Anges, ſoi-même, l'infini, l'éternité, & pluſieurs autres notions tres éloignées des ſens & de l'imagination. Lors donc que nôtre entendement, par de ſemblables idées & conceptions métaphyſiques dépoüille ainſi les choſes de leur matiére, ou que ſe portant au delà de toute eſpece ſenſible, il contemple ce qui eſt abſolument immateriel; cela prouve veritablement & démontre la nature de l'Ame raiſonnable, c'eſt à dire que ſa ſubſtance eſt immaterielle, & immortelle. En éfet, ſi elle étoit de nature corporelle; comme rien de corporel ne peut par les ſens concevoir ce qui eſt incorporel; on ne connoîtroit pas, même on ne ſoupçonneroit pas, qu'il y eut en aucun endroit du monde rien de tel.*

Ce principe donc que nous avons appellé ANALOGUE, eſt un certain eſprit tres excellent, préparé & formé par la nature, tiré de la matiére corporelle, ſurpaſſant de beaucoup la condition des autres eſprits pareillement tirés de la matiére, qu'Ariſtote a dit autrefois participer de la nature de l'élement des aſtres. En éfet, il écrit *au lieu ci-deſſus cité*, qu'il y a en chaque ſemence un certain eſprit plus noble que le corps, qui par ſa nature & par ſes diſpoſitions répond à la nature des étoiles; & il enſeigne ailleurs que c'eſt par cét eſprit que ſe fait la premiére formation du fœtus, (ainſi que nous l'avons dit ci-devant *au liv. 1. ch. 29.*) & dans les bêtes toutes les operations dont nous avons parlé. C'eſt là cét Eſprit vivifique, dont perſonne n'a encore pû décrire parfaitement la nature, qui étant tiré & debarraſſé de la matiére par le moyen de la chaleur qui la diſſoût, agit de nouveau ſur cette même matiére, & la diſpoſe tellement & en tant de differentes maniéres, que c'eſt par ſon moyen que les actions principales & nobles dont nous avons parlé, outre une infinité d'autres, ſe font dans les bêtes. Or les Philoſophes modernes veulent & établiſſent, contre toute raiſon neanmoins, que cette diſpoſition des parties, qui n'eſt qu'un éfet de cét eſprit, ou plûtôt de la nature qui eſt cachée & qui reſide en lui, & le moyen ſeulement par lequel il opere, eſt la cauſe efficiente de ces operations; & ainſi ils ont comparé tres mal à propos, la formation des animaux à la maniére dont les automates ſont fabriqués; ne conſiderant pas que dans quel automate que ce ſoit, la diſpoſition des roues & des autres parties appropriées ne vient pas & ne dépend pas de l'automate même, ou de la coction de l'air, du feu, ou de quelqu'autre matiére, non plus que du mouvement & de l'influence l'influence du vent, mais de la main de quelqu'ouvrier, qui par cette disposition opere dans l'automate ce qu'il avoit déterminé d'y operer; & ainsi ce n'est pas cette disposition des parties qui est l'autheur de ces operations, mais celui qui les a disposées, & qui par le moindre changement qu'il introduira en cette disposition, pourra faire cesser toute l'action de l'automate, ou le diriger autrement, selon sa volonté; ce que neanmoins l'automate ne pourra jamais faire de soi par la seule disposition de ses parties. Par exemple, les roües d'une horloge, & ses autres parties, sont disposées pour montrer les heures; cependant il ne s'en indiquera aucune si l'ouvrier ne s'en approche pour en élever les poids à tems reglé; car selon qu'il l'a chargera de poids plus pesans, ou plus legers, il l'a fera marcher plus promtement ou plus lentement, à sa volonté. De-même dans les animaux, quoique leurs parties soient proportionnées, & bien disposées à faire de certaines actions; si neanmoins il n'y a pas quelque principe qui les incite, & qui les change en diverses maniéres, selon les differentes actions ausquelles elles sont destinées, elles n'en feront aucune. En sorte que l'action ou operation ne procede pas ni de la disposition des parties, ni des objets mêmes, mais du principe qui perçoit & connoit les objets, & qui excite en differentes maniéres les parties disposées à agir. C'est aussi ce même principe qui a auparavant ainsi disposé les parties, & qui change cette disposition sur le champ, afin qu'elles agissent tantôt d'une maniére, tantôt d'une autre. Le peu de reflexion que l'on a fait sur cela, a été la cause que plusieurs n'ont pas connu que dans les brutes la proprieté des parties a encore besoin de quelque agent plus noble qui leur communique cette proprieté de disposition, & qui la change selon les differens besoins & conjonctures; & aussi que comme cét agent est la cause & l'autheur de cette disposition, il l'est aussi de même de ces operations nobles dont nous avons parlé.

Or c'est de ces operations que dépend, & que procede dans les bêtes tant l'écoulement abondant des esprits animaux vers les mammelles (en la même maniére que nous avons dit que cela se fait dans l'homme,) que la génération du lait.

*Objection refutée.*

Mais (avant que de finir) il paroit évidemment par ce que l'on vient de dire, combien ceux-là raisonnent mal, qui voulant ôter aux bêtes généralement toute connoissance, & tout entendement, font l'argument suivant, (lequel nous avons oüi & lû il n'y a pas long tems dans une dispute publique,) 1. *Les Brutes*, 2. *ausquelles on ne doit pas attribuer une substance qui pense, sont privées de tous les sens* : 3. *car il ne se fait aucun sentiment sans connoissance* : 4. *aucune connoissance sans quelque chose qui pense* : 5. *aucune chose qui pense sans la faculté de raisonner* : 6. *nul raisonnement sans immortalité.* En éfet, le *premier* repugne tellement à la verité, qu'il n'est point d'enfant ou de païsan grossier qui ne le blâme : car il faut être aveugle, sourd, ou entiérement sans connoissance, pour ne pas connoître manifestement, & pour oser nier que la plûpart des animaux ont l'usage de la vûë, de l'ouïe, du goût, de l'odorat, & du toucher, & qui ne verroit pas que Dieu ne leur a pas donné en vain & inutilement les organes de tous ces sens; de plus, qu'ils sont doüés de quelque espece de connoissance, par laquelle ils fuyent les choses qui leur sont desagreables, contraires, ou ennemies; & embrassent & poursuivent celles qui leur sont agreables, & amies. La fausseté du *second* paroît par ce que nous avons dit ci-devant; car il est impossible qu'il se fasse dans les brutes aucune des actions des sens sans qu'il y ait en elles quelque substance qui pense, quoique cette substance ne soit pas immortelle & absolument parfaite comme dans l'homme, mais quelque chose de mortel & d'imparfait, que l'on peut seulement appeller son analogue. Le *troisiéme* est absolument veritable, puisqu'il n'est aucune des actions des sens qui puisse se faire sans connoissance: comme aussi le *quatriéme*, puisqu'il n'y a point de connoissance sans une chose qui pense. Mais cependant il faut distinguer entre une chose qui pense imparfaite, & mortelle, produite de la matiére, & qui perit avec elle; & une chose qui pense immortelle parfaitement raisonnable, divinement créée & infuse, séparable de la matiére, & demeurant entiére aprés sa séparation, dont cette premiére qui est mortelle, n'est que l'analogue, c'est à dre l'ombre tres légére, qui lui ressemble en quelque maniére, mais de tres loin. Et ainsi de tout cela il paroît que le *cinquiéme* est entiérement faux, puisqu'il peut y avoir une chose qui pense, sans qu'elle soit parfaitement raisonnable; quoique (ainsi qu'il est dit au *sixiéme*) la parfaite raison ne puisse pas être sans immortalité.

En voila suffisamment pour ce sujet. J'ai dû un peu m'étendre sur l'examen de l'histoire de la lactification, à cause de l'obscurité de la matiére. Ce seroit ici le lieu de pousser plus loin l'anatomie du lait, en tant qu'il est composé de differentes parties; sçavoir la caseeuse, la butireuse, & la sereuse: mais afin qu'on ne croye pas que je veüille à plaisir me trop écarter, j'en demeurerai là.

---

Voyez la Table IX.

## CHAPITRE III.

### *Du Diaphragme.*

APrés avoir donné l'histoire des mammelles, situées exterieurement sur le thorax, nous passerons aux parties interieures contenantes du Ventre moyen; entre lesquelles la premiére qui se presente à considerer, est le Diaphragme, du mot Grec *διαφράττειν*, *distinguer*. Les Latins le nomment *Septum transversum*, parce qu'il divise transversalement le tronc de nôtre corps en deux ventres. Aristote le nomme communément *διάζωμα*, *qui entoure*, & quelquefois *περίζωμα* & *ὑπόζωμα*. Macrobe l'appelle *Dissæptum*. Hipocrate & plusieurs autres anciens le nomment *φρὴν* & *φρένες*, *esprit*, *sapience*, parce que quand il est offensé, l'esprit & les sens sont troublés par communication, & que c'est dans son inflammation qu'arrive cét espece de délire qu'on nomme Paraphrenesie. *Ses noms.*

Or le diaphragme est un muscle, qui avec les autres muscles des côtes sert à la respiration; Sa figure est presque circulaire, & il est tres different des autres muscles en situation, répondant par sa grandeur à toute l'étenduë transversale de la partie inferieure de l'homme. *C'est un muscle.*

Sa substance est charneuse, mais, pour plus grande force, elle est membraneuse & nerveuse en son milieu, dans lequel toutes ses fibres charneuses viennent de la circonference du thorax aboutir comme à leur centre; ainsi les blessures que l'on y reçoit, sont estimées mortelles, parce qu'il s'en ensuit de tres grandes convulsions, & que la respiration perit. Quant aux blessures qui surviennent en sa partie charneuse, Galien dit qu'elles ne sont pas mortelles. Hollerius *en son comm. 6. aphor.* 18. Jacotius *en son comm. sur le liv.*1. *aphor.* 15. *Sect.* 3. *cont. Hipoc.* & Alex. Benedictus le confirment par des exemples; & nous aussi nous avons vû la même chose en practique. *Sa substance.*

Il est entouré de deux membranes, dont la superieure est une extension ou expansion de la plevre, à laquelle le mediastin & le pericarde (quelquefois aussi, mais tres rarement, les lobes des poûmons par des petites fibrilles) sont tres adhérens. L'inferieure, à ce qu'on dit, vient du peritoine. *Ses membranes.*

Il est attaché de tous côtés aux dernières côtes, comme aussi à la partie inferieure du sternum, & au cartilage xiphoïde, s'étendant ainsi à l'entour du thorax, & environ vers les vertèbres des lombes s'alongeant en deux productions charneuses en leurs principes, & ensuite tendineuses, lesquelles sont fortement attachées à ces vertèbres, & descendent vers l'os sacrum. C'est par ces productions que la grande artère & les nerfs de la sixiéme paire qui vont aux côtes, descendent, & que la veine azigos remonte. Plusieurs veulent avec Galien que ce soit d'elles que le diaphragme prend son origine; d'autres que ce soit du cartilage xiphoïde; d'autres avec Fallope & Dulaurens, des plus basses des côtes; d'autres avec Vesal & Sylvius, du milieu, c'est à dire du centre membraneux dans lequel s'inserent les nerfs. Cette derniére opinion déplaît à plusieurs, qui croyent que cette partie membraneuse doit plûtôt être prise pour le tendon général de toutes les fibres qui sont alentour, mais l'insertion de nerfs dans sa partie ner- *Sa situation & sa connexion.*

veuſe enſeigne le contraire ; car c'eſt toûjours dans la tête du muſcle que les nerfs s'inſerent. De quoi on peut voir la raiſon *au liv.* 5. *chap.* 1.

*Ses trous.* Il eſt percé environ vers ſon milieu pour donner paſſage, du côté droit à la veine cave, & au gauche à l'œſophage & aux nerfs ſtomachiques. A l'égard de l'artère aorte, elle ne perce pas le diaphragme ; mais s'appuyant ſur les vertèbres elle en eſt embraſſée comme par un demicercle.

*Ses vaiſſeaux.* Il a deux artères appellées PHRENIQUES qui lui viennent du tronc de la grande artère qui le joint. Il a pareillement deux veines appellées auſſi PHRENIQUES, qui reprennent le ſang qui eſt reſté aprés ſa nourriture, & qui vont le porter dans le tronc de la veine cave, dans laquelle elles s'inſerent. Il a des nerfs tres conſiderables diſpersés par toute ſa ſubſtance, leſquels dans l'homme lui viennent du plexus des nerfs du col, & des rameaux de la ſeconde paire vertebrale ; ( & dans les animaux de grande ſtature des rameaux des quatriéme & cinquiéme paires vertebrales, ) Ils lui viennent encore des nerfs brachiaux qui déſcendent par le Mediaſtin, leſquels ſont la principale cauſe du conſentement qu'il y a entre le diaphragme & la tête, & auſſi du rire ſardonique, à raiſon de leur mêlange avec les petits nerfs qui vont aux muſcles des machoires & des levres. A ces nerfs ſe joignent d'autres petits nerfs, qui d'en bas viennent du rameau coſtal, & du ſtomachique qui paſſe par là. Tous ces nerfs s'inſerent auprés de ſa partie du milieu qui eſt membraneuſe, & laquelle n'eſt pas ici la queüe, mais la tête de ce muſcle. En éfet, c'eſt vers elle que toute la circonference avec les côtes qui lui ſont attachées, eſt attirée.

*Son mouvement.* Il s'aplanit dans l'inſpiration, & ſa furface qui dans ſon rélâchement eſt courbe, c'eſt à dire convexe, devient pour lors preſque égale & plane, non pas neanmoins abſolument tenduë : mais dans l'expiration, premiérement il ſe bande & s'étend preſque avec impetuoſité, mais immediatement aprés il ſe rélâche de nouveau, & attirant les côtes par cette tenſion, il commence & fait l'expiration avec quelque impetuoſité ; ( Il ſe fait en cela preſque la même choſe que dans cette eſpece de filets à prendre des poiſſons, leſquels lorſqu'on veut pêcher, on jette dans l'eau épandus & déployés, mais dont, lorſqu'on les en retire, toute la circonference ſe ramaſſe, & ſe reſſerre par le moyen de certaines petites cordes que l'on a diſposées au dedans pour cét éfet : de-même le diaphragme qui dans l'inſpiration eſt étendu & aplani, dans l'expiration retire à ſoi par le moyen de ſes fibres ſa circonference avec les côtes auſquelles il eſt attaché, & ainſi il rétourne à ſa convexité précédente, ) & les côtes ſuivant ſur le champ, ſa tenſion finit incontinent aprés, & le rélâchement ſe fait ; en la même maniére abſolument que lorſque l'on fait mouvoir une cloche ſuſpenduë, en la tirant par de longues cordes ; car au premier éfort la corde se bande ; mais dautant que la cloche qui a été mûë par ce premier éfort, suit sur le champ, il arrive delà que la corde se rélâche dabord, & demeure rélâchée jusques à ce que la cloche retournant à son premier côté, celui qui la tire faisant encore une foi par un semblable éfort bander la corde, la retire. Or il n'est pas nécessaire que la tension du diaphragme dure autant que l'expiration; car les côtes étant une fois attirées par un éfort violent, se retirent facilement sans qu'il soit nécessaire de continuer un si grand éfort, (ainsi qu'on a dit de la cloche,) & se raprochent les unes des autres de plus prés, & cela seulement par la simple contraction des muscles intercostaux ; en quoi ils sont aidés par les sacrolombaires, & les triangulaires. Ainsi chacun peut experimenter en soi-même que la premiére partie de l'expiration se fait avec quelque éfort, & que l'autre se fait plus doucement & sans éfort ; ce que l'on remarque tres bien dans les soupirs profonds, & dans les grandes respirations : d'où il paroit que le diaphragme est le principal muscle qui fait l'expiration.

Jo. Svvammerdam *en son trait. de la respir. sect.* 1. *chap.* 2. de plus *en la sect* 2. *ch.* 1. & 2. lui attribuë un usage tout contraire ; mais mal à propos. Je dis, *tout contraire*, même impossible ; car il dit que le diaphragme en s'étendant dilate le thorax, & procure par ce moyen l'inspiration ; (Fr. de le Boë Sylvius dit la même chose *au liv.* 1. *de sa Pract. de Med. chap.* 22. & 23. *de la respir. blessée & du sanglot.* J. de Bruyn sçavant Professeur de Philosophie en nôtre Université, est de cette opinion : & J. Mayovv, Anglois *en son trait. de la respirat.* tâche de le prouver par un long discours,) quoique neanmoins tous les muscles généralement, & par consequent le diaphragme, n'aient qu'une même espece d'action ; sçavoir de se retirer vers leur principe, (Nous enseignerons cela plus amplement *au liv.* 5. *chap.* 1.) & d'attirer la partie à laquelle il est attaché, vers sa tête ; ainsi il est impossible qu'entre tous les muscles le diaphragme soit le seul, qui en s'étendant (car cela devroit se faire par extension,) peut dilater, & soi-même, & à même tems les côtes ausquelles il est attaché, & cela, (ainsi qu'il ajoûte au même endroit,) sans qu'aucun des muscles qui servent à la respiration y intervienne ; En éfet, il est inouï & même absolument contraire à la nature des fibres musculeuses, qu'elles agissent en s'étendant. Que s'il veut dire que cette dilatation du thorax se fait par la contraction du diaphragme, il est dés lors si opposé à la raison & à l'experience, qu'il n'est personne qui puisse l'excuser : car comme le diaphragme amène nécessairement les côtes vers sa tête, que sa tête est la partie membraneuse de son milieu, (ce qui paroît par l'insertion des nerfs,) & qu'il est lui-même situé dans le milieu en un endroit beaucoup plus élevé que les côtes, lesquelles sont attachées à sa partie d'en bas, il faut nécessairement que lorsqu'il se retire, il amène à soi au dedans vers sa tête les côtes inferieures; (comme il arrive dans les filets dont on vient de parler, ) & ainsi il étressit la capacité du thorax, loin de la dilater. Outre cela, ce qu'il dit *au même endroit*; que dans l'inspiration le diaphragme pousse les viscères vers le bas, est encore une erreur; puisque chacun peut experimenter en soi-même, & on le voit à l'œil dans les animaux qu'on disseque vivans, que dans l'inspiration les viscères se meuvent vers le haut; & la raison même enseigne que pour lors sa convexité s'aplanit; par la raison que ses côtés conjointement avec les côtes qui leur sont unies, sont mûs en déhors & vers le haut, & ainsi il faut nécessairement que les muscles de l'abdomen, & les viscères qui sont attachés au diaphragme, remontent aussi, & s'élevent vers le haut & en déhors. Il dit de plus *au même ch. 2. sect. 1. art. 5.* que dans l'expiration l'abdomen est poussé vers le bas & en dedans; donc nécessairement dans l'inspiration qui est un mouvement contraire, il est élevé vers le haut. Il ajoûte enfin *à l'art. 7.* que dans l'expiration le diaphragme remonte vers le haut, quoique néanmoins pour lors en son milieu à l'endroit où il est adhérent au mediastin qui est attaché au sternum, & aux vertèbres du dos, il ne se meuve ni vers le haut ni vers le bas, mais que dans sa circonference il descende de toutes parts vers le bas, & retourne à sa premiére convexité de voute.

Le même Svvammerdam *en son Mirac. nat. pag. 26.* aprés avoir par tout attaqué d'une maniére injurieuse & contre l'honnêteté Regn. de Graëf, (contre lequel il dispute souvent de la découverte de plusieurs choses touchant la matrice & ses vaisseaux, ) poussé par je ne sçai quel esprit de colere, d'envie, ou de quelle autre malignité que ce soit, afin de me faire aussi ressentir un de ses traits, & de me le decocher en passant, & de côté seulement, quoique je n'eusse aucune connoissance de leur querelle; me fait pareillement, comme pour user de répresailles, paroître dans son histoire ou scene de la matrice, & cela parce qu'en cét endroit-ci de mon Anatomie j'ai écrit contre son petit livre de la respiration (sans en avoir auparavant obtenu de lui la permission, ) quelque chose qui ne lui plaît pas, & que j'y ai noté des erreurs qu'il seroit à propos de corriger. Cependant cette invective qu'il pousse ainsi contre moi, & dans laquelle il semble vouloir s'attribuer beaucoup de gloire, convient aussi peu à cette histoire qu'il décrit déterminément de la matrice, que l'histoire de la guerre de Troye à l'Evangile de S. Luc. Il me reprend d'une maniére assés enjoüée de ce que j'y ai écrit que *dans son liv. de la respir. que nous venons de citer*, il établit que la dilatation du thorax qui se fait en inspirant, est causée par le diaphragme lorsqu'il s'étend, quoique neanmoins il dise qu'il a écrit tout le contraire. Voici ses propres termes : *Nous trouverons que dans l'inspiration de l'air la surface du diaphragme devient plane de voutée qu'elle étoit, & qu'ainsi quittant sa convexité, laquelle est son état de repos, il amplifie par soi seul, en se retirant, même sans l'entremise des autres muscles destinés pour l'inspiration, la capacité du thorax.* Je demande ici maintenant le sentiment de tous les Doctes, afin qu'ils declarent librement, si de ces termes on peut juger & entendre autre chose, sinon que le diaphragme seul, sans le secours des autres muscles, dilate le thorax. Mais c'est mal à propos qu'il dit que le diaphragme cause en se retirant cette dilatation ; puisque dans la contraction il n'est aucune partie qui devienne plus étenduë, ou plus plane, mais au contraire plus étroite, plus comprimée, & plus courte : ce qui doit être aussi veritable dans le diaphragme que dans les autres muscles : que si lorsque sa surface devient plane, il amplifie & dilate le thorax, comme il dit, ce ne seroit donc pas en se retirant que cela se feroit, mais en s'étendant ; car dans l'inspiration sa circonference, non plus que les côtes qui y sont attachées, n'est pas ramenée vers sa tête ; ( laquelle est située en la partie superieure & moyenée du cartilage xiphoïde ; ) au contraire, elle en est beaucoup éloignée ; donc cela devroit se faire par son extension, & non pas par sa contraction. Que si par ces paroles il veut dénoter que le thorax se dilate soi même de son propre mouvement, sans l'entremise ni du diaphragme, ni des autres muscles, alors il presuppose nécessairement, que ce mouvement volontaire de l'inspiration se fait sans muscles ; ce qui est absurde, puisque en quelque partie que ce soit, le mouvement volontaire se fait toûjours par des muscles. Tout cela étant veritable, pourquoi dans son histoire de la matrice s'éloignant de son chemin, s'emporte-t'il sans aucune rétenuë contre moi, comme si je lui avois volontairement fait quelque grande offense. Il ne prend pas garde que ceux qui se mêlent d'écrire, doivent s'attendre à des objections qu'il ne faut jamais recevoir avec chagrin, & qu'il ne doit pas non plus concevoir de la haine contre ceux qui les opposent, mais plûtôt les refuter par des raisons.

*Si son mouvement est naturel ou animal.*

Riolan *liv.3. Anthropogr. c.4.* demande si le mouvement du diaphragme est naturel, ou animal ? Et il semble conclure qu'il est naturel ; parce, dit-il, qu'il ne dépend pas de nôtre volonté, mais qu'il suit la condition de la respiration. Mais cette opinion est contraire à la verité & à l'experience : car nous ferons voir clairement *au ch. 13. suiv.* que la respiration est un mouvement purement animal, & que dautant qu'elle se fait par les muscles du thorax dont le diaphragme est la principale partie, il s'ensuit nécessairement que le mouvement du diaphragme est animal. En vain établit-il de la distinction entre le mouvement libre du diphragme, c'est à dire lorsqu'il se meut de soi-même,

& son mouvement forcé, c'est à dire lorsqu'il suit le mouvement des autres muscles ; car ce mouvement ne cesse pas par aucune de ces raisons d'être animal, comme étant un mouvement qui ne consiste pas seulement à agir actuellement, mais encore dans la puissance d'agir ; & ainsi lorsque le diaphragme, ou quelqu'autre muscle que ce soit, cesse pour un tems d'agir, & suit tant soit peu le mouvement des autres muscles, il ne faut pas dabord dire pour cela que son mouvement n'est pas animal ; car il peut en quelque tems que ce soit se mouvoir suivant les déterminations de la volonté ; & si bien il cesse de se mouvoir, & suit le mouvement des autres muscles, cela dépend aussi de la volonté, parce que même il pourroit pour lors ne pas être en ce repos.

## CHAPITRE IV.

### *De la Plevre, du Mediastin, & du Thymus.*

*La plevre.* LA PLEVRE est une membrane forte, dure, & blanche, étenduë sur les côtes, & sur les muscles, entourant toute la face interieure du thorax.

*Ses noms.* Lindanus *en sa Physiolog. liv.1. ch. 6. art.9.* recherche avec grand souci l'origine de ce nom, & croit que c'est mal à propos qu'on l'appelle plevre, puisque le mot Grec πλευρά signifie *côte*, & nullement cette membrane, & ainsi il aime mieux l'appeller avec Aretæus & Ruffus *Membrana succingens*, *Membrane qui entoure.* Mais il est bien inutile de s'attacher avec tant de scrupule à trouver l'origine de ce nom, puisqu'il est évident de soi & assés connu à un chacun qu'est ce que les Medecins ont entendu par cette membrane. Et il semble que de tels critiques aiment mieux s'attacher à l'écorce qu'à la substance, & plûtôt disputer du nom qu'examiner la chose même.

*Sa duplicature.* On la croit par tout double, & cette duplicature est plus visible aux environs des vertèbres du dos, & dans le mediastin qu'ailleurs. Riolan neanmoins *dans ses animadvers. sur Dulaurens, & sur Bauhin*, nie entiérement cette duplicature ; en quoi quelques autres sont de son sentiment, parce que hors du mediastin il n'est pas facile de la démontrer.

Sa surface interieure qui regarde les poûmons, est unie ; l'exterieure est plus rude, & ridée. Elle est fortement attachée aux muscles mésoplevrique, ou intercostaux, aux côtes, au sternum, & aux vertèbres du dos ; Elle n'est pas neanmoins unie immediatement aux os, y aiant entre deux le perioste, dont les os sont immediatement révêtus.

Elle

Elle pousse quelquefois de soi en dedans des fibrilles nerveuses, tantôt en l'un des côtés seulement, tantôt dans les deux, par le moyen desquelles le poûmon, même dans les personnes saines, est tres souvent attaché à la plevre, sans que la respiration en soit incommodée, ainsi que nous l'expliquerons plus amplement *au chap. 13. suivant.* *Ses petites fibrilles.*

Elle a plusieurs trous en haut & en bas pour le passage de la grande artère, de la veine cave, de l'ésophage, & de plusieurs autres vaisseaux. *Ses trous.*

Elle a des artères, des veines, & des nerfs qui lui viennent des intercostaux. *Ses vaisseaux.*

On dit qu'elle prend son origine des os de l'épine, d'où de chaque côté elle monte au sternum, sous lequel les membranes de l'un & l'autre des côtés se joignent ensemble, divisant la capacité du thorax & les poûmons en deux parties, & formant une cloison ou séparation au milieu du thorax que l'on appelle MEDIASTIN. Cette union de ces membranes est tres visible, lorsqu'en les arrachant on les sépare d'avec l'os sternum. *Son origine.* *Le Mediastin.*

Quelques-uns ont dit que l'on trouve entre ces deux membranes une certaine cavité qui regne depuis les clavicules jusques au pericarde, dans laquelle il se ramasse tres souvent de méchantes humeurs qui causent differens maux inconnus; mais ils se sont trompés en cela, qu'ils croyent que cette cavité qu'ils ont faite de leurs propres mains en arrachant le sternum, est naturelle, & qu'elle existoit avant cét arrachement: neanmoins si l'on commence à faire l'ouverture du thorax par la partie de derriére, il paroîtra évidemment aprés qu'on aura séparé les côtes, qu'il n'y a point de cavité; car alors on voit évidemment que la plevre ainsi doublée est attachée immediatement au sternum sans aucun espace ou cavité entre deux. *Sa cavité.*

Le Mediastin reçoit des artères qui viennent des artères mammaires interieures, & il envoye des veines aux veines mammaires, & à l'azigos; on les voit aprés qu'on a ôté le sternum. Outre cela, il insere la veine appellée MEDIASTINE (laquelle tantôt est unique & tres grande, tantôt double & plus mince) au rameau souclavier de la veine cave. Il reçoit des nerfs de la sixiéme paire & de son rameau recurrent. *Ses vaisseaux.*

Son usage est de tenir le cœur suspendu, de le défendre contre ce qui pourroit l'offencer, & aussi de diviser le thorax & le poûmon en deux parties; afin que l'une étant blessée, l'autre neanmoins pût faire l'office de la respiration: de plus, de contenir & soûtenir le diaphragme en haut, de peur que le foye & le ventricule qu'il tient suspendus, ne le fassent descendre trop bas par leur poids. *Son usage.*

Au haut du thorax, aux environs de la gorge, à l'endroit où la *Le Thymus.*

grosse artère & la veine cave se divisent en rameaux souclaviers, tout joignant le mediastin, est situé le THYMUS, qui est un corps glanduleux, mol, spongieux, & blanchâtre, plus grand dans les femmes & dans les corps humides, que dans les hommes & dans les corps secs.

Cette partie dans les enfans nouveau-nés est divisée en trois glandes, & semble avoir quelque ressemblance de substance avec le pancreas : dans les adultes où l'humidité s'est un peu dessechée, elle est plus mince. Warthon *dans son adenograph.ch.16.* a vû dans un avorton humain de six mois, le thymus attaché par sa partie inferieure au pericarde, & qui s'étant divisé en deux sous les clavicules, remontoit hors du thorax par les côtés de la trachée artére. Il est de-même dans les veaux, attaché par sa partie inferieure au pericarde ; de là augmentant en grosseur, & se divisant il sort du thorax, & montant par les deux côtés de la trachée artère il va jusques aux glandes des machoires, & quelquefois jusques aux parotides ; ainsi il est tres grand dans ces animaux, où on le nomme *Ris de Veau*, & il est d'un goût tres exquis.

*Ses vaisseaux.* Il a des artères & des veines qui viennent des jugulaires, mais si petites que dans la dissection elles échapent à la vûë.

*Son suc.* Warthon attribuë aussi au thymus des nerfs qui viennent, à ce qu'il dit, de la sixiéme paire, & du plexus souclavier ; & il croit qu'ils se déchargent dans cette glande, du suc nourricier encore impur & trop acre qu'ils contiennent, & qu'ensuite ils le reprennent aprés qu'il y a été dépuré. Mais cette opinion est absolument insoutenable. Car il prétend que les vaisseaux lactées (que l'on ne trouve jamais mieux dans ces glandes que lorsqu'on les cherche dans des veaux nouveau-nés, ou nourris de lait, dans lesquels ces glandes, en la même maniére des glandes des mammelles des nourrisses, en sont parsemées, ) sont des nerfs, & il les décrit pour tels. Outre cela, il ne prend pas garde de quelle nature est le suc qui est contenu dans les thymus des fœtus qui viennent de naître, car il y est chyleux ou lactée, tel que Harvée *en sa 1. exercitat. Anat. sur Riolan pag. 19.* dit, avoir trouvé que Deusingius *en son trait. du lait chap. 3.* dit l'en avoir vû couler en abondance ; & tel aussi qu'un chacun pourra le voir dans de jeunes veaux tués une heure aprés qu'on leur a fait avaler du lait en quantité. Lequel suc n'y est pas porté par des nerfs, mais par des vaisseaux lactées, pour y être perfectionné, & ensuite envoyé par les veines souclaviéres à la veine cave, & au cœur. Or dautant que dans les adultes il ne se porte au thymus qu'une tres petite quantité, ou peut-être point du tout de ce suc, à cause du dessechement & de la constriction des veines lactées qui y abordent ; il arrive de là que cette partie, en la même maniére qu'on le voit dans les mammelles des femmes lorsqu'elles se dessechent, diminue beaucoup.

Il ne se porte donc point de nerfs manifestes au Thymus, comme n'aiant du être d'aucun usage à cette partie qui est insensible, & qui n'a besoin d'aucun sentiment. Peut-être neanmoins qu'eu égard à quelque éfervescence particuliére qui se fait en elle à raison de sa propre nutrition, elle en admet quelques petits rameaux, mais ils sont invisibles.

*Les vaisseaux lymphatiques.*

Warthon dit qu'il a vû tres souvent des conduits lymphatiques qui parcourent cette partie, lesquels vont se décharger dans la veine souclaviére ; & ce n'est pas sans raison qu'ils passent par là, puisque cette lymphe est nécessaire pour la préparation de la matiére lactée qui doit entrer dans le cœur, & y soufrir une éfervescence fermentative, ainsi que nous l'avons amplement enseigné *au liv.* 1. *ch.* 13. & 14.

---

# CHAPITRE V.

## *Du Pericarde, & de l'humeur qu'il contient.*

Le Pericarde, (comme qui diroit, environnant le cœur, qu'Hipocrate appelle κωλεὸν, *fourreau*, & d'autres *capsule du cœur*, est une envelope membraneuse qui entoure le cœur de toutes parts, qui le contient en son siége, & qui le guarentit en quelque maniére des attaques du déhors.

Il est veritablement contigu au cœur, mais neanmoins en telle distance que le battement & les autres mouvemens de ce viscère peuvent commodément se faire.

*Son origine.*

Il prend son origine à la base du cœur, immediatement de ces tuniques communes exterieures dérivées de la plevre, lesquelles envelopent les vaisseaux du cœur, & qui à mesure que ces vaisseaux entrent en lui, les quittent, & vont former le pericarde.

*Sa membrane.*

Riolan lui attribuë une double membrane, dont il veut que l'exterieure vienne du mediastin, & que l'interieure soit une production de la tunique des vaisseaux du cœur. Mais il seroit trop difficile de faire la démonstration de cette duplicature. Outre cela, la tunique exterieure des vaisseaux du cœur vient de la plevre, comme aussi la membrane du mediastin ; ainsi il seroit ridicule de dire que de la plevre qui est unique, il en vint deux membranes pour la formation du pericarde ; sçavoir une de la tunique des vaisseaux, & une autre du mediastin, & que cependant le mediastin restât une membrane particuliére étenduë exterieurement sur le pericarde. Le même Riolan qui est inconstant en ses opinions, écrit *en ses animadvers. sur Dulaurens*, qu'il est mieux de dire, que le pericarde nait de la plevre, dans la duplicature de laquelle il est contenu, & *dans ses animadverʃ. sur Bauhin* il prouve tres bien que la membrane du pericarde n'est pas double, mais unique & simple ; ne se souvenant pas peut-être de ce qu'il avoit écrit touchant sa duplicature *en son Anthropogr. liv.3. ch.7.*

*Sa connexion.* Il est attaché exterieurement au mediastin par plusieurs fibrilles, & il lui est uni & continu aux environs de la base du cœur, auquel endroit il donne passage aux grandes artères & aux grandes veines. En sa partie d'en bas il est adhérent au centre du diaphragme.

*Ses vaisseaux.* Il a deux artères pour servir à sa nutrition, mais qui sont si petites qu'à peine peut-on les voir ; Il envoye de petites veines aux phreniques, & aux axillaires ; Et il reçoit de tres petits nerfs du recurrent gauche, & de la sixiéme paire à mesure qu'elle passe vers le cœur.

*La liqueur du pericarde dãs les sains.* Il contient en soi une liqueur sereuse, rouge dans les corps bien constitués, engendrée des vapeurs que le cœur pousse au déhors, lesquelles se condensent tant soit peu dans sa capacité interieure ; la quantité de cette liqueur est d'une à deux cuillers. Voila sa veritable génération, & il ne faut pas écouter ceux qui croyent qu'elle est produite de la boisson, de la salive, de la graisse du cœur, & de plusieurs autres causes. Nicolas Stenon soubçonne qu'elle est déposée dans le pericarde par des petits vaisseaux lymphatiques.

*Son usage.* Cette liqueur humecte le cœur exterieurement, & le rend glissant, en sorte que son mouvement en est plus facile. Elle empêche aussi que ce viscère ne se desseche trop ; d'où vient que lorsqu'elle manque pendant trop long tems, il s'en ensuit tres souvent le dessechement du cœur, & la phtisie. Or ce manque de cette humeur vient lorsque par quelque playe, par quelque abscés, ou par quelqu'autre solution de continuité du pericarde que ce soit, cette sueur du cœur qui s'y est condensée, s'en écoule, & n'y est pas retenuë. Les Praticiens neanmoins ont remarqué que cette humeur s'étant écoulée par des playes du pericarde, il s'en étoit réengendré de nouvelle aprés la guerison & la consolidation de ces playes ; en sorte que les malades avoient été bien rétablis en santé. Galien, Cardan, Benivenius, Salius, & plusieurs autres en rapportent des histoires, & des exemples.

On trouve cette liqueur aussi-bien dans les vivans que dans les morts, ainsi qu'il paroît par la dissection anatomique des animaux vivans ; ce qui convainq entiérement Math. Curtius qui *dans ses Comment. sur l'Anatom. de Mundinus* nie qu'il y en ait dans les animaux vivans.

*Quelle elle est dãs les corps maladifs.* J'ai tres souvent remarqué que dans les corps mal disposés la couleur de cette liqueur est quelquefois plus aqueuse, quelquefois absolument semblable à de l'urine, & d'autrefois à de l'eau trouble ; On voit aussi quelquefois cette humeur en plus grande quantité qu'à l'ordinaire.

Car il s'est rencontré dans nôtre hôpital plusieurs sujets, dans lesquels j'en ai trouvé demi-livre, & quelquefois une livre entiére; ainsi que je l'ai fait observer à nos Etudians en Medecine. En l'année 1651 je fis voir publiquement dans le corps d'un certain Anglois nourri pendant long tems de méchans alimens; d'où étant tombé dans une cachexie pituiteuse, il mourut, deux livres pour le moins de cette liqueur trouble & de couleur d'eau, contenuës dans un pericarde tres distendu & tres rélâché. Ce cas parut extraordinaire & tres rare à plusieurs qui en firent des observations.

*Les differentes causes de sa quantité.*

J'ai toûjours trouvé que cette liqueur est en moindre quantité & plus rouge dans les hommes de temperament chaud, les vapeurs qui s'exhalent du cœur étant en eux plus subtiles, & se condensant peu dans le pericarde, ou si elles s'y condensent, étant dabord attenuées par la violente chaleur de ce viscère, & facilement évaporées à travers les pores du pericarde. Au contraire, je l'ai toûjours remarquée plus abondante, plus aqueuse, & de couleur plus pâle dans les personnes de nature froide, dans lesquelles la chaleur s'est affoiblie ou à cause de la méchante nourriture dont elles avoient usé, ou à raison de leur constitution maladive, ou enfin par quelqu'autre cause que ce soit; d'où vient que les vapeurs qui s'exhaloient du cœur étoient plus grossiéres, se condensoient & se ramassoient dans le pericarde en plus grande quantité, & à raison du peu de chaleur se dissipoient moins. D'où vient aussi que Vesal a écrit qu'elle est plus abondante dans les femmes que dans les hommes, & Riolan dans les vieillards que dans les jeunes gens.

*Si la palpitation de cœur vient de l'abondãce de cette liqueur.*

Nous avons reconnu outre cela que la palpitation de cœur ne vient pas de la trop grande abondance de cette liqueur, ce qui est neanmoins la pensée de Galien, & du commun des Medecins; car de tous ceux en qui aprés leur mort j'ai trouvé dans le pericarde grande abondance de cette liqueur aqueuse, il n'en est aucun qui pendant qu'il a vécu, quelque malade qu'il ait été, ait jamais souffert des palpitations de cœur, (non pas même l'Anglois dont nous avons parlé;) au contraire, ils ont tous eu le pouls languissant & rare. Il n'arrive pas non plus que par cette abondance de liqueur la capacité du pericarde devienne si étroitte, (ainsi que l'on dit ordinairement) que le cœur ne puisse pas se mouvoir librement, en sorte que ce soit là la cause de la palpitation; mais au contraire, nous avons toûjours reconnu que le pericarde en devient si rélâché & si étendu, que le cœur peut s'y mouvoir beaucoup plus facilement que dans une moindre quantité de liqueur. Ainsi il est certain que ce n'est point l'abondance de cette liqueur qui est la cause des palpitations, mais plûtôt quelqu'autre liqueur quelle qu'elle soit, quoi qu'en petite quantité, pourveu qu'elle puisse dilater le cœur subitement, sur le champ, & contre tout ordre de nature, ou l'irriter par son acrimonie, par sa pourriture, ou par quelqu'autre qualité picotante, & qui l'incite à mettre déhors un hôte si fâcheux.

---

Voyez la Table IX.

# CHAPITRE VI.

## *Du Cœur en général.*

*Sa denomination.*

IL semble que le COEUR ait pris son nom du mot *courir*; d'où vient que les Flamans l'appellent *Hart*, ou *Hert*, (qui signifie CERF,) parce que tout ainsi que cét animal surpasse les autres animaux à la course, de-même le cœur surpasse les autres parties du corps en mouvement. Ce nom neanmoins que les Flamans lui donnent, semble aussi être derivé du mot *Harden* qui signifie durée; ou de *Hard* qui signifie dureté, solidité; ou parce que son mouvement dure pendant toute la vie; ou parce qu'il surpasse les muscles & tous les autres parenchimes en dureté, ou solidité de substance. Riolan fait venir ce nom du mot Grec κῆρ qui est une contraction de κέαρ, derivé de κέω, *uro*, *bruler*, parce que c'est de lui que procede toute la chaleur & tout le feu de nôtre corps; & ainsi le *Hert* des Flamans pourroit être derivé de *Heert* qui signifie foyer. Menetius le tire de καρδαίνω, *ébranler*, *secoüer*; Chrysippus de ἀπω τῆς καρδίας, ou καρδίως, *force*, ou de καρτέω, *avoir grand empire*; parce que le cœur fait des actions vigoureuses, & qu'il tient comme l'empire sur toutes les parties du corps.

*Il est le principal de tous les viscères.*

Or le cœur est le principal ou le prince de tous les viscères, le soleil du petit monde, le principe de toutes les actions de la vie, la source de la chaleur & de l'esprit vital, & le premier mobile de tout nôtre corps. Tant qu'il est en vigueur, les fonctions naturelles sont pareillement en vigueur; s'il languit, elles languissent; & s'il manque, elles sont entiérement abolies. En éfet, c'est en lui qu'est contenuë la matiére qui peut exciter & entretenir la chaleur naturelle dont il est le foyer; & cela est évident de cela seul, que toutes les parties ausquelles le sang qui est poussé par le cœur, ne peut arriver, deviennent roides de froid; que le sang qui a demeuré long tems éloigné de ce foyer, est aussi lui-même tres froid, & enfin de ce que la dissipation de la chaleur ne peut être réparée en aucun autre partie de nôtre corps qu'en celle-là. Tout cela est sensible & évidemment connoissable par les sens; car si on met le doit dans le cœur d'un animal ouvert vif, on y ressent une chaleur si considerable qu'on n'en peut trouver une semblable en aucune autre partie.

*Qu'il est le foyer de la chaleur.*

Quoique cette chaleur soit naturelle au cœur, & qu'elle lui ait été comme imprimée en un degré tres considerable, dés le commencement même de la génération, il est neanmoins certain qu'elle est entretenuë & beaucoup augmentée par les humeurs qui sont infuses & fermentées dans ses ventricules ; & que c'est par cette fermentation ou éfervescence continuelle de ces humeurs qu'elle est continuée. La chaux vive mêlée avec de l'eau s'échaufe par la fermentation ou éfervescence que ce mélange cause : y a-t'il donc lieu de s'étonner si la chaleur du cœur est excitée & comme alumée de tems en tems par la fermentation des humeurs qui y sont répanduës ; & que selon que cette éfervescence fermentative ( qui dépend en partie de la disposition de la matiére qui doit être fermentée, ) est plus ou moins grande, elle soit aussi elle-même tantôt plus grande, tantôt moindre ? Car les esprits chauds naturels ou insites du cœur agissent sur la matiére immediatement aprés qu'elle est tombée dans les ventricules, & la fermentent par le moyen de la chaleur ; Et ainsi ils renouvellent de tems à autre cette chaleur, qui sans cela diminueroit peu à peu, jusques enfin qu'elle manqueroit entiérement.

Le cœur est situé au milieu du thorax, étant entouré du pericarde & du mediastin, & aiant sa pointe qui est libre & nullement adhérente à aucune autre partie, un peu panchée vers le côté gauche à cause du diaphragme. Il n'est attaché à aucune des parties qui lui sont voisines ; mais seulement il est maintenu suspendu par les vaisseaux qui entrent & qui sortent par sa base, ausquels il est uni. Son battement neanmoins est plus sensible vers le côté gauche au dessous de la mammelle, qu'ailleurs ; la raison en est que le ventricule gauche avance avec l'aorte vers la partie anterieure du thorax, & ainsi ils frapent ensemble ce côté gauche. Mais le ventricule droit est situé plus profond vers le côté droit, ce qui fait qu'en ce côté-là son battement est moins sensible au déhors. Il arrive rarement que le cœur change cette situation, que le ventricule droit soit au côté gauche, le gauche au droit, & qu'il y batte ; Riolan neanmoins *en ses animadv. sur Bauhin*, écrit qu'il a vû ce changement dans un homme de quarante ans, & dans la Reine, mere de Loüis XIII. *Sa situation.*

Sa substance est ferme, solide, épaisse, & dense, plus mince & plus molle dans le côté droit, plus épaisse & plus dense dans le gauche, encore plus épaisse & plus dure en sa pointe. A l'extremité neanmoins de la pointe où le ventricule gauche finit, elle est plus déliée, comme n'étant en cét endroit-là principalement composée que du concours de la membrane interieure & de l'exterieure. *Sa substance.*

Galien a enseigné que sa substance est tissuë de trois sortes de fibres, en quoi il est suivi de plusieurs Anatomistes. Mais si on considere les fibres du cœur avec attention, & qu'on les sépare peu à peu les unes des autres, ( ce qui se peut faire aussi-bien dans un cœur cuit qu'en un recent, ) on n'en trouvera aucune qui soit transversale. Vesal neanmoins dit, quoique sans fondement, qu'on peut en dissequant *Ses fibres.*

les trouver, mais elles semblent toutes se porter en rond & d'un cours spiral, c'est à dire un peu courbé en leur milieu en forme de coquille; toutes neanmoins n'arrivent pas jusques à la pointe, mais par leur extremité elles se reflechissent vers le haut; car celles qui descendent les premiéres des orifices des ventricules, sont les plus courtes; A celles-ci il s'en joint incontinent d'autres un peu plus longues qui ne parviennent pas non plus jusques à la pointe du cone: & à ces autres-ci d'autres encore plus longues; en sorte que les derniéres qui sont les plus longues, arrivent enfin jusques à la pointe du cone, & contiennent sous soi les plus courtes qui leur sont unies & attachées. Et d'autant que les plus courtes contenuës sous les plus longues font un monceau élevé, il arrive de là que la partie superieure du cœur, & la moyenne sont un peu plus enflées, parce que les fibres les plus longues, à l'extremité desquelles les plus courtes ne parviennent pas, se terminent & finissent en cone tres étroit. Il semble neanmoins, selon la remarque de Nicolas Stenon *au liv. de muscles & des glandes*, que l'on voie ce tissu de fibres plûtôt en la region du ventricule gauche qu'en celle du droit; car il a observé que dans le droit les fibres qui descendent interieurement du septum, montent obliquement par sa surface exterieure, & se portent vers le derriére; & ainsi elles font un peu élever le fond de ce ventricule du côté de la base; d'où vient que dans la contraction le cœur n'est pas seulement plus court dans le côté droit, mais même il devient un peu plus rond & plus épais, & qu'ainsi à raison de l'accourcissement & de l'épaisseur des ventricules leurs cavités deviennent pour lors plus étroites.

*Si le cœur est un muscle.* Ces fibres & le mouvement de pulsation ont déterminé Hipocrate à établir; que le cœur est un muscle; ce qu'on a neanmoins toûjours nié jusques à present dans toutes les Ecoles de Medecine, & on enseigne généralement par tout qu'il est le principal viscère de tout le corps.

1. Parce que c'est en lui que la plus excellente des humeurs de tout le corps avec son esprit s'engendre; c'est à dire le sang vital spiritueux, & qu'il n'est point de muscle particulier où il s'engendre un esprit ou une humeur particuliére.

2. Parce qu'il surpasse de beaucoup en solidité & en dureté la substance de tous les muscles.

3. Parce que les fibres charneuses ne font pas le muscle; car autrement le ventricule & la vesicule urinaire, à raison de leurs fibres charneuses (par lesquelles ce premier se resserre fortement dans le vomissement & dans le hoquet, & celle-ci dans l'excretion de l'urine,) seroient facilement mis au nombre des muscles. Cependant ils en ont été jusques à present exclus d'un consentement général.

4. Parce que le cœur a des ventricules & des valvules, ce qui ne se rencontre point en aucun autre muscle du corps.

5. Parce

5. Parce que les muſcles ſont les inſtrumens du mouvement volontaire, qui ſe meuvent ſelon la determination de la volonté, non pas perpetuellement, mais par intervales, & qui ſe laſſent par un mouvement long & violent, ainſi ils ſont contraints de ceſſer de ſe mouvoir ; lorſqu'au contraire le cœur ne ſe meut pas par un mouvement animal, mais naturel & perpetuel, ſans ſe laſſer, & il ne peut ſe changer, s'augmenter, ſe diminuer, ou s'arrêter le moins du monde à aucun ordre de la volonté ; mais il dure dépuis le commencement de la vie juſques à la mort.

Mais quoique ces argumens ſoient tres ſolides, neanmoins Stenon ne laiſſe pas *dans ſon liv. qu'on a déja cité*, de perſiſter à ſoûtenir & à prononcer que le cœur n'eſt rien autre qu'un muſcle ; Sa raiſon eſt, que le cœur a tout ce que les muſcles ont ( ſçavoir une tête, un ventre, des tendons, des fibres, des nerfs, des vaiſſeaux ſanguins, des membranes, ) & qu'il n'a rien qui ſoit contraire à la nature de muſcle ; ( Ce raiſonnement ſignifie à peu prés la même choſe que ſi l'on diſoit : La veſſie de l'urine a tout ce qui a été accordé au ventricule ; ſçavoir une membrane exterieure commune, une moyenne charneuſe, une interieure ridée, des nerfs, des artères, des veines, une forme ronde & cave ; donc la veſſie eſt le ventricule, & elle fait les mêmes fonctions, ) & ainſi il le diſpenſe abſolument de la fonction de faire le ſang & les eſprits naturels ; & l'aiant dépoüillé de tous les privileges & honneurs qu'on lui avoit attribués & accordés juſques à preſent, il le rélegue parmi les muſcles deſtinés ſeulement à ſervir aux autres parties ; Peut-être que dans peu de tems il fera ſon épitaphe avec un ſuccés & un aplaudiſſement égal à celui qu'a eu l'épitaphe que Bartholin avoit dreſſée pour le foye ; ( Voyez ſur ce ſujet *le ch. 1. du liv. 1.* ) O tems malheureux pour ces viſcères ! Autrefois ils tenoient les premiéres places & l'empire dans le corps de l'homme, & maintenant à peine les juge-t'on dignes d'en être les égoûts. Si les Anatomiſtes continuent à l'avenir de rendre des jugemens ſi rigoureux, il eſt à craindre que bien-tôt ils ne renverſent le cerveau & pluſieurs autres parties de leurs places naturelles, & qu'ils ne les privent de leurs dignités, de leurs prérogatives, & de leurs charges. Car ſi toutes ces fonctions que juſques à preſent on a dit être faites par les viſcères, ne doivent plus être attribuées à la nature & à la ſubſtance de leurs parties, mais ſeulement, ſelon l'opinion de Stenon, à leurs cavités, ( leſquelles autrefois, en certaines parties étoient deſtinées pour y recevoir les humeurs qui devoient y ſouffrir quelque coction ; en d'autres pour contenir celles qui étoient cuites, & en d'autres pour recüeillir les excremens ; ) certes le tems viendra que le cerveau, les teſticules, le ventricule, & pluſieurs autres ſemblables parties ſeront contraintes de pourvoir par la fuite à leur ſalut, avant que d'être exposées à un si rigoureux arrêt, qu'on ne fasse leurs funerailles, & qu'elles étant encore vivantes on ne leur dresse des épitaphes.

*Sa figure.* La figure du cœur est semblable à une piramide renversée, ou plûtôt à une toupie ; à raison de quoi on le divise en sa base ou sa partie la plus large, & en son cone, ou sa partie plus étroite qui se termine en pointe.

*La grandeur* Sa grandeur varie selon l'âge & le temperament ; neanmoins il est plus grand dans l'homme à proportion de la grandeur de son corps, que dans les autres animaux. Sa longueur ordinaire dans les adultes est de six travers de doigts, & sa largeur de quatre. On a même remarqué que dans les hommes chauds & hardis, il est plus petit & de substance plus compacte ; mais dans les froids & humides, il est plus grand & de substance plus molle & plus rélâchée : ainsi dans les autres animaux lâches & timides le cœur est grand à proportion de leur corps, & dans les courageux il a coûtume d'être petit, ou mediocre. Bauschius neanmoins *en son Journal de Medec. & de Physiq. tom.2. obs.6.* rapporte quelques exemples de lions dissequés, dans lesquels les cœurs étoient, à raison de la grosseur de leurs corps, beaucoup plus grands qu'en tout autre animal. Quelquefois, mais rarement, on a vû des cœurs de grandeur étonante. Ainsi le cœur de cét homme que Dom. de Marchetis dit *en son anatom. chap.*10. avoir dissequé à Padoüe, fût extrémement monstrueux, dont la grandeur étoit si excessive que ses poûmons étant tres petits, il occupoit presque toute la capacité du thorax, & faisoit descendre le diaphragme ; son pericarde étoit attaché par les côtés à la plevre, & ses ventricules étoient si larges que le cœur naturel d'un autre homme auroit pû être contenu en chacun d'eux. Ce cœur dont parle Kerckringius *en son obs.16.* n'étoit pas moins extraordinaire & monstrueux. On le tira du corps d'une femme de quarante ans, & il pesoit vingt-deux onces ; l'oreille droitte seule égaloit le cœur ordinaire de l'homme, & l'artère pulmonaire, & la veine cave étoient aussi plus grosses qu'à l'accoûtumée. Bartholin décrit encore *en ses observat. cent.* 1. *hist.* 32. 45. 50. & plusieurs autres exemples de cœurs de grandeur extraordinaire.

*Sa tunique.* Il est révétu exterieurement pour la fermeté du viscére, d'une tunique déliée, mais forte, solide, & qu'on ne peut qu'à peine séparer ; Il a cette tunique commune avec la tunique propre exterieure des grandes artères ; comme aussi la petite pellicule extrêmement mince qui révêt la face interieure de ses ventricules continuë & commune avec la petite pellicule aussi tres déliée, qui, tout ainsi qu'une légére cuticule, envelope les artères : Ce qui donne lieu de croire que les artères empruntent ces tuniques du cœur même ; comme les nerfs leurs deux tuniques des meninges du cerveau.

*Sa graisse.* Sur cette tunique exterieure aux environs de la base du cœur, il croît pour l'humectation de ce viscère une graisse dure, que Riolan a trouvée en plus grande quantité & plus jaune dans les femmes que dans les hommes. Cette graisse est quelquefois si abondante dans les animaux, qu'on l'a vûë cacher entiérement le cœur; en sorte qu'au rapport des Historiographes, les devins y ont été tres souvent trompés; car voyant tant de graisse, ils ont crû que la victime n'avoit point de cœur. Spigelius écrit de-même *en son Anat. liv. 9. chap. 6.* que dans une Autruche qu'il dissequa à Padoüe publiquement, il trouva le cœur garni d'une si grande quantité de graisse, que l'on auroit pû facilement croire qu'il n'y avoit point de cœur en cét oiseau.

*Des poils.* Il est arrivé rarement qu'on ait trouvé le cœur velu, quelques-uns neanmoins l'ont observé. Cœlius Rhodiginus rapporte l'avoir vû tel dans Hermogene le Retheur. Plutarque écrit aussi qu'on trouva le cœur velu dans Leodina & dans Lysandre; & Valerius Maximus rapporte qu'on le rencontra de-même dans Aristomene de Messine. Entre les Nouveaux Benivenius, Amatus Lusitanus, & Ant. Muretus disent avoir vû des cœurs velus.

*Ses vaisseaux.* Les Vaisseaux coronaires, qui sont artères & veines, se répandent çà & là sur toute la surface exterieure du parenchime, & on les appelle Coronaires, parce qu'ils entourent la base du cœur en forme de couronne.

*Les artères coronaires.* Les Artères coronaires sont deux en nombre; elles prennent naissance du commencement même de l'aorte avant qu'elle soit sortie du pericarde; Quelques-uns croyent qu'elles ont en cét endroit-là une valvule qui empêche le reflux du sang. Elles rampent autour du cœur, & jettent plusieurs petits rameaux qui vont de la base du cœur à sa pointe ou cone, dont plusieurs paroissent dans le côté gauche. L'usage de ces artères est de recevoir le sang spiritueux à mesure qu'il sort du ventricule gauche, & de le porter pour la nourriture du parenchime. Harvée *dans son liv. du mouvement du cœur* croit que le cœur reçoit par le moyen de ces artères conjointement avec le sang la chaleur & la vie. Mais Riolan se mocque de cette opinion, & il croit qu'il est ridicule de dire que le cœur reçoive de ce sang la vie & la chaleur, puisqu'il est lui-même le foyer de la chaleur & de la vie, & que même c'est de lui que toute la chaleur du sang resulte. [ Il auroit pû ajoûter; *puisqu'il fait lui-même le sang, & qu'il est la cause qu'il est; que de plus il vit & se meut avant qu'il y ait aucun sang.* ] Et ainsi il conclut qu'il n'y a que les seules parties exterieures du cœur & la graisse qui soient nourries du sang des coronaires.

*Les veines coronaires.* Les veines coronaires sont aussi deux en nombre, ( Il arrive rarement qu'il n'y en ait qu'une; ) Elles embrassent le cœur en rond, ainsi qu'on a dit des artères, & vont s'inserer dans la veine cave, où elles déchargent le sang qui est resté aprés la nutrition, & qu'elles ont reçû de plusieurs petits rameaux qui montent du cone à la base. Bauhin leur attribuë une valvule, laquelle, à ce qu'il croit, empêche que le sang ne passe de la coronaire dans la cave; mais il se trompe beaucoup, puisque au contraire ce passage doit nécessairement être libre; & que s'il y a là quelque valvule, elle doit être située de telle maniére, qu'elle empêche que le sang n'aille de la cave dans la coronaire, en la maniére des valvules qui sont aux embouchures des émulgentes, des jugulaires, & de plusieurs autres veines qui s'ouvrent dans la veine cave.

*Ses nerfs.* Galien dit *au liv. 16. de l'us. des part. ch. 3.* que le cœur reçoit de la sixiéme paire, de tres petits nerfs invisibles. Riolan veut que ce soit du plexus des nerfs stomachiques qui est à la base du cœur, du côté de l'épine. Piccolhominus, Jac. Sylvius, Bauhin, Bartholin, & plusieurs autres font mention de ces nerfs. Or l'experience enseigne dans les dissections, qu'il est tres difficile de les trouver & de les voir dans la substance du cœur: Ainsi Fallope écrit *dans ses observations*, qu'il n'a jamais pû les y suivre: *Sous la base du cœur*, dit-il, *où la veine arterieuse commence à se courber vers le côté gauche, où est aussi dans l'embrion ce conduit arteriel si remarquable, qui joint cette veine à l'aorte, il y a un certain plexus, ou assemblage nerveux tres fort & tres solide, duquel une abondante quantité de matiére nerveuse va embrasser toute la base du cœur; dans laquelle aussi plusieurs rameaux de petits nerfs qui proviennent de ce plexus, vont se disperser, & parcourir toute sa substance;* (Il ajoûte ceci par conjecture,) *quoiqu'on ne puisse les suivre chacun en particulier.* De-même aussi Galien *au liv. 6. de l'usag. des part. ch. 18.* ne put pas non plus poursuivre exactement l'insertion des nerfs dans la substance. *Le pericarde*, dit-il, *semble seul recevoir des rameaux de petits nerfs, lesquels aprés s'être divisés, en envoyent d'autres sensibles & manifestes au cœur même; ainsi du moins qu'on le remarque dans les grands animaux: Neanmoins on ne peut plus connoître distinctement & clairement par le sens de quelle maniére ils s'y divisent.*

Ces nerfs sont si subtils qu'ils échapent presque à la vûë; en sorte qu'on revoque en doute, ainsi que j'ai fait moi-même autrefois, s'il en entre quelques uns dans le cœur. Enfin m'étant attaché avec grande exactitude & grand soin à les rechercher, j'ai enfin découvert qu'il y en va plusieurs extrêmement déliés en forme de petits filets, lesquels se portent depuis le plexus jusques à la base du cœur, & aux orifices de ses ventricules, en la même maniére que Fallope les avoit vûs, mais il est tres difficile de les suivre; car ceux qui étoient parsemés dans la base & dans la tunique exterieure, sembloient dabord s'évanouïr, & il n'en paroissoit que deux assés visibles qui entrassent en quelque maniére & légérement dans la substance du parenchime: d'où j'ai conclu comme vrai-semblable, que si par hazard quelques petits rameaux se portent plus loin dans la substance, c'est seulement en forme de petits filets tres déliés & invisibles, qui ne lui donnent qu'un sentiment grossier & obtus. Fallope *au lieu qu'on a cité*, attribuë au cœur un sentiment tres vif ; mais c'est contre l'experience ; car il paroît évidemment dans les pouls violents, que le cœur n'a qu'un sentiment grossier & obtus, puisque cette violence n'est ressentie ni dans le cœur, ni hors du cœur. Cela est encore évident dans le malade dont parle Fernel *au liv.5. de sa Patholog. ch. 12.* qui s'amaigrit & dessecha peu à peu ; dans le cœur duquel on trouva trois ulcères tres profonds & tres infects, qui s'y étoient formés depuis long tems. Ces ulcères auroient dû sans doute avoir causé une douleur aiguë dans une partie si sensible ; neanmois Fernel ne fait mention d'aucune douleur ; (non plus que Domin. de Marchetis dans un semblable malade dont l'histoire est décrite à la fin de ce chapitre, ) sans doute que ce malade ne s'en est point plaint. La même chose paroît dans l'histoire d'une blessure au cœur que nous avons vûë, & décrite pareillement à la fin de ce chapitre, où le malade ne s'est aussi plaint d'aucune douleur. Peut-être qu'on objectera que la palpitation se fait sentir avec beaucoup d'inquietude. Je répons, que ce n'est pas dans le cœur qu'on la ressent, mais dans le pericarde, dans le mediastin, dans le milieu du diaphragme, & dans les autres parties qui sont autour du cœur, & qui le touchent, lesquelles étant d'un sentiment tres vif, ressentent avec une douleur tres facheuse, les grandes secousses que le cœur leur donne dans ses vibrations. Mais que faut-il penser lorsque de méchantes vapeurs s'élevant de la matrice, ou d'autres endroits, se portent au cœur & l'inquiettent ; Est-ce que cette inquietude ne vient pas de ce que le cœur a un sentiment vif qui lui fait dabord ressentir le picottement chagrinant qui suit ces vapeurs ? Je répons que si le cœur sentoit si vivement ce picottement, il auroit de la douleur; cependant il n'en souffre pas : Donc, &c. Ainsi je conclus, que quoique nous demeurions d'accord que le cœur a un certain sentiment obtus & obscur, sur tout en sa tunique exterieure, & aux environs des orifices des ventricules, neanmoins il ne faut pas s'imaginer que les changemens & les chagrins qui lui arrivent, quels qu'ils soient, sur tout les grands & extraordinaires, ne lui surviennent pas parce qu'il a un je ne sçai quel sentiment obscur ; c'est plûtôt pour trois autres causes. 1. Parce que le sang qui doit être rarefié dans le cœur, est épaissi, coagulé, ou corrompu en quelqu'autre manière par ces vapeurs malignes & par ces méchantes humeurs, en sorte qu'il ne peut pas être dilaté comme il doit, ni comme il a coûtume d'être ; d'où s'ensuit que son mouvement se déregle, qu'il devient ou trop grand ou trop petit, ou qu'il tombe dans le desordre, dans la confusion, & qu'il est rendu tout contraire à ce qu'il doit être. 2. Que l'esprit naturel du cœur qui est la principale cause du mouvement, est trop coagulé & refroidi, ou enfin qu'il est dissipé par ces vapeurs. 3. Que les autres parties qui ont un ſentiment vif, étant attaquées & mal affectées par ces méchantes vapeurs, elles en ſont extraordinairement agitées, reſſerrées, ou relâchées, en ſorte qu'elles pouſſent d'elles-mêmes le ſang vers le cœur d'une maniére non accoûtumée ; d'où vient qu'il s'y attenuë d'une façon contraire à l'ordinaire, en telle ſorte que le pouls en étant alteré, le ſang n'eſt pas envoyé au cerveau dans l'ordre qu'il doit y être envoyé ; ce qui fait que les eſprits animaux s'y engendrent d'une maniére irreguliére, & qu'ils ſont pouſſés avec confuſion dans les nerfs.

*L'opinion de Deſcartes.*

Deſcartes aiant conſideré qu'il ne va dans la ſubſtance du cœur aucun nerf conſiderable, ou du moins qui ſoit évident, n'a pas osé aſſûrer hardiment qu'il s'y en portât ; mais neanmoins afin qu'il pût mieux expliquer les paſſions de l'ame, il a établi, ſuivant l'opinion de Fallope, qu'il y a de petits nerfs qui viennent juſques aux orifices des ventricules : car *en la* 1.*part.de ſon trait.des paſſ. de l'ame ch.*15. il dit qu'il faut ſur toutes choſes remarquer de certains petits nerfs qui s'inſerent en la baſe du cœur, leſquels ſervent à ouvrir & à reſſerrer les orifices de ſes cavités ; Il en fait encore mention *aux art.* 33. & 36. & ſur ce fondement il a ingenieuſement composé *ſon docte trait. des paſſ. de l'ame.*

*L'uſage des eſprits animaux dans le cœur.*

Ces eſprits animaux donnent donc, ainſi qu'on l'a déja dit, au cœur un ſentiment ſeulement obtus : car il n'a pas dû être trop vif, de peur que le mouvement du cœur qui eſt perpetuel, & l'action des humeurs acres, à meſure qu'elles s'y fermentent, ou qu'elles paſſent au travers, ne lui fuſſent une cauſe continuelle de ſouffrir. De plus, les eſprits animaux immediatement aprés la parfaite formation des parties, communiquent une certaine vertu fermentative pour la nourriture même du cœur, ( de quoi on parlera *au liv.* 3. *ch.* 11. ) laquelle n'a point été néceſſaire dans le commencement, ( car pour lors le cerveau dont la ſubſtance eſt trop molle, n'en fait point encore, ) parce que les particules les plus acres du germe réünies enſemble lors de la formation du cœur, ont en ſoi une qualité ſuffiſamment fermentative & acre, pour la délicateſſe de la matiére ſur laquelle elles operent : mais dans la ſuite que le cœur aiant pris plus d'accroiſſement, a beſoin d'une matiére plus ſolide, il a auſſi beſoin néceſſairement d'eſprits un peu plus vigoureux & plus fermentatifs. Enfin ces eſprits, ſelon la difference de leur mouvement ou influence, dilatent ou reſſerrent plus ou moins les orifices du cœur, c'eſt à dire de ſes ventricules ; d'où il s'enſuit que dans les paſſions de l'ame, le ſang entre plus ou moins facilement dans le cœur, & en ſort de même, & c'eſt de là que procedent pour lors ces differens changemens des pouls ; & que dans les grandes terreurs on ſent des palpitations de cœur, dans la triſteſſe des conſtrictions avec un pouls petit ; dans la joye une agreable chaleur aux environs du cœur avec un pouls gay & vigoureux.

De sçavoir maintenant si les esprits animaux sont aussi la cause de la continuité du mouvement & du battement du cœur, nous l'examinerons *au ch. suiv.*

*La dignité du cœur.*

Le cœur, ainsi qu'on l'a dit ci-devant, est un viscère noble & royal, (que Nicolas Stenon le prenne, tant qu'il voudra, pour un mucle simple & servile,) duquel se répand continuellement de toutes parts dans les parties généralement de tout le corps une liqueur vitale avec une chaleur perpetuelle qui y entretient la vie; de laquelle, lorsque ces parties en sont pour si peu de tems que ce soit, privées, elles tombent & meurent.

*Les blessures du cœur sont mortelles.*

C'est par cette raison que les grandes maladies qui surviennent au cœur, sont tres dangereuses, sur tout ses blessures qu'Hipocrate declare être absolument mortelles; & quoiqu'il soit arrivé que quelques-uns blessés au cœur aient vécu pendant un peu de tems, ils n'ont neanmoins jamais pû en guerir; même plusieurs presqu'au même instant que la playe a pénétré dans les ventricules, sont tombés sur le champ comme frapés de la foudre. C'est ce que j'ai vû de mes propres yeux deux & trois fois arriver, en sorte que j'étois surpris & ne pouvoit assés admirer comment l'homme étoit privé si subitement de tout sentiment, de tout mouvement, & enfin de la vie. La raison neanmoins en est claire; c'est que le sang qui doit être poussé dans la grande artère, & par son moyen en toutes les parties, & specialement dans le cerveau, est poussé par la playe dans la cavité du thorax: Ainsi n'arrivant point de nouveau sang au cerveau, les esprits animaux perdent sur le champ tout leur mouvement, (car le mouvement du cerveau & par consequent des esprits animaux, dépend entiérement du mouvement du cœur qui y pousse le sang, ainsi qu'on le dira *au liv. 3. ch. 5.*) & ne sont point poussés aux parties par les nerfs; d'où vient qu'à l'instant les facultés principales cessent, aussi-bien que le sentiment, & tout mouvement dans les muscles, même de ceux de la respiration; & ainsi l'homme meurt subitement. Si neanmoins la blessure ne pénètre que légérement dans le cœur, il est arrivé quelquefois, quoique tres rarement, que l'homme n'est pas tombé si subitement, & qu'il a encore vécu pendant peu d'heures. Ainsi Paré a vû un homme blessé au cœur qui courut encore l'espace de deux cent pas aprés avoir reçû le coup. Schenckius *Obs. 2.* fait mention d'un Ecolier qui aiant reçû une blessure de pointe au travers des deux ventricules, traversa neanmoins encore toute une longue place à la course, & vequit avec connoissance, & l'esprit sain pendant presque une heure. Sennert, Jonstonius, Mullerus, Heers, Tulpius, rapportent des exemples de plusieurs, qui, quoique blessés au cœur, ont vécu pendant plusieurs heures, même pendant un jour ou deux. Fernel *au liv. 5. de sa Pathol. ch. 12.* parle ainsi: *Les blessures du cœur qui ne pénètrent pas bien avant dans les ventricules, ne causent pas la mort sur le champ. Je trouvai dans le cœur d'un certain homme qui étoit mort de langeur & de phtysie, trois ulcères assés profonds & infects, & qui s'y étoient formés long tems auparavant.* Domin. de Marchetis *en sa* 47. *observ. Medico-Chirurgical.* rapporte quelque chose de semblable touchant l'ulcère du cœur d'un certain homme qui s'étant amaigri & entiérement desseché peu à peu pendant un long tems, mourut enfin. On trouva en le dissequant un grand ulcère, lequel avoit consumé non seulement l'envelope du cœur, mais encore la plus grande partie de sa substance, jusques enfin qu'aiant pénétré dans la cavité du ventricule gauche, il tua ainsi le malade. Il est encore plus étonnant qu'une grande playe du cœur ait pû se guerir, telle qu'est celle que Cabrolius *en sa* 26. *observ.* rapporte avoir vûë en un cadavre humain, dans la dissection qu'il en fit dans le Theâtre anatomique: car il dit qu'il trouva dans le corps d'un voleur qui avoit été pendu, la cicatrice restée aprés une playe, longue de deux travers de doigt, & de l'épaisseur d'un écu. Mais quoique tous ces cas soient rares, neanmoins il ne me souvient pas d'avoir jamais lû un exemple de blessure au cœur si surprenant que celui que j'ai vû de mes propres yeux, & dont je veux donner ici l'histoire comme d'une chose inouïe & tres rare.

*Observation tres rare.*

Le 5. Avril de l'année 1663. Je fus appellé avec d'autres Medecins & Chirurgiens à Culenbourg, pour visiter, suivant l'ordre du Magistrat du lieu, le corps de Georges Jaques Weyman jeune homme de vingt-deux ans, qui pendant sa vie avoit été tres vigoureux, & qui étoit mort d'un coup d'épée; afin que conjointement avec les autres je jugeasse si la blessure qu'il avoit reçûë, ou quelqu'autre accident, avoit été la cause de sa mort. Je fis donc la visite & l'ouverture du corps en presence de Mr. Gesont Commandant dans ce Duché, du Juge, des Echevins, & du Secretaire de Culembourg; de Mrs. Antoine Pelt, Medecin d'Utrech, N. Van Beeck, Medecin de Culembourg, Bonaventure à Portmont, Medecin de Viane, Cornel. à Vianen Chirurgien d'Utrech; de trois ou quatre Chirurgiens de Culembourg, & aussi de quelques Citoyens. En premier lieu nous fumes informé par le Commandant, le Juge, & les Echevins, que ce jeune homme aprés avoir reçû la blessure, avoit encore marché pendant cinquante ou soixante pas; qu'alors étant tombé, & aiant été saisi de sincope il fut porté à sa maison, où il étoit un peu révenu à soi. Les Medecins & les Chirurgiens qui l'avoient traitté rapportoient, que le premier & le second jour il n'étoit sorti de la blessure, laquelle étoit tres petite, (car il avoit été blessé par une épée tres mince,) qu'une si petite quantité de sang, qu'à peine meritoit-elle qu'on y fit attention: Mais dans la suite la playe s'étant un peu dilatée, il en étoit sorti une si grande abondance de sang, que chaque fois qu'on le pansoit, on étoit obligé de boucher la playe pour arrêter l'hemorragie. Ils ajoûtoient que le malade avoit toûjours eu l'esprit sain, qu'il ne s'étoit s'étoit jamais plaint d'aucune douleur interieure, qu'il avoit toûjours eu assés de facilité à se mouvoir, que lors qu'on bandoit sa playe, il se tournoit de lui-même sur le côté, & qu'il avoit toussé fortement pour faciliter l'écoulement du sang; que chaque jour aussi il avoit bû & mangé quelque chose; jusques enfin que les forces lui aiant manqué il étoit mort, aprés avoir vécu depuis le moment de sa blessure dix-neuf jours & huit heures. Aiant oüi ce rapport, je commençai à visiter le corps, & je fis voir à tous que la blessure avoit été faite entre la cinquiéme & la sixiéme côte du côté droit, à un pouce de largeur ou environ avant que les côtes dégénèrent en cartilages. Aiant lévé l'os sternon, je trouvai la cavité du thorax dans le côté blessé, entiérement remplie de sang jusques au mediastin; & aiant ôté ce sang par le moyen d'une éponge, je vis que le coup d'épée avoit, sans offenser le poûmon, passé transversalement au dessous du sternon par le mediastin & le pericarde, & pénétré dans la partie superieure du ventricule droit du cœur, au dessus, ou plûtôt entre les valvules tricuspidales, auprés de l'entrée de la veine cave, & qu'il n'avoit pas passé plus avant: le pericarde étoit entiérement rempli & distendu d'un sang coagulé. Chacun sans doute sera surpris que cét homme ait pû vivre tant de jours & tant d'heures avec une si grande playe: Je crois neanmoins que la raison de cela est, que la playe étoit tres petite, étroite, & située au dessus des valvules; en sorte que dans la constriction du cœur tout le sang qui de la veine cave s'étoit écoulé dans le ventricule droit, ne pouvoit pas être poussé déhors par la playe, à cause des valvules tricuspidales qui l'empêchoient, mais que la plus grande partie fut pousée dans les poûmons par l'artère pulmonaire qui étoit beaucoup plus large que la playe, & de là sans doute dans le ventricule gauche, & dans l'artère aorte; en sorte que pendant chaque battement, il n'en a pû être poussé de la playe dans le pericarde & dans la cavité du thorax que tres peu; d'où vient aussi que les forces ne lui ont manqué que fort tard.

---

## CHAPITRE VII.

### *Du mouvement du Cœur.*

Nous avons dit *au ch. précédent*, que le cœur est le premier & le perpetuel mobile de nôtre corps, que c'est de lui que procede tout mouvement naturel, lequel dure autant de tems que le mouvement du cœur persiste. Mais d'où vient que le cœur se meut perpetuellement, c'eſt ce qu'il eſt tres difficile de connoître, & qui fait que chacun en penſe & en raiſonne differemment.

La *premiére* opinion eſt de ceux qui enſeignent que le cœur eſt mû par les eſprits animaux, qui par le moyen des nerfs s'écoulent dans les fibres, tantôt dans les exterieures, tantôt dans les interieures, & qui font qu'elles ſe reſſerrent & ſe relâchent alternativement.

La *ſeconde* eſt de ceux qui croyent qu'il eſt mû par la rarefaction du ſang dans les ventricules du cœur.

La *troiſiéme*, de ceux qui établiſſent qu'il eſt mû en partie par la rarefaction du ſang, en partie par l'influence des eſprits animaux.

La *quatriéme*, de ceux qui diſent qu'il eſt mû par une matiére ſubtile ou etherée.

La *cinquiéme*, de ceux qui veulent qu'il eſt mû par un certain eſprit du ſang.

La *ſixiéme*, de ceux qui ſoûtiennent qu'il eſt mû par la reſpiration du poûmon.

Nous examinerons briévement ces ſix opinions, afin de voir ſi nous pourrons en connoître la verité.

*Si le cœur eſt mû par les eſprits animaux.*

A l'égard de la *premiére*, elle a trois raiſons aſſés plauſibles pour ſa défence. 1. Que tous les mouvemens manifeſtes & vigoureux de nôtre corps ſe font par l'influence des eſprits, & ainſi il eſt néceſſaire que le mouvement du cœur procede de cette influence. 2. Que ce n'eſt pas en vain que pluſieurs petits nerfs vont s'inſerer dans la baſe du cœur, & que c'eſt ſans doute pour y porter les eſprits animaux néceſſaires pour faire ſon mouvement. 3. Qu'il eſt tres évident dans les paſſions de l'ame, que ſelon le plus ou le moins d'afluence de ces eſprits, le cœur ſe meut plus ou moins.

Mais quoique toutes ces raiſons ſoient en quelque maniére plauſibles, & qu'elles aient quelque eſpece de vrai-ſemblance, neanmoins pluſieurs choſes font voir que cette opinion eſt tres éloignée de la verité.

1. Les mouvemens qui ſe font par l'influence des eſprits, ſont volontaires, ſur tout dans les muſcles, tel qu'ils diſent qu'eſt le cœur; cependant le mouvement du cœur n'eſt pas tel, puiſque ni il ne ſe fait, ni il ne ſe peut faire, ou changer, ſelon les mouvemens de nôtre volonté.

2. Le cœur bat dans l'œuf, ou dans quel autre germe que ce ſoit, avant que le cerveau ſoit parfait, & qu'il engendre des eſprits animaux, ou qu'il y ait aucune faculté animale pour produire les actes du mouvement & du ſentiment.

3. Les nerfs du cœur ſont ſi petits & ſi minces, qu'il n'eſt pas poſſible qu'ils apportent une quantité d'eſprits animaux auſſi grande qu'il eſt néceſſaire qu'elle ſoit pour faire le mouvement du cœur qui eſt perpetuel.

Toute partie destinée pour un mouvement a des nerfs proportionnés à la grandeur & à la durée de son mouvement. L'œil qui voit, & qui est mû pendant tout le jour, & qui se repose pendant la nuit, a outre les nerfs optiques un nerf moteur tres grand. Ainsi les muscles des cuisses & des bras, selon qu'ils font de grands ou de petits mouvemens, ont aussi de grands ou de petits nerfs; & il en est de même dans toutes les autres parties. Puis donc que toutes les autres parties destinées au mouvement, lesquelles se reposent beaucoup plus long tems qu'elles ne se meuvent, ont besoin de grands nerfs manifestes, afin qu'elles puissent recevoir une suffisante quantité d'esprits animaux; Est-ce que le seul cœur qui se meut d'un mouvement perpetuel jour & nuit pendant tout le tems de la vie, & qui pour cette raison a besoin continuellement de beaucoup plus d'esprits qu'aucune autre partie mouvante; est-ce, dis-je, que lui seul pourra par de si petits nerfs presque invisibles recevoir la quantité d'esprits qui est nécessaire pour ce mouvement? Outre cela, il est encore incertain si ces nerfs si petits, dont on voit des productions, qui en quelque maniére se portent à la base du cœur, au pericarde, aux orifices des ventricules, & à la membrane exterieure, entrent bien avant dans la substance du parenchime. A la verité plusieurs le soûtiennent avec hardiesse, mais personne ne le démontre. Galien & Descartes sont incertains sur ce point, & Thomas Willis qui a fait un sçavant examen des parties du cerveau & des nerfs, & à l'exactitude duquel nous devons beaucoup sur ce sujet, n'ose pas le soûtenir si opiniâtrément; mais *dans son Anat. du cerveau chap.* 24. il parle ainsi: *Il faut observer qu'il entre plus de rameaux de nerfs & de fibres dans les oreilles du cœur, & dans leurs vaisseaux qui en derivent, qu'il ne s'en distribuë dans sa substance.* Pour nous, nous disons qu'il entre tres peu de nerfs dans la substance du cœur, & même qu'ils sont si tendres & si petits; (car enfin à peine les voit-on,) qu'ils sont incapables de fournir assés d'esprits animaux pour un mouvement continuel; mais que seulement ils en peuvent fournir quelque peu qui aident à faire la nutrition du cœur même. A l'égard de tous ces usages voyez *au liv.*3. *ch.*11.

4. Que pour le mouvement il est besoin de beaucoup d'esprits animaux, mais pour le sentiment il n'en faut que tres peu; ainsi toutes les parties propres pour le sentiment lesquelles reçoivent beaucoup d'esprits pour faire le mouvement, ont aussi à même tems un sentiment vif; celles au contraire qui ne reçoivent que peu d'esprits, ne se meuvent point du tout, comme il paroît dans la paralysie simple. Que neanmoins le cœur a à la verité des membranes propres pour le sentiment, telles que sont la tunique exterieure qui le révêt, l'interieure, les valvules tricuspidales, les mitrales, & ses propres fibres; mais que cependant il n'a qu'un sentiment grossier & obscur; (cela est évident parce que nous avons dit *au chap. précédent*,) & ainsi il est manifeste

qu'il ne reçoit que tres peu d'esprits animaux : En éfet, s'il en recevoit en si grande abondance qu'il y en eut suffisamment pour faire son mouvement, lequel est perpetuel, ces esprits sans doute lui communiqueroient un sentiment tres vif.

5. Que les cœurs de differens animaux, comme des grenoüilles, des serpens, des anguilles, &c. étant arrachés de la poitrine, battent encore long tems aprés ; quoique neanmoins, toutes les parties ausquelles elles étoient attachées aiant été coupées, aussi-bien que les nerfs qui son autour, il ne se puisse faire en eux aucune influence d'esprits animaux. On fait aussi cette experience sur un chien vivant : On lui coupe la peau en long aux environs de la gorge ; ( cette experience a été faite plusieurs fois par Thomas Willis, ) on prend ensuite les deux troncs de la paire vague, par lesquels les esprits doivent s'écouler au cœur, & on les lie fortement, où bien on les coupe ; l'animal à la verité perd la voix, & devient engourdi, mais le mouvement du cœur, c'est à dire son battement, ne cesse pas pour cela, & il demeure toûjours en vie, jusques à ce que ses forces manquant peu à peu par une longue abstinence, ( car il refuse toute sorte d'alimens parce qu'il ne se porte point au ventricule d'esprits animaux qui y causent la faim, ) il meurt enfin.

6. Que le cœur est formé & parfait avant le cerveau, qui est le lieu où se font les esprits animaux ; qu'on le voit, que même il se meut, avant qu'il paroisse en aucun endroit les moindres commencemens du cerveau, ainsi qu'il est évident dans un œuf qu'on a mis couver, & dans tout autre géniture recente. Que si l'on dit que les délineamens & commencemens du cerveau sont dans l'œuf ou petite bulle, quoiqu'ils n'y paroissent pas manifestement. Je répons, qu'ils ne sont pas arrivés à une si grande perfection qu'ils ne puissent operer ; quoique cependant le cœur agisse & se meuve avant qu'il puisse recevoir aucun secours de ces délineamens ou commencemens du cerveau.

7. Que les esprits animaux sont engendrés du sang arteriel, qui n'est produit en aucun autre endroit que dans le cœur. Puis donc qu'ils ne peuvent être engendrés que de cette matiére-là, & que cette matiére ne peut arriver au cerveau que par l'impulsion du cœur dans lequel s'engendre, il s'ensuit nécessairement que le cœur se meut de soi-même auparavant qu'il y ait aucun esprit animal en nul endroit, & qu'il pousse en premier lieu au cerveau la matiére dont ces esprits doivent être engendrés, c'est à dire le sang arteriel. On objectera peut-être que dans ces commencemens le cœur est meu par les esprits animaux qui ont été mêlés dans la semence des parens, & qui y sont encore pour lors. C'est-là sans doute le dernier refuge, & un détour frivole ? A la verité l'esprit animal concourt à la confection de la

ſemence, mais il ſe dépoüille de ſa nature d'eſprit, & lorſqu'il ſe mêle, qu'il fermente, & qu'il cuit avec le ſang vital, il paſſe avec lui en une autre ſubſtance, ou maſſe, de nature differente, & ils prennent enſemble la nature de ſemence, dans laquelle il n'y a plus ni eſprit animal, ni ſang arteriel; mais qui eſt un nouveau corps engendré des deux mêlés enſemble, & changés par la coction & qui ne contient en ſoi particuliérement & ſpecialement aucun eſprit ni animal, ni ſanguin; mais un eſprit nouveau qui a en ſoi la vie par puiſſance, mais qui reſulte du mélange & de la coction des deux; que ſi quelque jour il eſt reveillé dans la matrice, & excité de puiſſance en acte, il aura dabord vie, & il formera des inſtrumens qui produiront un ſang ſpiritueux, & des eſprits animaux. Il n'y a donc plus d'eſprits animaux dans la ſemence, qui dans le commencement de la délineation puiſſent cauſer & faire dans le cœur le premier mouvement. Car tout ainſi qu'il n'eſt perſonne de bon ſens qui veüille dire que dans les os il y ait veritablement du ſang, quoique le ſang concoure comme une matiére néceſſaire à les former, les nourrir, & les augmenter; ainſi de-même à l'égard de la ſemence, perſonne ne pourra dire qu'il y ait en elle des eſprits animaux, & du ſang, quoique le concours de l'un & de l'autre ait été néceſſaire pour ſa production: Et comme dans la génération de l'os, le ſang qui y a concouru avec l'eſprit animal, aiant entiérement quité la nature de ſang, devient os, & ne demeure plus ſang; l'eſprit animal non plus n'y demeure plus eſprit comme il étoit auparavant: De-même dans la production de la ſemence l'eſprit animal & le ſang ne demeurent plus ce qu'ils étoient auparavant; ainſi on ne peut pas dire que dans la ſemence il y ſoit reſté aucun eſprit animal qui puiſſe donner le premier mouvement au cœur.

8. Que le mouvement des eſprits animaux ne dépend pas du cerveau, mais abſolument du cœur, & lorſque le cœur s'arrête, dabord & ſur le champ tout mouvement animal ceſſe; ainſi qu'il eſt viſible dans les playes qui pénètrent dans les ventricules du cœur: Car s'il arrive que le ſang ne ſoit pas pouſſé dans la grande artère, mais qu'il s'écoule par la playe des ventricules, dabord & au même inſtant le cerveau ſe répoſe, les eſprits animaux ne ſont plus pouſſés par les nerfs vers les parties mouvantes, & ils ne ſe meuvent pas eux-mêmes dans le cerveau; d'où vient que celui qui eſt ainſi bleſſé, tombe ſur le champ comme s'il avoit été frappé de la foudre, étant privé de toutes les facultés principales, & de tout ſentiment, & mouvement. Cela paroît encore dans la ſincope, & tres ſouvent dans les ſuffocations de matrice qui affligent le cœur, auſſi-bien que dans les autres ſemblables affections, dans leſquelles ſouvent les vapeurs & les humeurs malignes ne ſont pas parvenuës plus loin que juſqu'au cœur, & ne ſont pas encore arrivées au cerveau, & ainſi le cœur ceſſe de bat-

tre,le cerveau neanmoins demeurant en ſon entier ; lequel neanmois ceſſe de ſe mouvoir du moment que le battement du cœur ceſſe, & il ne recommence point à battre que le cœur ne ſe meuve & ne batte de nouveau : Mais cela eſt plus viſible dans les playes du cerveau qu'en aucun autre bleſſure, ſur tout dans celles qui lui ſurviennent avec quelque perte du crane & de la ſubſtance du cerveau ; ainſi que nous l'avons tres ſouvent vû dans les camps : En éfet, ſi le malade tombe en ſincope, on voit que le mouvement du cerveau ceſſe ſur le champ ; & ſi le cœur commence de nouveau de ſe mouvoir, ( ce que l'on connoît au poignet du malade par le pouls, ) le cerveau commence auſſi à ſe mouvoir de nouveau peu à peu, non pas avant le retour du pouls, mais aprés quelques battemens ; & aprés le cerveau les autres membres ſe meuvent auſſi peu à peu.

Tout cela eſt un témoignage certain que le cœur n'eſt pas mû par des eſprits animaux qui du cerveau ſoient pouſſés juſques à lui, mais que le cerveau, & par ſon moyen les eſprits animaux, ſont mûs par le ſang qui du cœur eſt pouſſé vers les parties d'en haut. Cependant je ne veux pas nier qu'à cauſe de certains petits nerfs preſque inviſibles qui deſcendent vers la baſe du cœur, ſes orifices ne ſoient quelquefois ou reſſerrés, ou dilatés, tantôt plus, tantôt moins ; ainſi qu'il arrive dans les paſſions l'ame, & qu'ainſi le ſang n'en ſoit quelquefois tantôt plus difficilement admis dans ſes ventricules, & tantôt plus difficilement pouſſé déhors, ſelon la diverſe détermination des eſprits animaux vers ces orifices ; mais neanmoins ce n'eſt pas de cette cauſe là que vient la continuité du mouvement du cœur, quoiqu'il puiſſe proceder quelquefois de cette cauſe là certains obſtacles qui lui empêchent de faire librement & également ſon mouvement ; tout ainſi que quelquefois il ſurvient des empèchemens au mouvement de reſpiration du thorax, de la part des muſcles du larinx plus ou moins reſſerrés par le moyen des eſprits animaux qui s'y écoulent par les nerfs recurrens, quoique cesmuſcles ne faſſent pas la reſpiration.

Ainſi je crois que par tous ce que l'on vient de dire on a aſſés découvert les erreurs de la premiére opinion.

*Si le cœur ſe meut par la dilatation du ſang.*

Il faut maintenant paſſer à l'examen de la *ſeconde* opinion, qui établit que le cœur ſe meut par la rarefaction du ſang dans ſes ventricules : Car le ſang y étant tombé, s'y dilate dabord conſiderablement, & en diſtend les côtés au delà de l'équilibre, leſquels aprés que ce ſang ainſi dilaté eſt ſorti par les grandes artères qui ſont contiguës à chaque ventricule, ſe reſſerrent dabord & ſur le champ au delà pareillement de l'équilibre ; & du nouveau ſang étant retombé en eux, ils ſe diſtendent auſſi de nouveau comme ils l'étoient auparavant, & c'eſt ainſi que l'on croit que par un certain ordre, ſçavoir par cette ſeule dilatation & éruption du ſang, ſe continuë & ſe perpetuë le mouvement du cœur. En la même maniére qu'il arrive à une branche de ſaule, ou de tout autre arbre : car ſi on l'attire vers un côté au delà de l'équilibre, & qu'enſuite on la lâche ; dabord de ſon propre mouvement elle ſe portera vers le côté opposé au delà pareillement de l'équilibre, & ainſi pendant quelque tems de ſon propre mouvement elle ſe mouvra pluſieurs fois deça & delà. Certainement cette imagination a quelque choſe de fort ſpecieux, qu'il eſt neanmoins tres facile de refuter ; car ſi le mouvement & le battement du cœur procedent de la dilatation du ſang dans les ventricules, donc le ſang manquant d'y tomber, le cœur n'aura plus de mouvement, ( car il ne s'y dilatera rien pour lors ; ) cependant tout au contraire, les cœurs de pluſieurs differens animaux ſe meuvent encore pendant quelque tems aprés avoir été arrachés du corps, & ſéparés d'avec tous les vaiſſeaux qui ſont aux environs, vuides entiérement de tous ſang, quoique pour lors il n'y en tombe & ne s'y en dilate plus. Même les cœurs des anguilles, des lezards, & de certains autres, aïant été coupés en morceaux, chaque particule en particulier ſe meut encore pendant quelque moment. Deuſingius *en ſon trait. du mouvem. du cœur ſect.* 2. rapporte auſſi qu'il coupa dans un chien vivant la pointe du cœur, & qu'il remarqua qu'il s'y fit pendant quelque tems pluſieurs fortes contractions ; ce qui n'auroit pû du tout ſe faire ſi cette opinion étoit veritable. Charleton *en ſon œconom. anim. exercit* 6. afin d'éviter tous ces écüeils, a mieux aimé joindre encore deux autres cauſes à celle-là, & dire que le cœur ſe dilate par accident à la chûte du ſang, mais que c'eſt par ſes fibres qu'il eſt mû & reſſerré, & cela d'un mouvement qui lui eſt propre. Cependant le cœur de l'anguille coupé par morceaux fait voir le contraire, puiſqu'il n'y tombe aucun ſang pour y être dilaté, & que les fibres ſont auſſi coupées, la contraction & la dilatation reciproque y perſiſtant neanmoins encore.

*Si le cœur ſe meut en partie par la dilatatiō du ſang, en partie par les eſprits animaux.*

D'autres pour ne pas donner dans ces difficultés, ont joint enſemble ces deux opinions, & des deux n'en ont fait qu'une : ( Franc. de le Boë Sylvius Profeſſeur tres celebre en l'Univerſité de Leyden l'a proposée *dans ſes diſput. Medic. Theſ.* 15. 16. ) & ils établiſſent que le ſang tombant dans les ventricules du cœur y eſt enflamé & rarefié par le feu qui eſt naturel à ce viſcère, & qu'aïant beſoin de plus de lieu à cauſe de ſa rarefaction ou expanſion, il contraint les côtés ou parois du cœur de s'étendre ; que pour lors le parenchime étant inquieté par cette expanſion, il apelle à ſon ſecours les eſprits animaux, leſquels accourant en quantité convenable, font reſſerrer & retirer en ſoi les muſcles qui compoſent ce parenchime, & ainſi par la reſtriction des ventricules le ſang qu'ils contiennent eſt pouſſé dans les artères ; d'où il conclut que veritablement la dilatation du cœur faite par la rarefaction du ſang, eſt naturelle ; mais que la contraction faite par les muſcles, & qui obeït en quelque maniére à la volonté, eſt animale. Certainement cette opinion eſt proposée d'une maniére ſi ſpecieuſe qu'il ſemble de prim'abord qu'il ni a aucun lieu d'en douter ; mais dans le fond ſi on la conſidere avec attention, il paroît évidemment que la ſeconde partie eſt contraire à la premiére. Car il préſuppoſe que tout le parenchime du cœur eſt composé de muſcles ; or ſi cela eſt vrai ; donc tout le cœur eſt l'inſtrument d'un mouvement volontaire ; lequel mouvement peut par conſequent être augmenté, diminué, arrêté, ou changé en toute autre matiére, ſelon la détermination de la volonté. Mais, je vous prie, qui eſt celui qui peut ſelon ſa volonté regler les mouvemens de ſon cœur, ou les changer le moins du monde ? Outre cela, les muſcles pour faire de frequents mouvemens, ont beſoin de nerfs aſſés grands, & d'une abondante influence d'eſprits animaux ; mais dans le cœur il ne peut y aborder qu'une tres petite quantité d'eſprits à cauſe de la petiteſſe de ſes nerfs qui ſont preſqu'inviſibles, ce qui ne peut pas ſuffire pour ſon mouvement qui eſt continuel, & qui doit durer pendant toute la vie. Outre cela, d'où, je vous prie, viendront ces eſprits, & d'où s'écouleront-ils dans le point mouvant ou battant qu'on voit dans le germe de la formation du poulet ſe mouvoir le premier dans l'œuf, puiſqu'on ne voit pour lors en nul endroit aucune délineation de cerveau ni de nerfs ? Cette raiſon & autres ſemblables que l'on peut tirer des refutations des deux opinions précédentes, détruiſent auſſi cette opinion.

*Si le cœur eſt mû par une matiére éthérée.*

D'autres épouvantés par ces grandes difficultés, ont mieux aimé pour les éviter, expliquer la choſe par une matiére ſubtile & étherée, qui s'agite & ſe meut continuellement, & qui meut auſſi en diverſes façons les corps contre leſquels elle hurte, ſelon qu'à raiſon de la difference de leurs pores elle les pénètre en telle ou telle maniére plus ou moins difficilement. Cette matiére donc, diſent-ils, hurtant contre les fibres qui dilatent le cœur, & ne pouvant paſſer facilement par eurs pores, à cauſe de leur ſituation ou figure particuliére, y eſt un peu réténuë, & les rempliſſant elle les diſtend : enſuite étant ſortie de ces fibres, elle va donner contre celles qui reſſerrent le cœur, les autres étant déja rélâchées, & elle les remplit & diſtend ; ainſi ils enſeignent que tantôt ces fibres de dilatation, tantôt celles-ci de conſtriction ſe rempliſſent & s'étendent en gardant un certain ordre ; Mais cette cauſe ſemble être tirée de trop loing ; car celui qui pour expliquer un mouvement particulier veut recourir à la cauſe générale du mouvement de toutes choſes, ne conclut rien de ſpecifique pour le mouvement d'une telle choſe, ni parconſequent pour le mouvement du cœur ; quoique neanmoins dans le mouvement du cœur il ſoit queſtion de rechercher, non pas la cauſe générale ; (car en ce cas on pourroit dire que c'est Dieu ; ) mais la speciale & prochaine. Outre cela, on ne peut donner aucune raison, pourquoi cette matiére subtile ne hurte pas à même tems contre les deux especes de fibres ; c'est à dire celles qui dilatent, & celles qui resserrent ; mais que gardant un certain ordre elles vont des unes aux autres alternativement : ni aussi pourquoi dans un animal qui vient d'être étranglé, dans lequel le cœur & les autres parties sont encore assés chaudes, cette matiére éthérée ne meut plus le cœur de la même maniére. Que si l'on dit que cela vient de ce qu'il n'y tombe pas pour lors du sang pour y être rarefié ; je répondrai que ce n'est pas par cette rarefaction du sang que le cœur est mû, ainsi que j'ai déja prouvé ; & si cette dilatation est la cause de ce mouvement, donc ce n'est pas la matiére éthérée. Que si elle n'est que comme un secours sans lequel ce mouvement ne se peut faire ; où est, je vous prie, ce secours dans le cœur de l'anguille récemment arraché, & coupé en morceaux, dont chaque particule bat, quoiqu'il n'y ait aucun sang qui doive y être rarefié.

*Si le cœur est mû par l'esprit du sang.*

La cinquiéme opinion est tres differente des précédentes ; en éfet, elle enseigne que le mouvement du cœur ne vient ni du sang, ni de l'esprit animal, ni d'une matiére subtile qui distende ses fibres, mais d'un certain esprit vivifique qui est naturel au sang, & qui l'y engendre. On pourra voir la refutation de cette idée *au ch. 11. suiv.*

*Si le cœur est mû par les poûmons.*

Alex. Maurocordatus *en son liv. du mouv. & de l'us. des poûmons*, *ch.* 14. rejettant ces cinq opinions en propose une autre entiérement nouvelle & inouïe jusques à present, par laquelle il tâche par toutes sortes d'éforts d'inculquer & de persuader que le cœur est mû par le poûmon à mesure qu'il respire, & le poûmon pareillement par le cœur, & qu'ainsi ces parties ont une action reciproque l'une sur l'autre : Mais nous refuterons cette opinion *au ch. 13. suiv.* à quoi neanmoins j'ajoûterai le peu qui suit. 1. Que si le mouvement du cœur vient du poûmon à mesure qu'il respire, qu'elle est la cause qui suscite ce mouvement dans le fœtus enfermé dans la matrice, duquel les poûmons sont en répos, & ne respirent pas ; que de plus, dans le petit point que l'on voit mouvoir dans l'œuf, on ne trouve des poûmons en nul endroit ? D'où procede ce mouvement dans les poissons, & dans les autres animaux qui n'ont point de poûmons, & qui n'ont qu'un seul ventricule dans leur cœur ? 3. Qu'est-ce qui le produit dans le cœur de l'anguille, lequel bat pendant quelque tems aprés qu'on l'a arraché du corps, & qu'on a coupé & séparé toutes les parties qui sont aux environs ? Ce mouvement, dit Maurocordatus, est un mouvement de tremblement ; mais on n'en convient pas, parce qu'il garde encore l'ordre de systole & de diastole pendant quelque tems, jusques aux approches de la mort, car alors seulement il devient tremblant.

De ces six opinions il n'en est aucune qui ait atteint la veritable cause du mouvement du cœur. Certainement il ne faut pas s'étonner que l'esprit humain se soit trompé en une chose si obscure ; & on ne doit pas blamer ou taxer d'ignorance ceux qui en cette matiére n'ont pû arriver jusques à connoître la verité ; on doit au contraire loüer les soins de ces Docteurs, qui dans une chose si peu connuë, ont tâché d'apporter de l'éclaircissement quelqu'il soit. Dans cette vûë j'ajoûterai ici mon opinion à la leur, laquelle cependant ne plaira pas elle-même à tous ; neanmoins si on regarde la chose avec attention, elle ne desagréera pas à plusieurs.

Entre ces six opinions la seconde approche de plus prés à la verité, mais elle a besoin d'être expliquée plus au long, & d'autre maniére. Elle enseigne que le cœur est mû par la subite dilatation du sang à mesure qu'il tombe dans les ventricules : Mais il y manque deux choses. En *premier lieu*, elle ne dit pas qu'est-ce qui dilate le sang. En *second lieu*, elle n'explique pas suffisamment comment le cœur est mû lorsqu'il ne retombe pas du sang dans les ventricules. Il faut donc rechercher à fond ces deux points, afin que la verité puisse mieux être connuë.

*La veritable cause du mouvement du cœur.*

Au commencement de la conception le germe spiritueux qui est dans la semence, se ramasse, & est enfermé dans une petite bulle, (ainsi qu'on l'a amplement expliqué *au liv. 1. ch. 29*) dans laquelle l'esprit vivifique qui reside dans le germe, opere la délineation de toutes les parties, leur donne à chacune leur matiére, & leur forme, les fait ce qu'elles sont, & aprés qu'elles sont formées, il reside en toutes en général, & en chacune en particulier, où il agit diversement selon leur diversité. Or la partie la plus subtile & la plus vive de cet esprit est placée dans le cœur comme en son lieu naturel d'inhésion, où par son acrimonie singuliére elle a la vertu de faire fermenter & de causer éferverscence dans les humeurs qui tombent dans le cœur ; ce qui les fait promtement rarefier, (pourveu neanmoins qu'elles soient capables de rarefaction,) En la même maniére que la poudre à canon sitôt qu'on en approche le feu, se rarefie, & s'enflame sur le champ : Et tout de même que cette poudre n'a pas en soi une chaleur actuelle, mais qu'étant allumée elle devient ardente & brulante ; de-même aussi le sang étant rarefié dans le cœur par cét esprit, s'enflame dabord. C'est à raison de cette chaleur que Descartes *dans son trait. des pass. de l'ame ch.8.* appelle cét esprit, *une chaleur continuelle qui reside en nos cœurs pendant tout le tems de nôtre vie ; une espece de feu que le sang des veines nourrit, & qui est le principe corporel des mouvemens de tous nos membres* : Car cét esprit par son agitation & par sa dilatation continuelle suscite un foyer de chaleur qui dure toûjours. Or dautant qu'à raison de cette agitation extrême & perpetuelle il se fait une grande dissipation de cét esprit, il a besoin d'être continuellement rétabli, c'est à dire que les particules dissipées soient sans cesse remplacées. Ce rétablissement lui vient tant des particules les plus subtiles du sang rarefié & attenué dans le cœur, que de celles qui sont continuellement versées en lui par les artères coronaires, lesquelles entrent toutes dans les pores. Que si le sang est bon & loüable, alors cét esprit est parfaitement refait, & le cœur devient vigoureux & fort ; si au contraire il est vicié par quelque défaut de diéte, ou par quelque vice des autres viscères, alors cét esprit se refait mal, & le cœur devient languissant & foible.

Or cét esprit ainsi placé & residant généralement dans toute la substance du cœur, rarefie dabord dans ce viscère le sang & toutes les humeurs qui sont de soi capables d'être rarefiées. Et cette action de rarefier est tantôt plus prompte, tantôt plus tardive, tantôt plus véhémente, tantôt plus foible, selon que la matiére qui doit être rarefiée par les particules fermentatives avec lesquelles elles sont mêlées, est plus ou moins disposée à la rarefaction, & que cét esprit par plus ou moins de chaleur, est plus ou moins reduit en acte : car ces deux chefs sont la cause de tous les changemens des pous. Ainsi dans les fiévres où la chaleur est tres grande, & la matiére qui doit être rarefiée tres subtile & tres volatile, le pous est frequent & prompt, & si cette matiére a de l'inégalité en ses particules, comme il a coûtume d'arriver dans les fiévres putrides, en sorte que les unes soient plus faciles à être rarefiées, les autres moins, alors le pouls devient inégal ; si le sang est froid & épais, le pouls est lent & rare, &c. C'est donc la chaleur qui dans l'humide suscite l'esprit ; ainsi qu'il est évident dans le cœur d'une anguille, lequel étant arraché du corps, bat encore pendant quelque tems, mais du moment qu'il se refroidit le battement diminuë, & enfin il cesse entiérement ; que si pour lors on le réchauffe par du nouveau sang, ou par de l'eau tiéde, il commence de nouveau de battre.

Cét esprit étant excité par la chaleur, fermente dabord & rarefie les humeurs, & cela doublement. En *premier lieu*, il dilate celles qui par la veine cave, & par la pulmonaire tombent en abondance dans les ventricules du cœur ; & par leur fermentation, leur rarefaction, & leur violente agitation entr'elles, il s'excite dans le cœur une tres grande chaleur. Cette chaleur éguillonne dabord l'esprit qui est inhérent dans les fibres, & dans la substance la plus interieure & la plus épaisse du cœur, & étant ainsi suscité, il rarefie sur le champ le sang subtil qui se trouve infus dans cette substance interieure, & dans ses fibres, & qui y a été répandu pour leur nourriture : ce qui fait que d'abord & sur le champ les fibres du cœur se resserrent de toutes parts, d'où s'ensuit l'expulsion du sang rarefié dans les cavités des ventricules ; car c'est ainsi que cette expulsion se fait. Ensuite comme il retombe du nouveau sang dans ces ventricules, il s'y en fait pareillement une nouvelle rarefaction avec une chaleur acre, & à même tems, à raison de cette rarefaction, la distention des ventricules, laquelle aussi, à cause de la chaleur, est sur le champ suivie de la dilatation du sang qui est dans les pores de la substance aux environs des fibres ; & par ainsi il se fait encore un nouveau resserrement ou contraction de tout le cœur, & de ses ventricules ; & tout cela s'execute par un ordre successif qui dure toute la vie. Or ce qui fait que ce mouvement devient véhément, est que les fibres, dilatées au delà de l'équilibre, se resserrent sur le champ, & se retirent facilement en elles-mêmes, pareillement au delà de l'équilibre, au moment que par la dilatation du sang interieur le sang dilaté dans les ventricules en sort par les orifices ouverts des artères : en sorte que cette distention & cette contraction font bien çà & là de grands battemens qui vont au delà de l'équilibre ; mais neanmoins elles ne sont pas la premiére cause du mouvement ; car il n'y en a point d'autre que la rarefaction alternative du sang qui se fait tantôt dans les ventricules, tantôt dans la substance du cœur.

*Pourquoi le cœur de l'anguille bat après avoir été arraché du corps.*

Il paroît de là d'où vient que le cœur des anguilles, & d'autres certains animaux d'assés longue vie, bat encore quelque tems aprés avoir été arraché du corps, quoique pour lors il ne se répande point de sang des grands vaisseaux dans les ventricules : la cause en est que cét esprit que nous avons dit être insite dans leur cœur, est facilement excité & reduit en acte par le peu de chaleur qui y reste, (afin que la même chose arrivât dans les autres animaux, il seroit besoin de plus de chaleur dans le cœur ;) ainsi il agit sur le sang qui est dans les pores de la substance, & en le rarefiant un peu, il resserre les fibres ; & ensuite cette matiére étant un peu dissipée, ces fibres se relâchent de nouveau ; ce qui n'arrive pas seulement dans les cœurs entiers, mais même en quelques animaux dans les cœurs coupés en morceaux, dautant que cette dilatation ou rarefaction se fait en chaque morceau aux environs des fibres. Mais parce qu'en ce cas il ne se rarefie point de nouveau sang dans le cœur, qu'ainsi il ne s'excite point de nouvelle chaleur, & qu'aussi il n'arrive point dans les fibres de distension au delà de l'équilibre, il s'ensuit que dans ces cœurs arrachés ou coupés le mouvement est tres petit, & finit bien-tôt.

Je croirai que c'est là la veritable cause du mouvement du cœur jusques à ce que l'on m'en ait démontré une autre plus vrai-semblable.

# CHAPITRE VIII.

## *Du Pous, & de la circulation du Sang.*

LE mouvement du cœur, (dont nous venons d'exposer la cause assés amplement, ) est appellé par les Grecs σφύξις, & par les Latins PULSUS, *Pous*, *Battement*, par lequel le cœur s'éleve ou se gonfle, & s'abaisse alternativement. *Digression.*

Or ce mouvement se fait par diastole & par sistole ; c'est à dire par dilatation & par contraction, un petit répos entre deux.

Dans la dilatation, les parois ou côtés des ventricules, aprés que par la contraction des fibres ils ont poussé dans les artères le sang rarefié, sont sur le champ répoussés d'auprés du septum medium par le moyen de la rarefaction du sang qui y survient de nouveau, & ainsi ils retournent au premier gonflement. *La dilatation.*

Bauhin & Harvée croient que dans la contraction le cœur s'étend en long, la pointe s'éloignant de la base, & qu'ainsi les côtés des ventricules étant pressés contre le septum medium, le sang en est poussé déhors. Cette opinion semble être embrassée par Entius *dans son apolog.* Mais la dissection des animaux vivans fait connoître le contraire ; car on voit alors évidemment que dans la contraction le cœur se resserre de toutes parts à même tems ; c'est à dire que les côtés distendus des ventricules sont poussés vers le septum medium, & qu'à même tems le cone monte vers la base, qu'ainsi le cœur enflé par le sang rarefié devient plus rond & plus dur, & que par cette contraction de tout le cœur le sang est poussé hors des ventricules. La raison, outre l'experience, enseigne encore, que cela se fait ainsi, puisque toutes les fibres du cœur sont dans le même tems resserrées de toutes parts par la dilatation du sang contenu dans les pores interieurs de la substance, ainsi que nous l'avons amplement expliqué *au ch. précédent vers la fin.* *La contraction.*

Il se presente ici un doute ; sçavoir, quand est-ce que les cavités des ventricules sont plus larges & plus amples ; ou lorsque le cœur se resserre en rond, ou quand il s'étend en long. Harvée croit que les cavités deviennent plus larges lorsque le cœur s'étend en long, & plus étroites lorsqu'il se resserre, & s'accourcit ; ce qu'il tâche de prouver par les trois raisons suivantes. *Quand est-ce que les cavités sont plus larges.*

1. Parce que dans l'accourcissement le cœur devient plus dur. 2. Parce que dans les grenoüilles, & dans les autres animaux qui ont peu de sang, le cœur en ce tems-là devient plus blanc, c'est à dire

moins rouge que dans son alongement. 3. Parce que si dans le moment de contraction on fait une incision jusques dans la cavité du ventricule, le sang sort incontinent par la playe, ce qui n'arrive pas si on fait l'incision dans le tems de l'extension. Harvée auroit encore pû ajoûter l'experience suivante; sçavoir, que si en un chien vivant l'on coupe la pointe du cœur, & que par l'ouverture on mette le doigt dans l'un des ventricules, on connoîtra manifestement que le doigt est pressé lorsque le cœur s'accourcit, & que cette pression cesse lorsqu'il s'alonge. Descartes en son traitté de la formation du fœtus est d'une opinion absolument contraire. Il enseigne que dans la contraction ou accourcissement du cœur, ce viscère devient à la verité plus dur, mais neanmoins qu'interieurement il s'élargit; à cause que le sang qu'il contient, est pour lors subitement rarefié, & il dit que l'on voit à l'œil évidemment qu'au tems de son accourcissement il ne diminuë point en grandeur, mais qu'au contraire il augmente tant soit peu, & c'est pour cette même raison qu'en ce point de tems-là il devient plus dur, & dans les animaux qui ont peu de sang, moins rouge: car par cette dilatation les fibres du cœur s'étendent, & par cette tension elles expriment une bonne partie du sang contenu dans les pores, & n'y en introduisent pas du nouveau; mais les fibres se relâchant il y en retombe sur le champ, ce qui rend le cœur plus rouge. Il confirme cela par une experience, & il dit: Si on coupe la pointe du cœur d'un jeune connil, on voit alors que les cavités deviennent plus larges au moment que le cœur se resserre, qu'il devient plus dur, & qu'il chasse le sang; que même lorsque le sang est presque tout mis déhors, & qu'il ne s'en pousse plus que de tres petites goûtes, les cavités neanmoins dans le tems de l'expulsion ont toûjours cette même largeur de dilatation. Il ajoûte enfin que dans les chiens & dans les autres animaux robustes cela n'est pas si visible; parce qu'en ceux-ci les fibres du cœur sont plus fortes, & qu'elles occupent la plus grande partie des cavités. Mais quoique ces raisons de Descartes soient tres solides, je crois neanmoins qu'il faut un peu distinguer eu égard au tems, sçavoir eu égard au commencement & à la fin de la contraction, ou accourcissement; c'est à dire qu'au moment ou point de tems que la contraction commence, les cavités sont plus larges ou plus vastes à cause de la rarefaction du sang qu'elles contiennent, mais que lorsque le sang en sort & qu'il entre dans les grands vaisseaux, elles deviennent en cét instant plus étroites, les fibres se retirant ou tombant de toutes parts au delà de l'équilibre vers l'interieur, & je crois qu'on peut reconnoître cela dans un cœur vivant, si on l'observe avec attention & exactitude.

*Mouvemens vitiés.* Outre le battement, Bartholin fait encore mention de deux autres mouvemens du cœur; sçavoir, du mouvement d'Ondulation, & de celui de Tremblement ; mais comme il ne sont autre chose qu'une certaine espece de pous morbifique, c'est à dire vicieux ; en vain les décrit-on comme des mouvemens nouveaux.

*L'usage du pous.* L'usage du pous est de pousser par les artères le sang rarefié, du cœur dans toutes les parties du corps, afin qu'elles en soient nourries, que chacune par la faculté qui lui est propre, en cuise une certaine portion, la change, la convertisse en une substance semblable à soi, se l'applique, & renvoye le superflu au cœur par le moyen des veines ; afin qu'il s'y rarefie de nouveau, qu'il s'y spiritualise, & qu'il y prenne une nouvelle vigueur.

*La circulation du sang.* Or comme par le mouvement continuel & reciproque du pous le sang ne manque jamais d'être poussé hors du cœur, il est nécessaire que ce viscère reçoive assiduellement de la veine cave de quoi remplir de nouveau ses ventricules : Mais comme cette veine ne se vuide jamais, & qu'outre cela les artères dans lesquelles cette expulsion continuelle se fait, ne se gonflent pas outre mesure, il s'ensuit nécessairement que ce mouvement se fait circulairement, & que le sang est continuellement poussé du cœur dans les artères, de celles-ci dans les veines & dans les parties qui doivent être nourries ; & qu'ensuite des petites veines il revient dans la veine cave, & enfin dans le cœur. Nous devons la premiére découverte de cette circulation à Guill. Harvée.

Cette circulation est prouvée par trois fortes raisons.

*1. Preuve tirée de l'abondance du sang.* I. *L'abondance du sang poussée du cœur dans les artères* : laquelle est si grande que les alimens que l'on prend, n'en sçauroient fournir la centiéme partie, puisque cette pulsion se fait aussi-bien dans un homme qui a jeuné deux & trois jours, que dans celui qui a pris beaucoup de nourriture ; ainsi si le sang ne retournoit pas des artères au cœur par les veines, cette matiére qui doit être ainsi poussée, manqueroit bien-tôt dans le cœur : outre cela les artères se romproient dans peu, & les parties dans lesquelles le sang s'écoule, s'enfleroient d'une étrange maniére. En éfet, le cœur d'un homme qui se porte bien & qui est de bon âge, bat dans l'espace d'une heure trois mille fois, ou un peu davantage. Cardan dit quatre mille fois ; Bartholin quatre mille quatre cent fois ; Rolfincius a conté en soi-même quatre mille quatre cent vingt battemens. Si à chaque battement il se poussoit dans l'aorte seulement un scrupule de sang, ( je nomme le plus petit poids de tous ; car l'experience fait voir en dissequant des chiens vivans, qu'il s'en pousse deux drachmes, & même plus, ) on trouvera aprés en avoir fait la supputation, qu'en une heure il passeroit par le cœur huit ou neuf livres de sang, donc dans l'espace de quatre heures il en passeroit trente ou quarante, ( selon le plus ou le moins de battement. ) Or il n'y a pas de vrai-semblance qu'il y ait tant de sang dans tout le corps de l'homme. Outre cela, si l'on considere la quantité du sang qui lorsqu'on ouvre la veine du bras, sort subitement par l'ouverture, & que l'on fasse reflexion, combien il en doit passer à même tems par une infinité d'autres veines dans lesquelles le cours & la circulation du sang n'est empêchée par aucune ligature, tout lequel sang passe généralement par le cœur, on verra facilement qu'à chaque battement il en est poussé du cœur dans la grande artère, non pas seulement quelques goûtes, un scrupule, ou une ou deux drachmes ; mais beaucoup plus, peut-être une demi-once, ou davantage. Ce qui paroît encore mieux dans l'arteriotomie, dans laquelle si l'on fait reflexion combien à chaque battement il en est poussé par l'ouverture d'une petite arteriole coupée, & que l'on calcule combien au même battement il en est aussi poussé par toutes les autres ; on verra qu'il en doit passer une tres grande quantité par le cœur, puisqu'il est certain qu'à chaque battement il en est poussé du ventricule gauche du cœur dans l'artère aorte, autant qu'il en seroit poussé par les artères tant en général qu'en particulier qui derivent de l'aorte, si elles étoient ouvertes. Par la supputation qu'on a faite, on a trouvé qu'il en passeroit par le cœur dans l'espace d'une heure environ huit livres, donc dans l'espace de quatre il en devroit passer trente livres, & plus ; cependant il est peu vrai-semblable qu'il y ait tant de sang dans le corps de l'homme : Car si cela étoit les artères aussi-bien que les autres parties seroient & paroitroient distenduës outre mesure par cette excessive quantité ; mais comme ni elles ne le sont, ni elles ne le paroissent pas : que de plus, la veine cave, ni les autres veines ne se desemplissent point, il faut conclure, & cela est évident, que le sang qui est poussé dans les artères, revient au cœur par les veines.

*2. Preuve par la situation des valvules.*

II. *La situation des valvules dans les veines*, qui est telle, que le sang peut facilement & librement couler par elles dans la veine cave, & nullement de la cave dans les petites veines : même si par un tuyau vous remplissés la veine cave de vent, il n'entre du tout point de ce vent dans les petites veines ; desquels au contraire, si vous les enflés, il passe tout aux grandes, & de là dans la veine cave.

*3. Preuve par la ligature dans l'ouverture de la veine.*

III. *La ligature dans la saignée.* En éfet, si l'on fait une ligature au bras ou à la jambe au dessus du lieu où on veut ouvrir la veine, la veine s'enfle au dessous, parce que le sang qui par les artères est poussé vers les parties les plus éloignées, retourne par les veines, & monte vers le haut ; & lorsqu'il est arrivé à la ligature, il y est arrêté, ce qui fait que la veine s'enfle au dessous, & que le sang ne pouvant aller plus loing, est contraint de couler par l'ouverture ; que si on lâche la ligature, cét écoulement cesse, parce qu'il est alors plus facile au sang de monter par son canal dont la capacité est suffisamment large,

large, que de sortir par l'ouverture qui est plus étroite. Il faut ajoûter à cela que si on fait la ligature si forte que le sang ne puisse pas pénétrer dans les parties d'en bas par les artères, ( lesquelles d'ailleurs si elles sont situées profond, ne peuvent pas être trop serrées & bouchées par une mediocre ligature ) alors non plus il ne s'écoule point de sang par l'ouverture de la veine, parce que n'en étant point poussé vers ces parties à cause de la ligature, il n'en peut point retourner & remonter vers celles d'en haut ; mais si on lâche tant soit peu la ligature, & que le battement de l'artère se fasse plus librement, le sang dabord coule de nouveau par l'ouverture. Outre cela, toute ligature ou compression des veines & des artères faites dans les animaux vivans, montre évidemment que le sang est poussé du cœur dans les parties par les artères, & qu'il revient au cœur par les veines : car les artères liées s'enflent au dessus de la ligature, c'est à dire vers le cœur, parce que le passage du sang est empêché, & les veines au contraire se desenflent parce que le sang peut facilement s'écouler & rétourner au cœur : le contraire arrive au dessous de la ligature.

Ces trois raisons seules sont assés fortes pour prouver cette circulation du sang, quoiqu'il y en ait plusieurs autres tres apparentes & tres probables que je passe ici sous silence pour être court, touchant lesquelles on peut consulter Harvée, Riolan, Coringius, Entius, Higmorus, Deusingius, & plusieurs autres, qui ont fait des traités entiers de la circulation du sang.

*Comment se fait la circulation.*

J'ajoûterai ici seulement la maniére dont se fait la circulation, en quoi peut-être mon opinion est un peu differente de celle des autres.

Il y a deux opinions touchant la maniére dont se fait la circulation ; dont l'une est de Riolan qui n'est suivie que du plus petit nombre ; l'autre est la commune, que la plus grande partie des Philosophes embrassent.

*L'opinion de Riolan.*

Riolan *au liv. de la circulat. du sang. ch.*16. & 17. dit que la sang circule seulement par les grands vaisseaux, & que celui qui est répandu dans les petites ramifications, ne revient plus dans les grands canaux, mais qu'il est tout employé & consumé en la nourriture des parties: Il dit de plus, que le sang de la premiére region ne circule pas non plus; mais qu'il est pareillement consumé en la nourriture des parties de ces endroits. Cette opinion est aujourd'hui rejettée avec justice par quelques Docteurs ; puisqu'on ne sçauroit donner aucune raison, pourquoi le sang qui est poussé par les petites artères en plus grande quantité qu'il n'est besoin pour la nourriture des parties, ne circule pas aussi nécessairement par les petites veines, que s'il étoit poussé par les grandes artères ; ni aussi pourquoi le sang qui est poussé en grande quantité par les artères céliaques, & par les mesenteriques au ventricule, & aux inteſtins, ne circule pas non plus par les veines de ces parties-là. Et qu'enfin en l'un & l'autre cas l'experience fait abſolument voir le contraire : en éfet, ſi à l'extremité de la main ou du pied on ouvre la moindre petite arteriole, il en ſortira plus de ſang dans une heure, qu'il ne pourroit pendant tout un jour en être conſumé en la nourriture de toute la main, ou de tout le pied ; & il eſt évident par l'experience oculaire, que ſi dans les animaux vivans on fait une ligature aux vaiſſeaux meſenteriques, le ſang eſt pour lors pouſſé aux inteſtins par les artères, & auſſi que par les veines il remonte en aſſés grande abondance vers la porte.

*L'opinion commune.* L'autre opinion qui eſt la plus commune, établit que la circulation du ſang ſe fait par les anaſtomoſes des artères & des veines, par leſquelles les petits orifices des artères s'uniſſent à ceux des veines, & s'ouvrent les uns dans les autres, en ſorte que par tout où il y a de telles anaſtomoſes, là ſe fait la circulation ; Et je conclus que là où il n'y en a point, il ne s'y fait point de circulation.

Il ſeroit tres difficile de défendre cette opinion ; dautant qu'il y a tres peu de ces anaſtomoſes dans les grands vaiſſeaux ; & quoique peut-être il puiſſe y en avoir pluſieurs aux extremités délicates des plus petits vaiſſeaux, ( ce qui pourtant n'eſt pas évident en tout lieu, ) neanmoins ces extremités ſont ſi étroites, qu'il ne pourroit paſſer par ces voyes que tres peu de ſang, peut-être pas la ſixiéme, pas même la dixiéme partie de ce qui eſt pouſſé par les artères. Outre cela, comment, je vous prie, les parties pourroient-elles être nourries par le ſang qui paſſe par les anaſtomoſes, puiſqu'il ne leur en eſt point laiſſé dans ce paſſage ? On dira peut-être, qu'il leur en eſt communiqué par exhalation autant qu'elles en ont beſoin. Mais il s'enſuivroit de là que le ſerum étant tres diſposé à s'exhaler ainſi, ( car on voit qu'il s'exhale continuellement par les ſueurs & par l'inſenſible tranſpiration, ) toutes les parties ſeroient nourries de ſerum, & non pas de ſang, parce que le ſang qui eſt un peu groſſier, ne peut pas facilement s'exhaler par les pores des vaiſſeaux. Cela cependant ſeroit abſurde, parce que le ſerum n'eſt ajoûté au ſang que comme un vehicule, & non pas pour la nourriture des parties, & que par les extremités des artères il porte le ſang dans les pores de la ſubſtance des parties, aprés quoi, en partie il s'exhale inſenſiblement, en partie il eſt reporté dans les veines avec le reſte du ſang. Enfin, ſupposé que la circulation ſe fit ſeulement par ces anaſtomoſes, comment eſt-ce que dans l'anaſarque, ( dans laquelle le ſerum n'eſt pas enfermé tout entier dans les vaiſſeaux ; mais qu'il y en a néceſſairement d'inhérent dans la ſubſtance des parties ; car il n'eſt perſonne de bon ſens qui diſe qu'il en puiſſe être contenu dans les ſeuls vaiſſeaux une ſi grande quantité, ) cette circulation ſe pourroit faire de la ſubſtance des parties dans les veines ? Est-ce que ce serum qui dans cette affection est sorti crud & épais des artères par exhalation, rentrera de nouveau par inhalation dans les veines pour être circulé par le cœur, & que de là il s'écoulera aux voyes urinaires, par lesquelles il soit mis déhors ; car la pratique & les observations des Medecins enseignent que cette maladie se termine quelquefois par un flux abondant d'urine ? Comment est-ce aussi que les grandes & molles tumeurs des parties finissent & s'abaissent souvent en peu de tems sans aucune évacuation manifeste, si les humeurs contenuës dans la substance des parties & hors des vaisseaux, ne retournent pas dans les veines ? & comment aussi pourront-elles y entrer si les veines sont en leurs extremités unies avec les artères ? Cela fait voir plus que suffisamment l'erreur de l'opinion commune.

*La veritable maniére dont se fait la circulation.*

Tout ce qu'on vient de dire étant consideré avec attention, on voit dabord quelle est la veritable maniére dont se fait la circulation, & il paroît que le sang ne circule pas seulement par les anastomoses dont on a parlé, mais encore par la substance même des parties ; car il est poussé dans les artères une tres grande abondance de sang, dont une quantité tres considerable s'écoule par les extremités des plus petites arterioles dans les pores de la substance des parties, & là il s'en applique à chaque partie ou autant qu'il lui en faut pour sa nourriture, ou ce qu'il y a de disposé à être appliqué & assimilé ; ce qui reste, passe outre, & entre dans les orifices entr'ouverts des petites veines qui sont dispersées çà & là dans les parties ; & ainsi il avance & s'introduit dans les grandes veines. (Que le sang coule par les pores des parties, & que par leur moyen il retourne dans les veines, cela est évident par ce que nous disons du foye *au liv.1. chap.13.* & *au liv.3. ch.5.* & 11. & par toute blessure faite à la peau, quelque légére qu'elle soit, par laquelle il sort dabord du sang de toutes parts, quoique les vaisseaux n'aient été en aucune maniére blessés ; ) Mais comme les petites arterioles entr'ouvertes qui aboutissent à la substance des parties, sont tres étroites, & que quoiqu'elles donnent passage à plus de sang qu'il n'en faut pour la nourriture de ces parties, il reste neanmoins encore dans les artères beaucoup de ce sang, & même la plus considerable portion, laquelle ne peut être répanduë par ces anastomoses dans les pores de la substance ; la nature, de peur que ce sang ne croupît & ne se corrompît dans ces vaisseaux, ou qu'elle ne surchargeât & n'incommodât les parties, a disposé ces anastomoses en la maniére que nous venons de dire, afin que ce superflu passât par leur moyen dans les veines. Nous avons observé une semblable insigne anastomose à l'entrée de la rate, ainsi que nous disons *au liv.1. ch.15.* & *au ch.10. de ce livre ci* nous ferons mention de deux autres dans un fœtus, une dans le cœur au trou ovale, & l'autre à l'artère pulmonaire à l'endroit où cette artère s'unit avec l'aorte ; & il eſt vrai-ſemblable qu'outre ces grandes anaſtomoſes il y en a encore d'autres moindres, & enfin de tres petites. Cette opinion que nous propoſons eſt conforme aux opinions d'Harvée *au liv. du mouv. du cœur ch.* 14. de Plempius *au liv. des fond. de la Med. ch.* 7. de Pecquet *au liv. de la circulat. du ſang ch.* 5. & de Charleton *en ſon œconom. des anim. exerc.* 6. dont les deux derniers croyent, & non ſans raiſon, qu'il revient aux veines une quantité de ſang beaucoup plus grande par la ſubſtance même des parties que par les anaſtomoſes. Nicol. Hobokenus *en ſon liv. des ſecondines hum.* eſt de la même opinion que ceux-ci : *Rejettant*, dit-il, *l'anaſtomoſe, je dis qu'il ſuffit que les artères ſe joignent, & s'inſerent tellement aux parties qui doivent être vivifiées, qu'elles en pénétrent profondément la ſubſtance, qu'elles s'y diſperſent & s'y terminent en une infinité de petits rameaux chevelus ; & que ces artères ſoient par tout continuellement accompagnées d'une quantité convenable de veines, pareillement inſerées & diſperſées dans la ſubſtance de ces parties.*

Il n'y a pas lieu de craindre que ce ſang répandu hors des artères dans la ſubſtance des parties, y cauſe des tumeurs, des inflammations, des pourritures, des apoſtèmes, &c. car comme les orifices des arterioles qui aboutiſſent dans cette ſubſtance, ſont tres étroits, il ne s'écoule de ſang que ce qui peut commodément paſſer par les pores, & que ce que les petits orifices des veines peuvent recevoir. Mais, dira-t'on, dans les grandes agitations où le corps s'échaufe beaucoup, le ſang eſt pouſſé plus fortement & en plus grande quantité qu'en autre tems ; donc du moins alors il influera une trop grande abondance de ſang dans la ſubſtance des parties, laquelle y cauſera les accidens dont on vient de parler. Je répons, qu'à cauſe de l'excés de chaleur le ſang pour lors eſt plus attenué, les pores ſont plus larges, & les orifices des venules plus ouverts ; en ſorte que le ſang y peut paſſer plus facilement. Mais ſi par quelque contuſion, par un refroidiſſement ſubit, ou par quelle autre cauſe que ce ſoit, ces pores devenoient plus étroits, ou que dans les parties mêmes le ſang devint plus épais, en ſorte qu'il ne pût pas entrer dans les orifices étroits des veines, il s'en feroit alors dans peu de tems un amas exceſſif ; (car l'abord du ſang par les artères eſt continuel à la ſubſtance des parties, & ainſi ces maux dont on a parlé, s'engendreroient dabord. En éfet, c'eſt-là la veritable & ordinaire cauſe de la pleureſie, de la peripneumonie, de l'eſquinancie, des phlegmons, & de toutes les inflammations avec tumeur. Cette cauſe n'a pas été connuë de ceux qui croyent que la circulation ſe fait par les ſeules anaſtomoſes des vaiſſeaux : car ils diſent que comme le libre paſſage du ſang eſt empêché, les vaiſſeaux s'en rempliſſent autant qu'ils en peuvent contenir, & qu'ainſi les parties ſont diſtenduës en tumeur par les vaiſſeaux mêmes ainſi

*La cauſe des inflammations.*

remplis ; ( comme si ces vaisseaux pouvoient si fort se distendre, qu'ils pûssent causer des tumeurs de la hauteur de deux & de trois doitgs, telles qu'on en voit souvent ; ) mais que dautant qu'il ne se peut plus pousser de sang dans ces vaisseaux à cause de leur plenitude, il arrive que le sang qui y est ramassé, étant privé de l'influence du nouveau sang arteriel, se refroidit, loin de s'y enflamer, ( ainsi que Regius tâche de l'établir *au liv. 2. de ses Institutions medic. ch. 11.*) Mais ils ne prennent pas garde que le sang ne passe pas généralement tout par les anastomoses des vaisseaux, mais que la plus grande partie en est poussée dans les pores de la substance ; d'où si pour les raisons que nous avons dites, cette quantité surabondante n'entre pas assés promtement dans les veines, alors nécessairement il se forme tumeur des parties, & parce que chacune des goutes de sang arteriel qui aborde à chaque battement, a en soi, & apporte sa propre chaleur, il arrive que le sang s'augmentant outre mesure, la chaleur s'augmente de-même, & vient à un excés qui cause l'éfervescence du sang, & l'inflammation de la partie avec tumeur. On ne peut pas neanmoins douter que si le sang se trouve acre & disposé à s'échaufer, il ne se puisse quelquefois causer d'éfervescence par une petite quantité de sang répandu subitement dans quelque partie, & qu'alors il ne se fasse des inflammations sans grande tumeur, comme dans l'éresipelle.

*Similitude.*

Pour donner plus de jour à cette matiére, j'apporterai ici une similitude. Si l'on envelope une grande éponge d'une peau déliée, lâchement neanmoins, & sans la trop comprimer, qu'en la partie d'en bas on adapte à cette envelope trois ou quatre tuyaux de cuir, & que par une petite ouverture faite en la partie d'en haut, on pousse de l'eau dans l'éponge avec force par le moyen d'un siphon, cette eau se distribuera facilement & commodément par tous les pores de l'éponge, & il y en demeura autant qu'il en faudra pour l'humecter, le reste passant au travers de ses pores, s'écoulera enfin de son propre mouvement par les tuyaux de cuir qui sont au bas, mais non pas avec autant d'impetuosité de mouvement, qu'elle est introduite en la partie d'en haut par le siphon. Je dis *par les pores*, parce qu'il n'est pas nécessaire que depuis le siphon jusques aux tuyaux d'en bas il y ait entre deux d'autres tuyaux qui portent plus loin cette eau, & qui s'unissent avec les tuyaux inferieurs, afin que cette eau passe au travers. En éfet, les pores de l'éponge suffisent seuls pour lui donner passage. Mais si ces pores s'étressissent, ou que les tuyaux d'en bas se resserrent par quelque cause, en sorte que l'eau ( que je suppose être poussée avec égalité ) ne puisse passer au travers, ni assés-bien, ni promtement, alors l'éponge recevant plus qu'elle ne peut transmettre, s'enfle, & le cuir lâche dont elle est envelopée, devient tendu, dur, & gonflé. La même chose arrivera aussi si l'on pousse dans l'éponge quelque liqueur grasse & viscide qui remplisse ses pores, & bouche les passages ; car alors l'éponge recevant plus qu'il ne peut s'écouler, s'élevera nécessairement en tumeur. Si quelqu'un veut faire l'application de cette comparaison au corps humain, il y verra par similitude la maniére dont la circulation du sang se fait par les pores de la substance des parties, & il concevra facilement de là la cause de plusieurs tumeurs. Il faut voir là-dessus l'experience remarquable de Glisson que nous avons rapportée ci-devant *au liv. 1. chap. 13.* par laquelle il prouve que le sang passe au travers de la substance même du foye ; & l'on peut dire la même chose de la substance des autres parties.

*L'usage de la circulation, & sa nécessité.*

La nécessité & utilité de la circulation du sang, ( j'entends du sang conjointement avec les autres humeurs avec lesquelles il est mêlé ) est tres grande.

I. Par son moyen chaque particule de sang devient peu à peu, & comme par ordre, propre pour la nutrition : car comme il ne se fait pas dans le cœur une longue coction, mais seulement une certaine dilatation ou rarefaction subite, il s'ensuit de là que le chyle ne peut pas dans ce premier passage par le cœur acquerir dabord la derniére perfection de sang, mais que par les differens retours & passages ses particules se spiritualisent les unes aprés les autres, & deviennent tantôt celles-ci, & tantôt celles-là, plus propres pour nourrir le corps.

II. Comme le sang poussé dans les parties se refroidit de plus en plus à proportion qu'il s'éloigne du foyer de sa chaleur, & qu'il devient moins propre pour nourrir, il est absolument nécessaire qu'il retourne au cœur qui est la source de la chaleur, afin qu'il s'y réchauffe, & s'y attenuë de nouveau, & qu'ainsi il y acquiére une nouvelle perfection ; or ce retour lui est procuré par la circulation.

III. Sans cette circulation ni le sang ne sçauroit être poussé aux parties qui doivent être nourries, ni celui qui reste aprés la nutrition, être rapporté au cœur conjointement avec le chyle.

IV. Par son moyen la vertu des medicamens pris interieurement, ou exterieurement appliqués, est portée par tout le corps, ou du moins presque par tout.

V. C'est par elle que le sang est en continuel mouvement, & qu'ainsi il est préservé de congelation, & de pourriture.

VI. Dépuis qu'on l'a connuë, on a pénétré dans les causes de plusieurs maladies, desquelles on n'avoit rien écrit auparavant, ou du moins tres obscurement, & touchant lesquelles il y avoit eu entre les Medecins de grandes disputes, & de grands doutes.

VII. C'est aussi par son moyen que les Medecins ont apris certaines méthodes de guerir plusieurs maux, dont sans elle ils ne pourroient raisonner & juger que par des conjectures incertaines.

Il n'est pas nécessaire que je refute ici en particulier les argumens ſans force de Primeroſius, de Pariſanus, & de pluſieurs autres, par leſquels ils tâchent avec chaleur & opiniatreté de combatre cette circulation, & de défendre avec ſoin l'ignorance & les ténèbres des ſiécles paſſés ; car ce que nous venons de dire répouſſe ſuffiſamment leur malignité, & ainſi je n'entreprendrai pas ce travail inutile, voulant être court ; & je renvoyerai le Lecteur qui aura envie d'être plus amplement inſtruit ſur ce ſujet, à Entius, à Higmorus, & à pluſieurs autres, qui propoſent à deſſein tous les argumens qu'on a coûtume d'objecter, & qui les refutent ſolidement.

*Si le chyle & le ſerum circulent.*

Mais il reſte ici deux doutes a reſoudre : 1. Si le chyle circule par tout le corps, ainſi que fait le ſang ? 2. Si le ſerum circule auſſi de la même maniére ? Je répons, à l'égard du chyle que tant qu'il n'eſt pas ſous l'empire du cœur, & qu'il n'eſt pas entré dans les veines, il n'eſt pas pouſſé par le battement du cœur, & qu'ainſi il ne circule pas. En éfet, le chyle contenu dans les vaiſſeaux lactées meſenteriques & dans les thorachiques ne reçoit ſon mouvement que de la ſeule preſſion des muſcles, & autres parties, & il n'eſt pouſſé par le cœur que lorſqu'il eſt entré dans les veines. De même le chyle qui tombe des vaiſſeaux lactées dans les mammelles, ne circule pas non plus, mais ou il eſt ſucé, & tiré des bouts des mammelles en forme de lait, ou il s'écoule de ſon propre mouvement : Si neanmoins il en entre quelque peu dans les veines mammaires, ( ce qui arrive quelquefois dans les femmes qui ont du lait en abondance, ſur tout en celles qui ceſſent d'allaiter, ainſi que nous l'avons enſeigné *au ch. 2. précédent*, ) alors il eſt porté avec le ſang veineux, aiant encore ſa forme de chyle ou de lait au cœur, ( en la même maniére que le chyle porté par le canal thorachique dans la veine ſouclaviére ; y arrive, ) où étant rarefié il quitte dabord la forme de chyle ou de lait, & prend celle de ſang ; en premier lieu, crud, c'eſt à dire moins ſpiritueux, mais enſuite ſe perfectionnant de plus en plus par ſes differens retours au cœur ; ainſi il ne circule pas par tout le corps en forme de chyle, ( dautant qu'il vient de la quitter, ou qu'il l'a perduë dans le cœur, ) mais en forme de ſang, n'aiant du tout aucune reſſemblance avec le chyle ; de là vient qu'on ne trouve du chyle en aucune artère, & qu'il ne peut y en avoir. De-même dans les femmes groſſes, le chyle qui va au placenta & à l'amnios, ne circule pas ; non plus que celui qui dans certaines femmes non enceintes ( lequel ſouvent eſt vicieux, intemperé, ou mélé avec d'autres méchantes humeurs ) ſe portant pareillement à la matrice, ſe corrompt, & ſe pourrit, ou dans elle, ou dans ſes environs, & s'écoule enſuite déhors avec plus ou moins de puanteur, ſelon que ſa corruption eſt plus ou moins grande. Il y a de l'apparence que c'eſt-là le plus ſouvent la cauſe des fleurs blanches de la matrice. De même auſſi le chyle qui quelquefois ſe porte à la veſſie urinaire, ( ainſi

*Cauſe des fleurs blanches de la matrice.*

que nous avons montré *au liv.* 1. *ch.*18. qu'il arrive quelquefois, ) ne peut pas non plus circuler. Et ainsi tout étant bien examiné, il faut pour toute conclusion établir, que le chyle ne circule pas par tout le corps, mais qu'entrant dans les veines il ne garde sa forme de chyle que jusques aucœur seulement, où il l'a quitte sur le champ à la premiére dilatation. Voyez plusieurs choses sur ce sujet *au ch.* 12. *suivant.* Il faut dire de-même du serum, qu'il ne circule que lorsqu'il est entré dans les vaisseaux sanguins. Car aucune humeur n'est poussée par le battement du cœur, & circulée, que lorsqu'elle est parvenuë aux endroits sur lesquels l'action ou l'empire du cœur s'étend, & qu'y restant, elle est soûmise à son mouvement; mais tant que les humeurs reconnoissent un autre moteur, (comme la contraction peristaltique du ventricule, des intestins, & d'autres parties, la pression des muscles de l'abdomen, &c.) elles ne circulent pas: ainsi ni le serum lorsque sortant des limites de l'empire du cœur il tombe dans les uretères ou dans la vessie, ni la lymphe pituiteuse lorsqu'étant séparée d'avec le sang du plexus choroïde elle est déposée dans les ventricules du cerveau, ne circulent plus, quoiqu'ils aient circulé auparavant losqu'ils étoient mêlés avec le sang.

---

Voyez la Table IX.

## CHAPITRE IX.

### *Des parties du cœur.*

APrés avoir dit du cœur & de son mouvement ce qu'il étoit nécessaire d'en dire par avance, il est tems de venir à la description de chacune de ses parties en particulier.

*Les parties du cœur.* Il y a dans le cœur les parties suivantes à considerer en particulier: Les deux oreilles, les deux ventricules, & le septum medium qui les divise, onze valvules, & quatre grands vaisseaux, dont deux, sçavoir la veine cave, & l'artère pulmonaire sont attachés au ventricule droit; les autres deux, sçavoir la veine pulmonaire & l'artère aorte au ventricule gauche.

Il faut voir maintenant en quel ordre la nature forme dans ce viscère le nectar de vie, c'est à dire le sang; ainsi je décrirai chaque partie dans le même ordre que la nature les employe en faisant cette merveilleuse operation.

*Les oreilles.* Les OREILLES sont comme deux appendices ou allongemens du cœur, situés en l'un & l'autre côté à la base du cœur, aux environs des ventricules, & à l'embouchure des vaisseaux qui apportent la matiére dans ces ventricules. Elles sont nommés OREILLES

DU

DU COEUR, à cause de quelque ressemblance qu'elles ont avec l'oreille humaine.

Elles sont deux en nombre, dont celle qui est au côté droit, laquelle est la plus grande & la plus mollasse, est à l'embouchure de la veine cave; & la gauche qui est la plus petite, est à côté de la veine pulmonaire. *Leur nombre*

Elles sont toutes deux d'une grandeur tres considerable dans l'embrion.

Leur substance est nerveuse, pour être plus forte & plus solide; neanmoins elle est en quelque maniére déliée & molle, afin d'être plus facilement & dilatée, & resserrée. *Leur substance.*

Leur surface paroît exterieurement ridée, neanmoins lorsqu'elles sont pleines & tenduës, elle est égale & polie.

Elles sont l'une & l'autre concaves, munies interieurement de fibres nerveuses & fermes, comme autant de colomnes, entre lesquelles il y a de petites fossettes tant soit peu profondes, plusieurs dans le côté gauche, & moins dans le droit. *Leur cavité.*

Leur couleur est rouge dans les fœtus & dans les enfans nouveaunés; mais dans les adultes elle est plus enfoncée que celle du cœur; neanmoins dans leur dilatation elle est plus rouge, parce qu'elles reçoivent alors du sang; & dans leur contraction elle est plus pâle, parce que ce même sang est poussé déhors. *Leur couleur.*

Elles se dilatent & se resserrent tout comme les ventricules du cœur, mais en different tems; car la diastole des ventricules répond toûjours à la systole des oreilles, & la diastole des oreilles à la systole des ventricules, ainsi qu'il est visible dans la dissection des animaux vivans; où l'on voit aussi, que lors même que le mouvement du cœur cesse, elles palpitent encore un peu, comme si elles étoient le dernier mourant. C'est ce qui a fait qu'Harvée & Entius ont crû qu'elles étoient aussi le premier vivant, & que cette vesicule mouvante laquelle dans l'œuf qu'on a mis couver, paroît avant toute autre chose, est l'oreille du cœur, non pas le cœur même. Deusingius *dans son liv. du mouvement du cœur* s'éleve contre cette opinion; mais leur nombre fait assés connoître l'erreur de cette pensée; car il y a deux oreilles, & dans l'œuf il ne paroît qu'une seule vesicule, laquelle vrai-semblablement est bien plûtôt le cœur qui est unique, que les oreilles qui sont au nombre de deux. *Leur mouvement.*

Leur usage est de recevoir le sang que les vaisseaux apportent, de le fermenter un peu, de le préparer, & de l'envoyer ainsi préparé dans les ventricules. Walæus croit qu'elles sont la mesure de la quantité du sang apporté par les vaisseaux aux ventricules, & Riolan approuve cette opinion. Sennert *dans ses Physiques* croit qu'elles sont specialement destinées pour attirer l'air nécessaire pour la confection des esprits, *Leur usage.*

Mais nous avons enſeigné *au liv.1. ch.34.* & nous enſeignerons *au ch.13. ſuivant*, combien il eſt éloigné de la verité.

*Les ventricules du cœur.*

Le cœur a deux cavités que les Latins appellent *Sinus* & *Ventriculi*, Hipocrate γαστέρας, *ventres*, Galien κοιλίας, & Julius Pollux κόλπους. Ces cavités ſont ſituées l'une au côté droit, l'autre au côté gauche, & elles ſont ſéparées l'une de l'autre par une ſéparation qu'on appelle SEPTUM MEDIUM, laquelle eſt charneuſe, épaiſſe, denſe, convexe dans ſa partie droite, concave dans la gauche, & dont les deux côtés ſont par un artifice merveilleux travaillés & formés de pluſieurs petites colomnes, (quelques-uns croient que ces colomnes ſont de veritables muſcles, que les fibres qui en viennent, & qui s'étendent juſques aux valvules, tant les tricuſpides que les mitrales, en ſont les tendons, & qu'elles ſervent pour la contraction des valvules du cœur) & de pluſieurs petites cellules, ou fentes, ſans neanmoins être percées, ni donner paſſage en aucun endroit; d'où l'on voit évidemment l'erreur des Anciens, qui ont écrit que par les pores du ſeptum qu'ils diſoient être larges, le ſang paſſoit du ventricule droit dans le gauche, & auſſi la tromperie ingenieuſe de pluſieurs des Nouveaux, qui afin de démontrer & prouver par la choſe même l'opinion des Anciens, font des trous dans le ſeptum en y enfonçant leur ſonde avec force, & qui par ce moyen perſuadent aux idiots qu'ils y trouvent des pores & des paſſages manifeſtes; c'eſt ainſi que j'ai vû autrefois que Othon Heurnius, & Falckoburgius Anatomiſtes de Leyden, mes maîtres en Anatomie, en uſoient dans le Theatre public de cette ville-là. Veritablement s'il y avoit dans le ſeptum de tels pores, en vain la nature qui eſt ſi prévoyante, auroit-elle diſposé dans le fœtus tant le trou ovale à la baſe du cœur, que ce vaiſſeau ou canal moyen qui joint l'artère pulmonaire avec l'aorte, (de quoi nous parlerons *au ch. ſuivant*:) En éfet on n'auroit point eu beſoin de ces voyes, ſi le ſang avoit pû paſſer dans le ventricule gauche par les pores du ſeptum. Ainſi c'eſt avec juſtice que Realdus Columbus combat *en ſon trait. du cœur* cette opinion ancienne, & qu'il établit que le ſang eſt pouſſé par l'artère pulmonaire dans le poûmon, & que du poûmon il deſcend par la veine pulmonaire dans le ventricule gauche. Le même dit *en ſon Anat. liv.15.* qu'il a trouvé en quelques-uns que le ſeptum par lequel les ventricules ſont ſéparés, étoit cartilagineux; ce qui eſt une marque certaine que le ſang n'a pas pû paſſer au travers pour aller d'un ventricule à l'autre. Que Riolan donc ſe taiſe, qui *dans ſon Antropograph. liv.3. ch.12.* ſoûtient avec tant de chaleur le paſſage du ſang, du ventricule droit dans le gauche au travers du ſeptum, que même il ſuppoſe des pures fictions pour ſes fondemens, & il dit que le paſſage au travers n'eſt pas ſeulement apparent vers la pointe, mais encore qu'il a pluſieurs petits trous, inviſibles à la verité dans un cœur mort, mais assés manifestes dans un cœur boüilli. Peut-être que Riolan en dormant a vû ces trous en songe, puisque les autres Anatomistes en veillant ne les peuvent trouver en aucun cœur ni crud, ni cuit. Veritablement Domin. de Marchetis *en son Anat. ch.* 10. écrit, qu'il lui est arrivé, neanmoins une fois seulement, de trouver deux trous en la partie superieure d'un septum, lesquels dans le ventricule gauche avoient deux valvules; mais il a sans doute été trompé par quelque grand trou ovale qui est toûjours dans les enfans nouveau-nés, mais qui dans la suite se bouche entiérement; & à cause de son insigne largeur, il l'a crû double. Nous traiterons de ce trou *au ch. suivant.*

*Choses étrangéres engendrées dãs les ventricules.*

Il s'engendre souvent dans les ventricules des choses contre nature, qui quelquefois sont de tres grands obstacles pour la parfaite santé, & qui ne peuvent être connuës du Medecin. Plusieurs fois dans des corps morts de maladie nous y avons trouvé de petits morceaux de graisse, semblables à des caroncules molles & blanchâtres de la grosseur environ d'une moitié d'œuf, quelquefois d'un œuf entier. Entr'autre au mois d'Octobre 1663. nous dissequâmes & fîmes la démonstration du corps d'une jeune fille d'environ vingt-trois ans, laquelle pendant sa vie se plaignoit ordinairement de grandes inquietudes, & de fortes palpitations de cœur, & qui tomboit souvent en défaillance, dont enfin elle mourut; Nous trouvâmes donc dans son cœur un morceau de graisse qui remplissoit tout le ventricule droit, & un autre morceau plus petit dans le ventricule gauche: nous les examinames avec soin, & nous connûmes que ce n'étoit pas du sang coagulé, mais un veritable corps adipeux, tres solide, incapable de se dissoudre en le froissant avec les doigts. Nous jugeâmes que ç'avoit été là la cause de sa mort; car nous n'en pûmes trouver d'autre dans tout son corps, & pendant toute sa vie elle ne s'étoit plainte d'aucun autre mal que de ces excessives inquietudes, de ces fortes palpitations, & de ces défaillances qui revenoient souvent, & qui avoient fait que ses domestiques ignorans l'avoient souvent jugée atteinte d'une légére epilepsie sans convulsion, ou d'affection histerique. Nous trouvâmes demême au mois de Decembre 1668. dans le ventricule droit d'une autre jeune fille de même âge, un semblable corps adipeux assés solide, & de la grosseur de la moitié d'un œuf de poule. Bauhin & Riolan écrivent aussi en avoir souvent trouvé de semblables. Henri Smetius *en ses Mêlanges de Med. liv.* 10. rapporte deux exemples de deux morceaux blanchâtres de la longueur du doigt du milieu, de l'épaisseur d'un pouce, semblable à de la moële de l'os de la jambe d'un bœuf, & aiant quelques appendices. Tulpius *dans ses observat. liv.* 1. *chapit.* 17. écrit avoir trouvé dans le ventricule gauche un polipe pituiteux. Vesal aussi dit y avoir rencontré en un homme, qui pendant sa vie avoit été d'un temperament en quelque maniére mélancolique, d'ailleurs

*Observation.*

tres vigilant, & ſujet à des inégalités extraordinaires de pous, environ deux livres d'une chair glanduleuſe & noirâtre ; ( Il ſemble qu'il y ait ici erreur de la part de l'Imprimeur, & qu'on doive lire deux onces. ) Benivenius y a obſervé un morceau de chair de la groſſeur d'une neſle, & une autrefois un calus tres dur de la groſſeur d'une noix. Nicol. Maſſa y a trouvé un apoſtème tres infect, & l'oreille gauche entiérement conſumée & rongée par l'ulcère. Mathias Cornax un ulcère pourri avec beaucoup de ſanie. Salius, Horſtius, & Marc. Ant. Severinus, des vers. Hollier ( au rapport de Dulaurens ) *ſur les Coac. d'Hipoc.* & *dans ſes Scholies de la pract. ch. de l'ardeur d'urine*, a obſervé dans les ventricules deux calculs avec pluſieurs abſcés : & Wierus *au liv. 4. de praſt. chap.* 16. deux calculs. Nous diſſequâmes au mois de Novembre 1668. en nôtre Theatre public le corps d'un homme de 35. ou 36. ans qui pendant ſa vie avoit été tourmenté d'inquiétudes de cœur, & d'un aſthme perpetuel, dont enfin il étoit mort dans nôtre hôpital, & nous trouvâmes dans le ventricule droit un certain corps étranger, inuſité, blanc, ſolide, & preſque nerveux, qui ne ſe pouvoit rompre par aucun froiſſement des doigts, de la longueur environ d'un pied, de l'épaiſſeur preſque d'un demi-doigt, envelopé d'une membrane particuliére, entre laquelle & le corps même il y avoit deux vaiſſeaux pleins & gonflés de ſang, qui d'un côté s'étendoient depuis le ſommet de ce corps juſques au bas. Par l'une de ſes parties ; ſçavoir par la plus grande & la plus épaiſſe, laquelle étoit ſolide, & n'avoit aucune cavité, il étoit attaché au ventricule même, & par l'autre paſſant par la cavité de l'oreille droitte, il entroit dans la veine cave environ de la largeur de trois doigts, & cette partie-ci étoit creuſe, aiant pluſieurs petites cellules tortueuſes comme la cavité de l'oreille. Nous trouvâmes de-même dans le ventricule gauche un ſemblable corps nerveux, mais un peu plus long, aiant auſſi en l'un de ſes côtés des vaiſſeaux ſanguins cachés ſous la membrane qui l'envelopoit. L'une de ſes moitiés, ſçavoir la plus ſolide & la plus épaiſſe, étant attachée au ventricule même ; l'autre étant partagée en deux, comme en deux jambes, qui étoient creuſes, & avoient interieurement pluſieurs cellules auſſi tortueuſes. L'une de ces jambes s'étendoit dans la veine pulmonaire, ( que les autres appellent artère veineuſe, ) le tout environ de deux ou trois travers de doigt, & l'autres dans l'artère aorte ; ( Nous trouvâmes des polipes à peu prés ſemblables, mais moindres, ainſi que nous le démontrâmes publiquement, dans les deux ventricules d'un homme dont nous diſſequâmes le corps au mois de Fevrier 1670. ) Ces corps avoient empêché le libre paſſage du ſang par le cœur, & par le poûmon, leſquels auſſi en étoient extrêmement gonflés, ( c'eſt de là que venoit l'aſthme par la compreſſion des bronchies, ) & y aiant fait une inciſion il en ſortit une

*Obſervation.*

humeur écumeuse ; & les venules qui dans les personnes saines sont à peine visibles, y étoient enflées de sang en plusieurs endroits de la grosseur d'une plume d'aloüette. Bartholin *en son Anat. cent.* 3. *hist.* 17. donne la description d'un semblable polype trouvé dans le cœur.

Malpighius a écrit, touchant la génération de ces polypes, un petit livre tres beau & tres digne d'être lû, lequel on peut voir.

*Les vaisseaux.* Il y a quatre grands vaisseaux qui aboutissent aux ventricules du cœur, sçavoir la veine cave, l'artère du poûmon, la veine du poûmon, & l'artère aorte.

*Le ventricule droit.* Le ventricule droit est mince, ample, & grand. Il n'est pas exactement rond, mais presque demi-circulaire, & il ne descend pas tout à fait jusques à l'extremité du cone. Le sang veineux conjointement avec le chyle, auquel il est mêlé, & qui est apporté de la souclaviére par la veine cave, y étant entré par l'oreille droitte, (dans laquelle il reçoit une premiére préparation, s'y mêlant plus exactement avec le chyle, & s'y rarefiant en quelque maniére, ) y est dabord attenué & rendu spiritueux, & c'est ainsi qu'il est changé en veritable sang spiritueux.

*La veine cave.* Il reçoit le sang veineux mêlé, ou non mêlé avec le chyle, ( car il n'y a pas toûjours du chyle ) par la VEINE CAVE, laquelle est le plus grand vaisseau membraneux de tout le corps, qui n'est composée que d'une simple & molle tunique, & qui à mesure qu'elle fait chemin, est révetuë, pour être mieux soûtenuë, des membranes qui envelopent les parties qui lui sont voisines. Toutes les veines du corps versent en elle le sang dont elles sont chargées, pour être delà porté dans le cœur, & y être de nouveau cuit & rarefié, & cela en la maniére que tous les fleuves de la terre portent leurs eaux dans l'Ocean.

Cette veine s'insere ou se joint au ventricule droit du cœur par un orifice tres vaste, & tres ouvert, & elle s'unit si exactement à cet orifice qu'on ne peut l'en séparer sans la déchirer.

*Les valvules tricuspides.* Il y a autour de cét orifice un cercle membraneux qui dabord se fend en trois valvules membraneuses, lesquelles regardent en dedans. On les appelle communément TRICUSPIDES ; les Grecs les nomment τριγλωχῖνας à cause, ainsi que plusieurs croyent, de leur forme triangulaire, quoique veritablement elles n'aient pas une telle forme ou figure, & qu'elles ne s'étendent pas en trois pointes: Ainsi il semble qu'on leur a donné ce nom parce qu'elles ont chacune en leurs côtés trois fibres, c'est à dire trois ou quatre petits liens, par lesquels elles sont attachées aux petites colomnes charneuses du septum du cœur. Ces valvules s'ouvrant dans la dilatation du ventricule, donnent passage au sang qui y tombe de la veine cave ; mais en se fermant ou s'affaissant dans la contraction, elles empêchent que le sang ne retourne du ventricule dans la cave, & qu'en ce même moment de contraction le sang qui aborde, ne tombe dans le ventricule.

*L'artère pulmonaire.* Ce ſang, eſt au même inſtant pouſſé du ventricule droit dans le poûmon par l'ARTE'RE PULMONAIRE, qui eſt un autre grand vaiſſeau, uni & attaché à ce ventricule en ſa partie d'en haut : Nos anciens ont appellé ce vaiſſeau, *Veine arterieuſe*, mais mal, puiſqu'il n'a aucune reſſemblance aux veines ; ainſi qu'il eſt évident : *Premiérement*, par ſa ſubſtance qui eſt une membrane double, épaiſſe & ſolide, & qui n'eſt point diſſemblable de l'artère aorte. *Secondement*, par ſon uſage, étant deſtiné pour porter un ſang ſpiritueux, & tres chaud. *Troiſiémement*, par ſon mouvement, aiant un battement ſemblable à celui des autres artères, ainſi qu'il paroît par la diſſection des animaux vivans.

*Les valvules Sigmoïdes.* Cette artère a à ſon embouchure trois valvules membraneuſes qui regardent en déhors ; on les appelle SIGMOÏDES, ou SIGMOÏDE'ENNES, à raiſon de leur figure qui eſt ſemblable à l'ancienne lettre grecque *Sigma*, qu'on écrivoit autrefois comme le C des Latins. Elles empêchent que le ſang pouſſé dans les poûmons, ne rentre de nouveau dans le ventricule, lors de l'abaiſſement du poûmon, & de la dilatation du cœur.

Le ſang eſt donc versé en abondance par L'ARTERE PULMONAIRE, du ventricule droit du cœur dans les deux parties du poûmon, la droitte & la gauche, ( dans leſquelles cette artère s'inſere par deux grands rameaux, & par pluſieurs ſubdiviſions ; ) & il en eſt employé tant ſoit peu pour la nourriture du poûmon, mais la plus grande partie laquelle eſt pouſſée dans les petits rameaux de la veine pulmonaire qui s'uniſſent par anaſtomoſe avec les petits rameaux de l'artère, & qui conjointement avec eux ſe diſperſent en maniére de rets tres délié çà & là par les lobes du poûmon, eſt portée par le tronc de la veine pulmonaire dans l'oreille & dans le ventricule gauche du cœur.

*Le ventricule gauche.* Le ventricule gauche du cœur eſt plus étroit que le droit, mais beaucoup plus charneux, plus épais, plus dur, & plus long ; ſa cavité eſt preſque ronde, & deſcend juſques à la pointe. Dans ce ventricule le ſang rafraichi dans les poûmons par l'inſpiration, ſe fermente de nouveau, ſe dilate, ſe rend ſpiritueux, & acquiert ſa derniére perfection.

*La veine pulmonaire.* Or ce ſang qui doit ainſi être perfectionné, eſt ( comme on a déja dit ) reçû dans ce ventricule par le moyen de la VEINE PULMONAIRE, laquelle eſt un grand vaiſſeau qui deſcendant du poûmon, s'inſere dans la partie ſupérieure de ce ventricule, & lui eſt continuë. On le nommoit anciennement *Artère veineuſe*, mal neanmoins, puiſqu'il n'eſt pas une artère, mais une veine ; ce qui paroît ; *premiérement*, par ſa membrane qui eſt ſimple, molle, & ſemblable aux autres veines. *Secondement*, par ſon uſage, puiſqu'elle ne fournit pas un ſang ſpiritueux & chaud, mais temperé & rafraichi par l'inſpiration d'un air froid. *Troiſiémement* ; de ce qu'elle ne bat pas comme les autres artères.

*Les valvu-* Elle a à ſon embouchure deux valvules appellées MITRALES parce qu'étant jointes ensemble ; elles représentent en quelque maniére la mitre d'un Evêque. Ces valvules different peu ou point du tout en grandeur & en figure, des valvules tricuspidales, & elles regardent vers l'interieur du ventricule, empêchant que de ce ventricule le sang n'aille dans les poûmons. C'est pour cette raison, & aussi afin qu'elles aient plus de force, qu'elles sont attachées par plusieurs filets assés longs à deux ou trois productions, ou petites colomnes charneuses, qui de la partie inferieure du septum s'éleve vers le haut. Quelques-uns les ont prises pour des muscles, & ces filamens pour des tendons. *Les mitrales.*

Le sang aiant reçû dans ce ventricule sa derniére perfection, est poussé dans l'ARTERE AORTE, OU GRANDE ARTERE, laquelle s'insere dans ce ventricule, auquel elle est continuë, & qui est la tige de toutes les artères du corps, si on en excepte la pulmonaire, & la trachée. Sa substance est tres solide, tres dure, & composée de deux tuniques, dont l'interieure est plus serrée & plus dense, & l'exterieure plus déliée. Elle est révétuë de la membrane mince qui envelope les parties qui lui sont voisines, & cela pour la fortifier & la défendre. *L'artère aorte.*

Elle a à son orifice trois valvules qui avancent en déhors. Les Anciens les ont appellées DEMI-LUNAIRES, à raison de leur ressemblance à une demi-lune. Elles sont entiérement semblables aux sigmoïdes, & elles soûtiennent l'impetuosité du sang de l'aorte, & en empêchent la réchûte dans le ventricule gauche du cœur. *Les valvules demilunaires.*

En certains animaux, principalement dans les cerfs, il se forme de l'orifice de cette aorte qui s'endurcit, un petit os qui soûtient les valvules. Galien fait en plusieurs endroits mention de cét os, & Plempius écrit qu'il en a tiré quelquefois un semblable des cœurs des bœufs, que quelquefois on n'y en trouve qu'un, quelquefois deux, & souvent les commencemens d'un troisiéme : mais il ne croit pas que ce soit là une partie de l'artère qui devient os, mais un veritable os particulier, parce qu'on le trouve dans la substance même charneuse du cœur. Nicol. Stenon a écrit que ce n'est pas seulement dans les grands animaux qu'il y a de semblable os, mais qu'il y en a aussi tres-souvent dans les brebis, & il croit que ce n'est rien autre qu'une partie de l'orifice tendineux qui a dégeneré en dureté d'os. Cét os est tres rare dans l'homme. Bartholin neanmoins *en ses hist. rar. anat. cent.* 1. *hist.* 50. en a trouvé un dans le cœur d'un Phtysique : & à *cent.* 2. *hist.* 45. il assûre qu'on en trouva un dans le cœur d'Urbain VIII. Souverain Pontife Romain. De-même Riolan rapporte qu'on en trouva un dans le cœur d'un certain Président, & aussi dans celui de la Reine Mere. Le même *dans ses animadvers. sur Bauhin* soûtient avec assés de chaleur, que non seulement on en rencontre tres souvent dans les cœurs des vieillards ; mais que lui-même en a observé plus de trente-fois : Peut-être que Riolan a été plus occupé dans les dissections des vieillards *L'os du cœur.*

que les autres Anatomistes, ausquels il arrive plus souvent de dissequer de jeunes sujets.

## EXPLICATION DE LA TABLE IX.

Cette Table répresente le cœur avec ses vaisseaux en leur situation, & aussi ses ventricules avec leurs valvules: De plus, les poûmons en leur situation, la trachée artère, & le diaphragme.

### FIGURE I.

A. *LE Pericarde encore envelopant le cœur.*
BB. *Les Poûmons embrassant le cœur en sa situation.*
C. *La veine cave ascendante.*
D. *Le principe de la veine azygos.*
E. *La veine souclaviére droitte.*
F. *La veine jugulaire droitte.*
G. *La veine jugulaire gauche.*
H. *La veine souclaviére gauche.*
II. *L'Artère carotide droitte & gauche.*
KK. *L'artère souclaviére droitte & gauche.*
LL. *Les nerfs de la sixiéme paire qui descendent aux poûmons.*
M. *Le oommencement de la grande artère descendante.*

### FIGURE II.

A. *Le Pericarde séparé du cœur.*
B. *Le cœur parsemé de veines & d'artères coronaires.*
C. *Le tronc de la grande artère sortant du cœur.*
D. *Sa portion descendante tournée vers le haut.*
EE. *La veine arterieuse distribuée au poûmon sur le côté gauche.*
F. *Canal entre la veine arterieuse & la grande artère, visible seulement dans les fœtus nés dépuis peu, & dessechés dans les adultes.*
G. *Le rameau droit de la veine arterieuse.*
HH. *Les rameaux droit & gauche de la veine arterieuse.*
I. *L'Oreille du cœur.*
KK. *Les poûmons situés autour du cœur.*
L. *La tunique propre des poûmons séparée.*

### FIGURE III.

Le cœur entier d'un enfant.

A. *La membrane propre du cœur séparée.*
B. *Le Parenchime du cœur nud.*
CC. *L'oreille du cœur droitte & gauche.*
D. *La grande artère sortant du cœur.*
E. *Portion de la veine cave étant hors du cœur.*

### FIGURE IV.

A. *Portion du cœur coupée en travers.*
B. *Le ventricule gauche.*

CC. *Le*

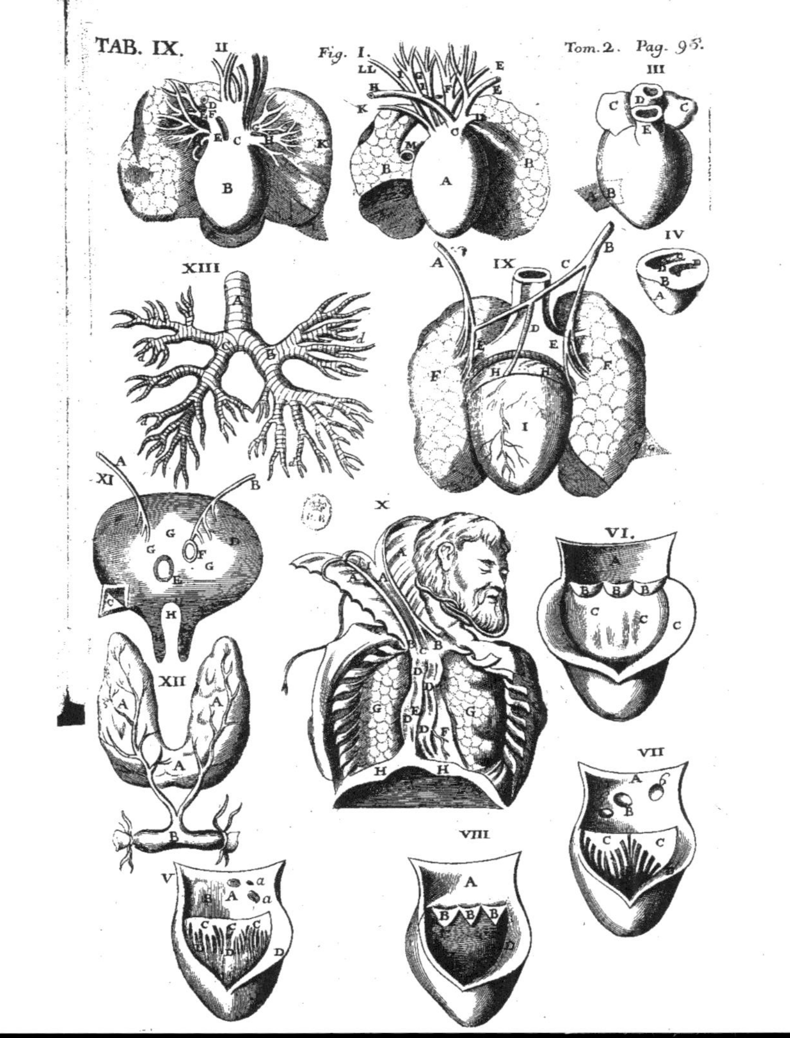
TAB. IX.
Tom. 2. Pag. 95.
Fig. I.
II
III
IV
V
VI.
VII
VIII
IX
X
XI
XII
XIII

CC. *Le ventricule droit.*
DD. *Le ſeptum du cœur.*

## FIGURE V.

### L'interieur du cœur.

A. *L'Orifice de la veine coronaire.*
B. *Anaſtomoſe entre la veine cave & l'artère veineuſe, viſible ſeulement dans les fœtus nouveau-nés, & conſolidée dans les adultes.*
CCC. *Les valvules tricuſpides.*
DDD. *Le ventricule droit du cœur ouvert.*
a a. *Conduits aboutiſſans au ſeptum.*

## FIGURE VI.

A. *La veine arterieuſe coupée dans le ventricule droit.*
BBB. *Les valvules ſemi-lunaires, ou ſigmoïdes ſituées à l'orifice de cette veine.*
CCC. *Le ventricule droit ouvert.*

## FIGURE VII.

A. *L'artère veineuſe coupée.*
B. *Veſtige de l'anaſtomoſe de l'artère veineuſe avec la veine cave, laquelle n'eſt que dans les ſeuls fœtus.*
b b. *Conduits ſitués entre les membranes qui aboutiſſent au ſeptum.*
CC. *Les deux valvules mitrales ſituées dans le ventricule gauche a l'entrée de la veine arterieuſe.*
DD. *Le ventricule gauche du cœur ouvert.*

## FIGURE VIII.

A. *La grande artère coupée tout-auprés du cœur.*
BBB. *Les valvules demi-lunaires de la grande artère.*
CC. *Le ventricule gauche du cœur.*
D. *Portion du ventricule gauche réfléchie.*

## FIGURE IX.

AB. *Le nerf de la ſixiéme paire ſe portant au poûmon à droit & à gauche.*
C. *Rameau qui eſt entre l'un & l'autre nerf.*
D. *Rejetton du même nerf allant au pericarde.*
EE. *Deux grands rameaux de la trachée artère, membraneux ſur le derriére.*
FF. *Partie de derriére du poûmon.*
G. *Membrane propre des poûmons ſéparée.*
HH. *Portion du pericarde.*
I. *Le cœur en ſa ſituation avec les vaiſſeaux coronaires.*

## FIGURE X.

AAA. *La ſurface interieure du ſternon & des cartilages qui lui ſont adhérens.*
BB. *Les veines & les artères mammaires deſcendantes ſous le ſternon.*
C. *Le corps glanduleux appellé Thymus.*
DDDD. *Les côtés du mediaſtin ſéparés.*
EE. *Cavité formée entre les membranes du mediaſtin par la ſéparation du ſternon.*
F. *Protuberance du mediaſtin là où le cœur eſt ſitué.*
GG. *Les Poûmons.*
HH. *Le Diaphragme.*
I. *Le Cartilage Xiphoïde ou enſiforme.*

### FIGURE XI.

Le Diaphragme.

A B. *Le nerf du diaphragme gauche & droit.*
C. *Sa membrane superieure séparée.*
D. *Sa substance charneuse, nuë.*
E. *Trou pour le passage de l'ésophage descendant.*
F. *Trou pour la veine cave.*
G G G. *La partie membraneuse, ou le centre du diaphragme.*
H H H. *Ses appendices entre lesquelles la grande artère descend.*

### FIGURE XII.

Le corps glanduleux situé auprés de la veine.

A A A. *Glandes situées tout auprès du larinx.*
B. *Portion de la veine jugulaire, de laquelle deux rameaux se portent par ces glandes.*

### FIGURE XIII.

A. *La trachée artère coupée sous le larinx.*
B. *Le rameau droit de cette artère, divisé premiérement en deux branches, & ensuite plusieurs autres fois en quantité de branches.*
C. *Le rameau gauche divisé de la même façon.*
d d d d. *Les extremités de ces rameaux finissans en de petits canaux.*

---

Voyez la fig. VII. de la Table IX.

## CHAPITRE X.

*De l'union des vaisseaux dans le cœur du fœtus.*

NOus avons suffisamment décrit comment le sang dans l'homme né se meut par le cœur & par ses vaisseaux ; mais dautant que dans le fœtus pendant qu'il est enfermé dans la matrice, les vaisseaux sont un peu autrement disposés, il faut maintenant expliquer de quelle maniére la sanguification se fait en lui.

*Le mouvement du sang dans le fœtus.*

Le sang dans le fœtus ne passe pas du ventricule droit au gauche par le poûmon comme dans l'homme né, ni non plus il ne se cuit pas, ne se fermente pas, & ne se dilate pas dans les deux ventricules, mais seulement dans l'un d'eux : car celui qui se cuit & se rarefie dans le droit, ne va pas ensuite dans le gauche, pour y être de nouveau rarefié ; & celui qui se rarefie dans le gauche, n'a pas non plus auparavant été rarefié dans le droit.

*La double union des vaisseaux*

C'est pour cette raison que dans le fœtus l'union des vaisseaux du cœur par lesquels ce passage du sang se fait, est double. Cette union s'éface ensuite entiérement dans les adultes.

*Le Trou ovale.*

La premiére se fait dans le cœur par anastomose, & elle est un trou très grand, & très évident, de figure ovale, que l'on appelle TROU

OVALE, ſitué ſous l'oreille droite du cœur, auprés de la coronaire, & un peu avant l'endroit où la veine cave s'ouvre entiérement dans le ventricule droit. Par ce trou ſe fait l'union de la veine cave & de la pulmonaire.

Au devant de ce trou, du côté de la veine pulmonaire, il y a une valvule membraneuſe tres déliée, mais ſolide & dure, plus grande que le trou, laquelle empêche que le ſang qui eſt tombé de la veine cave dans le ventricule gauche, ne réflue. *Sa valvule.*

L'autre union ſe fait hors du cœur, à deux travers de doigt, ou environ, de ſa baſe, par un canal aſſés long, qui unit l'artère pulmonaire à la grande artère. Ce canal a la ſubſtance, l'épaiſſeur, & la cavité d'une artère. Il remonte tranſverſalement un peu obliquement de l'artère pulmonaire à la grande artère, & il verſe dans l'aorte le ſang qui du ventricule droit a été pouſſé dans la pulmonaire, en ſorte qu'il ne tombe pas dans le ventricule gauche. *L'autre uniō. par un canal.*

Or dautant que la chaleur du fœtus eſt comme un feu nouveau, qui d'une petite bluette commence premiérement à s'alumer, & qui enſuite s'augmente peu à peu; il arrive de là que le ſang pendant que le fœtus eſt dans la matrice, ne parvient pas à un ſi haut degré de chaleur, qu'il lui ſoit néceſſaire de recevoir du rafraichiſſement, & la double coction du cœur; car il n'a pas encore beſoin de cette acrimonie, qui dans la ſuite eſt requiſe pour procurer au corps une plus ſolide nourriture. C'eſt auſſi pour cette même raiſon que le fœtus ne reſpire pas dans la matrice, (ainſi que nous l'avons amplement expliqué *au liv. 1. ch. 35.*) que ſes poûmons n'agiſſent pas pendant ce tems-là, & qu'ils reſtent ſans uſage & denſes: laquelle denſité fait que le ſang qui a été cuit dans le ventricule droit, & de là pouſſé dans l'artère pulmonaire, n'a pas le paſſage libre par le poûmon; Neanmoins pour que ſon cours ne fut pas interrompu, & qu'il eut un chemin ouvert, la nature a diſposé ce canal dont nous parlons, afin que par ſon moyen ce ſang fut pouſſé de l'artère pulmonaire dans l'aorte, le poûmon cependant recevant autant de ſang qu'il lui en faut pour ſa nourriture. *Pourquoi dans le fœtus le ſang n'a pas beſoin d'être refroidi ou rafraichi.*

Mais afin que le ventricule gauche du cœur dans lequel le ſang eſt rendu plus ſubtil, & plus ſpiritueux, ne demeurât pas inutile par le manque de matiére, le trou ovale eſt placé en telle ſorte à l'entrée de la veine cave, que le ſang qui coule par cette veine, tombe au même tems, en partie dans le ventricule droit du cœur, & en partie par ſon moyen dans la veine pulmonaire, & de là enſuite dans le ventricule gauche. *L'uſage du trou ovale.*

Et ainſi le ſang dans le cœur du fœtus ne reçoit qu'une ſimple & unique coction ou rarefaction, ſçavoir dans l'un ou dans l'autre des ventricules, & le ſang qui a été cuit & rarefié dans le droit, ſe mêle dans la grande artère avec celui qui a été rarefié dans le gauche.

*Que le trou ovale s'aneantit aprés la naissance.*

Ce trou ovale, qui dans le fœtus est tres ample, n'étant plus d'aucun usage dans l'homme né, se réünit & s'éface si parfaitement dans peu de semaines, qu'il n'en reste nulle part aucun vestige, quel qu'il soit : car il arrive tres rarement qu'on le trouve ouvert dans les adultes ; quoique Pinæus, Riolan, Marchetis, & Bartholin disent l'avoir plusieurs-fois trouvé ainsi ; cela neanmoins n'arrivera presque pas en un seul sur dix mille. Dans l'ordinaire il se bouche si-bien, qu'il n'est personne qui jugeât qu'il y eut jamais eû là de trou ; En éfet, la valvule dont on a parlé, s'aneantit & se consolide si parfaitement quelque tems aprés la naissance, qu'il n'y paroît plus de passage, quoiqu'il arrive quelquefois dans plusieurs adultes que cette valvule devienne ferme & solide, qu'elle soit encore visible, & qu'elle paroisse distincte du reste de la substance du septum. Il faut donc considerer comme absurde, & comme tres éloigné de toute verité, ce que Riolan écrit *dans ses Animadv. sur Bauhin* : sçavoir que l'anastomose demeure tres souvent, même presque toûjours, ouverte par ce trou. Certes ce grand homme s'emporte avec trop de force contre Bauhin, qui avec justice croit le contraire, ne craignant pas de contredire hardiment à l'experience oculaire même. Mais qui ne sçait pas ce que peut sur les grands genies l'émulation & la jalousie, & jusques où elle les porte quelquefois.

*Que le canal se desseche aprés la naissance.*

Il en est de même du canal dont on a parlé, quoiqu'il soit tres ample, & que sa substance soit solide & épaisse en la maniére de celle de l'aorte ; car aprés la naissance il se desseche & s'aneantit tellement, qu'on n'en trouve aucun reste dans les adultes.

Ces unions de vaisseaux, lorsque les fœtus humains manquent, peuvent être assés commodément démontrées dans les veaux & dans les agneaux nouveau-nés.

---

# CHAPITRE XI.

## *De l'office du cœur, ou de son action.*

APrés avoir décrit l'histoire entiére du cœur, enfin il est tems de parler de son action ou office, sur quoi les opinions sont tres differentes.

*L'opinion des Anciens touchant le siége de l'ame dans le cœur.*

Platon, Galien, & plusieurs Stoïques ont enseigné que le cœur étoit le siége de l'ame irascible : mais Chrisippus, Possidonius, & plusieurs Sectateurs d'Aristote, outre le siége de l'irascible, y ont encore établi celui de l'ame concupiscible. Hipocrate ne s'éloigne pas trop de leur opinion ; car *au liv. 2. de Diet. tex. 12.* il dit que l'ame consiste en un feu tres chaud, lequel *au liv.2. des princip. text.* 7. il place dans le cœur. Et aussi *au liv. du cœur text.* 8. il dit ouvertement que l'Ame de l'homme est dans le cœur. C'est pareillement là ce qu'au sentiment de Plutarque, Diogene a crû, aussi-bien que Zenon, au rapport de Laërce. Tertullien écrit qu'Apollodore a été de cette opinion, & entre les Nouveaux, Gassendi semble vouloir l'aprouver & l'établir. La Sainte Ecriture même a beaucoup de passages qui confirment cette opinion : car nous y lisons : que *Dieu sonde & voit le fond des cœurs* : que *c'est du cœur que partent les méchantes pensées* : que *l'on croit du cœur pour obtenir la justice* : que *l'amour des disputes, la connoissance des tems, le jugement, la sagesse, la folie, le conseil, le repentir,* &c. *viennent du cœur.* Le Prophete David Pseau. 118. fait cette priére : *Seigneur, donnez-moi l'intelligence, & je m'appliquerai à connoître vôtre loi, & la garderai de tout mon cœur. Faites pancher mon cœur vers les témoignages de vos loix.* De-même, Proverb. 6. *vers.* 17. *Le Seigneur hait les cœurs qui forment de noirs desseins.*

Il faut ajoûter à cela de tres solides raisons. 1. Que le cœur vit & se meut le premier, & meurt le dernier ; & qu'étant blessé toute la machine tombe sur le champ. 2. Qu'il est situé dans le milieu, qui est le lieu le plus honorable de tout le corps. 3. Qu'il est le seul viscère qui fasse le sang & l'esprit vital, & qui nourrisse & vivifie toutes les parties ; Que l'ame est dans le sang, ce qui est évident *par le Levit. ch.7.* où il est dit, *L'Ame de la chair est dans le sang.* 4. Que le cœur étant mal affecté, tout le corps souffre avec lui ; & que toutes les autres parties étant corrompuës, il ne meurt pas ni toûjours, ni nécessairement avec elles. 5. Que le cerveau à qui plusieurs attribuent le siége de l'Ame dépend du cœur, comme il est évident lorsqu'on lie les artères carotides : & que le mouvement même du cerveau procede du cœur. 6. Que quelque partie du cerveau peut se corrompre, & être ôtée sans que pour cela on cesse de vivre ; (On en voit plusieurs exemples & témoignages *dans les observ.* de Schenkius, *au liv.* 1.) & il n'en est pas de même du cœur dont toutes les blessures sont mortelles. 7. Que quoique la perception, la pensée, l'imagination, la memoire, & les autres actions principales se fassent dans le cerveau, il ne s'ensuit pas neanmoins que le siége de l'Ame soit dans l'instrument par lequel elle fait ses actions. L'ouvrier fait à la verité connoître les heures à toute la ville par l'horloge qu'il a faite, & il les indique par les coups de la cloche, ce qu'il ne sçauroit faire sans cét instrument ; mais il ne s'ensuit pas de là qu'il soit lui-même dans l'horloge, ni qu'il ait là son siége fixe ; il suffit qu'il communique à l'horloge tout ce qui est nécessairement requis pour faire une telle action, & il n'importe qu'il ait son siége ailleurs. Ainsi de-même l'Ame opere bien dans le cerveau, comme instrument, quoiqu'elle puisse avoir son siége dans le cœur. C'est pourquoi Piccolhominus *part.5. Physic. ch.*18. a dit ingenieu-

N iij

ſement que l'Eſprit, ou l'Ame, nous eſt uni par deux raiſons. *Premiérement*, par nature, & par cette raiſon le cœur eſt néceſſairement ſon ſiége. *Secondement*, par operation, en tant que par le moyen des eſprits que le cœur envoye, l'Ame communique les facultés aux inſtrumens par les operations deſquels on juge de la preſence de l'Ame, quoiqu'elle puiſſe avoir ſon ſiége ailleurs. Avicenne *Fen.* 1. *doct.* 5. *chap.* 1. veut preſqu'en la même maniére, que l'Ame avec ſes facultés ait ſon ſiége dans le cœur, comme premiére racine ; & qu'au reſte elle reluit dans les autres membres par ſes rayons, c'eſt à dire ; que le cœur eſt le principe des facultés animales, & qu'elle ſe ſert du cerveau comme d'un inſtrument pour ſentir : en ſorte que la faculté animale ſoit radicalement ( c'eſt ainſi qu'il parle ) dans le cœur, & manifeſtativement dans le cerveau.

C'eſt par ces authorités & raiſons, & par pluſieurs autres, que quelques-uns ont coûtume, en traittant de l'action du cœur, de défendre cette opinion ; laquelle neanmoins Deſcartes *part.1.des paſſ. de l'ame, art.*33. combat vigoureuſement.

Mais ils ſemble qu'ils ſont tous tres éloignés du but ; puiſque voulant examiner l'action du cœur, ils diſputent dabord du ſiége de l'Ame raiſonnable, & avec tant de chaleur, qu'il ſemble que le ſalut de la patrie dépende de la reſolution de cette queſtion. Veritablement il n'eſt perſonne qui doute qu'il n'y ait une Ame raiſonnable dans l'homme, qu'elle eſt incorruptible, qu'elle n'eſt pas tirée de la matiére, mais qu'elle eſt une particule ſpirituelle & incorporelle de l'eſprit divin : mais il n'eſt auſſi perſonne qui ne voye combien il eſt difficile de deſigner dans un corps où eſt le ſiége particulier & fixe d'une choſe incorporelle qui ne procede point de ce corps, & dans lequel elle ne peut pas toûjours être : Ainſi il ne ſeroit pas ſeulement inutile de ſoûtenir ici une diſpute de mots ſur le ſujet de l'Ame raiſonnable, mais même elle nous éloigneroit du bût que nous nous ſommes proposé ; car nous n'avons pas reſolu de rechercher le ſiége de l'Ame raiſonnable, mais l'action du cœur de ſoi mortel.

*L'action du cœur.* Or cette action du cœur eſt la principale de toutes les actions qui ſe font dans tout le corps ; ſçavoir de faire le ſang, & de le pouſſer par ſon battement en toutes les artères, & de là en toutes les parties, afin qu'elles ſoient nourries de ce ſang.

Les Philoſophes anciens qui ont vécu avant Galien, ont toûjours attribué au cœur cette fonction de faire le ſang. Ainſi Hipocrate *au liv.*4. *des malad.* dit que le cœur eſt la ſource du ſang. Platon *dans ſon Timée* établit pareillement que le cœur eſt la ſource du ſang qui ſe répand en toutes les parties du corps avec impetuoſité. Ariſtote *au liv. de l'hiſt. des anim.ch.*2. de plus *au liv.* 2. *des part. des anim.ch.*1. & *au liv.*3. *des part. des anim. ch.*3. établit que le cœur eſt le principe des veines, & qu'il a en ſoi la principale vertu d'engendrer le ſang. Aprés ceux-là eſt ſurvenu Galien qui a introduit une nouvelle op nion, laquelle ôte au cœur la fonction de faire le ſang, & l'attribuë tantôt au foye, tantôt à la ſubſtance des veines, & tantôt à l'un & à l'autre, ainſi qu'il paroît *au liv.5. de l'uſ.des part.ch.12.* & 17. & *au liv.1. ch.16.* de plus *au liv.6. des ſentim. d'Hipocr.* & *Plat. ch.4.*& 6. & en pluſieurs autres endroits. Veſal, Jac. de Partibus, Columbus, Picolhominus, Carpus, Bauhin, Joubertus, & une infinité d'autres imitent Galien, ſur tout ceux qui ſuivent ſans reflexion ceux qui les ont précédés, allant, non pas où il faut aller, mais où les Galeniſtes vont, & qui aiment mieux ſur ce ſujet admirer l'authorité de Galien, que de paſſer outre dans la recherche de la verité. Mais en ce ſiécle-ci l'ancienne verité s'eſt encore une fois fait jour au travers des nuages épais dont elle avoit long tems été envelopée ; car du moment que la connoiſſance de la circulation du ſang a éclairé toute la Medecine, on a dabord reconnu que la fonction de faire le ſang appartient entiérement au cœur ; que c'eſt en lui ſeul que ſe prépare cét aliment général dont toutes les parties du corps doivent être nourries, & que c'eſt pour cette fin que la nature lui a donné un battement perpetuel, afin que continuellement il chaſſât d'auprés de ſoi cét aliment, & le communicât par ce moyen à toutes les parties.

Aujourd'hui la plûpart des Philoſophes les plus renommés attribuent cét office de faire le ſang au cœur, & il en reſte peu qui défendent encore l'ancienne opinion de Galien qui l'attribuoit au foye. Il y a neanmoins quelque tems que Svvammerdam promit de rétablir le foye dans ſa premiére dignité, & de lui rendre ſa fonction de faire le ſang; mais nous ne ſçavons pas ſur quel principe il ſe fondera pour en venir à boût, & nous l'attendons avec impatience.

*Opinion nouvelle de Gliſſon.*

Mais Gliſſon *en ſon Anat. du foye ch.* 35. s'écarte de l'une & de l'autre de ces opinions ; car voyant qu'aprés que la ſemence a été reçûë & alterée par la chaleur de la matrice, l'eſprit vital qui étoit en elle comme aſſoupi, s'excite de puiſſance en acte, qu'il agite & mût de toutes parts le ſuc vital dans lequel il reſide, que même il ſe prépare & ſe fait dans la matiére ſeminale des canaux & des chemins ; outre cela, qu'avant que le cœur, le foye & les autres viſcères puiſſent être manifeſtement vûs, il paroît des commencemens ou des lineamens ſanguins : il conclût de toutes ces raiſons que non ſeulement le ſang n'eſt pas engendré & mû par le cœur, mais que le cœur & le ſang eux-mêmes ſont engendrés par l'eſprit, c'eſt à dire par ce ſuc vivifique qui eſt dans le ſang même. Il ajoûte à cela cét axiome-ci : *Parce*, dit-il, *que le même, en tant que tel, c'eſt à dire en tant qu'il demeure le même, opere toûjours le même éfet*, d'où il conclud : *Que la cauſe qui dans le commencement de la conception a fait le premier ſang, cette même cauſe, ou du moins une qui lui ſoit équivalente, doit auſſi dans la ſuite être eſtimée la ſource de la ſanguification.* Il confirme son opinion par plusieurs raisons specieuses, qui ont de la probabilité, lesquelles je ne rapporte pas, pour être court ; Et ainsi il croit d'avoir entiérement détruit l'opinion de la sanguification dans le cœur, reçûë maintenant généralement de tous.

*Réponſ.* Mais nous répondons au sçavant Glisson ; que l'esprit vivifique est le premier qui se meut dans la semence, & que lorsqu'il commence à s'exciter de puissance en acte, & de vivifier cette semence, il dispose en telle maniére par son mouvement le suc vital dans lequel il reside comme en son sujet, que des particules de ce suc, les unes deviennent le cœur, les autres le foye, les autres les vaisseaux, les membranes, &c. & ainsi par ce mouvement il se fabrique un domicile, dont chaque partie en particulier, selon la diverse disposition des principes qui la composent, font des operations differentes, lesquelles sont toutes reglées par ce même esprit, comme par un gouverneur général. En éfet, en vivifiant toutes ces parties ensemble il excite à même tems chacune en particulier à faire l'operation à laquelle elle est destinée ; non pas qu'il fasse lui-même l'operation & l'ouvrage particulier de chacune, mais c'est que par sa presence il conserve en chacune la disposition ou aptitude à telle fonction laquelle auparavant lors de la premiére conformation il avoit mise en elles, & sans laquelle elles seroient incapables d'exercer aucune fonction. L'esprit donc vivifique, selon l'axiome qu'on vient de rapporter, fait toûjours une seule & même chose dans le corps, c'est à dire, il vivifie ; mais il ne produit pas immediatement la matiére qui doit être vivifiée, sans laquelle pourtant il ne peut pas subsister ; car la dissipation continuelle de son sujet, c'est à dire du suc vital, demande aussi un remplacement continuel. Chaque partie donc vivifiée engendre peu à peu cette matiére par plusieurs differentes coctions requises pour cette action, & par plusieurs autres operations préparatoires, lesquelles c'est esprit vivifique ne sçauroit produire sans ces parties-là ; En éfet, il ne sçauroit faire du chyle sans le ventricule, du sang sans le cœur &c. Ainsi quoique cét esprit soit la vie générale de tout le corps, sans laquelle il ne se peut rien faire, & laquelle on présuppose être en général en toutes les parties qui operent, & en particulier en chacune d'elles ; neanmoins dautant qu'il ne peut faire ces operations ou actions sans les parties dont on vient de parler, on ne peut en aucune maniére dire qu'il fasse absolument de soi ces operations, mais bien plûtôt que ces actions procedent de la nature de chaque partie vivante. Ainsi le ventricule, à raison de sa nature propre, est le seul qui fait immediatement le chyle ; le cœur le seul qui immediatement & prochainement fait le sang, & il n'y a aucune autre partie qui puisse faire ces mêmes fonctions, parce qu'il n'en est aucune qui ait cette proprieté de nature. Il y a donc erreur en ce que Glisson avance, que ce n'est pas le cœur, mais cét esprit vivifique (qu'il suppose

suppose comme indubitable, être dans le sang, ) qui dans le sang engendre un nouveau sang, & qui est l'autheur du mouvement de ce sang. La *premiere* de ces propositions est fausse, ainsi qu'il est évident de ce que : si le sang est engendré de l'esprit qui est dans le sang, donc lorsque le sang sera mal disposé, la sanguification aussi sera affoiblie, ou ne se fera pas ; on voit neanmoins le contraire dans les scorbutiques, & dans la plûpart des cachectiques, dans lesquels elle se fait toûjours ; même les vices du sang se corrigent souvent peu à peu par le moyen du cœur, & ils ne pourroient d'ailleurs se corriger sans ce secours, à cause de la dépravation de ce sang. Mais tout au contraire, si le cœur est attaqué de quelque maladie, dabord la sanguification se détruit, ou s'affoiblit, & le sang même se corrompt. La *seconde proposition* est aussi pareillement fausse, ainsi qu'il paroît par la dissection des animaux vivans ; car si on lie avec un fil l'artère aorte auprés du cœur, où est son principe, dabord tout mouvement du sang cesse dans les artères, quoique neanmoins il dût continuer pendant quelque tems, si veritablement le sang étoit mû par l'esprit qu'il a en soi ; mais si on coupe ce filet, dabord le mouvement du sang revient par le battement du cœur. Cela est encore manifeste dans ces personnes que la crainte lorsque le Chirurgien leur ouvre la veine du bras, fait tomber en sincope, dans lesquelles à peine sent-on battre le cœur, & en qui le sang cesse de se mouvoir dans les vaisseaux, ou s'y meut tres peu, & ne coule point par la playe, ( quoique neanmoins le sang dût toûjours se mouvoir & couler, s'il étoit vrai que l'esprit qui est en lui, fût le principe de son mouvement ; ) mais le malade revenant à soi, & le cœur recommençant à battre fortement, dabord le sang se meut de nouveau, & coule facilement par l'ouverture. On voit par tout cela que le sang n'est ni engendré, ni mû par l'esprit vivifique qui est dans le sang, mais par le cœur même ; que de plus, l'esprit vivifique qui reside généralement dans toutes les parties du corps, vivifie seulement les parties, lesquelles aprés avoir été vivifiées agissent chacune selon sa propre disposition en diverses maniéres sur la matiére qui doit être vivifiée.

*S'il y a un esprit vivifique dans le sang.*

Outre cela, je crois qu'il faut examiner avec attention, s'il est vrai ( comme Glisson le suppose ) qu'il y ait dans le sang un esprit vivifique. Veritablement je sçai que c'est dans le cœur que s'engendre l'*Esprit* qu'on appelle communément *Vital*, c'est à dire qui est tel qu'il peut être vivifié & rendu tel que par sa chaleur il aide & avance la sanguification ; que cét esprit se mêle avec le sang, & qu'il n'est autre chose que la partie la plus subtile du sang : mais je ne croirai jamais que *l'esprit* qu'on appelle *vivifique* ; c'est à dire qui est déja actuellement vivant, & tout ensemble vivifiant, ou faisant la vie, se mêle & s'introduise dans le sang, puisqu'il est d'un ordre plus rélévé, & qu'il reside seulement & nécessairement dans le germe seminal, & dans l'humide radical des parties du corps, dans lesquelles il doit être reduit en acte par l'influence de l'*Esprit* chaud qu'on nomme *Vital*; que de plus, le sang lui-même n'est pas encore une partie du corps, ( ainsi qu'on l'a amplement prouvé *au liv.* 1. *ch.* 1. ) & qu'il n'est pas non plus encore vivifié, mais que seulement il doit l'être lorsqu'il sera uni & assimilé aux parties.

*Similitude.* J'apporterai ici une similitude qui éclaircira cette matiére. L'ouvrier qui a fait une horloge, ne fait pas lui-même mouvoir les roües, ni ne montre pas les heures; c'est l'horloge qui fait l'un & l'autre, neanmoins elle ne sçauroit le faire si l'ouvrier ne l'avoit fabriquée, & ne lui avoit communiqué une telle disposition, ou aptitude, & même ne l'y conservoit pas dans la suite. Il en est de-même de l'esprit vivifique, ( on peut voir ce que c'est *au chap.* 2. *précédent vers la fin*; ) car quoique dans la premiére délineation des parties il ait fabriqué, p. ex. le cœur, qu'il lui ait donné l'aptitude, ou faculté de faire le sang, & qu'il la lui conserve même dans la suite par sa presence, neanmoins on ne doit pas dire que ce soit lui-même qui fasse le sang, mais le cœur.

A l'égard des premiers traits de sang que Glisson dit que l'on voit au commencement de la conception avant que le cœur paroisse, je dis qu'ils sont aussi produits par le cœur; car on ne les voit dans l'œuf que lorsque le point ou petite bulle qu'on voit battre, laquelle est le premier délineament du cœur, commence à se mouvoir; & quoique la machine du cœur ne paroisse pas encore toute entiére aux yeux, neanmoins l'éfet fait connoître que le cœur existe déja, qu'il est là present, & que c'est lui qui engendre ces premiers traits de sang. Certainement je m'étonne qu'Harvée qui a aussi été du sentiment que le sang se fait avant les parties, n'ait pas pris garde à cela, puisque lui-même écrit *au liv. de la génér. des anim. exerc.* 52. en ces termes. *Au même tems*, ( c'est à dire au tems que l'on commence à voir le sang dans l'œuf, ) *on voit manifestement ses reservoirs*; *sçavoir les veines & la vesicule qui se meut, ou qui bat.* D'où il est évident qu'on ne voit point le sang que lorsque les premiers délineamens du cœur paroissent, lequel commence dabord à agir, & à faire le sang; car c'est là l'action à laquelle il est destiné, & laquelle il faut qu'il fasse nécessairement, ou qu'il soit dans le répos ou cessation de toute action, & tant que ce répos dure il ne s'engendre pas la moindre goute de sang. Et ainsi la même cause, ( sçavoir le cœur, ) qui a fait le premier sang, engendre aussi dans la suite continuellement le sang, & c'est-là la seule & perpetuelle source du sang.

Mais afin qu'on n'ait rien à desirer pour l'entiére refutation de cette opinion, que plusieurs suivent trop facilement; examinons encore trois autres argumens de Glisson, qu'il croit être tres solides; sans parler de plusieurs autres qu'il n'estime pas être si forts.

Voici le premier. *Le cœur*, dit-il, *emprunte toute sa chaleur vitale & son activité du sang vital contenu dans ses ventricules, & distribué dans sa propre substance par les artères coronaires; & sans cette chaleur & cette vitalité, il languiroit entiérement, & ne seroit qu'une partie engourdie, & sans action.* D'où il conclud que le cœur est mû, qu'il est nourri, & qu'il vit par le sang, & qu'au contraire le cœur ne meut pas & n'engendre pas le sang. Il prouve cela par l'exemple d'un cœur arraché d'un animal vivant, dans lequel on ne voit pas que quelque liqueur qu'on verse dans ses ventricules, quoique même il batte encore, se changent en sang. Belle comparaison sans doute, des operations du cœur pendant qu'il est contenu dans l'animal en santé, avec l'operation de ce même cœur arraché de la poitrine de l'animal; & aussi d'une liqueur cruë versée dans le cœur d'un animal à moitié mort, avec le chyle préparé & disposé par plusieurs differentes coctions specifiques à être facilement changées en sang, & qui tombe dans un cœur sain, & qui bat naturellement. Que s'il est vrai que le cœur emprunte sa chaleur & son activité du sang; d'où vient que lorsque le cœur est infecté de quelque vapeur maligne, ou qu'il est indisposé par quelqu'autre cause que ce soit, & que par cette raison il a peu ou point du tout de battement, dabord toutes les autres parties sanguines se refroidissent, quoique neanmoins il y ait dans les veines une assés grande quantité de bon sang, (ainsi qu'il paroît par l'ouverture de la veine,) lequel pourroit & les échaufer, & influer dans le cœur? On voit neanmoins ce refroidissement du sang arriver dans les commencemens des fiévres intermittentes, dans les terreurs, dans les sincopes, &c. & il n'est personne qui ne connoisse que cela se fait parce que le sang doit recevoir & reçoit veritablement du cœur & sa chaleur, & son mouvement; & que du moment que le cœur ne se meut plus, les autres parties sont sur le champ privées & de chaleur, & de mouvement, ce qui fait qu'elle se refroidissent. Outre cela, la cause qui fait que le cœur languit, n'est pas simplement; parce que l'influence du sang dans les ventricules manque, & qu'à cause de ce manquement il ne lui est communiqué ni chaleur, ni esprits vitaux; mais parce qu'il lui manque pour lors de matiére propre & convenable dont il puisse engendrer des esprits animaux, & préparer l'aliment nécessaire pour la nourriture de tout le corps.

Le *second* argument solide de Glisson est tiré de la couleur: car il dit que le chyle ne peut point tirer du cœur la couleur rouge qu'il a, & être ainsi changé par lui en sang, parce que le sang est beaucoup plus rouge que le cœur, ou que la substance du cœur; & qu'ainsi le cœur n'a pas assés de la ressemblance ou du rapport avec le sang pour pouvoir exercer cette fonction, puisqu'il est nécessaire, qu'afin qu'une partie soit propre pour la sanguification, elle soit entiérement semblable au sang, & enfin il ajoûte : *Comment est-ce qu'une chose pourra agir au delà de la sphere de son activité, & communiquer à une autre ce qu'elle n'a pas elle-même? D'autant donc que le cœur, le foye, & les veines sont plus pâles que le sang, comment pourront-ils lui donner une couleur plus vive, & plus chargée qu'ils ne l'ont eux-mêmes?* Certainement il semble que Glisson s'est ici entiérement oublié, suivant le proverbe; *Homere s'endort quelquefois* : Car il avoit dit un peu auparavant que souvent par la chaleur & par le mouvement les couleurs passoient du blanc & du pâle à une espece plus rouge, & que cela est constant par les coctions des fruits, des chairs, & par mille autres experiences, cependant il veut maintenant tirer la cause de la couleur rouge, non pas du mouvement & d'une chaleur specifique, mais de la ressemblance des couleurs. On voit de toutes parts combien ces choses s'accordent peu entr'elles ; les fruits, les chairs, & plusieurs autres choses, cuites au four, acquiérent une couleur rouge : le suc de la racine de la grande consoude mis en digestion pendant plusieurs jours dans le fumier de cheval, prend une couleur entiérement d'un rouge de sang, quoique neanmoins ni le four, ni le fumier n'aient point cette chaleur. Le ventricule par sa coction specifique communique au chyle une couleur tres blanche, qu'il n'a pas neanmoins lui-même. La bile qui naturellement est jaune, contracte souvent par une trop longue coction, & pour trop sejourner dans la vesicule du fiel, une couleur érugineuse & verte, quoique neanmoins ni le foye, ni la vesicule du fiel ne soient ni verds ni jaunes. Il tombe souvent du cerveau des humeurs salées & acres, quelquefois verdâtres, quoique neanmoins il soit lui-même blanc, & nullement verd, salé, ou acre. Dans la gonorrhée virulente souvent la semence qui s'écoule, est jaunâtre, & tirant sur le verd, quoique neanmoins les parties spermatiques ne soient pas de cette couleur-là. Veritablement ceux-là se trompent absolument, qui attribuent à la couleur, une vertu qui doit être attribuée à la chaleur, à la coction, & au mélange specifique qui dépend de la proprieté de la partie ; laquelle couleur ne procede pas de la ressemblance de la partie agissante dans laquelle la coction se fait, mais de la chaleur qui nait en cette partie-là d'une maniére specifique, & selon la constitution, c'est à dire selon le temperament ou la conformation de cette partie ; & c'est de là que la chaleur du ventricule tire & fait des alimens qu'on a pris, un chyle blanc, & que la chaleur du cœur change le même chyle en liqueur rouge. Enfin si la couleur rouge n'est communiquée au chyle que par le seul sang qui est rouge ; quelle est, je vous prie, la cause qui dans la premiére conception fait que de la semence qui est blanche, il s'en fait un sang rouge?

Il tire ſon *troiſiéme* argument des coctions : Voici comment il raiſonne. Les corps naturels, dit-il, tâchent, autant qu'il eſt en leur pouvoir, de ſe rendre ſemblables les autres corps qui ſont dans la ſphere de leur activité ; ainſi ſi le cœur avoit la fonction de faire le ſang, il rendroit néceſſairement le chyle ſemblable à ſa ſubſtance, & il en demeureroit-là, & il ne lui communiqueroit jamais la forme de ſang. Mais pourquoi Gliſſon ne dit-il pas la même choſe du ventricule, & du foye ? Pourquoi ces viſcères ci ne changent-ils pas les alimens en une ſubſtance qui leur ſoit ſemblable, & enſuite n'en demeurent-ils pas là ? Quelle eſt la raiſon qui exige que cette partie là plûtôt que les autres, change les alimens en une ſubſtance qui lui ſoit diſſemblable, c'eſt à dire en chyle tres blanc, & en bile jaune ou verte ? Que ſi cela ſe fait ainſi en ces parties-là, pour le bien commun du tout, pourquoi ne permettra-t'on pas que dans le cœur, il ſe faſſe auſſi pour le même bien commun du tout, la génération d'une ſubſtance qui lui ſoit diſſemblable ? Certes le Docte Gliſſon ne fait pas une ſuffiſante diſtinction entre les coctions publiques, & les privées ; & il ne conſidere pas aſſés, que dans les coctions publiques ſe fait la ſéparation de la matiére qui doit ſervir de nourriture au tout ; & dans les particulieres le changement de cette matiére commune préparée, en une ſubſtance ſemblable à chaque partie en particulier ; Et qu'ainſi il eſt néceſſaire que, les viſcères qui ſervent aux coctions publiques, & qui doivent préparer la matiére pour la nourriture du tout, ne ſe la rendent pas ſemblable ; ( car en cét état elle ne ſçauroit convenir à toutes les parties, ) mais qu'ils la rendent telle que toutes les parties en général, & chacune en particulier, en puiſſent tirer quelque choſe qui leur convienne, & qui puiſſe leur être aſſimilé. Et ainſi ces mêmes viſcères ſont par une coction particuliére nourris de cét aliment commun ( ſçavoir du ſang ſpiritueux, ) qu'ils ont préparé pour tout le corps, & ils s'en aſſimilent les particules qui leur ſont les plus convenables, leſquelles en cette coction particuliére s'arrêtent en eux, au lieu que dans la publique elles paſſent outre.

Ce que l'on vient de dire doit ſuffire pour la refutation de cette nouvelle opinion, dont Charleton *dans ſon Oeconom. anim. exercit.* 4. s'eſt montré un opiniâtre défenſeur ; mais comme il ne ſe ſert que des mêmes argumens & des mêmes paroles dont Gliſſon s'eſt ſervi, il n'eſt pas néceſſaire que je m'attache à le refuter en particulier : quoiqu'il diſe *en ſon Exercit.* 6. que la ſeule quantité du ſang eſt la cauſe du mouvement du ſang, en quoi il ſemble un peu s'écarter de l'opinion de Gliſſon.

# CHAPITRE XII.

## *Du Sang, de l'Esprit vital, & de la Nutrition.*

*Digression.* CE que nous avons dit *au chap. précédent* ; sçavoir que l'action du cœur est de faire le sang, nous donne occasion d'exposer ici & d'expliquer en peu de mots l'histoire du sang.

*Les noms du sang.* Le sang est appellé par les Grecs *αἷμα*, par les François *Sang*, par les Italiens *Sangue*, par les Espagnols *Sangre*, par les Allemans *Blut*, par les Anglois *Bloode*, & par les Flamans *Bloet* ; & ce qui est de merveilleux, c'est qu'en toutes ces langues il n'y a aucun synonime du mot sang, par lequel ce suc soit absolument signifié. Les Latins se servent bien du mot *Cruor*, mais ce mot ne dénote pas absolument tout *sang*, mais seulement ce sang qui s'écoule des playes ou des ulcères, & celui qui est corrompu, ou qui aprés la mort reste dans les vaisseaux. De-même *τρόμβος* chés les Grecs, & *grumus* chés les Latins, ne se dit que du sang épaissi & figé.

*La definition du sang.* Le sang est, UN SUC ROUGE, FAIT DU CHYLE DANS LE COEUR, POUR LA NOURRITURE DE TOUT LE CORPS.

*Sa substance.* La masse, ou la substance du sang, est composée de deux sucs divers, & du serum, qui tient le milieu entr'eux, & dans lequel ils sont tellement unis par le moyen des differentes coctions des viscères, que tous ensemble ils ne font qu'une seule masse, qui est le sang dont nous parlons.

*Ses sucs.* De ces sucs l'un est sulphureux, ( Malpighius *au liv. de ping. & adep.* ne pensant pas au soulphre, nomme par tout ce suc graisse ) & l'autre est salin : ( je les appelle sucs, en tant qu'étant l'un & l'autre en fusion, ils concourent à faire la masse du sang ; ) Le sulphureux est un peu gras, huileux, & comme visqueux ; le salin est entiérement privé de graisse ; d'où vient que dans la dissolution, ils ne peuvent bien se mêler & s'unir ensemble sans quelque perte, & sans faire du bruit; ( car le gras & le salin aqueux ne se mêlent point bien, ) à moins qu'il n'y intervienne quelque mercure qui soit si familier à la nature de l'un & de l'autre, que tous deux puissent se mêler exactement avec lui, & dans lui. Or ce mercure est le serum même, dans lequel, par le moyen des coctions, les particules les plus aqueuses de ces sucs sont dissoutes & mêlées ensemble. Ainsi le serum est composé, non pas seulement de la partie aqueuse des alimens, mais encore de quelques particules sulphureuses, & de salines mises en fusion ; ( on connoit celles-ci par le goût salin de la sueur & de l'urine, & aussi par le ſel qu'en chymie on tire de l'urine ; & celles-là par l'odeur de l'une & de l'autre, & encore de ce que ſi l'on fait chauffer de la vieille urine, & qu'on approche de la flamme à la vapeur qui s'en exhale, cette vapeur s'enflammera auſſi-tôt, ) ainſi il participe d'une nature qui tient le milieu entre les deux ; en ſorte que ce mêlange & l'union de ces deux ſucs, ſe peut fort bien faire en lui. Et c'eſt pour cela qu'il eſt néceſſaire qu'il ſoit bien cuit, & mêlé en quantité convenable aux autres ſucs ; car s'il eſt en trop petite quantité, ou qu'il manque entiérement, les principes actifs, ſçavoir le ſuc ſalin & le ſulphureux s'uniſſent trop étroitement, s'agittent avec excés, & ſe combattent, & par ce combat ſe froiſſent, ſe briſent, & ſe conſument ; d'où vient qu'alors ou le corps s'amaigrit étant privé de ſon aliment, ou ſon aliment ſe corrompant, il devient morbifique & meurt enfin. Que ſi au contraire le ſerum eſt trop aqueux, trop crud, & en trop grande quantité, alors ces mêmes principes actifs ſe ſéparent & s'éloignent trop l'un de l'autre, & leur combination ou union devient trop lâche ; en ſorte qu'ils ne s'embraſſent pas & ne s'agitent pas ſuffiſamment; d'où vient que le ſang eſt trop humide, & ſujet à corruption, & tout le corps étant nourri d'un tel ſang, devient foible.

Or il eſt facile de démontrer que le ſang eſt composé de ces principes-là ; car qu'il y ait en lui du ſoulphre, cela eſt manifeſte par pluſieurs alimens huileux, doux, gras, & ſulphureux dont nous nous ſervons, deſquels il n'eſt pas poſſible que par les coctions des viſcères, il n'en ſoit tiré quelque choſe de ſulphureux, ( ainſi qu'il eſt évident par le beurre, lequel peut être ſéparé & du chyle, & du lait, ) & qui ſe mêlent au ſang ; outre cela nous voyons que du ſang il s'en engendre dans le corps pluſieurs parties graſſes & ſulphureuſes, qui tirent du ſoulphre leur molleſſe, leur tendreſſe, & ce qu'ils ont d'huileux. Qu'il y ait du ſel dans le ſang ; cela eſt pareillement évident par les alimens ſalins dont nous nous nourriſſons, par le ſel que l'on tire chimiquement du ſang, & par celui qui eſt dans l'urine, & qui eſt ſéparé du ſang avec le ſerum ſuperflu. Quant au ſerum, ſon exiſtence ou preſence eſt conſtante, & viſible aux yeux. Il y en a qui ajoûtent un quatriéme principe à ceux-là ; ſçavoir, la terre ; mais comme cette terre n'eſt rien autre que le reſidu d'un ſel épais tres crud, & tres difficile à ſe diſſoudre, on ne doit pas l'admettre pour un principe particulier, puiſque même elle peut encore être diſſoute & fonduë par une longue & forte coction, en la maniére de tout autre ſel crud & tartareux, ainſi qu'il eſt manifeſte dans les briques faites de terre, & cuites au four ; car les briques du four qui ſont auprés du feu, & qui en ſouffrent pendant long tems la violence, ſont par cette longue ardeur fonduës en forme de verre épais.

Dans ce mêlange du ſuc ſulphureux & du ſalin dans le ſerum, le ſuc ſulphureux communique à la verité l'excés & la promtitude de l'activité ; mais c'eſt le ſuc ſalin qui donne la principale conſiſtence ; car étant d'une nature plus fixe, il empêche que le ſuc ſulphureux qui eſt mêlé avec lui, & qu'il embarraſſe par ſes parties, ne ſe reſolve facilement, & trop promtement ; ainſi il rétarde la diſſolution de la maſſe du ſang, & reſiſte beaucoup à ſa pourriture, à ſa corruption, & à ſon inflammabilité ; & comme il a diſpoſition à ſe fixer, il arrive de là que le ſang qui ſe répand ſur la ſubſtance des parties, s'y coagule en partie, s'y attache, & s'y aſſimile.

*Doute.*

Il ſe preſente ici un doute tres conſiderable à reſoudre, ſçavoir : que, comme les parties graſſes, c'eſt à dire huileuſes, ou ſulphureuſes du ſang, ſont plus chaudes que les autres, & qu'il ſemble de là qu'elles peuvent élever & pouſſer les ſalines à une activité beaucoup plus grande ; d'où vient que dans les perſonnes groſſes & graſſes en qui il y a grande abondance de particules ſulphureuſes huileuſes, il y a neanmoins moins d'agilité de tout le corps, & moins d'activité des eſprits animaux ; mais qu'au contraire ces perſonnes ſont pareſſeuſes, trés portées à dormir, & plus attaquées d'apoplexie, du carus, de l'aſthme, & d'autres ſemblables affections, que les maigres ? Je répons que cela vient de ce qu'en ces perſonnes graſſes les particules huileuſes ſulphureuſes ſurpaſſent de beaucoup en quantité les ſalines, & qu'elles les embarraſſent & émouſſent par leur oleaginoſité graiſſeuſe ; en ſorte qu'elles ne peuvent ni s'enflamer, ni s'attenuer, ni ſe ſpiritualiſer ſuffiſamment ; ce qui fait qu'elles ſont moins diſposées, & moins propres à ce que d'elles il s'en engendre commodément & en aſſés grande quantité des eſprits animaux, qui ſont la cauſe principale de l'agilité & de l'activité de tout le corps ; & ainſi ne s'en engendrant pas une ſuffiſante quantité, les actions animales deviennent lâches & pareſſeuſes, & il ſurvient des affections ſoporeuſes. Ajoûtez que la chaleur des particules ſulphureuſes eſt de ſoi comme engourdie, & ne s'échauffe pas beaucoup, à moins que par le ſecours des parties ſalines acres il ne ſe faſſe éferveſcence dans le ſang, & que par un mouvement de ces particules entr'elles plus grand & plus rapide, il ne s'excite une plus grande chaleur. Que ſi les particules graſſes ſulphureuſes prédominent ſi fort ſur les ſalines qu'elles les embarraſſent, les émouſſent, & les affoibliſſent, alors ces particules ainſi engagées ne ſçauroient s'élever juſques à ce point ou acte de fermentation. On objectera peut-être ici que dans les febricitans la chaleur ſulphureuſe tient le deſſus, & cependant les actions animales n'y ſont pas toûjours lâches & engourdies. Je répons, que cela vient de ce que dans les febricitans les particules ſulphureuſes huileuſes du ſang ne ſurpaſſent pas, & n'émouſſent pas par leur abondance & par leur oleaginoſité les ſalines ; mais qu'augmentant l'acrimonie de celles-ci,

*Pourquoy les perſonnes groſſes & graſſes ſont moins agiles.*

&

& les agitant plus fortement, elles causent une éfervescence, ou trop violente, ou vicieuse, & febrile. Voyez sur ce sujet ce que nous en avons encore dit *au liv.1. ch.29. vers la fin*, & *au liv.3. ch.11.*

*Deux sortes d'esprits dãs le sang.*

Mais il faut maintenant reprendre nôtre sujet. Il se forme par les fermentations convenantes & par les coctions des viscères deux sortes d'esprits; sçavoir, de sulphureux, & de salins. Ceux-là sont doux, ceux-ci acres; tous deux tres subtils, tres déliés, & ils sont confondus ensemble; les sulphureux neanmoins étant plus volatiles que les salins. La Chymie nous fait voir des esprits semblables à l'un & à l'autre; tels sont les esprits sulphureux qu'on remarque dans les huiles tirées chymiquement des végétaux, & les esprits salins que l'on tire aussi par Chymie des sels & des choses salines. Or que les esprits sulphureux soient plus subtils & plus volatiles que les salins, cela est évident dans la distillation des végétaux; car ils se séparent les premiers, & ils montent tres facilement par l'alembic, s'ils ne sont rétenus & embarrassés par les salins. Quant aux salins ils ne montent que difficilement, & les derniers; & on distinguè par le goût leur acrimonie d'avec la douceur des sulphureux.

Ces deux esprits se mêlent à la masse du sang, de laquelle ils ont été excités par les fermentations; (car ils en sont des particules tres subtiles,) & étant de tems en tems portés avec elle au cœur, & y étant plusieurs & plusieurs fois tous deux ensemble attenués & dilatés, ils s'y unissent si exactement, qu'enfin ils deviennent entiérement un même esprit, que nous appellons *Vital.*

*L'Esprit vital.*

Or l'Esprit vital est la partie du sang la plus subtile et la plus efficace, composée de particules sulphureuses, et de salines, dilatées et unies ensemble par la fermentation qui se fait dans le coeur.

Je dis qu'il est la plus subtile & la plus efficace partie du sang, c'est à dire telle, qu'elle a été tirée de ses particules sulphureuses & salines; car il ne faut pas appeller esprit toute sorte de substance subtile & vaporeuse, telle qu'est celle qui s'éleve de la partie sereuse du sang, (quoiqu'elle soit tres souvent si déliée, qu'elle n'est pas moins imperceptible aux yeux que l'est l'esprit efficace lui-même,) parce qu'elle n'est pas la partie agissante & efficace, mais seulement telle que si elle lui est mêlée en trop grande abondance, elle rompt ou diminuë l'action & la force des esprits, & resiste à leur activité.

Lorsque le sang est tombé dans le cœur, sur le champ la liaison des parties de toute la liqueur se dissout. Par cette dissolution, les particules spiritueuses s'unissent tres étroittement ensemble, & étant ainsi unies, elles tâchent de se séparer d'avec toute autre partie, & de s'étendre de tous côtés; mais étant rétenuës dans l'interieur par les vaisseaux, elles se confondent avec le reste de la liqueur, & ainsi elles s'élancent & se jettent avec violence & gonflement dans les orifices ouverts des artères, par lesquelles elles se répandent conjointement avec le sang par toutes les parties du corps, & y portent la chaleur.

*Si l'esprit est different du sang.*

Plusieurs nient fortement avec Argenterius qu'il y ait dans le sang un esprit different du sang même ; d'autres le soûtiennent avec chaleur. Mais il semble qu'on peut facilement accorder ces deux opinions, si l'on dit ; que cét esprit est la partie la plus subtile du sang, debarrassée de la masse grossiére, élevée à une extrême tenuité, & mêlée à tout le sang ; car c'est de son mélange que procede & dépend la perfection du sang, qui sans lui seroit crud & inutile ; mais neanmoins de telle sorte qu'il peut en être séparé. En la même maniére que dans le vin l'esprit qui fait toute sa perfection, est sa plus subtile partie ; & plus c'est esprit est excellent, plus aussi le vin a de bonté ; il peut neanmoins en être séparé par la Chymie ; mais alors ce qui reste de la substance du vin, est une liqueur cruë, aqueuse, & inutile. On peut donc resoudre la question qu'on vient de proposer de la maniére qui suit. Si nous entendons parler d'un sang bon & parfait, alors c'est avec justice que l'on dit que l'esprit vital est dans le sang, & qu'il n'en est pas different ; car il en est la partie la plus subtile, suscitée de lui, & qui par sa presence fait toute sa perfection. Mais si nous entendons parler du sang simplement comme sang, tel qu'il est dans les corps morts, & qui en cét état n'est pas un sang parfait, parce qu'il n'y a pas alors en lui d'esprit volatilisé : alors on peut dire que l'esprit est different du sang, ou parce que l'esprit qui étoit en ce sang en a été dissipé, le sang seul y restant, ou parce qu'il n'y a pas encore été engendré ou suscité, le sang neanmoins étant en existence ; car si l'esprit étoit dans le sang, il y seroit en action, & il en agiteroit les particules grossiéres entr'elles. Or comme selon Aristote rien n'est mû & agité par soi-même, on peut aussi & avec justice, dire, que le reste des particules grossiéres du sang ne sont pas mûës par elles mêmes, mais par un autre ; ( car la cause du mouvement ne doit pas être confonduë avec la chose mûë, ni être reglée par elle, ) sçavoir, par cét esprit, qui neanmoins n'est autre chose qu'une portion de la masse même du sang, exaltée & spiritualisée.

On objectera sans doute : que si cét esprit agite les autres particules du sang entr'elles, le sang a donc en soi la cause de son mouvement, & qu'il n'est pas mû par le cœur. Je répons, qu'il y a deux sortes de mouvement dans le sang ; l'un de circulation, qui veritablement, & sans qu'on en puisse en aucune maniére douter, procede du cœur, par lequel étant en partie spiritualisé, il est poussé par les artères en toutes les parties du corps. L'autre mouvement est de fermentation qui est aussi causé par cét esprit, par lequel les plus petites particules du sang sont agitées entr'elles, pendant que cét esprit, en maniére de ferment, les pénètre & les écarte les unes des autres ; tel qu'est le mouvement violent de fermentation que l'on observe dans les crises des fiévres, & dans la commotion & séparation des mois. Mais ce mouvement procede aussi du cœur, entant que, ce viscère dilatant le sang, engendre continuellement cét esprit, le mêle avec le sang, & par son mouvement l'excite, & le reduit en acte ; en sorte que le mouvement du cœur cessant, celui du sang cesse aussi sur le champ.

*La chaleur du sang.*

Cét esprit vital dans les éforts que, à cause de son extrême volatilité, il fait sans cesse pour s'envoler, agite continuellement les autres particules grossiéres du sang dans lesquelles il est envelopé & détenu ; & il s'élance parmi elles en differentes maniéres ; mais comme le passage pour sortir lui est refusé, il arrive de là qu'il est de tems en tems répoussé, & dans les differens chocs qu'il souffre en ces repercussions, il désunit ces particules, les écarte les unes des autres, les altère, les subtilise, & les tient en un mouvement continuel de fermentation, duquel, & aussi de l'agitation de la matiére subtile, procede la chaleur du sang, laquelle dans une mediocre agitation est mediocre, moindre dans une moindre, & tres grande dans une excessive : ainsi selon la varieté de cette agitation, laquelle peut arriver ou être changée par plusieurs causes, le sang est tantôt plus & tantôt moins chaud.

Or par ce mouvement ainsi excité par l'esprit, le sang n'est pas seulement conservé en chaleur & en son entier, c'est à dire en un parfait mêlange, ( pourveu neanmoins que sa composition demeure dans la mediocrité, ) mais encore il est rendu fluïde, & propre pour la nutrition, & si au contraire il est destitué & de ce mouvement & de cét esprit, il s'épaissit, se coagule, se corrompt, & devient enfin entiérement inutile. Outre cela, cét esprit par ce mouvement ou agitation attenuë si fort le sang qu'il le rend capable de s'insinuer & passer conjointement avec lui-même au travers des voyes les plus étroites, & d'être porté généralement en toutes les parties du corps ; toutes lesquelles il excite à faire les actions & les fonctions ausquelles elles sont destinées, & il appose à chacune en particulier pour leur augmentation, c'est à dire pour le rétablissement de ce qui a été dissipé par la chaleur, les particules du sang qui leur sont convenables, & qui peuvent leur être assimilées. Ainsi ce même esprit, qui par sa continuelle agitation & par la chaleur qui en procede, dissipe sans cesse & détruit les particules les plus fluïdes des parties, les remplace perpetuellement par le sang, & souvent les augmente.

*La temperature du sang.*

Le sang, aussi-bien que l'esprit vital, qui est suscité de lui, & qui lui est mêlé, s'il est composé de ces deux principes, sçavoir du sulphureux, & du salin mêlés ensemble dans le serum, & dont les forces s'unissent ensemble en proportion convenable ; le sang, dis-je, est alors tres bon, & naturellement bien temperé; mais si les forces de l'un de ces principes surpassent celles de l'autre, & excedent trop, alors le sang devient ou trop froid, ou trop chaud, & l'on voit selon leur excés predominer tel ou tel temperament. Or je dis *trop froid*, non pas que la qualité que l'on appelle froide, procede du sel ou de l'esprit salin comme de son propre sujet; mais c'est que si ce sel predomine, l'esprit sulphureux en est plus émoussé & plus figé; d'où vient que le mouvement & l'agitation des petites particules entr'elles est moindre; d'où il s'ensuit nécessairement qu'il s'en excite moins de chaleur actuelle. Ajoûtez que le sel, ou son esprit, n'est appellé froid que parce qu'étant jetté dans le feu, il crêve seulement & petille, & ne s'enflamme pas comme fait le soulphre, ou l'esprit sulphureux.

*La quantité des esprits & leurs differentes qualités.*

Or du sang composé des principes qu'on vient d'expliquer, il s'en engendre plus ou moins grande quantité d'esprits: car si le sang qui avec le chyle doit être rarefié dans le cœur, a été dans les autres viscères bien cuit & bien disposé à être fermenté, & pour ainsi dire, élevé à une parfaite maturité, alors il s'en fait une juste & proportionnée éfervescence ou dilatation dans le cœur, laquelle suscite une chaleur moderée, & produit une quantité convenable d'esprits; mais si le sang par quelque cause que ce soit n'est pas suffisamment préparé, & qu'il reste crud, son éfervescence & sa dilatation dans le cœur sont moindres, & il s'en éleve peu d'esprits; d'où s'ensuit l'intemperie froide de tout le corps. Que si au contraire il a été trop cuit, & que ses particules, soit les salines, soit les sulphureuses, soit les deux ensemble, soient trop attenuées, alors il se rarefie trop dans le cœur, & il s'en engendre des esprits trop acres & trop chauds, d'où procede l'intemperie chaude de tout le corps, la pourriture des humeurs, les inflammations, & les fiévres; sur tout si les esprits sulphureux prennent le dessus sur les salins.

*Erreur touchât l'esprit; qu'il ne se mêle pas dãs les principes du sang.*

Il faut ici remarquer en passant, que ceux-là se trompent, qui outre le sel & le soulphre mettent encore l'esprit au nombre des principes qui par leur mêlange constituent l'essence du sang, & qui disent qu'il concourt & se mêle nécessairement avec ce sel & ce soulphre dans le serum, quoique neanmoins cét esprit dont ils parlent, ne soit pas quelque chose de particulier qui concoure à la confection du sang, mais seulement une exhalaison tres subtile & tres spiritueuse, qui par la force de la chaleur sort du sel & du soulphre; en la même maniére que de tout ce qui a vie, il s'en éleve par le moyen de la chaleur naturelle un esprit, & que des choses qui sont sans vie, on en tire aussi chimiquement par le moyen de la chaleur artificielle, un esprit; Car quoique tous les corps (& par consequent le sang) tirent leur origine du sel & du soulphre, comme de leurs principes unis ensemble par le moyen d'un mercure, neanmoins parce que le sel & le soulphre ne sont pas des corps absolument simples, & égaux, mais composés de particules inégales ; il s'ensuit nécessairement que les corps qui en sont faits, sont aussi composés de particules differentes & inégales, dont les unes sont déliées, les autres grossiéres ; les unes plus fixes, les autres moins ; les unes disposées à être mises en fusion & à être attenuées, les autres non. Or la chaleur agissant sur des corps composés de tels principes, agit en premier lieu sur les particules les plus déliées & les moins fixes, les met facilement en fusion, les attenuë, les rend spiritueuses, & les debarrasse en quelque maniére des plus grossiéres, parmi lesquelles elle les agite & les meut, & alors ces particules ainsi attenuées & spiritualisées sont ce qu'on appelle Esprits ; par la raison qu'ils sont doüés d'une subtilité & d'une agilité extrême ; non pas qu'ils soient quelque chose de different du sel & du soulphre, qu'ils concourent avec eux à la composition du mixte, mais seulement parce qu'ils ont quelque chose de plus délié, tiré du même mixte, & mis en fusion par le moyen de la chaleur, que lorsque cette chaleur cesse ils se condensent de nouveau, & que dans ce répos ils se réjoignent, ainsi qu'ils étoient auparavant, aux autres particules grossiéres qui n'ont pas encore été reduites en fusion.

*Erreur touchant l'air.*

Ceux-là ne se trompent pas moins qui croient qu'il se mêle beaucoup d'air avec le sang, & que l'air est absolument nécessaire pour le rendre sang parfait. Or ils disent que ce mêlange se fait en quatre maniéres. 1. Lorsqu'étant mêlé dans la bouche avec ce que l'on mâche, on l'avale, & que dans le ventricule il s'unit si fortement par la coction aux alimens ; qu'enfin étant introduit dans le sang il s'incorpore avec lui. 2. Lorsque par les pores de la peau il pénètre dans la masse du sang. 3. Lorsque par l'inspiration, il se mêle en abondance avec le sang à mesure que par le poûmon il va dans le ventricule gauche du cœur. 4. Lorsque par la même inspiration le même air est aussi porté aux vaisseaux, & aux ventricules du cerveau. Mais si l'air donnoit, ainsi qu'ils disent, la derniére perfection au sang, il seroit de nécessité absoluë qu'il lui en fût toûjours mêlé, comme étant ce, sans quoi il ne pourroit s'engendrer du sang bon & parfait. Cependant dans le fœtus enfermé dans la matrice, & envelopé de ses membranes, il n'y a aucun air, puisqu'il n'en est point avalé avec les alimens, qu'il ne peut point en entrer par les pores, & que par la respiration il n'en peut point être porté ni au cœur, ni au cerveau, neanmoins le sang qui s'y engendre, n'est pas moins bon ni moins parfait, ( ainsi qu'il paroît par l'accroissement & par le mouvement du fœtus, ) que dans ceux qui aprés la naissance avalent ou reçoivent de l'air en quelque maniére que ce soit. Or que le fœtus ne respire pas, & qu'il n'admette aucun air, nous l'avons suffisamment prouvé *au liv.1. ch.34.* & nous établirons aussi par plusieurs raisons *au ch.13. suivant*, que dans la respiration il ne s'en mêle point avec le sang ; où l'on pourra aussi voir plusieurs choses sur la question presente.

*L'origine des principes du sang.* L'on demandera ici peut-être d'où sont tirés ces principes du sang, desquels on vient de parler ? Je répons qu'ils sont tirés des alimens, ( dans les premiers délineamens de l'embrion la matiére seminale tient lieu d'aliment, ainsi qu'on a dit *au liv.*1. *ch.* 29.) lesquels contiennent en soi & sont composés de sel & de soulphre ( car on en peut tirer l'un & l'autre par la Chymie, ) mêlés & cuits d'une maniére specifique, les uns neanmoins participent plus de l'un, les autres plus de l'autre ; dans les uns un principe est plus spiritueux, dans les autres il est plus épais ; c'est de là que resultent les diverses qualités, & que procedent les causes qui font que de certains alimens sont plus convenables aux personnes chaudes, & d'autres aux froides.

Pour neanmoins que ces principes puissent être tirés des alimens, & qu'il s'en fasse du sang, il faut que les alimens soient préparés en differentes maniéres, afin que leur premier mêlange soit entiérement dissoût, & que les particules sulphureuses & salines qui sont en eux, soient mises en fusion, & exaltées à une parfaite tenuité, en sorte qu'étant libres de leur premiére union elles puissent être mêlées d'une maniére nouvelle. C'est pour cette fin qu'outre les grandes préparations ou dissolutions, qui dans la cuisine se font des alimens qui doivent entrer dans nos corps, ils en reçoivent encore d'autres tres considerables lorsqu'ils y ont été admis. Ceux qui sont durs, sont brisés dans la bouche par les dents, & aprés avoir été préparés par le mêlange de la salive, ils sont poussés dans le ventricule. 2. Dans le ventricule ils sont fermentés d'une maniére specifique, & toûjours de plus en plus dissoûts. 3. De cette masse ainsi dissoute & cuite, il se fait dans les intestins par une autre éfervescence particuliére la séparation des particules chyleuses les plus utiles & les plus dissoutes d'avec les autres plus grossiéres, & ces particules utiles se dissolvent & s'attenuent encore plus, tant dans les vaisseaux lactées, & dans plusieurs glandes du mesentère, que par leur mêlange avec le suc lymphatique : Enfin, étant introduites dans le sang veineux, & portées au cœur, elles y sont rarefiées, & c'est ainsi qu'elles sont unies au reste du sang, & qu'elles deviennent un sang parfait. La premiére fois neanmoins qu'elles entrent dans le cœur, & qu'elles y sont dilatées, il ne s'en fait pas dabord un sang spiritueux, mais seulement épais, & crud, qui se mêle au reste du sang qui a déja plusieurs fois circulé, & qui est déja devenu tres spiritueux ; en sorte enfin que peu à peu, & par plusieurs circulations & attenuations faites dans le cœur, il devient luimême tres spiritueux.

*Que le chyle passant par le cœur cesse* Il demeure cependant pour constant que le chyle passant par le cœur, & y étant dilaté, quitte sur le champ la forme de chyle, & en prend en ce même moment une autre, sçavoir celle de sang. *d'être chyle.*

Mais il s'offre ici presentement une tres grande difficulté à résoudre; sçavoir si généralement tout le chyle dans ce passage par le cœur y quite si absolument toute sa forme de chyle, & s'il reçoit tellement en toutes ses parties celle de sang, qu'il n'en reste aucune qui demeure chyle. Ce doute a été produit sur la scene par G. Néhédam qui *en son liv. de la formut. du fœtus*, *ch.* 1. dit, que le chyle dilaté dans le cœur ne devient pas généralement tout sang, mais qu'il y en a une portion tres considerable qui demeure actuellement chyle, laquelle étant mêlée avec le sang, circule avec lui par tout le corps, & en differens endroits (comme dans l'amnios, & dans les mammelles, dequoi nous avons traité en son lieu) en est de nouveau separée pour des usages particuliers. *S'il se change tout en sang.*

Il établit son opinion par cela que tres souvent, (ainsi qu'il dit *au ch.* 6.) les Chirurgiens ont tiré des veines du bras par la saignée, du chyle crud & indigeste. Il semble même que cette opinion soit encore plus confirmée par les observations des autres Medecins, dont Bauschius qui a redigé le Journal de Medecine d'Allemagne, a *en son tom.* 1. *observ.* 17. & 132. ramassé quelques-unes, choisies parmi plusieurs autres : La 1. est d'une jeune fille travaillée de fiévre synoche, dont le sang, en trois saignées differentes, parût toûjours comme du lait. La 2. est d'un malade en qui il sortit de toutes les veines qu'on a coûtume d'ouvrir, du sang blanc. La 3. d'une fille à laquelle, à raison de la suppression de ses mois; bien qu'elle eut mangé à sept heures du matin, on ouvrit la veine du pied à onze, & il en coula du sang absolument blanc, lequel étant mis sur le feu s'endurcit en maniére de blanc d'œuf qui a cuit long tems. La 4. d'un certain Apoticaire malade, dont le sang à mesure qu'il couloit par l'ouverture de la veine, étoit rouge, mais qui dans la palette devenoit blanc. La 5. d'un galeux; La 6. d'une femme qui avoit du lait en ses mammelles, attaquée d'une fiévre maligne; la 7. d'une femme accouchée fébricitante; la 8. d'une autre femme pareillement accouchée; & la 9. d'une jeune fille, affectée de suppression de ses mois; Dans lesquelles il s'écoula des veines par la saignée, conjointement avec le sang, une liqueur blanche. Regn. de Graëf rapporte aussi *en son liv. des org. de la générat. dans les homm. pag.* 84. deux histoires d'un sang blanchâtre qu'il dit avoir vû. *Preuve.*

Mais quoique cette longue suite d'observations semble entiérement confirmer l'opinion de Néhédam, neanmoins comme ces exemples s'éloignent du bût, ils ne sçauroient ni l'établir, ni la soûtenir. Car en tous ces cas il s'agit de corps malades, en qui on a tiré avec le sang une matiére blanchâtre : touchant laquelle (au rapport du même Bauschius) il y a eu de grandes disputes entre les Medecins de *Refutation.*

ces malades ; si on devoit l'appeller, ou pituite, ou chyle, ou lait, ou pus, surquoi ils ont imaginé & formé differentes pensées ou conjectures tres incertaines, puisque l'on voit chaque jour en Medecine par la pratique, qu'en plusieurs maladies on tire souvent des veines par la saignée, du sang tantôt en partie blanchâtre, tantôt tirant sur le jaune, ou enfin teint de quelqu'autre méchante couleur, & cela à raison de quelque vice particulier qui lui est imprimé par les coctions vicieuses des viscères qui pour lors ne sont pas en bon état. Outre cela, s'il y avoit toûjours du chyle mêlé avec le sang, & qu'il circulât avec lui, il s'ensuivroit de là qu'on auroit aussi quelquefois vû dans les personnes bien saines, ( telles que sont ordinairement les femmes grosses, & les nourrices, dans lesquelles ceux qui soûtiennent cette opinion, présupposent comme tres certain que le chyle circule avec le sang auquel il est mêlé, ) que des veines qu'on a coûtume d'ouvrir, il en sortiroit du chyle avec le sang ; Cependant on ne la jamais vû. Pour moi dans ma pratique j'ai ordonné la saignée à une infinité de personnes, tant hommes que femmes, même à des femmes grosses, & à des nourrices, tous lesquels étoient d'ailleurs bien sains ; mais jamais je n'ai pû remarquer la moindre petite goute de chyle dans le sang tiré, ni non plus les autres doctes & fameux Praticiens avec lesquels je me suis entretenu sur ce sujet, n'en ont jamais vû ; & jamais sans doute on ne pourra produire aucun exemple d'une personne parfaitement saine, des veines de laquelle il soit sorti par la saignée du chyle conjointement avec le sang, & qu'ensuite il en soit séparé. Est-ce que quelqu'un croira que nous & les autres vieux Praticiens avons eû les yeux moins clair-voyans que les nouveaux du tems present qui sont les inventeurs de cette fiction ? Peut-être que l'on m'objectera ici que la raison enseigne, & que l'experience confirme, que dans les femmes grosses & dans celles qui nourrissent, & qui sont parfaitement saines, le chyle se sépare du sang, passant en celles-ci dans les mammelles, & dans celles-là dans l'amnios, ( ainsi Dulaurens écrit qu'il a vû souvent en des femmes grosses, & en des nourrices, du lait rendu en abondance par la vessie, & par la matrice. Bauhin aussi rapporte qu'il a observé quelque chose de semblable ) & qu'il semble que ce chyle ne peut passer dans ces parties-là, que par les vaisseaux sanguins qui y aboutissent ? Je répons que le chyle qui est porté à l'amnios & aux mammelles ; & aussi celui qui s'écoule par la vessie, & par la matrice, n'est jamais entré dans les vaisseaux sanguins, & n'a point été mêlé avec le sang, & qu'ainsi ni il n'a pû être porté par ceux-là, ni séparé d'avec celui-ci, mais qu'il s'écoule à ces parties par d'autres voyes cachées bien differentes de celle-là ; touchant lesquelles, comme nous en avons amplement traitté ci-dessus, on peut voir *les ch.*18. & 31. *du liv.*1. & *le ch.*2. *de celui-ci.*

Outre

Outre tout cela la raison repugne entiérement à cette opinion. Car comme les alimens, & les humeurs alimentaires sont dépoüillés de leurs premiéres formes par les coctions des viscères, ( lesquelles se font par des fermentations particuliéres à chacun de ces viscères, ) & qu'ils prennent une autre forme nouvelle, il ne peut pas ne pas arriver la même chose au chyle dans la coction qu'il reçoit dans le cœur. La pomme, par exemple, aprés qu'on l'a mangée, est entiérement privée dans le ventricule de sa forme de pomme, & y devient chyle, lequel n'est plus pomme, & dont aucune particule ne sçauroit retourner en sa premiére forme de pomme. De-même le chyle dilaté dans le cœur ne peut pas dans la subite, forte & particuliére éfervescence qu'il y soufre, ne pas quitter dabord toute sa forme de chyle, & ne pas prendre celle de sang ; lequel, quoique dans les commencemens il soit plus crud que l'autre sang qui a été plusieurs fois circulé & dilaté dans le cœur, est neanmoins veritable sang, & il ne reste pas en lui la moindre forme de chyle. Mais, dira quelqu'un, cette crudité présuppose qu'il y a dans ce sang quelques particules de chyle, qui ne sont pas entiérement changées en sang, & qui retenant encore leur forme de chyle, sont en cét état mêlées au sang. Je répons qu'on doit nier cette proposition ; car on n'appelle pas sang crud celui dans lequel toutes les particules du chyle ne sont pas encore changées en sang, mais seulement celui qui n'est pas encore élevé a une juste spirituosité & maturité ; & ainsi le sang qui est fait du chyle dilaté seulement pour la premiére fois dans le cœur, quoiqu'il soit crud, n'est pas neanmoins appellé partie chileuse du sang, mais pituiteuse, dans laquelle à la verité il ne reste aucune portion de chyle, mais à laquelle neanmoins il manque quelques degrés de spirituosité. En la même maniére que la semence qui est faite du sang, est appellée dans les vieillards cruë & infeconde, non pas qu'il reste dans cette semence cruë quelques particules du sang qui n'aient pas encore quitté leur forme de sang ; mais c'est qu'à cause de la foiblesse des parties spermatiques, elle n'est pas poussée en ces personnes agées jusques à une spirituosité & maturité parfaite : car il n'est personne quelque éclairé qu'il soit, qui puisse voir dans la semence, même la plus cruë, aucune particule de sang ; beaucoup moins l'en séparera-t'il. De-même, la pomme qui n'est pas encore en sa maturité, est appellée cruë, non pas qu'il y ait en elle aucune particule de l'arbre ou de la terre dont elle a été faite & augmentée, qui y soit visible, ou qui en puisse être séparée, mais c'est que l'esprit qui est en elle caché & embarrassé, n'est pas encore élevé à un point de tenuité & de maturité assés parfait, pour pouvoir soi-même se débarrasser & se tirer déhors ; & cette maturité lui vient ensuite par la chaleur du soleil, qui la cuit de plus en plus.

Mais puisque le ferum, la bile, & quelquefois d'autres humeurs corrompuës détenuës dans les vaisseaux, passant, conjointement avec le sang auquel elles sont mêlées, par le cœur, retiennent souvent leur forme, & demeurent ce qu'elles étoient auparavant; pourquoi le même ne pourroit-il pas arriver au chyle ? Parce que le chyle est un suc alimentaire, convenable & agreable à la nature, tellement préparé par les coctions qui ont précédé, & par le mêlange d'un suc lymphatique fermentatif, & tellement disposé & rendu propre pour être fait sang, qu'il peut être dabord dilaté & rarefié dans le cœur, (en la maniére de la poudre à canon qui étant jettée dans le feu, se dilate sur le champ, & se dépoüille de sa forme, ) & ainsi être fait sang, ( bon ou mauvais, selon que le cœur ou le chyle même sont bien ou mal constitués, ) en sorte qu'aiant été dilaté dans le cœur, il doit être nécessairement fait sang, & il ne peut plus rétenir la forme de chyle. La chose se passe de toute autre maniére dans le serum, dans la bile, & dans les autres humeurs corrompuës, mêlées au sang, qui n'ont été préparées ni d'une maniére convenable, ni pour cette fin là; mais qui sont incapables d'être faites sang, quoiqu'elles soient mêlées avec le sang qui doit être rarefié dans le cœur, & qu'elles passent avec lui par ce viscère; ainsi elles demeurent ce qu'elles étoient auparavant : en la même maniére absolument qu'une motte de terre malaxée & empreinte d'huile, & en cette état jettée dans le feu, retient la forme de terre, parceque sa substance ne peut pas être si facilement privée de sa forme de terre par le feu, quoique quelquefois l'huile de laquelle elle est empreinte étant rarefiée & enflammée par le feu, perde tellement sa forme d'huile qu'il n'en reste pas la moindre apparence, & elle ne peut plus la reprendre.

*S'il se mêle quelquefois un peu de chyle au sãg?*

On demande donc; s'il ne se mêle pas toûjours & en quantité du pur chyle au sang, ou seulement s'il ne s'y en mêle que par fois, & en petite quantité ? Nous répondons, qu'à l'égard du sang arteriel, nous le nions absolument, & à l'égard du veineux, non pas toûjours; parce qu'il y a quelquefois dans la veine cave du suc lactée & chyleux, tant celui qui des lactées thorachiques vient dans les veines souclaviéres, que celui qui dans les nourrices est par les veines mammaires (sur quoi voyez *le chap. 2. immediatement précédent*, ) porté à la veine cave; mais neanmoins ni l'un ni l'autre n'a point encore passé par le cœur : Car que le chyle qui a été rarefié dans le cœur avec le sang, & qui ensuite a été poussé dans les artères, puisse rétenir sa forme de chyle, & être de nouveau séparé d'avec le sang, cela est hors de toute croyance, & je ne le croirai qu'aprés que je l'aurai vû. Il peut bien arriver que par le mêlange de quelque corps étranger la couleur du sang se changera de rouge en blanc, ( tout ainsi que l'huile de vitriol & l'eau forte changent la couleur d'un drap rouge en blanc ; )

mais alors ce qui paroît blanc dans ce ſang, ne doit pas être appellé chyle, mais plûtôt ſang corrompu, tel qu'eſt celui que par fois en une certaine eſpece de cacochymie, & en certaines maladies malignes on voit en partie teint de cette couleur. Comme en ce Chanoine attaqué de fiévre maligne dont Bauſchius décrit l'hiſtoire *au tom. 2. du Journ. de Med. & de Phyſiq. d'Allemagne*, *Obſerv.* 210. dont le ſang qu'on lui tira par trois differentes fois, étoit privé de toute rougeur, & avoit une ſubſtance ſanieuſe ſemblable à du blanc d'œuf. Je donnerai ici un exemple remarquable que j'ai vû moi-même. En 1635. en été, il courut à Nimegue, où j'étois alors en pratique, une fiévre petechiale tres maligne, qui enleva pluſieurs perſonnes. Si aux deux premiers jours on tiroit du ſang à ceux qui en étoient attaqués, le ſang qui ſortoit, étoit beau & bon; mais ſi on attendoit au ſix ou au ſeptiéme jour, il étoit en partie blanchâtre, quoique pendant tout cét eſpace de tems ils n'euſſent preſque rien mangé ni bû, à cauſe de leur dégoût extrême; car cette fiévre tourmentoit plus les malades par ſa malignité, & par de grandes inquiétudes, que par l'ardeur & par la ſoif. De-même nous avons vû en pluſieurs autres malades, dans les ventricules deſquels il n'a pû ſe faire aucun chyle à cauſe des longues diétes, mais dans leſquels le ſang a facilement pû ſe corrompre à cauſe de leur conſtitution maladive, comme auſſi dans ceux qui n'ont qu'une ſanté chancelante, & dans leſquels il ſe ramaſſe peu à peu de méchantes humeurs qui corrompent le ſang; nous avons vû, dis-je, pluſieurs fois une croute blanche ſurnager leur ſang aprés qu'il étoit refroidi, mais cette croute étoit tres differente du chyle; & ſa couleur a trompé ſous l'apparence de chyle le docte Néhédam & pluſieurs autres qui cherchent un ſujet de gloire dans de petites choſes. Mais ce que Néhédam ajoûte pour l'établiſſement & la confirmation de ſon opinion; ſçavoir, que l'on peut par art ſéparer le chyle d'avec le ſang, & le démontrer ainſi ſéparé, & cela en jettant par deſſus une certaine poudre, paroît extrêmement ſuſpect; puiſqu'il ne tire cette experience que de la rélation d'un certain inconnu, ignorant peut-être, & ſans eſprit, qu'il n'a pas vû lui-même, & duquel il dit que Schneiderus, qui ne l'a pas vû non plus, écrit l'avoir ouï dire. Pour moi qui ne me laiſſe pas facilement tromper par de ſemblables petites hiſtoires, je parle autrement, & je dis ce que j'executerai; ſçavoir, que par le moyen d'une certaine liqueur, je changerai ſur le champ la couleur rouge du ſang en une couleur blanche, ou lactée; cependant il ne s'enſuit pas de là que je ſépare le chyle d'avec le ſang; (car j'ai prouvé ci-devant qu'il n'y en a point,) mais plûtôt que je le corromps en détruiſant ſon mêlange naturel. De ſemblables experiences rapportées ſeulement ſur des ouï dire, & jamais pour les avoir vûës, ont trompé Néhédam, & ſes Sectateurs; en ſorte que comme s'ils

*Obſervation.*

devoient produire quelque chose de grand, ils ont dabord sur ces experiences qu'ils ont mal entenduës, & qu'ils n'ont pas examiné avec assés de soins, tâché d'introduire de nouveaux fondemens, & de nouveaux dogmes de Medecine, & ils ont voulu les soûtenir plûtôt par des injures & par des medisances, que par de solides raisons, avant même qu'ils aient conçû ce dont il s'agit. On peut voir sur ce sujet *les ch.* 30. & 31. *du liv.*1. Mais rétournons à nôtre sujet.

*D'où vient la couleur rouge du sãg.*

La couleur rouge que le sang a, lui vient de cette coction & dilatation qui se fait dans le cœur, & non pas du cœur même, qui, (ainsi que plusieurs croyent,) la lui communique à raison de sa propre couleur rouge: & c'est par accident que cette coction la lui imprime, (ainsi qu'on l'a amplement expliqué *au chap. précédent vers la fin.*) En éfet, les parties salines subacides étant par cette coction exactement & d'une maniére specifique mêlées avec les sulphureuses, produisent dabord d'elles-mêmes cette couleur. Car il est constant en Chymie, que par le mêlange éxact de particules salines, sur tout si elles sont acides, avec des sulphureuses, il se fait une couleur rouge, ce qui est évident par la distillation du sel nitre, qui contient en soi plusieurs particules sulphureuses. Ainsi si l'on mêle tant soit peu d'huile de vitriol avec des liqueurs ou des conserves qui tirent du pâle au rouge, (pourveu neanmoins qu'il n'y ait pas en elles quelque chose de sulphureux,) il s'en excite une couleur tres rouge. Or ces particules salines & sulphureuses sont apportées avec le chyle même; dans lequel neanmoins elles ne font pas une couleur rouge, parce qu'à peine les salines y ont-elles encore acquis aucun dégré d'acidité; d'où vient qu'elles ne sont ni suffisamment attenuées, ni suffisamment mêlées avec les sulphureuses; mais que les unes & les autres sont encore presque cruës, embarrassées & cachées dans des particules viscides; desquelles elles sont dégagées & spiritualisées par la chaleur specifique du cœur, par leur propre fermentation, & par leur rarefaction; ainsi se mêlant exactement ensemble aprés avoir acquis cette spirituosité, & agissant les unes sur les autres par des forces presqu'égales, elles produisent cette couleur rouge. C'est une chose connuë en Chymie, que les esprits salins ne peuvent être suscités que par une tres grande chaleur, & les sulphureux par une moindre; & il se passe la même chose dans les coctions des viscères. Par la coction du ventricule, & aussi par la fermentation qui est excitée par le suc bilieux & par le pancreatique, les particules sulphureuses des alimens sont mediocrement dissoutes, & comme enveloppées par les salines qui ne peuvent pas par une chaleur si douce parvenir à une parfaite dissolution, ce qui empêche que les sulphureuses, à cause de leur extrême volatilité, ne se dissipent trop-tôt. Cependant les salines pareillement engagées avec les sulphureuses se dissolvent peu à peu & de plus en plus par ce mêlange, & deviennent subacides. Enfin étant attenuées & rarefiées par la chaleur extrême & fermentative du cœur, elles passent à une parfaite spirituosité, & alors se mêlant exactement avec les sulphureuses qu'elles enveloppent, & avec lesquelles elles sont dilatées, elles contractent ensemble la couleur rouge. Que si le cœur est attaqué de quelque maladie maligne, en sorte que sa vertu fermentative en soit si affoiblie, qu'elle ne puisse pas suffisamment attenuer, dilater, & unir les particules salines aux sulphureuses, le sang qui s'engendre alors, n'est pas parfaitement rouge, mais on le trouve aussi-bien que beaucoup d'autres humeurs, de couleur pâle; ainsi qu'on voit tres souvent lorsqu'en de certaines fiévres malignes on ouvre la veine; ces humeurs neanmoins ne sont pas du vrai chyle, mais des humeurs corrompuës.

*Comment les parties sont nourries par le sang.*

C'est-là la veritable maniére dont se fait le sang qui sert à la nourriture de tout le corps, & qui contient en soi la matiére propre à cette nourriture, tant de toutes les parties en général que de chacune en particulier, ausquelles il s'en appose ce qui leur est convenable selon leur nature; sçavoir, à de certaines des particules plus cuites & plus subtiles; à d'autres de moins cuites & de plus grossiéres; à d'autres d'également mêlées de sulphureuses & de salines, comme dans les parties charneuses; à d'autres de plus huileuses & plus sulphureuses, comme dans les parties grasses & adipeuses; à d'autres de plus salines, & plus tartareuses, comme dans les nerveuses & les osseuses; en d'autres enfin elles s'unissent, s'attachent, & s'assimilent de telle ou telle maniére, selon la disposition où elles se trouvent.

*La diversité des figures.*

Or cette apposition ou application vient principalement des differentes figures qui se rencontrent tant dans chaque particule du sang en particulier, que dans les pores de chacune des parties. Car il arrive de là, que des particules du sang qui a été poussé dans les parties, les unes s'attachent mieux aux pores d'une telle partie, les autres aux pores d'une telle autre, dans lesquels elles s'entrelacent les unes avec les autres, & se figurent en differentes maniéres; ainsi elles s'unissent immediatement avec la substance des parties, & se changent en leur nature, & celles qui, à raison de leur figure, ne peuvent s'unir à telles ou à telles parties, sont poussées plus loing à d'autres, jusques enfin que celles qui restent sans se pouvoir unir à aucune partie, pour n'y avoir aucune disposition, sont portées au cœur par les veines pour y être cuites de nouveau, & y recevoir une nouvelle disposition ou aptitude à s'unir. On enseigne communément que les parties tirent du sang les particules qui leur sont les plus semblables, & qu'elles se les unissent; mais cela est contre toute verité; puisqu'en nôtre corps il n'y a pas de telle attraction, & que de plus les parties n'ont pas de connoissance, pour distinguer les particules qui leur sont semblables, d'avec celles qui ne le ſont pas, en ſorte qu'elles puiſſent attirer les unes plûtôt que les autres. Mais le ſang tel qu'il eſt, eſt pouſſé également à toutes les parties ; & la ſeule diverſité de figures, tant des particules du ſang que des pores des parties, eſt la cauſe unique qui fait que les unes s'attachent & ſe collent plûtôt à telle partie, les autres à telle autre, & que dans les unes & dans les autres elles s'y fichent & s'y uniſſent en differentes maniéres. C'eſt auſſi de cette diverſité de figures que procede ; que les unes ſont plus dures, les autres plus molles, les unes plus fermes, & les autres plus foibles.

*Deux ſortes de nutrition par le ſang.*

Cette nutrition par le ſang ſe fait en deux maniéres.

1. Immediatement ; ſçavoir lorſque les particules du ſang s'appoſent immediatement, ſans qu'il ait précédé aucun changement conſiderable, ainſi qu'il ſemble qu'il arrive dans les parties charneuſes & graſſes.

2. Mediatement ; lorſque l'appoſition ſe fait aprés quelque coction ou changement conſiderable qui a précédé ; comme il arrive dans les os, à la nourriture deſquels outre les particules ſalines tartareuſes du ſang, qui y concourent, la moële qui auparavant a été faite du ſang, y concourt auſſi. De plus, dans les nerfs, leſquels ne ſont pas ſeulement nourris du ſang qui eſt communiqué à leurs tuniques par des arterioles, ( qui ſont des continuations de celles qui parcourent les membranes du cerveau, & de la moële de l'épine ; ) mais encore des particules du ſang les plus ſalines qui ont été preparées en premier lieu par la coction qu'elles reçoivent dans le cerveau. Surquoi voyés *au liv.* 8. *ch.*1.

*Les degrés de la nutrition.*

Or dans cette nutrition faite par le moyen du ſang, on doit obſerver trois degrés. I. Lorſque le corps eſt tellement nourri qu'à même tems qu'il eſt nourri, il augmente & croît. II. Lorſqu'il eſt nourri, & qu'il reſte neanmoins au même état. III. Lorſqu'il eſt nourri, & qu'il décroit.

*Quatre choſes néceſſaire pour faire la nutrition.*

Afin de pouvoir connoître la diverſité de ces dégrés, ou plûtôt la cauſe de ces diverſités, il faut remarquer qu'il y a quatre choſes qui ſont néceſſaires pour faire la nutrition ; ſçavoir le ſuc alimentaire, l'appoſition de ce ſuc, ſon agglutination, & enfin ſon aſſimilation.

Le ſuc alimentaire eſt le ſang même, qui, par le moyen du battement du cœur eſt pouſſé généralement en toutes les petites arterioles du corps pour la nourriture des parties, & fourré dans les pores de la ſubſtance de ces parties, par leſquelles il eſt comme imbibé, & abſorbé. Et dautant que dans ces pores il y reſte toûjours quelque peu d'humeur tendante à l'aſſimilation ; il arrive de là que les particules qui dans le ſang qui ſurvient de nouveau, ſe trouvent être les plus convenantes, les plus conformes, & les plus capables d'être unies à cette précédente humeur, c'eſt à dire à cette humeur inhérente dans les pores, ſe mêlent avec elle dans ces mêmes pores, ( les autres particules du ſang qui n'ont pas encore cette conformité, ne s'arrêtant pas là, mais passant outre par le moyen de la circulation, ) & par la chaleur & le temperament propre & specifique des parties s'y cuisent, s'attachent peu à peu à leur substance, s'assimilent de plus en plus, & sont tellement préparées & disposées par l'esprit vital qui influë continuellement dans les parties avec le sang arteriel, & disposées à recevoir la vie, qu'enfin elles deviennent des particules veritables des parties, & joüissent avec elles & avec toutes les autres, & de la vie qui leur est commune, & de l'ame.

*Son accroissement.* Maintenant s'il arrive que dans le tems que cette nutrition se fait, les plus petites particules, à raison de leur temperament humide, & de leur douce chaleur, ne s'unissent & ne s'accrochent entr'elles les unes aux autres que mollement, ( ainsi qu'il arrive dans les enfans, ) alors ces particules dans cette premiére apposition ou mêlange sont facilement tant soit peu écartées les unes des autres par l'abondance de l'humeur alimentaire qui y aborde, & qui y est poussée par le battement ou impulsion du cœur, & elles admettent plus de ce suc qu'elles n'en ont besoin pour leur nourriture; & c'est de la surabondance du suc uni & assimilé, que se fait peu à peu l'accroissement des parties, dautant qu'il s'en appose & s'en assimile plus qu'il ne s'en dissipe. *L'état ou consistence.* Que si la chaleur augmente, & que les petites particules des parties se dessechent plus, & deviennent dures & fermes, ( comme il arrive dans l'âge viril, ) alors les parties ne cedent plus à l'impulsion du suc alimentaire, & ne s'éloignent pas les unes des autres, & le suc qui est poussé dans leurs pores en assés grande quantité, est si fortement dissipé par cette chaleur plus grande & plus ardente des parties qu'il ne peut ni s'en apposer, ni s'en assimiler plus qu'il s'en dissipe, & c'est ainsi que se fait ce qu'on appelle Etat de consistence, dans lequel la substance des parties ne souffre ni augmentation, ni diminution en sa quantité. *Le décroissement.* Enfin, si outre le dessechement des petites particules des parties causé par l'excés de la chaleur qui a précédé, & le rétrécissement des pores, qui fait qu'il ne peut alors être admis en eux autant de suc alimentaire qu'il y en étoit admis auparavant; il arrive encore que, soit à raison du défaut de la chaleur diminuée par la longue suite du tems & de l'âge, soit aussi de la dépravation des coctions des viscères qui resulte de cette diminution de chaleur, le suc alimentaire lui-même en devienne pire, moins conforme à la substance de ces parties, & moins capable de leur être assimilé, ( ainsi qu'il arrive dans la vieillesse, ) alors ces parties décroissent & diminuent. En éfet le changement ou l'inaptitude des pores dans les parties, aussi-bien que l'alteration du suc alimentaire, & de la chaleur qui doit le cuire, & enfin la petite quantité de ce même suc, font qu'il se dissipe plus de ce suc qu'il ne s'en appose. Or ce décroissement paroît principalement & manifestement dans les parties molles, dont les petites particules ſont plus humides & plus faciles à ſe diſſiper, telles que ſont la chair, la graiſſe, &c. mais il eſt moins ſenſible dans les os & dans les autres parties dures, dont les particules ſont plus fixes & moins faciles à être diſſipées.

*Si les vieillards deviennent plus petits.* Il ne ſera pas hors de propos d'inſerer ici, comme par parenthéſe, la queſtion que quelques-uns propoſent ; ſçavoir : ſi les corps des vieillards qui commencent à décroitre, deviennent plus courts qu'ils n'étoient auparavant ? Pluſieurs tiennent l'affirmative, & prennent pour juge l'experience oculaire : mais Spigelius *au ch. 1. du liv. 1. de ſon anat.* le nie abſolument : *Qu'ils deviennent*, dit-il, *plus courts & plus petits, je le nie, mais qu'ils deviennent plus minces & plus déliés, j'en conviens volontiers.* Il en ajoûte les raiſons ; *Car les os*, dit-il, *dont l'étenduë fait la longueur du corps, étant des parties dures & ſolides, ne ſe diminuent jamais ni par la longue durée de l'âge, ni par la violence d'aucune maladie que ce ſoit. Mais la chair eſt facilement diminuée & conſumée par l'âge, & par pluſieurs autres cauſes. Que s'ils paroiſſent plus courts qu'ils n'étoient dans la jeuneſſe ; il faut croire que cela vient de ce que tous les articles ſe courbent, ſoit à raiſon des muſcles qui par défaut de chaleur ſouffrent tenſion, ſoit à raiſon des ligamens qui ſe deſſechent & s'endurciſſent.* Mais quoique Spigelius apporte des raiſons ſpecieuſes, pour ſoûtenir ſon opinion négative, l'affirmative neanmoins nous ſemble plus plauſible, puiſque les vieillards décrépits paroiſſent plus courts & plus petits, non ſeulement à raiſon des articles & de tout le corps, mais encore parce que néceſſairement ils ſont devenus un peu plus courts, quoique non pas beaucoup ; & cela principalement à raiſon des cartilages qui ſont entre les vertèbres de l'épine, & des articulations des cuiſſes, des jambes, & des autres parties ; leſquels étant dans les jeunes gens plus mols, & un peu plus enflés, & ainſi tenant les os un peu éloignés les uns des autres, aggrandiſſent néceſſairement le corps tant ſoit peu ; mais dans les vieillards, comme ces cartilages ſe deſſechent peu à peu, & deviennent de plus en plus plus minces, il faut de néceſſité que par cette raiſon-là le corps devienne auſſi plus court. Ajoûtez encore que les ligamens ſe deſſechans, tirent & approchent les os des articles les uns vers les autres. Cela paroît tres évidemment dans ces vieillards qui ſont forts & non courbés ; (car quoique pluſieurs ſe courbent, tous neanmoins ne ſe courbent pas,) mais qui marchent droits. En éfet, ſi on les preſente à la même meſure par laquelle ils s'étoient meſurés en leur jeuneſſe, on trouvera qu'ils ſont devenus plus courts qu'ils n'étoient alors ; les uns de la largeur d'un pouce, les autres d'un pouce & demi, & quelques-uns de deux ; ainſi que nous l'avons reconnu par experience.

*Deux doutes.* De ce que l'on vient de dire touchant la confection du ſang, & ſes principes, on voit clairement la reſolution de deux doutes tres obſcurs. Le *premier* : Ce que c'eſt que les quatre humeurs du ſang ; la pituite,

pituite, le sang pur, la bile, & la mélancholie. Le *second*; comment les temperamens se forment dans le corps.

*Des quatre humeurs du sang.*

A l'égard du *premier doute touchant les quatre humeurs*, dont on dit que le sang est composé, les Medecins en disent çà & là plusieurs choses; mais il n'en est presqu'aucun qui explique quelles elles sont, ni ce qu'elles sont.

*La pituite.*

La Pituite est cette partie du sang qui vient d'être nouvellement formée du chyle, (soit qu'elle contienne plus de soulphre, soit qu'elle en contienne moins, la chose revient au même,) & qui n'a pas encore été beaucoup circulée, ni rarefiée dans le cœur, mais qui est cruë & peu spiritueuse.

*Le sang pur.*

Le sang est la partie de la masse sanguine la plus pure, qui aiant été plusieurs-fois circulée & rarefiée dans le cœur, est arrivée à une spirituosité mediocre.

*La bile.*

La bile est cette partie qui aiant été élevée à une plus grande tenuité par de frequentes circulations & rarefactions, est devenuë tres spiritueuse & chaude.

*La mélancolie.*

La mélancolie est cette partie, de laquelle par plusieurs circulations & rarefactions faites dans le cœur, les particules spiritueuses ont, pour la plûpart, été tirées, & ensuite dissipées; & ainsi elle est restée plus froide, plus grossiére, plus épaisse, & plus terrestre.

( Il faut ici par parenthése remarquer, que par la pituite, la bile & la mélancolie, on n'entend pas des humeurs fermentatives, telles qu'il s'en fait dans le ventricule, dans le foye, & dans la rate; comme si la masse du sang étoit composée de ces humeurs mêlées ensemble; mais que tous ces noms s'appliquent à cette masse, seulement comparativement, entant que ses parties sont les unes moins, les autres plus, & les autres excessivement cuites. )

*Les quatre humeurs sõt toûjours dãs le sang.*

Or dautant qu'il se fait une continuelle dissipation des esprits & des humeurs, & que par consequent il faut qu'il se fasse de tems en tems, par le moyen des alimens, le remplacement de ce qui s'est perdu, il s'ensuit nécessairement que les quatre humeurs dont nous parlons sont toûjours dans le sang, & qu'il en est composé : car des alimens cuits & suffisamment préparés & rarefiés pour la premiére-fois dans le cœur, il s'en fait un suc pituiteux; ( c'est ainsi qu'on appelle communément la partie du sang la plus cruë, ) lequel étant peu à peu par plusieurs circulations & rarefactions reïterées cuit & exalté de plus en plus, passe en sang pur, & tres temperé; celui-ci s'échauffant outre mesure, passe en suc bilieux, & ce dernier enfin en suc mélancolique, les particules les plus subtiles s'étant dissipées. Ainsi ces quatre sucs, (qui tous sont composés de parties sulphureuses & salines, & qui ne different entr'eux que par le plus ou le moins de coction & de spirituosité) mêlés ensemble, moderant & diminuant l'excés de leurs qualités par l'action perpetuelle des unes sur les autres, constituent, tant que la vie dure, toute la masse du sang réünie dans le serum qui la rend fluide. Ce serum neanmoins, & sur tout sa partie la plus aqueuse, ne s'assimile pas avec les parties qui doivent être nourries; mais seulement il leur porte les particules du sang qui doivent les nourrir, & aprés que l'apposition & l'assimilation en est faite, il est séparé d'avec elles, & ensuite dissipé & évacué par la chaleur. La chose se fait en ceci de la même maniére que dans la deauration des métaux: car aiant reduit de l'or pur en de petites lames, (que l'on appelle feüilles,) on le mêle avec du mercure ou argent vif, afin que par son moyen on puisse l'appliquer sur les vases que l'on veut dorer, & qu'il puisse s'y attacher fortement; ce qui ne se peut faire sans mercure. Ensuite, l'application de la feüille étant faite, on en approche le feu qui resoût, dissipe, & enleve entiérement le mercure: en sorte qu'il n'en reste quoique ce soit sur le vase, & l'on y voit l'or fortement attaché, & le vase parfaitement doré. Ainsi cét or qui étant seul n'auroit en aucune maniére pû s'unir & s'attacher, s'y attache par le moyen du mercure, lequel ensuite n'y étant plus utile, en est séparé par la chaleur du feu. Dans les corps vivans le serum est un semblable mercure qui porte le sang aux parties, & l'y applique.

*Comment se font les temperamẽs.* A l'égard de l'*autre doute touchant les temperamens*, on en dit aussi beaucoup de choses, mais on n'explique pas trop bien ce que c'est.

Or les temperamens de nôtre corps resultent du mêlange & de la surabondance des quatre sucs dont on vient de parler.

*Le pituiteux.* Si le chyle est fait d'alimens humides & froids, dans lesquels les esprits soient peu subtils; ou qu'ils sortent du ventricule cruds peu digerés, ou non suffisamment dissoûs, & cela à raison du vice, ou manque de ferment convenable, alors il s'en engendre un suc sanguin pituiteux, & crud; lequel quoiqu'il soit plusieurs-fois circulé & rarefié, ne peut neanmoins être exalté par le cœur jusqu'à une tenuité & spirituosité suffisante; & delà (si à raison de ces vices, ou erreurs, il s'engendre beaucoup de semblable chyle, & pendant long tems,) il augmente en quantité, & tout au contraire les autres sucs, comme le sang pur, le suc bilieux, & le mélancolique diminuent ou manquent entiérement, comme ne pouvant être facilement ni commodément engendrés de ce principe vicié. Et dautant qu'alors tout le corps est nourri d'un tel sang, dans lequel un suc pituiteux prévaut sur les autres sucs, il s'ensuit de là que les parties acquiérent une constitution humide & froide, & qu'enfin le temperament de tout le corps devient pituiteux.

*Le sanguin.* Que si le chyle est bien cuit, temperé, & fait d'alimens temperés; ou qu'il soit rendu temperé par la bonne coction des viscéres, il s'engendre alors abondance de suc sanguin pur. Ce qui fait le temperament sanguin.

Que si le chyle est fait d'alimens tres chauds, tres acres, ou trop fermentés à cause du trop de chaleur des viscères, alors dans peu de circulations il devient un suc chaud, & tres spiritueux; & en cét état tenant le dessus sur les autres sucs, il fait le temperament bilieux. *Le Bilieux.*

Enfin, si le chyle est fait d'alimens grossiers & terrestres, abondans en sels cruds & fixes, & qui ne soient pas suffisamment cuits & dissouts, alors il ne s'en tire par les circulations & les rarefactions, qui se font dans le cœur, que tres peu d'esprits, ce suc reste grossier, épais, & peu spiritueux; & c'est de sa surabondance que procede le temperament qu'on appelle vulgairement temperament mélancolique. *Le Mélancolique.*

Au reste, tout excés, en quelque temperament que ce soit, est appellé intemperie, & il engendre des maladies qui lui sont semblables; froides, chaudes, &c. Si maintenant l'on souhaitte une plus ample explication des principes immediats du sang; sçavoir du soulphre, du sel, & du mercure, & qu'on veüille connoître qu'elles sont les petites particules dont il est composé, & comment elles s'unissent ensemble; on peut consulter là-dessus les Chymistes qui ont écrit sur ce sujet des livres entiers, principalement Daniel Sennert *en son docte traitté de consens. Chymic. cum Galen. chap.* 1. lequel est tres curieux & merite d'être lû.

Aprés avoir décrit les principes du sang & des esprits vitaux, & la manière dont ils sont faits, je veux bien avant que de parler de leur usage, dire quelque chose touchant la manière dont ils participent à la vie, comme étant une matiére sur laquelle les Philosophes & les Medecins forment des disputes, & sont tres differens en opinions; les uns leur attribuant la vie, les autres la leur niant, & les uns & les autres soûtenant leurs sentimens par des raisons plausibles. *Ceux* qui leur accordent la vie disent pour le soûtenir 1. Que le sang & les esprits se meuvent d'eux-mêmes diversement selon la diversité des mouvemens de l'ame, & de l'imagination, ni plus ni moins que les autres parties vivantes du corps. (Ainsi dans la terreur ils se portent vers le cœur, dans la pudeur vers les joües, dans la chaleur d'amour vers les parties genitales, &c.) 2. Qu'au témoignage de l'Ecriture sainte l'ame de la chair, c'est à dire l'ame végétative, reside dans le sang. 3. Que la semence qui est animée par puissance & qui est vivante, est faite de sang & d'esprits. 4. Qu'au témoignage d'Hipocrate ils sont nourris; & ils concluent que tout cela ne sçauroit leur arriver s'ils ne vivoient pas. *Ceux* neanmoins qui ne conviennent pas qu'ils vivent, semblent selon nous suivre la plus veritable opinion. Ainsi, voici comment pour la défence de ce parti je refute les raisons qu'on vient d'apporter. Je répons donc à la *première*: Que le sang & les esprits n'ont pas en eux le principe de leur mouvement, comme leur étant communiqué immediatement par l'ame; mais com- *Si le sang & les esprits vivent.*

me leur étant imprimé par la force des parties solides vivantes, & immediatement mûës par l'ame, telles que sont le cœur, le cerveau, &c. par la force desquelles aussi, & cela souvent selon la diversité des mouvemens l'Ame, est excité le mouvement du chyle, de la bile, & même quelquefois des excremens, & d'autres differentes humeurs, touchant lesquelles neanmoins il n'est personne de bon sens qui puisse dire qu'elles vivent. A la *seconde* : Que quand on dit que l'ame de la chair est dans le sang, cela veut dire que la chair entant qu'elle est animée, a besoin de sang (même d'air, ) comme étant son soûtien le plus prochain, & sans lequel sa vie ne peut subsister. Nous avons donné sur cela une plus grande explication *au liv.* 1. *ch.* 1. A la *troisiéme* : Que la semence qui est animée & vivante par puissance, n'est pas engendrée du sang & des esprits, entant qu'ils sont vivans, mais entant que par un mêlange nouveau, & par une nouvelle disposition de la matiére sanguine, procurée par une chaleur convenable, & par la proprieté specifique des parties destinées à faire la semence, il s'introduit une nouvelle forme, laquelle a en soi la vie en puissance, & qui auparavant n'étoit pas dans une matiére non vivante : En la même maniére que nous voyons qu'il arrive en plusieurs autres choses ; car d'un cadavre, des bois corrompus, du fromage, de l'eau de pluye ou de marais, même du vinaigre exposé pendant long tems aux rayons du soleil, & de plusieurs autres choses non vivantes, il s'en produit des vers vivans, quoique dans toutes ces choses-là, c'est à dire dans ces matiéres d'où ces formes sont engendrées, il n'y ait eu auparavant aucune vie. A la *quatriéme* : Qu'Hipocrate n'attribuë pas au sang & aux esprits une nourriture, proprement ditte ; mais par leur nourriture, il entend seulement qu'ils sont sans cesse & continuellement engendrés du chyle : En la même maniére que nous disons que la flamme d'une lampe est nourrie d'huile, (quoique ce qui n'a pas vie, ne soit pas capable de nutrition, ) parce que l'huile est la matiére prochaine par laquelle la flamme est entretenuë. J'ajoûte enfin à *tout cela* ; que dans l'animal il ne peut y avoir vie que dans les parties du corps, au nombre desquelles le sang & les esprits ne doivent point être comptés, ainsi que nous l'avons manifestement démontré *au liv.* 1. *ch.* 1. On objectera peut-être que la semence n'est pas une partie du corps, & que neanmoins elle a la vie par puissance ; pourquoi donc ne dira-t'on pas la même chose du sang ? Je répons que quoique la semence ne soit pas une partie du corps : de Pierre p. ex. dont elle émane, & dans les parties spermatiques duquel elle est encore peut-être contenuë, elle est neanmoins la partie du corps d'un animal qui doit avoir vie, même elle en est la matiére tellement disposée, qu'elle contient en soi les idées vitales de toutes les parties de cét animal, ainsi que nous l'avons suffisamment fait voir *au chap.* 28. *du liv.* 1. Or on ne peut pas dire que le sang soit une partie, ni de Pierre vivant, ni d'un animal futur; mais seulement une humeur ou un suc qui nourrit immediatement les parties, & qui par une nouvelle coction doit être assimilé à leur substance, & être pour lors vivifié conjointement avec elles.

*L'usage du sang.* Il paroît amplement de tout ce qu'on a dit ci-dessus que l'usage du sang est de nourrir toutes les parties; c'est à dire que non seulement il fournit à chacune la matiére qui doit lui être assimilée, mais encore qu'il lui apporte l'esprit vital chaud, lequel suscite les actions & les coctions de toutes les parties en général, & de chacune en particulier; ainsi c'est lui qui fait que la matiére nutritive propre à être assimilée, est assimilée, & qu'elle prend la place de celle qui a été dissipée par la chaleur.

*De quel sang se fait la nutrition.* Mais dautant que le sang est porté tant par les artères que par les veines, on demande si les parties sont nourries par le sang arteriel, ou par le veineux? Anciennement on croyoit que c'étoit par le sang veineux, parce qu'on s'imaginoit que le sang se faisoit dans le foye, & que de là il étoit porté aux parties par les veines: Mais depuis que la connoissance de la circulation a découvert cette erreur, & qu'on a vû que le sang se fait seulement dans le cœur; que du cœur il est poussé par les artères à toutes les parties, & qu'il en est rapporté par les veines, il a paru tres évidemment que le corps humain est principalement nourri par le sang arteriel. Je dis *principalement*, parce que quoiqu'on ne puisse pas nier que pendant que le sang retourne au cœur par les veines, il ne s'en éxale quelque peu par les pores des petits vaisseaux, c'est à dire de leurs tuniques, lequel s'enfonce çà & là en plusieurs parties, & les nourrit; que de plus les tuniques des veines sont nourries du sang qu'elles portent, & que le foye même est aussi nourri de sang veineux, ainsi qu'il est manifeste par le peu d'artères, & la grande quantité de veines qu'il a; neanmoins, dans tous les autres lieux où les artères accompagnent les veines, il est constant que les parties y sont principalement nourries du sang arteriel, comme étant un sang plus spiritueux, plus cuit, & qui est poussé & introduit avec plus de force dans les pores des parties par les extremités des petites arterioles.

*L'opinion de Charleton contraire à celle là.* A cette opinion de la nourriture des parties par le sang, tres ancienne & tres reçûë dans toutes les Ecoles de Medecine, s'est opposé depuis peu avec grande chaleur Gualt. Charleton *en son œconom. des animaux, exerc.* 5. où il tâche de la détruire par plusieurs argumens qu'il estime tres forts, & d'enseigner que le sang est incapable de nourrir. Et comme il semble que la nouveauté de cette opinion a déja fait éloigner de la verité plusieurs Docteurs, même tres sçavans, il est nécessaire de l'examiner ici un peu avec soin.

Voici donc ses principaux argumens.

*Les argumens de Charleton.*

I. *Le sang est composé de quatre sucs, qui par trop de coction dégénérent enfin en mélancolie, laquelle est un suc impur, dont les parties du corps ne sçauroient être nourries; il faudroit neanmoins qu'elles en fussent toutes nourries, si veritablement elles se nourrissent de sang.*

II. *Il y a plusieurs parties ausquelles le sang ne parvient pas; comme au cerveau, aux os, aux nerfs, aux ligamens*, &c.

III. *Les maigres, dans qui il y a beaucoup de sang, mangent plus, & sont moins nourris que les gras, dans qui neanmoins il y a peu de sang, en qui les veines sont beaucoup plus étroites, & qui mangent moins.*

IV. *Ceux qui meurent de faim ou de phtisie, ont aprés leur mort beaucoup de sang de reste dans leurs veines, qui auroit pû servir à les nourrir, & par ce moyen empêcher ou retarder la mort.*

V. *Le sang conserve sa rougeur dans toutes les parties du corps, & même dans celles qui sont blanchâtres il ne la quitte point: donc il ne les nourrit pas.*

VI. *Hipocrate* au liv. 5. des épidem. text. 6. *dit qu'un homme devenu éthique, & qui ne se rétablissoit point par les alimens, fut gueri par la saignée reïterée plusieurs fois.*

VII. *Le sang qui est porté aux parties par les artères, y est délayé par quantité de serum, & y est beaucoup moins gras & onctueux que dans les veines, qui le reçoivent des parties, & l'emportent.*

VIII. *Il y a beaucoup de dissemblance entre le sang & plusieurs parties, telles que sont le cerveau, les os, les membranes*, &c.

IX. *La maniére dont se fait la nutrition, est lorsque l'aliment passe de l'état de crudité, ou de fixation, à l'état de fusion, ou de dispersion, par quoi les esprits qui auparavant étoient fixes sont exaltés jusques à leur dernier degré d'activité: & comme ces esprits resident dans le sang, qu'ils consument toute la substance alimentaire des parties, qu'ils la dissolvent, & qu'ils la dissipent, ils rendent le sang incapable de nourrir les parties, lesquelles, pour être renduës solides, ont besoin d'un aliment plus fixe.*

X. *Le sang lui-même est nourri de chyle, donc il ne peut pas nourrir les autres parties: ni aussi par la raison qu'il a en soi une chaleur qui consume la substance des parties.*

XI. *Chaque partie doit être nourrie d'un suc qui soit semblable en nature à celui dont elle a été formée; & comme elles n'ont pas été formées de sang, mais de la matiére seminale, il s'ensuit que leur nourriture & leur augmentation ne peut proceder du sang.*

Ces choses ainsi supposées, Charleton enfin établit qu'il y a de la ressemblance entre la flâme d'une lampe, & cette fermentation qui se fait dans le cœur, & il dit pour conclusion que l'usage du sang est d'être l'aliment de la flâme vitale, & la matiére prochaine & immediate de la génération continuelle des esprits.

Voyons maintenant de quel poids sont ces argumens.

Je répons au *premier* que Charleton se trompe lourdement, quand il suppose que les parties, si elles étoient nourries de sang, seroient nourries de mélancolie impure. Il paroît par ce que l'on a dit ci-devant, que, selon la diversité de la nature des parties, leur aliment doit être different; que les unes sont nourries de la partie du sang la plus cruë, les autres de la plus temperée, les autres de la plus froide & plus épaisse, les autres de la plus chaude; que toutes ces parties sont toûjours dans le sang, & que si les unes ou les autres excedent, il s'engendre pour lors ou l'atrophie, ou la cachexie. Je dis de plus qu'il ne considere pas que la partie du sang qu'on appelle mélancolie, n'est pas, ainsi qu'il veut, un suc impur, mais seulement un suc plus épais que les autres, & qui, lorsque sa partie spiritueuse s'est une fois dissipée, à cause de l'affoiblissement des viscères qui font les coctions, & préparent les fermens, ne peut que tres difficilement se reéxalter à son premier point de spirituosité; auquel neanmoins il a coûtume de retourner lorsque par des remedes convenables ces viscères sont rétablis en leur bonne disposition; & c'est de cette maniére que l'affection hypocondriaque, le scorbut, & les autres maladies mélancoliques se guerissent; sçavoir par des remedes qui fortifient les viscères, & qui volatilisent & rendent spiritueuses les humeurs fixes; Outre cela il ne prend pas garde qu'il y a plusieurs parties qui demandent pour leur nourriture cette partie épaisse du sang.

Je répons au *second* : Qu'il n'y a aucune partie à laquelle le sang ne parvienne. On voit dans le milieu de la substance du cerveau une infinité de petits points de sang, qui lors qu'on y fait des incisions poussent de toutes parts. Les nerfs reçoivent du sang par des vaisseaux qui sont une continuation de ceux qui arrosent les membranes du cerveau, ainsi qu'on établira *au liv. 3. chapitr.* 8. Les os sont traversés par des artères, & des veines qui pénètrent jusques à leur substance interieure fongueuse, & jusques à la moële; & le sang arrose leurs periostes de toutes parts exterieurement, ainsi qu'on le prouvera amplement *au liv. 9. ch.* 1. & ainsi des autres parties.

Je dis au *troisiéme* : Que quoique dans les personnes extenuées il y ait grande abondance de sang, leur corps neanmoins augmente peu, à cause de l'ardeur excessive & acre de ce sang. Car la chaleur trop grande dissipe dabord tout ce qui est assimilé; ce qui n'arrive pas dans les personnes grasses, dans le sang desquelles il y a moins de chaleur & d'acrimonie; d'où vient que de peu de sang il s'en assimile plus qu'il ne s'en dissipe.

Je répons au *quatriéme* : Que par une longue abstinence on peut en deux maniéres mourir d'inanition. Premiérement lorsque le corps est cacochime, & qu'il y a dans les vaisseaux, à la verité quantité de sang, mais mauvais : Car en ce cas il est nécessaire de refournir de tems en tems au cœur par des alimens convenables de nouveaux &

bons sucs, afin qu'il puisse être continuellement rétabli; que si cela ne se fait pas, à cause du trop d'abstinence, alors le sang devenant plus chaud & plus acre, ou se corrompant en quelque maniere, le cœur est étoufé par les méchantes humeurs, & meurt, quoiqu'il reste beaucoup de sang dans les veines; & c'est aussi là la cause de la mort des phtisiques, sçavoir la méchante qualité du sang qui le rend incapable de rétablir le cœur, & de nourrir les parties, quoiqu'il en reste encore quantité; car pour entretenir la vie la quantité seule du sang ne suffit pas, il faut encore sa bonne qualité. *Secondement*: Lorsque dans les corps bien ou mal constitués il arrive que le sang se consume par une longue abstinence, quoique dans ceux qui meurent de cette excessive abstinence l'on trouve quelque peu de sang dans leurs veines, il est neanmoins visible que ce sang est en trop petite quantité pour subvenir à la nourriture de toutes les parties; ainsi, tant ces parties que les viscères s'affoiblissans, l'homme meurt. Or qu'en pareil cas il reste peu de sang, nous le remarquâmes & en fimes la démonstration publiquement au mois de Novembre de l'année 1656. en nôtre theatre Anatomique, en un homme qui pour des douleurs de cœur qu'il souffroit, & pour d'autres causes, avoit pris dégoût pour la vie, & s'étoit laissé mourir de faim. En éfet, quoiqu'il se portât bien d'ailleurs, il ne voulut ni boire ni manger pendant plusieurs semaines, & il mourut ainsi. On ne pût en ce sujet voir aucune des veines meseraïques, ni des intercostales, ni non plus aucune des autres plus petites, parce qu'elles étoient entiérement vuides, & à peine sortit'il de la veine cave trois cuillerées de sang; & l'on trouva l'aorte pareillement vuide. De-même au mois de Novembre 1660, nous fîmes publiquement dans nôtre même theatre, la dissection d'un homme qui étoit entiérement desseché & amaigri par une tres longue abstinence causée par un grand dégoût, dans lequel nous trouvâmes les veines & les artères si vuides, qu'il sortit à peine de la veine cave deux pleines cuillers de sang, & rien du tout de l'artère aorte. Ce qui est trop peu sans doute pour nourrir tout le corps.

*Observation.*

Je répons au *cinquiéme*: Qu'il n'est pas veritable que le sang ne perde pas sa couleur rouge en nourrissant les parties blanches; Car le contraire paroît dans le cerveau, qui (ainsi qu'il est évident par une infinité de petits points sanguins qui sortent de toutes parts en sa substance lorsqu'on y fait des incisions,) est nourri de sang: cependant il est de couleur blanche ou blanchâtre. Je dis donc que tant que le sang circule dans le corps, la couleur rouge est facilement maintenuë & perpetuée en lui par la coction specifique du cœur; dautant que pour lors les particules sulphureuses s'unissent parfaitement avec les salines, & deviennent spiritueuses en se mêlant ensemble; mais dés qu'une fois il est apposé & inhérent aux parties pour les nourrir, cette couleur

couleur se change facilement par une autre coction specifique qu'il reçoit dans les parties blanches, lorsque les particules sulphureuses pour la plûpart se séparent de nouveau d'avec les salines, & se mêlent d'une autre maniére, ce qui la détruit absolument. Enfin, j'ajoûte que dans le sang, outre les particules rouges, il y en a aussi quantité de blanches, & d'autres de differentes couleurs que la rougeur éclatante couvre, & qui ne peuvent être vûës que lorsque les particules du sang se séparent les unes des autres; en la même maniére que dans le vin rouge, il y a un esprit tres pur, & une partie aqueuse transparente, dont neanmoins on ne voit pas la couleur claire tant qu'elle est mêlée dans le vin, mais seulement aprés sa distillation.

Je répons au *sixiéme*: Qu'en certaines personnes le sang est trop salin, trop acre, & trop épais, ou peut-être corrompu; d'où vient que ces personnes ne peuvent être rétablies par aucun aliment, qu'auparavant la nature n'ait été soulagée en tirant au déhors une bonne quantité de ce méchant sang, afin que par ce moyen elle puisse plus facilement & mieux digerer les nouveaux sucs des alimens, les changer en un sang plus pur, & de ce sang en nourrir mieux le corps, & de la maniére qu'il doit l'être: C'est ainsi sans doute qu'étoit cét homme qui fut gueri par Hippocrate.

Je répons au *septiéme*: Qu'il n'est pas toûjours nécessaire pour la nourriture de toutes sortes de parties, que le sang soit onctueux, mais qu'il suffit seulement qu'il ait en soi une telle disposition ou aptitude convenante à chaque partie en particulier; & cette aptitude ne consiste pas en la seule onctuosité, ainsi qu'il paroît par tout ce qu'on a dit ci-devant.

Je répons au *huitiéme*: Que le sang, consideré en son tout, semble à la verité être dissemblable à plusieurs des parties; mais si on le considere en ses particules, il a en soi ce qui le rend semblable à chacune en particulier, (cela est encore manifeste par ce qu'on a dit ci-devant; car il n'en est aucune qui ne soit composée de sel & de soulphre mêlés diversement, par le moyen de ce que nous avons appellé mercure, & cela selon la nature de chacune en particulier; or ce sel & ce soulphre sont aussi les principes du sang. Outre cela il ne faut pas juger de la ressemblance du sang avec les parties par les couleurs, lesquelles peuvent facilement changer à tout changement de coction, mais par les particules qui constituent la substance, tant du sang que des autres parties.

Je répons au *neuviéme*: Que Charleton confond la nutrition avec la sanguification, & que ce qu'il dit ici de celle-là, appartient entiérement à celle-ci. Il y a neanmoins entr'elles une tres grande difference. Car si-bien l'aliment s'exalte à une plus grande spirituosité, ce n'est pas afin que par ce moyen la nutrition se fasse, mais afin qu'il se fasse du bon ſang, qui enſuite reçoit de nouveau un autre changement, par le moyen duquel ſe fait la nutrition, laquelle ne conſiſte pas dans une exaltation des eſprits plus & plus grande, mais plûtôt dans une certaine fixation qui leur ſurvient de nouveau. J'ajoûte outre cela, que les eſprits vitaux ne conſument pas, & ne devorent pas, ainſi qu'il dit, la ſubſtance des parties ſolides, mais qu'au contraire, ils la conſervent en ſon entier : De plus qu'ils ne rendent pas le ſang incapable de nourrir, mais au contraire, qu'ils l'y rendent tres propres, & qu'étant répandus conjointement avec le ſang dans les parties, ils les reveillent & les excitent à faire leurs fonctions, en ſorte qu'on pourroit preſque dire qu'ils les pouſſent & contraignent d'aſſimiler l'aliment qui vient d'être apporté, & cette aſſimilation ne ſçauroit ſe faire ſans ces eſprits. On dira plus bas *au liv.* 3. *ch.*11. comment cét aliment ou nourriture ſpiritueuſe peut de nouveau ſe fixer.

Je répons au *dixiéme* : Que cette conſequence eſt tres fauſſe ; *Le ſang eſt nourri de chyle, donc il eſt incapable de nourrir les autres parties.* Car il s'en ſuivroit de même : *Le bled eſt nourri du ſuc de la terre ; donc quand on l'a mangé, il ne peut pas nourrir le chyle.* Il en faut dire de même de la chaleur : *Le vin, le bled, & pluſieurs autres alimens, contiennent en ſoi un eſprit chaud ; donc ils ne peuvent pas être changés en chyle, ni en ſang : Pourquoi ? par la raiſon que l'eſprit chaud a coûtume de diſſiper les parties fluides.* Que ce raiſonnement eſt peu ſolide ! Comme ſi la chaleur ſpiritueuſe du ſang, ſans laquelle il ſeroit entiérement inutile pour la nutrition, pouvoit le rendre incapable de nourrir les parties : & comme ſi un corps froid, entiérement privé de chaleur, pouvoit devenir aliment, & propre pour la nutrition ?

Je répons à l'*onziéme* : Que Charleton s'eſt ici oublié ſoi-même ; car auparavant, ſuivant en cela la doctrine établie par Harvée *en ſon exercit.* 18. *de la génér. des anim.* il avoit dit ; que dans la formation du fœtus, le ſang s'engendre avant la formation de toute autre partie, que c'eſt de lui que procede la matiére dont le corps du fœtus eſt produit, & d'où enſuite il tire ſa nourriture. Or ſi cela eſt veritable, ainſi qu'il prétend, qu'elle difficulté trouve-t'il maintenant, que des parties qui ſont formées de ſang, en ſoient auſſi nourries ? Outre cela, ſi, ainſi qu'il l'établit aprés Harvée, la matiére ſeminale eſt ſemblable aux parties qui en doivent être nourries, & que de plus cette même matiére ſoit, ſelon l'obſervation du même Harvée, ſemblable au ſang, le ſang auſſi ſera ſemblable aux parties dont il doit être la nourriture. Pour nous neanmoins, qui ne croyons pas que dans ce commencement les parties ſoient formées de ſang, nous répondons à cette propoſition en cette maniére ; ſçavoir, que dans le commencement les parties ſont formées de la liqueur ſpiritueuſe contenuë dans la bulle ; ( Voyez *le chap.* 29. *du liv.* 1. ) & nourries enſuite de la matiére ſeminale fonduë, c'eſt à dire de la partie la plus épaisse de la semence ; la substance de laquelle vient tant du sang arteriel qui coule aux testicules par les artères spermatiques, que des esprits animaux qui y sont apportés par de petits nerfs, ( ainsi que nous avons dit *au liv. 1. ch. 29.*) Donc dans le sang il y a toute la matiére de la semence contenuë dans la bulle, & aussi de la matiére seminale fonduë, laquelle étant dans la suite cuite en chaque partie separément, n'y acquiert pas moins la disposition ou aptitude de les nourrir toutes en particulier, que dans les testicules elle y acquiert par la coction générale qu'elle y reçoit, la disposition de les former dans leur commencement ; il faut donc conclure que toutes les parties reçoivent leur premiére conformation, ou consistence, & ensuite leur nourriture ou augmentation, d'un suc qui leur est entiérement semblable, & qui a déja été préparé dans les testicules ; & ainsi l'axiome qui dit que : *Nous sommes nourris des mêmes choses dont nous sommes composés*, est tres veritable, aussi-bien que celui d'Aristote : *La matiére dont l'animal est augmenté, est la même que celle dont il est composé en son commencement.*

Enfin, je dis pour *conclusion*, que c'est mal à propos que l'on compare la fermentation qui se fait dans le cœur, à la flâme d'une lampe. Ces sortes de comparaisons sont tolerables chés les Poëtes & les Orateurs, qui ne cherchent que l'ornement du discours, mais elles ne peuvent être souffertes en des Philosophes, qui recherchent la verité & les secrets de la nature. Car la flâme ne dissipe pas seulement le sujet dans lequel elle est, mais encore elle le corrompt, dissoût tout son mêlange, & le rend inutile : la fermentation du cœur au contraire, non seulement ne corrompt pas le sang, ni ne dissoût pas son mêlange jusques à le détruire, mais par le moyen de la rarefaction & dilatation de toute la masse, elle rend ce mêlange plus proportionné & plus ferme, ainsi elle conduit le sang à une plus grande perfection, & engendre en lui des esprits, qui étant subtils, chauds & purs, pénètrent de toutes parts sa masse, le conservent dans la perfection dont nous venons de parler ; & conjointément avec lui qui est leur sujet d'inhérence, & dont ils sont partie, se répandent en toutes les parties du corps, & suscitent en elles, & reduisent en acte par leur merveilleuse chaleur l'esprit naturel, ou inné, de chacune, qui y est engourdi & embarrassé. Il est vrai que ces esprits, à cause de leur subtilité & activité extrême, s'exhalent continuellement, & en abondance, & que par leur chaleur ils dissolvent quantité de ces particules fluides, & les font dissiper ; mais cela ne se fait pas parce qu'ils sont eux-mêmes en quelque façon corrompus, mais à cause de leur extrême subtilité & mobilité. J'apporterai ici une similitude. Lorsqu'on fait distiller du vin, l'esprit qui s'en éleve n'est pas corrompu par la chaleur du feu qui excite la distillation, au contraire il est exalté à une plus grande perfection & tenuité, les particules sulphureuses, & salines demeurent en lui exactement mêlées : & à raison de son extrême subtilité & mobilité, il s'exhale, & se dissipe facilement en l'air. Mais il n'en est pas de même dans l'huile d'une lampe, laquelle à la verité est bien attenuée & subtilisée, mais elle n'est pas élevée à une plus grande perfection, au contraire elle est entiérement corrompuë : En éfet, l'huile n'en devient pas meilleure, ni plus spiritueuse, mais tout son mêlange, c'est à dire sa composition, se dissoût, & ni elle ne demeure plus huile, ni elle ne devient pas esprit d'huile, en la même maniére que le bois qui se consume, ne demeure plus bois ; car son mêlange ou sa composition étant dissoûte, il se reduit tout en vapeurs & en cendres. Que si l'esprit de vin s'enflamoit de même, alors loin de devenir plus parfait, il se corromproit absolument. La chose en nôtre corps se passe comme dans la distillation, & non pas comme dans la flâme, & ainsi la comparaison de la fermentation avec la flâme est entiérement absurde. J'avoüe bien que le sang est la matiére & le sujet d'inhesion des esprits vitaux, mais je ne demeure pas d'accord qu'on doive inferer de là que pour cette raison le sang ne puisse pas nourrir les parties du corps ; je crois au contraire qu'il en faut plûtôt conclure, qu'il les nourrit nécessairement, puisqu'il contient en soi tant la matiére qui doit nourrir, que l'esprit vital qui suscite cette nutrition, & sans lequel il ne s'en peut faire aucune.

C'est ainsi enfin que je détruis entiérement cette opinion nouvelle que son autheur a proposée avec tant de chaleur, & que plusieurs ont si temerairement embrassée.

*Si la rosée, ou la lymphe seule nourrit.*

N. Zas *en son livre de l'humeur Roseé des anim. qu'il a composé en Flamand*, croit que la seule liqueur lymphatique, (il semble que par sa rosée il entende la lymphe : quoique L. de Bils distingue entre la rosée & la lymphe,) nourrit toutes les parties spermatiques. Clement Niloé aussi *dans son liv. de la nutr. & de la ferment. ch.* 9. qu'il a pareillement composé en Flamand, est aussi du même sentiment, & il ajoûte au même endroit que le sang est absolument incapable de nourrir. 1. Parce que sa substance est trop terrestre. 2. Parce que ni le sang, ni le chyle dont il est engendré, ne s'élevent point en haut quand par le moyen du feu on les distille, ni il ne passent pas dans le recipient, dans lequel seulement il tombe une certaine liqueur aqueuse ; d'où il conclud que le sang n'est pas assés subtil pour pouvoir pénétrer jusques à toutes les parties, & les nourrir. 3. Parce que par la Chymie on tire de la lymphe que l'on recüeille du cercle lymphatique qui est auprés des jugulaires, un esprit semblable à celui que l'on tire du sang par la même voye. 4. Parce qu'il y a plusieurs parties, ausquelles il n'arrive point d'artéres ni de veines qui y apportent du sang. Cette opinion de Niloë differe de celle de Gliffon, & de Charleton, en ce que ceux-ci croient que la nutrition se fait par un certain suc qui est apporté par les nerfs, & celui-là croit qu'elle se fait par le suc lymphatique. Nous refutons la premiére de ces propositions *au liv.* 8. *ch.* 1. & la derniére *au liv.* 1. *ch.* 13. où nous avons démontré que ce suc a un autre usage. Mais les raisons que Niloé apporte pour prouver que le sang est incapable de nourrir, sont de peu de poids. La *premiére* est chancelante, ainsi qu'il est évident par tout ce que nous avons enseigné ci-devant du sang ; sçavoir que le sang est composé en partie de particules épaisses & sereuses, & en partie de spiritueuses, que tant celles-là que celles-ci sont nécessaires pour la nutrition ; & que de plus, celles-là ne peuvent ni subsister, ni avoir d'éfet sans celles-ci. La *seconde* ne prouve rien, d'autant que la consequence qu'il tire, n'est pas bonne ; sçavoir, que le sang est incapable de nourrir, parce que, dit-il, dans la distillation du sang il n'y a que les parties spiritueuses & sereuses qui montent par l'alembic, & non les terrestres ; car il paroît au contraire de là, que par cette même raison il nourrit mieux. En éfet, si toutes ses particules étoient volatiles & sereuses, il se dissiperoit trop, & il ne s'en feroit point l'apposition sur les parties, qui est nécessaire pour les nourrir ; de plus, les particules spiritueuses s'évaporeroient dabord si elles n'étoient envelopées & retenuës par les épaisses ; même sans elles il leur seroit impossible de s'unir & se coler aux parties qui doivent être nourries. La *troisiéme* est absolument sans force : Car il auroit falu avant qu'écrire avec précipitation, prouver solidement, que l'on tire de la lymphe un esprit entiérement semblable à celui que l'on tire du sang, dont la difference est tres évidente par l'acrimonie. Outre cela, quand il seroit vrai que les esprits que l'on tire des deux, seroient tels qu'il dit, neanmoins je soûtiens, comme tres certain, que d'une livre de sang on tirera dix fois plus d'esprit, que de deux livres de lymphe ; Que Niloé en fasse l'experience, & il trouvera que ce que j'avance est veritable. Enfin, il ne doit pas paroître extraordinaire, que l'esprit du sang ait quelque ressemblance avec l'esprit de la lymphe, puisqu'elle est continuellement mêlée & répanduë dans le sang, qu'elle en devient une partie, qu'elle est de nouveau engendrée de lui, & qu'ensuite elle en est séparée dans le foye, dans les glandes, & en d'autres parties pour y acquerir une nouvelle vertu fermentative, avec laquelle elle retourne dans les veines, où elle prépare le sang à pouvoir mieux se rarefier dans le cœur, & a y acquerir sa derniére perfection ; & ou enfin elle devient elle-même de nouveau une partie du sang. Est-ce que l'on peut maintenant bien conclure de tout cela, que la seule lymphe qui est la préparante, & non pas le sang qui est le préparé, nourrit? Outre cela on tire aussi de l'urine un esprit subtil & acre, souvent même plus subtil, ou du moins plus acre que celui que l'on tire du sang : Est-ce pareillement que l'on pourra conclure de là, que ce n'est pas le sang, mais l'urine, c'est à dire le serum du sang, qui nourrit les parties, puisqu'en éfet le serum n'est pas moins porté dans les parties, que le sang même, & qu'il les pénètre toutes conjointement avec lui ? La *quatriéme* est absolument contraire à l'experience oculaire, & a l'état des choses, puisqu'il n'y a aucune partie à laquelle le sang ne parvienne, ainsi qu'on l'a dit & enseigné dans la refutation du second argument de Charleton.

Et voila comment aussi cette seconde opinion établie sur les fondemens & les institutions de L. de Bils est détruite, & qu'on rétablit au contraire en son entier l'ancienne & veritable doctrine d'Aristote ; sçavoir que la SANG EST LE PROCHIAN ET IMMEDIAT ALIMENT. A laquelle tous les Medecins donnent aujourd'hui leurs suffrages, ainsi que les Anciens ont fait autrefois.

A l'égard de ce que Charleton, qui en cela a suivi Glisson, veut persuader ; que se sont les seuls nerfs qui apportent le suc nourricier, on peut en voir la refutation *au liv.*8. *ch.*1.

*Les observations de Malpighius dans le sang refroidi.*

Il paroît manifestement par tout ce que l'on vient de dire, par un discours assés étendu, quelle est la génération, la nature, & l'usage du sang contenu dans l'homme vivant ; il est à propos maintenant de rapporter ici quelques observations particuliéres que Malpighius a faites sur le sang aprés qu'il a été tiré du corps de l'homme par la saignée, & exposé ensuite, & refroidi à l'air ; On en recevra beaucoup de lumiéres pour connoître plus parfaitement la veritable constitution du sang. Il donne la description de ces observations *en la pag.* 56. *du petit liv.* qu'il a composé *du Polipe du cœur* : Voici ses termes. *Si vous souhaités*, dit-il, *de voir un agreable spectacle, examinés avec le microscope ce sang* ( refroidi ) *car vous verrés un tissu fibreux formé de fibres comme-nerveuses, dont les entre-deux ou petits espaces & sinus sont comme autant de petites cellules, remplies d'un suc ichoreux rouge, lequel aprés qu'on la enlevé en l'essuiant, laisse à découvert cette enchaineure, ou entrelassement reticulaire blanchâtre, que l'on peut voir même sans microscope, & qui paroît comme une membrane glaireuse. Quant à cette portion reticulaire du sang avec la croute qui la surnage ; l'un & l'autre probablement n'ont qu'une même matiére & nature, ainsi que vous connoîtrés si vous l'examinés avec soin. En éfet, si vous coupés en long du sang figé, sur lequel on voye surnager une croute blanche, & compacte, qui neanmoins ne soit pas abrevée d'un serum disposé à se coaguler, mais qui tenant de la nature de peau, soit molle & pliable, & qu'on lave ce sang plusieurs fois, vous verrés en sa partie ou surface superieure une croute tissuë de petites pellicules blanchâtres qui ont des pores formés presque en maniére de vesicules, pleines d'un suc transparent & leger. Que si vous suivés plus loin la production de cette substance, vous trouverés que là où la masse du sang figé commence à devenir rouge, là elle se prolonge vers le bas en se divisant & se découpant en petites fibrilles, lesquelles par leurs entrelassemens merveilleux forment encore d'autres sinus remplis & gonflés de petits atômes rouges qui leur communiquent leur couleur rouge ; & aussi dans certains espaces qui sont un peu plus grands, il s'y ramasse un serum jaunâtre qui se mêle avec ce suc rouge ichoreux ; c'est pourquoi les sens mêmes semblent nous indiquer que ce plexus sanguin blanc & reticulaire rend toute la masse du sang figé plus solide, & lui donne plus de corps, & que la racine des differences qui dans cette masse nous trompent si fort par la representation de tant de choses diverses, dépend des divers sucs ichoreux contenus dans ces petits sinus, lesquels donnent la couleur. En éfet, dans la surface d'en haut, où ces petits filets blancs sont si intimément unis & approchés les uns des autres qu'à peine y a-t'il entre deux quelque petit espace, la croute qui se forme à l'exterieur, est couverte d'une tunique blanchâtre, extrêmement serrée & compacte ; mais lorsque les petits pores commencent un peu à se relâcher, elle admet quelque peu de suc jaunâtre, ou quelque chose de semblable, & alors la structure du sang devient plus lâche & plus facile à se dissoudre. Enfin ses pores étant encore devenus plus grands, & se remplissant de substance rouge, cette apparence de croute s'évanoüit, & l'on voit immediatement ensuite ces entrelassemens ou entortillemens du sang fibreux, prolongés vers le bas ; & dautant qu'ils contiennent en soi les atômes rouges dont nous avons parlé, poussés & comprimés aussi vers le bas par le poids de la substance qui est au dessus, ils representent une nouvelle manière de substance & de couleur : Car à raison des découpures des dernières productions des fibres, il s'ensuit relâchement ou flaccidité de la substance, & à raison de la compression des particules contenuës, il en resulte une couleur obscure tirant sur le noir, laquelle a trompé plusieurs Medecins qui prennent ces particules pour de l'humeur mélancolique, quoiqu'elles deviennent de couleur de pourpre quand on en change la situation. D'où j'ai trouvé à propos d'avertir, que dans ces espaces dont la croute est entre-mêlée, & même dans toute l'enceinte du sang fibreux, il arrive quelquefois en certaines maladies, que le serum qui y est détenu, s'y épaissit ; ce qui en rend la couleur cendrée, & pâle, & produit une espece d'humidité glaireuse, semblable à celle que l'on remarque dans le serum coagulé, & dans le blanc d'œuf. Nous observons aussi assés souvent de certaines appendices prolongées, qui se dispersent par tout le sang ; aux côtés desquelles on voit des petites cannelûres pendantes, & s'étendant çà & là en forme de lassis, & lesquelles on peut voir quelquefois, même sans microscope. Or ce sang aiant été lavé en plusieurs eaux, & le serum à moitié coagulé qui forme le lassis, étant emporté, on voit pour lors des petites venures ou petits canaux creusés dans la portion fibreuse & blanche du sang ; ce qui n'arrive pas dans les petits entrelassemens fibreux décrits ci-dessus, quoiqu'on les lave pendant tres long tems ; car il y survient toûjours de nouveaux plexus, & une plus grande blancheur.*

De cette exacte & curieuse observation on connoît évidemment qu'elle est la nature de ce qui par les diverses coctions des differens viscères se produit du sel, du soulphre, & du serum, unis & concourans ensemble pour la génération du sang, ( ainsi qu'on l'a dit ci-dessus) ;

& quels sont les divers corpuscules qui s'en forment ; desquels, s'ils sont convenablement engendrés, bien mêlés, & bien unis, il s'en fait un bon sang, & s'ils sont mal engendrés, mal mêlés, ou dépravés par une fermentation vitieuse, & tendante à corruption, il se fait alors du sang vitieux.

*Les differences du sang.*

Et ainsi il sembleroit que toute l'histoire du sang seroit ici finie, s'il ne nous restoit encore quelques reflexions à faire sur certaines de ses differences, que nous ajoûterons enfin ici pour conclusion. Or ces differences viennent de diverses causes.

1. *A raison de la quantité*, le sang est ou en grande, ou en petite quantité ; & cette difference a lieu, non seulement entre les diverses especes des animaux, entant que les uns ont plus, les autres moins de sang : mais encore entre les hommes mêmes, entant qu'en eux la quantité du sang differe selon la diversité de l'âge, du sexe, du temperament, des alimens, de la maniére de vivre, des tems de l'année, &c.

2. *A raison de la qualité*, le sang est bon, ou mauvais, chaud, froid, humide, ou sec ; & cette difference est aussi considerée, selon les diversités qu'on vient de rapporter immediatement ci-dessus.

3. *A raison de la consistence*, le sang est épais ou délié, & tenu ; coagulé ou fluïde, & ne se coagulant point. Spigelius remarque que ceux qui ont la peau dure & compacte, ont le sang plus épais, qui se fige facilement. Mais l'experience fait voir que la coagulation, bonne ou mauvaise, prompte ou lente du sang, dépend toute, & procede de la diversité de ses qualités ; & qu'ainsi dans les sains il est mediocrement épais, & se fige facilement ; & au contraire en plusieurs malades, comme dans les hydropiques, dans les scorbutiques, dans les hypocondriaques, & dans plusieurs autres, il est aqueux, & ne se fige qu'à peine, ou point du tout.

4. *A raison de la couleur*, le sang est rouge & bien coloré, ou pâle, jaune, & tirant sur le noir, ou infecté d'une autre méchante couleur.

5. *A raison du mêlange des humeurs*, le sang est bilieux, pituiteux, mélancolique, ou sereux.

6. *A raison des vaisseaux qui le contiennent*, le sang est ou arteriel, ou veineux.

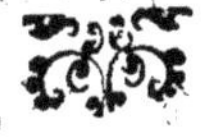

CHAP.

# CHAPITRE XIII.

## *Du Poûmon, & de la Respiration.*

Voyez les Tables IX. & X.

LE Poûmon que les Grecs appellent πνέυμων, de πνέω, *Respirer*, est un viscère du Ventre moyen, servant à la respiration, & destiné pour le rafraichissement du sang qui sort du ventricule droit du cœur, & aussi pour pousser au déhors quantité de vapeurs.

*Sa grandeur.* Sa grandeur est tres considerable, en sorte qu'étant enflé dans l'inspiration par l'air qu'il reçoit, il remplit la plus grande partie de la cavité du thorax.

*Sa substance.* Plusieurs Anatomistes lui avoient attribué ci-devant, mal à propos neanmoins, une substance charneuse, peu dissemblable de celle du foye & de la rate. Mais Malpighius qui a examiné avec de tres grands soins le poûmon, a reconnu que sa substance est bien differente, & dans ses deux lettres qu'il addresse à Alphonse Borellius, (lesquelles Bartholin a beaucoup exclaircies *en son livre des poûmons*,) il fait clairement voir par l'experience oculaire, & par des raisons solides que le parenchime du poûmon est mol, spongieux, rare, vesiculeux, & tissu de petites membranes tres déliées, qui sont une continuation de la tunique interieure de la trachée, lesquelles en s'étendant & se repliant en sinus, forment une infinité de petites vesicules orbiculaires & sinueuses, qui constituent la substance de tout ce parenchime, & qui sont situées de telle sorte qu'elles s'ouvrent l'une dans l'autre, dépuis la trachée jusques à la membrane contenante qui revêt tout le poûmon, en laquelle elles se terminent. Ces membranes dans un poûmon de bœuf ou de mouton, recemment arraché du corps de l'animal, & dans lequel on fait des incisions, ou que l'on expose au grand jour, deviennent visibles par l'aide d'un microscope, & on les voit gonflées d'air, sur tout aux environs de la surface exterieure, quoiqu'aussi elles paroissent assés manifestement dans l'interieur si l'on enfle le poûmon de vent; car dabord dans chaque portion incisée on les voit formées par l'extension d'une membrane tres déliée, & rëünies & contenuës ensemble par un certain lassis de nerfs, tres mince, & tres délicat. Voici les propres termes dont Malpighius se sert en décrivant leurs cavités. *Immediatement aprés les petits lobes, il s'offre à examiner les espaces qui sont entre deux, qui ne sont pas simplement des cavités ou des espaces vuides de toutes parts; car plusieurs sont revétus de membranes étenduës, tantôt paralleles entr'elles, tantôt angulaires, lesquels ne viennent pas seulement de la surface exterieure des petits lobules qui sont situés sur les côtés, mais encore de leur substance interieure. Entre ces membranes se répandent plusieurs petits vaisseaux qui sortent des petits lobules, & qui vont r'entrer dans ceux qui leur sont opposés. C'est par ces membranes que l'air est reçû & rejetté, comme dans d'amples sinus qui ont une telle communication entr'eux que l'air peut être exprimé de l'un dans l'autre; en sorte que ces entre-deux sont les vesicules mêmes du poûmon qui sont membraneuses, mais neanmoins diaphanes, & tres déliées.*

Toutes ces vesicules donc sont continuës à la tunique interieure de la trachée & des bronches; ainsi le passage est ouvert, tant de la trachée artère dans les bronches, que de celles-ci dans les vesicules, & l'air se communique facilement, & passe & répasse librement par tout, & de tous côtés, tant en allant qu'en revenant; mais de sçavoir maintenant si ces vesicules sont tellement disposées, que l'air entre par un de leurs côtés, & sorte par l'autre, ou s'il entre & sort par le même endroit, ou s'il y en a quelques-unes qui retiennent l'air pendant quelque tems, (ainsi qu'on voit dans les grenoüilles;) c'est ce qu'on ne peut connoître parfaitement. Du moins on apprend en voyant des poûmons de chiens ouverts vivans, que tout l'air inspiré n'est pas expiré incontinent aprés l'inspiration, mais qu'il en reste encore beaucoup dans les vesicules, & dans les anfractuosités, lesquelles on ne trouve jamais vuides. On le voit encore dans les poûmons des animaux morts, dans lesquels il y a toûjours beaucoup d'air, que l'on fait sortir en les comprimant avec les mains. C'est de là qu'Hippocrate *au liv. 3. des malad.* appelle les poûmons le siége & le domicile de l'air; & Galien *au liv. 1. des causes de la respir.* le ventricule où l'air reside.

Cét air ainsi retenu dans le poûmon, communique à ce viscère une mollesse & une légereté extrême, tres nécessaire, afin que les petits vaisseaux sanguins ne soient pas pressés & affaissés par le poids des parties d'alentour, qu'ils demeurent toûjours ouverts, & que le sang (lequel aiant dans le ventricule droit été attenué en exhalaison tres subtile, ne peut, à cause de sa légereté extrême, descendre dans le ventricule gauche) passant en eux comme par la moyenne region de l'air, s'y condense; & qu'ainsi il coule plus promtement dans le ventricule gauche du cœur par la veine pulmonaire.

*Choses étrãgeres trouvées dans les poûmons.*

Outre l'experience oculaire, la raison enseigne encore évidemment que la substance du poûmon est toute vesiculeuse: car tres souvent il s'engendre dans ce viscère des crachats ronds, épais, & fetides, le vomica, des vers, (ainsi que nous l'avons vû il y a quelques années en une femme qui poussa au déhors avec une violente toux un ver semblable en grandeur & en figure au ver à soye; mais de couleur rouge) des calculs, & plusieurs autres choses contre nature, lesquelles, sans parler ici des exemples que les Ecrivains d'observations medicales rapportent sur ce sujet, (Bauschius *en son Journal de Medec. & de Physiq. d'Allemagne, Tom. 2. Obs.* 181, en a ramassé plusieurs,) nous voyons nous-mêmes tres souvent en pratique, être rejettées avec grande toux, ou que nous trouvons aprés la mort dans les poûmons ; lesquelles sans doute n'ont pas été engendrées, ni dans les vaisseaux sanguins, ni dans les bronches ; ( car elles auroient causé ou suffocation, ou asthme, ou toux perpetuelle, ) ainsi il faut nécessairement qu'elles aient été formées dans ces vesicules, & qu'elles y aient été déténuës ensuite pendant long tems.

En l'année 1649. je fis en nôtre Hôpital la dissection du cörps du valet d'un Tailleur de pierre, mort d'asthme ; dans le poûmon duquel je trouvai un grand amas de poussiére de pierre, laquelle il avoit attirée par l'inspiration avec l'air, & qui avoit presque rempli toutes les vesicules ; en sorte qu'en dissequant le poûmon qui étoit extrêmement dur, je coupois avec mon couteau comme au milieu d'un monceau de sable ou d'un corps graveleux. Les vesicules aiant été une fois remplies de cette poussiére, elles ne purent plus admettre l'air inspiré, & ainsi le malade fut suffoqué de l'asthme. L'année d'aprés nous vîmes deux semblables cas en deux autres valets de Tailleurs de pierre, morts de la même maniére, & par la même cause, & nous en fîmes la dissection & démonstration en nôtre Hôpital. Pendant que nous étions occupé à cette dissection, le maître de ces valets rapportoit, que lorsqu'on taille les pierres, il s'en éleve en l'air une poussiére si subtile qu'elle peut pénétrer la vessie d'un bœuf enflée & dessechée, penduë dans le lieu où l'on travaille, en sorte qu'au boût d'un an on en trouve une poignée dans la capacité interieure de cette vessie, & que c'est-là ce qui fait qu'en ce métier ceux qui ne prennent pas soin de se garantir de cette poussiére, meurent presque tous de mort avancée. Or si une si grande abondance de cette poussiére de pierre a pû pénétrer par l'inspiration dans les vesicules du poûmon, on ne peut pas douter que pareillement dans l'inspiration, l'air ne les pénètre généralement toutes. Nous avons encore vû un autre homme, mort d'un asthme tres-long, dont la profession étoit de préparer les plumes desquelles on remplit les oreillers & lits de plumes, dans lequel les vesicules du poûmon étoient entiérement pleines d'une subtile poussiére de plume. *Observation.*

Cette substance vesiculeuse est révétuë exterieurement d'une membrane déliée & poreuse, que plusieurs Medecins disent venir de la plevre. Pour moi je crois qu'elle est dérivée de la tunique exterieure des vaisseaux qui entrent dans le parenchime, & qu'ainsi elle a un sentiment tres obscur. On connoîtra facilement qu'elle est poreuse en enflant fortement un poûmon par le moyen de soufflets ; car souvent ces pores se dilatent si fort qu'ils en deviennent manifestement visibles, quoique l'air qu'on introduit, ne sorte pas par elles déhors, ainsi qu'il paroît évidemment de ce que si on lie en haut vers la trachée artère un poûmon enflé d'air, cét air y est rétênu jusqu'à ce que tout le paren- *La membrane qui l'envelope.*

chime ſoit devenu entiérement ſec. D'où l'on peut juger que la diſpoſition de ces pores eſt telle, qu'elle ne permet pas que de l'interieur du poûmon il paſſe rien au déhors ; mais au contraire, que les corps étrangers immediatement placés aux environs de ce viſcère, & qui touchent exterieurement ſa ſubſtance, ſemblent plûtôt pénétrer vers ſon interieur, pourveu neanmoins que ces corps n'aient pas trop d'épaiſſeur. Mais quoique cette diſtenſion causée par le moyen des ſoufflets, ſoit violente, & qu'il n'y ait pas apparence qu'il s'en faſſe une ſemblable dans les corps vivans, neanmoins elle fait voir évidemment la poroſité de cette membrane, qui dans les uns eſt plus grande, & moindre dans d'autres ; & c'eſt cette diverſité ſans doute qui fait que ce n'eſt pas généralement en tous les empyiques, mais ſeulement en quelques-uns, que le pus paſſe de la capacité du thorax dans le poûmon, & qu'il eſt évacué par les crachâts, ou par les urines ; peut-être ſans doute parce qu'en pluſieurs les pores ne ſont pas aſſés larges, ni proportionnés à l'épaiſſeur du pus, en ſorte qu'il ne peut paſſer au travers. Il me ſouvient qu'à Nimegue j'ouvris le thorax entre les côtes à ſix ou ſept empyiques, pour en tirer le pus, & qu'aprés l'avoir tiré, je fis à quelques-uns des injections abſterſives amères dans la cavité, dont ils ne ſentirent pas ſeulement le goût amer dans la bouche, (ce que Fernel, Paré, Lomnius, & pluſieurs autres avoient auſſi obſervé) mais ils en rejetterent une partie par les crachats. Ce qui eſt une marque certaine, que dans ces malades les pores de la tunique du poûmon étoient ſi étroits, qu'ils ne pouvoient admettre aucun pus épais, mais ſeulement des liqueurs tres ſubtiles.

Riolan *liv.3. anthrop. ch.11.* afin de mieux expliquer la manière dont le pus eſt tiré de la cavité du thorax par les crachats, dit que l'air s'inſinuë librement dans cette cavité par les eſpaces qui ſont entre les cartilages, & que c'eſt par ces mêmes eſpaces que ſortent les fuliginoſités, & les matiéres purulentes qui y ſont contenuës. (Helmont ſoûtient cette opinion par pluſieurs raiſons, & Bartholin la refute *au liv. des poûmons ſect.* 4. quoique neanmoins par les pores de la membrane qui envelope, il ne ſorte aucun air qui aille dans la capacité du thorax ; car quoique l'on ſçache par experience que ſouvent le pus & les liqueurs injectées dans le thorax ſoient attirées dans les poûmons, & y entrent par leurs pores ; la même experience neanmoins enſeigne auſſi que l'air inſpiré ne paſſe du tout point dans cette capacité par la voye de ces mêmes pores. En éfet, ſouvent nous avons par le moyen des ſoufflets enflé des poûmons peu de tems aprés les avoir arrachés du corps de l'animal ; dans leſquels, quoique nous y ayons remarqué la diſtenſion extrême des veſicules, nous n'avons neanmoins jamais obſervé que l'air ſe ſoit échapé par les pores, ni que la flâme que l'on approchoit, en fut le moins du monde agitée, quoiqu'elle le fut dabord si on faisoit incision à la tunique. Ce qui est un témoignage certain que ces pores sont munis de valvules, tellement situées, qu'ils peuvent recevoir certaines liqueurs qui se presentent pour entrer dans l'interieur, mais qui ne laissent pas sortir l'air qui est au dedans.

*La couleur du poûmon.* La couleur du poûmon est dans les personnes saines, cendrée, ou mélangée. Mais dans les corps maladifs ; sur tout en ceux qui, pendant qu'ils ont vécu, ont usé de beaucoup de tabac en fumée, je l'ai trouvée tres souvent tirant sur le noir, ainsi que je l'ai démontré dans mes dissections publiques & privées ; même en un certain qui avoit été tres addonné au tabac & à l'esprit de vin, & qui étoit enfin mort d'un asthme tres long, je trouvai les poûmons non seulement tirans sur le noir, mais encore dessechés jusques à une mediocre dureté, aiant çà & là de petits ulcères pleins d'un pus non fluide, mais épais & sec. Et dans un autre aussi tres grand préneur de tabac que je dissequai publiquement, je trouvai le poûmon de la même couleur, & tout ulcereux, mais non pas ainsi desseché. *Observation.*

*Sa couleur dans le fœtus.* Plusieurs Anatomistes écrivent que dans le fœtus le poûmon est de couleur rouge, & de substance plus condensée, en sorte qu'étant jetté dans de l'eau il tombe au fond ; ce qui n'arrive pas dans les adultes, dans lesquels il est entiérement spongieux, &, ainsi qu'on l'a déja dit, de couleur cendrée, mélangée, ou marbrée, tirant un peu sur le blanc. Cela paroît si certain & si immuable à Jo. Svvammerdam qu'*en son traitté de la Respirat. sect. 2. chapitr. 1. artic. 2.* il dit qu'en tous les fœtus généralement, dont il a ouvert le thorax, il a toûjours (sans doute qu'il a peu ouvert de fœtus humains, ) trouvé les poûmons resserrés, de couleur rouge de sang, & sans qu'il y eut en eux aucun air. Harvée assûre la même chose ; mais Charleton le nie absolument *en son œconom.* où il dit qu'il a plusieurs fois experimenté qu'on ne voit aucune difference entre les poûmons des fœtus, & ceux des hommes nés. Mais il y a erreur des deux côtés, que l'on pourra neanmoins facilement éviter, si l'on distingue les tems du fœtus ; car j'ai remarqué par une longue experience, & par plusieurs observations que j'ai faites sur l'état des parties du fœtus, que jusques à la moitié du cinquiéme mois, un peu plus ou un peu moins, le poûmon est rouge & mediocrement condensé ; mais qu'aprés ce tems-là il devient peu à peu plus mol, plus rare, plus pâle, ou mêlangé, c'est à dire de couleur de cendres ; & c'est ainsi qu'on le trouve dans les fœtus que l'on disseque. Je dissequai au mois de Decembre de l'année 1665. en presence de plusieurs Docteurs en Medecine, & de plusieurs Etudians, le corps d'une femme morte au septiéme mois de sa grossesse ; dans le fœtus de laquelle enfermé dans sa matrice, je trouvai & démontrai le poûmon, à la verité moins gonflé que dans les hommes nés, parce qu'il n'avoit pas encore respiré, mais qui en mollesse & en couleur en étoit tres peu different. Une autrefois en Novembre 1666. je trouvai dans un fœtus meur, mort un peu avant le tems de l'enfantement, la couleur du poûmon, à la verité un peu plus rouge que dans les adultes, mais neanmoins un peu mélangée ou cendrée, & d'une telle mollesse & spongiosité, qu'étant jetté dans de l'eau il la surnageoit, & ne descendoit point au fond. Cependant comme cette légéreté & spongiosité qui fait surnager ce viscère quand on le met dans de l'eau, & qui change un peu sa couleur, vient de l'air qui est contenu dans les vesicules; (car si l'on regarde attentivement les poûmons dans les animaux vivans, on les voit dans l'inspiration plus pâles;) on demande par où & comment cét air est entré dans les poûmons du fœtus qui ne respire pas encore? Je répons qu'il s'engendre peu à peu dans le poûmon même, des plus subtiles vapeurs, qui par le moyen de la chaleur s'élevent tant de la substance humide de ce viscère que du sang qu'elle contient, & qui acquiérent la subtilité & tenuité de l'air. C'est aussi en cette même maniére que s'engendre cét air qui occupe la capacité de l'abdomen, & aussi celui que l'on trouve dans les intestins des fœtus non encore nés; neanmoins cét air du poûmon qui n'est ni en assés grande abondance, ni assés épais, & froid, pour refroidir & condenser suffisamment le sang qui est poussé par le ventricule droit du cœur, ne peut pas servir à l'usage de la respiration; mais seulement diminuant insensiblement l'épaisseur ou densité du poûmon, il le rend si disposé & si propre pour la respiration, que l'enfant peut immediatement aprés qu'il est né, respirer, ce qui autrement ne pourroit se faire si l'organe de la respiration n'étoit pas ainsi rendu propre à cette fonction.

*La division du poûmon.* Le poûmon est divisé par le mediastin qui est entre deux, en deux parties, la droite & la gauche, que plusieurs ont prises & décrivent pour autant de poûmons; ainsi ils ne parlent pas simplement d'un seul poûmon, mais de poûmons au nombre pluriel. D'autres aiment mieux appeller chacune de ces parties grands lobes du poûmon. Mais pourquoi se faire un souci du nombre singulier ou pluriel, c'est à dire du nom, pourveu que le fond de la chose soit connu.

Chacune de ces parties se divise de nouveau en lobe superieur qui est le plus petit, & en inferieur qui est le plus grand, rarement tout le poûmon se divise-t'il en trois lobes. Il y a neanmoins dans les chiens plusieurs lobes, sur tout dans les chiens de chasse.

*Sa figure.* Chaque partie en particulier a la forme de la corne d'un pied de bœuf; convexe en sa partie exterieure qui regarde les côtes, mais concave en sa partie interieure laquelle embrasse doucement le cœur.

*Autre division en lobules.* Outre cette division, Malpighius considerant attentivement la substance de ce viscère, en a trouvé encore un autre; sçavoir, que tout le poûmon est composé de plusieurs petits lobes joints enſemble. Les termes dont il s'eſt ſervi en ſa premiére lettre à Borellius, meritent d'être ici inſerés. *J'ai remarqué*, dit-il, *une diviſion bien plus merveilleuſe & plus élevée ; car tout le corps du poûmon eſt composé d'une infinité de petits lobes, entourés d'une membrane propre, munis de vaiſſeaux communs à tous, & unis & adhérens aux rameaux de la trachée artère. On peut diſtinguer à l'œil ces lobules, ſi l'on expoſe aux rayons du ſoleil, ou à quelqu'autre lumiére, un poûmon à moitié enflé de vent ; car on y remarque de certains entre-deux qui ſont comme diaphanes ; ſi vous les ſuivés en coupant toûjours délicatement, vous rendrés ces lobules, adhérens de côté & d'autre à la trachée artère & aux vaiſſeaux, diſtincts & ſéparés entr'eux, & ſi vous souflés dans la trachée, vous connoîtrés qu'ils ſont enveloppés d'une membrane propre, laquelle auſſi vous pourrés ſéparer en diſſequant délicatement, & ſi vous l'exposés au jour vous la verrés tranſparente. Ces lobules neanmoins paroîtront encore plus facilement ſi l'on fait un peu boüillir les poûmons, & qu'on ſépare adroittement les entre-deux.*

Le poûmon eſt maintenu ſuſpendu par la trachée-artère, laquelle s'inſinuë dans le milieu de ſa ſubſtance ; & par ſon entremiſe il eſt adhérent au col. Fallope écrit que dans l'homme, & non dans les autres animaux, il eſt naturellement joint aux clavicules & aux côtes ſuperieures ; mais Riolan a obſervé pluſieurs fois qu'il en eſt entiérement ſéparé, ce que nous avons auſſi tres ſouvent remarqué.

On le trouve pour l'ordinaire ſéparé de la plevre ; Je dis, *pour l'ordinaire*, car tres ſouvent il lui eſt attaché par des fibres, tantôt en toute ſa circonference, tantôt ſeulement en quelques parties ; & j'ai remarqué en diſſequant que cette connexion arrive preſqu'en la troiſiéme partie des hommes ; car il s'en trouve grande quantité dans leſquels le poûmon eſt fortement lié à la plevre par une infinité de fibrilles ; il s'en rencontre même pluſieurs en qui la membrane exterieure du poûmon eſt, ſelon ſa plus grande partie, adhérente immediatement à la plevre. Nous avons en nôtre Hôpital, & dans nôtre Theatre anatomique, diſſequé pluſieurs cadavres d'hommes, dans leſquels le poûmon étoit de toutes parts ſi fort attaché à la plevre, qu'on n'auroit pû l'en ſéparer ſans violence, & ſans déchirer ; ces hommes neanmoins ne s'étoient point plaints pendant leur vie d'aucune difficulté de reſpiration. D'où l'on voit que ce que Maſſa, Riolan, Bartholin, Lindanus, & pluſieurs autres écrivent, n'eſt pas veritable ; ſçavoir, que c'eſt-là la cauſe des diſpnées longues & incurables. Au mois de Novembre de l'an 1660. je diſſequai le corps d'un capitaine de voleurs qui avoit été pendu, lequel avoit été pendant toute ſa vie bien ſain, & ſans aucune difficulté de reſpirer ; dans lequel neanmoins le poûmon étoit des deux côtés par tout ſi fort attaché, non ſeulement à la plevre, mais encore à tout le diaphragme & au mediaſtin, qu'on ne pouvoit l'en ſéparer ſans le déchirer. Mais quoiqu'en pluſieurs cette connexion arrive de ſoi-même aprés leur naiſſance ; (car on n'a point

*Obſervation.*

*Autre obſervation.*

encore, que je ſçache, remarqué qu'il ſoit né aucun homme avec cette union ou connexion,) & qu'elle dure pendant la vie ſans incommoder la ſanté; neanmoins dans les animaux, ſur tout dans ceux de grande ſtature, comme dans les chevaux, les bœufs, les brebis, les chevres, &c. ce viſcère a coûtume d'être entiérement ſéparé de la plevre, & il ne lui eſt jamais joint s'il n'a précédé pleureſie, peripneumonie, ou quelqu'autre maladie de ſemblable nature, avec ulcères; ainſi toutes les fois qu'on trouve cette connexion en quelqu'animal tué, on a coûtume de ſoubçonner qu'il a été attaqué de tels maux.

*Obſervatiōs.* 1. J'ai obſervé en pratique que ceux en qui par quelque ſigne je jugeois que le poûmon étoit attaché à la plevre, tomboient en pleureſie plus facilement & plus ſouvent que les autres, & que ſi pendant le tems que duroit cette affection, la ſuppuration ſurvenoit, ils crachoient facilement & plus promtement par le côté affecté un pus ſanguin : mais qu'en ceux en qui le poûmon n'étoit pas engagé avec la plevre, la pleureſie arrivoit moins frequemment, & ſi elle venoit à ſuppuration, elle finiſſoit rarement par le crachement du pus, mais elle ſe changeoit pour l'ordinaire en empiéme. La raiſon dans le premier cas eſt que de l'apoſtème de la plevre le pus peut immediatement couler dans la ſubſtance même du poûmon qui lui eſt attachée, & qui à cauſe du voiſinage eſt peut-être un peu enflâmé, & par ce moyen être mis dehors par les crachâts; mais dans le dernier cas il ne peut pas ne pas tomber dans la cavité du thorax; d'où il eſt preſque impoſſible qu'il entre dans les pores du poûmon.

2. Outre cela j'ai encore remarqué que la doctrine de Platerus, de Zechius, & des autres, n'eſt pas veritable, qui ſoûtiennent avec opiniatreté que dans la pleureſie qui eſt un mal tres frequent, il n'arrive jamais, ou du moins tres rarement, inflammation de la plevre, oüi bien de la membrane exterieure du poûmon qui s'enflâme toûjours; & que c'eſt en cette membrane, que, à cauſe de la délicateſſe de ſon ſentiment, (mais c'eſt mal à propos & contre toute experience qu'ils lui attribuent ce ſentiment, ainſi que nous l'avons dit ailleurs,) s'excitent les cruelles douleurs qu'on ſent. Mais dans la peripneumonie, c'eſt la ſubſtance interieure du poûmon qui s'enflâme, laquelle a peu de ſentiment; d'où vient qu'alors on ne reſſent que des douleurs obtuſes. En éfet, nous avons reconnu par pluſieurs diſſections des corps de ceux qui ſont morts de pleureſie, que la choſe ſe paſſe de tout autre maniére, & nous l'avons démontré plus d'une fois aux Etudians en Medecine; ſçavoir, que dans la pleureſie la plevre eſt toûjours enflâmée, ou ſeule, ſi le poûmon ne lui eſt point adhérent; ou conjointément avec la partie du poûmon qui lui eſt adhérente, ſi le poûmon lui eſt attaché.

Au

Au mois de Decembre 1656. je fis en nôtre hôpital, en presence de plusieurs personnes, la dissection du corps d'une femme, morte de pleuresie, dont elle avoit été tourmentée tres cruellement pendant les quatorze premiers jours ; ensuite l'inflammation étant venuë à suppuration, le mal pendant quelques jours sembla être diminué, mais enfin il finit par la mort de la malade. Nous trouvâmes que son poûmon étoit absolument dégagé d'avec la plevre, laquelle au côté droit étoit enflamée depuis l'aisselle jusques au diaphragme : & que l'abcés s'étoit rompu vers les cinquiéme & sixiéme côtes, desquelles la plevre s'étoit séparée par l'espace de deux travers de doigts à cause de la rupture de l'abcés, dont le pus étoit tombé en mediocre quantité dans la cavité du thorax. On ne trouva dans le poûmon aucune apparence d'inflammation, ni d'aucune autre méchante affection. 3.

Je fis la démonstration d'un cas tout semblable l'année 1657. en un homme mort de pleuresie ; ( Il étoit domestique du Sr. de Miinen, ) qui dans les plus grosses chaleurs de l'Eté travaillant à ramasser des foins, & tout en sueur, bût de la biére à la glace en grande quantité ; d'où il tomba tout à coup en pleuresie, & peu de tems aprés il mourut. On trouva en cét homme toute la plevre de l'un des côtés enflâmée, sans que le poûmon fut en aucune maniére affecté. 4.

Il paroît de tout ce qu'on vient de dire qu'il n'est rien de moins veritable que ce qu'enseigne Regius *au liv.2.de ses instit. ch.* 11. sçavoir qu'en toute pleuresie il y a aussi inflammation de la partie exterieure du poûmon ; ce qu'il dit être évident par la dissection de tous les corps de ceux qui meurent de pleuresie, dans lesquels on trouve toûjours les poûmons affectés, la plevre souvent ne l'étant point, & restant en son entier. Mais je crois que ce bon Docteur, (qui prend facilement d'autrui des pensées, se les attribuë, & les insere çà & là dans ses ouvrages,) a enseigné cette doctrine seulement ou parce qu'il se l'est ainsi imaginée, ou pour l'avoir oui dire ; ( Car il croyoit facilement & bonnement ce qu'on lui disoit, & il n'a jamais pratiqué ni la Medecine, ni l'Anatomie,) & je tiens pour certain qu'il n'a point dissequé de pleuretiques, même il y a de la vrai-semblance qu'il n'a pas assisté, ou du moins tres rarement, aux dissections qui en ont été faites par d'autres. En éfet, l'experience oculaire enseigne absolument tout le contraire de ce qu'il avance sur ce sujet ; ainsi qu'il est évident par toutes les dissections anatomiques ( J'ai coûtume, pour mieux faire concevoir & inculquer la connoissance des maux, & de leurs causes, de faire, tant en public & dans nôtre hôpital, qu'ailleurs en particulier, en faveur des Ecoliers qui assistent à mes leçons de Medecine, des dissections & des démonstrations Anatomiques sur tous les sujets qui se presentent, quelle qu'ait été la maladie dont ils sont morts,) qui se font des corps des personnes mortes 5.

de pleuresie : Car nous n'en avons jamais trouvé, en laquelle la plevre n'ait été offencée ; mais en ceux en qui le poûmon étoit adhérent à la plevre, nous avons toûjours trouvé ce viscère affecté en la partie par laquelle il étoit attaché a cette membrane, ce qui n'étoit pas de-même en ceux en qui il n'y avoit aucune connexion, car en ceux-ci le poûmon n'étoit en aucune maniére affecté. En ce point j'en crois plûtôt à mes propres yeux, & aux yeux de ceux qui ont assisté plusieurs fois à mes démonstrations, qu'aux discours des autres, qui peut-être n'ont jamais rien vû d'approchant ; & qui neanmoins ont eu tant d'éfronterie que de dire & écrire beaucoup de choses sur cette experience. Si Platerus, (à qui on doit ajoûter foy) écrit avoir quelquefois observé le semblable, je ne m'en étonne pas, peut-être, (& cela peut aussi arriver à d'autres,) qu'entre plusieurs sujets morts de differentes maladies, qu'il a dissequés, il ne s'y en est rencontré que tres peu de pléuretiques, & peut-être encore que ceux-ci avoient le poûmon attaché à la plevre ; car je remarque en mes dissections que cela ce rencontre ainsi presqu'en la troisiéme ou quatriéme partie des sujets ; mais il y a apparence qu'il n'a point dissequé de ceux en qui le poûmon étoit libre & dégagé de cette membrane. Pour nous nous en avons plusieurs fois démontré en public, en qui il y avoit tres grande inflammation à la plevre, quoique le poûmon ne fut ni enflâmé, ni en aucune autre maniére affecté.

6. Outre cela la douleur aiguë que l'on ressent dans la pleuresie, ne peut pas être excitée dans la membrane qui révêt le poûmon, par quelqu'inflammation survenuë en elle, puisque l'experience enseigne qu'elle a un sentiment tres obtus. Nous avons vû deux & trois fois des cadavres d'hommes, morts de peripneumonie, dans lesquels on trouvoit tout le lobe du poûmon d'un côté, conjointement avec la membrane exterieure, enflâmé, & cependant dans tout le cours de leur maladie, ils ne s'étoient plaints d'aucune douleur aiguë, mais seulement d'une douleur aggravante : Elle auroit neanmoins du nécessairement étre aiguë, si ce que Regius écrit *au lieu cité*, étoit veritable ; sçavoir, que l'inflammation de la membrane qui révêt le poûmon, cause une douleur tres aiguë.

7. Il faut ajoûter que les blessures qui traversent les poûmons, telles que nous en avons vûes plusieurs fois dans les camps, sont sans grande douleur, quoique la membrane même soit percée ; & s'il y a quelque douleur, les malades la sentent seulement dans la plevre, & dans les muscles. De-même aussi les ulcères causés dans les poûmons par des humeurs corrosives, sont sans douleur, quoiqu'aussi la tunique exterieure soit rongée ; ce que nous avons publiquement fait voir en nôtre theatre Anatomique aux années 1660. & 1663. en deux sujets, dans lesquels les poûmons étoient si ulcerés, qu'à peine restoit-il la moitié

de ce viſcère ; ces malades neanmoins pendant le cours de leurs maladie ne s'étoient plaints d'aucune douleur aiguë. Nous avons encore démontré la même choſe en pluſieurs autres ſujets dans nôtre hôpital ; & on le remarque chaque jour dans les phtiſiques, dans leſquels on connoît par experience, que non ſeulement la ſubſtance interieure du poûmon, mais encore tres ſouvent la membrane exterieure, ſe corrode & s'exulcère ſans qu'ils en reſſentent de trop grandes douleurs.

J'ajoûterai encore ici un autre exemple tres remarquable. En l'année 1660. je fus, conjointement avec M. Cornel. de Goyer, & deux Chirurgiens, envoyé par les Magiſtrats de la Cour Provinciale d'Utrech en un village appellé Maerſen, afin d'examiner & rechercher dans le corps d'un certain païſan la cauſe de ſa mort. Ce païſan, vingt-deux mois avant ſa mort avoit été bleſſé par un autre païſan d'un coup de couteau dans le côté gauche du thorax, entre la cinquiéme & la ſixiéme côte. J'avois déja déclaré dans les commencemens de cette bleſſure ( Car j'avois été appellé quelquefois pour la traitter, ) qu'elle pénétroît juſques au poûmon, ce que ni le malade, ni les Chirurgiens qui le traittoient, n'aiant pû croire, ils abandonnerent mes conſeils. Le malade ne ſe plaignoit d'aucune douleur interieure, mais la matiére ſanguinolente, & purulente qui couloit par la playe, étoit extrêmement infecte & puante. Le malade fit encore pendant les ſix mois d'aprés le coup reçû, ſes fonctions ordinaires, allant & venant par les villages voiſins & éloignés, ſans diſcontinuer ſes débauches accoûtumées de chaque jour. La playe cependant demeura toûjours ouverte, & pouſſoit au déhors une quantité aſſés grande de pus infect de mauvaiſe odeur. Deux ou trois mois avant ſa mort il commença d'être ſaiſi d'une petite fiévre, & d'amaigrir beaucoup par tout le corps, & enfin il mourut phtiſique. Le thorax aiant été ouvert, nous trouvâmes tout le lobe du poûmon, du côté qu'il avoit reçû la bleſſure, ſi conſumé par la ſuppuration qu'il n'en reſtoit pas la moindre petite portion, même on eut dit qu'il n'y avoit jamais eu de poûmon en ce côté-là, & ainſi nous fumes tous extrêmement ſurpris, & admirions avec étonnement, comment cét homme avoit pû reſter en vie pendant ſi long tems, & toûjours vigoureux & fort. Cependant, tant que le mal dura il ne ſe plaignit d'aucune douleur de poûmon ; & neanmoins il auroit du en reſſentir de tres grandes, & tres long tems, ſi la membrane qui envelope le poûmon avoit un ſentiment vif & aigu, ainſi que Regius écrit & enſeigne qu'elle eſt. 8.

*Ses vaiſſeaux.*

Il y a trois grands vaiſſeaux qui s'inſerent dans le poûmon.

*La trachée ou Apre-artère.*

Le *premier* qui eſt le plus grand de tous les vaiſſeaux, & qui eſt deſtiné pour porter l'air & les vapeurs groſſiéres, eſt la TRACHE'E, ou APRE-ARTERE, laquelle a pluſieurs rameaux que l'on appelle BRONCHES, deſquelles on parlera *au ch. ſuivant.*

*L'artère & la veine pulmonaire.*

Le *second* & le *troisiéme*, sont deux amples vaisseaux sanguins ; sçavoir, L'ARTERE & la VEINE PULMONAIRE, lesquels étant divisés en de tres petits rameaux presque invisibles, ou qu'on ne peut voir exactement que par le microscope, parcourent ensemble toute la substance vesiculeuse en forme de lacis, & s'entr'ouvrent les uns dans les autres par une infinité d'anastomoses mutuelles ; ( Il paroît par nôtre observation décrite *au chap. précédent, dans l'histoire des parties du cœur*, que quelquefois dans certains maux ces petites veines deviennent tres visibles. )

Le sang spiritueux & rarefié en forme de vapeur, étant par les petits rameaux de l'artère poussé du ventricule droit du cœur dans le poûmon, où il est tant soit peu condensé par la froideur de l'air inspiré, passe dans les petits rameaux de la veine, & distille ainsi dans le ventricule gauche. Dans l'état naturel on ne voit pas qu'il influë dans les bonches, ou dans les vesicules, la moindre goute de sang ; ( si on en excepte quelque peu qui sert à leur nourriture : ) mais s'il arrive que par erosion causée par quelqu'humeur acre, par quelque toux excessive, ou par quelqu'autre cause violente que ce soit, ces vaisseaux s'ouvrent quelque part, alors le sang coulant de ces vaisseaux-ci dans les vesicules, & d'elles dans les bronches, est rejetté par la voye des crachats, & cause l'hemoptisie. Cependant dans ce passage du sang par ces vaisseaux, les vapeurs sereuses qui conjointement avec le sang ont dans le ventricule droit été attenuées en exhalaisons subtiles, s'exhalent en abondance par les tuniques déliées de ces mêmes vaisseaux, & étant dans les vesicules mêlées à l'air froid qui les condense tant soit peu, elles sont avec cét air poussées par l'expiration dans les bronches, & ensuite déhors : Et c'est ainsi que le sang est délivré d'une grande partie de ses vapeurs sereuses, lesquelles en hyver & dans les tems froids deviennent visibles, lorsqu'étant par l'expiration poussées hors de la bouche, & sur le champ condensées en espece de nuée par l'air froid exterieur, elles se presentent à la vûë, & humectent tout ce surquoi elles tombent.

*Si le sang passe par les anastomoses*

Mais quoique les choses soient de la maniére qu'on vient de dire, il reste neanmoins encore un doute à resoudre ; sçavoir, si généralement tout le sang passe par les anastomoses des vaisseaux dont on vient de parler ; de plus si plusieurs de ces vaisseaux sanguins n'aboutissent pas par leurs extremités dans la substance du poûmon, & enfin si les petites arterioles n'y versent pas leur sang, que les petites venules reprennent ensuite en la maniére qu'*au chap.* 8. *précédent* nous avons dit que se fait la circulation en la plûpart des parties, & que nous avons aussi enseigné *au liv.* 1. *chap.* 16. qu'il arrive dans le foye, & dans la rate. Toutes les raisons que nous avons rapportées en ces endroits cités, semblent établir que la chose se passe ainsi. Mais l'experience oculaire fait absolument voir le contraire dans le poûmon :

car il semble que son parenchime soit presque entiérement sans sang. En éfet, on n'y en trouve jamais qui vaille le dire, ( quoique dans l'espace d'une heure il en passe au travers de sa substance huit ou neuf livres, ainsi que nous l'avons prouvé *au chap.* 8. *cité.*) Tout au contraire de ce qui se passe dans le foye, dans les muscles & dans les autres parties qui donnent passage à beaucoup de sang, & dans lesquelles on en trouve quantité hors des vaisseaux. Outre cela, si le sang se répandoit hors des vaisseaux dans la substance vesiculeuse du poûmon, en partie il rempliroit les vesicules qui sont destinées pour recevoir l'air, ainsi il seroit un obstacle à la respiration; & en partie il causeroit des hemoptysies tres frequentes, qui sont neanmoins tres rares, mais qui arrivent manifestement lorsque les vaisseaux sanguins étant ou rompus, ou rongés, le sang se répand dans la substance vesiculeuse, & dans les bronches, & jamais on n'en a vû arriver sans une semblable ouverture de ces vaisseaux.

On sera peut-être surpris que je dise que la substance de ce parenchime soit sans sang, c'est à dire qu'on n'y en voye par une notable quantité, quoique neanmoins elle soit, tout ainsi que les autres parties, nourries de sang; qu'Hipocrate dise *sect.* 5. *Aphor.* 13. *Que si en toussant on jette du sang écumeux, ce sang vient du poûmon*, & enfin, qu'on trouve souvent beaucoup de sang dans les poûmons de ceux qui ont été suffoqués. Je répons au *premier*, que le poûmon est nourri de sang en la même maniére que les artères, les veines, & les nerfs le sont du sang, & des esprits, dont, à mesure qu'ils passent par leurs cavités, ils prennent l'aliment qui leur est convenable; ( On peut voir *au ch.* 12. *précédent*, comment cét aliment est retenu dans leurs tuniques, ) & qui aussi par des voyes & des arterioles invisibles en reçoivent d'ailleurs autant qu'ils en ont besoin; ainsi que nous le dirons des nerfs *au liv.* 8. *chap.* 1. Ajoûtez à cela que le poûmon est principalement nourri du sang qui est apporté par l'artère bronchiale, ( de laquelle on parlera incontinent ci-aprés. ) Outre cela, il faut distinguer entre le peu de sang qui suffit pour la nourriture du poûmon, & la grande quantité qui sert à tout le corps. Celui-là peut être facilement répandu par des voyes invisibles dans la substance vesiculeuse, & n'y être visible en aucun endroit; mais celui-ci à raison de sa quantité ne peut y passer sans être manifestement vû; & c'est de ce dernier, & non pas du premier, qu'il faut entendre les Anatomistes, lorsqu'ils parlent du passage du sang par le poûmon. Au *second*, je répons que *dans l'aphorisme qu'on a cité*, Hippocrate parle de tout le poûmon en général, c'est à dire en tant qu'il est composé d'une substance propre, de vaisseaux & de membranes; & non pas en particulier de la seule substance de son parenchime; & ainsi lorsqu'il dit que le sang vient du poûmon, il entend que ce sang sort non de la propre

*Objection.*

substance du poûmon, mais de quelqu'un des vaisseaux sanguins qui la parcourent, corrodé & rompu. A l'égard du *troisiéme*, je dis que le sang que l'on trouve dans les poûmons de ceux qui ont été suffoqués, ne sort pas non plus de la substance de ce viscère, mais pareillement de quelqu'un des vaisseaux, qui à raison du passage circulaire empêché, s'est rompu ; d'où ensuite il est tombé dans les vesicules.

*L'artère bronchiale.* Frederic Ruisch, Anatomiste d'Amsterdam, décrit *en son liv. des valvules des lymphatiques*, une artère particuliére qu'aucun Anatomiste avant lui n'avoit encore observée. Il l'appelle ARTERE BRONCHIALE, & elle semble principalement apporter le sang pour la nourriture du poûmon, & de la trachée-artère. Et comme la gloire de l'avoir le premier découverte, lui est duë, je rapporterai ici ses propres termes. *Il a semblé à propos*, dit-il, *d'appeller cette artère Artère bronchiale ; car rempant sur les bronches, elle les accompagne jusques à leur fin. Elle prend son origine à un doigt d'éloignement de la partie de derriére de la grande artère descendante, un peu plus ou un peu moins, au dessus des artères intercostales superieures qui viennent de l'artère aorte descendante. Je trouve aussi quelquefois qu'elle a son origine à deux travers de doigt au dessus des artères dont on vient de parler, quelquefois au dessous ; car la nature se plaît à varier. Cette artère est tantôt unique, & tantôt double ; En sorte que souvent aprés que l'on a enlevé la grande artère, & que l'on à coupé les artères intercostales & les bronchiales, les rameaux ou petits troncs des bronches, qui restent à découvert, paroissent être le commencement & l'origine des intercostales. De là elle entre obliquement dans les poûmons, où elle accompagne les bronches au dessous de l'artère veineuse, jusques à leurs extremités, & jusques enfin que s'étant divisée en une infinité de petits rameaux capillaires, elle échape à la subtilité des yeux. J'ai remarqué que dans les poûmons des hommes elle rampe souvent par la partie anterieure des bronches, ce que je n'ai vû arriver que rarement dans les poûmons des animaux.*

*Les vaisseaux lymphatiques.* Outre les grands vaisseaux sanguins dont on vient de parler, Olaüs Rudbeck dit, au rapport de Bartholin, qu'il a observé de tres petits rameaux lymphatiques qui s'étendent & rampent sur la surface du poûmon, & il en a donné la répresentation *en la tab. 1. figu. 1. de l'édition de Heidelberg.* Frederic Ruysch dit aussi *au livre ci-dessus cité*, qu'il a vû ces mêmes vaisseaux, & qu'ils vont décharger leur lymphe dans les veines souclaviéres, dans les axillaires, & dans les jugulaires.

*Ses nerfs.* Le poûmon a des nerfs extrêmement déliés, qui viennent de la sixiéme paire. Plusieurs disent qu'ils ne se dispersent que sur sa membrane exterieure : Mais Riolan *au liv. 3. de son Anthropog. ch. 1.* a remarqué qu'ils tendent aussi vers l'interieur : & Bartholin *au liv. des poûm. sect. 2.* a observé, qu'outre le petit rameau qui rampe sur la partie anterieure de la membrane exterieure, ils accompagnent presque tou-

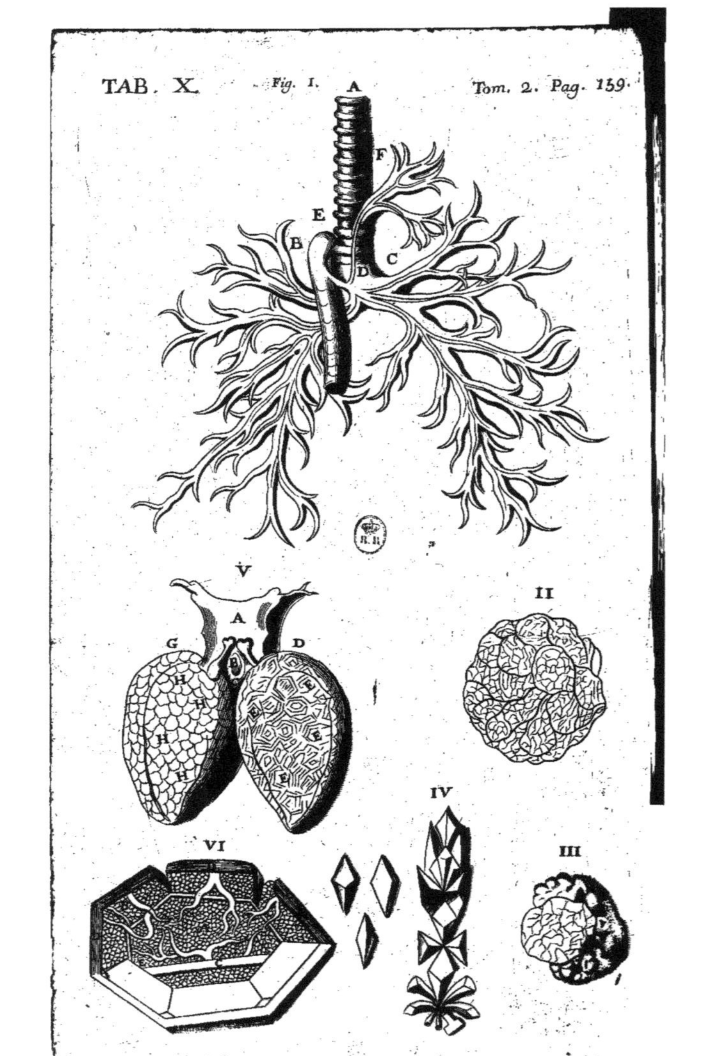
TAB. X.
Fig. I.
Tom. 2. Pag. 139.
A
F
E
B
C
D
V
A
G
D
H
E
II
IV
VI
III

jours les bronches en leur partie de derriére. Thomas Willis *en son Anat. du cerveau ch.* 23. dit que ces petits nerfs se distribuent conjointement avec les vaisseaux sanguins par tout le poûmon, & qu'envoyant des petits rameaux de toutes parts, ils se joignent tant aux conduits bronchiaux qu'aux artères, & aux veines. Mais je ne puis me persuader qu'il y ait une si grande quantité de ces petits nerfs dispersés par le poûmon, puisque le raisonnement enseigne bien plûtôt qu'il n'y en va que tres peu, & même d'extrêmement déliés, ce qui fait que ce viscère ne recevant que tres peu d'esprits animaux, n'a aussi qu'un sentiment tres obscur; ainsi qu'il paroît dans ses blessures, dans ses ulcères, & dans la peripneumonie, qui sont suivis de plus d'inquiétude, & de danger que de douleur. A la verité Riolan & Regius attribuent un sentiment tres exquis à la tunique exterieure, comme venant de la plevre, dont le sentiment est tres aigu, mais cela est contre l'experience & la raison, dautant que cette tunique ne vient pas de la plevre, mais de la membrane exterieure des vaisseaux qui entrent dans ce viscère, laquelle n'a qu'un sentiment tres obscur.

*L'office des poûmons.*

L'office des poûmons est de servir à la respiration.

---

## Explication de la TABLE X.

Cette Table représente l'Artère bronchiale, découverte par Frederic Ruysch, & aussi la substance du poûmon, selon qu'elle a été observée par Malpighius.

### Figure I.

Les Ramifications de l'Artère Bronchiale.

A. *La trachée artère d'un veau en sa partie de derriére, & étant séparée du larinx qui a été coupé.*

B. *Le Rameau droit.*

C. *Le Rameau gauche.*

D. *L'Artère bronchiale dont les petits rameaux accompagnent les bronches jusques à leurs fins ou extremités.*

E. *La partie posterieure de l'artère descendante, d'où procedent les intercostales.*

F. *Le rameau le plus élevé, que l'on ne trouve que dans les vaches & les veaux.*

### Figure II.

Cette figure & les suivantes représentent la substance du poûmon.

*Un morceau d'un poûmon desseché, con-*

*tenant les rets que l'on a représenté.*

## FIGURE III.

*Les vesicules interieures & les sinus représentés avec la particule de l'entre-deux attachée & penduë à la partie d'en haut.*

## FIGURE IV.

*La differente disposition & adaptation des lobules sur la trachée & sur les vaisseaux pulmonaires, lesquels aussi sont ici représentés hors de leur situation naturelle.*

## FIGURE V.

Cette figure représente les poûmons des grénoüilles, avec la trachée qui leur est attachée.

A. *Le larinx qui est presque ou à moitié cartilagineux.*

B. *La petite fente qui se ferme exactement à la volonté de l'animal, & qui étant fermée, maintient les poûmons gonflés d'air.*

C. *La situation du cœur.*

D. *La partie exterieure du poûmon.*

E. *Le lacis des cellules étendu & continué.*

F. *La continuation de l'artère pulmonaire.*

G. *La partie convexe du poûmon coupée par le milieu.*

H. *La continuation de la veine pulmonaire qui se porte par l'extremité ou sommet des parois.*

## FIGURE VI.

Elle représente une simple cellule sans aucun entre-deux, plus grande qu'à l'ordinaire.

A. *L'aire ou place interieure de la cellule.*

B. *Les Parois arrachés, & penchans.*

C. *Le tronc de l'artère pulmonaire avec les rameaux qui y sont pendans, & qui se terminent en maniére de rets.*

D. *Le tronc de la veine pulmonaire qui parcourt par ses rameaux le haut des parois.*

E. *Vaisseau qui est dans le fond, commun aux angles lateraux des parois, & aux ramifications continuées du lacis.*

*Digression.*

Aprés avoir donné la description du poûmon, il reste maintenant d'expliquer un peu au long l'histoire de son office; sçavoir, la respiration, & de lever tous les doutes qui peuvent naître sur ce sujet.

*Ce que c'est que la respiration.*

Or la respiration est la dilatation & contraction successive & alternative du thorax, par laquelle l'air froid est tantôt poussé dans les poûmons, & tantôt en est chassé avec les vapeurs & les fuliginosités, & cela afin que par la reception de cét air froid, & aussi par son expulsion, conjointément avec celle des vapeurs sereuses, qui du sang spiritueux poussé dans les poûmons s'exhalent au travers des membranes déliées des vaisseaux sanguins, & se ramassent dans les anfractuosités des vesicules, le sang qui sort ardent du ventricule droit du cœur, & qui s'y s'y rarefie en exhalaiſon tres ſubtile, ſoit refroidi & un peu condensé dans le poûmon, que là il ſoit ſéparé de quantité de vapeurs ſereuſes qui lui ſont inutiles, & qu'enſuite il puiſſe deſcendre & plus promtement, & meilleur qu'il n'étoit, dans le ventricule gauche du cœur, (Il doit y revenir preſqu'en la même quantité qu'il eſt ſorti du ventricule droit : Je dis, *preſque*, à cauſe des vapeurs ſereuſes qui en ſont ſéparées & chaſſées dehors dans l'expiration, ) pour y être de nouveau rarefié, & ſpiritualisé, & pour y acquerir une plus grande perfection.

*Sa fin.* Car d'autant que le ſang entrant du ventricule droit du cœur dans le poûmon, eſt, à cauſe de ſa rarefaction, étendu en exhalaiſon ſubtile, qu'il eſt tres leger, qu'il a beſoin de vingt fois plus de place que lorſqu'il eſt condensé, & que le ventricule droit ne lui ſçauroit fournir un lieu ſi étendu, il eſt néceſſaire par ces raiſons-là que cette exhalaiſon ſoit condenſée de nouveau en épaiſſeur de ſang par l'air froid que l'on inſpire, & qu'ainſi elle devienne plus peſante ; en partie afin qu'à raiſon de ſon plus de gravité, elle deſcende ou s'écoule plus facilement dans le ventricule gauche, & en partie afin qu'aiant ainſi pris plus de corps, elle puiſſe être plus commodément embraſſée & contenuë dans ce ventricule, & enfin être de nouveau rarefiée. Car comme une liqueur reduite en vapeur tres ſubtile dans un vaiſſeau chymique de diſtillation, ne peut ni être contenuë en un eſpace ou vaiſſeau auſſi petit que celui où elle étoit avant ſon attenuation, ni même être ramaſſée & diſtillée de nouveau pour plus acquerir la perfection d'eſprits, ſi auparavant heurtant contre l'Alembic froid, elle ne revient & ne ſe condenſe de nouveau en liqueur qui coulant par le bec de l'alembic en un autre vaiſſeau, s'y réüniſſe & s'y ramaſſe pour être enſuite diſtillée de nouveau. De-même le ſang aiant été entiérement rarefié, & rendu ſpiritueux dans le ventricule droit du cœur, a dû néceſſairement être de nouveau un peu condensé dans les vaiſſeaux du poûmon par le rafraichiſſement de l'inſpiration, afin que par ce moyen étant devenu plus peſant, & occupant moins de lieu, il pût couler dans le ventricule gauche, y être une ſeconde fois rarefié, y acquerir plus de ſpirituoſité, & enfin ſervir de nouvelle matiére à la chaleur ardente du cœur. Outre le rafraichiſſement dont on vient de parler, l'air froid que l'on inſpire, apporte encore cét avantage, que par la diſtenſion de tout le viſcère, & par la forte compreſſion de tous les petits vaiſſeaux que cette diſtenſion cauſe, le ſang qui a été pouſſé dans les poûmons, qui eſt diſposé par ce refroidiſſement de l'air à couler, & qui même coule déja, s'exprime des petites arterioles du poûmon dans les venules, & de ces petites venules dans le ventricule gauche du cœur ; en ſorte que c'eſt principalement par cette raiſon-là que le ſang fait tres peu de ſejour dans le poûmon, & qu'on y en trouve peu, aprés la mort.

*Qu'est-ce qui tuë ceux qui sont suffoqués.*

Il paroît manifestement de là, qu'est ce qui tuë ceux qui sont suffoqués ; car outre que à raison du manque de respiration les vapeurs sereuses ( les autres disent fuligineuses , ) ne sont pas dissipées , il arrive aussi que le sang spiritueux & chaud poussé dans les poûmons, n'y est pas refroidi, & condensé ; ce qui fait que ce viscère se remplit trop d'esprits vaporeux, & qu'il se distend ; En sorte que ni il ne peut plus rien y être poussé du ventricule droit du cœur, ( en la même maniére qu'on ne peut plus faire entrer d'air dans une vessie qui en est déja pleine, ) ni aussi à même tems à raison de sa légéreté extrême, il n'en peut rien être porté, c'est à dire descendre, à moins qu'en tres petite quantité seulement, dans le ventricule gauche; d'où vient qu'il est privé de tout nouvel aliment, & qu'il n'a rien qu'il puisse verser dans l'artère aorte ; ainsi la circulation s'arrête, le cœur par ces deux causes tombe tres promtement en défaillance, & son sang n'étant pas poussé, ou n'arrivant pas au cerveau, le cerveau lui-même s'affaisse aussi d'abord, cesse de se mouvoir, & n'engendre plus d'esprits animaux, ou du moins n'en envoye plus dans les parties ; ce qui cause la cessation de tout sentiment & de tout mouvement dans les parties. Il paroît aussi de tout cela, pourquoi dans les lieux trop chauds, ou dans un air qui de soi l'est aussi avec excés, on tombe en défaillance : La raison en est que comme l'air que l'on respire est trop chaud, il ne peut pas par défaut de froid, condenser suffisamment le sang étendu & dilaté en exhalaison ; d'où vient qu'alors le poûmon est rempli de ce sang, & qu'il n'est point fourni au cœur, ou du moins tres peu, de sang condensé pour être de nouveau rarefié.

*Pourquoy dãs les lieux chauds on tombe en défaillance.*

*Preuve de la nécessité de la respiration.*

Que ce soit-là la veritable cause de la nécessité de la respiration, cela est évident. 1. De ce que les animaux dont le cœur n'a qu'un seul ventricule, n'ont point de poûmons. 2. De ce que dans le fœtus, pendant qu'il est enfermé dans la matrice, il ne se fait point de respiration, ( nous l'avons prouvé ci-dessus *au liv.* 1. *chap.* 35. ) par la raison que le sang n'est pas alors poussé par les poûmons dans le ventricule gauche : ( Voyez *au chap.* 10. *de ce livre*, comment se fait ce passage, ) & ainsi il n'a pas besoin d'être dans le milieu de sa route, condensé ou comprimé par l'inspiration, mais seulement le poûmon alors s'augmente & croît pour les usages futurs. 3. De ce que l'on est obligé de reïterer souvent la respiration lorsque par les fiévres, par les agitations, & par quelle autre cause que ce soit, le sang est plus échauffé qu'à l'ordinaire, ou lorsque l'on respire un air trop chaud, & cela afin que par cette respiration souvent reïterée, le rafraichissement & la condensation du sang puisse se faire plus promtement & plus convenablement.

*Comment le sang se refroidit.*

Or le rafraichissement du sang dans le poûmon ne se fait pas parce que l'air inspiré se mêle avec le sang chaud qui est poussé du cœur dans ce viscère, ( ainsi que le croyent Entius *dans son Apolog.* & Deusingius *de la sanguif.* & que plusieurs sçavans Philosophes tâchent aujourd'hui de l'inculquer ; ) mais parce que l'air froid entrant dans les bronches, & dans la substance vesiculeuse du poûmon, rafraichit tout le poûmon, & à même tems le sang qui est contenu dans ses vaisseaux sanguins ; En la même maniére, que le vin contenu dans une bouteille de verre que l'on met dans de l'eau froide, ou dans de la glace, se rafraichit sans être mêlé avec l'eau, ou la nège.

*Si l'air se mêle avec le sang.*

Plusieurs à la verité croyent que s'il ne se mêle pas beaucoup d'air inspiré avec le sang, il s'en mêle du moins un peu ; ( Cette opinion est défenduë par Malach. Truston *en son petit liv. de la respirat.* ) & que conjointement avec lui il est porté au cœur, afin que par ce mélange le sang devienne plus spiritueux, & plus coulant : Et ils prouvent cela par les raisons suivantes. 1. Que dans les ventricules du cœur, outre le sang, il se trouve aussi tant soit peu d'air. 2. Qu'en tems de peste l'air malin qu'on respire, infecte le cœur. 3. Que ceux qui sont tombés en défaillance, ou qui sont prêts à y tomber, sont dabord rétablis si on approche de leurs narines du vinaigre, de l'eau de roses, ou de canelle, ou quelques aromats de bonne ou forte odeur ; par la raison, disent-ils, que leur bonne odeur entrant conjointement avec l'air inspiré dans les poûmons, se mêle dabord avec le sang par le moyen de cét air, & est promtement porté avec lui au ventricule gauche du cœur. Mais cette pensée ne semble pas être de grand poids : car si elle étoit veritable, il s'ensuivroit qu'il faudroit nécessairement que dans le poûmon il se mêlât toûjours de l'air avec le sang, & que sans ce mêlange il ne sçauroit s'engendrer du bon sang : Cependant il ne s'en peut point mêler dans le fœtus enfermé dans la matrice, puisqu'il n'y respire pas, ( ce qui a été amplement prouvé *au liv. 1. ch. 35.* ) & neanmoins le sang qui s'y fait, est aussi bon, & aussi spiritueux que celui qui s'engendre dans l'homme né & respirant. De-même aussi dans les poissons qui vivent dans l'eau, & dans les petits des oiseaux encore enfermés dans l'œuf, il s'y fait de tres bon sang sans aucun mélange d'air. Je répons donc au *premier*, que l'on peut dire que l'air contenu dans les ventricules du cœur, n'y a pas été introduit par aucune respiration ; & cela par la raison qu'on en trouve aussi-bien dans le ventricule droit que dans le gauche, quoique pourtant il n'y puisse descendre aucun sang mêlé avec de l'air, à cause des valvules semi-lunaires qui s'y opposent. Ajoûtez à cela qu'on trouve aussi un semblable air dans la cavité de l'abdomen, & l'on ne peut pas dire qu'il y ait été apporté par le moyen de la respiration, ( On a dit un peu ci-devant comment il s'y engendre ; ) Outre cela on en trouve aussi dans l'abdomen, & dans les ventricules du cœur du fœtus enfermé dans la matrice, & ne respirant pas encore. Je dis au *second* & au *troisiéme*, que ce n'est pas parce que l'air se mêle avec le sang que l'air malin que l'on inspire, infecte le cœur ; mais parce qu'il imprime au poûmon même par lequel le sang passe, sa qualité maligne, & que le poûmon la communique dabord au sang contenu dans ses vaisseaux, lequel ensuite en infecte le cœur. De-même l'odeur du vinaigre & des aromats ne rétablit pas les forces parce que l'air qui en est empreint, se mêle au sang, mais parce que cette qualité s'imprime par l'air que l'on inspire aux poûmons mêmes, qui la communiquent dabord au sang à mesure qu'il passe, & par son entremise au cœur. Car tout ainsi que l'air chaud peut communiquer sa qualité chaude aux poûmons, & au sang qui est contenu en eux, & l'air froid la froide ; de-même aussi l'air corrompu peut leur communiquer sa qualité corrompuë & maligne, & l'air benin, ou de bonne odeur, sa qualité benigne ou sa bonne odeur. En éfet, afin qu'une qualité se communique à un autre corps, il n'est pas nécessaire que le corps d'où cette qualité émane, se mêle tel qu'il est à l'autre corps auquel la qualité est communiquée. Afin que le fer enflâmé échause, il n'est pas nécessaire qu'il entre dans le corps qui doit être échauffé, il suffit que ses petites particules ardentes, par leur excessive & véhémente agitation, agitent aussi & avec la même véhémence les particules du corps voisin qui doit être échauffé, & qu'ainsi elles introduisent par ce mouvement véhément, la chaleur. Afin qu'un morceau de verre d'antimoine, mis dans du vin, lui imprime sa qualité émetique, il n'est pas nécessaire que le verre d'antimoine se mêle au vin, & que conjointement avec lui il entre dans le corps humain ; ( car on le tire du vin au même poids, & sans aucune perte de substance, ) il suffit que par sa qualité il change ou dispose en telle maniére le vin, c'est à dire qu'il lui imprime une qualité telle qu'il en devienne vomitif. Afin que le bled soit broyé par la meule d'un moulin, il n'est pas nécessaire que le vent entre dans les roües & dans les meules, il suffit de la forte impetuosité qui est imprimée dans les aîles qui sont au déhors, & qui les fait mouvoir ; Car les aîles font dabord mouvoir l'essieu, l'essieu les roües, & les roües les meules, quoiqu'il n'entre aucun vent dans les meules, qui y imprime sa qualité motrice. Enfin, si l'air inspiré se mêloit avec le sang, il s'ensuivroit que l'air introduit dans un poûmon recent par le moyen d'un soufflet, dévroit entrer dans le ventricule gauche du cœur par la veine pulmonaire, ce que neanmoins nous n'avons jamais pû remarquer, quelques tentatives que nous en ayons faites. Outre cela, si l'air entroit dans les vaisseaux sanguins, non seulement les vaisseaux, mais aussi les parties mêmes qui se nourrissent de sang, s'enfléroient excessivément par le mélange de l'air, & seroient continuellement incommodées de tumeurs flatueuses. On peut voir sur ce sujet ce que l'on a dit *au ch. 12. précédent* ; & les preuves qu'en a données Gual. Néhédam *de form. fœt. ch. 6.*

Charleton *en son œconom. anim. exerc.* 8. rejette entiérement ce rafraichissement du sang, ou cét usage de la respiration, & il le combat par trois ou quatre argumens, mais si froids eux-mêmes, qu'ils ne meritent pas qu'on les refute : & enfin il conclut que l'air est inspiré, pour dautant plus procurer de rarefaction au sang, & de chaleur aux esprits vitaux : ce que Willis enseigne aussi *en son liv. des affect. hyster. contre Higmorus.* Mais comme cette opinion repugne entiérement aux principes de Philosophie, elle n'a pas besoin de beaucoup de réponse. En éfet, il est constant par la Philosophie que le froid condense, & que la chaleur attenuë. Le *premier* est si veritable de soi, & si visible aux yeux dans cét instrument que l'on nomme *Thermometre*, qu'on ne peut rien dire contre ; & ainsi il est absolument hors de tout doute qu'il ne se peut pas faire dans le poûmon par l'air inspiré, du moins par l'air froid, une augmentation de subtilisation du sang, mais au contraire, sa condensation seulement. Si maintenant ces Docteurs veulent établir que la subtilisation du sang se fait par l'inspiration d'un air chaud, nous le leur accorderons facilement ; mais nous dirons qu'elle deviendra incontinent excessive, nullement salutaire, & dans peu de tems mortelle ; & ainsi la fin de la respiration ne consiste pas en ce que par son moyen le sang soit dautant plus rarefié & subtilisé ; mais en ce qu'étant poussé déja rarefié & subtilisé, du ventricule droit du cœur dans le poûmon, il soit condensé en ce viscère. Si neanmoins ces Docteurs veulent soûtenir opiniâtrément le contraire, ils tomberont dans une absurdité insoutenable, sçavoir : que dautant que l'air froid attenuë beaucoup moins que le chaud ; il s'ensuivra que plus l'air inspiré sera chaud, plus la subtilisation du sang & la refection ou rétablissement du cœur se fera promtement & facilement, & que quand on vivra dans un air chaud on n'aura pas besoin de beaucoup de respiration. Et par consequent, même dans la syncope en laquelle l'on a besoin d'un rétablissement present des esprits, & aussi dans les fiévres ardentes, où il se consume beaucoup de ces esprits, il faudroit pour plus promtement rétablir & refaire ces esprits, mettre les malades dans des chambres tres chaudes, & exposées aux rayons brulans du soleil ; de crainte qu'étant placés dans des chambres trop froides, le sang ne se subtilisât trop lentement par l'inspiration d'un air froid, & qu'ainsi les esprits ne fussent trop tard refaits. Mais il est facile, pour peu que l'on ait de pratique en Medecine, de voir combien cela est contraire à la raison & à l'experience. Gualt. Néhédam faisant attentivement refléxion à cela, ôte *en son trait. de la form. du fœt. chap.* 6. avec justice, aux poûmons toute faculté d'enflâmer ou subtiliser le sang, & il prouve son opinion par des argumens tres solides. *L'erreur de C.*

Alex. Maurocordatus de Constantinople *en son liv. du mouv. & de l'us. du poûm. ch.* 1. combat par plusieurs argumens cette fonction de rafrai- *L'opinion de Maurocordatus.*

chir le ſang que nous attribuons au poûmon, dont voici les principaux, (Je paſſe ſous ſilence les moins forts.) 1. Puiſque l'air froid que l'on inſpire, n'entre pas dans les vaiſſeaux ſanguins du poûmon; mais que ſeulement il ſe répand autour d'eux dans ce viſcère; il arrivera de là néceſſairement que non ſeulement il ne diminuera pas la chaleur du ſang dans ces petits vaiſſeaux, mais au contraire, que par antiperiſtaſe il l'augmentera. 2. Que bien que dans le fœtus enfermé dans la matrice qui eſt un lieu chaud, la chaleur ſoit plus grande, le fœtus neanmoins n'a aucune néceſſité de reſpirer, au contraire ſon poûmon eſt ſans action. 3. Que les mourans exhalent un air tres froid. Je répons au *premier* : Qu'un froid moderé ne peut pas cauſer cette antiperiſtaſe, (comme chacun peut le connoître en tems d'hyver, auquel on eſt aſſés refroidi, bien loin d'être échaufé par l'air environnant,) laquelle n'arrive ſeulement que dans un grand & ſubit refroidiſſement; or il eſt conſtant qu'il n'eſt pas poſſible que dans le thorax, qui eſt une partie chaude, il s'engendre par le moyen de l'inſpiration un ſi grand froid. Au *ſecond* : Que dans le fœtus la chaleur ne parvient pas à un ſi haut degré, qu'elle ait beſoin du rafraichiſſement de l'inſpiration; ce que nous expliquons amplement *au liv.* 1. *ch.* 35. Au *troiſiéme* : Que ſi-bien on ne reſſent pas l'air expiré par les mourans, auſſi chaud que celui qui eſt expiré par les ſains; cela vient de ce qu'à raiſon de la foibleſſe du cœur, le ſang eſt pouſſé dans le poûmon, beaucoup moins chaud en ceux-là qu'en ceux-ci, & ainſi il échaufe moins ce viſcère; d'où il s'enſuit que l'air inſpiré y eſt pareillement alors moins échauffé; ainſi cét air étant reſſenti par les perſonnes ſaines qui ſont préſentes, & qui ſont bien chaudes, ſemble être expiré froid, quoique neanmoins il air acquis quelque chaleur dans les poûmons, moindre pourtant que la chaleur de la peau de ceux qui le reſſentent. Que ſi Maurocordatus penſe que cét air eſt expiré par ces mourans plus froid qu'il n'a été inſpiré, nous le nions abſolument, & il ne ſçauroit le prouver par aucune raiſon, ni par aucune experience.

Le même autheur aprés avoir rejetté *en ſon ch.* 2. la fonction de rafraichir que nous attribuons au poûmon, conclud que l'uſage du poûmon eſt de faire circuler le ſang, & qu'il eſt lui-même comme un preſſoir deſtiné pour faire cette circulation; mais ſi cela étoit vrai, il ne ſe feroit point de circulation du ſang dans le fœtus qui eſt enfermé dans la matrice, lequel ne reſpire pas, ni non plus dans les poiſſons, & dans les animaux qui n'ont point de poûmon, parce qu'en ceux-ci il n'y a point de ſemblable preſſoir, & dans le fœtus le poûmon eſt ſans action, & dans le répos, ainſi que nous l'avons amplement expliqué *au liv.* 1. *ch.* 35. Joh. Majovv. *en ſon traité de la reſpirat. à la pag.* 21. refute cette opinion par une tres belle experience, que l'on peut voir dans cét autheur.

*L'opinion de Malpighius.*

Malpighius *en son Epist. à Borell.* écrit que ce n'est pas pour ce rafraîchissement que le poûmon a été formé, mais pour le parfait MELANGE DE LA MASSE DU SANG, c'est à dire afin qu'en lui les moindres particules du sang, blanches, rouges, fixes, liquides, chyleuses, sanguines, lymphatiques, &c. se mêlent exactement en une seule masse de sang, ce qu'il croit ne pouvoir se faire qu'imparfaitement dans le ventricule droit du cœur, mais tres parfaitement dans les vesicules du poûmon, (Fr. de le Boë Sylvius *en sa pratiq. de Medec. liv.* I. *ch.* 19. semble avoir une opinion presque semblable, ) & il apporte au même endroit plusieurs raisons pour la prouver ; lesquelles néanmoins ne sont pas si fortes qu'elles puissent suffisamment établir & détruire l'ancienne. En éfet, le mêlange parfait du sang se fait par une fermentation par laquelle toutes les particules sont dilatées & rarefiées en esprits, c'est à dire en subtile exhalaison. Or c'est dans le cœur que se fait cette fermentation, & non pas dans le poûmon, où au contraire elle est empêchée, & où la masse du sang qui vient d'être rarefiée, se condense. Outre cela, si le sang qui est poussé hors du ventricule droit du cœur, doit acquerir la perfection de son mêlange dans le poûmon ; où est-ce que celui qui est poussé du ventricule gauche dans l'aorte, & aussi celui qui dans les poissons & dans le fœtus enfermé dans la matrice, n'entre pas dans le poûmon, obtiendront leur parfait mêlange ?

*L'opinion de Thruston.*

Malachie Thruston *en son liv. de la respirat.* voulant faire paroître quelque chose de nouveau sur la scene, ôte au cœur la fonction de faire le sang, & l'attribuë aux poumons ; parce, dit-il, que lorsque le poûmon est mal affecté, comme dans la phtisie, toutes les parties du corps étant nourries d'un méchant sang, s'affoiblissent & s'extenuent. Comme si la même chose n'arrivoit pas lorsque le foye, la rate, le ventricule, les reins, le mesentère, & autres semblables viscères qui ne font pas le sang, ainsi qu'il est tres connu, sont affectés de quelque grande intemperie, ou de quelqu'autre indisposition. Il ajoûte aprés cela que dans le cœur le chyle ne s'y mêle qu'imparfaitement avec le sang, & que c'est dans le poûmon que le mêlange s'en fait avec exactitude, qu'il s'y échaufe, qu'il s'y subtilise, qu'il y acquiert sa fluidité, & qu'il s'y change en veritable sang, Mais tout cela repugne entiérement à la raison. Est-ce que l'air froid (qui dans les autres choses retient & empêche la fermentation & l'éfervescence, ainsi qu'il est connu par les cabaretiers, par les brasseurs de biére, par les boulangers, par les patissiers, & autres semblables artisans, ) que l'on inspire, produira dans les poûmons l'éfervescence, & la subtilité, puisque par tout ailleurs le froid appaise toûjours l'éfervescence, & épaissit le sang, ainsi que l'experience le fait voir chaque jour dans la guerison des maladies chaudes ? Et qu'elle est, je vous prie, la cause qui procure au sang du fœtus son éfervescence & sa subtilité, puisque ses poûmons n'agissent pas ? Enfin il apporte deux argumens tres forts, à ce qu'il croit. Il tire le premier de la *saignée*, & l'autre des *soûpirs*. Par la *saignée*, dit-il, quand on la fait copieuse, ceux qui sont tombés en apoplexie, ceux qui ont de la difficulté à respirer, & qui sont presque suffoqués, reçoivent beaucoup de soulagement, parce que par ce moyen le sang qui se jette sur les poûmons, ou qui y est déja amassé, est détourné autre part, & ainsi les poûmons sont peu à peu délivrés de cette surcharge. Je crois qu'on doit accorder à ce Docteur tout son argument, mais je ne vois pas comment cela établit son opinion, ni comment il enseigne de là que le sang acquiert sa perfection dans le poûmon. On tire dans les affections dont on a parlé, du sang abondamment, afin que le cœur soit affoibli, & qu'à raison de sa foiblesse il pousse moins de sang, de soi vers les autres parties ; & qu'ainsi celui qui demeure entassé dans les poûmons, ou dans le cerveau, & qui en bouche les plus petits conduits, étant moins pressé par celui qui le suit, qui est en petite quantité à cause de l'impulsion du cœur qui est diminuée, puisse s'écouler plus commodément, & que par ce moyen le poûmon soit debarrassé de l'amas qui l'opprime & le suffoque. Car p. ex. si plusieurs personnes assemblées en une chambre vouloient à même tems & tous ensemble en sortir, dabord ils s'entasseroient à la porte, & plus les derniers presseroient, moins il seroit facile aux premiers de sortir : mais si ces derniers cessent de presser avec tant de violence, alors les premiers, & généralement tous, pourront sortir commodément. C'est ainsi que la chose se passe dans l'apoplexie, dans l'asthme, & dans les autres affections de cette nature ; car plus le cœur est robuste & vigoureux, & aussi plus il pousse de sang hors de soi, plus les lieux ou ce sang s'entasse, sçavoir le cerveau, les poûmons, &c. sont pressés & obstrués ; mais si le cœur est affoibli par une saignée mediocre, & que de là il arrive qu'il pousse vers les parties où se fait l'entassement, moins de sang, & avec moins d'impetuosité, alors celui qui déja est pressé & entassé dans les parties, étant resout par la chaleur de ces mêmes parties, se dissoût & s'écoule ailleurs, & ainsi l'obstruction se dissipe avec soulagement. Mais tout cela ne prouve rien pour l'opinion de Thruston, non plus que son autre *argument* tiré des *soûpirs*. Car les soûpirs ne se font pas à cause, ainsi qu'il croit, de la trop grande éfervescence du chyle dans les poûmons, mais à cause d'une trop foible & trop peu frequente respiration, (En éfet, les rêveurs & les mélancoliques negligent, ou oublient de respirer aussi frequemment qu'il est nécessaire,) & du trop peu de rafraichissement du sang poussé du ventricule droit du cœur dans le poûmon, qui s'ensuit de là, à raison dequoi ce sang demeurant halitueux, & trop dilaté, & tenant le poûmon distendu, il presse & suffoque les malades, lesquels par consequent sont contraints de tems en tems par de profonds soûpirs, en introduisant

*Pourquoi la saignée est utile dans l'apoplexie l'asthme, &c.*

introduisant beaucoup de cét air froid, de condenser ce sang halitueux; afin que par ce moyen il puisse plus promtement couler par la veine pulmonaire, du poûmon dans le ventricule gauche; & même aussi, à raison de l'excessive distention causée par la trop grande quantité d'air inspiré, laquelle presse les vaisseaux de ce viscère, être promtement poussé dehors. Il faut enfin & en dernier lieu ajoûter à cela que le chyle, (ainsi que nous l'enseignons *au chap.* 12. *suivant*, & *au liv.* 1. *chap.* 30.) qui est enflâmé, c'est à dire rarefié, dans le cœur, quitte dabord sa forme de chyle, & devient sang, & qu'il n'entre quoique ce soit de chyleux dans le poûmon pour y être fermenté, mais seulement un sang halitueux fait du chyle rarefié dans le ventricule droit du cœur, lequel doit y être tant soit peu condensé par le froid de l'air que l'on inspire, & d'exhalaison être reduit en liqueur. Par ces mêmes raisons on peut aussi tres facilement resoudre plusieurs autres argumens rapportés par cét autheur *à l'endroit cité*, lesquels ils tire des exercices, de l'asthme, de la machine de Boyle, & d'autres choses, pour la confirmation de son opinion.

*Conclusion.*

Il demeure donc pour constant que ce n'est pas pour la confection du sang dans le poûmon, pour sa rarefaction, ou pour son mêlange, que se fait la respiration, mais pour son rafraichissement; & que (au témoignage d'Aristote *au liv. de la respir.*) elle n'est pas nécessaire comme mouvement, mais comme rafraichissement: Et cela paroît de ce que si le rafraichissement qui se doit faire dans le poûmon, se peut faire par quelqu'autre rafraichissant, c'est à dire par quelqu'autre froid qui vienne aux poûmons d'ailleurs, la respiration est inutile, même elle cesse; ainsi qu'on verra par plusieurs exemples que l'on rapportera dans la question que l'on agitera un peu aprés celle-ci, sçavoir: *Si l'homme peut vivre sans respirer.*

*Le second usage du poûmon.*

Le *second* usage du poûmon, est de fournir dans l'expiration les esprits pour former la voix & la toux.

*Le mouvement passif du poûmon.*

Or le mouvement de dilatation & de constriction du poûmon qui arrive dans la respiration, n'est pas un mouvement actif, mais passif; (d'où vient que Galien *au liv.* 7. *de sa meth. ch.* 13. ne lui a assigné aucune action,) parce que ce n'est pas de soi que ce viscère se meut en ce mouvement là, quoiqu'il lui soit propre, mais qu'il suit seulement le mouvement du thorax; ce qui paroît principalement lorsque le poûmon est (ainsi qu'on a dit ci-devant,) fortement attaché des deux côtés à la plevre; car en ce cas il seroit empêché en ce mouvement par cette connexion; neanmoins la respiration se fait pour lors assés facilement, par la raison que le poûmon se dilate & se resserre selon l'impulsion que le thorax lui imprime.

*Opinion contraire.*

Platerus *en ses quest. Physiolog. posth.* 29. & Riolan *en son Anthrop. l.*3. *c.*11. ont sur ce sujet une opinion differente. Ils disent que dans la respiration moderée le poûmon est mû d'un mouvement qui lui est propre, & qui procede de la force qui lui est interieure & naturelle, sans qu'il lui intervienne aucun mouvement du thorax, du moins sensible; que même dans les apoplectiques, dans lesquels le mouvement de tous les muscles est aboli, le poûmon ne se meut pas seulement de soi, mais encore que par son mouvement il pousse aussi le thorax; & que si dans les chiens, ou dans les autres animaux vivans, l'on ouvre tout d'un coup le thorax, en sorte que les muscles du thorax ne puissent point concourir au mouvement du poûmon, le poûmon se meut neanmoins vers le haut & vers le bas avec assés de violence. Averroës a eu autrefois le même sentiment, & pour le mieux confirmer il a ajoûte cét argument: *Si la respiration qui est perpetuelle, suivoit le mouvement du thorax, il y auroit dans nos corps un mouvement violent perpetuel: Or la consequence est absurde; les prémisses le sont donc aussi.* Sennert *en ses Physiq.* est du même sentiment. *Les poûmons*, dit-il, *se meuvent de leur propre force, & ce viscère & le thorax se meuvent à même tems & ensemble, parce qu'ils conspirent tous deux à une même fin. C'est donc par une force qui lui est naturelle, qu'il se dilate; mais afin que cela pût se faire plus commodément, & qu'il trouvât un lieu où il pût se dilater ainsi, la faculté animale meut au même tems le thorax. Est ce n'est pas parce qu'il se remplit qu'il s'étend, (comme il arrive dans une vessie que l'on enfle de vent, laquelle ne se distend que parce qu'elle s'enfle,) puisque l'air n'est pas introduit d'ailleurs dans le poûmon, mais (en maniére de soufflets) il se remplit, parce qu'il se dilate.*

*Refutation.* Je répons à ces difficultés; que les deux antecedens sont faux, puisque si les muscles du thorax & de l'abdomen cessent de se mouvoir, on ne sçauroit respirer, & que l'homme ne peut trouver aucune disposition ou situation en laquelle, le thorax demeurant immobile, le poûmon se meuve: pour la preuve dequoi je renvoye un chacun à en faire l'experience en soi. De plus dans les Apoplectiques le mouvement des muscles du thorax n'est pas aboli, mais diminué; & si enfin il vient à manquer totalement, la respiration manque de même (tout ainsi que toute les fois que le mouvement du thorax perit, le mouvement respiratoire du poûmon perit aussi,) & le malade meurt. Outre cela le mouvement du poûmon que l'on voit dans un chien vivant, dont on ouvre le thorax, n'est pas le mouvement de respiration qui se fait conjointement avec l'expansion du poûmon, mais un certain mouvement accidentel excité par le diaphragme, (qui se meut, l'animal étant encore vivant,) & lequel tire avec soi vers le haut & vers le bas le mediastin, auquel il est attaché, & celui-ci le poûmon qui lui est pareillement adhérent, mais ce mouvement se fait sans aucune dilatation du parenchime du poûmon, sans laquelle neanmoins la respiration ne se peut faire, ni l'air être admis. Quant à l'argument d'Averroës, je dis que tout ce qui suit le mouvement d'une autre partie, ne le suit pas nécessairement par violence ; autrement il faudroit aussi dire que le mouvement des artères, du cerveau, & les autres semblables mouvemens naturels perpetuels, sont aussi dans une violence perpetuelle, parce qu'ils procedent & qu'ils suivent continuellement le mouvement du cœur. Outre cela quand un mouvement se fait bien, & suivant les ordres accoûtumés de la nature, on ne doit pas l'appeller violent, quoiqu'il suive le mouvement d'une autre partie, oui bien plûtôt celui qui se fait contre nature, & mal, comme il arrive dans la convulsion. Enfin, je conclus que ce n'est pas seulement par la forte connexion que le poûmon (ainsi qu'on vient de dire) a avec la plevre, qu'il est constant que dans le mouvement de respiration le poûmon ne se meut pas de soi, mais encore que cela est évident par l'experience suivante ; En éfet, si l'on perce, ou que l'on ouvre des deux côtés le thorax d'un animal vivant, le mouvement de dilatation & de constriction du poûmon qui fait la respiration, cesse sur le champ, l'air aiant alors liberté d'entrer dans la cavité du thorax par la large ouverture qu'on y a faite ; en sorte que ce n'est plus une nécessité dans la dilatation du thorax, qu'il entre de l'air par la trachée-artère dans le poûmon, & qu'il le distende pour remplir la cavité du thorax. Or cette cessation de mouvement n'arriveroit pas si le poûmon se mouvoit de soi ; car il n'est point de raison pourquoi il ne se dilateroit pas aussi-bien quand le thorax est ouvert que lorsqu'il est fermé. Ce seul raisonnement refute aussi suffisamment, l'opinion de Sennert, qui croit que le poûmon, en la maniére des soufflets, se remplit parce qu'il se dilate ; car par l'ouverture du thorax dont on vient de parler, il paroît évidemment qu'il ne se dilate pas de soi-même, mais seulement lorsque par la dilatation du thorax, l'air, pour éviter le vuïde, est contraint d'entrer dans la trachée-artère, & ainsi remplir & dilater le poûmon.

*Si le poûmon est mû par le cœur*

Aristote est d'opinion contraire à celle d'Averroës, & aussi à la nôtre : Il enseigne *au liv. de part. animal. chap. 6. au liv. de la respir. chap. dern.* & en plusieurs autres endroits, que le poûmon est mû par le cœur ; en quoi Hofmannus *en son comm. sur Gal. de l'us. des part. liv. 6. ch.* 10. est de son opinion. D'autres la nient avec opiniatreté ; & d'autres l'interpretent mal à propos du mouvement de respiration. Mais il y a erreur des deux côtés, laquelle vient de ce qu'on ne distingue pas entre le mouvement naturel que le cœur imprime au poûmon, & le mouvement de respiration qui ne procede pas du cœur. Car il est certain que le cœur communique quelque petit mouvement au poûmon, puisque lorsque le sang dilaté y est poussé du ventricule droit par la grande artère pulmonaire, nécessairement (la raison le démontre ainsi) il se meut & s'enfle tant soit peu, en la maniére que les artères ont aussi coûtume pour la même raison de se mouvoir & enfler ; quoique leur petit mouvement soit tellement obscurci par le grand mouvement de la respiration, qu'à peine dans le poûmon des animaux vivans peut-on le distinguer à la vûë ; & c'est de ce mouvement qu'il faut entendre Aristote : mais neanmoins ce mouvement n'est pas celui de respiration dont les Anatomistes parlent communément lorsqu'ils traitent du mouvement du poûmon, lequel en éfet ne vient ni du cœur, ni du poûmon même, mais qui est accidentel, & qui suit le mouvement du thorax, ainsi qu'il paroît suffisamment par tout ce qu'on a dit ci-devant. Outre cela, si le mouvement de respiration procedoit du cœur, le battement du cœur, & celui de la respiration dévroient exactement se répondre ; A chaque battement le poûmon se dévroit gonfler, (comme il arrive dans les artères,) & ce seroit de là que la dilatation de ce viscère devroit proceder, & quand le cœur s'arrêteroit le poûmon s'arrêteroit de-même. Il faut ajoûter à cela que l'inégalité de la respiration seroit une marque de l'inégalité du pouls : Cependant l'usage fait voir le contraire ; car les respirations sont de beaucoup moins frequentes que les battemens du cœur. Enfin la respiration peut être plus prompte ou plus lente, plus grande ou moindre, à la volonté de celui qui respire, quoique neanmoins il ne lui soit pas libre de changer ainsi le battement du cœur.

Tout cela refute aussi parfaitement Maurocordatus, qui *au livre qu'on a cité chap.*6. & 14. attribuant entiérement au cœur tout le mouvement du poûmon, dit : que quand le cœur, en retirant à soi ses parois, fait la sistole, le diaphragme alors s'éleve, & les anneaux de la trachée-artère se resserrent, & que c'est par ce moyen que le poûmon expire : que quand il fait la diastole, le diaphragme qui descend alors, retire le poûmon, & dilate ses anneaux, ce qui fait l'inspiration. Il tâche de confirmer son opinion par plusieurs argumens ; lesquels neanmoins sont entiérement renversés. *Non seulement*, tant par les raisons qu'on a données ci-devant, & par cela ; que dans le pouls intermittent (qui est tres ordinaire à la plûpart de ceux qui sont travaillés d'affection hipocondriaque) la respiration ne s'arrête pas, laquelle neanmoins dévroit s'arrêter, son mobile s'arrêtant ; *mais* par dessus tout, si l'on fait refléxion à ceux en qui les poûmons sont des deux côtés fortement attachés à la plevre (nous en avons rapporté des exemples ;) car en ceux-ci ce viscère, non plus que la trachée, ne peut absolument dans la systole & dans la diastole, ni s'élever vers le haut, ni s'abbaisser vers le bas ; mais seulement s'étendre & se dilater vers les côtés, & suivre la dilatation du thorax faite par ses muscles. Enfin il conclut *au chap.* 7. que par la respiration, le sang pour éviter le vuide, est ait tiré de la veine cave dans le ventricule droit, de celui-ci dans l'artère pulmonaire, &c. Mais tout cela ne merite pas refutation, puisqu'en nôtre corps il n'y a point de semblable attraction, & que le mouvement de toutes les humeurs se fait par impulsion.

*Comment se fait la respiration.*

Le mouvement de respiration dépend donc, non pas du poûmon même, ni du cœur, mais des muscles du thorax; car au même instant qu'ils dilatent le thorax, l'air entre par la trachée-artère dans le poûmon, & le dilate; & lorsque ces mêmes muscles resserrent le thorax, le même air qui a été inspiré, est, conjointement avec les vapeurs sereuses, poussé par les mêmes voyes déhors. A l'égard de l'entrée de l'air, soit que nous disions avec quelques-uns, qu'elle se fait pour la fuite du vuïde, ou avec quelqu'autres par la pression de l'air exterieur, causée par la dilatation du thorax, au moyen de quoi cét air est poussé dans la trachée-artère; tout cela revient au même, puisque l'un & l'autre est veritable: Dequoi neanmoins certains chicaneurs contestent avec chaleur, mais cependant tres inutilement.

*Qu'elle sorte d'action c'est.*

Il y a grande dispute entre les Philosophes touchant ce mouvement de respiration, sçavoir quelle espece d'action c'est; car quelques-uns disent qu'elle est une action naturelle; d'autres veulent qu'elle soit animale; d'autres enfin qu'elle est mêlée de la naturelle, & de l'animale, & chacun d'eux confirme son opinion par plusieurs raisons qu'il seroit trop long de rapporter. Il est assés évident par ce que l'on a dit ci-dessus, que la respiration est une action purement animale, d'autant qu'elle se fait par des organes qui servent au mouvement animal, sçavoir par les muscles, & qu'elle peut-être hâtée ou retardée, augmentée ou diminuée, suivant nôtre volonté, ainsi qu'on le voit dans les chanteurs, dans les trompettes, & autres, & que chacun l'experimente en soi; que même elle peut être retenuë jusques à la mort en ceux qui ne craignent pas de mourir; dont il y a un exemple dans Galien *au liv. du mouvem. des musc. ch. 6.* en la personne d'un esclave, qui se fit mourir en retenant son halène. Valere maxime *au liv. 9. de ses hist.* en rapporte deux autres exemples; Le *premier* de Coma, le *second* de Licinius Macer, qui se firent aussi mourir en presence de tout le monde, en retenant leur halène.

*Si c'est un action animale.*

*Objection.*

Si l'on objecte que l'action volontaire se fait de nôtre consentement, qu'ainsi elle ne peut pas être perpetuelle; & que tout mouvement animal qui dure long tems, cause la lassitude, ce que neanmoins la respiration ne fait pas, qui continuë nuit est jour, même quand nous dormons, sans que nous en ayons aucune connoissance; Je répondrai que les actions animales & volontaires sont celles qui se font ou qui se peuvent faire à nôtre volonté; ainsi quoique la respiration se fasse quand nous dormons, & sans que nous le sçachions, elle est neanmoins une action animale, puisque lorsque nous veillons, nous pouvons la diriger à nôtre volonté. En ceux qui marchent ou qui parlent en dormant, quoiqu'ils n'aient aucune connoissance de ce qu'ils font, ces actions neanmoins, de marcher & de parler, ne sont pas moins animales que s'ils les faisoient en veillant, & avec connoissance: Car l'animalité des actions ne consiste pas seulement dans le seul agir, mais encore dans la puissance d'agir avec connoissance, selon la détermination de la volonté. Il faut donc sçavoir (ainsi que Galien l'enseigne *au liv. 2. du mouv. des musc. ch. 6.*) qu'à l'égard des actions animales, les unes se font par instinct, & sont libres; les autres servent aux affections de l'ame: *Celles-là* se font continuellement & sans empêchement, même lorsque nous n'y pensons point du tout; mais neanmoins nous pouvons les regler de telle ou telle maniére quand nous y pensons, & c'est de cette nature qu'est l'action de la respiration: mais *celles-ci* ne se font pas perpetuellement, comme combatre, courre, sauter, écrire, &c. En *celles-là* il se fait, par une espece de coûtume, un écoulement assés abondant & continuel d'esprits animaux dans les muscles; & c'est pour cette raison que quoique ces actions soient de longue durée, il ne s'en ensuit neanmoins aucune lassitude; mais dans *celles-ci* les esprits s'écoulent tantôt en plus grande, tantôt en moindre abondance, selon la détermination qui en est faite dans le cerveau, & c'est de ce changement & de cette inaccoutumance que vient la lassitude.

*Si l'homme peut vivre sans respirer.*

Mais puisque nous avons suffisamment expliqué l'office du poûmon, & la grande nécessité de la respiration, il faut aussi resoudre un doute qui reste: sçavoir, SI L'HOMME APRE'S QU'IL EST NE', PEUT VIVRE QUELQUE TEMS SANS RESPIRER. Galien *au 6. de loc. aff. ch. 5.* dit, *qu'il est impossible que celui qui respire ne vive pas, & que celui qui vit ne respire pas*: De plus *au 5. de loc. affect. chap. 1.* il dit, *Si l'on ôte la respiration, on ôte la vie.* Les raisons que nous avons apportées ci-devant de la nécessité de la respiration, confirment la pensée de Galien; il semble même que l'experience est pour lui, puisque l'on voit chaque jour, que ceux qui sont privés de respiration, meurent sur le champ. Mais la même experience a quelquefois enseigné le contraire, puisqu'on peut démontrer par plusieurs exemples, qu'il y a des personnes qui ont vécu pendant un tems considerable sans respirer; j'en rapporterai ici quelques histoires.

*Histoire de ceux qui sans respirer pēdant quelque tems, vivent.*

I. On dit que dans les Indes ceux qui vont, en nageant sous l'eau, chercher les perles & les coraux dans le fond de certains fleuves tres profonds, demeurent le plus souvent demie heure & davantage sous les eaux sans respirer en aucune maniére que ce soit.

II. Il y a quelques années qu'un navire qui avoit été construit auprés d'Amsterdam, pour le Roy de France, fit par un malheur naufrage auprés d'une isle; l'Ambassadeur du Roy qui y avoit mis une cassette pleine de loüis d'or, fit prix avec un de ces matelots plongeons qui nagent sous l'eau, pour entrer en ce navire submergé, (car on sçavoit l'endroit où il étoit,) & tenter d'en tirer la cassette, lui indiquant le lieu du navire où il l'avoit placée. Ce nageur demeura demie heure sous les eaux, & en sortit ensuite en bon état, rapportant qu'il avoit trouvé la cassette, mais qu'il n'avoit pû la tirer.

III. J'ai vû moi-même à Nimegue, lorsque j'y exerçois la Medecine, trois semblables exemples tres considerables. En 1636. au village nommé Bemmel, un certain païsan, domestique de Mr. Bronck-Horst, qu'on crût mort de peste, demeura pour mort pendant trois jours sans respirer en aucune maniére, & sans aucun autre signe de vie; enfin, comme on étoit prêt à le porter au tombeau, il revint à soi dans la biére, & vequit plusieurs années ensuite, & se fit voir plusieurs fois a nous & aux autres, qui admirions son avanture. J'ai décrit plus amplement cette histoire *en mon traitté de la peste, liv. 4. hist. 85.*

IV. En 1638. une certaine femme demeurant au quartier d'en haut de la ville de Nimegue, tomba dans le fleuve, qui pour lors étoit tout couvert de navires, dans lesquels toute nôtre armée étoit. Elle fut dabord emportée par la rapidité du fleuve, & elle traversa sous les eaux toute nôtre flote; & aprés un quart d'heure, que personne ne doutoit qu'elle ne fut morte, elle parut sur l'eau en bonne santé, tout à fait au bas de la flote, où des mariniers qui se trouverent là, la sauverent.

V. En l'an 1642. au mois de Juin l'Epouse d'Albert Noot, Citoyen de Nimegue, étant un jour assise sur le bord d'un puits tres profond & tres étroit, tomba dedans en arriére, la tête la premiére, & les seuls pieds restans hors de l'eau. Comme on ne pût lui donner promtement secours, parce qu'il manquoit là alors d'hommes & d'instrumens propres, elle demeura en cette situation plus de demie heure sous l'eau; enfin on l'en tira, & on l'a mit comme morte dans un lit; mais aprés qu'elle eut demeuré en cét état pendant deux heures, sans aucun signe de respiration ou de vie, elle commençea peu à peu de revenir à soi. Le jour ensuite elle se remit à ma conduite, & par le moyen de quelques remedes elle fut rétablie en santé; mais afin qu'il ne semble pas qu'il n'y ait que mon seul témoignage qui ait ici lieu, je rapporterai deux exemples tres remarquables, tirés d'autrui.

VI. Le premier est l'histoire décrite par Platerus *au liv. 1. de ses obs. medic.* d'une femme qui pour avoir tué son enfant, fut condamnée d'être jettée dans le Rhin pieds & mains liés, pour y être neyée, mais aiant demeuré sous les eaux environ un quart d'heure, en sorte qu'on ne la voyoit plus en aucun endroit, on la tira par la corde qu'on lui avoit attachée aux pieds avant que de la jetter; elle respira peu à peu & revint à soi, & dans sa parfaite santé. Elle se maria ensuite, & eut des enfans. Le même Platerus rapporte encore *dans la même Observation* deux autres histoires presque semblables.

VII. Le *second* est l'histoire qui, (au rapport de Jo. Matthæus *en ses quest. Med.*) est gravée à Cologne dans le vestibule de l'Eglise des Apôtres, en un tableau, où il est dit; que des scelerats étant allé sur le minuit au tombeau d'une femme de qualité, & l'aiant déterrée, pour enlever des bagues & des bracelets avec lesquels elle avoit été ensevelie, comme ils voulurent lui mettre la main dessus, elle revint à soi; dequoi ces violateurs de sepulcre aiant été épouvantés, ils s'enfuirent sur le champ; mais la femme aiant pris la lenterne que ces malheureux avoient laissée, s'en retourna à sa maison. (Philippe Salmuth décrit aussi des semblables histoires *cent. 2. obs.* 86. 87. & 95.) Il est hors de doute que cette femme n'étoit pas morte, mais que demeurant sans respirer, elle avoit été enterrée pour morte.

VIII. Le *troisiéme*, est l'exemple remarquable & déplorable d'une autre femme qui fut inhumée comme morte, & qui ensuite revint à vie. Cette histoire est rapportée par Diomede Cornarius *en son liv. d'hist. adm.* & par Jo. Matth. Hessus *en ses quest. Med.* Nous en avons donné amplement la description ci-dessus *au liv.* 1. *ch.* 5. *sur la fin*, où l'on en peut trouver l'histoire entiére.

On trouve plusieurs semblables exemples chés Lycosthene *en son liv. des prodig.* chés Levinus Lemnius *au liv.* 2. *de occul. rer. mirac. ch.* 3. chés Greg. Pistorinus *en ses Propos de table liv.* 1. *chap.* 10. chés Hildanus *en sa cent.* 2. *obs.* 95. chés Jo. Jac. Crastius *en son Epit. à Hildan.* & chés plusieurs autres comme Paré, Forestus, &c.

*La raison de ce qu'on vient de raporter.*

Tout cela enseigne plus que suffisamment que l'homme peut quelquefois vivre sans respirer: mais il en faut maintenant rechercher la cause. Galien *en son liv. de l'util. de la respir. ch.* 3. & 4. & en plusieurs autres endroits, enseigne par plusieurs raisons & argumens tres solides, tirés de l'experience & de la raison, que la chaleur du cœur est la cause de la nécessité de la respiration; Car tant que le cœur attenuë le sang par sa chaleur, & qu'aprés l'avoir rarefié, il le pousse du ventricule droit dans le poûmon, il faut nécessairement qu'il vienne du rafraichissement par la respiration, afin que ce sang attenué & chaud soit de nouveau condensé, & qu'il puisse tomber du poûmon dans le ventricule gauche; que s'il n'en vient point, alors tant les petits vaisseaux du poûmon se remplissent sur le champ de sang halitueux; que la substance vesiculeuse de vapeurs sereuses; & rien ne descend dans le ventricule gauche du cœur, ainsi l'homme est tres promtement suffoqué. De ce fondement il s'en ensuit un autre, sçavoir que toutes les fois que le cœur est trop rafraichi, ou que sa chaleur est tellement opprimée par quelque cause morbifique, qu'il ne s'y fait aucune éfervescence ou rarefaction du sang qui y est tombé, il n'est alors point besoin de respiration; (car si l'on ôte la cause de la nécessité, on ôte aussi la nécessité,) & l'homme pendant ce tems-là peut vivre sans respiration. Or dans toutes les histoires & cas rapportés ci-dessus, & aussi par l'eau froide seule, (comme dans le pêcheur de perles) tout le corps, & par consequent les poûmons sont tellement refroidis, que ce rafraichissement a pû pendant quelque tems rafraichir & condenser le sang poussé du cœur,

cœur dans le poûmon, que d'ailleurs je trouve moins chaud & en moindre quantité à cause du rafraichissement général du tout. Ou, par une grande terreur, & un grand froid tout ensemble, le cœur peut, conjointement avec tout le corps, être tellement rafraichi, qu'il cesse presque de battre, & la syncope suit incontinent aprés; ainsi qu'il semble qu'il soit arrivé en ces femmes qui font le sujet de la quatriéme, de la cinquiéme, & de la sixiéme des histoires que l'on a décrites ci-dessus. Ou bien la chaleur du cœur est tellement opprimée par des vapeurs ou humeurs malignes, qu'enfin ce viscère cesse entiérement de rarefier le sang, & de le pousser par le battement. Or la pulsion du sang dans le poûmon cessant, la respiration n'est plus nécessaire, & l'homme peut en être privé pendant quelque tems sans cesser de vivre; pourveu neanmoins que cét état ne dure pas beaucoup, & n'aille pas jusques à ce que la chaleur s'éteigne entierement. Mais pour lors l'homme vit immobile, & ne se possede plus, (comme on le voit dans la troisiéme, dans la sixiéme, & dans la septiéme histoire, ) en la maniére qu'il arrive en hiver dans les grenoüilles, dans les mouches, dans les lezards, & dans plusieurs autres petits animaux qui passent tout ce tems-là comme morts, sans respirer, quoiqu'ils soient vivans; & cela parce que la chaleur de leur cœur est opprimée, & comme éteinte, & qu'elle n'a besoin d'aucun rafraichissement. La chose étant ainsi; comment doit-on entendre le texte de Galien, que l'on a cité au commencement, lequel enseigne; qu'il est impossible que ce qui vit ne respire pas? Galien lui-même prévoyant cette difficulté, pour s'en tirer, a, au même lieu cité, recours à la transpiration qui se fait par les pores généralement de tout le corps, laquelle il prend pour une moindre espece de respiration, ou du moins qui tient sa place, & il croit qu'elle est suffisante pour soûtenir la vie dans les cas que l'on a rapportés, & en d'autres semblables. Mais ce détour que les Galenistes d'aujourd'hui employent pour leur défence, ne fournit pas une preuve. Car lorsque le cœur & les humeurs ne se meuvent pas, tout le corps se rafroidit sur le champ, & les exhalaisons chaudes ne sont pas poussées au déhors, ni l'air froid n'est pas porté jusques au cœur. C'est pourquoi il faut dire que la premiére opinion de Galien est veritable à l'égard de la commune maniére de vivre; non pas à l'égard des cas rares semblables à ceux qu'on a proposés, dans lesquels la chose peut se passer autrement.

Quant aux muscles qui font la respiration, voyés *le chap. 3. de ce livre*, & *au liv. 5. ch. 6.*

# CHAPITRE XIV.

## *De la Trachée, ou Apre-artère.*

Voyez la Table XI.

LA TRACHE'E, ou APRE-ARTERE, ou selon d'autres, le TUYAU, CONDUIT, ou CANNE DU POÛMON, est un canal, qui de la gorge descend au poûmon, dans lequel il entre par plusieurs rameaux, qui dans l'inspiration reçoivent l'air, & qui le rendent dans l'expiration avec des vapeurs sereuses, & des exhalaisons; & cela pour le rafraichissement du sang vital, & pour la formation de la voix, & des sons.

*Sa situation.* Elle est située en la partie anterieure du col au devant de l'ésophage, & ainsi elle descend depuis la bouche jusques au poûmon.

*Sa division.* Environ vers la quatriéme vertebre du thorax elle se divise en deux rameaux, dont chacun entre dans le lobe de son même côté. Ces rameaux se soudivisent en deux autres, & ceux-ci encore en d'autres, jusques enfin que se dispersans en de tres petits rameaux entre les racines de l'artère & de la veine pulmonaire, il vont aboutir dans les vesicules du poûmon, dans lesquelles ils s'ouvrent. Ces rameaux, tant qu'ils sont d'une grosseur raisonnable, sont appellés BRONCHES.

*Ses Bronches*

*Sa grandeur.* Sa grandeur est differente, eu égard à l'âge, au sexe, & à la diversité du temperament.

*Sa substance* Elle est composée d'une substance cartilagineuse sur le devant, afin qu'elle ne s'affaisse pas, & qu'au contraire elle demeure toûjours ouverte pour l'entrée de l'air dans l'inspiration, & pour sa sortie dans l'expiration: & membraneuse en sa partie posterieure, afin que la dilatation de l'ésophage ne soit pas empêchée par le voisinage d'un corps dur.

*Ses anneaux* Sa portion cartilagineuse n'est pas continuë, mais comme formée de plusieurs anneaux, dont les plus élevés sont les plus grands. Or ces anneaux sont éloignés les uns des autres à distance égale; & sur le derrière, à l'endroit par lequel ils touchent à l'ésophage, il sont privés de la partie inferieure de leur circonference; la substance membraneuse suppleant à ce défaut: les autres anneaux qui entrent dans le parenchime du poûmon, demeurent entiers, & ne sont plus semi-lunaires, comme en la partie d'en haut; mais formés en differentes figures; ronds, quarrés, ou triangulaires, & plus il entrent avant dans le parenchime, plus ils sont membraneux & moins durs, ressemblant aux artéres, & devenant continus aux vesicules du poûmon. Tous ces anneaux sont exactement liés les uns aux autres, les plus grands par des ligamens charneux, & les plus petits par de seules membranes.

Cette trachée ou âpre-artère eſt revétuë de deux membranes. L'une exterieure, laquelle eſt déliée, vient de la plevre, & eſt fortement adhérente aux ligamens des anneaux. L'autre qui eſt interieure eſt plus épaiſſe, plus denſe, & continuë au palais; Elle a un ſentiment tres exquis pour reſſentir dabord ce qui peut l'incommoder, & elle eſt enduite d'une humeur graſſe & mucilagineuſe pour empêcher qu'elle ne ſe deſſeche; & auſſi afin que le ſon de la voix ſoit plus doux. Que ſi cette humeur eſt conſumée par quelque catharre acre, ou renduë inégale par quelque cauſe, quelle qu'elle ſoit, la voix devient enroüée: Si elle eſt deſſechée par trop de chaleur, comme dans les fiévres, elle devient criante. *Ses membranes.*

Elle a ſes artères doubles, les unes venant des carotides, les autres de l'artère bronchiale que l'on a décrite *au ch. précédent*, & elles accompagnent toutes ſes ramifications. Elle envoye des veines aux jugulaires exterieures; Elle a des petits nerfs qui viennent des recurrens de la ſixiéme paire, & qui ſont principalement diſpersés par la membrane interieure, à laquelle ils communiquent un ſentiment tres aigu; à quoi Lindanus ne faiſant point reflexion, nie *dans ſa Phiſiolog. pag.* 257. qu'elle ayt des nerfs. *Ses vaiſſeaux.*

La Trachée ſe diviſe en ce qu'on appelle les bronches, & en ce qu'on nomme le larinx. *Sa diviſion.*

Les Bronches ſont la partie inferieure, & la plus longue, étenduë par pluſieurs rameaux dans l'un & l'autre region des poûmons, ainſi qu'on vient de dire.

Le Larinx eſt la partie ſuperieure, de laquelle on va traitter *au ch. ſuivant.*

---

## CHAPITRE XV.

### *Du Larinx, & de la Voix.*

La tête de la Trachée-artère, c'eſt à dire ſon commencement, qui eſt continu à la bouche, eſt appellée Larinx, (du mot Grec, λαρυγγίζω, *parler du goſier*,) qui eſt l'organe de la voix, & qui pour la former & l'exprimer, eſt composé de cartilages & de divers muſcles.

Sa figure eſt à peu prés circulaire, s'avançant ſur le devant, & étant un peu applatie ſur le derriére, afin de laiſſer l'eſpace libre à l'éſophage dans la déglutition. *Sa figure.*

Il reçoit des carotides les artères qui lui apportent le ſang, & par de tres petites veines il renvoye aux jugulaires exterieures celui *Ses vaiſſeaux.*

qui reste aprés sa nourriture. Les nerfs recurrens de la sixiéme paire lui apportent les esprits animaux.

*Sa grandeur.* Sa grandeur est differente selon l'âge, le sexe, & le temperament ; c'est de cette difference que vient la grande diversité de la voix, laquelle est aiguë dans les jeunes personnes, & en ceux qui sont de temperament sec, parce qu'en ceux-ci le passage du larinx est étroit ; Dans les adultes elle est grosse & mâle, parce que le larinx est plus large. Sa longueur ou sa petitesse concourent aussi à cette difference, aussi-bien que l'expulsion de l'air forte ou foible, & en plus ou moins grande quantité, à raison dequoi la voix est grande ou petite, grave ou aiguë.

*Sa substance* Le larinx, outre les membranes dont on a parlé *au chap. précédent*, est composé de cinq cartilages, & de treize muscles. Colombus *au liv.* I. *de son Anatom. chap.* 13. aime mieux mettre ces cartilages au nombre des os, parce, dit-il, qu'ils approchent plus de leur nature que de celle de cartilage, & que souvent dans les vieillards ils deviennent os. Il ajoûte même qu'il y a en eux une certaine substance moëlleuse en la maniére de celle des os : Mais il seroit tres difficile de démontrer cette substance. Outre cela, bien qu'il arrive quelquefois dans les vieillards que ces cartilages deviennent os, (dequoi on voit de tres beaux exemples dans Cardan *au liv.2. trait.2. contradict.* 7. & aussi *en son liv.*14. *de la varieté des choses, ch.*76. & dans Coïter *liv.*I. *obs. anat.*) neanmoins on ne doit pas pour cela les mettre toûjours aux nombre des os. Car il peuvent être en premier lieu & pendant long-tems cartilages, & dans la suite devenir os, (quoique cela arrive rarement) Ainsi on voit quelquefois que les cartilages qui sont entre les côtes & les vertebres de l'épine, deviennent entiérement os ; personne neanmoins ne les eut auparavant pris pour des os, & ne leur en eut donné le nom.

*Ses cartilages.*

*Le cartilage scutiforme.* Le premier de ces cartilages est appellé *Thyroïde*, θυρεοειδής, ou SCUTIFORME, parce qu'il ressemble à un bouclier, sa figure étant presque quarrée comme celle des anciens boucliers, ou plûtôt comme la partie de devant, ou pectorale, d'une cuirasse militaire. Il est concave en son interieur, & convexe en son exterieur, avançant en déhors. Cét avancement, dautant qu'il est plus visible dans les hommes que dans les femmes, est appellé en eux POMME D'ADAM, parce que le vulgaire s'est imaginé que le morceau de la pomme fatale qu'Adam voulut manger, resta, par punition divine, en son gosier, ce qui fit étendre & avancer en déhors ce cartilage, & que cét avancement ou protuberance est passé en ses descendans comme par heritage. Quelques-uns ont cru que ce cartilage est double, parce qu'en son milieu il a une certaine ligne qui le partage, quoique neanmoins on ne le trouve jamais double ; & si peut-être on a vû quelquefois quelque chose de semblable, on doit considerer cela comme un cas, non pas ordinaire, mais tres rare.

Il a en ses angles des productions ; d'eux en haut, qui sont les plus longues, par lesquelles il est attaché par le moyen d'un ligament aux côtés inferieurs de l'os hyoïde ; & deux en bas, qui sont les plus courtes, par lesquelles il est adhérent au cartilage inferieur.

Fallope *au tom.* I. *de ses observat. anat. trait.* 2. dit avoir trouvé en des personnes extrêmement vieilles, ce cartilaget hyroïde & le cricoïde, dont on parlera immediatement aprés, devenus entiérement os ; & cela non seulement dans les vieillards decrépits, mais même dans la vieillesse commençante. Il ajoûte qu'il a remarqué, que lorsque le thyroïde devient osseux, il commence par les côtés à s'endurcir ; en sorte que la ligne du milieu qui avance, reste depuis le haut jusques au bas comme un angle cartilagineux, lequel enfin dans la suite devient lui-même os.

*L'annulaire.*

Le *second* de ces cartilages est appellé *Cricoïde*, κρικοειδὴς, ou ANNULAIRE, parce qu'il est rond, en forme d'anneau, & qu'il environne tout le larinx.

*Les aritenoïdes, ou guttaux.*

Le *troisiéme* & le *quatriéme*, ( que quelques-uns veulent n'être qu'un seul cartilage, mais qui lorsqu'on a enlevé la membrane unique dont ils sont revétus, semble, sur tout dans leur partie anterieure, être en quelque maniére double, dequoi neanmoins Riolan ne convient pas, ) sont appellés Aritenoïdes, ἀρυταινοειδὴς, ou GUTTAUX, parce que leurs productions étant jointes ensemble, ont la forme d'un bec, ou d'un biberon d'aiguiére, ou de cette partie des pots par laquelle on verse l'eau.

Fallope *à l'endroit cité*, dit, qu'il n'a jamais trouvé que ces cartilages se soient endurcis en os ; ce que neanmoins Riolan *au liv.* 4. *de son antropog. ch.*1. dit avoir vû.

*L'Epiglotte.*

Le *cinquiéme* est l'EPIGLOTTE, appellée par les Grecs ἐπιγλωττὶς, & ἐπιγλωσσὶς. Il est situé à la racine de la langue, & il sert de couverture à la fente ou ouverture nommée glotte ; de peur qu'en avalant, l'aliment ou la boisson ne tombent dans la trachée ; la jointure n'en est pas neanmoins si exacte qu'il ne se puisse doucement insinuer quelque chose de liquide le long des côtés de la trachée.

Ce cartilage est d'une substance plus molle que les autres ; sa figure ressemble à une feüille de liérre, ou à une langue ; d'où vient que quelques-uns le nomment *Petite langue*, LINGULA.

Nicolas Stenon *en ses observ. sur les gland. des yeux*, dit avoir remarqué dans la partie superieure de l'épiglotte d'un veau, une certaine chair composée de globules glanduleux, & que de cette chair il part des canaux visibles, qui par le cartilage vont jusques à la partie inferieure.

*Les muscles.*

Les cartilages du Larinx sont, pour le mouvement & l'inflexion de la voix, munis de treize muscles, par lesquels la fente est ou dilatée, ou resserrée.

De ces muſcles, quatre ſont communs, & neuf propres, dans leſquels les *nerfs* qu'on appelle *vocaux*, & qui viennent des rameaux recurrens de la ſixiéme paire, s'inſerent.

*Les commũs.* Les Communs ſont ceux qui s'implantent dans le larinx, & qui neanmoins n'en reçoivent pas leur origine. Les propres naiſſent & finiſſent dans le larinx.

*Les Sternotyroïdiens.* La *premiére*, paire qui eſt l'inferieure, eſt composée des muſcles que l'on appelle STERNOTYROÏDIENS : Elle prend ſa naiſſance de la partie ſuperieure & interieure du ſternum : Elle s'inſere au bas du ſcutiforme, & à meſure qu'elle tire ce cartilage, elle preſſe & reſſerre la glotte.

*Les Hyotyreïdiens.* L'autre paire, qui eſt la ſuperieure, eſt composée des muſcles, appellés HIOTHYROÏDIENS : Elle prend ſa naiſſance de la partie inferieure de l'os hyoïde, & elle s'inſere dans la baſe du ſcutiforme, & en l'attirant en haut, elle dilate la fente. Riolan neanmoins croit que cette paire n'eſt deſtinée pour aucun cartilage en particulier, mais qu'elle reléve tout le larinx.

*Les muſcles propres.* La *premiére* paire des muſcles propres, qui eſt tres petite, tire ſon origine, ſelon la penſée de Veſling, & de pluſieurs Anatomiſtes, du cartilage annulaire, & s'inſere dans les côtés du ſcutiforme ; d'où vient *Les Cricotyroïdiens anterieurs,* qu'on nomme ſes muſcles CRICOTHYROÏDIENS ANTERIEURS. On croit qu'elle tire en bas un peu obliquement le cartilage. Bartholin au contraire juge par l'inſertion des nerfs, qu'elle prend ſon origine ſur le devant, de la partie inferieure du ſcutiforme, & qu'elle va finir dans l'annulaire, lequel elle tire doucement vers le ſcutiforme, (parce qu'il eſt preſque immobile) afin qu'ils ſe joignent, & qu'ils ſoient maintenus joints & unis ; Qu'ainſi cette paire pourroit être appellée avec plus de juſtice THYROCRICOÏDIEN. Riolan *en ſon Anim. ſur Bartholin*, ſe mocque, ſelon ſa coûtume, de cette opinion de Bartholin ; comme ne ſouffrant pas facilement, que perſonne ſoit de ſentiment contraire au ſien, ou qu'on découvre, & qu'on ſçache quelque choſe en Anatomie qu'il n'ait pas vû ou ſçû le premier.

*Le Cricoartenoïdien poſterieur.* La *ſeconde* paire vient par un principe charneux de la partie poſterieure du cartilage annulaire, & s'inſere par une extremité nerveuſe dans la partie inferieure du cartilage guttal, ou artenoïdien, & écartant les deux cartilages artenoïdiens, elle ouvre le larinx. Les Anatomiſtes la nomment communément CRICOARTENOÏDIEN POSTERIEUR, & Caſſerius la PAIRE CUCULLAIRE.

*Le Cricoartenoïdien lateral.* La *troiſiéme* paire appellée le CRICOARTENOÏDIEN LATERAL prend ſon origine en la partie ſuperieure des côtés du cartilage annulaire, & va s'inſerer au bas des côtés du guttal, & en écartant obliquement le cartilage, elle ouvre le larinx.

*Le Thyro-* La *quatriéme* paire qui eſt interieure & large, eſt appellée THYROAR-

TENOÏDIEN. Elle sort du devant & du dedans du scutiforme, ( ou ainsi que le soupçonne Riolan, ) du crycoïdien ; elle finit dans les côtés du guttal ou artenoïdien, & en pressant ce cartilage, elle ferme le larinx.

*artenoïdien.*

*Le neuvième muscle.*

Le *neuviéme* muscle, ( que d'autres disent être la *cinquiéme* paire, & qu'ils appellent ARITENOÏDIEN, ) prend son origine de la partie de derriére de la ligne du guttal, dans les côtés de laquelle il s'insere par des fibres transverses, & en pressant le cartilage arytenoïdien, il ferme le larinx.

*Les muscles de l'Epiglotte.*

L'Epiglotte n'a dans l'homme aucun muscle qui soit manifestement visible ; ( Jo. Van-Horne neanmoins *dans son Microcosm.* dit que les Anatomistes y ont découvert deux petits muscles suspenseurs, ) & elle n'est pas mûë par un mouvement volontaire ; mais il semble que seulement elle est abbaissée par le poids des alimens, & lorsqu'on tire la langue en arriére. Dans les animaux de grande stature qui ruminent, qui sont presque toûjours aprés prendre de l'aliment, & qui l'ont tres grande, elle a des muscles manifestes, dont les uns viennent de l'hyoïde, & s'inserant en la base de l'épiglotte, ils l'élevent ; d'autres qui sont situés entre le cartilage & la membrane de l'épiglotte, l'abbaissent, & ainsi ils ferment le larinx.

*Les glandes du larinx.*

Le larinx formé des parties qu'on vient de décrire, a besoin pour faire facilement sa fonction en formant & modifiant les differens sons de la voix, d'être perpetuellement humecté ; & c'est pour cela qu'il est accompagné de plusieurs glandes : dont il y en a deux ; sçavoir les plus grosses, & les plus visibles, qui sont situées à la partie la plus haute, ou à la racine de la langue, aux côtés de la luette, une de chaque côté ; Elles sont appellées par les Grecs ἀντιάδες, & παρίσθμια : par les Latins *Tonsillæ*, & communément TONSILLES, AMIGDALES, ( quoiqu'elles ne ressemblent en aucune maniére aux amandes, ) & elles sont revétuës d'une membrane qui leur est commune & à la bouche, aiant des artéres & des veines tres petites qui lui viennent des carotides & des jugulaires. Leur substance est molle & spongieuse, & elles ont plusieurs sinus : Un qui est ample & ovale, qui s'ouvre dans la bouche, ( dans les bœufs son ouverture peut facilement recevoir l'extremité du petit doigt, ) & plusieurs autres plus petits, où est reçûë l'humidité salivale du cerveau. ( Il y en a qui croyent que c'est en elle que la salive se fait des humeurs qui tombent du cerveau. Jo. Van-Horne *en son Microcosm.* croit que leur usage est encore inconnu, ) par laquelle le larinx, le gosier, la langue, & l'ésophage sont continuellement humectés & rendus plus glissans. Touchant la salive & les vaisseaux salivaires, voyés *le ch.24. du liv.3.*

Fallope a tres bien remarqué que quelquefois l'ouverture du grand sinus interieur ressemble à un petit ulcère, & qu'il s'est trouvé des Chirurgiens ignorans qui l'ont traitté pour un ulcère effectif, sçavoir lorsque ces glandes sont enflées, & que l'orifice de ce sinus s'ouvre trop par l'abondance des humeurs qu'y s'y arrêtent. *Observation.* Je vis en 1659. au mois d'Avril en une femme de campagne, combien ce sinus peut s'entr'ouvrir. Cette femme pressée de la faim, avoit mangé avec avidité, des prunes de Damas confites, & comme en mangeant elle se hatoit beaucoup, je ne sçai par quel accident un noyau assés gros de l'une de ces prunes entra dans l'ouverture de ce grand sinus, ce qui fit dabord enfler la glande, & ferma si-bien le passage des alimens & de la boisson, que pendant les quatre jours suivans la malade ne pût avaler quoique ce soit, ce qui la contraignit de me demander conseil. Aiant abbaissé la langue je la vis tres enflée en son côté droit; neanmoins sans inflammation, & son ouverture, dont nous avons parlé, plus ouverte qu'à l'ordinaire; mais je ne vis point le noyau de prune: Je donnai dabord à la malade un peu de décoction d'orge mêlée avec du syrop d'althea pour l'avaler, & au déhors j'appliquai mon pouce à l'endroit ou cette glande étoit enflée, que je pressai fortement; & j'ordonnai à la malade de faire pour lors grand éfort pour tâcher d'avaler cette liqueur. La premiére fois la liqueur rejaillit par les narrines: mais la seconde fois le noyau sortit de la glande dans la bouche, tant par la compression du déhors faite par mon pouce, qu'au dedans par la langue qui étoit retirée en arriére, & sur le champ la malade pût avaler & de l'aliment, & de la boisson. Le même accident arriva encore à cette même femme au mois de May 1664. en mangeant des prunes, dont il entra de nouveau un noyau dans la glande, qui lui empêcha d'avaler comme à la premiére fois, & elle fut guerie par la même méthode. Je vis un cas presque semblable au mois de Decembre 1661. en un Citoyen d'Utrech, en qui un morceau de croute de fromage tres dure étoit entré dans l'ouverture de ce sinus dont nous parlons, qui dabord empêcha absolument d'avaler. Mais la guerison de celui-ci n'eut pas un succés aussi prompt; car elle nous donna de la peine pendant quelques jours, & il falut arracher ce morceau par le moyen d'un instrument qui avoit un bec recourbé, & que je fis faire ainsi pour ce dessein.

*L'erreur de Warthon.* Warthon croit, neanmoins absolument sans raison, que ces glandes qui ont à peine le sentiment du toucher, sont le veritable & le principal organe du goût; outre cela il estime que la matiére pituiteuse vient du cerveau dans ces glandes par les nerfs; comme si cette matiére grossiére & viscide pouvoit couler en si grande abondance par les pores tres étroits, & invisibles des nerfs; mais cela n'a pas besoin de refutation, laquelle neanmoins nous avons donnée amplement cidessus *au ch.* 16. *du liv.* 1. & plus bas *au ch.* 1. *du liv.* 8.

On voit encore au dessous de ces amigdales deux autres glandes, situées

situées à la region inferieure du larinx, une de chaque côté, tout auprés de quelques-uns des premiers anneaux de la trachée-artère : dont la substance à raison de la quantité des arterioles & des venules dont elles sont munies, est plus sanguine & plus solide que celle des autres glandes, & quand on la coupe, elle resiste plus au couteau. On doute encore de leur usage. Quelques-uns croyent qu'elles sont destinées pour arroser exterieurement le larinx d'une humeur visqueuse & grasse, & rendre par ce moyen les cartilages plus disposés au mouvement. Mais comme cét usage me semble être peu nécessaire, & que le larinx n'a pas besoin d'être ainsi arrosé à l'exterieur ; je crois qu'il faut plûtôt observer s'il n'en sort point quelques vaisseaux salivaires.

Auprés de ces glandes sont les PAROTIDES, les GLANDES JUGULAIRES, & aussi les GLANDES DE LA MACHOIRE, situées sous la langue. *Les Parotides.* Voyez touchant les unes & les autres *le ch.24. du liv.3.*

Ce sont là les organes par lesquels la voix est formée.

Or la VOIX EST UN SON ARTICULÉ DE L'HOMME, PRODUIT PAR LA GLOTTE, DE LA PERCUSSION DE L'AIR EXPIRÉ, POUR EXPRIMER LES SENTIMENS DE L'AME. *La voix.*

Scaliger *en ses subtil. exerc.* 256. faisant reflexion à cét usage, dit à propos avec Aristote : *que la raison est la main de l'entendement, le discours celle de la raison, & la main elle même celle du discours ; car la main execute les commandemens, les commandemens obeïssent à la raison, & la raison est la force de l'entendement.* De plus, selon Ciceron : *La nature a armé l'homme de trois avantages, ou secours ; de l'esprit pour découvrir ce qui lui est nécessaire ; du discours pour lui aider ; & des mains pour perfectionner toutes les choses qu'il auroit inventées, ou qu'il auroit apprises des autres par le discours.* Car par la voix & par le discours nous demandons aux autres ce que nous n'avons pas, & nous apprenons ce que nous ne sçavons pas, nous commandons ce que nous voulons qui soit fait, & nous indiquons ce que nous voulons communiquer. *Digression.*

Toutes sortes de sons donc, comme la toux, le cracher, &c. ne doivent pas être appellés voix, mais celui-là seulement qui se fait dans la glotte, & que l'Ame regle par le moyen des muscles du larinx. De-même plusieurs animaux, quoiqu'ils aient les organes de la voix, tels que sont le larinx muni de tous ses muscles, les poûmons, &c. n'ont pas neanmoins une voix articulée, parce que l'air poussé par l'expiration n'est pas reglé dans les organes qu'on vient de décrire, par l'Ame raisonnable dont ils sont privés, c'est à dire ne sont pas articulés. Ainsi ils ne produisent que le meugissement, le hennissement, l'abayement, & autres semblables sons inarticulés, qu'ils poussent seulement par un instinct de la nature. On apprend neanmoins par art aux perroquets, aux pies, aux corbeaux, & à quelques autres oiseaux, à former quelques sons ou voix articulées, à parler & à chanter.

## EXPLICATION DE LA TABLE XI.

Cette Table repréſente le Larinx avec ſes muſcles ; De plus la Trachée, ou Apre-artère, l'Eſophage, les nerfs recurrens, & la partie d'en haut du goſier avec ſes muſcles.

### FIGURE I.

Le face anterieure du Larinx.

A. L'*Os hyoïde couvert de certaines petites membranes.*
B. *Le côté inferieur de l'os hyoïde.*
D. *Le côté ſuperieur.*
F. *La ſeconde paire des muſcles communs du larinx.*
G. *La premiére paire des muſcles communs.*
N. *La premiére paire des muſcles propres du larinx.*
g. *Portion du cartilage ſcutiforme.*

### FIGURE II.

La face poſterieure du Larinx.

E. *L'Epiglotte.*
H. *Le Cartilage arytenoïde, ou guttal.*
V. *Le neuviéme muſcle du larinx.*
P. *La ſeconde paire des muſcles propres du larinx.*
K. *La face de derriére du cartilage annulaire.*

### FIGURE III.

La face laterale poſterieure du Larinx.

V. *Le neuviéme muſcle du larinx.*
P. *La ſeconde paire des muſcles du larinx.*
R. *La troiſiéme paire des muſcles propres du larinx.*
a. *Le muſcle droit de la quatriéme paire des muſcles propres du larinx.*
b. *La partie ſuperieure du muſcle gauche de la même paire.*
h. *La face de derriére du cartilage ſcutiforme.*
i. *La face anterieure du cartilage annulaire.*
k. *La face de derriére du même cartilage.*
l. *Le Cartilage arytenoïde ou guttal.*

### FIGURE IV.

A. *La face interieure de l'Epiglotte.*
aa. *Les productions du cartilage arytenoïdien.*
B B. *Les muſcles arytenoïdes dégagés de toutes parts.*
C C. *Les muſcles cricoartenoïdes poſterieurs.*

D. *La partie large du cartilage annulaire.*

EE. *La partie posterieure membraneuse de la trachée.*

## FIGURE V.

A. *La face exterieure de l'Epiglote jointe au larinx.*

BB. *Les muscles tyroartenoïdiens.*

CC. *Les muscles crycoartenoïdiens lateraux.*

D. *Les cartilages cricoïdiens.*

EE. *La partie de devant de la trachée.*

## FIGURE VI.

### La face laterale du Larinx.

A. *L'os hyoïde encore couvert de certaines petites membranes.*

B. *Le côté inferieur de l'os hyoïde.*

C. *La production superieure du cartilage scutiforme.*

F. *La seconde paire des muscles communs du larinx.*

G. *La premiére paire des muscles communs.*

H. *L'Esophage.*

I. *Le muscle qui sert à la deglutition, selon d'autres, la troisiéme paire.*

K. *Le lieu où, dans les animaux qui ruminent, sont situés les muscles de l'épiglotte, lesquels ne se trouvent pas dans les hommes.*

I. *Le Cartilage aritenoïde, ou guttal.*

g. *La partie anterieure du cartilage scutiforme.*

M. *Les glandes du larinx situées & unies à la racine de la trachée sur les côtés.*

## FIGURE VII.

A. *L'os hyoïde encore couvert de quelques petites membranes.*

B. *Son côté inferieur.*

C. *La partie superieure du cartilage scutiforme.*

D. *Le côté superieur de l'os hyoïde.*

K. *Le lieu où sont situés les muscles de l'épiglotte dans les brutes.*

L. *L'Epiglotte.*

h. *La partie anterieure du cartilage scutiforme.*

M. *Les glandes situées à la racine du larinx.*

H. *L'Esophage.*

## FIGURE VIII.

### La partie posterieure de la Trachée, & l'Esophage, avec les nerfs recurrens.

AA. *Le muscle qui resserre l'ésophage.*

BBB. *L'Esophage.*

CCC. *La trachée couchée sur l'ésophage.*

D. *Sa partie membraneuse.*

EEEE. *Les nerfs de la sixiéme conjugaison.*

FF. *Les nerfs qui s'inserent au derriére de la langue.*

GG. *Le nerf recurrent droit revenant sur l'artère humerale.*

HH. *Le nerf recurrent gauche revenant sur le tronc descendant de la grande artère.*

II. *Le nerf qui tend à l'orifice gauche du ventricule, & au diaphragme.*

KK. *Le nerf qui descend au diaphragme.*

LL. *Les artères jugulaires, une de cha-*

*que côté.*

M. *L'artère humerale gauche.*

N. *L'artère humerale droite.*

O. *La grande artère.*

PP. *Les troncs des artères pulmonaires.*

FIGURE IX.

La partie superieure de l'Esophage conjointément avec ses muscles.

AA. *Les muscles Cephalopharingiens.*

BB. *Les muscles Sphœnopharingiens.*

CC. *Les muscles Stylopharingiens.*

DD. *Le Sphincter de l'Esophage separé.*

E. *La face interieure de l'Esophage.*

F. *La portion descendante de l'ésophage.*

---

Voyez la Table XI.

# CHAPITRE XVI.

## *De l'Esophage.*

L'ESOPHAGE, que les Grecs nomment οἰσοφάγος, & στόμαχος, les Latins GULA, & les Arabes *Meri*, est un canal rond, ou tuyau, par lequel les alimens descendent de la bouche dans le ventricule.

*Sa situation.* Il prend son commencement au gosier, & descend premiérement en droite ligne sous la trachée-artère jusques à la cinquiéme vertèbre du thorax, où il se détourne un peu vers le côté droit, ensuite étant parvenu à la neuviéme, vers le côté gauche, & enfin environ vers la onziéme, il passe au travers du diaphragme, & va se joindre à l'orifice superieur du ventricule, auquel il se continuë, & il le tient suspendu.

*Sa connexion.* Il est attaché au pharinx & au larinx par la tunique de la bouche, qui lui est continuë & au ventricule; & il est uni à la trachée, aux vertèbres, & aux autres parties voisines, par les membranes qui viennent des ligamens du dos.

*Ses vaisseaux.* Ses artères qui viennent des carotides, & du tronc de l'aorte descendent souvent des intercostales, & de l'artère bronchiale découverte par Frederic Ruysch. Il envoye des veines en petite quantité quelquefois à la veine sans paire, d'autrefois aux jugulaires. Il a des petits nerfs qui viennent des rameaux de la sixiéme paire.

*Sa substance.* Sa substance est charneuse & membraneuse, afin qu'il puisse commodément s'étendre, & revenir à son état naturel, & elle est composée de trois membranes. La premiére est l'exterieure, que l'on dit être commune au ventricule; il y a neanmoins entr'elles une difference manifeste; puisque celle de l'ésophage vient de la plevre, & celle du ventricule, du peritoine. La *seconde*, qui est celle du milieu, & qui lui est propre, est tres épaisse, molle, & charneuse; elle ressemble à un muscle percé, & elle est tissuë de fibres circulaires, & de transverses, qui se rencontrent obliquement les unes les autres en ſens contraire & opposé, & s'entre-coupent en forme de croix de Saint André. La *troiſiéme*, qui eſt interieure, & auſſi qui lui eſt propre, eſt continuë à la membrane qui environne la bouche, & la gorge, & elle eſt mince, ſolide, & nerveuſe. Les uns diſent qu'elle a des fibres droites & longues, d'autres qu'elles ſont tranſverſes & circulaires : mais elles ſont ſi petites, ſi délicates, & ſi tenduës, qu'il n'eſt pas facile de les bien connoître.

Il y a pluſieurs glandes auprés de l'éſophage leſquelles l'humectent. *Ses Glandes.* En haut ; ſçavoir, aux côtés de la langue & du larinx, ſont les deux amigdales qui fourniſſent une humeur néceſſaire pour adoucir & rendre gliſſante la cavité interieure. Nous avons parlé de ces glandes *au chap. précédent.* On dit qu'il eſt humecté exterieurement par les deux glandes inferieures qui ſont ſituées en ſa partie de derriére, tout joignant la cinquiéme vertèbre du thorax, (ſçavoir à l'endroit où l'éſophage ſe détourne un peu ſur le côté droit pour faire place au tronc de l'aorte, & qui tres ſouvent ſont ſi cachées entre l'éſophage & les vertèbres, qu'on ne les trouve que difficilement, & ſeulement par une exacte recherche. Ces glandes ſont de la groſſeur d'une petite phaſeole, & elles ont en quelque maniére la figure d'un rein ; Elles ſont attachées à l'éſophage par leur partie convexe, regardant en déhors par la concave ; en ſorte qu'étant en leur ſituation, elles reſſemblent à un rein coupé par le milieu. Il arrive neanmoins aſſés ſouvent qu'elles ſont plus petites, & qu'elles ſont en plus grand nombre que de deux, y en aiant quelquefois trois, quelquefois quatre, & quelquefois cinq, & alors elles ont differentes figures. Elles ont auſſi leurs vaiſſeaux ; ſçavoir des arterioles qui viennent des artères voiſines, & de tres petites venules qu'elles envoient aux veines qui ſont proche. Elles ont encore des petits vaiſſeaux lymphatiques qui portent leur lymphe dans le conduit chylifere thorachique. Warthon dit qu'elles ont auſſi des nerfs conſiderables qui viennent de la ſixiéme & de la douziéme paire des vertèbres. Mais comme elles n'ont pas un ſentiment manifeſte, & qu'elles ne ſe meuvent pas, je crois qu'il y a lieu de douter ſi elles ont des nerfs ſi grands & ſi viſibles, ou plûtôt ſi elles n'en ont point du tout ; du moins ſi elles en ont, ils ſont tres petits & à peine viſibles : Peut-être que Warthon à été trompé par les vaiſſeaux lymphatiques qui ſortent de ces glandes, & qu'il les a pris pour des nerfs.

Il y en a qui croyent que ces glandes n'arroſent pas ſeulement exterieurement l'éſophage, mais encore qu'elles l'humectent interieurement pour faciliter la deſcente des alimens. Neanmoins comme cét arroſement exterieur n'eſt pas néceſſaire, & qu'il n'y a aucun paſſage de ces glandes vers la cavité interieure de l'éſophage, il eſt aſſés viſible que ce n'eſt pas là leur usage, mais plûtôt qu'elles ramassent la lymphe; qu'elles la reçoivent des parties voisines, & qu'elles la répandent dans le chyle par les vaisseaux lymphatiques, ainsi qu'on a dit *au liv.* 1. *chapitre* 12.

*Ses muscles.* L'Esophage est mû par trois paires de muscles, & par un sphincter propre.

La *premiére* paire que l'on nomme CEPHALOPHARINGIEN, & qui nait de l'endroit où la tête & le col se joignent, s'étend, & se déploye dans la tunique de l'ésophage par un ample plexus de fibres, & en la tirant en haut, il resserre le pharinx lorsqu'on avale.

La *seconde* paire est le SPHENOPHARINGIEN, qui vient du sinus de l'aîle interieure de l'os cuneiforme. Il s'implante obliquement aux côtés de l'ésophage, & du palais, & il dilate ces parties pour recevoir les alimens. Quelques-uns joignent encore une autre paire à celle-ci, ils disent qu'elle nait du même principe, qu'elle s'insere dans la partie laterale & posterieure du pharinx, & de l'ésophage, & qu'en la tirant en enbas elle dilate & amplifie la cavité du pharinx, & de l'ésophage.

La *troisiéme* paire que l'on nomme STYLOPHARINGIEN, vient de l'apophyse aiguë stiliforme. Il est long & rond, en descendant, & il va s'étendre dans les côtés de l'ésophage qu'il dilate conjointement avec la premiére paire.

Le SPHINCTER DE L'ESOPHAGE que l'on nomme aussi MUSCLE ESOPHAGIEN, prend son origine de l'un & de l'autre cartilage scutiforme. Il embrasse l'ésophage en forme de spincter, & le resserrant de tous côtés, il pousse les alimens vers le bas, & les oblige de descendre.

*L'office de l'ésophage.* L'office de l'ésophage est d'avaler les alimens pris par la bouche, & de les pousser en bas vers le ventricule : laquelle action se fait par les fibres de l'ésophage, & principalement par les muscles dont on vient de parler. Galien la conte parmi les actions naturelles; mais comme elle dépend de la volonté; (car nous avalons quand nous voulons, & quand il nous plaît,) & qu'elle se fait par les organes qui servent au mouvement volontaire, c'est à dire par des muscles, il semble qu'on doit la mettre au nombre des actions animales, & quoique elle serve à un usage ou à une action naturelle, sçavoir à la nutrition; neanmoins elle n'est pas moins animale que la respiration, qui sert aussi à la nutrition, & qui neanmoins est animale.

# CHAPITRE XVII.

## *Du Col.*

LE COL, qui, comme une haute appendice, eſt ſitué ſur le ſommet du Ventre moyen, eſt, à ce qu'on dit, ainſi nommé *à colendo*, mot latin, parce qu'on a coûtume de l'orner. Cette dénomination neanmoins ne nous plaît abſolument point, puiſque le col a été long tems avant l'uſage & la connoiſſance des colliers, & des autres ornemens ; & ainſi il me ſemble qu'elle vient plûtôt de *Collis, Colline*, parce qu'il s'éleve ſur les épaules en maniére de colline.

Je mets, avec pluſieurs autres Anatomiſtes, le col au nombre des parties du thorax, tant à raiſon de la reſſemblance que ces vertèbres ont avec les autres vertèbres de l'épine, qu'à raiſon de leur commun uſage, en tant que conjointement avec elles, elles donnent un commun paſſage à la moëlle du cerveau. Spigelius neanmoins croit qu'il doit être rapporté à la tête.

Sur cette partie, tout ainſi que ſur une coline éminente, eſt placée la tête, afin que de là, comme d'un lieu élevé, l'homme pût voir en tous endroits ce qu'il peut ſouhaiter comme lui étant convenable, ou ce qu'il doit éviter comme lui étant nuiſible, & auſſi afin qu'il lui ſut facile de ſe mouvoir en tous ſens. Les animaux qui ne peuvent remuer la tête que tout le tronc ne ſe meuve à même tems, tels que ſont les grenoüilles, les poiſſons, &c. n'ont point de col.

Sa partie de derriére, quoique conjointement avec celle de devant, elle ſoit deſignée ſous le nom de col, eſt ſpecialement nommée CERVIX. *Le Cervix.*

Le col eſt composé des tegumens communs du corps, décrits *au liv. 1. chap. 3. & 4.* outre cela, d'artères, de nerfs, & des veines, & auſſi de ſept vertèbres, & de huit muſcles, deſquels nous traiterons plus bas en leurs lieux, dans les hiſtoires des vaiſſeaux, des muſcles, & des os.

La partie deſcendante de derriére du col, eſt appellée proprement, ἀνχλώ, & par Ariſtote ἐπωμὶς, parce qu'elle eſt ſituée au deſſus des os de l'humerus que les Grecs appellent ὦμοι, leſquels ſont ſitués ſur les côtés du col, donnent commencement à toute la main, & ſont composés de cette eminence que la tête du bras forme lorſqu'elle s'emboëte dans l'os large de l'omoplate. La partie concave opposée à celle-ci, eſt ſituée ſous l'article du bras, & eſt appellée par les Grecs μασχάλη, *L'Epomie. L'humerus.*

& μασχαλὶς, & par les Latins *Axilla*, *Aisselle* ; & par sincope ; *Ala.*

Hippocrate *au 6. des Epid. Sect.* 1. *& ailleurs* juge par la grosseur ou la petitesse du col, des forces de l'homme, & il enseigne que le col délié, est une marque de peu de forces, & le gros de beaucoup : Et cela non sans raison, puisque telles que sont les vertèbres du col, telles sont aussi les vertèbres du thorax, des lombes, & de l'os sacrum, & même tels sont généralement tous les autres os du corps, & aussi les autres parties qui répondent à la grandeur des os, comme les muscles, les artères, les veines, les ligamens, &c. Si donc le col est délié & foible, toutes les autres parties du corps qui lui répondent, seront aussi nécessairement telles à proportion ; que s'il est épais & fort, toutes les autres parties du corps seront aussi à proportion fortes, grandes, & robustes. A moins que quelque grosseur énorme & monstrueuse du col ne donne peut-être exception à cette regle.

LIVRE

# L'ANATOMIE DU CORPS HUMAIN.

## *LIVRE TROISIEME.*

## DU VENTRE SUPERIEUR, OU DE LA TÊTE.

### CHAPITRE PREMIER.

### *De la Tête en général.*

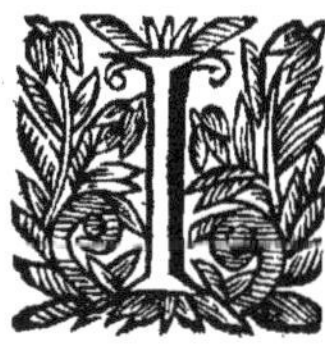

JUSQUES ici nous avons parcouru deux regions; l'Inferieure & la Moyenne : l'ordre demande maintenant que nous examinions la Superieure, & que nous entrions dans la Forteresse royale de Pallas, où loge ce noble viscère, à qui Dieu à soûmis l'œconomie animale de tout le corps, & que nous en fassions la description.

Or cette region superieure, ou troisiéme Ventre superieur, est la TÊTE, dans laquelle le principal organe des plus nobles fonctions de l'ame est contenu.

*Sa denomination.* Les Latins la nomment *Caput*, du mot latin *Capio*, *prendre*; ou parce qu'elle contient le cerveau, ou parce que les sens & les actions animales prennent d'elle leur commencement. Les Grecs l'appellent κεφαλὴ, comme qui diroit κέφυλος, ou κέλυφος, *Ecorce*, *Ecaille*, ou *coquille*; par la raison, peut-être, que le crane entoure le cerveau en maniére d'écorce, d'écaille, ou de coquille, & c'est aussi pourquoi les François la nomme *Tête*.

*Sa division.* Elle est située en la partie superieure & la plus éminente du corps. Les Platoniciens croient que cela est ainsi, parce qu'il a été nécessaire & bien seant que l'entendement fut placé au lieu le plus haut comme étant la Reine de toutes les facultés. Mais les Sectateurs de Galien pensent, que c'est afin que, tout ainsi que d'un lieu élevé, on pût mieux connoître & distinguer par la vûë, par l'odorat, & par l'ouïe, la nature des objets, & quels sont ceux que l'on doit ou rechercher ou fuïr.

*Sa figure & sa grandeur.* Sa figure est spherique, un peu applatie sur les côtés, & sa grandeur est plus considerable en l'homme qu'en tous les autres animaux; Et afin que le cerveau, ce noble viscère, pût y demeurer avec plus de sureté, la nature, outre tous ses autres envelopes, la environné de toutes parts d'os, comme d'un casque, qui soûtient & conserve sa figure. Voyez sur ce sujet *le ch. 3. du liv. 9.*

Or Spigelius *en son Anat. liv. 1. chap. 8.* examine & exprime la juste proportion de sa figure & de sa grandeur par quatre lignes. *Afin*, dit-il, *que la tête ait ses parties bien proportionnées entr'elles, elles requiert quatre lignes égales. La* premiére, *que nous appellerons la ligne du visage, s'étend dépuis le bas du menton jusques au haut du front. La* seconde *que nous nommerons la ligne de l'Occiput, va dépuis le sommet de la tête jusques à la premiére vertèbre du col. La* troisiéme *est celle du front, qui va d'une temple à l'autre; & la* quatriéme *enfin s'étend dépuis une oreille (de l'endroit où sont les productions mammillaires,) jusques à la partie la plus élevée du synciput. Si ces quatre lignes sont égales entr'elles, la tête est proportionnée; si, au contraire, elles ont quelque inégalité, la tête doit être estimée autant éloignée de sa juste & naturelle constitution, que ses lignes s'écarteront de l'égalité. Car si celle de ses lignes, qu'on nomme ligne du visage, est trop longue, la tête sera appellée longue; si elle est trop courte, on la nommera courte. Si la ligne du front est plus longue que les autres, la tête sera large: Si c'est celle de l'occiput, la tête sera pointuë. Si toutes sont égales, elle sera ronde & naturelle: Si toutes sont inégales, ou quelques-unes seulement, la tête pour lors aura cette figure qu'Hipocrate & Galien appellent* φοξὸν.

On la divise en partie chévéluë, & en partie non chévéluë: Celle-là est appellée par les Latins CALVA, *Crane*, ou *Test de la tête*; on nomme celle-ci FACE ou VISAGE.

On divise la partie chévéluë en sa partie de devant que les Latins appellent SYNCIPUT, en celle de derriére qu'ils nomment *Occiput*, en son sommet qu'ils nomment VERTEX, & en celle des côtés qu'on nomme *Temples*. A l'égard du visage, on le divise en la partie qu'on nomme FRONT, & en celles qui sont au dessous, sçavoir ; *le nés*, *les joües*, &c. que l'on a coûtume de nommer specialement & particuliérement, Visage.

La REGION DU FRONT s'étend depuis la racine du nez jusques aux cheveux : de là le SYNCIPUT s'avance jusques à la suture coronale ; entre laquelle & la suture lambdoïde est compris le BREGMA ou le *sommet*, auprés duquel sont les TEMPLES, qui sont les os situés sur les côtés entre les yeux & les oreilles. La partie de derriére qui s'étend depuis le commencement de la suture lambdoïde jusques à la premiére vertèbre du col, est appellée OCCIPUT.

On peut voir ci-aprés *au liv. 9. dépuis le ch. 5. jusques au* 10. une plus ample division des os de la tête.

---

# CHAPITRE II.

## *Des Poils, & de leur génération.*

NOus examinerons en premier lieu, avec soin, la partie chévéluë de la tête, suivant en cela la méthode ordinaire ; & nous métrons au jour plusieurs choses cachées, sur ce sujet.

Cette partie en a d'autres, dont les unes sont exterieures, placées autour du cerveau, pour son ornement & pour sa défence ; & les autres sont interieures.

*Definition des poils.* Entre les parties exterieures, celles qui paroîssent les premiéres sont les POILS, qui sont DES CORPS DE'LIE'S, LONGS ET RONDS, FROIDS, SECS, FLEXIBLES, QUI SORTENT NATURELLEMENT DE LA PEAU.

Je dis, *de la peau*, parce qu'on n'a vû que tres rarement qu'il en soit sorti des autres parties. Ainsi nous avons observé *au liv. 2. ch.6.* qu'on en a quelquefois trouvé dans le cœur. Nous vîmes il y a plusieurs années dans l'Epouse de Herman van Leuvven, Citoyen d'Utrech, qu'en un ulcère tres infect & tres puant qu'elle avoit à la jambe, il y crût une si excessive quantité de poils, qu'ils furent un grand obstacle à la guerison, & nous obligerent quelquefois d'avoir recours aux cautères potentiels, pour consumer les chairs fongueuses & puantes du fonds de l'ulcère, qui les produisoient.

*Leur denomination.* Les Poils semblent prendre leur dénomination du mot πίλον, par lequel, tant les Grecs que les Latins expriment tout ce qui est long & rond. D'autres tirent ce nom de πτίλον, ( en retranchant le T ) qui signifie *Plume*, parce que les poils sont à l'homme ce que les plumes sont aux oiseaux. D'autres apportent d'autres étimologies de ce mot, mais qui sont tirées de trop loing.

Or ce nom de Poils est général, & il convient à tous les poils généralement de tout le corps. Mais à la tête, outre ce nom général, ils y en ont encore un particulier. Les Latins les appellent *Capilli*, *Cheveux*, comme qui diroit *Capitis pili*, *Poils de la tête*. Les Grecs les nomment κορσή, du verbe κείρω, *Couper*. Les Anciens les ont nommés τρίχας ἐν τῆ κεφαλῆ, *Poils dans la tête*. On les appelle en l'un & l'autre sexe, CHEVEUX ; mais dans l'homme les Grecs les nomment specialement ἔθειρα, & selon les Latins *Cæsaries*, du mot latin *Cædo*, parce qu'on les coupe souvent ; & dans les femmes, selon les Grecs, κώμη, de κομέω, *curo*, *avoir soin*, & selon les Latins *Coma*, du grand soin qu'elles prennent de les entretenir, & agencer.

La nature a produit grande abondance de ces cheveux, tant sur la tête dans l'un & l'autre sexe, que specialement dans les hommes autour de la bouche & dans son voisinage ; afin que par cette espèce de couverture, le cerveau fût mieux garenti contre la violence du froid, & contre l'ardeur des rayons du soleil ; & outre cela aussi, afin que l'homme brillât par dessus les autres animaux par cét ornement ; car,

*Turpe pecus mutilum, turpis sine gramine campus,*
*Et sine fronde frutex, & sine crine caput.*

*L'animal à qui l'on a ôté quelque membre, le champ qui est privé de tout herbage, les arbres qu'on a dépoüillés de leurs feüilles, & la tête qui est sans cheveux, sont difformes & sans beauté.*

*Pourquoi les femmes n'ont pas de la barbe.*

On dira peut-être ici, que si les poils sont ainsi donnés pour ornement à la tête ; pourquoi cét ornement croît-il dans les hommes à la barbe, & non dans les femmes ? La raison de cela est que comme l'Autheur de la nature a voulu mettre de la distinction entre les parties ou instrumens de la génération des sexes, il a aussi voulu qu'il y en eut dans leurs ornemens, & c'est pour cette fin qu'il a accordé à l'homme la barbe aux environs de la bouche, pour un ornement viril, lequel auroit été desagreable & peu honnête à la femme ; & qu'ainsi au premier aspect, & sans regarder les parties génitales ; (lesquelles on ne sçauroit voir sans honte ; d'où vient qu'on les appelle *Parties honteuses*, ) on pût connoître par les seuls ornemens exterieurs, la distinction du sexe. Et c'est aussi pour cela que les enfans mâles, dautant qu'ils ne sont pas encore arrivés à la perfection de la virilité, n'ont point encore de barbe, laquelle leur croît seulement lorsqu'ils deviennent capables de l'acte viril, c'est à dire de la génération. On ne peut pas donner d'autre raison naturelle de cela, puisque dans l'un & l'autre sexe, les parties des environs de la bouche sont formées de la même maniére, & qu'en ceux-là neanmoins la distinction de sexe se fait par cét ornement, & cela au tems seulement que cette distinction a commencé d'être nécessaire, sçavoir au tems de la puberté & de l'adolescence, auquel à raison de la faculté ou puissance d'engendrer qui commence alors en eux, les jeunes hommes ont dû être connus & distingués d'avec les jeunes filles par quelque signe exterieur manifeste à la vûë.

*Le lieu d'où ils sortent.*

Les poils sortent des pores de la peau; non pas de tous les pores indifferemment, mais de ceux-là seulement qui ont une certaine disposition convenable à cette éruption; Et comme cette disposition ne se trouve pas dans les pores de la paume de la main, ni dans ceux de la plante des pieds, ni non plus dans les cicatrices, il arrive de là qu'il ne croît aucun poil en ces endroits-là.

*Leur radication.*

Ils sont attachés à la peau par des racines ou petites bulbes; & comme dans la partie chévéluë de la tête ils devoient sortir en grande quantité, & tres longs, la peau est en cét endroit-là beaucoup plus épaisse qu'en nul autre du corps; où ils naissent en petite quantité, & tres déliés.

*Leur division.*

On les divise en ceux qui naissent avec nous, *Congeniti*, tels que sont les poils de la tête, des paupiéres, & des sourcils; & en ceux qui aprés la naissance, & à certain tems déterminé, poussent & croissent en certains endroits du corps, *Postgeniti*, tels que sont les poils du visage, de la poitrine, des aisselles, du podex, du nez, des oreilles, des jambes, & les autres qui viennent dans les autres parties du corps.

*Ce sont des corps hétérogènes.*

Or les poils sont des corps hétérogènes, (quoique dabord au premier aspect ils semblent homogènes) ainsi qu'il est évident de cela qu'ils vivent, & qu'ils sont nourris; car la vie ne peut pas subsister dans les corps qui sont simples & homogènes, & la coction de l'aliment, sa préparation, la séparation de l'utile d'avec l'inutile, enfin l'apposition & l'assimilation se font nécessairement par la diversité des petites particules. Et ainsi quoique Aquapendens & plusieurs autres disent que ces parties sont similaires, il faut neanmoins entendre cela dans un sens étendu, c'est à dire, non qu'elles soient veritablement homogènes & similaires, mais seulement qu'elles paroissent telles à la vûë; ainsi que nous l'avons amplement enseigné ci-dessus *au chap. 1. du liv. 1.*

*Leur forme.*

La forme des poils est double; l'une est essentielle, l'autre accidentelle. L'essentielle est celle qui leur donne l'être, & qui fait qu'ils vivent; sçavoir leur ame: Et parce que cette forme nous est inconnuë, que sa presence n'est perceptible qu'à nôtre esprit seulement, & que nous ne sçaurions l'exprimer commodément par aucun terme, nous dirons avec tous les autres Medecins (qui ne reconnoissent point d'autre forme des parties, que leur temperament, duquel toutes leurs actions procedent, que la forme essentielle des poils consiste en leur temperament froid & sec. Leur forme accidentelle est leur figure, quelle qu'elle soit ; longue, recourbée, droite, crêpuë, ronde, quarrée, &c. Car quoique les poils, dabord au premier aspect, nous paroissent massifs, & parfaitement ronds & longs, neanmoins si on les considere de plus prés, on remarquera bien d'autres choses en eux. Spigelius dit qu'ils sont quarrés, & Riolan, qu'ils sont creux : Pour moi je dis qu'ils sont poreux, & que les uns sont quarrés, les autres triangulaires, & les autres ronds. Car on voit en eux manifestement toutes ces figures, lorsqu'aprés les avoir coupés en de tres petites portions, on les considere avec le microscope. Quant à leurs pores, ils s'étendent principalement en long, ainsi que l'on voit parfaitement dans des soyes de pourceau.

*Leur cause éfficiente.*

La cause éfficiente des poils est la même que celle qui donne la perfection à la génération des autres corps, sçavoir une chaleur convenable, qui agit sur une matiére pareillement convenable, laquelle elle dispose à recevoir cette espece d'animation qui est propre aux poils ; & quoique dans les corps morts, dans lesquels les poils croissent pendant quelque tems, il semble qu'il n'y reste plus aucune chaleur, il y en reste neanmoins assés, & elle est telle, qu'elle suffit pour leur génération, qui ne requiert pas une trop grande chaleur. Or cette chaleur agissant sur une matiére disposée, forme, anime, & pousse en avant les poils ; qui étant ainsi poussés se dessechent par le froid qui les environne, & deviennent durs. C'est aussi de là que vient, que les poils qu'on apporte en naissant ; par la raison qu'ils ont été long tems dans un lieu tres humide, sont au tems de la naissance tres mols & tres humides ; mais incontinent aprés la naissance, l'air les rend tres secs & durs.

*Leur premiére origine, ou production.*

Il y a quelque difference d'opinion entre les Philosophes, touchant la premiére production ou naissance des poils. Les uns croyent que dans la premiére délineation ils sont, conjointement avec toutes les autres parties, formés de la semence même : D'autres estiment qu'ils n'en viennent pas. Les *premiers* apportent plusieurs raisons pour prouver leur opinion ; & ils croyent qu'il n'y a aucun lieu de douter, à l'égard des poils qu'on apporte en naissant, qu'ils ne soient produits de la partie terrestre de la semence, puisque leur matiére a beaucoup d'analogie avec la semence ; & qu'ainsi la substance des poils de naissance a le plus souvent la forme & la couleur des poils du pere & de la mere ; que de plus, les hommes qui ont beaucoup de semence, ont beaucoup de poil, lesquels au contraire, tombent par le trop grand usage de Venus, par une abondante excretion, ou manque de semence, ( comme dans la vieillesse. ) A l'égard des poils qui viennent aprés la naissance, ils disent qu'ils sont engendrés de la même matiére seminale qui est inhérente dans les parties qui doivent être couvertes de poils,

& qui n'est pas encore reduite en acte ; mais qui dans la suite s'échauffant & se gonflant par la chaleur, les produit & les pousse au déhors. L'opinion des *derniers* est beaucoup plus conforme à la raison ; Ils croient que les poils ne sont pas, conjointément avec les autres parties, formés dans la première délineation, immediatément de la semence ; mais que dans la suite, que les parties qui viennent d'être ébauchées, ont pris un peu d'accroissement, ils se forment en quelques-unes d'elles; c'est à dire, qu'en celles qui sont les plus fécondes, & qui ont le plus de disposition à cela, il se forme de l'aliment qui leur est apporté, une matiére particuliére propre à la génération des poils ; & de cette matiére enfin, agitée par la chaleur, il s'engendre des poils, lesquels ont une ame & une vie particuliére & differente de celle des autres parties, parce qu'ils n'ont pas été produits avec elles de la même semence, mais qu'ils ont été ensuite doüés de vitalité, & formés d'une autre matiére engendrée depuis la naissance. Or qu'ils soient animés pa une ame végétative particuliére, laquelle n'a aucune communicatio avec les autres parties animées du corps ; cela est évident de ce que non seulement pendant que l'homme est en vie, mais encore aprés qu'il est mort, ils vivent, ils sont nourris, & ils croissent. ( Voyez un bel exemple de ceci *à la fin de ce chapitre*, ) En la même maniére absolument que le polipode, la mousse, la douce-amère, & plusieurs autres plantes croissent sur les vieux arbres, devant & aprés la mort de l'arbre, parce que chacune a une ame qui lui est particuliére, & distincte de la forme ou ame de l'arbre, duquel, & dans lequel ils croissent.

*Leur diversité.*

La diversité des poils est tres grande ; mais quoiqu'elle soit remarquable en tous les poils du corps, elle l'est neanmoins beaucoup plus dans les cheveux. Car ils different ;

1. En *quantité* ; d'où vient qu'en certains, ils sont dés la naissance même, clairs & en petite quantité ; en d'autres extrêmement abondans, & cela selon qu'il y a plus ou moins de cette matiére convenable dont ils sont engendrés. Que si dans la suite on devient chauve, cela ne vient pas seulement de la petite quantité de cette matiére; mais ou de son vice, ( comme dans les lépreux, ) ou de son ineptitude, ou de ce que les pores par lesquels ils sortent, sont bouchés. La chévélure d'Absalon fils du Roy David étoit sans doute considerable par sa quantité, dont il est dit dans le Texte sacré *au 2. des Rois, ch. 14. vers. 26. Quand on lui coupoit les cheveux, ( & on les lui coupoit une fois chaque année, parce que sa chévélure le chargeoit, ) les cheveux de sa tête pesoient deux cent sicles, du poids public.* Or le sicle chés les Hebreux pesoit une once.

2. En *épaisseur* : Ainsi les uns sont déliés, les autres épais ; selon la diversité de la largeur des pores, c'est à dire des voyes par où ils passent, & aussi selon l'abondance ou le manque de matiére.

3. En *longueur* : ainsi les uns les ont plus courts, les autres plus longs : En général les femmes les ont beaucoup plus longs que les hommes, à cause de la surabondance de la matiére, & de la disposition & aptitude des pores. Car si les pores sont trop larges, ils tombent avant que de parvenir à une suffisante longueur : que s'ils sont trop étroits, alors leurs racines s'y attachent fortement, & la matiére survenant en abondance, ils deviennent tres longs.

4. *Par leur qualité exterieure* : ainsi les uns les ont mols & tendres, les autres durs ; les uns frisés, les autres unis, les uns secs, les autres humides. Tout cela vient en partie de la diversité de la matiére dont ils sont engendrés, & selon qu'elle participe plus en secheresse ou en humidité : & en partie de la differente disposition des pores, selon qu'ils sont plus ou moins droits, tortueux, ou d'autre maniére. De là vient aussi qu'en certains endroits, comme à la tête, au pubis, à la barbe, &c. les uns sortent touffus, & sans ordre ; & d'autres avec quelque ordre, comme aux paupiéres.

5. En *couleur* : ainsi les uns sont roux, les autres noirs, les autres blanchâtres, les autres blancs, ou mêlés.

*La cause de leur couleur.*

La difference de couleur dans les cheveux vient de la diversité des humeurs qui se mêlent au suc dont ils sont nourris : s'il s'y mêle de la pituite, ils seront tirans sur le blanc : ainsi nous voyons que les pituiteux qui dés leur naissance sont de temperament froid, ont les cheveux blancs : S'il s'y mêle des fuliginosités comme brûlées par trop de chaleur & trop de coction, ils seront noirs ; ainsi ceux qui sont chauds, & en qui, à cause que les coctions se font en eux parfaitement, il s'engendre beaucoup de ces fuliginosités, ont les cheveux noirs : S'il s'y mêle de la bile jaune, ils seront roux, comme les bilieux ont coûtume d'être. Si en un endroit de la peau la pituite prédomine, & dans un autre les fuliginosités brûlées, ou la bile, ils seront de diverses couleurs ; en un lieu blancs, en un autre noirs, & en un autre blonds, ou roux : Et l'on voit aussi de telles couleurs imprimées sur la peau même ; lorsque de semblables humeurs s'y figent, & s'y arrêtent ; ( ce qui arrive souvent dans les animaux ; ) D'où vient qu'Aristote *au liv. des couleurs, & ailleurs*, ne faisant pas reflexion à ces humeurs arrêtées dans la peau, & qui sont la cause de sa couleur, a dit ; *Que la peau concourt à colorer les cheveux, & qu'ils sont de semblable couleur que la peau.* Ainsi quelques-uns ont d'un côté de la tête les cheveux blancs, & de l'autre noirs ; & dans les chiens, & dans les chevaux de couleurs mêlangées, on voit la même difference de couleur & dans leur peau & dans leurs poils ; parce que dés leur naissance leur peau à été imbuë de telles humeurs ; Et ces couleurs y persistent sans changer, tant que ces humeurs y demeurent fichées : Que si par hazard il s'y mêle dans la suite des tems d'autres humeurs ; alors les couleurs

couleurs changent : ainsi dans les chevaux & dans les chiens de couleur mêlée, les poils, à mesure qu'ils aprochent de la vieillesse, deviennent blancs, par l'augmentation & le mêlange abondant de la pituite ; & les tâches de la peau qui auparavant étoient noires, deviennent pareillement blanches.

On voit aussi de là pourquoi les Egyptiens, les Arabes, les Indiens, les Espagnols, & les Italiens ont pour la plûpart les cheveux noirs. La raison en est qu'ils habitent dans des regions chaudes, & qu'ils usent de vins & d'autres alimens chauds, ce qui engendre en eux beaucoup de fuliginosités, lesquelles étant comme brûlées par cette chaleur, est ensuite mêlées au suc alimentaire des poils, lui impriment cette couleur, laquelle ensuite par le moyen de ce suc est communiquée aux cheveux mêmes. Au contraire, les Hollandois, les Anglois, les Ecossois, & les autres peuples Septentrionnaux ont les cheveux tirans sur le blanc, parce qu'ils habitent un païs froid ; ce qui engendre en eux beaucoup de pituite, qui donne cette couleur au suc dont les cheveux sont nourris : & c'est de là que vient qu'il y en a peu entr'eux qui aient les cheveux parfaitement noirs, & plusieurs en qui jusques à la moitié de l'âge viril, la couleur tient le milieu entre le blanc & le noir. Ajoûtés que par cette même raison il y en a plusieurs parmi ces nations-là qui blanchissent-tôt, ce qui n'arrive pas de même dans les païs chauds, où les cheveux viennent blancs beaucoup plus tard.

La preuve que c'est là la veritable cause de la diversité & du changement de couleur dans les cheveux, est qu'ils ne conservent pas toûjours celle qu'ils ont eu dés la naissance, mais que selon que le temperament de l'homme change, & qu'il s'engendre ou s'amasse dans le corps de nouvelles & nouvelles humeurs, la couleur des poils change aussi. Ainsi Marcellus Donatus *hist. med. mirab. liv.* 1. *c.* 1. rapporte l'histoire du Patrice N. qui étant dans le declin de l'âge, & déja blanc, & dans la suite s'étant fait en lui un amas de bile qui se mêla en abondance à la masse du sang, non seulement sa peau changea de couleur, mais même tous ses cheveux blancs perdirent leur blancheur, & devinrent d'un jaune clair tirant sur le verd.

Je ne voudrois pas neanmoins conclure de là que les poils soient engendrés de ces sortes d'humeurs pituiteuses, bilieuses, sanguines, ou des fuliginosités, ni non plus que, tout ainsi que d'un aliment convenable, ils en soient nourris : car ils s'engendrent & prennent leur aliment d'un certain suc ou humeur specifique préparée d'une maniére particuliére, & qu'ils tirent de la partie même d'où ils sortent ( cette partie prépare & tire ce suc ou du sang, ou de quelqu'autre des humeurs qui y abordent ; ) mais je conclus que selon que ce suc est teint par le mêlange de telle ou telle humeur, il s'en imprime telle ou telle couleur dans les poils. Ainsi ils deviennent roux dans les bilieux par le mêlange de la bile, & blancs dans les pituiteux : & la peau étant teinte par des humeurs vitieuses, ils contractent la couleur de l'humeur qui l'a teint. C'est pour cette raison qu'Hipocrate *au liv. de nat. pueri*, a dit que selon que l'humeur que la chair attire, est, ou blanche, ou rousse, ou noire, les cheveux sont teints de la même couleur. Trallianus *liv.* 1. *ch.* 1. est du même sentiment. Alexandre d'Aphrodisée *problem.* 3. a dit dans le même sens que les poils deviennent quelquefois presque de couleur d'or, lorsque la bile vitelline se mêle à la pituite, c'est à dire, lorsque ces deux humeurs se mêlent ensemblément au suc alimentaire des poils. Ainsi à mesure que l'on approche de la vieillesse, ils deviennent de jour en jour plus blancs, non pas par défaut de matiére alimentaire ; ( car ce qui fait voir que cette matiére ne manque pas, c'est qu'on voit souvent en plusieurs vieillards qu'ils ont des cheveux en assés grande quantité, & assés forts, lesquels croissent en leur tête en la même maniére que dans le jeune âge ; ) mais c'est qu'à raison de la froideur de l'âge, il s'engendre dans le corps grande abondance de pituite qui se mêle à ce suc dont les poils sont nourris, & qui le rend blanc.

*Pourquoy les cheveux ou poils de la tête deviennent plûtôt blancs que ceux des autres parties.*

On voit par tout cela tres manifestement, pourquoi les poils de la tête blanchissent plûtôt que ceux du pubis, des aisselles, des jambes, &c. La raison en est que la tête est la partie du corps où il se ramasse le plus de pituite, laquelle se répandant dans sa peau, il ne se peut pas que dans la vieillesse, qui de soi est froide, elle ne se mêle plus étroitement au suc alimentaire des poils, qu'elle ne fait dans la jeunesse, pendant laquelle les humeurs cruës se cuisent mieux, tant à cause du plus de chaleur, que parce qu'il s'en fait une plus grande dissipation. Or ce mêlange étroit de la pituite, cause premiérement en cette matiére la couleur blanche, laquelle ensuite est communiquée aux cheveux ; Mais dans les autres parties, comme au pubis, aux aisselles, à la poitrine, &c. qui sont plus chaudes, la pituite s'y ramasse plus tard, ce qui fait que les poils y blanchissent plus tard.

*Les signes du temperament du corps.*

Les Medecins qui suivent Galien, tirent aussi de la couleur des poils, les signes du temperament, tant de la peau, que de tout le corps. Ainsi, selon eux, la couleur blanche désigne le temperament pituiteux. La rousse le bilieux, celle qui tient des deux un temperament qui participe aussi de l'un & de l'autre : même quelquefois par la constitution des poils, on juge des maladies cachées, & des inclinations de l'ame. Ainsi c'étoit principalement par leur couleur que l'on connoissoit & l'affection, & la guerison de la lépre que le Texte sacré décrit dans le vieux Testament. Les poils longs, doux & droits indiquent un esprit doux & benin, les crêpus un inconstant ou colerique ; une promtitude & déliberation à faire les choses ; les mols la pusillanimité, & les durs, sur tout ceux qui tendent vers le noir, la fermeté d'esprit & de corps.

*—— Duræ per brachia setæ*
*Promittunt atrocem animum.*

*Les poils rudes & longs dans les bras sont la marque d'un esprit fier & inflexible.*

Aprés tout cela, afin qu'il ne manque rien à la description de l'histoire des poils, il faut aussi rechercher, qu'elle est la matiére dont ils sont engendrés, & quelle celle dont ils sont nourris ; puisqu'ainsi que nous l'avons dit ci-dessus, ils ne sont pas, conjointement avec les autres parties, formés de la semence dans la premiére délineation.

*De quelle matiére ils sont produits.*

Cette matiére est un suc épais, visqueux, terrestre, engendré du sang, ou de quelqu'autre humeur, & preparé d'une maniére specifique, dont l'épaisseur, ou terrestreïté, paroît par la dureté des poils, par leur viscidité, par leur fermeté, & par leur flexibilité.

*La maniére dont cette matiére est engendrée.*

C'est de cette matiére, c'est à dire de ce suc agité par la chaleur dans les parties propres à la génération & à l'implantation des poils, qu'ils sont engendrés, animés, augmentés, étendus en longs, & ensuite nourris. En éfet, ce suc qu'ils tirent du corps par leurs racines, étant porté par leurs pores jusques à leurs extremités, (en la même maniére absolument que la plante prend de la terre par ses racines son aliment, lequel ensuite est communiqué jusques à ses extremités, ) les nourrit, & passe en leur substance, de la même façon que la nutrition a coûtume de se faire, & de proceder dans les plantes.

Je dis que ce suc s'engendre, c'est à dire se cuit & se prépare dans toutes les parties d'où il doit sortir des poils. Cette préparation se fait dans les tems où ces parties sont devenuës propres & disposées pour cette sorte de coction ; & comme de ces parties, les unes acquierent plûtôt cette disposition ou aptitude, les autres plus tard, il arrive de là que dans les unes les poils sortent de meilleure heure, comme à la tête, aux paupiéres, aux sourcils ; dans les autres plus tard, comme à la barbe, au pubis, aux aisselles, à la poitrine, &c.

*Si la matiére des poils est fournie par les glandes.*

Riolan a sur ce sujet une opinion differente ; il ne croit pas que ce suc s'engendre ou se prépare dans les parties mêmes d'où les poils doivent sortir : mais *en son Antropog. liv. 6. ch. 52.* il tâche d'enseigner & de prouver aprés Hipocrate *au liv. des glandes* : que la matiére des poils est fournie par les seules glandes. *Outre la disposition ou aptitude de la peau*, dit-il, *pour la génération des poils, la substance glanduleuse y est encore requise, laquelle humecte la peau, & fournit la matiére dont les poils doivent être produits & nourris. C'est pourquoi, là où les parties sont bourbeuses & humides, là aussi il y a des glandes ; la preuve de cela est, que là où il y a des glandes, là aussi il y a des poils. Les poils, quand le tems en est venu, naissent, & prennent leur accroissement des glandes, ramassant tout ce qui se deborde dans les extremités, & qui s'y échauffe. Mais lorsque le corps est sec, il n'y a ni glandes, ni poils. Au reste, comme il y a des glandes en l'un & l'autre côté des oreilles, auprés des veines jugulaires du col, là aussi il y a des poils; De plus, il y a sous les aisselles & des poils & des glandes. Les aînes, le pubis aussi-bien que les aisselles ont pareillement des glandes; & des poils. Or comme le cerveau est plus grand que toutes les autres glandes, les cheveux aussi sont plus grands que tous les autres poils.* Mais quoique Riolan propose tout cela avec assés de pompe, & comme étant l'opinion d'Hipocrate, c'est neanmoins sans aucun fondement; Car si nous argumentons par le contraire, voici la conclusion qui s'en ensuivra; *Là où il n'y a point de glande, là il ne s'y engendre point de poils*, ce qui est évidemment faux; car il n'y a aucune glande manifeste sous la peau des jambes; cependant en la plûpart des hommes il y croît abondamment de poils. Outre cela, dans les hommes, il en croît aussi beaucoup au menton, & sur les lévres; où neanmoins l'on ne trouve presque aucune glande qui soit de quelque consideration, (& c'est en vain que Riolan prétend conduire, ou plûtôt détourner par force la matiére dont il s'agit, depuis des glandes si éloignées; sçavoir depuis les parotides qui sont sous les oreilles, & certaines autres qui sont situées sous la langue, jusques au menton, & aux lévres,) que même on a vû quelquefois croître des poils dans le cœur, (dequoi nous avons ci-dessus *au liv. 2. chapitr. 6.* rapporté quelques exemples,) où personne ne pourra démontrer qu'il y ait des glandes; & même on a trouvé qu'il en est aussi crû sur des cadavres dessechés; (on en verra un exemple *à la fin de ce chap.*) dans lesquels du moins, les glandes dessechées ne peuvent rien fournir pour leur matiére. Outre cela, s'il est vrai que les glandes fournissent cette matiére bourbeuse, & que cette regle de Riolan: *Là où il y a des glandes, là aussi il y a des poils*, soit pareillement veritable, pourquoi dans les femmes ne croît-il pas du poil aux mêmes parties qu'il en croît dans les hommes, puisqu'elles n'y ont pas moins de glandes? Pourquoi ne leur sort-il pas de la barbe au menton? Pourquoi leur poitrine ne devient-elle pas veluë; puisqu'elles y ont les grandes glandes des mammelles, & que par cette raison les poils y devroient croître en tres grande abondance? Enfin c'est tres mal à propos que Riolan met le cerveau au nombre des glandes; car nous ferons voir *au ch. 5. suiv.* qu'il n'est pas une glande.

*Si la matiére des poils est un excrement.*

Galien; & avec lui plusieurs Medecins & Philosophes, sont tres opposés à la doctrine que nous venons de proposer, & aussi à celle de Riolan; car ils croyent, & ils enseignent; que la matiére dont les poils sont engendrés & croissent, n'est pas, ainsi qu'on a dit, un suc particulier préparé pour cette fin, d'une maniére specifique dans les parties où les poils doivent croître, ou (ainsi que le veut Riolan,) fourni par les glandes, mais qu'elle est un excrement de la troisiéme coction, humide, fuligineux, épais, & terrestre, excité ou de la graisse qui est étenduë sous la peau, ou d'une humeur visqueuse & mucilagineuse qui lui est adherente, laquelle étant continuellement apposée aux racines des poils, pousse peu à peu en avant les particules excrementeuses, qui, déja auparavant, y étoient fichées, ce qui les fait croître en longueur: d'où enfin ils concluent. *Premiérement*, qu'il n'est aucune matiére nutritive, qui par les poils mêmes pénetre jusques à leurs extremités; mais que leur accroissement se fait seulement par l'apposition à leurs racines, de laquelle on vient de parler, & c'est là la raison pourquoi ils ne croissent pas selon toutes les dimensions. *Secondement*, que les poils ne doivent pas être mis aux nombre des parties du corps, & cela en partie parce qu'ils ne sont pas nourris d'un suc alimentaire, comme les autres parties le font, mais qu'ils se forment des fuliginosités excrementeuses; & en partie parce qu'ils ne joüissent pas de la vie animée, qui est commune aux autres parties; Ainsi quoiqu'on ait coupé ou arraché les cheveux, l'homme neanmoins à qui on les a arrachés ou coupés, n'est pas pour cela censé être destitué d'une partie de son corps: & cét homme étant mort, les poils restent en vie à leur maniére, & même croissent encore quelquefois.

*Objection.* Dautres opposent à cette opinion de tres solides argumens.

1. Si les poils s'engendroient d'un tel excrement fuligineux, il s'en engendreroit tres peu dans les corps eüchimes, c'est à dire bien disposés, qui forment de bons sucs, & tres peu de ces excremens; Et il s'en engendreroit beaucoup dans les cacochimes. On voit neanmoins par experience qu'ils croissent tres bien & en abondance dans ces premiers, & qu'au contraire dans ces derniers, non seulement les poils ne croissent pas bien, mais même qu'ils tombent, & que c'est ainsi que se forme l'alopecie, qui est une affection qui se guerit par des purgations, qui ôtent la cacochimie, & par une diéte exacte qui purifie le sang, consume ces excremens fuligineux, & empêche qu'il ne s'en engendre de nouveaux.

2. Que les poils ne sont pas nourris d'un tel excrement, c'est à dire que ce n'est pas par l'apposition ou l'application de cét excrement, qu'ils sont augmentés; car si cela étoit, lorsqu'en les coupant on les émousse en leur pointe, ils demeureroient ainsi émoussés, quoique neanmoins au contraire, ils commencent à croître premiérement en cette extremité-là, & ils deviennent pointus.

3. Cela est encore manifeste, de ce qu'aprés qu'on a arraché des cheveux, on voit souvent rester en leurs racines arrachées le sang duquel, aprés que d'une maniére specifique il a été cuit & préparé dans la peau & dans les parties où les poils doivent croître, se forme le

ſuc qui les nourrit immediatement, & qui ſe porte & s'avance peu à peu & inſenſiblement par leurs cavités ou poroſités juſques à leurs extremités, pour leur nourriture; Cela paroît encore évidemment dans l'affection que l'on nomme Plica Polonica, dans laquelle on dit que le ſang coule par les poils, même lorſqu'on les a coupés, c'eſt ſans doute celui qui eſt encore crud, & qui n'a pas encore été changé en ce ſuc. A l'égard des cavités des poils deſquelles on a parlé, on n'en peut pas douter: Car, ſi aiant coupé des poils en de petites particules, on les place ſur un microſcope, on voit évidemment que ces cavités s'étendent par toute leur longueur: Et Geſner & pluſieurs autres diſent que l'on voit des cavités manifeſtes avec le microſcope dans les poils de l'élan en vie. Outre cela, les poils ſe nourriſſent de la même maniére que les plumes des oiſeaux; car ils ſont preſque de la même nature. Or les plumes contiennent en ſoi un certain ſuc particulier alimentaire qu'elles préparent & font dans une certaine cavité qui regne juſques à leurs fins; ( ce ſuc ſemble être engendré du ſang, puiſque chaque plume a une arteriole qui s'étend juſques à ſon extremité; ) pourquoi donc auſſi les poils n'auroient-ils pas quelque choſe de ſemblable? c'eſt à dire un ſuc alimentaire particulier, & une cavité, par laquelle ce ſuc ſoit porté juſques à leur extremité, ſoit que ce ſuc ſoit engendré du ſang, ſoit des autres humeurs.

4. Si les poils qui ſont devenus blancs par maladie, reprennent enſuite leur couleur naturelle, il eſt certain, ſelon Ariſtote, que le ſuc n'eſt pas alors pouſſé par appoſition; mais que les poils ſont veritablement nourris en toute leur ſubſtance. Cela eſt encore évident de ce que lorſqu'ils deviennent blancs, ils commencent à blanchir vers leurs fins, ou du moins ils blanchiſſent également ſelon toute leur longueur; Que ſi la nourriture ſe faiſoit par appoſition, cette blancheur devroit commencer par la racine, la noirceur qui étoit auparavant en eux devroit reſter toûjours, & la partie blanche lui être apposée tout de nouveau inſenſiblement & peu à peu. Cela eſt encore tres évident, de ce que pluſieurs ſont devenus blancs en une nuit; ſçavoir par le changement ſubit de l'humeur nutritive en toute la longueur des poils.

5. Ce que l'on dit; que les poils ne croiſſent pas en toute dimenſion, n'eſt pas veritable; car quoiqu'ils croiſſent principalement en longueur, on remarque neanmoins en eux un certain accroiſſement en groſſeur, & épaiſſeur: & l'on voit ſouvent que des poils tres minces & délicats deviennent dans la ſuite épais & durs, ſur tout à la barbe: de même les jeunes filles ont ſouvent dans leur jeuneſſe les cheveux tres déliés, dans la ſuite neanmoins, quoiqu'on ne les leur coupe point, ils parviennent à une juſte groſſeur & longueur, dont ils ne paſſent point les bornes; ni plus ni moins que les dents, les os,

les nerfs, les veines, & les autres parties, lesquelles aiant acquis leur juste grandeur, en demeurent-là, & ne croissent plus : car Dieu a prescrit à chaque partie un terme certain de grandeur, & une certaine figure, & c'est aussi par cette même raison que les poils ne croissent pas en largeur, autant qu'en longueur.

6. Si les poils étoient nourris de l'excrement fuligineux de la troisiéme coction, ils croîtroient en une longueur immense, & même ils augmenteroient continuellement pendant le cours de la vie ; par la raison que l'abord de cet excrement est continuel, & ainsi étant continuellement apposé à leurs racines, il les pousseroit toûjours plus avant. Mais on voit au contraire, que lorsqu'ils sont arrivés à une certaine longueur, ils ne croissent plus, ainsi qu'il paroît dans les femmes, dans lesquelles on ne les coupe jamais, & aussi dans les poils des jambes, du pubis, de la poitrine, & des autres parties.

Ces argumens ont fait croire à plusieurs que les poils étoient veritablement parties du corps, & qu'ils joüissoient d'une vie & d'un aliment commun à toutes les autres parties.

*Solution.*

Si l'on examine bien la force de ces deux opinions, on trouvera que la premiére doit être rejettée en partie ; mais cependant que dans la derniére, qui est la plus veritable, il y manque plusieurs choses. Car *premiérement*, elle enseigne bien que les poils ne sont pas poussés & ne croissent pas par la simple apposition de quelque matiére à leurs racines, & qu'ils sont nourris selon toute leur substance ; mais elle n'explique pas comment par une telle nourriture, on peut sur le champ devenir blanc. *Secondement*, elle ne démontre pas suffisamment si les poils doivent être appellés parties du corps ; & elle ne resoût pas la question par laquelle on demande : comment une partie du corps peut vivre & croître, l'homme neanmoins étant mort. Il nous reste donc à expliquer ces deux points un peu plus clairement.

*Comment on devient blanc subitement.*

A l'égard du *premier* ; Il est tres certain qu'il y a eu des hommes qui par quelque grande terreur, ou par crainte de la mort, sont devenus blancs dans l'espace d'une nuit, ou d'un jour ; & moi-même je l'ai vû arriver en un Officier de guerre, pris prisonnier par les ennemis, par la crainte d'être pendu le lendemain. On trouve dans Marcellus Donatus *Hist. med. mirab. liv.* 1. *ch.* 1. dans Schenckius *liv.* 1. *observat.* 1. un ramas de plusieurs histoires sur ce sujet, tirées de Suetonne, de Nicolas de Florence, de Crantzius, de Pier. Messie, de Scaliger, d'Adri. Junius, & de plusieurs autres.

*La cause.*

Plusieurs ont établi la cause d'un changement si prompt dans la secheresse subite, ou dans la corruption, pareillement subite, de l'humeur qui nourrit les poils ; mais ni l'une ni l'autre de ces opinions n'est veritable, puisque ce changement ne se peut faire si promtement. Voici comment je crois que la chose se passe : Lorsque l'Ame est saisie ou surprise d'une grande peur ou terreur, le cœur est par accident extrêmement pressé & serré ; d'où il s'ensuit qu'il bat tres peu & tres foiblement, en sorte que quelques-uns en tombent en défaillance. Or le pouls étant ainsi foible, il se pousse peu de sang vers les extremités du corps, qui sur le champ par cette raison-là se refroidissent, & deviennent roides ; & ainsi le sang venant à manquer dans la peau, il n'est pas de doute que la couleur du suc qui nourrit les poils, & qui auparavant, lui étoit communiquée par les humeurs qui se mêlent au sang, peut aussi être subitement & sur le champ changée : que s'il se trouve pour lors qu'il y ait des humeurs blanchâtres arrêtées dans les pores de la peau, ces humeurs imprimeront dabord leur couleur au suc nourricier des poils, & comme ce suc entre continuellement en eux, qu'il les pénètre jusques à leurs extremités, & qu'il les nourrit, leur couleur pourra être en peu de tems changée, & devenir blanche ou blanchâtre ; En éfet, leur substance est comme diaphane, prenant facilement toutes les couleurs qui lui sont communiquées avec l'aliment. Que si au lieu de la pituite il se trouve quelqu'autre humeur fuligineuse, noirâtre, ou de quelqu'autre couleur, qui soit fichée & fortement inhérente dans la peau de la tête ; la couleur des cheveux ne recevra pour lors aucun changement, & ils ne deviendront pas blancs sur le champ, quelque grande que soit la crainte ou la terreur ; & comme les pores de la peau sont pour l'ordinaire, & même le plus souvent, remplis d'humeurs fuligineuses, de bilieuses, & autres ; c'est pour cette raison qu'il y en a si peu qui deviennent blancs ensuite d'une grande crainte ou terreur. Mais dira quelqu'un ; si c'est là la cause du changement subit de la couleur des poils en couleur blanche, donc aprés que la terreur ou grande crainte aura cessé, & les autres humeurs revenant à la peau de la tête avec liberté la blancheur des cheveux s'évanoüira, & ils réprendront leur premiére couleur. On répond que l'on convient de cela, pourveu que les humeurs puissent retourner en telle abondance, que leur couleur prenne le dessus sur la pituite blanchâtre ; mais souvent, à raison que dans les grandes terreurs il affluë peu de sang, les pores de la peau sont tellement resserrés, ou remplis & farcis par la pituite, que lorsqu'aprés cela le sang, ou une autre humeur fuligineuse, noirâtre, ou bilieuse jaune, y aborde en abondance, à peine peuvent-elles jamais y entrer en si grande quantité qu'elles puissent par leur couleur prendre le dessus, & vaincre la couleur blanche de la pituite, fichée dans les pores, & c'est de là qu'il arrive que si peu de ceux qui sont devenus blanc, ou deux mêmes, ou aprés une grande terreur ou crainte, changent de nouveau dans la suite la couleur blanche de leurs cheveux. Si neanmoins il y en a quelques-uns en qui les autres humeurs survenantes peuvent prendre le dessus sur la couleur blanchâtre de la pituite ; ( ce qui arrive

arrive tres rarement, ) en ceux-ci la couleur blanche des cheveux, peut aussi se changer ; c'est ce que j'ai vû dans cét Officier de guerre dont on a parlé ci-dessus, en qui dans la prison tous les cheveux étoient en une nuit devenus tres blancs, de noirs qu'ils étoient ; mais dans la suite cette couleur blanche s'évanoüit peu à peu, en sorte que deux ans aprés, presque tous ses cheveux redevinrent noirs ; Je dis *presque* parce que cette blancheur ne s'éface jamais si-bien, qu'environ la quatriéme partie des cheveux ne demeure blanche. La même chose paroît encore dans le Patrice N. que nous avons cité ci-devant, aprés Marcellus Donatus ; lequel étoit devenu tout blanc ; mais étant dans la suite devenu bilieux, la blancheur de ses cheveux s'évanoüissant, ils devinrent comme verds, & blancs. La même chose est arrivée en divers endroits à plusieurs, en qui la blancheur des cheveux à été beaucoup diminuée, & s'est quelquefois presque entiérement évanouie, à cause d'un nouvel abord & surabondance d'autres humeurs.

*Si les poils sont une partie du corps.*

A l'égard de la *seconde proposition* ; sçavoir si les poils doivent être censés & mis entre les parties du corps : il n'est pas besoin d'un long discours ; car il semble qu'on peut les appeller tantôt parties, tantôt non, & cela sous divers respects, c'est à dire, selon les differentes définitions du mot Partie. Car si on le définit ainsi : *La partie du corps est toute substance corporelle laquelle étant jointe avec les autres, l'acheve & le rend entier* : alors les poils seront une partie du corps ; En éfet, étant joints avec les autres parties ils rendent le corps humain complet, ni plus ni moins que la feüille rend l'arbre entier, & les plumes l'oiseau : Car tout ainsi que l'arbre sans feüilles, & l'oiseau sans plumes, ne peuvent pas être appellés complets en tous sens, quoiqu'ils puissent vivre sans feüilles, & sans plumes : de-même l'homme ne peut pas être dit entiérement parfait, s'il est sans poils, quoiqu'il puisse vivre sans en avoir. Que si nous définissons la partie en cette autre maniére. *La Partie est un corps attaché au tout, uni à ce tout par la vie qui leur est commune, & formé pour servir à ses fonctions, & à ses usages* : On ne peut presque pas dire alors, que les poils soient des parties du corps. Car quoiqu'ils vivent, ils ne vivent pas neanmoins d'une vie qui soit commune & à eux & aux autres parties animées ; mais d'une vie végétative qui leur est particuliére : ni plus ni moins que la mousse ou quelqu'autre plante, comme le polipode, qui croît sur un arbre, ( quoique ceux-ci ne conçourent pas à l'integrité & à la perfection de l'arbre, comme les poils à celle de l'homme, ) laquelle vit d'une vie séparée & differente de la vie de l'arbre, quoique elle tire sa nourriture de l'arbre vivant : La diversité de leur vie paroît de cela que l'arbre étant mort, ces plantes vivent & croissent encore, tout autant de tems qu'elles peuvent tirer leur aliment de cét arbre, ou d'autre part. De-même les poils, tant qu'ils tirent leur nourriture d'un corps ou vivant ou mort, vivent d'une vie qui leur est particuliére, & croissent jusques à une grandeur convenable : Et ce qui fait voir que cette vie n'est pas commune aux autres parties, c'est que leur mort n'est pas commune à ces parties ; car l'Ame étant séparée du corps, toutes les parties animées par cette Ame, meurent à même tems ; mais non pas les poils : En éfet on a observé plusieurs fois que par l'ame particuliére & propre dont ils sont animés, ils vivent & croissent pendant long tems aprés la mort de ceux sur lesquels ils sont crus ; d'où il paroît qu'ils ne sont pas animés par une ame qui soit commune aux autres parties ; de la vie desquelles ils ne vivent pas non plus.

Or que dans les hommes vivans les poils se nourrissent de sang, cela ne prouve pas qu'ils soient des parties jointes aux autres par une vie commune : car ils ne sont pas nourris de ce sang immediatement, & prochainement ; mais d'un suc particulier qui veritablement dans les vivans est fait du sang ; mais neanmoins qui peut aussi être fait des autres humeurs, ainsi qu'il est manifeste en cette femme, dont on a parlé ci-devant, en laquelle il étoit sorti d'un ulcère infect & puant qu'elle avoit à la jambe, tres grande quantité de poils ; comme aussi dans les corps morts, non pas en tous, mais en ceux-là seulement, qui, sans qu'il leur survienne de pourriture humide, se dessechent peu à peu : ainsi qu'il arrive ou lorsque les corps sont, avant qu'ils soient pourris, ensevelis en un lieu tres sec, éloigné de toute chaleur exterieure, de quoi nous rapporterons un exemple remarquable dans la suite ; ou lorsqu'aprés en avoir enterré les entrailles séparément, on les embaume avec des aromats pour les conserver long tems : car en ces cas on a quelquefois vû que tres long tems aprés la mort, où il ne restoit plus aucun sang, les cheveux sont crûs en une longueur tres considerable ; ainsi qu'il est constant par les témoignages de plusieurs Medecins, & de plusieurs Historiens. Ce qui est une marque évidente que le suc dont les poils sont nourris, ne s'engendre pas alors du sang, mais de quelqu'autre humeur qui reside dans ce cadavre, & comme il ne peut y en avoir qu'une tres petite quantité, il arrive de là que les cheveux n'y croissent pas si promtement que dans les vivans. Outre cela, tout ainsi que le fœtus qui par l'entremise du placenta est attaché par son nombril à la matrice, & qui est nourri du sang ombilical, n'est pas pour cela une partie de la mere, mais plûtôt un corps animé par soi-même, engendré dans la mere, & joüissant dans la matrice du sang maternel, comme d'un aliment, & aussi du suc lactée, (nous avons expliqué tout cela amplement ci-dessus *au liv.* 1. *chap.* 30. 31. & 32.) & que dans la suite étant hors de la matrice il n'est pas moins bien nourri, & ne vit pas moins sans ce suc que lorsqu'ils lui étoient fourni dans la matrice ; que de plus étant mis déhors par l'enfantement, la mere neanmoins demeure en son entier,

& qu'on ne peut pas dire qu'elle soit privée d'aucune des parties qui servent à achever le tout ; De-même aussi en faut-il dire des poils.

Ainsi cette question, *Si les poils sont des parties du corps, ou non,* dont quelques-uns disputent avec tant de chaleur, est seulement une question sur la difinition de partie.

*Des poils qui croissent sur les corps morts.*

Mais puisque nous avons fait ici quelquefois mention des poils qui croissent sur les corps morts, & que j'ai aussi dit ci-devant en quelle nature de corps cela arrive ; il me semble à propos d'ajoûter encore quelque chose sur ce sujet. Aristote *au liv.2. de la génér. des anim. chap.4.* enseigne que les poils croissent bien sur les corps morts, mais qu'il ne s'y en engendre point de nouveaux. De-même Plotin *au liv. 2. des dout. de l'am. imagin. ch.19.* dit que les poils & les ongles s'augmentent sur les corps morts. Plusieurs Philosophes disent le même aprés Aristote, quoiqu'il y ait grande dispute entr'eux touchant la cause de cét accroissement ; même quelques-uns faisant reflexion à l'obscurité de la chose, ont mieux aimé en douter, ou la nier contre Aristote même, que d'en rechercher les causes. Mais il seroit trop long de rapporter ici toutes ces disputes, aussi-bien que d'en faire l'examen. Nôtre opinion est évidente par tout ce que nous avons dit, & elle est confirmée par les témoignages de plusieurs Medecins, qui ont donné en differens endroits des observations sur cét accroissement des poils sur les corps morts, qu'eux ou d'autres ont vû. Ambroise Paré même, (afin de passer les autres sous silence,) sur la fin *de son liv. de renunciat. & embammat.* écrit qu'il garde chés soi le corps d'un certain voleur qui avoit été pendu, lequel s'est ainsi parfaitement desseché, & conservé pendant vingt-cinq ans sans aucune pourriture, & dans lequel il a remarqué que les cheveux & les ongles qu'il coupoit tres souvent, croissoient de nouveau incontinent aprés avoir été coupés, & retournoient à leur premiére longueur. Mais il n'est pas ici nécessaire que je confirme ce que je dis par ce témoignage François d'Amb. Paré, quoique d'ailleurs tres digne de foy, puisque nous avons ici une experience domestique de cette verité. Nous ajoûterons donc un exemple memorable que nous avons vû nous même. En l'année 1636. la peste étant extrêmement enflammée à Nimegue, où je faisois alors la Medecine, elle pénétra dans la maison de Mr. Jordaëns, Magistrat de la Ville, & emporta plusieurs de ses domestiques, & l'un de ses enfans ; en sorte que pour ensevelir ses morts il ne lui restoit dans le Temple qu'une seule tombe, (les autres deux qu'il y avoit, venant d'être remplies par les corps de deux de ses parens,) il me dit que le dernier de ses prédecesseurs qui y avoit été enseveli, & qui étoit (s'il m'en souvient bien) son Trisayeul, y avoit été mis, ainsi qu'il declaroit lui avoir été rapporté plusieurs fois par son pere, soixante & seize ou soixante & dix-huit ans auparavant ; & comme il lui faloit

*Observation remarquable.*

néceſſairement ouvrir ce tombeau pour y placer le corps de ſon fils décedé, il me pria d'aſſiſter à cette ouverture, & de voir ſi ce cadavre ſeroit deſſeché comme bien d'autres, qu'on diſoit avoir tres ſouvent été trouvés ſecs dans ce Temple, lequel eſt ſitué ſur une montagne élevée, & ſablonneuſe; A quoi je conſentis volontiers, pouſſé par la curioſité. Aprés qu'on eut ôté la terre qui étoit ſur le ſepulcre, j'en fis tirer la biére doucement ſans l'agiter, & on l'ouvrit ſans peine. Nous y trouvâmes le cadavre encore comme entier; les ſeules joües dans le viſage étant un peu abbatuës, & les autres membres ſemblant être en ſituation naturelle. Il lui étoit crû des cheveux dont la couleur étoit d'un roux pâle, & qui deſcendoient juſques ſur les épaules, & au delà; la barbe auſſi lui étoit cruë tres large, & longue, preſque juſques au nombril, & elle étoit de la même couleur que les cheveux; quoique l'on vit par ſon tableau que Mr. Jordaëns avoit chés lui, que pendant qu'il étoit en vie, il avoit les cheveux tres courts & de même couleur, & la barbe, veritablement quarrée ſelon la coûtume de ce tems-là, mais tres courte.

*Autre obſervation.*

Je remarquai encore en ce cadavre une autre choſe tres merveilleuſe, & qu'il ne faut pas ici paſſer ſous ſilence: C'eſt, qu'aprés que j'en eus ſuffiſamment conſideré le déhors, comme enfin je voulois tourner de ma propre main ce cadavre, il ſe reduiſit en une pouſſiére tres fine, & qu'aprés qu'on en eut ôté les os, que l'on fit renfermer dans le tombeau, toute la pouſſiére généralement de ce corps fut reduite à une ſi petite quantité, qu'on auroit pû la contenir toute dans le creux de la main.

*Si l'abondance des poils cõcourt à la force du corps.*

Enfin, pour la concluſion de cette matiére, nous ajoûterons ici une queſtion: ſçavoir, ſi l'abondance des cheveux apporte & concourt en quelque choſe à la vigueur, & à la force du corps? Levinus Lemnius ſemble *en ſon liv.3. des mirac. occult. de la nat.* ſoûtenir l'affirmative. En éfet, il conſeille à ceux qui ſont en bonne ſanté de ne pas permettre qu'on leur coupe ni la barbe, ni les cheveux, juſques à la peau vive: *Parce*, dit-il, *que cét uſage ruïne trop les forces, & rend les hommes éfeminés, & mols; même il réſout & diminuë les eſprits & la chaleur naturelle; & il arrache du cœur une partie du courage & de l'aſſûrance pour affronter les perils.* L'opinion de Lemnius eſt favoriſée dans l'Ecriture ſainte par l'hiſtoire de Samſon, qui dabord aprés qu'on lui eut coupé les cheveux, perdit toute la vigeur & la force extraordinaire de corps, qu'il avoit, & l'a recouvra enſuite à meſure que les cheveux lui recrurent. Au contraire, nous liſons que les anciens Romains coupoient à leurs Athletes (qui méttoient tous leurs ſoins & leur étude à maintenir la force & la bonne habitude du corps,) les cheveux juſques à la peau, afin qu'ils en devinſent plus vigoureux & plus forts. Quoiqu'il en ſoit, je crois que l'abondance des cheveux apporte tres peu pour la force & le courage, mais que ſouvent elle concourt beaucoup à la ſanté ; en tant que la tête en étant couverte, elle eſt par leur moyen défenduë contre les injures du déhors. Or la tête, auſſi-bien que le cerveau, étant bien ſaine, il s'engendre beaucoup d'eſprits animaux, ce qui rend tout le genre nerveux plus fort, & les muſcles même plus robuſtes ; & par cette raiſon-là l'abondance des cheveux concourt beaucoup en pluſieurs pour l'augmentation des forces. Cette regle neanmoins ne peut pas être univerſelle & perpetuelle, d'autant qu'il s'en trouve auſſi pluſieurs, en qui cette abondance empêche la tranſpiration, & ainſi le cerveau s'affoiblit par accident ; car étant ambarraſsé & obſcurci par des vapeurs, il s'engendre en lui peu d'eſprits animaux, & de leur petite quantité il s'enſuit néceſſairement la diminution des forces du genre nerveux, & des muſcles ; même il en ſurvient des catharres, & d'autres eſpeces de maux. Par cette raiſon-là Raſes & Avicenne recommandent pour rendre la vûë plus pénétrante, de tenir la tête rasée ; Celſe dans les longues defluxions pituiteuſes ordonne pareillement *en ſon liv. 2.* de couper les cheveux, & Ariſtote, au rapport de Laërce, ſe fit toûjours, pour le bien de ſa ſanté, razer le ſommet de la tête : Ainſi auſſi Galien raporte *au liv. 6. de ſes Epidem.* que les Medecins de ſon tems pour pareillement conſerver leur ſanté avoient toûjours les cheveux coupés prés de la peau. Outre cela, les femmes, à raiſon de leur longue & abondante chévélure, n'ont jamais été eſtimées fortes. Il faut donc dire pour concluſion, que la grande quantité de cheveux donne par accident à quelques-uns de la force, & cauſe en d'autres des maladies, ſelon la diverſe conſtitution de la perſonne. Communément neanmoins ceux-là ſont eſtimés forts & robuſtes qui ſont vélus & couverts de beaucoup de poils ſur la poitrine, & par tout le reſte du corps ; non pas que ces poils communiquent cette force par leur abondance ; mais parce que c'eſt une marque que le cœur & les autres viſcères ſont vigoureux, & que c'eſt de leur vigueur que vient & dépend la force de tout le reſte du corps.

---

## CHAPITRE III.

### *Des Envelopes exterieures de la Tête.*

APrés les poils ſuivent les envelopes exterieures de la tête ; entre leſquelles s'offrent en premier lieu la *cuticule*, ou *ſurpeau* : enſuite la Peau, laquelle dans les parties chévéluës eſt tres épaiſſe, pour les garentir plus *La peau.*

facilement contre la force des injures du déhors ; & afin que les poils puissent s'y attacher plus fortement & plus promtement.

*La graisse.* La *Graisse* est étenduë sous la peau, mais en tres petite quantité, afin que la transpiration des vapeurs n'en soit pas empêchée. Riolan ne convient pas qu'il y ait ici aucune graisse.

*Le Pannicule charneux.* Le *Pannicule charneux* vient immediatement aprés la graisse, & aprés lui differens muscles qu'on expliquera en autres endroits.

*Le Pericrane.* Au dessous est le *Pericrane*, qui est une membrane déliée, molle, dense, ferme, & doüée d'un sentiment tres exquis, à cause des nerfs dont elle est parsemée, lesquels à l'occiput se dispersent en elle, & dans les temples. Le pericrane entoure tout le crane, & se joint tres fortement aux sutures dentelées, envoyant, par les jointures des os, des fibres nerveuses à la dure mere, à laquelle elles s'unissent ; d'où vient la grande simpathie qui est entre ces deux membranes, & que l'on croit vulgairement que le Pericrane en prend son origine. Spigelius neanmoins & Higmorus ne sont pas de cette opinion. Ils nient, & non sans raison, cette prétenduë origine, & ils veulent seulement qu'il n'y ait de communication entre ces membranes, que par le moyen seulement de certaines fibrilles nerveuses. Lindanus *en sa Physiol. c.8.art.5.* semble vouloir tirer l'origine du pericrane des tendons des muscles du front, de ceux des temples, & de ceux de l'occiput, étendus aux environs du crane, ce qui neanmoins est peu vraisemblable, puisque le pericrane s'étend par dessus les muscles des temples, & leurs tendons, & on peut les en séparer sans les blesser. Fallope *en ses Observations*, dit que le pericrane est double, & qu'en certains endroits on peut, quoique difficilement, le diviser en deux parties, dont l'une est attachée à la peau, & l'autre à l'os. Vesling ne reconnoît pas cette reduplicature ; & nous même nous n'avons encore pû la voir.

En haut, sur le devant, & sur le derriére, il revêt immediatement le crane, (le perioste neanmoins entre deux,) mais en descendant sur les côtés, il s'en éloigne, & passe par dessus les muscles des temples qu'il enferme pour les mieux guarentir ; non pas neanmoins tout à fait jusques à leur insertion, mais seulement jusques aux os jugaux ; & dans ces endroits-là il est plus épais & plus dur qu'ailleurs. Outre cela, il se porte jusques au nez, & il revêt les orbites des yeux, au tour desquelles il jette pour ligament, la tunique conjonctive.

*Le Perioste.* Le *Perioste*, qui est étendu sous le pericrane, est une membrane tres mince, & nerveuse, d'un sentiment tres vif, par le moyen de laquelle le crane a du sentiment, aussi-bien que les autres os, si on en excepte les dents, qui reçoivent leur sentiment en partie du perioste qui revêt leurs racines, & en partie du petit nerf qu'elles ont au dedans.

Tout ainsi que le perioste est fortement attaché au crane, de-même l'est-il si exactement au pericrane, qu'il semblent tous deux ne faire qu'une seule membrane; ce qui a trompé Fallope qui l'a crû ainsi : D'où vient qu'il écrit, que le pericrane est à la tête ce que le perioste est aux autres parties ; ne se souvenant pas que les periostes ne passent en aucun endroit sur les muscles, comme le pericrane fait sur les muscles des temples ; mais si l'on en fait avec adresse la séparation, on voit que se sont deux diverses membranes.

Le sang vital est porté à ces membranes exterieures par le rameau exterieur des artères carotides, & ce qui en reste aprés leur nourriture, est reporté par de tres petites veines aux jugulaires exterieures. Il y en a qui croyent que ces artères passant par les petits trous du crane, pénètrent & vont s'ouvrir dans le grand sinus de la dure-mere : mais cela neanmoins ne paroît pas vraisemblable, puisqu'elles ne parviennent que jusques au diploë, où elles se confondent, y portant le sang pour la confection de la substance medullaire, & elles ne ressortent plus nulle part. *Les vaisseaux.*

Le perioste est immediatement adhérent aux os de la tête, qui sont ou du crane, ou des machoires. *Les os.*

Ceux du crane sont les os du front, du sinciput, de l'occiput, le sphenoïde, & ceux des temples.

Ceux des machoires sont plusieurs qui ont differens noms. Voyés touchant ces os, tant du crane que des machoires, *le chap.3. du liv.2. jusques au* 10.

# CHAPITRE IV.

## *Des Envelopes interieures du Cerveau : & aussi de la Faulx, & des Sinus.*

LE crane étant levé, les parties interieures se presentent à la vûë, entre lesquelles on remarque en *premier lieu*, deux membranes qui sont d'un sentiment tres vif. Les Grecs les appellent MENINGES, & les Arabes MERES. La nature les place tout au tour du cerveau, pour le mieux conserver.

Celle de ces membranes qui est exterieure, & qui n'envelope pas immediatement le cerveau, est, à cause de son épaisseur & de sa solidité, appellée par Galien, σκληρά, ou παχεῖα, MENINGE E'PAISSE, & DURE-MERE ; & elle est doüée d'un sentiment tres vif. *La Dure Mere.*

Fallope, Bauhin, & plusieurs autres Anatomistes croyent qu'elle est double, mais Riolan rejette cette duplicature, parce qu'il est tres difficile de la démontrer.

Son usage n'est pas seulement de conserver le cerveau, la moëlle, & les nerfs, mais encore de diviser le cerveau en deux parties, & aussi de le séparer du cervelet.

Elle ambrasse le cerveau d'une maniére lâche, en sorte qu'elle en est éloignée autant que la commodité du mouvement le peut exiger. Elle revêt aussi l'interieur du crane, mais pareillement d'une maniére lâche, en sorte qu'on peut facilement l'en séparer en plusieurs endroits, ainsi qu'on a coûtume de faire lorsqu'aprés que l'on a percé le crane avec le trépan, on l'enfonce tant soit peu. Elle est neanmoins tres étroitement unie à la base du crane, en sorte qu'elle n'en peut pas être facilement arrachée ; Elle est fortement attachée aux sutures par des fibres, & environ à un demi doigt de largeur des côtés de la suture sagittale, comme aussi tres souvent auprés de la jonction de cette suture avec la coronale, elle est, par le moyen de tres petits vaisseaux qu'elle envoye vers le diploë, tant soit peu adhérente au crane en trois ou quatre endroits, où l'on voit, lorsqu'on arrache le crane, sortir des vaisseaux que l'on a déchirés, des petits points de sang. Varolius l'a vûë une fois jointe & adhérente de toute part au crane, ce qui est tres rare ; Hildanus neanmoins *en sa cent.*1. *obser.*7. dit avoir vû deux semblables cas.

*Ses trous.* Elle a en differens endroits plusieurs trous pour le passage des vaisseaux, dont par dessus tous il y en a un grand pour la descente de la moële, & un autre vers la glande pituitaire : mais à l'endroit où elle est adhérente à l'os cribleux ; elle est troüée en maniére de crible ; ou plûtôt, par les petits trous de ces os, elle envoye aux narines des petits conduits ou tuyaux tres déliés, que l'on voit tres manifestement dans les têtes de veau.

Sa surface exterieure, laquelle est ridée & dure, entoure le crane & ses sinus ou cavités, & est adhérente au cerveau par plusieurs fibrilles qu'elle envoye, ainsi qu'on vient de dire, par les sutures dentelées. C'est de ces fibrilles étenduës en déhors, & déployés aux environs du crane, que plusieurs se sont imaginé qu'étoit formé le pericrane. Elle est interieurement polie, glissante, & enduite d'une humeur aqueuse, & elle est unie en plusieurs endroits à la pie-mere par le moyen des vaisseaux.

*Ses vaisseaux.* Elle a des artéres qui lui viennent du plus grand des rameaux de l'artère carotide, & qui passent par les trous de l'os cuneiforme, & du frontal. En certains lieux, sur tout au sommet de la tête, il s'éleve de cette membrane des petits rejettons d'artères qui se portent à la pie-mere, & c'est par leur moyen que ces membranes tiennent ensemble.

femble : Elle envoye grande quantité de veines au finus , & au rameau de la veine jugulaire interieure.

*Sa reduplication.* Elle fe redouble au fommet de la tête ; d'où defcendant vers les parties interieures du cerveau , elle le divife en deux parties , la droite & la gauche. Cette duplicature fuperieure eft large fur le derriére , & fe retreffit en venant fur le devant , & ainfi il femble qu'elle a en quelque maniére la figure d'une faux à faucher ; d'où vient qu'on la nomme FAUX.

*La Faux.* Or fur le devant la Faux fe porte jufques à la racine du nez , & s'unit au feptum offeux qui divife les productions papillaires , c'eft à dire à la crête de coq ; Et fe dilatant fur le derriére , ou occiput , elle defcend par les deux côtés , le droit & le gauche , & fépare le cervelet du cerveau.

Il s'éleve en cét endroit-là dans les chiens un petit os qui foûtient le cerveau , de crainte que le cervelet n'en foit comprimé.

Riolan *dans fes animadv. fur Bauhin* , ne veut reconnoître dans la faux aucun redoublement de cette meninge , ni auffi dans l'endroit où elle fépare le cervelet du cerveau ; mais les finus que cette duplicature forme , le prouvent affés.

*Les Sinus.* Il fe forme quatre finus en cette duplicature ; trois grands & un petit : Les cavités des grands ne font pas par tout d'une égale capacité, à caufe des vaiffeaux qui y abordent , & qui s'y ouvrent de toutes parts; en quelques endroits ils font plus larges , en d'autres plus étroits.

Le *premier* de ces finus , qui eft le plus élevé & le plus long , ( J'ai obfervé quelquefois en ce finus une veine , & quelquefois une artère, qui prend fon origine des vaiffeaux lateraux de la meninge , & qui le parcourt à deux ou trois travers de doigt de largeur , ) s'étend dans la partie fuperieure de la faux , felon toute la longueur de la tête , depuis la racine du nez jufques au derriére , où il fe divife en deux finus lateraux qui tout auprés des côtés de la future lambdoïde , defcendent à la bafe de l'occiput , & fe continuent avec le rameau interieur de la veine jugulaire. Au concours de cette divifion commence le quatriéme finus , qui eft plus court que les autres , & qui pénétrant dans l'interieur , va jufques à la glande pineale. Ce finus reçoit par la veine qui traverfe le plexus choroïde , & qui lui eft continuë, le fang qui vient du troifiéme ventricule , & qui doit être reporté par les finus lateraux aux veines jugulaires.

*Le Preffoir d'Herophile.* On place ordinairement le PRESSOIR D'HEROPHILE là où ces finus fe réüniffent.

Mais quoique le concours de ces finus foit le plus fouvent égal , neanmoins il arrive quelquefois , quoique rarement , qu'il eft inégal ; enforte que l'un des finus lateraux inferieurs entre un peu plus haut , & l'autre un peu plus bas dans le troifiéme finus droit.

Outre ces sinus dont on vient de parler, Sylvius & quelques autres Anatomistes en ont quelquefois trouvé trois autres, non pas neanmoins en tous les sujets. Le premier de ceux-ci ( dont nous avons aussi nous même fait la démonstration plusieurs fois en public ) est tres étroit, il s'étend dans la partie d'en bas de la faux, & va se terminer & s'ouvrir dans le quatriéme sinus, dont on a aussi parlé; les autres deux, qui sont lateraux, plus petits, & plus courts, sont situés à l'endroit où la dure-mere sépare le cerveau d'avec le cervelet, un de chaque côté, à un travers de pouce de distance, ou environ, des grands sinus, dans lesquels enfin ils se terminent; Quelquefois aussi ils vont avec les autres aboutir au pressoir d'Herophile.

Riolan *dans ses animadvers. sur Bartholin* se mocque de ces petits sinus; peut-être parce qu'il ne les à jamais vûs, ou qu'il a du chagrin de ne les avoir pas trouvés le premier; ce qui le pousse à tâcher de priver ceux qui les ont découverts, de l'honneur de cette découverte.

*L'usage des sinus.* A ces sinus, outre le rameau de la carotide posterieure, viennent encore aboutir quantité des petites arterioles qui rampent par les meninges, & dont les petits orifices paroissent de toutes parts dans le grand sinus en nombre infini. Cela neanmoins est amplement refuté par Fallope *dans ses observations*, où il dit qu'il ne vient aucune artère à ces sinus. Outre cela plusieurs des veines des meninges s'ouvrent aussi dans ces sinus, & y versent du sang; ainsi que Willis & Wepferus l'ont démontré par des experiences certaines: En éfet, aiant introduit par le moyen d'une seringue une liqueur noire dans le tronc de la carotide; on voit que cette liqueur s'insinuë dans une infinité de petits rameaux, d'artères, & de veines, & qu'enfin elle entre dans ces sinus, & de là dans les veines jugulaires.

*Si ces sinus ont des conduits.* Bauhin & Vesling écrivent que ces sinus ont de certains petits tuyaux ou conduits, qui, entre les veines & les artères, parcourent les meninges & la substance du cerveau. Walleus *en son Epist.*1. *du mouv. du sang.* remarquant que les orifices de quelques-uns des petits vaisseaux qui s'ouvrent dans les sinus, sont tres larges, & que les extremités des petites arterioles, ne sçauroient être aussi larges que ces orifices, croit que ces petits tuyaux s'unissent par anastomose aux extremités des petites arterioles qui sont dispersées par les meninges, & par le cerveau, & qu'ainsi ces petits vaisseaux reçoivent le sang qui reste aprés la nourriture de ces parties, & le déposent dans les sinus. Higmorus *dans son anat. liv.* 3. *tab.*18. dépeint ces anastomoses par de tres gros traits. Mais Wallæus ne prend pas garde que les orifices des arterioles qui s'ouvrent dans les sinus, ne sont pas larges, mais tres étroits, & que les vaisseaux, qui par de larges orifices s'ouvrent dans les sinus, sont des veines, lesquelles sont en grand nombre, & tres considerables dans les meninges, qu'elles parcourent, & d'où elles se déchargent dans les ſinus ; En ſorte qu'il eſt inutile d'imaginer ici aucun tuyau produit de ces ſinus, puiſqu'il eſt ſuffiſamment évident par la vûë des parties que les artères & les veines parviennent immediatement par leurs extremités, & ſans l'entremiſe d'aucun tuyau, aux ſinus, & qu'elles s'ouvrent en eux.

Dans ces ſinus donc ſe décharge, premiérement par les veines le ſang qui aprés la nourriture des meninges & du cerveau y reſte ſuperflu; enſuite par les artères, celui qui pour être en trop grande quantité ſe ſeroit porté en ces parties-là, enfin par la veine qui dans le troiſiéme ventricule traverſe un peu au deſſus de la glande pineale, tantôt en droite ligne, tantôt en ſe partageant en deux rameaux, le plexus choroïde par le milieu, celui qui ſurabonde dans ces plexus. ( Galien appelle cette veine, Veine qui ne prend ſon origine d'aucune autre, ) De là le ſang monte par le quatriéme ſinus dans le grand ſinus ſuperieur, & de celui-ci il paſſe dans les ſinus lateraux, vers les apophiſes maſtoïdes, c'eſt à dire vers la baſe de l'occiput, de là dans les rameaux interieurs de la veine jugulaire qui leur ſont immediatement unis & continus, d'où enfin il retourne au cœur. Or c'eſt ce ſang ainſi pouſſé dans les ſinus par les orifices des petites artères, fait qu'aprés qu'on a enlevé le crane à un animal vivant, ( on peut facilement faire cette experience dans la tête d'un veau, ou d'un cochon nouveau-né ) on voit un battement manifeſte dans le grand ſinus ſuperieur. Mais dautant que ces ſinus ſont tres larges, il arrive de là que le ſang qui y eſt répandu & pouſſé par les battemens des arterioles, tombe dabord vers les parties d'en bas, ce qui eſt la cauſe que l'on rencontre tres ſouvent le grand ſinus d'en haut avec les deux des côtés, vuides, ſans aucun ſang, quelquefois neanmoins il en contient tant ſoit peu, mais rarement l'en trouve-t'on rempli ; ce que j'ai neanmoins obſervé une fois ou deux dans des ſujets qui avoient été étranglés. On voit par tout cela combien P. Laurembergius s'eſt éloigné de la verité, qui croit que les eſprits animaux s'engendrent dans les ſinus ; & auſſi A. Kiperus qui écrit que le ſang y reçoit de l'air & s'y rafraichit pour être plus diſposé aux uſages du cerveau, & rendre la génération des eſprits plus parfaite.

*La Pie-mére.* L'autre membrane interieure, laquelle a un ſentiment tres vif, eſt munie de pluſieurs arterioles & venules. On l'appelle λεπτὴ μῆνιγξ, MENINGE DÉLIÉE, & PIE-MERE, parce qu'elle eſt extrêmement mince & délicate, & qu'en la maniére d'une bonne & charitable mere, elle embraſſe immediatement & mollement le cerveau & toutes ſes parties, qu'elle les empêche de ſe ſéparer, & éloigner les unes des autres, & de ſe diſſiper ; que de plus, elle envelope interieurement & profondement tous les plis, replis, & anfractuoſités, tenant les extremités d'en haut réünies & comme liées enſemble, rendant par ce moyen toute la face exterieure du cerveau plane, égale, & polie : que si par quelque cause que ce soit, cette liaison d'en haut vient à se dissoudre, toutes les circonvolutions des replis interieurs qui sont révétuës de cette meninge, peuvent se séparer & se déployer facilement. De cette meninge déliée, prend naissance une petite membrane extrêmement délicate, laquelle revêt les ventricules interieurs du cerveau.

*Les plexus de vaisseaux.* Cette meninge est tissuë de quantité de vaisseaux tres petits, qui y forment plusieurs plexus, ou rets admirables, & qui pénètrent profondément dans les glandes de la substance corticale. Ces vaisseaux viennent des artères carotides, des cervicales, & des veines jugulaires qui se joignent ensemble çà & là par des entrelassemens & inosculations mutuelles ; (dequoi on parlera *au chap. suivant*, ) afin que par ce nombre innombrable de petits vaisseaux, il se répande de toutes parts & en tous endroits du sang en suffisante quantité pour la nourriture du cerveau, & pour la confection des esprits animaux. Thomas Willis écrit qu'il a remarqué entre ces plexus grande quantité de tres petites glandes, lesquelles, à ce qu'il dit, il est facile de voir dans les cerveaux humides, ou hydropiques, quoique dans les autres elles échapent presque à la vûë. Mais ces glandes, dont Willis fait mention, sont sans doute quelques-unes des glandes de l'écorce même du cerveau, lesquelles étant gonflées de serosité, & s'élevant vers le déhors, lui ont semblé être des glandes particuliéres inserées & entre-mêlées dans les plexus dont on a parlé. Voyez touchant ces glandes le *chapit.* 5. *suivant.*

La moële du cerveau dans toute son extension jusques à la fin de l'épine, aussi-bien que tous les nerfs qui en sortent, reçoivent de ces meninges une double membrane, avec laquelle ils se portent aux parties pour lesquelles ils sont destinés.

---

## CHAPITRE V.

### *Du Cerveau.*

APrés qu'on a ôté les envelopes, on vient au CERVEAU, que les Grecs appellent ἐγκέφαλος, qui est l'organe général du sentiment, par le moyen duquel l'Ame qui dirige & gouverne le corps, exerce, & accomplit les fonctions tant des sens interieurs & exterieurs, que du mouvement volontaire : Car cét en lui qu'elle reçoit les sensations des parties qui sentent, & qu'elle en juge : C'est de lui que, comme d'une source feconde, elle envoye ses rayons bien-faisans, c'est à dire les esprits animaux qui sont engendrés dans le cerveau, à toutes les parties ſenſibles du corps, & par eux elle rend toutes ces parties capables de faire des actions animales.

*Si le cerveau eſt un viſcère, ou une glande.*

Ici, dabord à l'entrée, quelques-uns forment un doute; & demandent: ſi le cerveau doit être mis au nombre des viſcères, & nommé de ce nom. Hipocrate *au liv. des glandes*, ſemble l'avoir compté parmi les glandes: car il dit, *Le cerveau eſt plus grand que le reſte des glandes*, comme s'il vouloit par là indiquer que le cerveau eſt une grande glande, parceque, tout-ainſi que les autres glandes, il eſt mol, humide, & un peu gras. Warthon *en ſon Adenograph.* dit qu'il eſt difficile d'établir quelque reſſemblance, ou raiſon commune, entre lui & les autres viſcères, c'eſt pourquoi il le tire de ce nombre. Malpighius *en ſon liv. de cort. cereb.* ſemble être de l'opinion de Warthon. D'autres avec Platon l'ont placé parmi les moëles, & cela à raiſon de ſa friabilité, de ſa molleſſe, & qu'il eſt entouré d'os; quoiqu'il ſoit entiérement different de la moëlle des os, & qu'il ne ſoit pas comme elle inflammable. Ceux qui le mettent du nombre ou des glandes, ou de la moële, ſont tres éloignés de la verité, puiſque la difference de ſa ſubſtance & de ſa ſtructure fait aſſés connoître qu'il n'a abſolument aucune reſſemblance, ni avec celles-là, ni avec celle-ci. Mais, dira quelqu'un, toute la ſubſtance corticale eſt (ainſi qu'on enſeignera plus amplement ci-aprés) comme un ſimple aſſemblage de pluſieurs tres petites glandes? Je répons que cela ne prouve pas que le cerveau ſoit une glande; car quoique une partie ait pluſieurs glandes, que même ces glandes concourent néceſſairement au parachevement de cette partie, on ne peut pas neanmoins, & on ne doit pas conclure de là, que cette partie ſoit une veritable glande; autrement le foye, la rate, les reins qui ont des glandes entre-mêlées dans leur ſubſtance (ainſi qu'on a dit *au liv. 1. c. 14. 16. & 18.*) devroient auſſi être appellés glandes, & être exclus du nombre des viſcères. De plus, le nez, la langue, les paupiéres, & le palais même devroient auſſi être nommés glandes, à cauſe des glandes qui les accompagnent. Que ſi quelqu'un veut aujourd'hui introduire de telles nouveautés comme un témoignage de ſon ſçavoir; je ne l'empêche pas, pourveu qu'on ne me refuſe pas la liberté de demeurer dans les termes anciens: laquelle liberté je me ſuis auſſi reſervée ci-deſſus en pareille occaſion *au liv. 1. ch. 14.* Outre cela, la dignité de la partie, c'eſt à dire du cerveau, & l'excellence de ſes operations, enſeignent évidemment, qu'il eſt veritablement un viſcère, qu'il ne l'eſt pas moins que le cœur, le foye, &c. & qu'il fait des actions qui lui ſont particuliéres, & propres, & qui ſont tres nobles; D'où vient que c'eſt avec juſtice que Galien *au liv. des dogmes d'Hip. & de Plat.* & Ariſtote *au liv. de part. animal. ch. 7.* le nomment en tous endroits, Viſcère.

*Sa formation.*

La délineation & formation du cerveau ſe fait immediatement du germe de la ſemence, & au même tems que celle des autres parties du corps : C'est pourquoi il faut entiérement rejetter certaines fictions que Loüis de la Forge s'est imaginées *en ses Remarques sur le trait. de l'hom. de Descartes*, où il dit (suivant en cela l'opinion de Descartes) que le cerveau est formé des particules grossiéres de la semence qui passent par les pores des artères ; que ces particules, à raison de la petitesse de ces pores, s'étendent en de petits filamens dont la substance du cerveau est faite, d'où vient qu'elle semble être un tissu de fibres ; & qu'enfin à raison de l'impetuosité des esprits qui viennent en foule de la glande pineale, & des artères voisines, elles creusent par accident, interieurement en cette substance, diverses cavités, ou ventricules. Certes la foiblesse de cette specieuse & brillante fiction paroît de toutes parts : Car le cerveau n'est pas ébauché & formé des parties grossiéres & dures de la semence, (Il faudroit bien plûtôt dire des plus petites, & des plus molles ; car le cerveau au commencement ne paroît que comme une petite bulle pleine d'eau, ou d'une matiére semblable à du blanc d'œuf,) qui passent par les pores des artères. En éfet, outre que la semence ne coule pas par les artères, il est constant que dans la premiére délineation les artères n'existent pas avant le cerveau, mais que toutes les parties sont ébauchées & formées ensemble du germe de la semence. (Car, elles sont toutes des ouvrages immediats de la nature, ainsi que nous l'avons amplement enseigné *au ch. 29. du liv. 1.*) & non pas les unes aprés les autres, ou les unes des autres. Les ventricules, non plus, n'ont pas pû être creusés par l'impetuosité des esprits qui sortent avec éfort de la glande pineale, & des artères voisines, puisque dans le commencement de la délineation des parties, il ne peut pas y avoir une si grande impetuosité, ni même cette impetuosité ne se peut pas faire par un instrument, (sçavoir par le cerveau,) qui n'est pas encore parfaitement formé; (Loüis de la Forge le suppose être tel au commencement,) quoique neanmoins, tout au contraire, il soit constant que le cerveau est entiérement formé avant toute impetuosité, ainsi qu'il paroît par la glande pineale même, par laquelle Loüis de la Forge dit qu'est excitée cette impetuosité. Car dautant qu'elle ne peut être placée en autre lieu que dans le troisiéme ventricule, qui est le ventricule moyen ; il s'ensuit nécessairement que ce lieu où cette glande est placée, n'a pas été engendré par la chose qui est placée en lui, ni aprés qu'elle y a été placée ; mais plûtôt ou avec lui même, ou avant lui.

*La division du nom.* Le Cerveau, si l'on considere ce nom en sa signification étroite, est pris pour cette grande partie que l'on nomme proprement Cerveau, & qui est distincte du cervelet, & de la moële ; & si on le considere en sa signification étenduë, il est pris pour tout le viscère, en tant qu'il est composé du cerveau, du cervelet, & de la moële.

*Sa grandeur.* La grandeur du cerveau humain, eu égard à tout le corps, est plus considerable que celle du cerveau d'aucun autre animal ; car elle surpasse en quantité le cerveau même de l'Elephant, & elle a le double du poids de celui du bœuf. En éfet, il pese quatre ou cinq livres. Lindanus croit que le cerveau des passereaux est, à proportion de leurs corps, plus grand que celui des hommes.

*Si la lune concourt en quelque maniére à la grandeur du cerveau.*

Fernel, Vesling, Riolan, Bartholin, Lindanus, Higmorus, & avant eux Fallope, enseignent que selon que les rayons de la lune augmentent ou diminuent, la quantité du cerveau augmente aussi ou diminuë : Mais on ne remarque aucun changement dans les actions animales qui donne à connoître que le cerveau souffre l'augmentation, ou la diminution dont on vient de parler. Outre cela, il n'est pas possible d'établir cette opinion par aucune experience, parce qu'on ne peut pas voir & peser le cerveau d'un seul & même animal en deux differens tems d'une même lune ; & que les démonstrations & inspections des cerveaux, qui, en differens tems de la lune, se font en differens sujets, ne peuvent rien indiquer d'assûré en cette matiére, puisque dans les animaux semblables, quoique de même espece & de même grandeur, la quantité du cerveau n'est pas toûjours égale ; d'autant que la capacité du crane peut être en quelques-uns un peu plus grande, en d'autres un peu moindre : Ainsi, s'il paroît quelque diversité dans la quantité du cerveau, il ne faut point tant l'attribuer aux differens tems des changemens de la lune, ausquels on a fait l'ouverture du crane, comme à la diversité de la conformation naturelle des parties, laquelle ne dépend point de la lune. Je traitai en l'année 1661. pendant les mois d'Avril & de May, conjointement avec des Chirurgiens, un Matelot d'Utrech nommé Eloy Spruyt, griévement blessé d'un coup de pierre à l'os droit du bregma, avec grande fracture, & depression du crane. Nous emportâmes les os rompus de la largeur d'un écu ou environ. Ensuite la dure-mere, aussi griévement blessée par la contusion, se sépara d'elle-même environ de la même grandeur, & fut emportée ; la pie-mere restant saine sans être offensée. Le cerveau demeura en cét endroit abaissé de la largeur du petit doigt, & pendant tout l'espace de ces deux mois, quelque changement de cours qu'il arrivât à la lune, nous ne pûmes point remarquer la moindre augmentation ou diminution dans le cerveau, quelques soins que nous apportassions à le bien observer. Cette partie abaissée du cerveau demeura toûjours dans le même état, & ni la quantité du cerveau ne s'augmenta pas de l'épaisseur même d'un cheveux dans la nouvelle ou dans la pleine lune, ni elle ne diminua en aucune maniére dans ses quadratures, & dans son décours ; mais enfin dans la suite la chair croissant abondamment, & contre nôtre esperance, de la pie-mere (ce que jamais nous n'avons ni vû, ni lû, ni entendu dire,) & tenant la place de la dure-mere, & se joignant avec celle qui prit naissance du diploë, le malade abandonné, & que l'on croyoit déja traiter avec Charon pour le droit de son passage, fut parfaitement gueri.

*Si l'usage de Venus diminuë le cerveau.*

Il faut pareillement prendre pour aussi incertain ce qu'écrit Horstius *dans ses Epîtres*; sçavoir, qu'il a vû la substance d'un cerveau diminuée par le trop grand usage de Venus. Comment, je vous prie, a-t'il pû connoître si le corps de cét homme dont il parle, avoit eu auparavant plus de cerveau ? Est-ce qu'il l'avoit ou vû ou pezé ? Le trop d'usage de Venus debilite à la verité le cerveau, mais s'il le diminuë, c'est ce qu'on ne peut dire avec certitude.

*Si les hommes ont plus de cerveau que les femmes.*

Il y a aussi tres peu de fondement en ce que quelques-uns disent, aprés Aristote; sçavoir, que le cerveau des hommes surpasse en quantité celui des femmes : Car on ne peut faire d'observation certaine & sûre sur ce sujet; En éfet, tout ainsi que dans les hommes, suivant le plus ou le moins de capacité de leur crane, les uns ont plus, les autres moins de cerveau; de-même les femmes en ont ou plus ou moins, selon le plus ou le moins d'étenduë pareillement de leur crane. Que si quelqu'un veut comparer une grosse tête d'homme avec une petite tête de femme, il ne faut pas s'étonner s'il se trouvera plus de cerveau dans celle d'homme que dans celle de femme; mais aussi si l'on change le cas ou la supposition, on trouvera plus de cerveau dans la tête de femme que dans celle d'homme. Or de prétendre trouver une regle juste de l'égalité de grandeur & de capacité de crane qui doit être dans l'un & l'autre sexe, afin de pouvoir ensuite juger de la quantité du cerveau; cela est impossible.

*Sa figure.*

La figure du cerveau est comme ronde; vers le front elle est un peu élevée. Sa surface est exterieure & tortueuse, aiant, en la maniére des intestins, plusieurs plis, circonvolutions, & anfractuosités, qui étant revétuës de la pie-mere, & munies de plusieurs petits rameaux capillaires des artères carotides, & des veines qui viennent des jugulaires, descendent & pénètrent fort avant dans la substance; quelques-uns même comparent leur profondeur à celle du corps calleux; mais en haut elles sont réünies & contenuës ensemble par la même meninge. Dans les connils & dans les autres petits animaux à quatre pieds, la surface du cerveau n'a pas tant de contours, étant plus plane, & les circonvolutions descendent à peine tant soit peu au dedans. Dans la plûpart des oiseaux la surface du cerveau paroît presque entiérement égale, & n'a aucun contour.

*Sa substance.*

Le cerveau a une substance particuliére, blanche, humide, molle, qui, en la maniére des choses grasses, se fond plûtôt qu'elle ne se répand ou se dissipe, quoique veritablement elle ne soit pas grasse.

*Sa couleur & sa mollesse.*

La couleur & la mollesse de sa substance n'est pas égale par tout le viscère : Car dans sa partie exterieure, tant que durent ses replis &

[...]s sa mollesse est plus grande, & sa couleur plus cen[...] le reste, qui est sa partie interieure, est absolument blanc, & [pl]us solide.

Descartes *en son trait. de l'hom.* tâche d'établir par plusieurs conjectures assés probables, que la substance du cerveau est necessairement toute fibreuse, & composée d'une infinité de filamens que Willis appelle petits tuyaux, ou canelures. Ce que Descartes vit des yeux de l'esprit, Malpighius *dans son Epit. à Fracassat.* l'a démontré par ceux du corps. En efet, il écrit que par le moyen du microscope il a tres souvent observé dans des cerveaux de bœufs, & d'autres animaux, tant [c]ruds que bouillis, que toute la portion blanche du cerveau est évidemment divisée en de tres petites fibrilles rondes, & tant soit peu plates, & qu'on les voit si manifestement dans les cerveaux des poissons, que si on les regarde en les opposant au jour, on verra qu'ils ressemblent à un peigne d'ivoire, ou à des orgues d'Eglise. Il dit que la pointe ou tête de ces fibrilles s'enfonce dans l'écorce, ( c'est à dire dans la partie exterieure cendrée du cerveau; ) comme pour en tirer la matiére dont elles doivent être nourries. Il y a aussi une tres grande quantité de vaisseaux sanguins qui se distribuent dans cette écorce. Voici enfin ce qu'il ajoûte : *Il y a apparence*, dit-il, *& cela ne semble pas contraire à la raison, que dans la chair de l'écorce du cerveau, il s'y fait, comme en un filtre, la séparation d'un suc sanguin, ou de quelqu'autre chose semblable, qui y est apportée avec le sang; & que ce suc est à même tems poussé dans les fibres qui s'y implantent, comme en des racines.* ( Il tâche de confirmer cette pensée par l'experience qui suit : ) *Car*, dit-il, *lorsque l'ordre de la nature est interrompu par quelqu'indisposition, on voit grande abondance de ce serum, dispersé, & errant dans les ventricules, dans la substance du cerveau, & sous les meninges mêmes.* Pour prouver cela, il rapporte differentes histoires de malades, dans lesquels il s'est fait de semblables amas de serum dans le cerveau. Fracassatus, *en sa réponse*, écrit qu'il a observé la même chose dans le cerveau d'un chien; à quoi il ajoûte une methode pour le découvrir: & il dit que le cerveau & la moële sont comme une grande éponge, formée de filets entrelassés & liés les uns aux autres en tous sens: Outre cela, il conjecture avec Malpighius que la substance blanchâtre medullaire emprunte quelque chose de l'écorce dont on vient de parler, d'autant que ses petites fibres medullaires s'y inserent, ou s'y terminent; & ainsi il semble qu'elle en tire & reçoit quelque chose : Il y a de la vraisemblance, que dans sa substance glanduleuse les particules salines les plus subtiles du sang, ( qui y est versé de toutes parts par une infinité de petits vaisseaux dont elle est penetrée, ) sont filtrées, separées des autres, ( Voyés *au chapit. 11. suivant*, plusieurs choses touchant cette séparation, ) & preparées de telle maniére, qu'elles peuvent être reçûes par les fibrilles, comme par des petits tuyaux invisi-

*Ses fibres ou canelures*

bles, & être changées en elles en esprits animaux. Fracassatus appelle ces particules subtiles, que je nomme salines, *Serum disposé à s'épaissis*, *& Suc nerveux*, qu'il dit se séparer dans l'écorce, & être ainsi poussé dans les fibrilles.

*L'écorce & la moële.* Picolominus appelle cette substance exterieure cendrée Cerveau, & l'interieure qui est blanchâtre, Moële ; & ainsi il divise tout le cerveau en écorce & eu moële. Bauhin & Bartholin en font de même.

Cette substance cendrée, oû écorce, n'est pas seulement exterieurement étenduë à l'entour du cerveau, ni ne pénètre pas seulement dans ses circonvolutions, mais aussi on la voit en certains endroits de la substance interieure blanchâtre ; même elle embrasse tant soit peu la moële de l'épine ; & selon l'observation de Malpighius, elle entre en quelque maniére au dedans.

*La maniére dont la matiére des esprits animaux se sépare d'avec le sang.* Mais quoique ce que l'ont vient de dire, donne un grand jour pour connoître plus parfaitement les secrets du cerveau, neanmoins il reste encore ici un point à expliquer ; sçavoir : Comment la matiére saline spiritueuse qui doit être changée en esprits animaux, se sépare d'avec le sang. Nous avons dit ci-dessus *au liv.* 1. *ch.* 14. que la séparation des particules bilieuses d'avec le sang se fait par le moyen de certains petits grains glanduleux ; & de même *au ch.* 16. *&* 18. *du même livre*, nous avons aussi dit ; que dans la rate la séparation des particules subacides, & dans les reins celle des sereuses, se fait par le moyen de certaines glandes particuliéres, tres petites : C'est par le ministere de ces petites glandes (lesquelles ont été inconnuës jusques à present, & qui ont échapé à la vûë de tous les Anatomistes, ) que se fait aussi ici la séparation dont nous parlons. Or nous en devons la premiére découverte au celebre & tres éclairé Malpighius, qui par son adresse & son exactitude merveilleuse a encore poussé la recherche des mysteres du cerveau plus loin qu'on n'avoit fait ci-devant ; Car il écrit que par le moyen des microscopes, il a trouvé que toute l'écorce cendrée est un assemblage de petites glandes, dont la figure est ovale, & que c'est de cét assemblage que le cerveau est composé. Il dit de plus, que ces glandes sont disposées comme en tournoyant & spiralement, qu'elles forment les circonvolutions exterieures du cerveau ; & que dans leur portion exterieure il s'insinuë des petits vaisseaux sanguins qui rampent par la pie-mere : mais que de la portion interieure il en sort des petites fibrilles blanches qui sont comme autant de petits vaisseaux, & qu'ainsi il y a à chacune de ces fibres une tres petite glande, placée & penduë à son extremité ; en sorte qu'en quelque endroit que l'on coupe en travers ces circonvolutions, il se répand toûjours sur la moële un certain amas déterminé & solide de petites glandes ; & ainsi il a observé que la substance blanche medullaire du cerveau est composée de l'entrelassement de ces petites fibres réünies ensemble comme en petits pacquets. Il ajoûte que Fracassatus estime que cette écorce glanduleuſe prend ſon origine d'un ſerum naturellement diſposé à ſe figer, & que la ſubſtance medullaire fibreuſe & blanchâtre eſt formée des ſels les plus épurés. Il ajoûte enſuite une méthode pour trouver ces glandes. Il dit qu'on les découvre difficilement dans un cerveau crud, même d'un grand animal, par la raiſon qu'on les déchire en arrachant la pie-mere, & qu'à cauſe de leur délicateſſe ou molleſſe, on ne peut pas aſſés bien diſcerner les petits eſpaces qui ſont entr'elles; qu'elles paroiſſent plus diſtinctement dans un cerveau cuit, parce que leur ſubſtance en s'épaiſſiſſant par la coction, rend les eſpaces d'entre deux plus larges, & ainſi lorſqu'on enlève la pie-mere, ils deviennent plus apparents, (ſur tout ſi l'on fait cette recherche le cerveau étant encore tout chaud,) & ils tombent facilement ſous la vûë en verſant par deſſus de l'ancre, & l'eſſuyant incontinent aprés légérement avec du coton; Car alors ces eſpaces ſe noirciſſent tellement, qu'ils en font plus commodément paroître les glandes qui ſont aux environs. Il ajoûte que par cette méthode on les découvre auſſi facilement dans les cerveaux des poiſſons, & des oiſeaux. En verité nous devons de grandes reconnoiſſances au fameux Malpighius, de ce que par le moyen des microſcopes, & par beaucoup de travail & d'experiences, il a le premier découvert de ſi grands & ſi merveilleux myſteres du cerveau, & qu'il les a mis ſi clairement au jour, que ces nuages épais d'obſcurité étant diſſipés, on peut maintenant juger avec plus de certitude, de la conſtitution, de l'office, & de la maniére de ſon action.

*Si l'écorce peut être ſéparée de la moële.*

De cette obſervation nouvelle de Malpighius on voit évidemment l'erreur conſiderable de Picolominus, qui dit que dans un cadavre recent on peut manifeſtement diſtinguer par de certaines lignes apparentes, la moële d'avec l'écorce, & qu'auſſi on peut exactement l'en ſéparer. Bauhin l'a dit auſſi aprés lui, & aprés celui-ci Bartholin; quoique neanmoins il n'y ait aucune ligne entre la moële blanche du cerveau & l'écorce, & que ces parties ne ſoient point deſunies entr'elles; mais que les fibres medullaires entrent dans les glandes de l'écorce, & que celles-ci ſoient attachées à celles-là de telle ſorte, qu'on ne ſçauroit par aucun artifice que ce ſoit les ſéparer l'une de l'autre ſans les bleſſer.

*Son temperament.*

Comme la ſubſtance du cerveau eſt composée de beaucoup de parties de ſel mis en fuſion, & de peu de ſulphureuſes, il arrive de là, que ſa ſubſtance, ſi on la compare à celle des autres viſcères, eſt plus humide, & moins chaude; Et c'eſt pour cette raiſon qu'on lui attribuë un temperament froid & humide; Mais quoique ſa chaleur ſoit tres foible, elle eſt neanmoins manifeſte: En éfet, étant arroſée interieurement & de toutes parts de ſang arteriel, il ne ſe peut pas qu'elle n'ait en ſoi quelque chaleur.

*Les artères.*

Elle reçoit le ſang qui doit ſervir tant pour ſa nourriture que pour la confection des esprits animaux, par des artères qui viennent des carotides & des cervicales; celles qui viennent des cervicales, se divisent en de tres petits rameaux, qui se déchargent principalement dans le cervelet, & celles qui viennent des carotides, répandent dans toute la substance du cerveau, en haut & enbas, le sang dont elles sont pleines. Et ce n'est pas seulement par ces petits rameaux invisibles que ce sang entre dans le cerveau, il y passe encore en forme de rosée par les propres pores de la substance de ce viscère; & lorsque l'on fait des incisions, on voit çà & là sortir de ces petits vaisseaux & de ces pores un nombre innombrable de petits points rouges, ou petites goutes de sang. François de le Boë Sylvius *Disput. med.* 4. *thes.* 14. & 15. remarque touchant ces artères, que lorsqu'elles commencent de pénétrer dans la dure-mere, elles quittent une de leurs tuniques, & qu'en cét état elles se dispersent pour la plûpart, conjointement avec la pie-mere, par toutes les circonvolutions du cerveau, n'étant accompagnées que de tres peu de veines. Thomas Willis qui a suivi avec grande exactitude l'entrée tortueuse de ces artères, dit, qu'étant prêtes d'entrer de chaque côté dans le canal qui leur est propre, & qui est gravé dans l'os cuneiforme, elles prennent, pour être mieux soûtenuës contre la dureté de l'os, une autre tunique, laquelle elles quittent de nouveau immediarement aprés qu'elles sont sorties de ce canal, & qu'elle sont arrivées dans la capacité du crane. Alors elles rampent sur les côtés de la selle du Turc, en tournoyant & se refléchissant jusques à ce qu'elles soit arrivées à la tête, où s'étant de nouveau recourbées & tortillées, elles montent droit en haut, & perçant la dure-mere elles se portent vers le cerveau, aiant avant que d'y entrer jetté plusieurs petits rameaux entrelassés entr'eux d'une maniére merveilleuse, qui dans la plûpart des animaux à quatre pieds, forment le rêts admirable pour rompre & retenir par cette infinité d'entrelassemens & de détours l'abord du sang, qui dans les bêtes est tres impetueux, & beaucoup plus que dans l'homme qui porte la tête haute: & dans qui par cette raison-là le rêts admirable est tres petit.

*Si les artères entrent dans la substance du cerveau.*

Il est hors de doute que le sang est porté par ces artères dans le cerveau, mais les Anatomistes ne conviennent pas entr'eux de la maniére dont ce transport se fait. Car les uns croyent que les petites arterioles entrent dans la substance du cerveau; & d'autres qu'elles n'y entrent pas, mais seulement qu'elles versent leur sang dans les pores. Fallope, Bauhin, Spigelius, Higmorus, & plusieurs autres, entre autres depuis peu Thomas Willis, & Jacob. Wepferus sont de la *premiére* opinion, & tâchent de le prouver, en partie par les petits points sanguins qui sortent de toutes parts de la substance du cerveau lorsqu'on l'incise; en partie par cela, que si on enfle l'artère carotide, en y introduisant du vent par un tuyau, le sang qui par ce moyen est poussé au dedans, teint par un nombre innombrable de points sanguins la ſubſtance inciſée du cerveau, en couleur de ſang ; ou ſi l'on injecte de l'ancre dans la carotide, dabord l'ancre pénètre dans le cerveau, & ſort par une infinité de petits points noirs, ainſi que Thomas Willis l'a experimenté. Ceux qui ſoûtiennent la *ſeconde* opinion ; ſçavoir, que le ſang eſt versé dans les pores ſeulement, d'où par le mouvement du cerveau il eſt pouſſé par toute ſa ſubſtance, diſent pour la prouver, que jamais on n'a pû voir la moindre arteriole dans cette ſubſtance ; Outre cela, que les artères, à raiſon de la molleſſe de la partie, ſeroient pour la plûpart comprimées, & par ainſi le paſſage ſeroit empêché. Ce qui ſemble être confirmé par Ariſtote, qui dit *au liv.* 3. *de l'hiſt. des anim. ch.* 3. & 16. comme auſſi *au liv.* 7. *chap.*4. que la ſubſtance du cerveau n'a ni veines, ni aucun autre vaiſſeau ſanguin, même qu'elle n'eſt en aucun endroit aſſés ferme, pour, ainſi que les autres parties du corps, ſoûtenir les artères & les veines. Mais il eſt facile d'accorder ces deux parties, en joignant les deux opinions enſemble, & en établiſſant que le ſang entre dans le cerveau, en partie par les arterioles, & en partie qu'étant versé dans les pores, il eſt pouſſé & diſpersé en toute ſa ſubſtance, en la manière qu'*au liv.*1.*ch.*17. nous avons enſeigné qu'il eſt diſtribué dans la ſubſtance du foye, & *au liv.*2.*ch.*8. que dans la circulation du ſang il pénètre & traverſe par tout la ſubſtance des parties. Car ſi les arterioles du cerveau ne paſſoient pas par le travers de ſa ſubſtance, il ne pourroit pas y être versé une quantité de ſang aſſés grande, & ſi le ſang n'entroit pas dans les pores, & que chacun des points innombrables de ſang que l'on voit de toutes parts ſortir dans l'inciſion faite dans ſa ſubſtance, venoit dautant de vaiſſeaux que l'on auroit coupés ; certes il y auroit dans la ſubſtance une infinité de ces vaiſſeaux, & même elle n'en feroit qu'un tiſſu ; ce qui neanmoins n'a pas de vraiſemblance.

*Ses veines.*

Ce qui reſte du ſang qui a été versé dans le cerveau par les artères, deſquelles on vient de parler, eſt aprés qu'il y a été cuit, déposé dans les veines des meninges, & dans les ſinus, pour être porté aux rameaux interieurs des veines jugulaires, & de là au cœur.

*Les anaſtomoſes des vaiſſeaux.*

Thomas Willis a remarqué, touchant ces vaiſſeaux ſanguins, tant les arterieux que les veineux, que pendant qu'ils montent au cerveau, ils ſe joignent les uns aux autres par anaſtomoſe aux environs de la dure & de la pie-mere, & que cette jonction ſe fait non ſeulement entre les artères & les veines, mais encore entre les artères mêmes ; ſçavoir entre les carotides qui ſont en l'un des côtés, & celles qui ſont en l'opposé. Il a remarqué outre cela, que les inoſculations des vertebrales de chaque côté, tant entr'elles mêmes qu'avec les rameaux poſterieurs des carotides, auſſi-bien que les innoſculations mutuelles des carotides, ſe font principalement vers la baſe du crane, tant au deſſous de la dure-mere, que dans elle-même. Voici comment *en ſon.*

*anat. du cerveau ch. 7.* il écrit qu'il a eu la connoissance de ces innoscu-lations. *Toutes les fois*, dit-il, *que j'injectois dans l'une & l'autre carotide quelque liqueur teinte avec de l'ancre, sur le champ les rameaux des artères de châque côté, & même les principales branches des vertebrales se teignoient de couleur d'ancre, & si je réïterois plusieurs fois cette injection par une seule & même entrée, tous les vaisseaux qui parcourent les coings & les enfoncemens du cerveau & du cervelet, s'imbiboient de cette couleur; même dans les cerveaux en qui on trouve un rêts admirable, l'injection faite en l'un seulement des côtés, pénètrera les plexus retiformes des vaisseaux dans les deux côtés: D'où il paroît évidemment qu'il y a grande communication entre tous les vaisseaux qui arrosent généralement toute la substance du cerveau.* Enfin il ajoûte qu'il y a plusieurs petites glandes entre les lassis ou entrelassemens de ces vaisseaux anastomosés, lesquelles on peut facilement observer dans un cerveau humide & hydropique, quoiqu'à peine puisse-t'on les voir en d'autres.

Bauhin, Vesling, & quelques autres disent que plusieurs des tuyaux des sinus de la dure-mere finissent dans la substance du cerveau, & qu'ils s'entre-mêlent aux autres vaisseaux sanguins. Cela neanmoins est contraire à la raison & à l'experience, puisque le sang ne va pas des sinus à la substance; & qu'au contraire, il est évident à l'œil que de la substance du cerveau, & des membranes, il est versé dans les sinus par plusieurs artères & par plusieurs veines qui y aboutissent, ainsi qu'on a dit *au ch. précédent.*

*Ses nerfs.* Le cerveau n'a dans sa substance aucun nerf; car comme il est l'organe général du sentiment, il a falu nécessairement que celui qui juge de tous les sentimens, & de tous les mouvemens animaux, fût lui-même sans sentiment & sans mouvement animal. En éfet, s'il en avoit, il lui seroit impossible de bien juger du sentiment, & du mouvement des autres parties, & cela par la raison que chaque sens ne peut être mû que par un seul objet; comme la vûë par l'objet visible, le toucher par l'objet palpable, &c. Si donc le cerveau avoit été doüé de quelque sentiment ou mouvement, l'Ame n'auroit pû porter par son moyen un jugement juste d'aucun sentiment ou mouvement; c'est pourquoi il a été créé sans sentiment & sans mouvement animal, & il n'a aucun nerf en sa substance, quoi qu'elle contienne de tres petites fibrilles, à peine visibles, même par l'usage du microscope, (on a parlé ci-devant de ces fibrilles) lesquelles sont les origines des nerfs; que lui-même soit formé de leur assemblage, & que par sa moële allongée il donne naissance à généralement tous les nerfs du corps. C'est aussi pour cela que Galien *au liv. 1. des caus. des sympt. ch. 1.* dit tres à propos *que le cerveau a été fait, non pas pour sentir, mais pour donner la force de sentir*; & par la même raison *dans le 3. des causes des sympt.* il l'a appellé Organe qui n'a point de sentiment.

*Sa division.* On divise le cerveau en deux regions; la droite & la gauche, entre lesquelles s'insere la duplicature de la dure-meninge, faite en maniére de faux ; Cette division neanmoins ne s'étend que jusques au corps calleux ; mais si on prend le cerveau pour tout ce viscère qui est enfermé dans le crane, on le divise en cerveau & cervelet, entant que par l'entremise de la dure-mere, ils sont, selon leur plus grande partie, séparés l'un de l'autre.

*Son mouvement.*

Il faut établir comme certain que le cerveau a un mouvement, puisque l'experience oculaire le fait voir si évidemment qu'on ne sçauroit le nier. Mais les Anatomistes agitent entr'eux une grande question touchant ce mouvement : sçavoir, s'il se meut de soi par un mouvement (non pas animal, mais naturel) qui lui soit propre, ou s'il est mû par quelqu'autre principe. La *premiére* proposition est l'opinion de Dulaurens *en son anat. liv.*10. *quest.* 9. de Picolomini *en son anat.* & de Bauhin aussi *en son anat. liv.* 3. *ch.* 15. lesquels tâchent de la confirmer par plusieurs raisons specieuses. Vesal, Fallope, & d'autres soûtiennent la derniére, qui sans doute est la plus conforme à la raison ; nous nous rangeons aussi au parti de ces derniers. Car de soi le cerveau est immobile, mais par accident il est mû continuellement par un autre que par soi, sçavoir par le cœur, & cela non pas par un mouvement animal ; mais, par le mouvement naturel de sistole, & de diastole il suit exactement le mouvement des artères. En éfet, le sang arteriel poussé chaud & boüillant du cœur dans les artères, étant arrivé en la substance du cerveau, sur le champ elle se dilate ; & ce même sang s'étant dans la même substance dabord refroidi, elle s'affaisse incontinent & tombe sur soi. Ce mouvement paroît évidemment aux yeux, & moi-même lorsque ci-devant je faisois la Medecine dans les camps ou auprés des camps, je l'ai observé tres souvent dans des playes de tête, où étant contraint, pour les guerir, de couper & enlever des portions d'os & des meninges, la substance du cerveau demeuroit nuë & à découvert ; car je remarquois à l'œil que selon qu'au poignet le battement étoit grand ou petit, rare ou prompt, le battement dans le cerveau avoit la même frequence ou lenteur, & enfin la même regle de mouvement ; & si par sincope le battement cessoit au poignet, le mouvement de-même cessoit entiérement dans le cerveau, aussi bien que dans le reste des parties le mouvement animal, qui sur le champ & au même instant s'abolissoit généralement par tout. Que si le malade revénoit à soi, le mouvement du cerveau revénoit à même tems avec le battement du cœur & des artères, & il répondoit absolument au mouvement du cœur. Ce qui est un témoignage certain que le cerveau ne se meut pas de soi ; mais que par accident il est mû par le cœur, & que c'est par l'impulsion seule de ce dernier que les esprits animaux s'écoulent dans la moële & dans les nerfs. De plus, que ce n'est pas par les esprits animaux, qui du cerveau s'écoulent dans

dans le cœur, que ce viscère-ci se meut, puisqu'il faudroit nécessairement que ce mouvement du cerveau précédât & causât cét écoulement. Or si le premier mouvement du cœur précède celui du cerveau, il est hors de doute qu'il ne peut pas lui même être produit par les esprits animaux qui n'influent qu'aprés ce premier mouvement. Voyez sur ce sujet *le chap. 2. du liv.7.* Enfin, la raison enseigne que le cerveau ne peut pas se mouvoir de soi, puisque pour qu'en une partie il se fasse un mouvement de constriction & de dilatation, il faut nécessairement qu'il y ait en elle des muscles, ou du moins des fibres tres fortes, qui puissent se resserrer & se retirer en elles mêmes; cependant le cerveau n'a ni l'un ni l'autre : Et ainsi on voit de toutes parts qu'il ne se meut pas par soi même, ou par un mouvement qui lui soit propre, mais que par accident il est mû par le cœur.

On forme ici une autre question, sçavoir, si ce mouvement du cerveau correspond absolument à celui du cœur, c'est à dire si ces deux viscères se meuvent dans le même tems, & instant, & d'une égale maniére. L'opinion de Colombus est que le mouvement du cerveau répond exactement à celui du cœur, que tous deux se gonflent ensemble, & qu'ils tombent ou s'affaissent de même. Si Colombus avoit dit cela du cerveau & des artères, il auroit parlé juste; mais à l'égard du mouvement du cœur, cela ne peut point être veritable : Car lorsque le cœur se resserre, & qu'il s'affaisse, les artères s'enflent par le sang qui est poussé avec impetuosité en elles, & à mesure qu'elles s'enflent le cerveau se dilate; donc il se dilate avec les artères au moment que le cœur se resserre & s'affaisse; & par consequent aussi il s'affaisse lui-même au même instant que le cœur se dilate. Et ainsi Riolan *en son antropogr. liv.7. ch. 1.* juge bien mieux & plus veritablement; que le mouvement du cerveau est contraire à celui du cœur, & que lorsque par la sistole le cerveau est resserré, alors le cœur s'éleve par la diastole.

*Si le cerveau se meut de son propre mouvement.*

On voit de tout cela assés clairement combien le Docte Fernel s'est lourdement trompé, lorsqu'*au 6. liv. de sa patholog. chap. 8.* il parle aprés Galien en ces termes : *Le cerveau se meut d'un mouvement perpetuel & constant, en la maniére du cœur.* Bauhin, Riolan, Mercatus, Sennert, & Plempius sont du même sentiment. Mais Dulaurent *au liv. 10. de son anat. ch.9. & quest. 9.* semble n'admettre pas toute cette opinion, mais seulement la moitié; car il dit que le cerveau se meut, en partie d'un mouvement naturel qui lui est propre, & en partie d'un mouvement étranger, sçavoir des artères. Higmorus nie absolument tout mouvement dans le cerveau, tant accidentel que propre, & il dit que le mouvement que l'on sent & que l'on voit en lui aprés que l'on a enlevé le crane, est un mouvement des membranes, lequel arrive par accident à cause des artères qui aboutissent en elles, & il prouve cela

par

par cette raison principalement, & que la moële de l'épine est immobile, n'a point de battement. Veritablement Higmorus est un Medecin tres habile en Theorie, & tres sçavant Physicien, ( ses doctes écrits témoignent l'un & l'autre, ) mais cependant je ne le crois pas si opiniatrément attaché à son opinion, que s'il lui arrive quelquefois de voir, ( ainsi que je l'ai vû deux & trois fois, & que Plempius *au liv.* 2. *de ses fond. de med.ch.* 6. & Hildanus *cent.* 1. *obs.* 13. rapportent aussi l'avoir vû ) des blessures de cerveau avec perte de substance, & qu'alors il observe le mouvement de sa substance nuë & découverte, il ne passe facilement dans m'a pensée. L'immobilité de la moële allongée ne prouve rien; puisque le cerveau peut se mouvoir ou battre, & les esprits être poussés par ce battement dans la moële, quoique la moële ne se meuve pas manifestement; peut-être aussi que tout ainsi qu'une onde en pousse une autre, de-même les esprits sont-ils poussés par la moële dans les nerfs; En la même maniére que nous voyons qu'il arrive dans les veines, dans lesquelles le sang se meut & s'écoule sans qu'elles battent, quoiqu'elles ne reçoivent ce sang que par le battement des artères; & que ce battement des artères cessant, sur le champ le sang cesse de se mouvoir en elles, ainsi qu'on l'observe tres souvent dans l'ouverture de la veine du bras lorsque la ligature est si forte qu'elle ferme entiérement l'artère, ou lorsque le malade tombe en sincope: car dabord que le battement des artères du bras cesse, il ne s'écoule point de sang par l'ouverture faite à la veine, mais si on lâche la ligature, ou que le malade revienne à soi, & que les artères recommencent à battre, le sang recommence incontinent de couler par la veine. De-même les esprits peuvent être poussés du cerveau, & se mouvoir par la moële sans que la moële se meuve manifestement. Outre cela, qui peut savoir si la moële ne se meut pas de la même maniére que le cerveau ? Pour le savoir avec certitude, il faudroit 1. ouvrir le crane en un animal vivant pour découvrir le cerveau; 2. par des instrumens convenables ouvrir les vertebres, & pareillement découvrir la moële allongée, afin que par l'inspection de l'un & de l'autre, sçavoir du cerveau & de la moële, on pût juger si la moële se meut; mais pendant que cét appareil se feroit, l'animal mourroit avant que l'ouverture fut faite, & ainsi l'animal étant mort, on ne pourroit rien connoître de certain. Cependant Plempius croit par une conjecture assés probable, que la moële a aussi un mouvement, parce qu'elle est comme un apophyse du cerveau; & par cette raison il semble qu'elle doive se mouvoir conjointement avec lui, afin que recevant les esprits animaux en se dilatant, elle puisse les pousser dans les nerfs en se resserrant.

*La nécessité du mouvement du cerveau.*

Quoique le mouvement du cerveau soit accidentel, il est neanmoins tres nécessaire, sçavoir, afin que lorsque ce viscère se dilate, il reçoive des artères le sang arteriel, & que lorsqu'il s'affaisse, il pousse tant les esprits animaux qui ont été faits de ce sang, vers les nerfs, que le residu du sang, dans les sinus & les veines de la dure-mere : ce qui ne pourroit se faire sans ce mouvement.

*Quel organe c'est.* Or le cerveau, ainsi qu'on l'a déja dit, est un organe, dans lequel & par lequel les facultés animales sont excitées par le ministère des esprits animaux qui y sont faits. On traitera amplement de leur génération *au ch.*10. & 11.

*Les siéges des facultés.* Mais comme les facultés animales sont ou sensitives, ou appetitives, ou motrices, on demande ici en quelle partie du cerveau elles ont leurs siéges ? Fernel *au liv.* 5. *de sa pathalog. ch.* 10. dit que la faculté sensitive reside dans les meninges du cerveau, parce qu'elles ont du sentiment, & point de mouvement ; & que la faculté motrice a son siége dans la moële du cerveau, parce qu'elle a du mouvement & point de sentiment. Plempius *au liv.*2. *de ses fond. de med. ch.* 4. refute cette opinion, & enseigne que ces deux facultés s'engendrent, & ont leur siége dans la substance même du cerveau, & que de là elles se communiquent aux autres parties.

Il y a aussi difference d'opinions touchant les facultés principales, qui sont l'imagination, le raisonnement, & la memoire ; sçavoir, si elles se font généralement en toute la substance du cerveau, ou seulement en une seule de ses parties, ou enfin si chacune en particulier se fait en des lieux distincts. Aëtius *serm.*2. *tetrab.* 2. *chap.* 2. & avec lui tous les Sectateurs des Arabes, disent qu'elles ont des siéges distincts ; Ils attribuent à la faculté imaginative, ou fantaisie, la partie anterieure du cerveau ; à la faculté de raisonner, ou la raison, celle du milieu ; & à la memoire celle de derriére ; se fondans sur les raisons suivantes. 1. Qu'il arrive souvent que l'une de ces facultés est blessée, sans que les autres le soient en aucune maniére. 2. Que dans les blessures de la partie de devant du cerveau l'imagination est blessée ; dans celles de la partie du milieu la raison ; & dans celle de la partie de derriére la memoire. D'autres disent que les actions de ces facultés s'exercent par tout le cerveau, qu'elles ne different entr'elles que selon qu'elles agissent, c'est à dire selon la maniére ou raison en laquelle elles operent ; & enfin que le cerveau s'occupe de differente façon envers elles, tant en leur production, que lorsqu'elles agissent. Cette opinion est, comme tres probable, soûtenuë par de tres solides argumens, par Sennert *au liv.* 1. *de ses institut. chap.* 15. & par Plempius *à l'endroit ci-dessus cité.* Comme ils examinent tous deux avec soin & amplement cette question dans les lieux que nous venons de rapporter, on pourra les y lire ; car il seroit trop long d'en faire ici l'examen. L. Mercatus *Tom.* 1. *liv.*1. *quest* 126. semble vouloir en quelque maniére joindre ces deux opinions. Voici comment il s'explique : *Quoique toutes* *les facultés aient*, dit-il, *leur siége généralement en tout le cerveau, il est neanmoins certain que quelques-unes operent plus parfaitement en de certaines cavités qu'en d'autres ; selon qu'en ces cavités les esprits sont plus subtils, plus parfaits, plus élaborés, ou plus disposés à une action qu'à une autre.*

Mais l'experience rend toutes ces opinions tres douteuses ; en sorte qu'on ne peut rien établir de certain, tant à l'égard du siége de ces facultés, que de la maniére dont elles sont exercées: Car il y a plusieurs exemples rapportés par Nicol. Massa, par Carpus, par Fallope, par Vega, par Franç. Arcæus, par Augenius, par Andr. à Cruce, par P. de Marchetis, & par plusieurs autres tres sçavans Praticiens, par lesquels il paroît que souvent en des grandes playes de tête on a coupé & emporté des portions considerables du cerveau, les facultés principales neanmoins restant en leur entier ; cependant il semble que cela ne sçauroit se faire, si veritablement leurs actions se font dans tout le cerveau, ou en quelques-unes seulement de ses parties, puisqu'il n'est pas possible qu'un organe qui doit agir, soit griévement blessé, ou qu'on en enleve quelque portion, sans que ses actions les plus nobles ne soient tres considerablement incommodées. Je rapporterai *au ch. 10. de ce même liv.* une histoire remarquable d'un jeune homme, auquel il étoit survenu dans le cerveau une grande apostême, qui pénétroit dans les ventricules superieurs, & qui neanmoins vequit pendant sept semaines sans aucun trouble d'esprit.

Nous en avons vû ici à Utrech un autre exemple au mois de Janvier 1670. en la servante de Mr. Henri Van Solingen Doct. M. de cette ville, laquelle par malheur fut frapée le 5. de Janvier d'une grosse pierre du poids pour le moins de trente livres, qui du toit d'une maison lui tomba sur la partie superieure droite de la tête ; d'où il s'ensuivit grande fracture, & dépression des os du bregma, & du front aux environs de la suture coronale, & aussi grande lesion du cerveau : Deux jours aprés qu'on eut enlevé quatorze des os qui avoient été rompus, le cerveau commença à pousser en déhors par la playe, & cela peu à peu & à si grande hauteur, qu'au commencement il parût hors du crane, de la grosseur d'un œuf de pigeon, ensuite d'un œuf de poule, & enfin d'un œuf d'oye. Enfin cette portion se sépara de soi-même avec grande puanteur. Quelque tems aprés le cerveau répoussa de nouveau en déhors, & ainsi à diverses fois il en tomba quelques portions ; en sorte que pendant le tems qu'on traita la malade, il s'en sépara pour le moins la grosseur d'un poing de substance pourrie. La malade vequit en cét état jusques au trente-sixiéme jour, sçavoir jusques au dixiéme de Fevrier, auquel jour elle mourut : & pendant tout ce tems-là elle eut l'esprit sain, & les actions animales principales se faisoient parfaitement, quoique tout le côté gauche, sur lequel la pierre n'étoit pas tombée, fut devénuë paralitique dés le

*Observation.*

coup reçû, & que la malade eut été saisie deux & trois fois de convulsions & de sanglots. Aprés sa mort le crane aiant été enlevé, on trouva en la partie droite du cerveau une grande cavité (à cause de la séparation & expulsion de substance qui s'étoit faite par la playe,) laquelle, avec la pourriture, s'étendoit le long du ventricule superieur de ce même côté, & passoit aussi du troisiéme ventricule, ou moyen, jusques à l'os sphenoïde. Outre Mr. H. Van Solingen & moi qui fûmes chargés de cette cure, il y eut encore Mrs. Henri Gesselius, Lambert Velthusius, P. Vassenaër, & Andr. Gentnan D. Med. & Practiciens qui y assisterent ; & de plus Everhard à Sypesteyn, Cornel. à Pylsuveert, & deux ou trois autres Chirurgiens. Ce cas memorable fait assés voir, combien est douteux tout ce qu'on dit vulgairement des siéges des principales facultés animales, soit qu'on les attribuë généralement à tout le cerveau, ou seulement à des lieux distincts : puisque cette malade a demeuré pendant trente-six jours en vie sans aucun trouble des actions de l'ame, & que ni la grande pourriture du cerveau, ni la séparation qui en a été faite de plus de la grosseur d'un poingt, aient empêché que ces actions ne se soient faites pendant tout ce tems-là.

Mais tout ce qu'on vient de dire de la lésion du cerveau, paroîtra peu de chose si on le compare avec ce que Theodore Kerckringius *en sa 6. observ. anat.* rapporte d'une suppression entiére de tout le cerveau. En éfet, il écrit qu'aiant, en un enfant de cinq mois & demi, mort d'hidrocephale, coupé & enlevé le crane dont les sutures étoient extrêmement entr'ouvertes, il n'avoit du tout point trouvé de cerveau, mais seulement en sa place, de l'eau mucilagineuse, & il ajoûte qu'aucun Anatomiste jusques à lui, n'avoit encore ni vû ni observé rien de semblable. Mais quoi qu'il croye être le premier qui ait fait cette remarque, neanmoins plusieurs années auparavant Zacutus Lusitanus avoit écrit quelque chose de pareil *en sa pract. admirab. liv.1. obs. 5.* d'un enfant gueri d'une grande playe de tête, avec perte d'une portion de la substance du cerveau, & à qui trois ans aprés étant survenu une hidrocephale dont il mourut, on trouva dans le crane, aprés qu'on l'eut ouvert, en place de cerveau, une eau tres claire, de bonne odeur, & qui parût insipide au goût. Samuël Costerus *en son Ep. à Nic. Fontanus à la p.13. de ses consult. & de ses répons.* rapporte aussi quelque chose de semblable, d'un enfant né sans cerveau, en la place duquel on trouva une eau transparente. Fontanus & Carpus asśurent avoir vû cét enfant le 26. Decemb. de l'année 1629. Où est-ce, qu'en ces enfans ont été faits les esprits animaux ? où à été le siége des facultés principales, & du sens commun ? Il faut répondre que cette observation contient un erreur manifeste, causée par le peu d'exactitude de Kerckringius, de Zacutus, de Costerus, & des autres observateurs. Car en *premier lieu*, le cerveau a pû ne pas entiérement manquer, ainsi qu'ils ont crû, mais être tellement ramolli par l'abondance du serum, qu'il a paru n'être qu'un mucilage ; d'où vient qu'il ne s'y est engendré que tres peu d'esprits animaux, & que les actions des facultés principales ne s'y sont faites que tres foiblement à cause de l'ineptitude de l'organe, (ainsi qu'il arrive dans l'embrion, dans lequel au commencement le cerveau est pareillement mucilagineux en forme de blanc d'œuf ; mais neanmoins il ne manque pas,) & qu'enfin c'est ainsi que ces enfans étoient morts. En *second lieu*, Kerckringius, Zacutus, & Costerus, ont pû pour s'être peut-être trop hâtés en régardant, n'avoir pas observé assés exactement s'il ne restoit rien du tout de la substance solide du cerveau, par quoi les actions dont on vient de parler, auront pû être faites. Vesal *en son anat. liv.*1. *ch.* 5. trouva neuf livres de serosités dans les ventricules du cerveau d'un certain hydrocephalique qui à raison de cette excessive quantité & de la distension étoit reduit en sa partie d'en haut presqu'à la simple épaisseur d'une membrane ; mais cependant le cervelet, toute la base du cerveau, & aussi les productions des nerfs, étoient en leur état naturel. Ainsi il est hors de doute que dans ces hydrocephaliques de Kerckringius, & des autres, le cerveau a été en sa partie d'en haut tres distendu, tres mince, & tres mol, & ainsi ne regardant ni sa base, ni le cervelet, ils ont jugé & conclu avec trop de précipitation, que tout le viscère manquoit entiérement. Outre cela, ce que Kerckringius à l'endroit cité ajoûte pour confirmer son opinion, sur le rapport d'un boucher ignorant, & qui ne merite pas qu'on le croye, de certaines brebis stupides, qu'on avoit trouvées entiérement sans cerveau, est une pure fable, à laquelle il ne devoit pas ajoûter foi ; puisque parmi les animaux qui sont produits vivans, ceux qui naissent sans cerveau, ne peuvent pas vivre ; & que plus, au commencement de leur formation leur cœur & leur cerveau se perfectionnent-ils, & aussi plus, & plûtôt toutes les parties de leurs corps prennent-elles leur accroissement, plus aussi leurs actions, tant les naturelles que les animales, se perfectionnent-elles de plus en plus. Ainsi ces observations de Kerckringius, de Zacutus, & de Costerus ne montrent pas entiérement, ni suffisamment, que les fonctions animales se puissent faire sans cerveau, ni non plus que l'homme puisse vivre sans ce viscère ; quoiqu'eux mêmes, seduits par leur propre erreur, veüillent le faire croire aux autres ; mais cependant on demeure toûjours dans les tenebres, soit touchant les siéges des fonctions animales, soit touchant leur maniére d'agir.

*Constitution extraordinaire du cerveau.*

La constitution extraordinaire observée dans le cerveau d'un bœuf, dont Bauschius rapporte l'histoire merveilleuse *en son Journ. de Medecine & de Physiq. d'Allemag. tom.* 1. *obs.* 130. laquelle il a tirée de Jacob de Nigroponte, rend encore ces tenebres plus épaisses. Il écrit que les Moines de S. Benoist entreprirent de faire engraisser un bœuf à Padoüe; mais comme il n'engraissoit pas, quoiqu'il mangeât beaucoup & avidement, ils le firent tuër, dans le dessein de rechercher la cause de cette maigreur; & ensuite la dissection en fut faite en presence de plusieurs personnes par Sebastien Scarabeccius Professeur de Padoüe: *Comme l'on fut*, dit-il, *parvenu au cerveau, on le trouva tout en forme de pierre. Chacun s'en étonnant, on crût dabord qu'il s'étoit gélé par la force du grand froid qu'il faisoit alors. Ils mirent donc toute la tête dans un chauderon sur le feu avec de l'eau, & la firent cuire pendant assés long tems; mais quelque long tems qu'ils la fissent boüillir, il trouverent le cerveau dur comme auparavant, & ils ne purent jamais le tirer hors du crane.* Il ajoûte enfin aprés cette histoire deux doutes. *Il se forme de là*, dit-il, *un premier doute imperceptible, sçavoir; s'il est vrai que le cerveau soit le principe des fonctions animales, & du mouvement & du sentiment, & que ce cerveau-ci se soit petrifié comme on le suppose; comment est-ce que la faculté aura pû influër pour le mouvement, & le sentiment du bœuf, & faire naître en lui la faim qui l'excitoit à manger. 2. Pourquoi est-ce que ce bœuf aiant mangé avec faim, n'est pas neanmoins devénu gras?* Cét autre cerveau que l'on vit dans un bœuf de Suede, & que Bartholin a décrit *en son histoire Anatom. Centur. 6. hist.* 91. lequel étoit tout converti en pierre, percée de plusieurs petits trous, & que l'on garde encore aujourd'hui dans les Terres du Comte d'Oxenstiern où ce bœuf fut tué, n'est pas moins surprenant. Certes de semblables observations nous donnent lieu de douter encore un peu, & de suspendre nôtre jugement touchant les siéges des fonctions animales, & la maniére dont elles agissent, jusques à ce que quelqu'autre découverte plus évidente & plus certaine nous donne plus de jour.

*Sa noblesse.* Les actions du cerveau démontrent qu'il est un viscère tres noble, lequel conjointement avec le cœur tient le premier rang & l'empire de tout le corps: Car il est le seul & l'unique organe dans lequel & par lequel se font les esprits animaux, qui sont si nécessaires, que sans eux, ni on ne peut vivre, ni il ne se peut faire aucune des actions animales, quelle qu'elle soit, & elles mêmes dépendent & viennent toutes de lui comme de leur source: D'où l'on voit, que ses blessures sont tres dangereuses, & que c'est avec justice qu'Hipocrate a prononcé, que les playes qui pénètrent dans les ventricules, sont mortelles; même toutes ses blessures, quelque petites qu'elles soient, doivent être considerées comme tres dangereuses, & mortelles. Car quoique dans la guerison des playes de cerveau, il arrive quelquefois des monstres, (pour parler au langage d'Averrhoës,) & que quelques-uns, en qui une portion considerable des meninges & de la substance du cerveau a été emportée par des blessures, en soient heureusement gueris, (ainsi que je l'ai vû moi-même quelquefois, que Schenckius, par le témoignage de plusieurs Auteurs qu'il rapporte, le confirme, aussi-bien que Hildanus *Cent.* 1. *observat.* 13. & 14. & Marchetis *dans ses observat. Medic. Chirurg.* chacun par quatre histoires de semblables maladies qu'ils ont heureusement gueries, & qu'enfin Alexand. Benedictus *au liv.* 4. *de son Anatom. chap.* 14. & Valeriola *au liv.* 4. *observat.* 9. & 10. & Zacutus Lusitanus *en sa Pratiq. admir. liv.* 1. *observ.* 9. rapportent plusieurs autres histoires rares & curieuses sur ce sujet, neanmoins la plus grande partie a coûtume de mourir pour la moindre blessure des meninges, ou du cerveau; & il arrive rarement qu'il en échape quelqu'un.

*Des serpens engendrés dans le cerveau.*

Il faut il ici remarquer en passant ce que Pline écrit *au liv.* 10. *de son hist. natur. ch.* 66. sçavoir que de la pourriture du cerveau humain il s'en engendre des serpens. Plutarque rapporte un exemple de cela *dans la vie de Cleomene*, lequel, ainsi qu'il dit, aiant été pendu à un gibet par l'ordre de Ptolomée, on apperçût quelques jours aprés un grand serpent entortillé autour de sa tête, que les sçavans de ce tems disoient être né de la moële de son cerveau, à mesure qu'elle pourrissoit; & c'est ainsi qu'ils expliquoient une chose qui paroissoit admirable & étonante à plusieurs. Rolfincius rapporte aussi, aprés le Theologien Gerardus, l'histoire d'un certain Gentil'homme, dans le cadavre duquel aiant été tiré, un mois aprés sa mort, de la fosse où il avoit été inhumé, on trouva deux grands serpens qui sortoient des coings de ses yeux pleins de pourriture. Certainement il semble que par cette génération d'un serpent dans un cadavre humain, la nature veüille démontrer comme avec le doigt, qu'il est l'autheur de toutes nos miseres, & de nôtre prompte corruption.

Touchant l'office ou l'action du cerveau, voyez *le ch.*10.

## CHAPITRE VI.

### *Du corps Calleux, du Septum lucidum, des trois Ventricules, du Plexus Choroïde, de la Voute, des Nates, des Têtes, & de la glande Pineale, ou Conarion.*

DAns la démonstration des parties du cerveau, les uns commencent par la partie superieure, les autres par la partie inferieure; Ceux-là suivent l'ancienne méthode de dissequer, ceux-ci la nouvelle. Pour nous, nous ferons nôtre description, premiérement suivant l'ancienne maniére, qui est tres familiére, & ensuite selon la nouvelle, mais briévement.

*Le corps Calleux.* Le cerveau aiant un peu été ouvert, & écarté de part & d'autre en sa partie d'en haut, à l'endroit où il est divisé par la faux, qui est entre-deux, on voit au dessous de la division le CORPS CALLEUX, que d'autres appellent PSALLOÏDE, & que les Anatomistes disent communément être la portion du cerveau la plus solide & la plus dure, quoique neanmoins il semble qu'elle soit égale aux autres parties interieures en mollesse, & en blancheur. Or le corps calleux n'est pas un corps particulier ajoûté au cerveau ; mais seulement la jonction & connexion des deux côtés de ce viscère, ou plûtôt une continuation de sa substance. Willis dit qu'il a remarqué en ce corps, coupé selon sa longueur, plusieurs canelures en lignes obliques, dont il donne la description & représentation *en son anat. du cerveau.* Malpighius *en son Epitr. à Fracassatus*, dit aussi avoir observé par le moyen du microscope, ces canelûres, ou fibres, & qu'elles sont si évidentes dans les cerveaux des poissons, que si on les regarde en travers au grand jour, elles representent un peigne d'ivoire, & l'on voit les petits vaisseaux sanguins qui sont entr'elles.

*Le Septum lucidum.* La partie basse du corps calleux forme le SEPTUM ou SPECULUM LUCIDUM, & LA VOUTE ; & les deux ventricules superieurs sont à ses côtés.

Il y a deux veines considerables qui s'étendent sur le corps calleux, une de chaque côté, lesquelles vont s'ouvrir dans le quatriéme sinus. Plusieurs petits vaisseaux de la pie-mere versent le sang qu'ils portent, dans ces veines ; pour de là être déchargé dans le sinus dont on vient de parler.

*L'ouverture du septum lucidum.* Franc. de le Boë Sylvius *med* 4. *thes.* 13. décrit une certaine ouverture nouvelle, qu'il a remarquée dans le septum. *Nous avons remarqué*, dit-il, *que le corps calleux, là où il commence à s'attenuer en ce qu'on appelle Septum lucidum, a une petite ouverture, & que ce septum, quoique tres délié, se divise quelquefois en deux parties, ce que nous avons observé avec admiration il y a environ un an, & nous en avons déja quelquefois fait la démonstration.*

*Les ventricules.* Il y a plusieurs cellules dans le cerveau, qui se communiquent les unes aux autres : Car quoique les cavités contenuës en ce noble viscère soient continues ; neanmoins dautant qu'au premier aspect elles semblent être séparées, & que leur continuité ne se fait que par des conduits tres étroits, les Anatomistes les ont pour ces raisons divisées en quatre VENTRICULES, ou SINUS, que Galien appelle κοιλίας, de trois desquels nous parlerons *en ce chapitre-ci* ; le quatriéme est commun au cerveau & à la moële allongée, & nous en parlerons *au chap. suivant.* Ils sont tous revétus interieurement d'une membrane tres mince, à laquelle Erastus *en la part.* 4. *de sa disp. cont. Paracels.* attribuë, non sans raison, quelque sentiment, quoique grossier & obscur.

*Les deux* Le cerveau aiant été enlevé jusques au corps calleux, les deux VENTRICULES

VENTRICULES SUPERIEURS se presentent dabord à la vûë. On les appellent communément ANTERIEURS, & quelques-uns les nomment LATERAUX; L'un est à droite, & l'autre à gauche. *Ventricules superieurs.*

Ils ressemblent en quelque façon à une lune en son croissant; & environ dans le milieu, là où ils se joignent presque, ils sont distingués l'un de l'autre par un entre-deux qui est de même substance que le cerveau, & tres blanc; ( Selon l'observation de Malpighius, cét entre-deux a des fibres droites qui s'étendent en long, depuis le devant jusques au derriére, ) & qui, si on l'approche de la lumiére, est transparent: C'est pourquoi on l'appelle SEPTUM LUCIDUM, & selon quelques-uns SPECULUM.

Ces ventricules sont égaux entr'eux quant à leur forme & leurs usages; mais plus vastes & plus longs que les autres, & couverts de toutes parts d'une membrane tres déliée, de laquelle la face interieure des autres deux ventricules est aussi revétuë, ainsi qu'on a déja dit.

Ils s'étrecissent tant soit peu en leur partie d'en haut, depuis leur principe qui est assés large & obtus, jusques vers le troisiéme ventricule; & de chaque côté ils descendent par un conduit assés large ( Ce conduit dans le cerveau d'un veau peut admettre une plume d'oye, dans l'homme il est beaucoup plus étroit ) dans les productions papillaires; c'est par cette voye que la pituite qui s'est ramassée dans les ventricules, est déchargée par l'os ethmoïde, dans les narines, & au palais. Quoique plusieurs des nouveaux Anatomistes n'aient pas observé ces voyes, & que quelques-uns d'entr'eux s'en soient attribué la premiére découverte, neanmoins Galien les décrit par un discours assés long *au liv. 8. de l'usag. des part. ch. 6.* *Leur conduit jusques aux narines.*

En la partie de derriére ils s'étendent plus en rond, & se recourbent en maniére de faux, & en cét état ils se portent vers le bas à la base du cerveau, & vont finir prés de l'origine des nerfs optiques; auquel endroit il entre en chacun d'eux un rameau de l'artère carotide, qui y forme le plexus choroïde. *Les conduits aux narines.*

En la partie inferieure & posterieure de ces ventricules, là où ils se reflechissent vers le devant, au milieu du cerveau, & au dessous du corps calleux on voit la VOUTE, laquelle est commune aux deux parties du cerveau, convexe au déhors, & concave en dedans, formée de la substance blanche medullaire du cerveau, aiant des fibres qui panchent vers les côtés, & étant couverte d'une membrane tres déliée. On l'appelle aussi TORTUE, par la raison qu'il semble qu'en la maniére des tortuës, ou des voutes dans les bâtimens, elles soûtient toute la masse du cerveau qui est appuyée dessus, & cela afin que le troisiéme ventricule n'en soit pas comprimé. *La Voute.*

Sa figure est triangulaire, large sur son siége de derriére, finissant en pointe sur le devant; & ainsi en la maniére d'un trépied, elle soûtient la substance du cerveau comme sur trois piliers, ou jambes; dont les deux de derriére s'étendent en bas vers la base du cerveau, & embrassent la racine de la moële de l'épine sur les côtés, & ainsi par un conduit recourbé ils désignent des deux côtés le sinus inferieur des ventricules anterieurs. Le troisiéme ventricule, qui est entre les anterieurs, & qui est continu par le déhors au septum lucidum, & uni sur le devant à la substance du cerveau, est tellement adhérent à la racine des narines, qu'il semble qu'il prenne de là son origine. Voyez sur ce sujet plusieurs choses *au ch. 8. dans l'hist. des nerfs optiques.*

*Les pieds d'Hipocampus.*

Dépuis les jambes ou piliers de derriére de la voute jusques à celle de devant, en tout son espace du milieu, elle n'est point attachée au cerveau; mais elle est libre. Hipocrate appelle les jambes de derriére *Pieds d'Hippocampus.* Riolan aprés Arantius croit qu'elle sont des rejettons du nerf optique, recourbés vers le haut, que c'est d'elles d'où, comme de leur source, viennent les esprits optiques, & qu'elles vont ensuite se réünir sur le devant, pour faire au dedans du cerveau la réünion ou unité des especes visibles.

*Le plexus choroïde.*

On voit dans ces deux ventricules anterieurs LE PLEXUS CHOROÏDE; qui est un certain tissu beau & admirable, formé tant d'une membrane tres déliée produite par la pie-mere, que de plusieurs petites glandes, & de petits rameaux de vaisseaux répliés & entrelassés entr'eux en differentes maniéres, lesquels viennent des rejettons de l'artère carotide, (quelques-uns croient qu'il s'y mêle aussi des petits rameaux de l'artère cervicale.) Nous avons vû deux & trois fois qu'à ces petites arterioles il se mêle, selon toute la longueur du plexus, une petite veine tres manifeste, (qui d'ailleurs est peu souvent visible, quoiqu'il soit vraisemblable qu'elle y est toûjours) laquelle, dans le troisiéme ventricule, verse son sang dans la veine qui en cét endroit-là est toûjours dans le milieu du plexus, & qui va se décharger dans le quatriéme sinus, & ainsi elle lui est continuë. Bauhin, avec plusieurs autres, dit, neanmoins contre la raison & l'experience, qu'il s'y entre-mêle aussi un rejetton du quatriéme sinus. Riolan *dans ses animadv. sur Bauhin*, écrit que ce plexus est composé seulement de veines, sans aucun mélange d'artères; comme au contraire, il croit que le rêts admirable n'est formé que de seules artères: quoique neanmoins l'un & l'autre soient principalement composés d'artères, & qu'ils aient tres peu de veines en sorte que quelques-uns ont par cette raison-là absolument douté s'il s'y mêle aucune veine.

*Son origine & son cours.*

Ce plexus prend son origine de la partie inferieure & posterieure de ces ventricules, dans laquelle il entre de chaque côté un rameau de l'artère carotide, lequel aprés avoir fait le rêts admirable (nous en parlerons *au ch. 8.*) à l'entour de la glande pituitaire, s'éleve vers le haut, envelopé d'une membrane tres déliée, & entre dans ces ventriides, où s'étant divisé en une infinité de petits rameaux, il forme ce plexus-ci, épandu par les ventricules dont nous venons de parler. Or aprés que ce plexus est parvenu aux tuberosités anterieures des ventricules, il passe de chaque côté, environ vers la jambe anterieure de la voute, dans le troisiéme ventricule, aux côtés duquel, aussi-bien qu'à la substance même de la voute, située sur ce ventricule, il s'attache de toutes parts par des petits rameaux tres déliés, lesquels il envoye ensuite dans la substance medullaire du cerveau. La liaison & l'entrée de ces petits rameaux paroît dabord aux yeux, lorsqu'élevant doucement la voute, on l'a fait reflechir vers le haut, & ainsi on découvre le troisiéme ventricule.

*L'usage de ce plexus.* C'est par ce plexus qu'est apporté le sang arteriel destiné pour la confection des esprits animaux, ( non pas neanmoins généralement tout, car la plus grande partie est apportée par une infinité de petits vaisseaux de l'écorce, ainsi qu'on a dit *au chap. précédent*, ) duquel sang par le moyen de certaines glandes extrêmement petites, souvent même presqu'invisibles, ( Une fois au mois de Novembre de l'année 1666. je trouvai en un cadavre humain, & j'en fis la demonstration en public, dans l'un & l'autre des ventricules superieurs, une glande tres apparente, située directement au milieu de ce plexus, laquelle étoit de la grosseur d'un gros pois ; mais plus tendre & plus molle : Et de-même il n'y a pas long-tems qu'en un autre cadavre humain je trouvai & démontrai un tres grand nombre de ces sortes de glandes assés grosses, pleines & gonflées d'une humeur aqueuse, & situées dans ce plexus suivant toute sa longueur, ) & entre-mêlées aux arterioles de ce plexus, se fait la séparation de la partie la plus sereuse, inutile de soi pour la confection des esprits, laquelle se ramasse dans les ventricules, non pas comme un excrement absolument inutile, ainsi que plusieurs l'ont crû jusques à present ; mais comme une humeur nécessaire qui doit en ce même endroit être preparée en une certaine liqueur, pareillement tres nécessaire, dont voici le triple usage.

I. Afin que par sa froideur elle tempere tant soit peu la ferveur du sang qui passe par ce plexus ; (car le plexus nage en cette liqueur, ) & qu'ainsi elle le prépare pour la confection des esprits animaux.

II. Afin que s'écoulant aux glandes de la bouche, & aux amigdales, elle humecte continuellement le larinx, & l'ésophage.

III. Afin que dans la bouche, ( dans laquelle conjointement avec la liqueur qui y aborde par les conduits salivaux, elle compose la salive, ) & dans le ventricule elle se mêle avec les alimens aprés qu'ils ont été mâchés, & qu'elle facilite leur coction par une fermentation particuliére : en la même maniére que la lymphe, qui du foye & des glandes va par les vaisseaux lymphatiques aux conduits chyliferes, y prépare d'une maniére specifique le chyle auquel elle se mêle, afin qu'arrivant ainsi préparé au cœur, il puisse y être facilement dilaté & changé en sang.

Mais lorsque par trop de rafraichissement du cerveau, ou par quelqu'autre foiblesse de ce viscère, cette liqueur n'est pas suffisamment préparée, alors devenant cruë & visqueuse, elle se ramasse en grande quantité dans les ventricules, d'où elle se porte en abondance, non seulement aux parties dont nous venons de parler, mais le plus souvent, comme à raison de ce trop d'épaisseur & de viscosité elle ne peut descendre au larinx par les conduits ordinaires qui se trouvent trop étroits pour lui donner passage, elle se porte par d'autres conduits aux narines, & au palais ; d'où elle est évacuée sous la forme d'excrement crud, que l'on appelle vulgairement *Morve.*

Or que ce soit là le veritable usage de cette liqueur pituiteuse ; cela est constant par plusieurs raisons.

I. Que dans les grandes chaleurs où le cerveau s'échaufe, & se desseche beaucoup, il se fait grande dissipation de cette liqueur ; d'où vient qu'il en tombe peu dans la bouche & au gosier, ce qui le rend extrêmement aride, & cause la soif. Il arrive aussi la même chose par la même raison dans les fiévres ardentes, & dans les autres maladies chaudes.

II. Que dans les desirs ou envies qui surviennent quelquefois de manger d'un aliment de goût agreable que l'on a vû, cette liqueur, conjointement avec la salive qui aborde par les vaisseaux salivaires, ne s'écoule pas moins du cerveau dans la bouche, & à la langue, par les voyes qui se rélâchent alors, que les esprits animaux eux-mêmes, qui pareillement pour lors ont coûtume d'être déterminés par l'ame, & envoyés en abondance en ces parties pour les mouvoir.

III. Que dans ceux qui sont de temperament chaud & sec, en qui la partie sereuse & pituiteuse du sang est en petite quantité, & en qui par consequent il se ramasse peu de la liqueur dont nous parlons, dans les ventricules du cerveau, parce que la coction s'en fait plus parfaitement, & que ses parties les plus subtiles se dissipent tres facilement & tres abondamment, il ne s'évacuë aucun excrement par la bouche, & par les narines, ou du moins tres peu ; la salive même est en tres petite quantité, & la soif est plus grande.

IV. Que dans ceux qui sont de temperament humide, il se fait, dans les ventricules du cerveau, un grand amas de cette liqueur ; d'où vient que la salive coule en grande abondance, & souvent tres cruë dans les glandes de la bouche & du larinx, dans les conduits salivaires, dans la bouche même, & dans le ventricule ; & même quelquefois en si grande quantité, que souvent dans l'espace d'un jour & d'une nuit on en remplit plusieurs bassins, sur tout lorsque le cerveau est accompagné d'intemperie froide & humide : quelquefois aussi descendant en abondance dans le ventricule elle relâche, debilite, & émousse tellement par sa quantité, par sa froideur, & par son humidité les fermens, qu'on en perd l'appetit, & que la coction en est blessée.

V. Que la salive manquant, la deglutition se fait avec difficulté, aussi-bien que la coction dans le ventricule, ainsi qu'on le voit en plusieurs febricitans.

*Le progrés du sang superflu dans le plexus.*

Aprés que cette liqueur sereuse a été séparée du sang arteriel contenu dans ce plexus, & qu'il est passé dans le cerveau & dans la moële une quantité suffisante de ce même sang arteriel pour la confection de l'esprit animal, le sang qui reste dans le plexus, s'écoule dans la veine, (laquelle quelquefois est unique, & quelquefois double,) qui dans le troisiéme ventricule traverse le plexus par le milieu, au dessus de la glande pineale, & par son moyen il est porté dans le grand sinus de la faux, ainsi qu'on l'a dit *au ch.* 4. Galien écrit que cette veine ne prend son origine d'aucune autre veine, parce qu'on n'en voit aucune avec laquelle elle ait union ou jonction. Mais Bauhin croit qu'elle est une production ou rameau du grand sinus, ce qui est une erreur suffisamment détruite par tout ce que nous avons dit de ce sinus *au ch.4. que nous venons cité.*

*Erreur de Rolfincius touchant la cause des catharres.*

Tout cela fait évidémment voir l'erreur de Rolfincius, qui *au liv.6. de ses Differt. anat. ch.* 56. 57. & 58. cherchant par un long discours une nouvelle source des catharres, qui n'eut encore été décrite par personne, & rejettant assés temerairement toutes les opinions des autres Docteurs sur ce sujet, conclud : que les artères carotides fournissent la matiére des catharres. Car, il dit, que ces artères en partie déposent les humeurs pituiteuses dans le rêts admirable, d'où elles montent plus avant dans le plexus choroïde, & dans les ventricules du cerveau; & s'écoulent ensuite dans la glande pituitaire, dans laquelle elles se consument peu à peu; & qu'en partie elles les poussent par un rameau de la branche interieure dans les parties spongieuses des narines, du palais, du gosier, dans toutes les parties de la bouche, & dans les glandes voisines, d'où enfin elles sont jettées déhors comme inutiles : ou si elles péchent en quantité, en qualité, ou en la maniére d'être évacuées, soit eu égard au lieu, soit au tems, alors il s'en engendre les catharres. Mais ce sçavant homme semble n'avoir pas consideré combien les humeurs pituiteuses bouchent facilement les pores étroits du rêts admirable extrêmement délicat, & ceux du plexus, & combien il s'ensuivroit de là de maladies tres fâcheuses, l'apoplexie, les catharres, la léthargie, le cataphora, &c. ausquelles on seroit tres souvent exposé, si cette proposition étoit veritable. Il ne prend pas garde non plus que les artères portent le sang également à toutes les parties du corps, sans aucun choix ; & que des parties dont le sang est composé, les bilieuses ne vont pas déterminément & specialement au foye, les mélancholiques à la rate, & les pituiteuses à la tête, (ainsi qu'il dit qu'il arrive) puisque les artères ne sont pas doüées de jugement pour faire ce choix, qu'elles n'ont pas la faculté de faire des séparations, & qu'enfin ces viscères n'ont pas non plus la vertu ou la force d'attirer à soi ces humeurs : mais que les divers changemens d'un seul & même sang, & la séparation des petites particules, se font selon la diversité tant des glandes, que de la conformation, & de la nature des parties dans lesquelles le sang s'écoule. Cét autheur rapporte au même endroit beaucoup de choses pour prouver son opinion ; mais elles sont si contraires à la raison & à l'experience, qu'il n'est pas nécessaire de les refuter.

*Le troisiéme Ventricule ou le moyē*

La Voute étant renversée en arriére, on voit le TROISIE'ME VENTRICULE, c'est à dire le MOYEN ; lequel est le concours des deux ventricules superieurs, ou anterieurs, formé comme dans le centre de la moële du cerveau. Il y a en ce ventricule plusieurs choses à considerer.

*Le conduit qui va à l'entonnoir.*

I. Deux conduits : dont le *premier* par une production tres apparente (que Vesling appelle *Vulve*,) descend en bas dans l'entonnoir, & à la glande pituitaire. On dit communément (neanmoins mal à propos, & sans fondement ; ainsi que nous l'enseignerons *au chap.* 8. *suivant*,) que c'est par ce conduit que s'évacuent les excremens du cerveau. L'autre que l'on appelle *Anus*, ou *le trou de l'Anus*, passe dans le quatriéme ventricule, & n'est rien autre qu'un trou formé par la jonction ou contact des monticules, ou corps canelés, & des deux eminences appellées *Nates* & *Têtes*. Sylvius appelle ce canal, revétu d'une membrane tres déliée, ALVEUS.

II. Deux monticules ou productions, & allongemens considerables qui paroissent élevés ; dont la substance est comme composée de plusieurs fibres, ou canelures ; ce qui a donné lieu à quelques-uns de les appeller, *Corps canelés.* Ces corps forment la partie superieure de devant la moële allongée, (à quoi plusieurs qui ne croyent pas qu'ils soient une partie de la moëlle, mais du cerveau, ne font pas reflexion,) laquelle est jointe au cerveau & à la moële ; mais ils ont une substance particuliére, comme apposée & couchée sur la moëlle ; à laquelle neanmoins elle est unie & continuë, revétuë d'une membrane, à la verité tres blanche au déhors, mais interieurement fibreuse, moins blanche & plus poreuse que le reste de la moële. Or cette partie semble servir specialement pour le sens de la vûë (dans lequel il paroît quelque chose de divin,) & c'est d'elle que sortent les nerfs optiques, (ainsi que nous enseignerons amplement *au chap.* 8.) d'où vient que Galien appelle ces monticules COUCHES DES NERFS OPTIques. (Quelques-uns croyent, mais sans fondement, que par *Couches* on doit entendre les deux jambes ou piliers de derriére de la voute;) & Riolan *en ses animadvers. sur Bauhin*, reprend Bauhin de ce qu'il écrit que tous les nerfs au dedans du crane prennent leur origine de la moële de l'épine, quoique neanmoins les nerfs optiques se roulent autour de leurs propres couches. Parquoi il témoigne suffisamment que ces monticules ont leur substance en quelque maniére differente du reste de la moële, & qu'ils ne servent qu'aux seuls yeux. Mais cependant, c'est mal à propos qu'il reprend Bauhin de ce qu'il écrit que tous les nerfs viennent de la moële de l'épine; car les couches aussi des nerfs optiques sont, ainsi qu'on a dit ci-devant, la partie d'en haut de la moële, & ainsi les nerfs optiques sortent aussi eux-mêmes de la moële; ce que neanmoins Riolan semble n'avoir pas bien conçû.

III. Les quatre protuberances; dont les superieures, c'est à dire celles de devant, qui sont les plus grandes, sont, à raison de je ne sçai qu'elle ressemblance, appellées NATES; entre lesquelles & les protuberances canelées, on voit la fente que Colombus appelle VULVE, laquelle contient le trou de l'anus. Les inferieures, qui sont les plus petites, sont appellées TETES. Elles sont comme deux Epiphises ou prominences abaissées, fortement attachées & continuës par dessous aux nates. Cette difference neanmoins de grandeur entre les Nates & les Têtes, a plus lieu dans les brutes que dans l'homme, dans qui tres souvent ces quatre protuberances sont égales entr'elles.

*Nates.*

*Têtes.*

Or ces quatre protuberances, conjointement avec les protuberances canelées, situées au dessus, sont les commencemens de la moële allongée, continus par en bas au cerveau, par en haut & sur les côtés revêtus d'une membrane tres-déliée couverte de la pie-mere, & aiant une substance composée d'une infinité de petites fibrilles, ainsi qu'on le voit par le microscope.

*Les commencemens de la moële allongée.*

A l'égard des protuberances, il faut remarquer que quoiqu'elles soient couvertes d'une membrane tres blanche, au dedans neanmoins elles ont une substance toute particuliére, canelée, fibreuse, comme composée de longs filamens, (ces canelures ou fibrilles, desquelles aussi la substance du cerveau & du reste de la moële est composée, sont ici beaucoup plus visibles qu'ailleurs,) moins blanchâtre que le reste de la moële; (en sorte qu'en cet état elle semble être comme une partie particuliére, & differente des autres;) unie & composée sur la partie superieure du commencement de la moële, & se continuant avec la moële du cerveau. L'usage de ces deux protuberances est de servir au plus noble des sens, sçavoir à la vûë, parce qu'il n'y a que les nerfs visuels seuls qui en sortent; de quoi voyez plus amplement *au chap.* 8.

*La glande Pineale.* IV. La Glande qui est située entre les têtes & l'anus, directement au trou de l'anus qui conduit au quatriéme ventricule, est appellée par les Grecs κονάριον, parce qu'elle est de figure conique, & par les Latins *Glandula pinealis*, GLANDE PINEALE, parce qu'elle ressemble en quelque maniére à une pomme de pin. Quelques-uns la nomment PENIS DU CERVEAU.

Cette glande est tres petite dans l'homme, & beaucoup plus grande dans la brebis, & dans le veau.

Elle est composée d'une substance durette, qui neanmoins se flétrit dabord, & qui dans les cadavres humains un peu anciens se fond, & est a peine visible. Elle est envelopée d'une membrane déliée tirant sur le jaune, ou le cendré.

Elle est oblongue, regardant par sa pointe vers le haut, ou plûtôt vers le dedans ; & par sa base, elle s'appuye sur la substance du cerveau.

En haut elle est couverte par le plexus choroïde, & par la veine qui passe dans le milieu de ce plexus ; & dans l'homme elle leur est si fortement attachée, qu'en les arrachant on l'entraîne facilement ; ce qui vient de ce qu'elle est si peu adhérente à la substance du cerveau, que Bauhin écrit qu'elle ne l'est point du tout, quoique neanmoins il paroisse un peu plus manifestement dans les brutes, qu'elle lui est unie.

Sylvius lui attribuë de certains petits cordons nerveux ; & Warthon dit qu'il entre en elle deux nerfs tres petits, un de chaque côté, lesquels prennent leur origine de la moële de l'épine ; mais il seroit tres-difficile d'en faire la démonstration, & il n'est personne qui juge qu'il y ait des nerfs en cét endroit-là. J'ai neanmoins remarqué en examinant ces parties avec attention, que dans le troisiéme ventricule le plexus choroïde jette de toutes parts dans la substance de la voute, des nates, des têtes, des protuberances canelées, & de la glande pineale, plusieurs petits rameaux d'arterioles tres délicats, semblables à des petites fibrilles blanchâtres ; & qu'ainsi ce plexus est, par le moyen de ces petits rameaux fibreux, par tout adhérent à ces parties : & qu'il verse en leur substance le sang arteriel qui par la préparation qu'il a reçûë en lui, a été en quelque maniére dépoüillé de son serum pituiteux. Ce sont sans doute ces petits rameaux qui ont trompé Sylvius & Warthon, qui, pour ne les avoir pas observés avec assés d'exactitude, les ont pris pour des nerfs ; car ils blanchissent tant soit peu, ainsi que toutes les autres petites arterioles des autres parties ; & on ne voit point en elles de sang, parce qu'il n'y a que la partie subtile, & tres halitueuse du sang qui y passe au travers ; encore est-ce avec beaucoup de précipitation, ne s'y arrêtant point, & les particules les plus épaisses s'écoulant par la veine qui est au milieu du plexus.

Sylvius

Sylvius écrit qu'il a plusieurs fois trouvé en cette glande du sable, & du gravier, & une fois un petit calcul presque rond, de la grosseur de la quatriéme partie d'un poix : tel fut celui que Florent. Schuyl *en sa Preface sur le livre de l'Homme de Descartes*, dit avoir trouvé en cette glande, dont il occupoit plus de la moitié, & cela en presence de plusieurs Etudians, & lequel il remit au fameux Anatomiste D. Van Horne, pour être placé & conservé dans son trésor de choses curieuses & admirable : Voici ce qu'écrit Regn. de Graëf touchant de tels calculs qu'il a aussi trouvés en cette glande. *Nous croyons*, dit-il, *qu'il se forme des calculs dans toutes les glandes du corps, sur tout dans la glande pineale, parce que nous y en avons trouvé plus de vingt fois en des hommes morts de maladie lente, ou de mort violente. Ce qui neanmoins arrive bien plus souvent en France qu'en nôtre Hollande.* Certainement ces sortes de calculs incommoderoient beaucoup les fonctions, que plusieurs Philosophes nouveaux attribuent aujourd'hui à la glande pineale, quoique neanmoins je ne lise en aucun endroit que les inventeurs de ces calculs aient jamais observé, que les personnes, dans les corps desquels ils ont été trouvés aprés leur mort en cette glande, eussent pendant leur vie souffert aucune incommodité ou affoiblissement des actions animales.

*Du sable, & des calculs trouvés dans cette glande.*

Il y a diverses opinions touchant l'usage de cette glande. Quelques-uns croyent que sa fonction est d'affermir le plexus choroïde. D'autres avec Galien lui attribuent l'usage de valvule pour fermer le trou de l'anus. D'autres renferment dans sa petite & étroite capacité, ainsi que dans une cassette, l'ame même, ( peut-être de crainte que, comme errante & vagabonde, elle ne se portât & ne courut par les détours infinis du corps de l'homme, & qu'il n'arrivât quelquefois qu'elle se méconnut, & s'oubliât en quelqu'endroit, en sorte que dans une néceffité qu'on auroit besoin d'elle, on ne la trouvât pas à la maison. ) Ainsi ils s'imaginent qu'étant en elle, comme dans le centre du cerveau, elle y ramasse, reçoit, & juge des idées qui viennent des organes des cinq sens, & aussi que de ce lieu-là elle envoye par tels & tels nerfs, les esprits animaux en telles & telles parties, suivant qu'elle le détermine; cette derniére opinion est aujourd'hui fortement & opiniâtrément soûtenuë par plusieurs, & combatuë par d'autres. Descartes *en son trait. des passions de l'ame part.* 1. *art.* 31. 32. & 35. accorde bien que l'ame est jointe à tout le corps, mais il dit qu'elle exerce ses fonctions plus specialement & plus immediatement en cette glande qu'en toutes les autres parties. Regius *med. liv.* 1. *ch.* 12. dit qu'elle est l'organe commun à tous les sens, & que c'est en elle seule, & non en aucune autre partie, que l'ame reside. Ainsi aussi Loüis de la Forge *en ses comment. sur le liv. de l'Homm. de Descartes*, dit qu'elle est le principal siége de l'ame, & le veritable organe de l'imagination & du sens com-

*L'usage du Conarion.*

mun ; & que si-bien il s'y engendre quelquefois des calculs, ou même qu'elle devienne toute calcul, cela ne lui nuit point en cette fonction, pourveu que ses pores soient suffisamment grands pour le passage des esprits : Il ajoûte même que quand cette glande manqueroit entiérement, & qu'il ne resteroit que sa place, en laquelle les arterioles du plexus choroïde pourroient se décharger, ( ainsi peut-être qu'il croit que cela arrive dans la premiére formation du cerveau, & dans les têtes de ceux dans lesquels on dit qu'au lieu de cette glande on n'a trouvé qu'un peu d'eau, ) neanmoins ce lieu seul seroit un siége convenable de l'ame, de l'imagination, & du sens commun. Certes Loüis de la Forge pourra par la même raison dire, s'il veut ; que le cœur étant absolument absent, sa place, pourveu seulement qu'elle reste, & qu'en elle les grands vaisseaux puissent se décharger, ne seroit pas moins la source de toutes les actions vitales que si le cœur lui-même y étoit : c'est à dire que l'organe agissant, ou sans lequel l'action ne peut se faire, venant à manquer, le lieu où il dévroit être situé, par cette seule raison que l'esprit & le sang peuvent y passer assés facilement, & qu'il ne contient rien qui leur empêche le passage, seroit seul suffisant pour faire les actions de cét organe. Mais j'avoüe franchement que toutes ces subtilités, plus subtiles que la subtilité même, surpassent mon entendement. ( On peut voir sur ce sujet *le chap.5. précédent vers la fin.* ) Franc. Sylvius de le Boë *en sa* 4. *Disp. med. thes.* 35. soupçonne que dans cette glande il se prépare une certaine humeur ; mais quelle elle est, & quel est son usage, c'est de quoi il doute beaucoup. Enfin Warthon a imaginé une autre opinion, mais tres frivole, touchant l'usage de cette glande ; car il pense qu'elle sert à attirer de certaines humidités excrementeuses, qu'il dit se ramasser dans les eminences ou jambes superieures du principe de la moële de l'épine. Et ainsi l'usage de cette glande est encore incertain. Pour moi qui laisse à un chacun son opinion, je pense que son usage est assés inconnu & obscur, & qu'on n'en peut rien établir que par pure conjecture, & sur des raisonnemens incertains : & ainsi je crois qu'on peut bien donner des loüanges aux speculations ingenieuses des uns & des autres sur cette matiére ; mais qu'on ne doit pas nécessairement les approuver comme le saint Evangile, ou comme les Articles de nôtre foy.

V. Le Plexus choroïde, qui des ventricules superieurs descend dans celui du milieu, s'y déploye plus amplement, & par un tissu plus épais que dans les précédens ; & il a dans son milieu une veine, laquelle étant tantôt unique & droitte, & tantôt & le plus souvent double, ou se divisant en deux rameaux, se porte jusques dans le grand sinus de la faux, dans lequel les petites arterioles du plexus déchargent le sang superflu, pour de là être porté au sinus, ainsi qu'on a déja dit un peu ci-devant. Or ce plexus, ainsi qu'on l'a aussi fait remarquer, envoye plusieurs tres petits rameaux comme autant de petites fibrilles, dans la voute, dans les corps canelés, dans les têtes, & dans les nates, par lesquels il s'attache à eux de tous côtés : & il couvre & envelope tellement toute la glande pineale, qu'on ne sçauroit la voir, sans le rompre, ou l'enlever.

*L'usage des ventricules.* Malpighius *en son Epît. à Fracassat.* croit, aussi-bien que Moëbius, que les ventricules n'ont aucun usage, & qu'ils ont été formés seulement par accident ; (Nous avons rapporté ci-dessus *au commencement du ch. 5.* aprés Loüis de la Forge, en quelle maniére on estime qu'ils sont formés) mais on voit assés par tout ce qui a été dit ci-devant, combien cette opinion est contraire à la verité. Car l'usage des trois ventricules est tres-nécessaire, pour fournir un large & ample passage au plexus choroïde, & l'empêcher d'être comprimé : & aussi pour recevoir & ramasser les humeurs sereuses & pituiteuses, séparées par le moyen de certaines petites glandes, tant de la substance interieure du cerveau, que sur tout des petits vaisseaux du plexus. Nous verrons *au ch.*10. s'il s'engendre des esprits en ces ventricules.

---

## CHAPITRE VII.

### *Du Cervelet, du quatriéme Ventricule, & de la moële alongée.*

*Le Cervelet.* LE CERVELET est renfermé dans la partie de derriére, & d'en bas du crane ; sçavoir dans les grands sinus de l'os de l'occiput. Les Grecs l'appellent παρεγκεφαλὶς, & ἐγκεφάλιον ; & il constituë la seconde partie du cerveau. On le nomme ainsi, comme qui diroit, Petit & particulier cerveau ; car il est beaucoup plus petit que le cerveau même, duquel il est entiérement séparé par les deux meninges, dont il est couvert ; & enfin il est uni & continu de part & d'autre à la moële alongée, n'y aiant qu'un tres petit espace entre deux ; mais en sa partie inferieure moyenne il est joint à la moële de l'épine par l'entremise de la pie-mere ; & afin que le quatriéme ventricule ne demeure pas en cét endroit-là entr'ouvert, il est envelopé de la pie-mere étenduë jusques aux nates.

*Sa figure.* Sa figure est tant soit peu large & applatie, representant assés exactement de part & d'autre, par ses parties laterales, la forme d'un globe assés large.

*Sa grandeur.* Il est beaucoup plus grand dans l'homme que dans les bêtes.

*Sa substance.* Sa substance n'est pas beaucoup differente de celle du cerveau, excepté qu'il semble qu'elle est moins molle, & un peu plus ferme. Elle se divise en une infinité de petites feüilles ou petites lames, qui representent agreablement à la vûë des feüilles & des rameaux d'arbre. Elle est revétuë de la pie-mere, & parsemée de plusieurs petits rameaux capillaires des artères cervicales, dont la moitié, sçavoir l'interieure, est tres blanche ; mais l'exterieure, sçavoir, celle qui envelope, est de couleur plus obscure. Le cervelet reçoit par ces arterioles grande quantité de sang, dont ce qui reste aprés sa nourriture, s'écoule dans les sinus des côtés.

*Les productions vermiculaires.*

Il a DEUX PRODUCTIONS, appellées VERMICULAIRES, composées de plusieurs particules transverses, & comme tortueuses, réünies ensemble par une membrane déliée, en la maniére de ces vers qu'on trouve dans les bois pourris. Celle qui est sur le devant, & qui avance dans le quatriéme ventricule, est tout auprés des nates & des têtes : Celle de derriére ne paroît pas si élevée, & elle aboutit par sa pointe dans la substance du cervelet, où elle se perd. Quelques-uns croyent que dans l'élevation & dans l'abaissement du cervelet ces productions tantôt se distendent & s'allongent, & tantôt se resserrent.

*Le Pont de Varole.*

On voit aux environs de la partie de derriére du tronc de la moële allongée le PONT DE VAROLE, qui en chaque côté est composé de deux productions convexes, ou gibbeuses, & quelquefois de trois, lesquelles s'avancent vers la circonference du quatriéme ventricule. Celles qui sont situées vers la production vermiforme, sont plus grandes ; les autres sont moindres.

Le cervelet n'a aucune cavité, mais seulement en son milieu il a un large sinus, peu profond, que quelques-uns appellent CITERNE, qui fait la partie la plus élevée du quatriéme sinus.

*L'office du Cervelet.*

Dautant que la substance du cervelet differe peu, ou point du tout, de la substance du cerveau, que, comme elle, elle est revétuë de membranes & d'écorce, qu'elle a des replis, des circonvolutions, & des détours tres profonds, revêtus jusques en leur fond de la pie-mere, & qu'enfin de part & d'autre elle n'est pas moins entourée de plexus reticulaires d'arterioles, & de venules que le cerveau l'est ; cela a donné lieu au commun des Anatomistes d'attribuer à l'un & à l'autre un seul & même office.

*Opinion de Willis touchant l'office du cervelet.*

Thomas Willis *en son anat. du cerv. ch. 5.* faisant reflexion que cét office qu'on assigne au cervelet, ne contient rien de certain, en a imaginé un autre qu'il dit être sa veritable & naturelle action. Il dit donc que le cervelet, (qu'il croit être un viscère particulier) est une source particuliére de certains esprits animaux differens des autres, & destinés pour de certaines operations. A l'égard du cerveau, il dit que son office est de fournir les esprits animaux, par lesquels l'imagination, la memoire, le raisonnement, & les autres actions principales & superieures de la fonction animale son exercées, & par lesquels de plus se font tous les mouvemens volontaires ; mais pour le cervelet, il croit que son office est de produire en particulier des esprits animaux, differens de ceux qui sont engendrés dans le cerveau, & de les communiquer par des nerfs particuliers, par lesquels les actions involontaires (telles que sont le battement du cœur, la respiration, la coction des alimens, l'impulsion du chyle, & plusieurs autres,) qui, sans que nous le sçachons, & que nous le veüillons, se font en nous en ordre reglé & perpetuel. Il tâche au même endroit de prouver cette nouvelle pensée par plusieurs raisons, lesquelles neanmoins quand on les examine avec attention, ne sont pas si solides qu'elles puissent l'établir, ainsi que chacun pourra facilement juger. Cependant quoique son discours ne contienne qu'une pure conjecture touchant l'office du cervelet, j'estime neanmoins qu'on ne peut assés loüer l'éfort & la diligence de ce sçavant homme, qui par une ingenieuse & subtile imagination a voulu donner du jour à une chose tres obscure, & ouvrir à d'autres le chemin pour se porter à des speculations plus étenduës. Fracassatus aussi *dans ses répon. à Malpighius*, éleve beaucoup & admire cette idée ; & il croit, que par son moyen on peut tres bien résoudre les problèmes des mouvemens naturels qui se font sans la participation du cerveau, & qu'il seroit facile de découvrir beaucoup de choses que nous ignorons, & dont nous ne sçavons attibuer les causes qu'à la nature, & à la proprieté des parties, si cette hypothese, que l'on suppose, de la diversité des esprits du cerveau & du cervelet, & de leur different écoulement en differens nerfs, étoit veritable & hors de tout doute : car il prouve qu'elle est incertaine par cela, que les oiseaux & quelques autres animaux n'ont point de cervelet ; qu'en eux neanmoins le mouvement du cœur, la respiration, l'impulsion du chyle, &c. se font en la même maniére qu'en ceux qui ont un cervelet. Il ajoûte ensuite, que s'il s'engendroit dans le cervelet des esprits particuliers pour servir aux mouvemens involontaires, ces esprits ne pourroient pas se porter de là dans les nerfs de la sixiéme paire, qui prennent leur origine de la moële alongée, beaucoup au dessous du cervelet, lesquels neanmoins portent des esprits animaux à plusieurs parties du thorax & de l'abdomen pour faire ces sortes de mouvemens. Il auroit pû ajoûter que quand on accorderoit que les esprits du cervelet qui servent aux mouvemens involontaires, s'écouleroit par les nerfs de la sixiéme paire ; on ne voit pas comment alors se pourroit aussi par ces mêmes nerfs faire l'écoulement des esprits du cerveau, qui servent aux mouvemens volontaires, tels que sont les mouvemens de l'os hyoide, du larinx, des parties du gosier, & de plusieurs autres muscles, lesquels se font par le moyen des esprits qui s'écoulent par ces nerfs-là.

Les Arabes ont placé dans le cervelet le siége de la memoire, à cause *Si le cer-*

*velet est le siége de la memoire.* qu'il a un peu plus de dureté & de solidité que le cerveau, & c'est de là qu'ils ont dit, que s'il arrive que la partie de derriére de la tête soit blessée, la memoire l'est aussi. Benivenius semble favoriser cette opinion *en son observ.* 89. en laquelle il rapporte l'histoire d'un certain voleur, qui aiant souvent été pris & puni, ne se souvenoit neanmoins jamais ni du crime, ni de la punition; dans qui aprés sa mort il trouva la partie de derriére de la tête si courte, qu'elle contenoit à peine une tres petite portion du cerveau, (il entend du cervelet.) Mais de sçavoir ce qu'on doit croire de cela, & si cette opinion des Arabes est veritable, on en pourra juger par ce qui a été dit *au ch.* 5. *précéd.* touchant les siéges des principales facultés de l'Ame.

A l'égard des parties du cervelet, André Dulaurens & Riolan croyent que la production anterieure ouvre & ferme, en maniére de valvule, l'entrée du quatriéme ventricule. Mais comme cette production, ainsi que le cerveau, n'a point de mouvement propre, il ne semble pas qu'elle puisse exercer cette fonction. On croit que le pont de Varole sert à resserrer les derniers cercles du cervelet, & que, tout ainsi qu'un rempart, il défend le quatriéme ventricule.

*Le quatriéme ventricule.* Le cervelet étant soulevé du bas vers le haut, le dernier ou quatriéme ventricule, qui est plus petit que les autres, se presente à la vûë. Il est formé des troncs de la moële de l'épine qui descendent du cervelet, & du troisiéme ventricule du cerveau, lesquels avant que de se réünir au tout, s'écartent tant soit peu les uns des autres : En éfet, sa partie la plus élevée, qui est la plus petite, est formée par le sinus du cervelet, revétu d'une membrane tres déliée : & sa partie d'en bas qui est la principale, semble être comme gravée sur la moële alongée, aiant une cavité presque de la figure de cette partie d'une plume que l'on a taillée pour écrire : D'où vient qu'autrefois on le nommoit PLUME A' E'CRIRE. *Plume à écrire.*

*Ses noms.* Arantius a donné à ce ventricule le nom de CITERNE. Herophile l'a appellé VENTRICULE PRINCIPAL, d'autres l'ont appellé LE NOBLE, & ont dit, que les esprits animaux qui avoient été préparés dans les ventricules superieurs, y acqueroient leur derniére perfection; qu'ensuite ils s'écouloient par ses pores dans la moële, & dans les nerfs; mais comme ces esprits ne sont ni faits ni contenus dans les ventricules superieurs, ainsi que nous l'enseignerons amplement *au chap.* 10. *suivant*, on voit suffisamment que la fonction d'engendrer & de perfectionner les esprits animaux ne convient pas plus à ce quatriéme ventricule qu'aux trois superieurs; par la raison que ni la matiére dont ces esprits doivent être engendrés, ni les esprits faits dans les autres ventricules, & lesquels, ainsi qu'on l'a vû, doivent recevoir leur derniére perfection en ce quatriéme ventricule-ci, ne peuvent y arriver.

*La moële de l'épine.* LA MOELE ALONGE'E, laquelle aprés qu'elle est sortie hors du crane, on appelle Moele de l'epine, pour la differencier de la moële des os, est la partie la plus dure, la plus compacte, & la plus blanche du cerveau ; étant en partie contenuë dans le crane, sçavoir de la longueur de quatre travers de doigts, & en partie étenduë au déhors dans le tuyau des os de l'épine, jusques à la fin de l'os sacrum.

*Difference entre cette moële & celle des os.*

Quoiqu'on l'appelle, improprement, Moële, à raison de certaine ressemblance, neanmoins elle differe en plusieurs choses de la moële des os proprement ditte. 1. En *substance*, dautant que celle-là n'est pas ni si humide, ni si grasse que celle-ci, qui est semblable à de la graisse, qui est coulante, qui se fond au feu, & qui s'enflâme comme de l'huile figée : celle-là au contraire, ne fond point au feu, ni n'est point inflammable. 2. En *couleur*, dautant que celle-là est beaucoup plus blanche que celle-ci. 3. Par *ses envelopes*, dautant que celle-là a deux membranes, & n'est contenuë que dans les seules cavités & porrosités des os. 4. Par l'*usage*, dautant que celle-là ne nourrit pas les os comme celle-ci ; mais elle envoye aux parties les nerfs qui sont les conduits des esprits. De plus, celle-ci ne produit aucun nerf ; D'où vient que pour les differencier on appelle celle-là *ραχίτης*, *spinale*, d'autres la nomment, *νωτιαῖος*, *Dorsale*, d'autres *διαυχένιος*, d'autres *ψοίτης*, parce qu'elle descend par le col, par le dos, & par les lombes, & qu'elle remplit toute l'épine. Tout cela bien consideré, Hipocrate même *au liv. des Chairs text.* 5. distingue entiérement la moële de l'épine, de celle des os. *La moële*, dit-il, *que l'on appelle dorsale, descend du cerveau. Elle n'a presque rien en soi de gras, ni de visqueux, non plus que le cerveau. C'est pourquoi le nom de moële ne lui convient proprement pas. Car elle n'est pas contenuë dans les os comme l'autre moële. En éfet, elle seule a des meninges, & l'autre n'en a point.* Galien, suivant les traces d'Hipocrate, dit aussi ; que la moële de l'épine est tres mal à propos appellée moële.

*Son mouvement.*

Elle se meut du même mouvement que le cerveau, c'est à dire d'un mouvement qui ne lui est pas propre, mais qui lui est communiqué par les artères, & qui se fait, à la verité également & à même tems que celui du cerveau, mais qui neanmoins est moindre, parce que cette partie est plus ferme, moins molle, & moins humide. Nous avons aussi parlé de ce mouvement, ci-dessus *au ch.* 5.

*Sa substance.*

Sa substance est fibreuse ( ce que l'on voit par le moyen du microscope, ) comme si elle étoit composée d'une infinité de filets : & en la partie d'en haut elle est plus molle ; mais aprés qu'elle a passé le milieu du thorax, elle devient insensiblement un peu plus dure. De sçavoir maintenant si ces corpuscules fibreux, tant du cerveau que de la moële sont creux, & si par leurs cavités ils donnent passage ou a des esprits ou à quelque humeur, c'est ce que les Philosophes recherchent aujourd'hui avec souci, & on n'en peut rien conclure que par conjecture, à cause tant de la foiblesse de la vûë humaine, que de la difficulté qu'il y a à le démontrer.

*Ses vaisseaux.* Il paroît par tout en sa substance, lorsqu'on l'a coupée, une infinité de petits points de sang, en la même maniére absolument qu'on le voit dans le cerveau, lorsque pareillement on y fait quelques incisions, les petits vaisseaux sanguins neanmoins qui passent par sa substance, sont si délicats, que les yeux ne sçauroient les voir.

L'origine de ces vaisseaux, est, à raison de leur extrême petitesse, assés obscure. Voici neanmoins ce qu'en ce siécle éclairé les Anatomistes ont observé; sçavoir, qu'environ à l'endroit où le tronc de l'aorte se divise en rameaux souclaviers, l'artère vertebrale s'éleve vers le haut par les trous qui sont dans les productions transverses des vertebres cervicales, & que de cette artère il se produit deux rameaux qui vont à la moële de l'épine: & que de là en tendant vers le bas, entre chaque nœud des vertebres, il y a deux artères, une de chaque côté, qui du tronc de l'aorte descendante, de l'endroit où elle est couchée sur l'épine, se portent immediatement à cette moële: & ensuite s'unissant ensemble, & s'entrelassant l'une avec l'autre, elles forment dans les meninges un tissu reticulaire tres agreable à la vûë. Thomas Willis dit qu'elles se reçoivent l'une l'autre en la maniére des anneaux d'une chaine, & qu'ainsi continuant leur cours en tournoyant & serpentant, elles pourvoyent par ce moyen à la partie anterieure & à la posterieure de la moële; que même il semble que de ces anneaux il en va des petits rameaux capillaires vers l'interieur de la moële; ce qui paroît être entiérement manifeste par les petits points sanguins qui paroissent dans sa substance, lorsqu'on l'a incisée. Du concours ou conjonction de ces arterioles fait en chaque côté, au dessus de la fente ou division qui regne dans le milieu de la moële, il s'en forme une artère tres visible qui se porte tout le long de la moële: outre cela, il y en a deux autres (une de chaque côté) qui sont pareillement communes, mais plus petites, lesquelles rampent par les côtés de la moële.

Les veines qui de la moële de l'épine, & de ses envelopes, reportent vers le cœur le sang qui est resté aprés leur nourriture, sont en leur commencement tres petites, & à peine visibles; mais elles se réünissent insensiblement, & forment un plexus semblable au plexus des artères, avec lequel il se mêle. De ce plexus, aprés qu'il s'est porté un peu plus loing, le sang dont il est chargé, s'écoule peu à peu dans deux veines assés grosses; (Willis les nomme *Petits sinus*) dont une de chaque côté se porte entre la cavité de l'épine jusques dans l'os sacrum. De là ce sang se répand dans une veine plus grosse (Willis la nomme *Grand sinus*) qui se porte par toute l'étenduë de l'épine qui est au dessus de la division de la moële, & qui tout ainsi qu'un reservoir commun reçoit le sang des deux veines laterales, (en la même maniére que dans la tête le grand sinus de la dure-mere se porte par

par le dessus de la division du cerveau, & reçoit le sang des petits vaisseaux qui sont aux environs, pour le verser dans les veines jugulaires) & le porte par les trous qui sont sur les côtés des vertebres, aux veines voisines; (sçavoir au dessus du cœur à la veine azigos, & aux veines vertebrales qui montent par le col: & au dessous du cœur aux autres veines qui sont situées dans les lombes, & dans la region de l'os sacrum,) & de celles-ci à la veine cave.

Tous les nerfs généralement de tout le corps prennent leur origine de la moële, & il n'en est aucun qui procede d'ailleurs, soit du cerveau, soit du cervelet, ou de quelle autre partie que ce soit.

*L'origine de la moële.*

Or la moële n'est pas une partie séparée du cerveau, mais une production, & du cerveau, & du cervelet, desquels, ainsi qu'un tronc, elle prend naissance par quatre racines: sçavoir sur le devant, c'est à dire en la partie d'en haut, par trois protuberances du troisiéme ventricule, que l'on appelle aujourd'hui les corps canelés, & autrefois les lits des nerfs optiques, par lesquels elle est fortement attachée au cerveau; & sur le derriére, c'est à dire en la partie d'en bas, des nates ou têtes, par lesquelles elle est plus adhérente au cervelet.

Tout ainsi donc que je dis que cette moële est une production du cerveau: de-même d'autres la designent par d'autres noms. Ruffus *au liv.* 2. dit qu'elle n'est pas un corps particulier, mais comme une goutte ou écoulement qui tombe du cerveau. Theophile *au liv.* 4. *de la struct. de l'hom. chap.* 56. dit qu'elle est le cerveau même, prolongé, & P. Borellus *en sa cent.* 1. *obs.* 8. assûre la même chose. D'autres l'ont appellée Apophise du cerveau; d'autres *Production*, parce qu'elle se produit & s'étend du cerveau comme d'un gros tronc, & qu'elle a des fibres qui lui sont continuës.

Il semble neanmoins que Praxagoras & Philotinus ont été autrefois d'opinion contraire. Ils ont (au rapport de Lindanus *en sa Physiolog. ch.* 9. *art.* 1.) établi que la moële n'est pas une production du cerveau, mais au contraire, que le cerveau lui-même est comme une certaine surabondance, production, ou germination de la moële dorsale. Bartholin marchant sur leurs traces, établit la même chose *au liv.* 3. *de son anat. chap.* 4. sçavoir, que la moële n'est pas une extension ou alongement du cerveau, mais au contraire, que c'est plûtôt le cerveau qui, comme une racine, s'éleve & sort de cette moële, & qu'il en est une apophise ou production, se fondant sur ce qu'il y a de certains poissons dont la tête & la queuë sont d'un insigne grandeur, & dont neanmoins le cerveau est tres petit. Malpighius *en son Epit. à Fracassatus.* souscrit à cette opinion de Bartholin, & l'étendant plus au long, il dit, que toutes les fibres dispersées par le cerveau & par le cervelet, s'élevent & sortent du tronc de la moële de l'épine contenuë dans le crane, comme du lieu où elles sont généralement toutes réünies & assemblées:

presqu'en la même maniére que dans le chou cabus les fibres du tronc se dispersent, en sortant, par les feüilles, où, en se contournant en diverses façons, elles forment une tête, laquelle anterieurement a par accident une cavité, presque comme un ventricule ; d'où vient qu'il n'attribuë aucun usage aux ventricules du cerveau, comme n'aiant ainsi été creusés que par accident. Mais il demande & examine à même tems, si les mêmes fibres nommément qui sont enracinées dans le cerveau, s'étendent dans la moële de l'épine, où s'étant intimement unies, elles forment un tronc plus solide ; ou tout au contraire ; si la moële est un rejetton ou branche particuliére du cerveau : & enfin il dit qu'instruit par les dissections qu'il a faites de certains poissons, il juge, comme tres probable, que les fibres de la moële de l'épine sont absolument les mêmes que celles du cervelet & du cerveau étenduës & prolongées : ainsi il estime que le cerveau est une appendice de la moële de l'épine, ou du moins que le tronc des nerfs contenus dans l'épine, pousse & prolonge ses racines, aprés qu'elles ont parcouru en serpentant le cerveau & le cervelet, dans l'écorce cendrée répanduë sur tout le viscère ; & que les rameaux, qui, en forme de nerfs, emanent du dos & de la tête, se portent généralement par tout le corps. Fracassatus est aussi du même sentiment *en son Epît. au même Malpighius*, & il le prouve par cela, que si on touche avec la pointe d'une épingle la carène d'un poulet qui vient d'être formé, & qui n'est encore qu'à peine enfermé dans une legére envelope, dabord elle se retire & se resserre, quoiqu'il n'y ait encore alors dans la place du cerveau que de la lymphe qui n'est pas encore épaissie & figée en cerveau ; & ainsi il infere que le cerveau & le cervelet sont des appendices de la moële de l'épine. Mais si l'on fait reflexion à ce que nous avons dit ci-dessus *au liv. 1. ch. 29.* on comprendra facilement que ni le cerveau ne doit pas son origine à la moële, ni la moële au cerveau ; puisque dans la premiére délineation toutes les parties sont formées ensemble & à même tems ; qu'elles sont chacune l'ouvrage immediat de la nature, & qu'elles dépendent tellement les unes des autres, que l'une ne peut agir ni vivre sans l'autre. Si quelqu'un dit que les fibres montent de la moële alongée dans le cerveau ; je dirai au contraire avec le même droit & le même privilege, qu'elles descendent du cerveau dans la moële ; & ce sera inutilement que l'on opposera, que dans le commencement le cerveau n'est pas encore suffisamment épaissi, puisqu'aussi la moële ne l'est pas non plus suffisamment, & qu'elle paroît molle comme du blanc d'œuf. Outre cela la perception des sens se fait dans le cerveau, comme étant le principe de toutes les fibrilles nerveuses, & non pas dans la moële ; ( car la moële étant blessée, les perceptions ne laissent pas de se faire ; ce qui n'arrive pas dans les blessures du cerveau, ou lorsqu'il est empêché ; ainsi qu'on le voit dans l'apoplexie, dans le catalepsis, &c.) & ce que l'on vient de dire de la contraction de la carène, n'établit point le contraire. En éfet, si bien dans le commencement de la formation du poulet la carène se retire au moindre contact d'une épingle, c'est une marque certaine que le cerveau qui est le principe de toute sensation, est aussi-bien alors formé, que la moële, quoi qu'il ne ressemble en consistence qu'à du serum troublé, ou à de la glaire d'œuf.

*Sa figure & sa grandeur.*

Sa figure varie, & n'est pas absolument la même dans tous les animaux ; dans les hommes neanmoins elle est oblongue, & presque ronde. Vesal à la verité, (en quoi il est suivi par Dulaurent, par Picolominus, & par Spigelius,) dit qu'en son principe elle est plus épaisse, & plus ample, & vers sa fin plus mince, & il l'a representée telle dans la figure qu'il en a fait graver : Mais Fallope *dans ses observations* le réprend avec justice, & remarque tres à propos, que vers les vertébres inferieures du col, & vers la premiére du thorax, d'où il se porte de tres grands nerfs au bras ; comme aussi dans les lombes, d'où il s'en porte aussi de tres grands aux jambes, on l'y trouve plus pleine & plus épaisse qu'en tout autre endroit, soit d'en haut, soit du milieu, soit d'en bas ; mais ailleurs elle est presque par tout d'égale épaisseur, si on excepte son extremité qui est cachée dans l'os sacrum.

Depuis la septiéme vertebre jusques au bas elle se partage comme en plusieurs petites cordes ou filets, qui sont des productions de nerfs, & qui sont si visibles dans la moële tirée d'un cadavre recent, lorsqu'en la trempant dans de l'eau froide on l'y agite, que vers son extremité cette abondance de petits cordons semble representer en quelque maniére une queüe de cheval : Ce que Riolan (qui a ignoré que toute la constitution de la moële est fibreuse) a crû avoir été ainsi disposé par la nature, afin que la moële qui est molle & pleine de suc, (ainsi qu'on le remarque au col & dans le dos,) ne fut pas froissée par le mouvement continuel des lombes.

Le sçavant Nic. Tulpius *en ses observ.* revoque en doute cette division de la moële vers sa fin en petites cordes ou filets : *Nous avons*, dit-il, *cherché prés de l'os sacrum, avec soin, ces filets chevélus qu'André Dulaurent (autheur d'ailleurs digne de foi) décrit, mais nous ne les avons pas trouvés ; Nous avons bien vû des nerfs se diviser en cét endroit-là beaucoup plus que par tout ailleurs, mais neanmoins ils sont tous réünis ensemble comme en paquets, & si étroitement, que quoiqu'on les laissât dans l'eau assés long tems, leur assemblage neanmoins n'en étoit point desuni, ainsi que cét autheur l'asseûre : à moins que par ces filamens il ne veüille parler de ces nerfs longs & ronds, dans lesquels cette extremité de la moële se divise évidemment.* Il faut opposer à ce doute l'experience oculaire, par laquelle on voit manifestement que la partie d'en bas de la moële, celle-là sur tout qui est contenuë dans les lombes, & dans l'os sacrum, étant agitée & battuë dans l'eau, se dissout en plusieurs filamens. Quant à ce que Tulpius dit qu'il n'a pas vû, (c'est à dire observé,) cette division, cela sans doute est venu de ce que quoiqu'il ait détenu pendant quelque tems cette moële dans de l'eau, ainsi qu'il dit, neanmoins il ne l'y a pas suffisamment agittée & battuë.

*Sa division.* La moële a (ainsi qu'on vient de le dire) dans sa partie qui est enfermée dans le crane, un sinus semblable à une plume taillée pour écrire, lequel fait la partie inferieure du quatriéme ventricule. Tant que sa division jusqu'à la moitié de son épaisseur est manifeste, elle est manifestement partagée en deux parties; la droitte & la gauche, (d'où vient que la paralysie attaque tantôt du côté droit, & tantôt du gauche) en la même maniére absolument, que le cerveau, en sa partie superieure, est divisé. Cette division neanmoins hors du crane; sçavoir, dans la cavité de l'épine, n'est pas manifestement visible aux yeux; & cela à cause de la tunique exterieure, c'est à dire de la duremere qui l'envelope en rond, & qui fait que toute la moële, à la voir par le déhors, paroît ronde, simple, & sans aucune division jusques à la fin de l'os sacrum; quoique si l'on enleve, ou que l'on incise cette tunique, il y ait veritablement une telle division, formée par la pie-mere qui est entre deux, & qu'on puisse l'y démontrer. On peut encore trouver cette division par une autre méthode, sçavoir par inflation, c'est à dire en introduisant au dedans du vent; & c'est par cette subtile & ingenieuse experience que Bartholin la découvrit. Car ne pouvant y reconnoître aucune apparence de cavité, quelques soins qu'il y apportât; *Enfin*, dit-il, *aiant introduit dans le sinus, au dessus de la division, un tuyau, je soufflai au dedans, & poussai facilement du vent jusques à l'extremité; en sorte que l'on vit tout le corps de la moële s'élever selon toute l'étenduë de sa division; laquelle ne descend qu'environ jusques au milieu de sa substance, & l'on ne trouve en elle aucune autre cavité manifeste.*

*Ses envelopes.* Elle est, ainsi qu'on a déja dit, envelopée de deux membranes, dont la premiére, qui est celle qui l'entoure immediatement, vient de la pie-mere, & est parsemée d'une infinité de petites arterioles, lesquelles pénétrant dans la substance de la moële, l'arrosent & la nourrissent de sang vital arteriel, duquel le superflu est repris par une infinité de petites venules entrelacées parmi les arterioles, & est réporté ensuite vers son principe, c'est à dire au cœur. L'autre membrane, qui par tout est adhérente à la premiére par des petites fibrilles, vient de la duremere. Ger. Blasius *dans son anat. de la moële de l'épin.* remarque entre ces deux tuniques une autre troisiéme tunique, qui a aussi de petits vaisseaux sanguins. Il l'appelle, à cause de son extrême délicatesse, *Arachnoïde*, & il dit qu'elle est adhérente à la pie-mere, dont neanmoins on peut facilement la ſéparer, ou par le moyen d'une ſonde, ou en ſouflant entre-deux. Par deſſus ces membranes il y en a encore une autre nerveuſe & ſolide, qui prend ſa naiſſance du ligament fort, lequel liant enſemble les parties anterieures des vertebres, empêche que la moële ne ſoit bleſſée dans les inflexions & extenſions de l'épine. Cette membrane eſt enduite d'une humeur épaiſſe & viſqueuſe, pour l'humecter & la maintenir douce & unie, afin qu'elle flechiſſe plus facilement, & que ſe deſſechant dans le mouvement, elle ne reſſente pas de la douleur. Tous les articles du corps ſont pareillement humectés d'une ſemblable humeur pour rendre leurs mouvemens plus faciles. Lindanus & Blaſius croient que c'eſt mal à propos que l'on conte cette membrane parmi les parties qui contiennent la moële de l'épine, puiſqu'elle ſert plûtôt à lier interieurement les vertebres qu'à revétir la moële. Ce que Galien confirme auſſi *au liv.* 13. *de l'uſag. des part. ch.*9.

Outre les envelopes de la moële de l'épine qu'on vient de décrire, elle eſt encore enfermée dans des os comme dans un cofre, pour être en plus grande ſureté, & elle a ſa partie d'en haut couverte par le crane : Voyez touchant ce cofre oſſeux *les ch.*11.& 12. *du liv.*9.

A l'égard des nerfs qui proviennent de cette moële, nous en parlerons *au liv.*8. *depuis le ch.*2. *juſques au* 7.

---

## CHAPITRE VIII.

Voyez les figur. XII. & XIII.

### *Des Productions mammillaires, de la Glande pituitaire, de l'Entonnoir, du Rets admirable, des Nerfs qui viennent de la partie de la moële qui eſt dans le crane.*

AYant conduit juſques ici la ſuite de nos démonſtrations, il faut maintenant enlever la partie de devant du cerveau, afin que les parties qui ſont cachées au deſſous, puiſſent commodément paroître.

*Les Productions papillaires.*

Or entre les parties qui ſont cachées ſous la maſſe du cerveau, les premiéres qui ſe preſentent ſur le devant, ſont les PRODUCTIONS PAPILLAIRES ou MAMMILLAIRES, ainſi nommées à raiſon de leur figure, laquelle en leur extremité eſt ronde en forme de mammelons.

Les Anciens n'ont pas voulu les mettre au nombre des nerfs, & cela avec juſtice, à cauſe de la moleſſe de leur ſubſtance, & auſſi parce qu'elles ne s'étendent pas au delà de la dure-mere, & de la cavité du crane. Ainſi c'eſt tres mal à propos que pluſieurs des Nouveaux Anatomistes les ont placées entre les nerfs, & qu'ils ont dit qu'elles sortent de la moële alongée, puisque la vûë des parties convainq du contraire.

*Leur nombre.* Elles sont deux en nombre, blanches, molles, un peu longues, rondes, ou bulbeuses en leurs extremités, creuses interieurement, minces, petites dans les hommes, & plus grandes dans les veaux, dans les brebis, & dans les autres animaux.

*Leur naissance.* Elles prennent leur naissance de la moële convexe du cerveau, & des ventricules anterieurs, (Thomas Willis dit, mais sans fondement, qu'elles naissent des branches ou jambes de la moële alongée,) & étant revêtuës de la pie-mere, elles se portent entre le cerveau, l'os sphenoïde, & l'os du front, dans les sinus de l'os cribleux entourés de la dure-mere, dans lesquels elles s'insinuent, aiant entr'elles une production osseuse que l'on appelle CRESTE DE COQ; laquelle les sépare l'une de l'autre.

*Petit tuyau.* La dure-mere qui révêt ces sinus de l'os cribleux, n'est pas en cét endroit-là seulement percée de plusieurs petits trous, en forme de crible, mais encore par plusieurs petits tuyaux qui se portent dans les trous de l'os cribleux, elle s'ouvre dans les chairs fongueuses des narines, qui sont inhérentes aux os spongieux, & par ces petits tuyaux elle donne passage à la pituite, qu'elle conduit des ventricules dans les chairs dont on vient de parler, & dans les os spongieux des narines, situés en leur partie d'en haut, & qui sont pleins de cette même chair fongueuse. C'est-là la cause qui fait, que du cerveau il peut bien s'écouler quelque humeur aux narines, mais que rien ne peut retourner vers le cerveau, parceque lorsque quelque chose prend le chemin d'en haut pour remonter, elle est arrêtée, en partie par la situation contraire des pores de la chair fongueuse, & en partie par le replis des extremités des petits tuyaux.

Ces petits tuyaux sont manifestes dans les têtes de bœufs & de veaux, & on les y trouve facilement si on enleve les os qui sont au haut des narines, en sorte que toute leur cavité soit à découvert; car alors on voit ces tuyaux assés manifestement, pendans dans le trous de l'os ethmoïde, & s'étendans jusques dans les chairs spongieuses des narines.

*Les conduits de la pituite.* Il passe au travers de chacune de ces productions un conduit, qui selon toute sa longueur se porte depuis les ventricules superieurs jusques à l'os ethmoïde. (Galien par un long discours le décrit clairement *au liv. 8. de l'usag. des part. ch. 6. 7.*) Dans les cerveaux des veaux, ou des bœufs, & dans ceux des brebis, il est si ample, qu'il peut facilement admettre une plume d'oye; mais il est tres étroit dans l'homme mort; en sorte qu'il ne peut entrer en sa capacité qu'une sonde commune des plus minces: (Sans doute qu'il est un peu plus large dans l'homme vivant ;) ainsi on ne le sçauroit voir que dans des cadavres recens, dans lesquels nous l'avons souvent, en nôtre Hôpital, démontré à nos Etudians en Medecine. Que si on garde ces cadavres pendant quelques jours, la substance de ces productions se flétrit si fort, qu'on ne peut en aucune maniére l'y trouver. Et c'est là, selon ma pensée, ce qui a fait que la plûpart des Anatomistes nouveaux ne les aiant pas vûs, n'en ont fait aucune mention. Parmi eux Vesal est le premier, qui *au liv. 7. de la fabr. du corps humain, ch.* 11. dit qu'il ne s'écoule aucune pituite par ces productions, & qu'il n'y a en elles interieurement aucune ouverture, ni même qu'il ne peut y en avoir à cause de leur délicatesse. L'authorité de ce sçavant homme, restaurateur de l'Anatomie anciennement presqu'aneantie, a attiré plusieurs des Nouveaux, & entr'autres Riolan, qui ne juge pas vraisemblable que les excremens pituiteux distillent par les productions mammillaires, non plus que par les trous des os cribleux, parce, dit-il, qu'ils infecteroient & soüilleroient l'air, qui par nécessité doit être tres pur en cét endroit-là. Rolfincius marche sur les mêmes pas. Il dit *au liv.* 4. *de ses Differt. anat. chap.* 27. qu'il n'a pû trouver aucune cavité dans ces productions. Peut-être qu'il l'a toûjours cherchée dans des cadavres humains anciens, & jamais dans des recens, ou dans des têtes de veaux, ou de moutons. Mais écoutons Fallope sur ce sujet : Voici comment il parle *en ses Observations : Il est assés difficile*, dit-il, *de trouver ces conduits dans l'homme, parce qu'ils y sont trop petits & trop déliés*, &c. Ensuite il ajoûte : *Mais dans les brutes ; comme dans les bœufs, dans les chévres, dans les moutons, & autres semblables, il n'est pas difficile de voir, aiant les yeux ouverts, que les productions naissent des extremités des ventricules anterieurs, & qu'il y a un trou manifeste, qui de chaque ventricule s'étend vers chacune des productions, lesquelles ont une ouverture depuis ce trou jusques à l'os cribleux, plus ou moins grande, selon que les productions le sont aussi plus ou moins ; car elles sont grandes dans les veaux, & tres étroites dans l'homme, & même tellement, que si on ne les recherche dans un cerveau tres recent & tres entier, on ne les trouvera jamais. C'est peut-être ce qui a été la cause que l'histoire de ces productions a été absolument inconnuë aux autres Anatomistes.*

Cette cavité interieure des productions est entiérement blanche, & entourée d'une petite pellicule tres déliée, commune & continuë à celle qui révêt interieurement les ventricules superieurs. Il arrive rarement qu'elle soit vuide ; le plus souvent on la trouve remplie d'un suc clair, pituiteux, ou mucilagineux.

*L'usage des productions.*

Conrad Schneider *en son liv. de l'os cribleux*, & presque tous les autres Anatomistes enseignent communément, que ces productions papillaires sont les veritables nerfs olfactoires. Mais Galien, *au lieu cité*, leur attribuë deux usages ; sçavoir, qu'en partie elles servent à l'odorat, & en partie elles sont les évacuatoires par lesquels, ainsi que par des petits canaux, les excremens pituiteux ramassés dans les ventricules du cerveau, sont évacués. A l'égard du *premier usage*, Avicenne, Haly, Picolominus, Fuchsius, Bauhin, Spigelius, Casserius, & plusieurs autres, sont de son sentiment; car ils établissent tous que ces productions sont l'organe principal de l'odorat; mais il y en a tres peu qui fassent mention de cét office d'évacuer, qui neanmoins est leur principale & unique fonction.

*Qu'elle ne sont pas les nerfs olfactoires.*

Or que ces productions ne soient pas les nerfs olfactoires, cela est évident par plusieurs raisons. 1. Elles ne ressemblent en aucune maniére à des nerfs. 2. Elles ont une ample cavité, & telle qu'il ne s'en trouve point de semblable en aucun nerf. 3. Elles ne naissent pas de la moële alongée, qui est le principe de tous les nerfs. 4. Elles ne viennent pas des meninges & du crane, ni elles n'envoyent aucun filet ou cordon nerveux dans les membranes des narines, (dans lesquelles se fait l'odorat; comme le goût dans les membranes de la langue;) mais seulement elles déposent la pituite par les petits trous de l'os ethmoïde dans les os spongieux des narines. Outre cela, un organe nerveux rempli d'excremens est incapable de faire la fonction de nerf, ainsi qu'il arrive en tous les autres nerfs; l'usage desquels est empêché, s'ils sont humectés & remplis de pituite: Or on trouve presque toûjours des humeurs pituiteuses dans ces productions, tantôt plus, tantôt moins; & cela même dans les chiens dont l'odorat est tres fin. Dans lesquels neanmoins l'experience fait voir que l'odorat n'est point empêché par cette raison-là. On ne trouve pas non plus que dans l'homme l'action de sentir soit diminuée pour un peu de cette pituite pareillement arrêtée en cét endroit-là; mais si dans la substance fongueuse interieure des narines, il s'en ramasse une si grande quantité, qu'elle la fasse enfler, & que les membranes des narines avec les nerfs qui s'y inserent, en soient comprimés; & aussi que l'inspiration par les narines (sans laquelle il est impossible de sentir aucune odeur, comme nous l'enseignerons plus amplement dans la suite,) en soit empêchée, alors l'odorat en est diminué & empêché, ainsi qu'on le voit dans l'enchifrenément.

Il est donc évident que ces productions ne sont pas les nerfs olfactoires, (Nous décrirons ces nerfs un peu plus bas *dans ce même chapitre, & au ch. 16.*) mais seulement des conduits, par lesquels les excremens pituiteux s'écoulent des ventricules anterieurs du cerveau, & qui a leur extremités tombent par les porosités de la dure-mere, & par celles des os cribleux & spongieux dans les narines, & au palais: Ces porosités sont si petites qu'il arrive tres rarement que cette pituite s'écoule de son propre mouvement, à moins qu'elle ne soit extrêmement subtile: mais pour l'ordinaire elle est seulement exprimée par la pression du cerveau. Or cela se fait ainsi, afin que l'air froid que l'on inspire, n'entre pas dans les cavités du cerveau, & qu'ainsi ce noble viscère n'en soit pas trop refroidi: C'est aussi pour cette même fin que les chairs rouges spongieuses qui remplissent les os fongueux situés au haut des narines, sont constituées de telle sorte qu'elles donnent bien passage aux excremens pituiteux pour sortir; mais nullement à l'air pour remonter & entrer dans l'os cribleux. En éfet, elles s'affaissent & se ferment dans l'inspiration à cause de leur mollesse; & c'est aussi de là d'où vient que les vapeurs odoriférantes ne peuvent point pénétrer jusques à ces productions papillaires, mais qu'au contraire elles en sont entiérement répoussées. On voit de tout cela combien Rolfincius se trompe lorsqu'*au liv. 2. de ses Differt. anatom. ch. 20.* il dit que l'air inspiré, en partie entre dans les ventricules du cerveau par les productions mammillaires, & en partie se glisse sur les côtés, tout à l'entour de la pie-mere; car cela est impossible puisque les chairs spongieuses empêchent absolument à l'air toute approche & entrée dans les productions papillaires.

Il est donc constant que les humeurs pituiteuses ramassées dans les ventricules du cerveau, s'évacuent par ces productions, & qu'immediatement aprés les avoir passées, elles descendent dans le gosier & dans ses glandes pour humecter la bouche, le larinx, & l'ésophage, & pour fournir de la salive en abondance, laquelle se mêle aux alimens à mesure qu'on les mâche; & cela afin de faciliter & leur coction (ainsi qu'on a déja dit *au ch. 6.*) & leur descente quand on les avale. A l'égard de l'autre portion de ces humeurs qui est entiérement superfluë, elle s'écoule vers les narines & le palais, en partie afin qu'elle humecte aussi l'interieur de la bouche & du gosier, & qu'elle communique aux alimens, aprés qu'on les a mâchés, quelque vertu fermentative: & en partie afin qu'elle soit poussée déhors, & évacuée. Que si par quelque cause que ce soit il arrive que le cerveau soit trop refroidi, alors il se fait dans les ventricules un amas excessif de ces humeurs qui sont extrêmement cruës; parce que par le manque d'assés de chaleur, les vapeurs qui s'élevent des parties inferieures, ne se dissipent pas & ne se cuisent pas suffisamment, mais ne se condensant elles passent ou se changent en cette espece de mucilage pituiteux dont nous parlons; lequel ne pouvant être ni assés tôt, ni assés commodément évacué par les passages étroits des os cribleux, & par les porosités spongieuses des narines interieures, remplissent & farcissent ces voyes, & y causent l'obstruction qu'on nomme GRAVEDO, *enchifrenement*; lequel les sternutatoires évacuent, lorsque les membranes des narines interieures étant picotées par leur acrimonie, celles du cerveau s'irritent aussi par consentement, & se resserrent ou retirent fortement, & comprimant ainsi le cerveau elles expriment avec éfort au travers de ces passages empêchés & bouchés, l'humeur pituiteuse qui est contenuë dans ce viscère. *Cause de l'enchifrenement ou Gravedo.*

*Les nerfs au dedans du crane.* Aprés ces productions on vient immediatement aux nerfs, qui, ainsi qu'on a dit ci-devant, prennent tous leur naissance de la moële alongée, les uns de la portion de cette moële qui est encore enfermée dans le crane, les autres, aprés qu'elle en est sortie.

*Les sept paires.* De ces premiers, qui sont les principaux, on en conte vulgairement, suivant l'opinion de Galien, sept paires, ou conjugaisons : Les Nouveaux augmentent ce nombre jusques à huit, neuf, dix paires, & davantage, n'établissant pas leur calcul simplement sur les plus grands & principaux des nerfs, comme Galien a fait ; mais encore y ajoûtant les moindres & plus petits nerfs, que Galien n'a pris que pour des simples filamens provenans des grands, & ainsi les uns en content plus, les autres moins.

On a coûtume d'exprimer ces sept conjugaisons par ces vers Latins.

*Optica prima, oculos movet altera, tertia gustat,*
*Quartáque, quinta audit, vaga sexta est, septima linguæ.*

*La premiére paire fait voir, la seconde mouvoir les yeux, la troisiéme & la quatriéme font le goût, la cinquiéme fait entendre, la sixiéme est vague, la septiéme va à la langue.*

Mais dautant qu'on a coûtume de faire la démonstration de ces paires qui viennent de la portion de la moële qui est renfermée dans le crane; immediatement aprés qu'on a décrit l'histoire du cerveau, nous suivrons cét ordre ; ainsi nous ferons leur description *en ce chapitre-ci*, nous reservans à décrire *au liv.* 8. ceux qui viennent de la moële contenuë dans les vertebres de l'épine.

*La premiere Paire, sçavoir la paire optique.* Les productions mammillaires étant ôtées, la premiére paire de nerfs, que l'on appelle la PAIRE OPTIQUE, se presente dabord à la vûë. Les nerfs de cette paire apportent aux yeux les esprits animaux qui leur communiquent la faculté de voir ; ensuite elle repporte à l'organe du sens commun les rayons des choses visibles. Elle est la plus grande de toutes les paires, mais la plus molle & la plus poreuse.

*Son origine.* On dit communément que cette paire prend son origine de la partie posterieure du principe de la moële alongée, sur laquelle s'appuyent les deux piliers de la voute ; mais si l'on examine avec exactitude son cours, en commençant aux yeux, on verra qu'elle prend son commencement des protuberances canelées, situées dans le troisiéme ventricule ; car des yeux elle s'avance jusques à la jonction mutuelle ; de là se séparant de nouveau, elle va d'un cours droit aux protuberances canelées, même elle s'unit de part & d'autre à leurs côtés, & aiant au côté interieur, vers leur substance, déposé la membrane exterieure dont les nerfs qui la composent, sont envelopés, (laquelle en cét endroit se déploye toute entiére à l'entour de ces protuberances) elle s'unit immediatement, & se mêle tellement à leur substance, que la raison semble en quelque maniére persuader qu'elle ait ses fibres continuës aux leurs. Ainsi elle se porte tout le long de leur partie exterieure jusques au trou de l'anus, au dessus duquel, & directement en leur milieu, la face exterieure des deux nerfs optiques se réünit; ensuite ces nerfs se reflechissant vers le haut (le trou de l'anus se rencontre immediatement sous cette réünion) ils montent ainsi réünis, jusques au sommet de ces protuberances, où ils se reflechissent vers le haut & sur le derriére en se déployant, & forment ainsi la voute : Ce que Riolan a aussi remarqué, quoiqu'il n'ait pas décrit tout ce cours.

*La jonction des nerfs optiques.*

Les nerfs optiques se joignent ensemble dans le milieu de leur chemin, au dessus de la selle de l'os sphenoïde; & cette réünion, si l'on en croit Bauhin, Mercatus, Sennert, & plusieurs autres, ne se fait pas par simple contact, mais par le mélange total de leur substance; & cela, disent-ils, afin que les esprits passent avec facilité d'un œil à l'autre, pour augmenter la vision, non pas seulement dans les personnes saines, mais encore en ceux qui n'ont qu'un œil, dans lesquels cét œil seul doit avoir la force de deux. Jo. Bapt. à Porta *au liv. 6. de la raref. ch. 1.* défend cette opinion par plusieurs raisons assés plausibles : D'autres croyent que ces nerfs ne se confondent pas l'un dans l'autre, ainsi qu'on vient de dire, mais seulement qu'ils se croisent en maniére de sautoir; en sorte que le nerf droit va à l'œil gauche, & le gauche au droit; neanmoins ce sentiment n'est soûtenu par aucune démonstration. Riolan *dans ces animadv. sur Bauhin.* enseigne que la jonction de ces nerfs se fait par simple contact, par l'entremise d'un certain lien ou petit canal, fait en la forme de la lettre *H*, qui est entre deux. Pour moi je crois plûtôt que le concours de ces nerfs se fait par le moyen de leurs membranes, qui, sans aucun lien entre-deux les tiennent étroitement réünis : Et cela ne semble pas être seulement démontré par la disposition & l'état des parties, mais encore il est confirmé par les observations de plusieurs Anatomistes. Car Vesal, Aquapendens, & Valverda écrivent que quelquefois ils ont vû ces nerfs divisés selon toute leur étenduë; d'où ils concluent qu'il y a toûjours deux nerfs, mais qu'ordinairement ils sont réünis à l'endroit de leur concours par leurs membranes. Lindanus rapporte aussi *en sa Physiol. ch.16. art.17. not.* 298. une histoire memorable sur ce sujet, laquelle il a tirée de Cesalpinus : Voici ces termes. *On a trouvé une fois*, dit-il, *en dissequant, l'un des nerfs visuels extenué, & l'autre plein : Or la vision étoit foible en l'œil auquel le nerf extenué aloit aboutir : Car il y avoit eu blessure en la tête vers cette partie-là : & le nerf extenué n'alloit pas vers la partie opposée, mais il se recourboit vers son même côté. Cela à été vû à Pise en l'année* 1590. *& fut estimé par tous ceux qui étoient presens, une preuve certaine que les nerfs visuels ne s'entre-coupent point, mais qu'ils s'unissent, & retournent ensuite vers leurs mêmes côtés.* Vesal aussi fait mention d'une femme qui avoit été pendue, à qui l'œil droit s'étoit desseché dés sa jeunesse, & en qui le nerf droit fut, selon toute son étenduë, trouvé plus mince, plus dur, & plus rouge que le gauche. De semblables observations détruisent entiérement les opinions de l'intersection & du mélange ou confusion de la substance de ces nerfs.

Ces nerfs s'étant, aprés leur jonction, de nouveau séparés, passent immediatement aprés leur séparation, chacun de leur côté, par les trous de l'os cuneiforme, & vont se rendre l'un à l'œil droit, l'autre au gauche; dans lesquels ils entrent, sçavoir dans l'homme presque dans leur centre, & dans les animaux plus sur le côté.

Cette paire, au dedans du crane, n'est revétuë que de la seule pie-mere; mais aprés qu'elle en est sortie, elle se révêt aussi de la dure-mere, depuis les trous des os par lesquels elle passe, jusques à ce qu'elle soit arrivée aux yeux. Or de ces meninges & de la substance medullaire qui est entre deux, épanduës ensemblement & en ordre tout autour du globe de l'œil, sont formées les trois tuniques de l'œil, ainsi qu'on le décrira amplement *au ch.16.*

*La cavité des nerfs optiques.*

Galien, suivant en cela la pensée d'Herophile, écrit *au liv.* 8 *de l'us. des part. ch.* 6. & *au liv.* 16. *ch.* 3. & *de la dissect. des nerfs*, *ch.*2. & *de placit. ch.*7. que les nerfs optiques sont creux, & qu'ils ont un trou manifeste, Plempius *au liv.* 1. *de son Ophtalmog. ch.*19. décrit la maniére de le trouver. J'avoüe franchement que je n'ai pas encore trouvé cette cavité; quoique je l'aye cherchée par la méthode de Plempius; ainsi Jac. Carpus, Vesal, Fallope, Columbus, Valverda, Aquapendens, & plusieurs autres tres habiles Anatomistes, n'ont pû non plus ni la trouver, ni la voir. En éfet, leur substance semble être compacte, & ainsi que les autres nerfs, elle est composée de plusieurs filamens joints ensemble par le moyen d'une membrane, (ce que Coïter a aussi tres-bien remarqué,) neanmoins elle est differente des autres nerfs en cela; qu'il semble que dans son milieu elle est un peu poreuse, & qu'elle contient dans ces pores tant soit peu de substance medullaire; Car si dans un cadavre recent & plein de suc on presse avec les doigts le nerf optique coupé en travers, il s'en exprime visiblement tant soit peu de suc. En sorte qu'il est difficile, qu'on puisse s'imaginer qu'il y ait en eux une cavité telle que Galien la décrit. On peut voir plusieurs choses sur ce sujet *au liv* 8. *ch.* 1.

*Le tissu des filamens, c'est à dire leur substance.*

Rolfincius *au* 4. *liv. de ses Dissert. anatom. ch.*33. propose un sentiment nouveau touchant ces filamens: Il dit que dans les autres nerfs ces filamens vont en droitte ligne selon la longueur des nerfs; mais que dans les optiques, ils s'entortillent & s'engagent mutuellement les uns dans les autres. Il ajoûte qu'il a lû avec admiration dans Eustachius *au liv. de l'exam. des os*, & qu'aussi il a vû par experience, dans un nerf optique, que la chose se passoit ainsi; c'est à dire que le nerf étoit plié en une infinité de plis ou rides, disposés en ordre égal, &

réünis ensemble par une petite & délicate membrane, laquelle étant incisée, tout le nerf peut se dérouler & s'étendre en une ample membrane. Malpighius, ainsi qu'il le décrit *en son Epître à Fracassatus*, a vû quelque chose de semblable dans le poisson Xiphias; mais il ajoûte que dans des nerfs optiques de bœuf, de chevre, de pourceau, & autres, qu'il avoit fait un peu boüillir, afin de les voir plus facilement par le microscope, il n'a point trouvé ces plis & replis, mais seulement comme un assemblage de petits filets, lesquels étant pressés répandoient par de petites bouches rondes, de la substance même du cerveau. Ces filets étoient revêtus d'une membrane propre, communiquée par la pie-mere, & portoient avec soi de certains petits vaisseaux sainguins, par lesquels, si dans un animal recemment tué on presse le nerf optique, il sort manifestement, des entre-deux de ces petits corps, des goûtes de sang. J'ai aussi vû la même chose plusieurs fois dans les nerfs optiques des moutons & des veaux; mais on y trouve tres peu de cette substance medullaire, laquelle a coûtume de s'exprimer lorsqu'on presse le nerf, & à peine y est elle visible; & les vaisseaux sanguins qui se portent entre les filamens fibreux y paroissent manifestement dispersés par la retine. Or ces filamens sont joints & liés les uns aux autres ensemblement comme en pacquets, par les deux meninges qui enveloppent tout le nerf. Fracassatus *dans sa réponse à Malpighius*, croit que ces filamens des nerfs optiques dont on vient de parler, lesquels il appelle fibres, viennent par continuation & comme dautant de racines, des petites fibrilles du cerveau, & qu'elles n'en sont differentes que par cela seul que les commencemens des choses sont souvent tres petits, & tres vils. Ce qu'il pense sur ce sujet, n'est pas une conjecture vaine, & sans apparence, neanmoins on n'en sçauroit juger par l'œil, à cause de la délicatesse extrême des fibrilles de la substance du cerveau, & de la foiblesse de la vûë de l'homme; la raison neanmoins semble le persuader. A l'égard de ces entrelassemens de filamens, desquels Rolfincius parle sans aucune distinction, eu égard aux differens animaux, comme si ils se rencontroient en tous, je crois qu'on doit nier qu'on les trouve généralement en tous; puisqu'outre mon experience particuliére, plusieurs autres aussi n'en ont point trouvé ni dans l'homme, ni dans les bœufs, ni dans les moutons; & que dans ces animaux le nerf optique est toûjours, ainsi que les autres nerfs, composé de filamens droits: Il peut neanmoins arriver qu'en certains la chose soit d'autre maniére, & l'on n'en doute maintenant plus aprés les exactes observations de Malpighius; neanmoins on ne peut pas là-dessus établir une regle générale.

*La glande pituitaire.*

Cette paire étant ôtée, on voit LA GLANDE PITUITAIRE. (Galien *au liv. 9. de l'us. des part. ch. 3.* l'appelle simplement ἀδὴν, c'est à dire *Glande.*) Elle est ainsi nommée à raison de son usage, qui est, à ce qu'on dit, de recevoir les humeurs pituiteuses ramassées dans le troisiéme ou moyen ventricule, & de les envoyer au palais, au larinx, & autres partie voisines par les trous qui leur sont proches ; ou plûtôt, selon l'opinion des Anatomistes de ce tems qui croyent penser plus juste, les verser par des vaisseaux veineux, ou peut-être par des lymphatiques, non pas vers le larinx ou au palais, mais en d'autres veines, pour les mêler au sang veineux ; en la même maniére qu'il arrive en la plûpart des autres glandes, dont les humeurs qu'elles contiennent sont reprises, emportées, & reversées dans la masse du sang par des vaisseaux particuliers lymphatiques, salivaires ou autres. Ainsi cette glande a été nommée pituitaire en consideration de cét usage. Nous examinerons un peu plus bas si c'est-là son veritable usage ou non.

*Ses Vaisseaux.* Elle reçoit de tres petites artères, des carotides, & elle envoye des venules aux jugulaires : & il est évident qu'il s'y insere des arterioles ; car si par le moyen d'une seringue l'on injecte dans la carotide de l'eau teinte avec de l'ancre, la partie exterieure de cette glande, qui est parsemée de plusieurs petits vaisseaux, est aussi bien-tôt teinte de couleur noire. Et dautant que la liqueur qui en coule continuellement par les arterioles, ne peut ni toute y demeurer, ni être toute consumée, la portion qui en reste & qui est superfluë, est de nouveau évacuée par d'autres voyes, & (ainsi qu'on le croit aujourd'hui) elle s'écoule par de tres petites venules dans les jugulaires. Outre ces petits vaisseaux sanguiferes, Warthon attribuë aussi à cette glande des nerfs qu'il dit venir du plexus retiforme ; il semble neanmoins qu'à peine peuvent-ils y être de quelque usage.

*Sa situation.* Elle est située au dessous des meninges, dans la cavité de l'os sphenoïde, qu'on appelle communément *Selle de cheval*, dont elle represente en quelque maniére la figure ; Car elle est enfoncée, un peu concave par le haut, convexe par le bas, & presque quarrée.

*Sa substance.* Sa substance est plus dure & plus resserrée que celle des autres glandes ; & elle est immediatement couverte d'une membrane tres mince, laquelle procede de l'entonnoir, s'étend tout autour d'elle, & est encore elle-même couverte d'une portion de la dure-mere, par laquelle cette glande est fortement attachée à la cavité de la selle, non seulement dant l'homme, mais encore dans les porcs, dans les veaux, & dans les brebis : cette connexion neanmoins n'est pas également ferme dans tous les animaux ; car dans les chats, dans les connils, & dans les chiens elle est si foible & si lâche, que souvent en ôtant l'entonnoir on l'arrache aussi.

La masse de sa substance semble être unique & indivisible dans l'homme & dans le veau, mais dans le chât & dans le chien, il paroît manifestement qu'elle est composée de deux petites glandes distinctes & faciles à être separées l'une de l'autre.

Non seulement tous les hommes, mais encore tous les animaux parfaits sont munis de cette glande ; dont neanmoins la grandeur varie & n'est pas toûjours proportionnée en quantité à la grandeur du corps dans lequel elle est : En éfet, souvent dans des animaux de grande stature, elle est plus petite qu'en d'autres plus petits ; & en ceux-là en qui elle est plus grande, il se porte en elle plusieurs rameaux de l'artère carotide ; & aussi le rêts admirable y est ample, ainsi qu'on le voit dans les bœufs & dans les moutons : mais en ceux en qui elle est plus petite il s'y porte peu d'artères, & le rets y est mince & étroit, comme dans les hommes & dans les chevaux ; ainsi il semble vraisemblable que selon la plus grande quantité d'artères, ou le plus de nécessité de son usage, elle est en certains animaux plus grande, & en d'autres, pour des causes opposées & contraires, plus petite. *Sa grandeur.*

A cette glande aboutit le CHOANA ou ENTONNOIR, ainsi dit à raison de sa figure ; car c'est une cavité orbiculaire, ample dans son principe, (Quelques-uns appellent ce principe *le Bassin*,) commençant depuis le trou du milieu du troisiéme ventricule, & finissant dans le canal long & étroit qui s'insere dans la glande pituitaire. *L'Entonnoir.*

Il est formé de la pie-mere, là où elle entoure la base du cerveau ; il est de couleur obscure, & on le trouve ordinairement plein de pituite, laquelle, à ce qu'on croit, il envoye à la langue.

Autour de la glande pituitaire, & sur les côtés de la selle de cheval, est situé le RETS ADMIRABLE, que quelques-uns appellent PLEXUS RETIFORME, à cause de sa figure merveilleuse qui represente un rets. *Le rets admirable.*

Il est principalement composé d'artères carotides qui montent à la tête par les côtés du col, & qui y entrent par les trous du crane, tout auprés des nerfs optiques. En la partie d'en bas il se mêle à ces artères, des rameaux, qui, en petit nombre neanmoins, viennent des cervicales : car les deux carotides se réünissant vers la base du cerveau aux environs de la selle sphenoïde, & se mêlant l'une à l'autre d'une maniére merveilleuse par des rameaux : (Voyez touchant ce mêlange *le chap. 5. précédent*,) elles forment conjointement avec quelques rameaux des cervicales, ce plexus.

Wallæus croit qu'il s'y mêle aussi quelques rameaux des veines jugulaires, lesquels rapportent le sang superflu : dequoi neanmoins Rolfinćius, qui le croit composé de seules artères, ne convient pas. La raison favorise l'opinion de Wallæus, & l'experience oculaire celle de Rolfincius ; car à peine peut-on voir aucune veine considerable qui y soit mêlée, & s'il y en a quelques-unes, elles sont en si petit nombre, qu'on ne sçauroit les comparer avec les artères.

Ce plexus est assés manifeste dans les veaux, & dans plusieurs autres brutes, où il represente comme un tissu de plusieurs rets mêlés les uns aux autres, & tellement continus entr'eux, qu'on ne sçauroit les séparer. Dans l'homme il est extrêmement délié, & si peu remarquable, que souvent il semble qu'il n'y en a point ; ce qui a fait que Vesal, Fuchsius, Valverda, Carpus, Ingrassias, & depuis peu Wepferus, ont crû qu'il ne s'en trouvoit point dans l'homme. Neanmoins Varolius, Picolominus, Nicol. Massa, Sylvius, Riolan, & d'autres, ont soutenu qu'il y en a veritablement un ; & ils donnent la maniére de le trouver. Pour moi, je l'ai démontré plusieurs fois dans nôtre Hôpital, & aussi dans nôtre theatre Anatomique, en des cadavres d'hommes morts depuis peu, encore pleins de sang, & qui n'avoient pas été extenués par de longues maladies ; mais il étoit extrêmement mince, & de beaucoup moins visible que dans la brebis & dans le veau ; neanmoins l'experience m'a apris que dans les cadavres extenués ou anciens, à peine pouvoit-on en trouver, & voirquoique ce soit.

*Son usage.* L'usage de ce rets est de briser & moderer, par ses détours, l'abord impetueux du sang au cerveau ; & comme cét abord est plus violent dans les animaux qui portent la tête panchée vers le bas, que dans les hommes, qui l'ont élevée, ce rets aussi est plus grand dans les animaux que dans l'homme.

Aprés que les rameaux de l'artère carotide ont formé ce rets, ils montent encore plus haut ; & entrant dans les ventricules superieurs par leur partie d'en bas posterieure, ils forment dans ces ventricules le plexus choroïde, dont on a parlé.

*Le veritable usage de la glande pituitaire.* Enfin, du rets admirable il faut retourner à la glande pituitaire, qui semble être formée pour ce rets ; & comme touchant son usage nous avons ci-devant proposé l'opinion commune, il est à propos maintenant d'examiner si cette opinion est veritable ou non. Elle est entiérement détruite par un seul argument que voici : Si cette glande reçoit continuellement la pituite qui s'écoule du troisiéme ventricule, elle doit nécessairement s'en décharger par quelque voye, & l'envoyer en d'autres parties : mais comme il n'y a aucune voye par laquelle, ni aucune autre partie dans laquelle cette excretion ou évacuation se puisse faire. Donc, &c. La majeure est absolument veritable. On prouve la mineure, parce que la selle de cheval est composée d'un os dur & épais, qui n'est percé en aucun endroit où il puisse y avoir passage, ainsi qu'on le prouvera plus amplement *au liv. 9. ch. 7.* La glande elle-même est exactement envelopée de la dure-meninge, & fortement attachée à la selle. Et cette meninge n'est ouverte nulle part qu'à l'endroit où l'entonoir aboutit à la glande ; en sorte que ce serum pituiteux n'en peut sortir par les côtés ; Et quand il s'en écouleroit, où, je vous prie, pourroit-il aller ? Car il n'est aucune des parties voisines en laquelle il pût descendre sûrement, c'est à dire sans l'incommoder tres notablement. Si l'on dit qu'il s'évacuë par les pores insensibles de la selle osseuse, ou de la dure-

dure-meninge ; c'eſt comme ſi on diſoit qu'un Chameau peut paſſer par le trou d'une éguille : En éfet, il n'eſt pas ici queſtion du paſſage de quelque eſprit ſubtil, auquel cas on pourroit en quelque maniére admettre cette propoſition ; mais il s'agit d'une liqueur viſible & aſſés épaiſſe, & il eſt hors de toute croyance qu'elle pût paſſer par des pores inviſibles. Outre cela, quand on accorderoit qu'elle paſſe par ces pores, où s'écouleroit-t'elle ? On ne voit aucune partie qui puiſſe la recevoir ; Car quant aux veines ou vaiſſeaux lymphatiques, qui (selon l'opinion de ce tems) reçoivent ce ſerum pituiteux, & le verſent dans les grandes veines, ce ſont des vaiſſeaux purement imaginaires, & il n'eſt aucun Anatomiſte quelque éclairé qu'il ſoit, qui en puiſſe démontrer un ſeul. Cette opinion donc ſi ancienne, & ſi généralement approuvée de tous pendant tant de ſiécles, tombe maintenant entiérement. Il faut à preſent trouver une autre uſage de cette glande, qui n'eſt pas de recevoir la pituite du ventricule moyen du cerveau, mais plûtôt de ſéparer des arterioles du rets admirable une partie de la pituite ſereuſe, & de l'envoyer par l'entonnoir qui eſt ſitué au deſſus d'elle, au ventricule moyen ; afin que paſſant de là aux ventricules anterieurs ou ſuperieurs, elle s'écoule aux narines, & aux palais. Il eſt certain & connu d'un chacun, que ce plexus choroïde a pluſieurs petites glandes mêlées çà & là aux divarications de ces petites arterioles, & que ces glandes attirent la pituite ſereuſe, du ſang de ces vaiſſeaux, & la dépoſent dans les ventricules. Le rets admirable qui eſt composé de beaucoup plus d'arterioles que ce plexus, n'a aucune de ces ſortes de glandes, pour en ſéparer les ſeroſités, (car vers quel lieu cette pituite ſereuſe s'én écouleroit-elle ?) & neanmoins comme le ſang arteriel dont les eſprits animaux doivent être faits, y doit auſſi être préparé, & par conſequent délivré d'une partie de la pituite ſereuſe dont il eſt chargé, la nature, en place de tant de petites glandes, l'a fourni d'une ſeule aſſés grande, qu'elle a placée directement en ſon milieu ; ſçavoir dans la cavité de la ſelle de cheval ; d'où la liqueur qui y a été ſéparée, peut être commodément dépoſée dans les ventricules du cerveau, & enſuite évacuée par les voyes communes des productions papillaires ; Or qu'il entre des arterioles dans cette glande pour y dépoſer quelque humeur : Cela eſt évident par l'experience de l'injection d'eau teinte d'ancre, faite dans la carotide, de laquelle on a fait mention ci-deſſus. Et il ne faut pas que l'on s'imagine que le poids de l'humeur ſoit capable de l'empêcher de monter de la glande au ventricule moyen ſitué au deſſus ; car le cerveau par ſa dilatation & par ſon affaiſſement continuellement alternatifs, pouſſe peu à peu & doucement vers le haut toutes les humeurs contenuës dans le crane, & cela par les voyes deſtinées à chacune ; & à même tems auſſi il pouſſe avec les autres humeurs la pituite ſereuſe, laquelle de cette glande se porte dans l'entonnoir, & c'est de là qu'il arrive que l'entonnoir recevant perpetuellement de la glande par en bas, autant d'humeur comme par en haut il en dépose dans le ventricule, n'est jamais vuide, mais toûjours plein d'un serum pituiteux. Il est encore constant que c'est-là le veritable usage de cette glande, de ce que selon le plus ou le moins de nécessité de cét usage, cette glande est plus ou moins grande; ainsi elle est plus grande dans ces animaux en qui le rets admirable est grand, & en qui plus d'artères s'inserent en elle, comme dans le veau; & elle est moindre en ceux en qui le rets est petit, & en qui moins d'artères l'entourant ou la pénétrant, elle ne reçoit par consequent qu'une moindre quantité de ce serum pituiteux.

*La seconde paire qui fait mouvoir les yeux.*

Aprés que l'on a démontré toutes ces parties, la seconde paire des nerfs laquelle sert à mouvoir les yeux, se presente dabord à la vûë. Elle est située auprés de la premiére, mais elle est beaucoup plus petite & plus dure.

Elle nait de la partie interieure ou base de la moële alongée auprés de la premiére paire, à laquelle elle s'unit dés son principe: (quelques-uns croyent que c'est-là ce qui fait que l'un des yeux étant mû, l'autre se meut aussi) & s'en étant incontinent aprés séparée, elle se porte de chaque côté par le second trou de l'os sphenoïde aux yeux, & elle envoye des petits rameaux aux muscles de la paupiére superieure, & à ceux des yeux. Outre cela Fallope remarque *dans ses Observat.* que quelques-unes des petites fibres de cette paire accompagnent la paire optique, & vont se disperser dans les membranes exterieures de l'œil.

*La troisiéme paire sçavoir l'olfactoire.*

La troisiéme paire, qui est tout-auprés de la précédente, prend son origine des cotés du commencement de la moële alongée, par un principe ou nerf tres mince, (Il y en a qui croyent que ce nerf est la racine de la seconde paire, mais ils se trompent, puisque ni dans son commencement, ni dans son progrés, elle n'a aucune communication ni union avec lui,) & se porte ensuite par dessous la base du cerveau droit vers le devant, où aiant percé de chaque côté la dure-mere, elle se joint à la seconde paire, & sortant avec elle par ce même trou, elle entre dans l'orbite de l'œil, où elle se distribuë en quatre petits rameaux. Dont le *premier* se porte à la graisse de l'œil, à son cinquiéme muscle, c'est à dire au trochleateur, à la peau du front, & à la paupiére superieure. Le *second*, passant par un trou qui lui est propre, gravé dans l'os de la machoire, s'en va à la levre, & à ses muscles, & aussi à quelques-uns des muscles du nés. Le *troisiéme*, passant en partie par le trou de la machoire superieure situé sous l'orbite de l'œil, & en partie par les trous de l'os cuneiforme, se disperse par les membranes qui revêtent les cavités des narines, & par la chair papillaire, (touchant laquelle voyez *le ch. 9. suivant*) communiquant à ces parties le sentiment de l'odorat; il donne aussi un petit rameau au petit muscle qui resserre les ailes du nés. Le *quatriéme* s'insere dans la partie interieure du muscle temporal. De là vient que dans la perception des odeurs desagreables le front, les yeux, & la partie exterieure du nés se retirent. Or de tous les rameaux de cette paire aucun ne parvient ni à la langue, ni à ses tuniques ; en sorte qu'il y a lieu de s'étonner que les anciens Medecins, & ceux qui jusques à present ont suivi leurs sentimens, aient crû que cette paire sert au goût ; puisque veritablement ce n'est point là son usage, ni ce ne peut l'être, étant toute destinée pour l'odorat ; & en effet, elle n'entre point dans les membranes de la langue, mais dans celles des narines. C'est ce que Galien a aussi voulu signifier *au liv. 6. de l'us. des parties, ch.* 16. & Valesius est de son opinion, qui dit ; que de ce troisiéme rameau de cette paire se forme la tunique interieure des narines. Je crois donc que les vers que nous avons rapportés ci-devant, par lesquels on attribue à cette troisiéme paire la fonction du goût, doivent être reformés en la maniere qui suit.

*Optica prima : oculos movet altera : tertia odorat :*
*Quarta est quæ gustat : quinta audit : sed vagâ sexta :*
*Septima laxatas linguæ moderatur habenas.*

*La premiere paire fait voir ; la seconde mouvoir les yeux ; la troisiéme sentir ; la quatriéme goûter ; la cinquiéme ouïr ; la sixiéme est vague ; & la septiéme regle les mouvement de la langue.*

Vesling ajoûte à cette troisiéme paire un petit nerf, qui prend sa naissance de la base du cerveau auprés des eminences qu'on appelle TETES, & qui étant entré dans l'orbite de l'œil, se porte vers le trochleateur ; mais il semble que ce soit plûtôt là le premier rameau de la troisiéme paire que nous venons de décrire.

*La quatriéme paire qui fait le goût.*

La *quatriéme paire*, qui est la paire du *goût*, vient ensuite. Bartholin la prend mal à propos pour la cinquiéme, & Galien pour la plus grosse racine de la troisiéme conjugaison.

Les nerfs de cette paire naissent, conjointement avec ceux de la précedente, des côtés de la moële alongée, mais un peu plus sur le devant. Dabord ils envoyent dans la cavité des oreilles un petit rameau, qui entre obliquement dans le timpan. Ils descendent ensuite des deux côtés par le troisiéme trou de l'os cuneiforme, & aprés qu'ils ont donné des rameaux aux muscles des temples, du visage, & des joües, à la peau du visage, aux dents de la machoire superieure, (par le moyen duquel elles sentent) au palais, & aux gencives ; ils se portent au trou interieur de la machoire inferieure, & envoyent quelques rejettons aux racines des dents d'en bas ; & étant ensuite sortis par le trou exterieur, situé au bas de cette même machoire, ils se dispersent dans la lévre inferieure, & par sa peau. Il reste un rameau considerable de cette paire, lequel passant par les muscles qui sont cachés dans la bouche, se porte à la langue, & se disperse par sa membrane, à laquelle il communique le sentiment du goût.

*Les autres deux paires minces.*

On voit auprés de cette quatriéme paire deux autres paires de nerfs, qui sont tres petits & durs ; (leur petitesse est cause qu'on ne les à pas inserés au nombre vulgaire des autres paires ;) Les nerfs de la premiére de ces paires, que quelques-uns croyent être la racine grêle de la quatriéme conjugaison, ont leur origine tout auprés de la premiére paire, & sortant avec elle par le trou qui leur est commun, sans être neanmoins unis ensemble, ils se portent au palais, & contribuent à faire le goût. Les nerfs de la seconde de ces paires prennent leur origine un peu devant la quatriéme paire, (D'où vient que plusieurs croyent qu'ils sont des rejettons de la cinquiéme paire) du milieu de la moële alongée ; & montant avec la troisiéme paire ils sortent par le trou commun à la seconde & troisiéme paire, & se confondent presque entiérement dans le muscle abducteur de l'œil, ou le dédaigneur.

*La cinquiéme paire sçavoir les nerfs Auditifs.*

La *cinquiéme paire* qui est le nerf AUDITIF, vient ensuite.

Les nerfs de cette paire prennent leur origine des parties laterales de la moële, ausquelles les ponts du cervelet sont opposés, tout auprés des côtés de la paire précédente, mais un peu plus bas. Etant arrivés de chaque côté à l'os petreux, ils se divisent en deux rameaux, dont le plus grand & le plus mol entre dans le canal de l'os petreux qui lui est propre, c'est à dire dans le premier trou de l'os des temples, & va à l'organe de l'ouïe. Le plus petit, qui est le plus dur, se porte vers le bas ; & sortant hors du crane par le trou que les Anciens appelloient *aveugle*, entre la production mammiforme & l'appendice styloïde, il donne des petits rameaux au muscle des temples, & aussi aux muscles du larinx, & à la gorge ; (d'où vient souvent que l'irritation de la membrane interieure de l'oreille cause, par consentement, une toux seche ;) il envoye même quelquefois des petits rameaux à la membrane exterieure de l'oreille. Rolfincius neanmoins rapporte qu'il a reconnu que la distribution de ce nerf au larinx n'est pas perpetuelle & ordinaire ; & Vesal semble ne vouloir pas l'admettre. Riolan remarque *en son Antropograph. liv.4. ch. 2.* que ce même nerf étant sorti hors du crane, ne pourvoit pas seulement aux muscles dont on vient de parler, mais encore qu'il envoye quelques petits rejettons dans les narines, & aux joües, & que de là il se porte, selon sa plus grande portion, aux racines des dents, au larinx, & à la langue : Il ajoûte enfin : *Que cét de là qu'il arrive que la voix devient facilement enroüée, plus ou moins, à ceux qui ont l'oreille dure, & que selon Galien (au liv.* κατὰ τόπ. *) si dans les grandes hemorragies l'on bouche exactement & avec force les oreilles, c'est un moyen pour les arrêter. De là vient aussi que les dents sont offencées par un son âpre &*

*rude, sans aucun attouchement ; que ceux qui sont sourds naturellement, sont muets, qu'ils respirent avec peine ; que ceux qui se frottent ou grattent les oreilles trop fortement, toussent, & que les oreilles sont humides, & suent aux peripneumoniques, ausquels les parotides, quand il leur en survient, sont favorables. Tout cela arrive à cause du nerf de la cinquiéme paire qui se communique à ces parties-là.*

Cette courte description de la cinquiéme paire que nous venons de proposer maintenant, paroît facilement à la vûë dans les démonstrations ordinaires ; mais ceux qui veulent en donner une histoire plus exacte, & pousser plus loing la distribution de ce nerf par les organes de l'ouïe, ceux-là, dis-je, ne sont pas en toutes choses d'accord entr'eux. Et même dans les dissections les divarications des nerfs ne se presentent pas toûjours en tous les sujets les mêmes. La nature en ceci, aussi-bien qu'en plusieurs autres choses, variant tres souvent.

Eustachius écrit ainsi sur ce sujet. *La cinquiéme conjugaison des nerfs du cerveau, n'est pas composée de deux nerfs seulement, comme quelques-uns croyent. Mais elle a de chaque côté deux rejettons inégaux, dont le plus grand, qui dans toute sa longueur est creusé en forme de demi cercle, reçoit en soi le plus petit ; & en cét état tous deux joints ensemble se portent obliquement vers la partie anterieure & exterieure jusqu'à l'extremité du sinus de l'os petreux, où le plus petit rejetton s'écartant du plus grand, rencontre un petit trou qui lui est préparé, dans lequel il entre, & sort ensuite du crane, en faisant plusieurs tours. Le grand rejetton semble se terminer par trois divisions peu distantes les unes des autres ; dont la premiére, qui est la principale, couvre un petit trou qui aboutit à l'os de la coquille ; mais de sçavoir s'il est seulement étendu par dessus cét os en forme de couvercle, ou s'il le pénètre bien avant, & se roule dans ses spires ; c'est ce que je n'ai encore pû découvrir parfaitement & avec certitude, à cause de la difficulté que l'on rencontre en travaillant sur cette partie ; ainsi que ceux qui en ont l'experienre, sçavent.*

Fallope propose la chose un peu differemment : *La cinquiéme paire*, dit-il, *sert à l'ouïe ; elle est composée de deux nerfs ; Le premier qui est le plus mol de tous les nerfs, si l'on en excepte les optiques, est destiné à l'ouïe : On attribuë le second à la cinquiéme paire, parce qu'il nait entiérement du même endroit que le nerf mol dont nous avons parlé, & il se porte avec lui à l'os petreux : mais cependant il est un nerf distinct, plus dur que le précédent, & égal en dureté aux autres nerfs qui forment les autres paires ; & il ne semble pas, en aucune manière que ce soit, faire partie du nerf mol.* Cela présupposé, laissant à part le nerf dur ; voici ce qu'il dit du mol. *La seconde portion*, dit-il, *de la paire qui est molle, & que j'appelle nerf auditif, étant, conjointement avec la portion dure, arrivée à l'extremité de l'antre, se distribuë par le moyen de certains petits trous tres étroits, dans les deux cavités, dont j'appelle l'une Labyrinthe, & l'autre Coquille, & les tapisse en quelque façon. Elle ne va pas plus avant, ni elle n'envoye aucun nerf aux parties exterieures.* Coiter écrit qu'il a tres souvent trouvé la chose telle que Fallope la décrit.

Vesal est un peu contraire à Fallope, & *dans son exam. des Observat.* il lui répond ainsi. *Il ne me souvient pas d'avoir jamais remarqué la difference que vous apportés du nerf en dur & en mol, à la naissance de la cinquiéme paire, ( laquelle d'ailleurs semble être comme faite de deux petites cordes, ) & dans le trou qu'on attribuë à cette paire; Car il ne s'est presenté à ma vûë aucun chemin plus proche par lequel la portion anterieure du nerf de la cinquiéme paire ( laquelle est comme une corde tres-déliée ) puisse dans les bœufs & dans les moutons, & encore plus manifestement dans les pourceaux, être portée & distribuée à la surface inferieure de l'os petreux, & dans l'homme au commencement de l'antre que je compare à la voute ou chambre d'une mine, pourveu que l'on doive avoir égard aux cavités anterieures de l'os petreux, & qu'on ne dise pas qu'elles ont été creusées simplement par hazard & sans cause ou ordre. Et quoique vous décriviés la portion dure de vôtre cinquiéme paire, comme si elle n'étoit d'aucun usage pour l'organe de l'ouye, il faut neanmoins prendre garde que dans les bœufs elles nait auprés de ce corps nerveux oblong; & que dans l'homme elle pousse un rejetton par le trou qui est particulier à l'antre fait en forme de voute, duquel on vient de parler. J'ai déja dit plusieurs fois que ce corps est contenu dans un sinus qui lui est propre, situé dans la surface de la partie inferieure de l'os petreux, & qu'on peut le comparer à ces corps, que dans les plexus de nerfs vous appellés Olivaires. Car tout ainsi que ces corps composés de substance nerveuse & glanduleuse tout ensemble, naissent auprés des nerfs, ou plûtôt font l'accroissement des nerfs; de même aussi ici dans l'organe de l'ouye, il y a un semblable corps olivaire placé dans son propre sinus, lequel recevant l'implantation de la cinquiéme paire, ou peut-être en étant composé, envoye de sa partie d'en bas des nerfs, qui en partie se portent aux ligamens des osselets de l'ouie, en maniére de fibres épaisses & manifestes, & en partie s'unissant en ce même endroit à une portion considerable des nerfs de la troisiéme paire du cerveau, il entre dans l'organe de l'ouie. Aprés donc que la nature a distribué la portion exterieure de cette cinquiéme paire en tous ces endroits-là, & qu'elle a voulu que la portion qui reste de la cinquiéme, laquelle est comme une corde assés grosse, s'arrêtât & se dilatât en quelque façon au devant de la pointe osseuse que l'on voit entre les principales intersections des cellules de l'antre & de la base du trou qui reçoit la cinquiéme paire; la nature, dis-je, envoye une portion nerveuse dans cette intersection, laquelle, par le trou qui lui est particulier, quoiqu'étroit, se porte dans ces cellules; & par des distributions fibreuses dans les cavités qui sont dans l'os petreux. C'est là la distribution qui est commune aux bœufs, aux moutons, & à l'homme, quoiqu'en celui-ci elle soit plus manifeste qu'en ceux-là, aussi-bien que les cellules de la cavité ou antre, lesquelles, ainsi que nous l'avons reconnu, sont dans l'homme plus amples & plus visibles que dans ces animaux. Même lorsque j'observe le trou qui reçoit la cinquiéme paire, & que je vois qu'il y a un canal qui commence à sa partie anterieure, & qui va enfin finir au dessous de l'oreille, hors du crane; je ne puis pas bien comprendre comment lorsque vous divisés la cinquiéme paire en nerf mol & en dur ; & que vous établissés que le dur est plus grêle, & situé plus en arriére que le mol ; vous voulés neanmoins qu'il entre dans le conduit dont on a parlé ; car cela ne se peut faire s'ils ne se croisent en maniére de croix de S. André, ou sans quelqu'autre espece d'entrelassement, qui gêneroit vôtre nerf dur au haut ou au bas de ce conduit. Pour moi j'ai observé que c'est la portion de devant du nerf de la cinquiéme paire, & non pas celle de derriére, qui entre dans ce conduit, lequel, au dessous de l'oreille, & sur le derriére, finit en trou aveugle.*

Vesal donne là une description tres exacte de la distribution de la cinquiéme paire des nerfs, qu'il seroit neanmoins tres difficile de démontrer aussi exactement dans un cadavre, sur tout si l'on se hâte trop en dissequant ; ainsi il n'y a que les Anatomistes éclairés, adroits, & patiens qui puissent esperer d'y réüssir.

*La sixiéme paire Vague.*

La sixiéme paire qui se communique à plusieurs parties du Ventre moyen, & de l'inferieur, est appellée PAIRE VAGUE. Les nerfs de cette paire prennent leur naissance un peu plus bas que ceux de la cinquiéme : Ils sont revétus de fortes membranes à cause du long chemin qu'ils font, & ils s'attachent aux parties voisines.

Ils sont en leur principe composés de plusieurs petits nerfs ou fibres, lesquelles s'unissent dabord en telle maniére, qu'étant ensemble réünies par une même membrane, elles ne font, ou semblent ne faire, qu'un seul nerf.

*Un petit nerf particulier de la sixiéme paire.*

Entre ces petits nerfs rassemblés en cette jonction, il y en a un en chaque nerf vague, qui ne prend pas son origine de la moële qui est dans le cerveau, mais de la moële du col, tout auprés de la sixiéme & septiéme vertebre de cette partie ; ( nous en devons la découverte à Thomas Willis ) d'où il s'éleve en haut vers la tête, le long des côtés de la moële, ( à laquelle neanmoins dans tout son chemin il ne s'insere nulle part immediatement, mais seulement il s'y attache exterieurement & légérement par de petites fibres tres déliées ) & s'y augmente en grosseur ; de là se portant dans l'interieur du crane, il se joint aux fibres de la paire vague, ( avec lesquelles il semble s'inoculer, & ne faire plus ensemble qu'un même tronc, ) & conjointement avec elle il sort par le même trou. Incontinant aprés qu'il est sorti, il se sépare de nouveau du tronc de la paire vague, & se refléchit en-dehors, & aprés qu'il a communiqué des petits rameaux à quelques muscles du col & de l'épine, il descend au muscle scapulaire, dans lequel il se perd presque tout entier, lui fournissant des esprits animaux pour le mouvement des bras dans l'homme, des jambes de devant dans les animaux à quatre pieds, des aîles dans les oiseaux, & des nageoires dans les poissons ; ( car Thomas Willis a remarqué que dans ces animaux ce nerf à les mêmes productions. ) De là vient que comme il devoit servir aux mouvemens forts & violens du bras, il a été nécessaire qu'il prît son origine, non seulement de la moële qui est dans le crane, mais encore de celle qui est au déhors.

Or cette paire vague composée de tous ces petits nerfs rëünis ensemble, sort du crane par le troisiéme trou qui est commun à l'os des temples, & à l'occiput, ( par lequel aussi passe le grand rameau de la veine jugulaire interieure, ) & un peu aprés sa sortie elle envoye des rameaux au muscle du col, & au cucullaire, ou capuçon ; de là passant outre, elle donne des rejettons aux muscles hyoïdiens, à ceux de la gorge, & à ceux de la langue. Il s'associe immediatement aprés dans l'homme d'un rameau du nerf intercostal, ( jusques à present on l'a décrit pour le rameau interieur de la paire vague, ) & dans les animaux à quatre pieds, de tout le tronc. Elle envoye au larinx un autre rameau tres considerable, qui se porte à l'ésophage, & aux muscles exterieurs du larinx ; & entrant dans le cartilage scutiforme, il s'en va jusques à la pointe du nerf recurrent, auquel il s'unit. Or en cét endroit où l'intercostal se joint à lui, & où lui-même envoye un rameau vers le larinx, le tronc de la paire vague s'éleve un peu en forme de tumeur oblongue, & fait le plexus gangliforme, que Fallope appelle CORPS OLIVAIRE, lequel est semblable au plexus que l'on trouve dans le nerf intercostal qui lui est voisin, & qui est formé de son union, ou concours, avec un rameau du nerf de la derniére des paires qui viennent du cerveau. On trouve ces deux plexus, lorsqu'entre les muscles du col on découvre de chaque côté les artères carotides : car si l'on suit toûjours ces artères, on voit dabord ces plexus aux environs de l'insertion de la machoire inferieure. Outre ce plexus, Thomas Willis en a observé encore un autre plus petit, qui en est un peu éloigné, lequel est formé de l'un des rejettons de ce premier plexus, replié & entortillé autour de l'artère pneumonique, & qui avec le rameau qui descend du tronc droit de la paire vague, & un autre nerf est destiné pour la region posterieure du cœur. Et il a remarqué que ce plexus envoye des petits rameaux vers le côté droit du cœur, sur le devant.

*Le plexus cervical.*

Aprés qu'elle a formé ce plexus, le tronc de la paire vague qui descend vers le côté de la trachée artère, entre la carotide & la jugulaire, se divise de chaque côté en rameau exterieur & en interieur.

*Les nerfs recurrens.*

Les deux rameaux exterieurs se portent incontinent aprés la division, aux muscles qui naissent du sternon & de la clavicule ; & alors il en sort les nerfs que l'on appelle VOCAUX, parce qu'ils sont l'instrument de la voix, que l'un d'eux étant coupé, l'animal devient à moitié muët, & qu'il le devient entiérement si on les coupe tous deux : Ce que Galien *au liv. de præcog. ad Posthum. ch. 6.* dit avoir démontré à Rome dans des chevreaux, & dans des pourceaux en presence de tous les Philosophes & de tous les Medecins de cette fameuse Ville. Ces nerfs

vocaux

vocaux sont encore appellés Nerfs recurrens, *reversifs*, & *recursifs*, & par les Grecs παλινδρόμοῦντες ; par la raison, qu'en premier lieu ils descendent, & qu'ensuite ils se portent vers le haut ; le droit environnant l'artère droite souclaviére, & le gauche le tronc de la grande artère à l'endroit où il se courbe pour descendre aux parties d'en bas ; & ainsi ils retournent aux muscles du larinx, dans les têtes desquels, lesquelles tendent vers le bas, ils entrent par quantité de petits rameaux.

*Pourquoi les nerfs du larinx ne descendent pas.*

Or de sçavoir pourquoi les nerfs des muscles du larinx ne lui viennent pas d'en haut, ou du col ; mais qu'il a falu que des parties d'en bas ils montent vers le haut ; c'est ce que Galien recherche par un long discours *au liv. 6. de l'usag. des parties, chap.* 14. & 15. mais neanmoins il n'a pas suffisamment dévélopé la difficulté. La veritable raison de cela est que les muscles du larinx forment la voix, & modifient l'air qui sort du poûmon ; donc ils ont dû nécessairement avoir leur tête en bas, & leur queüe en haut. Car afin que cette modification ou modulation de l'air, à mesure qu'il sort du poûmon, se fasse, il faut qu'il y ait tant soit peu de contraction, des parties d'en haut du larinx vers celles d'en bas, afin qu'en quelque maniére elles s'opposent, selon les déterminations de la volonté, au passage de de l'air, sans neanmoins qu'elles puissent entiérement se fermer. Ainsi comme tous les muscles attirent vers leurs principes, ou têtes, les parties qui sont attachées à leurs queües, il a été nécessaire que les têtes des muscles du larinx fussent placées en bas ; & comme il faloit qu'à ces muscles il s'inserât des nerfs ; il a falu aussi nécessairement que ces nerfs y vinsent des parties d'en bas, en remontant ( : Voyez *au liv.* 5. *chap.* 1. pourquoi les nerfs s'inserent dans les têtes des muscles, & non pas dans leur queües. ) Que si les têtes de ces muscles avoient été en la partie superieure, & que leurs nerfs fussent pareillement venus d'en haut, il seroit alors facilement arrivé, qu'à la moindre contraction de ces muscles, sur tout au tems de l'expiration, le larinx se seroit entiérement bouché ; ce qui auroit causé suffocation. S'il on demande maintenant ; pourquoi les nerfs des muscles du larinx retournent plûtôt de la sixiéme conjugaison, & qu'ils ne prennent pas leur naissance immediatement des nerfs de la moële de l'épine qui sont proche ? Galien répond *au liv. 9. de l'usag. des part. chap.* 11. que les membres ou extremités du corps, & les autres parties qui doivent souffrir des mouvemens violens, ont eu besoin de nerfs durs, tels que sont ceux qui viennent de la moële de l'épine ; mais que les autres parties qui ne doivent pas être müës avec tant de force, & de violence, n'ont besoin que de nerfs mols, lesquels leur sont plus convenables, tels que sont ceux qui viennent de la moële renfermée dans le crane, du nombre desquels est la sixiéme paire, de laquelle les rameaux recurrens se portent aux muscles du larinx, qui ne doivent être mûs que d'un leger mouvement.

Cette paire, aprés avoir ainsi poussé les recurrens, descend au dessous de la gorge, & forme à la base du cœur, ( à l'endroit où la veine arterieuse commence à se courber sur le côté gauche ) vers l'épine, un certain plexus de nerfs que quelques-uns appellent PLEXUS CARDIAQUE, lequel fournit des petits rameaux à la plevre, à la tunique du poûmon, au pericarde, au cœur, à l'ésophage, & à plusieurs autres parties du thorax.

*Le plexus du nerf thorachique.*

Fallope décrivant *en ses Observations* ce plexus avec exactitude, parle ainsi. *Ce plexus nerveux prend son origine de cinq rejettons de nerfs ; car le plus souvent ils sont au nombre de cinq, quoique quelquefois il n'y en ait que quatre. Le* premier *est celui que j'ai dit venir du rameau gauche de la sixiéme paire, un peu au dessous de la naissance du nerf recurrent, & qui de là s'étant porté & refléchi vers la veine arterieuse gauche, monte dans le plexus dont nous parlons ; Le* second *&* le troisiéme *prennent leur origine dans le même côté gauche du plexus que dans le col j'ai appellé* Plexus de la *sixiéme paire, situé vers le corps olivaire. De ce plexus naissent dans le côté gauche deux petits nerfs, ( quelquefois aussi il n'y en a qu'un, ) lesquels descendans à la base du cœur, se distribuent par le même plexus. Le* quatriéme, *qui est aussi sur le côté gauche, est ce rejetton que les autres disent venir du recurrent de ce même côté : Il descend conjointement avec le troisiéme & le second, & va se distribuer dans le plexus dont nous parlons. Le* cinquiéme, *qui est le dernier, & qui est situé dans le côté droit, a deux principes ; Car du plexus droit de la sixiéme paire, il en vient un petit nerf qui tend directement au cœur. Pareillement du nerf de cette même paire qui fait le recurrent droit, il en vient incontinent aprés qu'il est entré dans la cavité du thorax, un autre nerf assés considerable, qui se joint avec ce premier dont on vient de parler, & tous deux ensemble, ainsi unis, ne font qu'un seul nerf assés gros. Celui-ci, que j'appelle le cinquiéme, sortant de deux principes, & se cachant sous l'artère qui va au côté gauche de la gorge, vient au même plexus, & s'y confond avec les autres quatre, en sorte qu'il se fait là un principe solide & nerveux ; duquel ensuite il nait beaucoup de rameaux qui vont au cœur.*

*Les nerfs du cœur.*

Thomas Willis *en son anat. du cerveau*, fait mention de ce plexus ; mais il le décrit, non pas comme formé du rameau exterieur de la paire vague, mais de l'interieur ( qu'il appelle l'intercostal, & qu'il dit ne pas venir de la paire vague, ) & des autres nerfs qui y concourent.

*Les nerfs du ventricule & du foye.*

Cette sixiéme paire, aprés avoir formé ce plexus, continuë son cours, & passant par le septum, elle entre dans l'orifice superieur du ventricule qu'elle embrasse, & elle y fait le STOMACHIQUE droit & le gauche, jettant à même tems des petits rejettons au pilore, & à la partie inferieure du ventricule, ainsi que nous l'avons amplement décrit *au liv. 1. ch. 7.* Elle envoye aussi à la cavité du foye un rameau tres délié.

Les rameaux interieurs de chacun des côtés ont été pris jusques à present pour des rameaux de la paire vague ; mais depuis peu Thomas Willis croit avoir remarqué en l'examinant de prés, que veritablement ils ont communication avec la paire vague par des rejettons envoyés de part & d'autre ; mais neanmoins qu'ils ont leur premiére origine d'ailleurs, & qu'ils sont entiérement distincts de cette paire vague ; car il croit qu'ils dérivent de deux ou trois des rameaux des nerfs de la cinquiéme & sixiéme paire, ( selon son calcul ; car selon l'ancien, ces nerfs seroient des rameaux de la troisiéme & quatriéme paire, ) lesquels s'étant refléchis vers les yeux, & le visage, se réünissant en un seul tronc, qu'il appelle *nerf intercostal*, & quil dit sortir du crane par un trou particulier. Il ajoûte que de ces rameaux il n'y en a qu'un seul, qui, sous la même envelope, se joigne au tronc de la paire vague, sans neanmoins s'unir à lui ; mais demeurant distinct pendant tout son cours ; en sorte que le fourreau membraneux, ou la membrane qui envelope, en peut être facilement séparé.

Ce nerf intercostal, immediatement aprés qu'il est sorti du crane, par ce trou qui lui est particulier, se joint a un rameau de l'un des nerfs de la derniére des conjugaisons qui sont dans le crane. Quelques-uns l'appellent *Vertebral*, & il forme le *plexus gangliforme* auprés d'un autre semblable plexus de la paire vague, que l'on a décrit un peu cidevant. De là descendant le long des vertebres, il fait un autre plexus beaucoup plus grand, dans lequel il s'insere aussi un autre nerf considerable qui vient de la paire vertebrale qui lui est voisine. Il sort de ce plexus plusieurs nerfs qui tendent vers les viscères ; Thomas Willis a été le premier qui les a découverts, aussi-bien que le plexus, & il les a décrits *en son anatom. du cerveau, chapit.* 25. en la maniére qui suit. *Il part de là*, dit-il, *deux ou trois rejettons qui vont au nerf du diaphragme, & un au nerf recurrent ; De plus, il va aussi quantité de fibres, & de petits rejettons, tant au nerf recurrent, que vers la trachée, lesquels s'inserent dans ses tuniques, dans celles de l'esophage, & dans les vaisseaux sanguins. Outre cela il y a un rameau qui descend dans le tronc de la paire vague, & deux nerfs considerables qui se portent dans le plexus cardiaque : Et enfin, on voit un peu plus bas un autre nerf seul qui vient du tronc de l'intercostal, & qui va aussi s'inserer au plexus cardiaque. Tous ces nerfs considerables, ainsi envoyés des deux côtés par le nerf intercostal, entant qu'il s'unissent & concourent avec d'autres, dérivés de l'un & de l'autre tronc de la*

*Le plexus cardiaque.*

*paire vague, forment le plexus cardiaque. Cependant ces rameaux cardiaques qui viennent du nerf intercostal, aussi-bien que le plexus cervical duquel ils procedent, sont particuliers à l'homme, & on n'en trouve point dans les animaux.* Il paroît par ces derniers mots, que Thomas Willis décrit le plexus cardiaque un peu autrement que Fallope; mais toute la difference consiste principalement dans la diversité des noms des nerfs.

Le tronc intercostal passant du plexus cervical (duquel nous avons parlé ci-devant) à l'artère axillaire, & descendant ainsi dans le thorax, reçoit des nerfs vertebraux qui sont immediatement au dessus, trois ou quatre rameaux, & avec eux il fait dans l'homme un plexus considerable, (Willis appelle ce plexus, INTERCOSTAL, & THORACHIQUE;) car dans les animaux ce plexus est un peu different.

*Le plexus intercostal.*

Au reste, le tronc intercostal envoye de soi, en descendant par la cavité du thorax, un petit rameau qui s'étend par la partie inferieure & concave de chacune des côtes. Ensuite il en descend trois autres séparés, qui vont jusques à l'os sacrum, lesquels s'étant de nouveau réünis çà & là, à d'autres nerfs, & ensuite encore séparés, font d'autres plexus mesenteriques differens, que Willis dit être au nombre de sept. Toutefois, afin que la description trop particuliére de chacun d'eux n'apporte de la confusion, nous ne poursuivrons ici que le cours de trois seulement. Le *premier*, se porte à la coëffe, au fonds du ventricule, à la membrane du foye & de la rate; (sçavoir le droit au foye & à la vessie du fiel, & le gauche à la rate,) à la substance même de la rate, & au colon; & c'est de là qu'on croit que vient l'enroüement aprés une longue colique. Le *second* va au rein; C'est ce nerf, qui, dans la douleur néphrétique, fatigant le ventricule par consentement, est la cause du vomissement. Le *troisiéme*, qui est le plus grand, tend au mesentère, aux intestins, à la vessie, & à la matrice.

*Le plexus du mesentère*

*Les nerfs de la rate.*

*Les nerfs des reins.*

*Le plexus du mesentère*

Mais pourquoi les viscères interieurs reçoivent-ils leurs nerfs de la sixiéme paire, & non pas de la moële des vertebres? Bauhin en explique tres bien la cause, suivant en cela l'opinion de Galien: sçavoir, que comme le mouvement de ces viscères n'est pas volontaire, ils n'ont pas eu besoin des nerfs durs qui viennent de la moële de l'épine; mais afin qu'ils ne fussent pas entiérement privés de tout sentiment, & de quelque leger mouvement, [*j'ajoûte*; & qu'ils ne fussent pas aussi destitués des esprits animaux nécessaires pour la nutrition;] ils ont eu besoin seulement des nerfs mols, tels que sont ceux qui viennent de la moële alongée, pendant qu'elle est encore dans le crane, ainsi que nous l'avons dit ci devant.

*Pourquoi les viscères ont des nerfs de la sixiéme paire.*

*La septiéme.* La septiéme paire meut la langue. Les nerfs de cette paire sont beaucoup plus durs que tous les autres. Ils prennent leur origine dans le derriére de l'occiput, de la moële alongée, tout auprés du lieu par où elle entre dans l'épine, par plusieurs principes qui se réünissent ensemble incontinent aprés leur naissance, & sortent ensuite du crane, par un trou oblique qui leur est propre, gravé dans l'occiput; & dabord, pour être plus affermis, ils se joignent par de fortes membranes aux nerfs de la sixiéme paire, sans neanmoins se mêler ensemble; s'étant ensuite de nouveau separés, leur plus grande portion se porte à langue, aux muscles de laquelle elle fournit des rejettons pour son mouvement: & par leur autre portion, qui est la moindre, ils vont aux muscles de l'os hyoïde, à ceux du larinx, & à ceux qui prennent leur origine de l'appendice de l'os stiloïde.

*paire qui meut la langue.*

Il y en a qui ont crû que ces nerfs, dont nous venons de parler, lesquels viennent de la moële encore renfermée dans le crane, ont une substance & une composition tres differente de celle des autres nerfs, quoique pourtant l'experience oculaire enseigne, qu'ils sont, ainsi que les autres, composés de plusieurs filamens, joints ensemble, & comme figés en un par une forte membrane, & qu'ils ne different en aucune autre maniére des autres nerfs qu'en ce qu'ils sont plus mols.

*Si ces nerfs sont differens des autres en substance.*

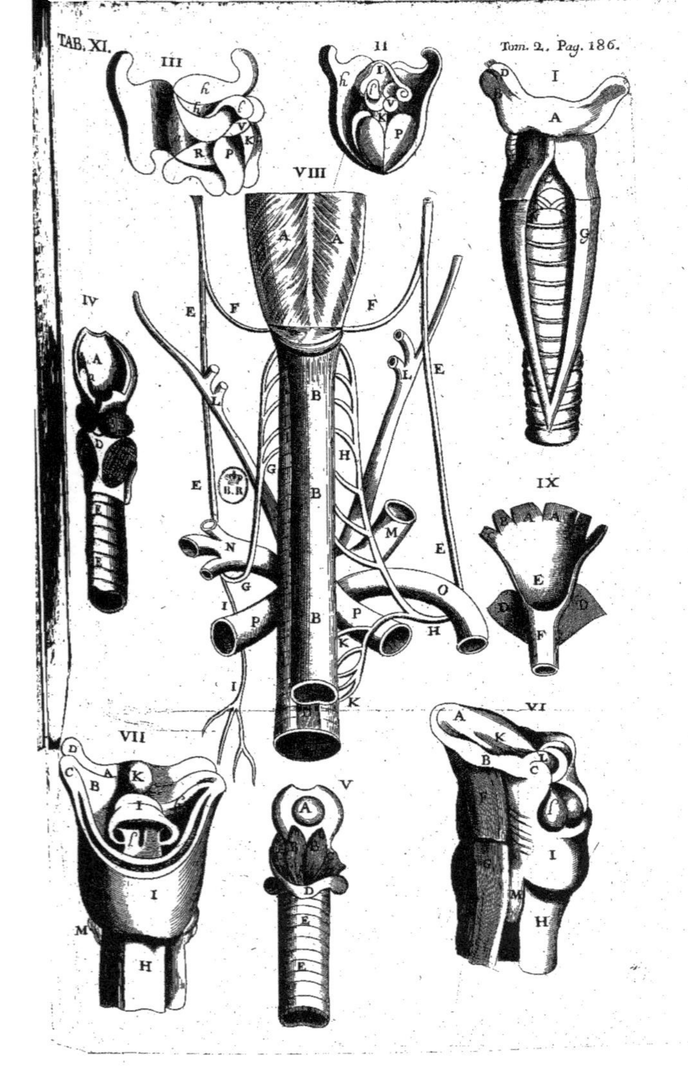
I
II
III
IV
V
VI
VII
VIII
IX

## EXPLICATION DE LA TABLE XII.

Cette Table, qui est de la description de Vvillis, représente les origines des nerfs de la cinquiéme, & de la sixiéme paire, (selon sa maniére de nombrer les nerfs,) & aussi les racines du nerf intercostal qui en viennent; De plus, les origines & les ramifications du même nerf intercostal, & celles de la paire vague, & du nerf, qui de l'épine se porte à cette paire vague, conduites jusques à la region du ventricule. Elle représente encore les commencemens & les distributions des nerfs de la septiéme paire, de la neufviéme, de la dixiéme, & du nerf diaphragmatique; & dans tout le cours, vis à vis des nerfs qui s'inserent dans les entrailles & dans les viscères, les origines des vertebraux, & leurs communications avec ces premiers. Or il faut remarquer que dans cette table Vvillis ne suit pas l'ancienne maniére de compter les nerfs (laquelle nous avons suivie en nôtre description;) mais la nouvelle qu'il a introduite: & ainsi la paire, que dans le texte nous nommons la troisiéme, est selon lui la cinquiéme; celle que nous appellons la cinquiéme, il la nomme la septiéme; celle qui, selon nous est la sixiéme, selon lui est la huitiéme, &c.

AAA. L*E nerf de la cinquiéme paire avec ses deux rameaux* A A. *dont le superieur qui se porte droit vers le devant, distribuë ses rameaux dans les muscles de l'œil, & du visage, dans le nez, dans le palais, & dans toute la partie superieure de la bouche : De plus, il produit les deux rameaux* a a. *qui sont les deux racines du nerf intercostal : L'autre rameau inferieur de la cinquiéme paire se portant vers le bas, se*

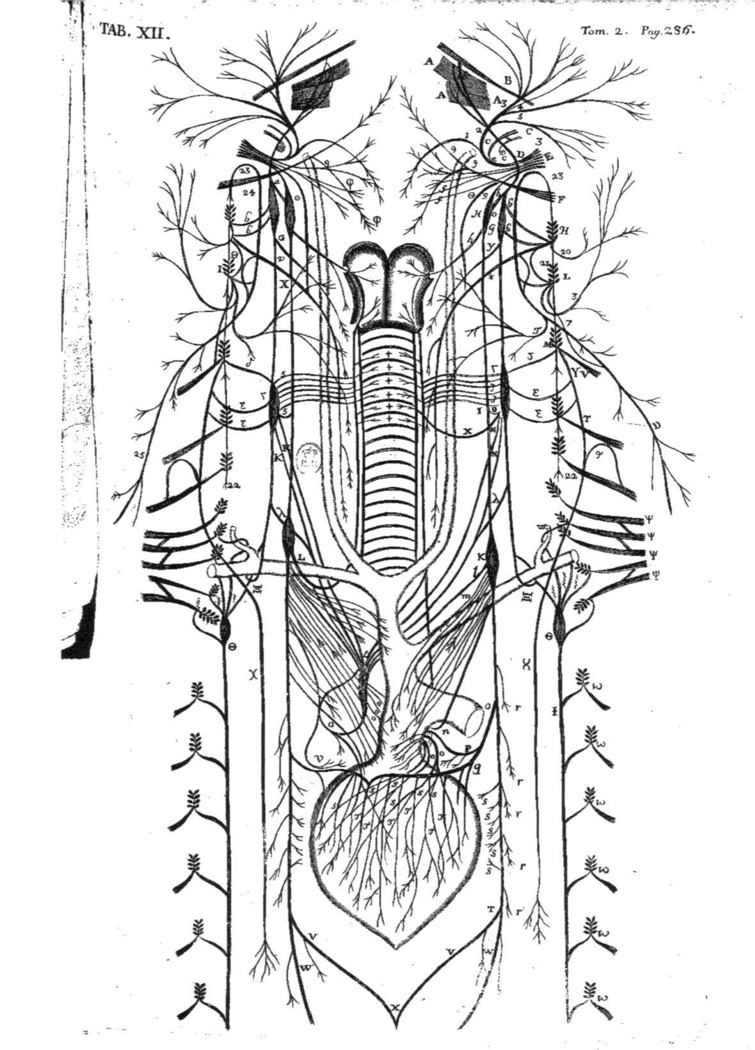

*distribuë dans toutes les parties de la machoire d'en bas.*

a a. *Deux branches qui viennent du rameau superieur de la cinquiéme paire ; lesquelles étant jointes avec l'autre rejetton*

b. *reflechi du nerf de la sixiéme paire, forment le tronc du nerf intercostal.*

B. *Le Nerf de la sixiéme paire tendant sur le devant droit vers les muscles de l'œil ; du tronc duquel s'éleve la rameau* b. *qui est la troisiéme racine du nerf intercostal.*

b b b. *La troisiéme racine du nerf intercostal.*

C. *L'origine du nerf auditif, ou la septiéme paire, avec sa double production ; sçavoir la dure & la molle.*

c. *La branche molle du nerf auditif, laquelle se distribuë toute entiére dans la partie interieure de l'oreille, sçavoir au muscle qui éleve le marteau, & à la coquille.*

c. *La branche molle du même nerf auditif qui sortant entiére du crane, & se joignant à la branche* E. *de la huitiéme paire, forme avec elle un nerf particulier, qui dabord se divise en plusieurs autres petits rameaux ; dont*

1. *Le premier va aux muscles de la langue, & de l'os hyoïde, où il se termine.*

2. *Il se divise encore en plusieurs rameaux ; dont*

3. *Celui d'en haut va dans les muscles du visage & de la bouche.*

4. *Un autre va dans les muscles des paupiéres, & du front.*

5. *Un autre qui va aux muscles de l'oreille.*

D. *Le tronc du nerf intercostal, formé des trois racines dont on a parlé, qui va passer dans le plexus gangliforme ; Ce plexus semble être le nœud superieur du nerf intercostal sorti hors du crane.*

E. *L'origine de la paire vague, c'est à dire de la huitiéme, composée de plusieurs fibres, à laquelle se joint un nerf qui vient de l'épine, pour sortir ensemble du crane, & aprés leur sortie, se séparer de nouveau, & s'étant uni à quelques nerfs voisins, elle se distribuë dans les muscles de l'omoplate, & du dos.*

e. *Rameau de la huitiéme paire qui rencontre le nerf auditif.*

f f f. *Autres rameaux de la paire vague qui vont au muscle du col.*

G. *Rameau principal de la même paire entrant dans le plexus gangliforme.*

H. *Le plexus gangliforme superieur de la paire vague qui reçoit le rameau* k. *qui vient de l'autre plexus du nerf intercostal voisin.*

h h. *Rameau qui va de ce plexus de la paire vague dans les muscles du larinx, dont une branche considerable entrant dans le cartilage scutiforme, rencontre le nerf recurrent auquel il s'unit.*

i. *Rameau qui va du plexus cervical du nerf intercostal dans le tronc de la paire vague.*

K K. *Le plexus inferieur de la paire vague ; d'où plusieurs nerfs se portent au cœur, & à son appendice.*

l. *Rameau considerable qui va au plexus cardiaque.*

m. *Les Fibres nerveuses qui se distribuent dans le pericarde, & aux vaisseaux du cœur.*

n. *Le nerf recurrent gauche, qui aprés avoir embrassé le tronc de l'aorte descendante, se porte en haut vers le cartilage scutiforme, & envoye en montant plusieurs rameaux* x x x x. *à la trachée-artère : rencontre ensuite le rameau* h. *qui vient du plexus gangliforme. Ce recurrent envoye quelques rameaux de l'endroit où il se recourbe, vers le cœur.*

L. *Le nerf recurrent du côté droit, qui se refléchissant beaucoup plus haut, embrasse l'artère axillaire.*

o. *Un rameau considerable, qui dans le côté gauche va du tronc de la paire vague au cœur, & qui se partage d'abord en deux rameaux, dont l'un embrasse le tronc de la veine pneumonique : l'autre touchant à la partie posterieure de la region du cœur, se divise en plusieurs branches qui entourent sa superficie. A ce rameau vient à la rencontre un rameau, qui du tronc de l'autre côté se porte au cœur.*

p. *Une branche du rameau précédent, qui environne la veine pneumonique.*

q. *Un autre rameau de la même branche qui en fournit plusieurs autres au cœur, dont ils couvrent la superficie posterieure.*

r r r r. *Plusieurs petits rameaux produits du tronc de la paire Vague, qui pendant un long espace se distribuent à l'ésophage, refléchis hors de leur propre lieu.*

S S S S. *Plusieurs rameaux coupés, dont les ramifications qui se distribuent dans la substance du poûmon, lient & embrassent diversement les vaisseaux sanguins.*

T T T. *Le tronc de la paire vague divisé en deux rameaux; l'un exterieur, l'autre interieur, lesquels s'inclinant vers les rameaux pareils du côté opposé, s'unissent à eux, & aprés cette union forment ensemble les deux rameaux stomachiques; sçavoir, le superieur & l'inferieur.*

V V. *Les rameaux interieurs qui s'unissent en X, & forment le principe du rameau inferieur stomachique.*

W W. *Les rameaux exterieurs qui font le rameau stomachique superieur.*

X. *L'union des rameaux interieurs.*

F. *Origine de la neuviéme paire, avec plusieurs fibres, qui étant unies ensemble forment le tronc qui va à la langue. Il produit neanmoins dans le chemin deux autres rameaux.*

Θ Θ. *Le premier rameau va en bas, & s'unissant à un rameau de la dixiéme branche, il se distribuë dans le muscle sternothyroïdien.*

φ φ. *Le second rameau qui va dans les muscles de l'os hyoïde.*

9 9. *Le tronc de ce nerf qui passe dans le corps de la langue.*

G. *Le plexus gangliforme superieur du nerf intercostal qui est le premier nœud de ce nerf sorti du crane.*

a. *Le rameau qui va de ce plexus dans le plexus voisin de la paire vague.*

b b. *Deux productions nerveuses, par lesquelles ce plexus communique avec le nerf de la dixiéme paire.*

γ. *Le rameau qui va au muscle ésophagien.*

L. *Le plexus moyen, ou cervical, particulier à l'homme, situé au milieu du col, dans le tronc du nerf intercostal.*

δ. *Un gros rameau qui de la seconde paire vertebrale vient dans ce plexus, par lequel celui ci communique en sa premiére racine avec le nerf diaphragmatique.*

ε ε. *Deux rameaux, qui du même plexus vont au tronc du nerf diaphragmatique.*

ς ς. *Plusieurs fibres nerveuses, qui du plexus cervical se jettent dans le nerf recurrent.*

θ. *Un rameau, qui du même plexus va au tronc de la paire vague.*

χ. *Un autre rameau considerable qui va au nerf recurrent.*

κ κ. *Deux gros rameaux envoyés vers le cœur.*

*cœur, ausquels se joint un autre rameau λ qui prend sa naissance un peu plus bas : Ces rameaux se portant vers le bas & rencontrant entre l'artère aorte & la pneumonique les rameaux pareils du côté opposé, forment ensemble le plexus cardiaque Δ ; d'où viennent les principaux rameaux qui sont fournis au cœur.*

λ. *Un rameau né un peu plus bas du tronc intercostal, qui avec les précédens se communique au plexus cardiaque.*

Δ. *Le plexus cardiaque dont on vient de parler.*

μ. *Le petit cercle qui vient de cè plexus qui environne l'artère pneumonique.*

γ. *Le cercle inferieur qui serre la veine pneumonique.*

z. *Le nerf intercostal enfoncé dans la cavité du thorax, où il serre l'artère axillaire.*

ζζζ. *Quatre nerfs vertebraux dans le plexus thoracique, dont le superieur serre l'artère vertebrale.*

o o o. *Trois rameaux considerables qui viennent du plexus cardiaque lesquels se distribuent sur le devant du cœur, comme les nerfs* P.q. *qui viennent du tronc de la paire vague, & se dispersent sur le derriére.*

ϖ. *L'artère vertebrale embraßée par le nerf vertebral.*

SSS. *Rameaux nerveux qui couvrent le devant du cœur.*

TTT. *Rameaux & fibres nerveuses qui se distribuent dans sa partie de derriére.*

Θ. *Le plexus inferieur, proprement appellé l'intercostal, ou le thoracique, dans lequel, outre le nerf intercostal, s'inserent les quatre vertebraux, dont le superieur entoure en descendant l'artère vertebrale.*

I. *Le nerf intercostal descendant par la cavité du thorax, le long des racines des côtes, & qui dans le chemin reçoit un nerf qui vient de chaque vertebre.*

H. *Le nerf de la dixiéme paire composé de plusieurs fibres en son origine, laquelle il prend entre la premiére & la seconde vertebre ; d'où il envoye dabord deux productions nerveuses* bb. *dans le plexus superieur du nerf intercostal.*

κ. *Le rameau du même nerf, qui s'étant joint à un rameau de la neuviéme paire, s'en va dans le muscle sternothyroïdien, couché immediatement sur la trachée artère.*

20. *Le rameau qui va dans les muscles posterieurs du col.*

21. *Un autre rameau qui va au nerf spinal pathetique.*

X. *Les rameaux qui viennent du rameau principal de ce même nerf, & qui vont aux muscles Sternothyroïdiens.*

I. *La premiére origine du nerf vertebral, qui est ici, aussi-bien que dans tous les autres nerfs vertebraux, composé de plusieurs fibres : lesquelles naissant par poignées, une partie de la marge inferieure de la moële de l'épine, & l'autre partie de la superieure, se rencontrent pour ne faire qu'un même tronc de nerf qui immediatement se divise en plusieurs autres.*

0. *Rameau que ce nerf envoye à un rameau de la dixiéme paire.*

θ. *Autre rameau qui va dans le spinal pathetique.*

c. *Rameau considerable envoyé dans les muscles du col & des oreilles.*

T. *Rameau qui va dans les muscles anterieurs du col.*

7. *Le nerf qui va de cette paire dans le premier nerf brachial, duquel le nerf diaphragmatique tire sa premiére racine.*

M. *L'Origine du second nerf vertebral, qui produit le premier nerf qui va au bras, & d'où le nerf diaphragmatique tire son origine. Ce nerf, dans les animaux à quatre pieds, prend sa naissance auprés de la quatriéme & cinquiéme vertebre, ainsi la racine du diaphragmatique est plus bas.*

V. *Rameau vertebral destiné pour le bras.*

Y. *Le nerf du Diaphragme qui joint le rameau δ. du plexus cervical à sa racine, & un peu plus bas les rameaux εε à son tronc : cette communication ne se fait que dans l'homme.*

φ. *L'autre racine du diaphragmatique, qui vient du second & du troisiéme nerf brachial.*

χ. *Tronc inferieur du nerf diaphragmatique hors de son lieu, qui, étant en sa situation, traverse la cavité du thorax sans se communiquer, & va droit au diaphragme, où se distribuant en trois rameaux, il s'insere dans sa partie musculeuse.*

↓↓↓. *Les autres nerfs brachiaux.*

ωωω. *Les origines des nerfs brachiaux.*

22. *Derniére origine du nerf spinal qui commence par un principe aigu, & qui se joint à la paire vague.*

23. *Le commencement du tronc ascendant de ce même nerf, & qui montant le long du côté de la moële de l'épine, passe par le milieu des origines des nerfs vertebraux, & reçoit des fibres du tronc de la moële.*

24. *Le tronc descendant du même nerf qui se sépare de la paire vague, & se reflêchit en dehors, & aprés avoir communiqué avec les nerfs de la neuviéme & de la dixiéme paire, il se distribuë tout dans les muscles de l'omoplate.*

25. *Production interieure du même nerf.*

---

## EXPLICATION DE LA TABLE XIII.

Cette Table représente les ramifications inferieures de la paire vague, & de l'intercostal, distribuées au ventricule, & aux viscères de l'abdomen : De plus, les origines des nerfs vertebraux qui sont vis à vis de ces premiéres ramifications, & qui s'unissent avec quelques-unes d'elles.

A. *LE rameau stomachique inferieur, composé des rameaux interieurs de la paire vague de l'un & de l'autre côté unis ensemble. Il garnit le fond du ventricule, & dans toute la suite il envoye des rameaux de tous côtés.*

TAB. XIII.

Tom. 2. Pag. 290.

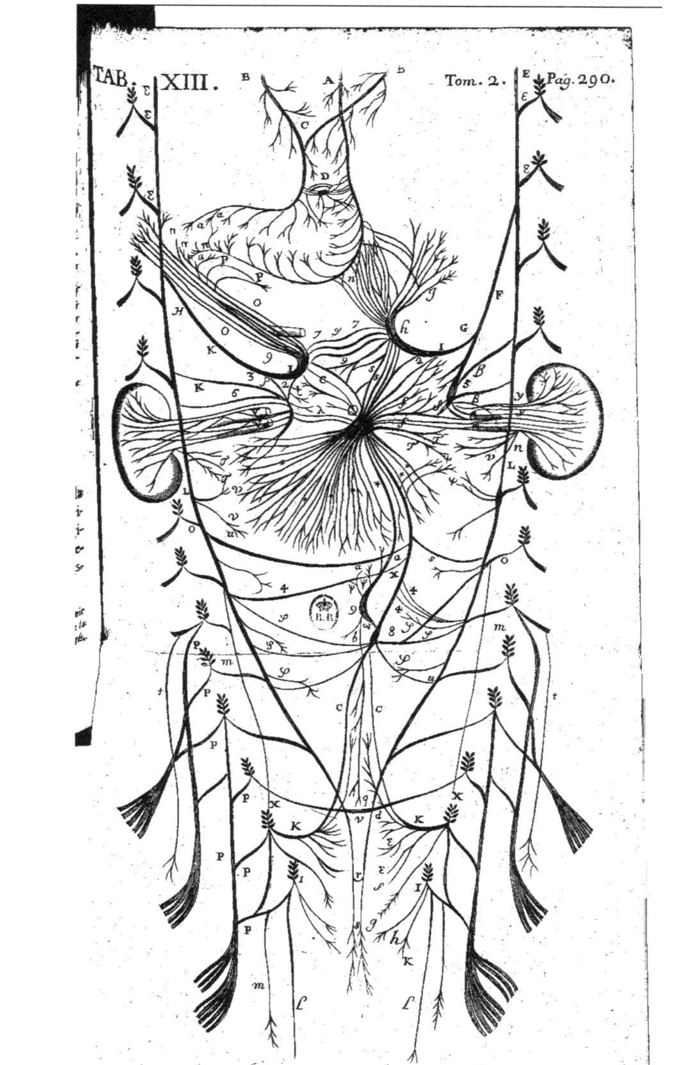

BB. *Le rameau stomachique superieur composé des rameaux exterieurs de la paire vague de chaque côté joints ensemble : elle rampe sur le haut du ventricule.*

C. *L'union des rameaux exterieurs.*

D. *Le plexus nerveux formé des fibres des deux nerfs stomachiques, joints à l'endroit de l'orifice de l'estomac, & entrelassés en maniére de rets.*

a a. *Les extremités des deux nerfs stomachiques qui rencontrent ici les nerfs hepatiques, & qui communiquent avec eux.*

E E. *Le nerf intercostal descendant des deux côtés à l'endroit des racines des côtes, & qui en descendant reçoit de chaque nerf vertebral ι ι, un rameau.*

F. *Un rameau qui sort du nerf intercostal du côté gauche, & qui va dans les plexus mesenterique.*

G. *Le même nerf mesenterique partagé en deux, dont le plus gros rameau va au plexus commun au ventricule, & à la rate ; & le plus petit au plexus des reins.*

H. *La paire mesenterique qui sort du nerf intercostal du même côté, penchant vers le plexus mesenterique.*

3. *Le gros rameau de ce même nerf pareillement partagé en deux dont le plus gros va au plexus hépatique & le plus petit à celui des reins.*

h. *Le premier plexus mesenterique du côté gauche commun au ventricule, & à la rate, d'où partent plusieurs poignées ou conjugaisons de nerfs.*

5. *Le plexus mesenterique renal du côté gauche, dans lequel outre le rameau mesenterique ββ. s'inserent deux autres rameaux qui sortent immediatement du nerf intercostal.*

γ γ γ. *Plusieurs nerfs & fibres qui viennent de ce plexus situé proche la vesicule de la bile, & qui vont aux reins.*

δ δ. *Les nerfs & les fibres, par lesquels ce plexus communique principalement avec le plexus mesenterique.*

ζ. *La premiére poignée de nerfs qui va du plexus* h. *dont on a parlé à la rate, & qui lorsqu'elle l'a joint, envoye quelques fibres au fond du ventricule.*

η. *La seconde conjugaison de nerfs qui va de ce plexus au fond du ventricule, & dont les fibres communiquent avec les rameaux du nerf stomachique.*

θ. *La troisiéme conjugaison de nerfs entre ce plexus & celui du foye.*

ι. *La quatriéme conjugaison de nerfs entre ce plexus & le grand mesenterique.*

6. *Le plexus mesenterique renal du côté droit, qui reçoit ( aussi-bien que son pareil, ) outre le rameau mesenterique,*

K K. *Les deux nerfs de l'intercostal.*

λ. *Les nerfs & les fibres qui se trouvent entre ce plexus & le grand mesenterique.*

μ. *Rameau considerable entre ce rameau & l'hépatique.*

γ. *Grande quantité de nerfs & de fibres qui vont de ce plexus au rein, passant sur les vaisseaux émulgents, & s'entrelassant avec eux.*

7 7. *Le plexus mesenterique & hépatique du côté droit.*

o o. *Grande quantité de nerfs qui vont de ce plexus au foye, & à la vesicule du fiel ; d'où il se distribuë encore plusieurs rameaux au pilore, & au pancreas. Les nerfs & les fibres de ce plexus en remontant vers le foye, forment une espece de rets qui cache presque tout le tronc de l'artère du foye.* Ces *nerfs communiquent encore avec les extremités des nerfs stomachiques* a a.

ϖ. *Rameaux distribués vers le pilore.*

ρ ρ. *Autres rameaux dispersés dans le pancreas.*

c c. *Nerfs étendus entre ce plexus & le grand mesenterique.* Ce *plexus communique avec le renal, qui lui est voisin, par le rameau* μ, *& avec le stomachique par le rameau* θ.

O. *Le grand plexus mesenterique, d'où nait une chévélure de nerfs* ✱✱. *au dessous de la grande glande du mesentère, qui de là se divise de toute part en plusieurs fibres & rameaux, & se distribuë en tous les intestins, excepté le rectum. Ces nerfs & ces fibres couvrent les artères & les veines, & s'entrelassent avec elles diversement.*

T T. *Rameaux nerveux qui vont de ce plexus aux testicules des femmes, ou glandes uterines, & qui rencontrent les rameaux des nerfs vertebraux de la vingtiéme & vingt-uniéme paire, & se joignent à eux.*

V V. *Rameaux vertebraux qui se portent aux testicules des femmes.*

8. *Le plexus mesenterique d'en bas, situé bien au dessous des précédens, aiant pour son origine trois nerfs de chaque côté, qui naissent plus en bas des intercostaux.*

φ φ φ. *Trois nerfs venant de chaque côté du nerf intercostal à ce plexus.*

χ χ. *Un nerf qui s'étend directement de ce plexus dans le grand plexus du mesentère, & qui reçoit en passant de chaque côté quelques rameaux du nerf intercostal, sçavoir* 4.4.5.5.5. *& lui-même envoye deux rameaux aux testicules des femmes.*

Ψ Ψ. *Deux rameaux du nerf précédent qui vont aux testicules des femmes.*

9. *Un autre petit plexus situé un peu au dessus de ce plexus-ci inferieur.*

ω. *Production nerveuse qui s'étend du plexus inferieur au petit de dessus.*

a. *Rameau considerable qui va du petit plexus* 9. *au grand plexus mesenterique, qui passe en montant sous l'intestin rectum, & sous une partie du colon, où il distribuë quantité de rameaux.*

b. *Autre rameau du même plexus, qui descend sous la partie inferieure du rectum, & lui donne beaucoup de rameaux.*

c c. *Deux nerfs qui descendent du plexus mesenterique inferieur* 8. *dans le bassin, & y forment les deux plexus* k k. *sçavoir un en chaque côté.*

K K. *Deux plexus situés dans le bassin dont les nerfs servent à faire vuider l'urine, les excremens & la semence. Ils envoyent aussi les nerfs* d d. *au plexus mesenterique inferieur.*

d d. *Un nerf qui monte de part & d'autre de ce plexus, à côté de l'intestin droit, auquel il donne des rameaux; à la rencontre desquels vient un autre nerf* b. c. *qui descend du petit plexus.*

ε ε. *Deux nerfs, qui de ce nerf vont à la matrice.*

f. *Un autre nerf qui va du même plexus à la vessie.*

g. *Un autre nerf qui va aux glandes prostates.*

h. *Un nerf produit de la racine de la vingt-huitiéme paire qui va au muscle de l'anus.*

i. *La vingt-neuviéme paire vertebrale qui envoye,*

k. *Un nerf au sphincter, & aux autres muscles de l'anus.*

l l. *Un nerf considerable de chaque côté à la verge.*

m. *Un autre rameau plus court pour les muscles de la verge.*

L L. *Le nerf intercostal au dessous des reins.*

m. *Un petit nerf du rameau vertebral pour le muscle crémastére du testicule de l'homme.*

n. *La vingt-uniéme paire vertebrale, dont l'origine, qui est située derriére les reins ne paroît pas. Plusieurs rameaux de ce nerf se portent de chaque côté aux testicules des femmes, & vont à la rencontre de plusieurs autres rameaux mesenteriques qui se distribuent à la même partie.*

o. *Un nerf de la vingt-deuxiéme paire vertebrale qui donne quelques rameaux aux testicules des femmes.*

p p p p. *Les nerfs destinés pour la cuisse; ceux qui naissent en haut reçoivent en descendant des branches de ceux d'en bas.*

q. *Nerfs intercostaux approchés l'un de l'autre au commencement de l'os sacrum, se communiquant par la production transverse.*

r r. *Autre production transverse qui lie ensemble les intercostaux dans la partie courbe de l'os sacrum.*

s. *Les deux nerfs intercostaux terminés en petites fibres, lesquelles se distribuent dans le sphincter de l'anus.*

t. *Un nerf de la vingt-quatriéme paire vertebrale qui va aux glandes des aînes.*

v v v. *Rameaux que l'intercostal envoye de part & d'autre aux uretères.*

X. *Nerf destiné pour le testicule & pour le muscle cremastère, coupé à la sortie de l'abdomen.*

---

## CHAPITRE IX.

### *De l'ordre que l'on tient en démontrant les parties du cerveau suivant la maniére de dissequer qu'on vient de décrire; & de l'autre maniére de dissequer.*

SElon la maniére de dissequer que l'on vient de décrire, on démontre en premier lieu la dure & pie-mere, avec les quatre sinus de la dure-mere, la division du cerveau, & la faux qui est entre-deux, avec le septum qui lui est continu, lequel sépare le cervelet d'avec le cerveau: De plus, le corps calleux qui est étendu au dessous: Ensuite aiant ôté les parties superieures du cerveau, on démontre les deux ventricules superieurs, le septum lucidum, le plexus choroide, le conduit de la pituite aux narines, & la voute. Ensuite le troisiéme ventricule, le plexus choroïde qui est en lui, le trou du milieu qui s'ouvre dans l'entonnoir; les petits monts cannelés avec le trou de l'anus qui tend au quatriéme ventricule ; la veine qui est au milieu du plexus, laquelle se décharge dans le grand sinus de la faux par le quatriéme ventricule : De plus, la glande pineale, les nates, & les têtes. Aprés cela on démontre le cervelet avec ses membranes & ses productions, & l'aiant élevé, on fait voir le quatriéme ventricule, & la moële alongée. En dernier lieu, la partie de devant du cerveau aiant été levée, on démontre les productions mammillaires, le rets admirable, la glande pituitaire, l'entonnoir, avec les paires de nerfs qui au dedans du crane prennent leur origine de la moële alongée.

*L'autre maniére de dissequer.*

Si l'on veut faire cette démonstration autrement, on en viendra parfaitement à boût en la maniére suivante. On démontrera en premier lieu en haut les meninges, la division du cerveau, la faux, avec ses sinus, & le corps calleux. En second lieu, le cerveau étant élevé sur la partie de devant, on fera voir les productions mammillaires, les nerfs optiques, & les moteurs des yeux, le rets admirable & la glande pituitaire. On élevera ensuite le cerveau sur les côtés, & on démontrera les autres paires de nerfs restantes : Il faut aprés cela, par une même & seule action, enlever tout à la fois & tout ensemble, de dessus le crane, le cerveau, le cervelet, & la moële alongée, & renverser le tout à même tems, & alors continuer & finir la démonstration par les parties inferieures. En premier lieu, aiant élevé la moële alongée, on fera voir le quatriéme ventricule, aprés le cervelet avec ses productions : ensuite le rets admirable avec l'entonnoir ; & aiant fait une incision à l'entonnoir, on montrera le troisiéme ou moyen ventricule, dans lequel il faut examiner & rechercher avec soin les monticules cannelés, les nates, les têtes, la glande pineale, le trou de l'anus, & les plexus d'arterioles. On passe de là aux deux ventricules anterieurs ou superieurs, dans lesquels il faut rechercher le plexus choroïde, avec le septum lucidum, & les conduits qui portent la pituite aux productions papillaires.

Il faut remarquer neanmoins que cette méthode réüssit mieux dans les cerveaux des veaux & des moutons, que dans les cerveaux humains, dont la grande masse fait qu'on ne peut dissequer commodément ; car si le cerveau n'est pas tout à fait recent, toutes ses parties s'affaissent, en sorte qu'il n'est pas possible d'en faire exactement la démonstration.

*Les autres maniéres.*

Bauhin décrit *en son Theat. Anatomiq. liv.* 3. *chap.* 28. une autre maniére de dissequer, qui est celle de Constantin Varrolius ; mais elle est trop difficile, & demande trop de travail. Et Bartholin *au liv.* 8. *de son anat. reform.* en décrit une de Franç. Sylvius, laquelle tient le milieu. On pourra voir ces méthodes dans les lieux que l'on a cités.

# CHAPITRE X.

## De l'Office du Cerveau.

APrés la démonstration du cerveau, & de toutes ses parties, enfin il faut dire quelque chose de l'office, de l'action, & de l'usage d'un si noble viscère.

Il est constant que de l'integrité & bon état du cerveau dépend l'integrité des actions animales ; pourveu neanmoins que dans le reste du corps les organes, par lesquels ces actions doivent être faites, soient bien constitués ; de même aussi, quoique ces organes soient bien disposés, il ne s'en peut neanmoins faire aucune action parfaitement si le cerveau est incommodé. *Digression.*

Mais parce que dans l'homme, ce n'est pas seulement le cerveau seul qui fait ou qui peut faire les actions animales, mais qu'elles dépendent aussi de l'Ame raisonnable. Il est arrivé de là que plusieurs se sont imaginé qu'il faloit nécessairement attribuer à cette partie, c'est à dire au cerveau, le siége de cette Ame d'où procedent ces actions animales ; selon les Arabes & Moschion, généralement à tout le cerveau, & selon d'autres, à quelqu'une seulement de ses parties. Ainsi Herophile dit que le siége de l'ame est aux environs de la base de la tête, Xenophon dans le sommet, & Erasistrate dans les membranes. A ces Philosophes anciens sont entiérement opposés plusieurs des Philosophes de ce siécle, qui n'attribuent à l'Ame, pour siége, qu'une tres petite particule du cerveau, située dans le troisiéme ou moyen ventricule ; sçavoir la glande pineale, dans laquelle ils tâchent par plusieurs raisons & conjectures vraisemblables, d'établir que l'Ame reside, & que se fait le sens commun. Cette derniére opinion déplait infiniment à tous ceux qui ne sont pas de leur secte, surtout à plusieurs Theologiens qui ne peuvent concevoir, ni même souffrir qu'il entre dans leur pensée qu'on n'attribuë à l'ame incorporelle qui est divinement infuse dans le corps, & qui regit toutes les actions animales, qu'un si petit & si étroit domicile, & que neanmoins elle puisse percevoir tout ce qui se fait dans les parties du corps les plus éloignées, au moment, c'est à dire au même point de tems qu'elles se font : & ils ne sçauroient croire non plus, que ce siége de l'Ame raisonnable, qui est si petit dans l'homme, doive être dans les animaux qui sont privés de cette Ame, trois fois plus grand. Outre cela, ils ignorent pourquoi on n'attribuera pas aussi-tôt le siége de l'Ame au cœur qu'au cerveau, puisque tout le mouvement des esprits animaux, même celui du cerveau, procede du cœur, & que le cœur cessant de battre, dabord, & sur le champ toutes les actions animales tombent, ainsi qu'il paroît dans la sincope & dans les playes qui pénètrent dans les ventricules du cœur. On a, dans ce siécle-ci, combatu sur ce sujet avec tant d'opiniâtreté de part & d'autre, qu'il a semblé qu'il s'agissoit du salut de la patrie : même à present il se forme encore tous les jours des disputes, (tres grandes à la verité, mais tres frivoles & tres inutiles, par lesquelles (ce qui est déplorable) les esprits des jeunes gens sont plûtôt troublés, qu'enseignés. Pour nous, nous croyons qu'il est à propos de rejetter toutes ces chicanes inutiles, & de nous attacher à rechercher l'action du cerveau la plus sensible.

*L'Office du cerveau.*

Aristote *au liv. des part. des anim. ch.*7. dit que la fonction du cerveau est de temperer la chaleur du cœur. Bienque plusieurs rejettent cette opinion, Spigelius neanmoins tâche de l'expliquer dans le meilleur sens. Galien attribuë au cerveau l'office d'engendrer & de faire les esprits animaux ; & cette doctrine est aujourd'hui presque généralement reçûë de tous les Philosophes du tems, & avec justice ; Car il est tres certain que les actions animales ne se font pas immediatement par le cerveau, mais par les esprits animaux engendrés en lui, & que c'est par leur moyen que l'Ame fait dans les organes bien disposés, ses actions ; ainsi le cerveau est l'instrument qui engendre ces esprits.

*Si les esprits animaux different des vitaux.*

Zabarella, Argenterius, Helmont, Deusingius, & quelques autres, tant Medecins que Philosophes, confondent ces esprits avec les esprits vitaux ; & ils disent que c'est seulement à raison de certaine modification, ou de certains accidens, qu'ils en sont differens, & nullement par espece & nature : Ce qui a fait dire à Spigelius *au liv. de la Fab. du corps humain : Qu'il ne se fait pas (ainsi qu'il a semblé à plusieurs) dans le cerveau un changement total de la substance des esprits vitaux, qui change entiérement leur nature, mais seulement certaine alteration de leur temperament.*

Entius *en son Apolog. digres.* 4. suit Spigelius, dont il soûtient l'opinion par les trois argumens suivans.

I. *Le fœtus*, dit-il, *dans la matrice a du sentiment, & se mût sans aucun esprit animal, parce qu'il n'est aucun des nerfs de la mere qui aille au fœtus.*

II. *L'esprit ne peut pas être rendu subtil & parfait dans le cerveau, qui de soi est froid, & rempli de serosités mucilagineuses ; car le froid engourdit les esprits & empêche leur action.*

III. *Les nerfs mêmes reçoivent leur vie & leur chaleur des artères, qui sont visiblement dispersées dans leur substance.*

A ces argumens ils en ajoûtent encore un, sçavoir que tout esprit, à raison de sa subtilité, tend vers le haut, & ne descend jamais vers le bas ; qu'ainsi, quand il feroit vrai qu'il y auroit des esprits animaux aussi subtils qu'on veut qu'ils le soient, ils ne descendroient jamais dans les nerfs, mais ils s'éléveroient toûjours vers le haut par les pores.

Mais

Mais quoique ces argumens paroissent dabord specieux, ils ne prouvent neanmoins, ni ne confirment pas cette opinion.

Je répons au *premier* ; Que le fœtus ne sent dans la matrice, & ne s'y mût d'un mouvement animal, que lorsque les premiers délineamens ou premiers traits du cerveau & des nerfs ont acquis assés de corps, & sont arrivés à ce dégré de solidité & de perfection, auquel le cerveau peut engendrer une quantité suffisante d'esprits animaux, & que ces esprits peuvent être commodément portés par les nerfs aux parties destinées pour le sentiment & pour le mouvement ; & d'autant que pour arriver à cette perfection, il faut nécessairement un intervale de quelques mois, il arrive de là que le fœtus ne se meût qu'environ vers le milieu de la grossesse, c'est à dire entre le quatriéme & le cinquiéme mois. Car les esprits qui s'engendrent avant ce temslà, sont, & en trop petite quantité, & trop foibles ; les autres parties même du corps sont encore incapables de sentiment, & de mouvement. Et ce n'est point par les esprits & par les nerfs de la mere, portés au fœtus, que les mouvemens du fœtus doivent se faire, puisqu'il ne s'y en porte aucun, mais par les nerfs & par les esprits engendrés en lui-même.

Je répons au *second* : Que pour la confection des esprits animaux il n'est pas nécessaire d'une excessive chaleur, mais seulement d'une mediocre, telle qu'est celle du cerveau qui est suffisante, quoi qu'elle soit beaucoup moindre que dans les autres parties. Et ainsi il étoit besoin de ce moins de chaleur, que le vulgaire appelle froid, pour reprimer la ferveur du sang arteriel, & condenser en quelque maniére ses parties sulphureuses volatiles, afin que l'esprit animal, en se dégageant des particules salines, devint plus pur, & qu'il n'entrât pas dans les nerfs étant encore chargé d'exhalaisons visqueuses. Outre cela, il faut sçavoir que quoique l'on dise que le cerveau est plus froid que les autres parties, il n'est pas neanmoins absolument froid, mais qu'il a un temperament moins chaud que plusieurs autres parties, & une conformation tres propre pour la fabrique des esprits, surquoi voyez le *chap. suivant*. Enfin ce temperament naturel un peu froid du cerveau n'assoupit pas les esprits, & ne les rend pas incapables de faire les actions dans les organes, mais c'est son intemperie froide contre nature, qui en resserrant trop les pores en exclud & chasse le sang & la chaleur ; ainsi, par défaut de matiére convenable il ne s'y engendre que tres peu d'esprits, & ceux qui y sont engendrés, ne s'écoulent aux parties que difficilement, & en petite quantité, par ces pores retrécis ; d'où vient que les actions manquent peu à peu ; non pas que les esprits soient assoupis, ainsi que l'on dit vulgairement ; mais c'est qu'ils s'engendrent & influent en trop petite quantité ; car les esprits ne tombent pas en assoupissement. En éfet, l'assoupissement n'est autre chose que la cessation d'action dans les organes des sens, à cause, ou qu'il ne s'écoule que peu d'esprits animaux en eux, ou qu'ils manquent totalement.

Je répons au *troisiéme* que quoique le cerveau & les nerfs soient nourris de sang arteriel, il ne s'ensuit pas neanmoins que les esprits animaux engendrés dans le cerveau, ne soient pas quelque chose de different du sang & des esprits vitaux engendrés dans le cœur, & portés dans les parties pour leur nourriture. Cette raison est la même que si on disoit : le ventricule est nourri de sang arteriel engendré du chyle ; donc le chyle qui est cuit en lui, n'est pas different du sang ; ou ; le pain se change en chyle, & celui-ci en sang, donc il n'est pas different du chyle & du sang. On peut encore voir sur ce sujet, *le chap. suivant au commencement.*

Je répons au *dernier argument* : Que les esprits animaux s'exhaleroient facilement du cerveau, & de la moële, s'ils n'y étoient retenus, par la disposition ou temperament un peu froid de ces parties qui en empêche la subite dissipation, ( de-même aussi on conserve tres bien, tout esprit chymique, & on en empêche l'évaporation par le moyen des vaisseaux froids, ) & s'ils n'entroient pas dans les nerfs, dont la substance est ferme, solide, & compacte : on convient encore qu'ils ne descendroient pas dans les nerfs sans la dilatation & l'affaissement alternatifs du cerveau ; par le moyen dequoi, étant exprimés hors de ce viscère & de la moële, ils sont contraints à même tems d'entrer dans les nerfs, les derniers poussant ceux de devant comme une onde en pousse une autre ; ( tout de même aussi que nous voyons dans des orgues d'Eglise, qu'un peu d'air, de soi tres leger, & qui de son mouvement ne se porteroit jamais vers le bas pour entrer avec impetuosité dans les tuyaux, y entre neanmoins, y étant poussé par l'affaissement & pression des soufflets, que l'on avoit auparavant dilatés : ) ainsi qu'il paroît de ce que si le mouvement du cerveau cesse, ou par sincope, ou par l'affaissement du crane, &c. il ne se fait plus découlement d'esprits animaux dans les nerfs ; mais au contraire, toutes ses parties tombent immobiles. Dan. Sennert merite d'être lû sur ce sujet, *au liv. 5. de ses institutions, ch. 6.* & *en sa pract. liv. 1. p. 2. ch. 33.* où il refute clairement l'opinion dont on vient de parler, & il la détruit par des argumens tres forts & tres convainquans.

Rejettant donc entiérement cette opinion, nous croyons avec la plus grande & la plus saine partie des Philosophes, qu'il y a des esprits animaux, engendrés à la verité des esprits vitaux, mais qui en sont actuellement tres differens ; en la même maniére que le pain est tres dissemblable du chyle, le chyle du sang, & le sang de la substance des parties. En éfet, tout ainsi que lorsque le sang arrive au cœur, il perd entiérement sa premiére constitution, qu'il en prend une autre qui n'a aucune ressemblance avec la premiére, & que c'ét ainsi qu'il se change en sang ; de-même aussi la plus subtile partie du sang vital prend dans le cerveau une nature differente, & des forces toutes nouvelles. Que si quelqu'un veut dire ici que ces mêmes esprits ont aussi été dans le sang, d'autant qu'ils en ont été tirés, ce qui n'auroit pû être, s'ils n'y avoient été auparavant contenus ; ( car ce qui n'est pas en un lieu n'en peut pas être tiré ; ) je ne disputerai pas avec lui, pourveu qu'il entende par là, que c'est la matiére seulement de ces esprits qui y a été ; car ces esprits animaux, tels qu'ils se forment dans le cerveau, n'y sont point actuellement contenus ; mais seulement la matiére de laquelle ils doivent être faits & tirés. En la même maniére absolument que le sang spiritueux n'est pas contenu dans les alimens ; mais la matiére de laquelle il doit être engendré par le moyen des coctions des viscéres : ou aussi, tout de-même que l'herbe ou l'arbre ne sont pas contenus dans la terre d'où ils naissent, mais seulement la matiére de laquelle l'herbe ou l'arbre doivent être excités par le moyen de la chaleur du soleil ; ou tout de même que le vase fait de terre n'est pas contenu dans la boüe ou terre dont il est formé, mais seulement sa matiére, qui en est tellement differente, que celui-là seroit pris pour un fou, même par le moindre enfant, qui diroit : que la boüe est le vase, ou : que le vase est la boüe, puisque l'un n'est point actuellement dans l'autre.

*L'action du cerveau.*

Or c'est aujourd'hui l'opinion commune & généralement reçûë de tous les Medecins & de tous les Philosophes ; que la propre & veritable action du cerveau est d'engendrer les esprits ; que de l'endroit où ils ont été fabriqués, ils s'écoulent par le moyen des nerfs en toutes les parties, & aussi que l'ame peut les envoyer de toutes parts avec détermination, comme ceux qui portent & distribuent les forces qu'elle communique hors de soi. Mais en quelle partie du cerveau sont-ils engendrés ces esprits, c'est ce qui est extrêmement disputé, & l'on ignore presqu'entiérement ce qu'ils sont ; C'est pourquoi nous traiterons un peu amplement de l'un & de l'autre de ces sujets ; du premier *en ce chap.* du second *au chap. suivant.*

*Si les esprits s'engendrent dans les sinus de la faux.*

P. Laurembergius a crû que les esprits animaux s'engendroient dans les sinus de la faux ; & D. Sennert *au liv.* 1. *de ses institut. ch.* 7. ne lui est pas absolument contraire. Mais cette opinion n'a été introduite que par l'ignorance où l'on a été du veritable usage des sinus ; ainsi elle est suffisamment refutée par ce que nous avons dit ci-devant des sinus *au ch.* 4.

*Ou dans les cavités des ventricules.*

And. Dulaurens, Riolan, L. Mercatus, & plusieurs autres, ausquels Regius souscrit, estiment que ces esprits s'engendrent dans les cavités des ventricules, du sang arteriel le plus chaud qui s'exhale du plexus choroïde, ( à quoi quelques-uns croyent qu'il se mêle de l'air dans l'inspiration, ) & que de ces ventricules ils sont ensuite poussés par des pores invisibles dans les nerfs, par le moyen desquels ils s'écoulent en toutes les autres parties. Il y en a qui suivant en cela l'opinion des Arabes, disent que les esprits ne s'engendrent pas en tous les ventricules, mais seulement dans le quatriéme, qu'ils appellent à raison de cela *Tres principal*, *Principalissimum.* Galien a aussi enseigné l'une & l'autre de ces opinions *au liv. 7. de l'usag. des part. ch. 8. & au 3. des l. affect. ch. 7.* & aussi *au 7. des decret. d'Hipocr. & de Platon chap. 3.* Mais la raison & l'experience détruisent cette opinion. Car si les esprits vitaux s'exhalent du plexus choroïde dans les cavités des ventricules afin qu'ils y soient changés en esprits animaux, comment, je vous prie, ces esprits animaux ainsi formés des vitaux pourront-ils entrer dans les nerfs, qui n'ont aucune continuité avec les ventricules ? (car il ne sort aucun nerf des ventricules.) Est-ce que ces esprits qui se sont exhalés du plexus n'étant encore que vitaux, maintenant qu'ils sont devenus animaux s'introduiront de nouveau, comme par inhalation, dans les nerfs qui sont éloignés des ventricules ? Ou aussi est-ce que l'ame pourra, selon sa volonté, déterminer & envoyer çà & là les esprits qui viennent d'être engendrés, dans un lieu qui est hors des limites de son empire ; sçavoir dans les ventricules. Outre cela, si l'on fait attention au lieu même, on ne le trouvera du tout point propre pour la génération des esprits. En éfet, il se fait dans les ventricules un amas d'excremens pituiteux que l'on y trouve ordinairement, aussi bien dans les personnes saines que dans les malades, tantôt en plus grande, tantôt en moindre quantité. Il faudroit donc que ces esprits si subtils & si purs s'engendrassent hors des vaisseaux, sçavoir dans la cavité de ces ventricules, au milieu des excremens froids & impurs du cerveau, & que de là (nonobstant leur condensation ou incrassation que la froideur de ces excremens leur causera nécessairement) ils s'écoulassent par des pores tres étroits & entiérement invisibles dans des nerfs qui sont assés éloignés de ces ventricules, plûtôt que par les conduits larges & ouverts des productions papillaires, & de l'os cribleux, & cela conjointement avec des excremens grossiers & impurs, ce qui est tres absurde, ainsi que chacun voit facilement. Outre cela, dans l'hidrocephale, où il se fait quelquefois dans les ventricules grand amas de serum, (Vesal écrit qu'il y en a quelquefois trouvé plusieurs livres, & Plempius dit avoir vû quelque chose de semblable ; même Tulpius *au liv. de ses observ. med. ch. 24.* y en a trouvé jusques à cinq livres, l'esprit demeurant sain jusques à la mort. Quant à nous, nous exposames en public aux années 1651. 1654. & 1670. trois cadavres humains, dans les ventricules desquels il y avoit plus de demi-livre de liqueur sereuse & pituiteuse) & dans l'apostême du cerveau, dans lequel il s'écoule dans les ventricules de la matiére purulente. (J'ai démontré un pareil cas en nôtre theatre Anatomique en 1653. au mois de Mars, en un

*Observation.*

homme, dans les ventricules duquel il y avoit plus de demi-livre de pus épais, fetide, & tirant ſur le verd, dont ils étoient diſtendus, lequel venoit d'une grande apoſtême de la partie ſuperieure du cerveau, qui pénétroit juſques dans les ventricules ſuperieurs ; ce malade neanmoins (ce qui eſt ſurprenant) pendant tout le cours de ſa maladie, qui fut aſſés longue ; ſçavoir pendant ſept ſemaines, eut toûjours l'eſprit ſain, juſques à ſa mort, & ne fut point privé de mouvement) dans ces cas, dis-je, il ne pourroit ni s'engendrer aucun eſprit, ni ſe faire aucune action animale. Cependant l'experience fait voir le contraire ; ainſi qu'il paroît par les exemples qu'on vient de rapporter. Il faut ajoûter à cela que ces eſprits s'exhaleroient par ces évacuatoires de la pituite, dont on vient de parler, du moins ils s'écouleroient dabord par les bleſſures des ventricules, & le malade, par l'écoulement & manque total de ces eſprits, ſeroit incontinent privé de toute action animale. Galien neanmoins *au liv.* 8. *de l'uſ. des part. ch.* 10. rapporte l'hiſtoire d'un jeune homme, qui à Smirne en Jonie reçût un coup qui pénétra dans les deux ventricules ſuperieurs, dont neanmoins il ne mourut pas. En l'année 1684. j'ouvris ici à Utrech, par l'ordre de nos Magiſtrats, en preſence de nôtre Gouverneur, de nos Echevins, & d'autres Medecins & Chirurgiens, le corps d'un jeune Gentilhomme Tranſilvain, étudiant au Droit, qui étoit mort d'une plaïe de tête. Je trouvai, aprés avoir ouvert le crane, que l'épée étoit entrée dans l'orbite de l'un des yeux ; ſçavoir dans le grand angle, ou angle interieur, (l'œil neanmoins n'étant point offensé) qu'enſuite elle avoit pénétré dans le ventricule ſuperieur droit, & atteint le crane interieurement vers le haut, tout joignant la pointe de la ſuture lambdoïde qu'elle avoit percée. Ce jeune homme pourtant ne fut privé d'aucune des actions animales (ce qui étoit une marque certaine que par cette large plaïe les eſprits animaux ne s'étoient pas écoulés du ventricule,) mais il eut toûjours l'eſprit ſain, la vûë, l'ouïe, & le goût parfaits, le mouvement libre en toutes ſes parties, & il raiſonna bien & avec bon jugement ſur toutes choſes avec ſes compagnons : Il véquit pendant dix jours en cét état, & alors la fiévre étant ſurvenuë tres violente, il mourut en deux jours. Lindanus fait auſſi mention *au ch.*8. *de ſa Phiſiolog. art.* 21. d'un certain malade bleſſé ; dans la plaïe duquel le Chirurgien avoit chaque jour pendant quatorze jours avant ſa mort, introduit la ſonde juſques dans le ventricule du cerveau où la plaie avoit pénetré, ſans que le malade la ſentit, & ſans même qu'il diſcontinuât d'aller & ſe promener par la ville, à la reſerve des quatre derniers jours avant ſa mort. Certainement dans ces cas l'eſprit animal, qui eſt ſi ſubtil, ſe ſeroit de ſon propre mouvement échapé du ventricule par cette plaïe, ou bien il en auroit été chaſſé déhors par la diaſtole & la ſiſtole du cerveau, & ainſi les malades étant ſubitement privés de toute action animale, seroient tres promtement & sur le champ morts, s'il étoit vrai que les ventricules fussent le lieu où ces esprits s'engendrent. On voit donc par tout cela le peu de solidité de cette opinion, laquelle aussi d'autre côté Wepferus refute par plusieurs raisons qu'il rapporte *au liv. de l'apoplex. depuis la pag.* 127. *jusques à* 156.

*S'ils s'engendrent dãs la glande pineale.*

Descartes s'éloigne peu de cette opinion. A la verité il ne dit pas que ces esprits s'engendrent dans ces ventricules, mais *en son liv.* 1. *de l'homme, vers la fin*, il enseigne que leur séparation d'avec le sang arteriel se fait dans la glande pineale, par le moyen des petites arterioles du plexus choroïde, qui se rassemblent toutes autour de cette glande, en laquelle elles s'ouvrent par des trous ou ouvertures si étroites, qu'il n'y a que les plus subtiles parties du sang qui puissent s'y écouler, & que c'est ainsi que ces esprits se forment dans cette glande, de laquelle ensuite ils passent dans les ventricules ; ajoûtant qu'ils ne sont differens des esprits vitaux, qu'entant qu'ils sont des particules extrêmement subtiles qui en ont été tirées & séparées, & ausquelles on a donné un autre nom. Mais par ce discours ce subtil Philosophe joint une seconde erreur à la premiére ; car il n'y a aucune apparence que la séparation de ces esprits se fasse dans cette glande, soit à cause de la petitesse de la glande, soit à cause de la quantité immense & infinie des esprits animaux, qui est telle qu'il est impossible que la transcolation s'en fasse avec tant de promtitude dans une si petite particule. On peut ajoûter, que quoiqu'il arrive quelquefois que cette glande est empêchée, comprimée, ou obstruée, il s'engendre neanmoins toûjours de ces esprits assés abondamment : ainsi qu'il a paru dans ces hommes blessés dont ont a parlé ci-dessus, dans lesquels il ne se peut pas que le pus & le serum ramassés en quantité dans les ventricules, n'aient comprimé cette glande, & ainsi ils ont du l'empêcher d'exercer cette fonction, ( si du moins c'est là sa fonction, ) ce qui neanmoins n'est pas arrivé : ainsi qu'il paroît en ceux en qui en cette glande il s'engendre du sable & des calculs qui en occupent souvent plus de la moitié ; ( on en peut voir des exemples *au chap.* 6. *précédent.* ) A l'égard de la seconde partie de la proposition de Descartes ; sçavoir que ces esprits se ramassent dans les ventricules, on vient de la refuter, comme aussi ce qu'il dit, qu'ils ne different des esprits vitaux qu'en cela seulement, qu'ils en sont séparés ; on peut encore voir sur ce sujet le *chapitre* 11. *qui suit.*

*S'ils sont engendrés dans le plexus choroïde.*

Plusieurs autres estiment que les esprits animaux se préparent & se font dans le plexus choroïde, & que le sang vital, en passant par ce plexus, est, par la proprieté particuliére du cerveau, changé en ces esprits : Cette opinion est aujourd'hui embrassée par plusieurs, comme la plus veritable, & elle m'a autrefois plû ; mais à present elle me déplaît à juste titre ; car y aiant fait une serieuse reflexion, je trouve qu'elle est entiérement renversée par trois raisons tres solides. I. Que le sang qui est contenu en ce plexus, est parfaitement rouge, que l'on ne voit pas qu'il y reçoive aucun changement, & que de quelque côté qu'on regarde ce plexus, il est par tout rouge & de couleur de sang : Cependant les esprits animaux sont transparens, & à cause de leur extrême subtilité invisibles. II. Que ce plexus n'est en aucun endroit continu à aucun nerf, & ainsi il n'est point d'esprit qui d'eux puisse passer dans les nerfs. III. Que de ce plexus le sang s'écoule en partie par une infinité de petits rameaux dans la substance medullaire du cerveau, (ainsi qu'on l'a dit *au ch.* 5.) & en partie par les loix de la circulation dans la veine qui est dans le milieu de ce plexus, directement sur la glande pineale, (on a parlé de cette veine *aux chap.* 4. & 6.) & que par cette veine il est porté au quatriéme sinus, & aux sinus inferieurs de la dure-meninge, & de là aux veines jugulaires : Or il est certain que si les esprits animaux se faisoient dans ce plexus, ils s'écouleroient avec le sang par toutes ces voyes à cause de leur subtilité extrême, & il n'en arriveroit point aux nerfs qui sont situés hors de ce plexus, & qui ne lui sont point continus.

*S'ils sont engendrés dans les artères exterieures.*

Franç. de le Boë Sylvius *Disp.* 4. *Thes.* 18. soupçonne que les esprits animaux se font dans les artères qui parcourent la surface du cerveau & du cervelet, (lesquelles il croit n'être ainsi distribuées jusques à la surface que pour cét usage public dont nous parlons, & non pour aucun usage particulier,) que de ces artères ils pénètrent dans l'écorce cendrée du cerveau & du cervelet, & de là dans la substance moyenne blanchâtte ; & que c'est dans ce passage qu'ils sont délivrés de la partie aqueuse qui leur est tres adhérente ; mais trois raisons détruisent cette opinion. I. Que l'humeur qui est contenuë dans les artères de la tête n'est pas differente de celle qui est contenuë dans les autres artères, puisque c'est par tout le même sang, & que ces artères ne sont que des parties de service destinées seulement pour porter le sang, & non pour le changer en esprits animaux, ou pour en faire quelque liqueur ou esprit. II. Que les petits points de sang qui de toutes parts se presentent à la vûë dans la substance du cerveau lorsqu'on l'incise, sont une preuve convainquante que ce ne sont pas les esprits animaux, qui des artères sont poussés tant par l'écorce cendrée que par la substance blanchâtre, mais le sang même arteriel ; car on ne verroit pas ces petits points si dans ces artères le sang avoit été changé en esprits animaux qui d'eux sont invisibles. III. Que chaque changement considerable qui arrive dans les humeurs, requiert un viscère particulier qui fasse ce changement ; ainsi qu'on le voit dans le ventricule qui change les alimens en chyle, dans le cœur qui change le chyle en sang, dans le foye qui change le sang en ferment bilieux (& de-même en plusieurs autres ; ) ainsi on doit juger comme tres veritable, que le changement du sang en esprits animaux ne se peut pas faire dans les artères, dont la fonction est seulement d'apporter la matiére dont ces esprits doivent être engendrés ; mais qu'ils se font nécessairement dans le cerveau & le cervelet qui est un viscère tres noble, & cela non pas dans les artères qui entourent le cerveau & le cervelet, mais dans la substance même : surquoi voyez plus amplement *le chap. suivant.*

*S'ils sont travaillés dans la substance du cerveau.*

Ainsi Galien *au liv. 8. de l'us. des part. ch.* 13. & avec lui Bauhin, Sennert, Hoffman, Æmilius Parisanus, & Plempius, croyent que les esprits animaux se travaillent & se perfectionnent dans la substance même du cerveau, & nous embrassons leur opinion, comme celle dont la verité nous paroît évidente ; en ce que de toutes parts il est poussé dans la substance du cerveau beaucoup plus grande quantité de sang qu'il ne lui en faut pour sa nourriture. En éfet, on voit exterieurement sur sa surface un nombre innombrable de petits rameaux d'arterioles ; lesquels *en partie* déposent dans l'écorce cendrée, qui par le déhors entoure le cerveau, le sang dont ils sont chargés, & ensuite il se fait dans les glandes de cette écorce, ( desquelles nous avons parlé ci-dessus *au ch.* 5. ) la séparation des parties de ce sang propres pour la génération des esprits animaux, d'avec celles qui n'y sont pas propres, lesquelles sont prises & absorbées par les petites bouches ou extremités des fibrilles du cerveau, qui aboutissent dans son écorce, & s'y étendent ; & *en partie* entrent dans la substance même du cerveau. Outre cela, interieurement dans le troisiéme ventricule, il y a une infinité de petits rejettons, qui du plexus choroïde s'inserent dans la substance blanche medullaire, & qui s'y attachent & finissent, ainsi qu'il paroîtra facilement si on découvre adroitement le ventricule, & qu'on éléve doucement la voute en haut. Car on verra alors une infinité de petits rameaux, qui de ce plexus se portent & vont s'attacher à la voute, aux corps canelés, aux têtes, & aux nates, dans la substance desquels ils entrent ; ( on ne peut renverser la voute, ni découvrir le troisiéme ventricule sans rompre ces vaisseaux, ) & versent en ses pores un sang tres attenué, dépuré, & en partie délivré par le moyen des glandes de ce plexus des serosités qui l'accompagnoient; & on le voit pousser & sortir, tant par les petits vaisseaux invisibles, que çà & là par les pores de la substance, lorsqu'on y fait des incisions. Outre cela, il faut nécessairement que les esprits animaux s'engendrent en cette partie, d'où ils peuvent commodément s'écouler & être poussés dans les nerfs : or il n'est point de partie plus convenable ni plus commode pour cela que la substance du cerveau & de la moële, d'autant qu'elle est toute fibreuse, & que ses fibres qui sont continuës avec les nerfs, sont poreuses, en sorte que par l'affaissement du cerveau qui suit immediatement sa dilatation, les esprits peuvent facilement

facilement être poussés en elles. Enfin l'ame agit par le moyen des esprits ; donc, ils doivent être engendrés & contenus en cette partie même où l'Ame reside : ainsi comme elle ne reside pas dans les cavités vuides, c'est à dire dans les ventricules, au milieu des impuretés excrementeuses, mais dans les parties solides vivantes : il faut donc conclure, que tout ainsi qu'elle reside dans la substance des autres parties, de-même elle habite dans celle du cerveau ; d'où elle commence les actions animales par le moyen des esprits animaux, lesquels elle envoye de toutes parts dans les organes, selon qu'elle le détermine.

*Deux objections.*

On peut opposer à cette opinion deux fortes objections. I. Que, suivant le jugement des plus habiles Medecins, l'apoplexie & les autres grands assoupissemens viennent, ou lorsque l'écoulement des esprits animaux, qui des ventricules du cerveau s'écoulent dans la moële, est empêché, ou par l'obstruction du commencement de la moële même, causée par une irruption subite de pituite, ou lorsque par quelque cause que ce soit, elle est comprimée : laquelle obstruction ou compression ne sçauroit être la cause ni de l'apoplexie, ni d'aucun autre assoupissement, si c'est dans la substance du cerveau que ces esprits s'engendrent, & non pas dans les ventricules, ou dans le plexus choroïde. II. Que ce n'est pas dans la substance du cerveau que l'ame fait la détermination des esprits selon sa volonté, mais dans l'organe du sens commun situé dans le troisiéme ventricule. La verité de cela paroît dans le catalepsis, dans lequel les esprits entrent à la verité en abondance dans les nerfs, mais ils ne sont pas de nouveau déterminés, à cause que l'organe du sens commun est empêché.

*Leur solution.*

Mais quoique ces oppositions semblent de prim'abord donner quelque atteinte à nôtre opinion, neanmoins elles ne sont pas de si grand poids qu'elles puissent la détruire.

*La cause du mouvement du crane.*

On résoût facilement *la première difficulté*, si l'on fait attentivement reflexion à la cause du mouvement du cerveau. Nous avons dit cidevant *au ch.* 5. que le cerveau est mû par le premier & perpetuel mobile de nôtre corps ; sçavoir le cœur, lequel en poussant, par le moyen des artères, le sang spiritueux dans la substance du cerveau, le dilate en toutes ses parties ; en sorte que cette impulsion venant à cesser, ce viscère retombe ou s'affaisse dabord sur soi-même, & par sa chûte ou affaissement il contraint les esprits qu'il contient en soi, en les comprimant & en les poussant, d'entrer dans les nerfs.

*La veritable cause de l'apoplexie.*

Si par quelque cause que se soit, comme par obstruction, par compression, &c. les artères, par lesquelles le sang est poussé dans le cerveau, se retrécissent ; & qu'ainsi l'arrivée du sang au cerveau, & la liberté de son passage par les artères soit diminuée ou empêchée, alors il est peu fourni de matiére pour la génération des esprits animaux, le mouvement du cerveau devient tres petit & non seulement il s'engendre peu d'esprits, mais encore l'impulsion par laquelle ils sont poussés dans les nerfs, devient tres foible. Or comme une petite quantité d'esprits, & encore poussés foiblement, ne suffit pas pour faire les actions des organes des sens, lesquelles ne se font que par un mouvement continuel & suffisant de ces esprits, & cessent dans leur repos, il s'ensuit nécessairement un profond assoupissement, c'est à dire un répos de toutes les actions animales ; & cét assoupissement est plus ou moins profond, selon que ces artères sont plus ou moins resserrées, ou obstruées, en sorte que le passage en soit plus ou moins difficile. Que si les artères par lesquelles le sang s'écoule vers les parties interieures du cerveau, sçavoir le rets admirable, & le plexus choroïde, où les carotides mêmes, sont comprimées & bouchées fortement, & tout à coup, par une irruption subite de pituite ramassée dans le cerveau, ou par la dépression du crane, ou du cerveau, causée par quelque coup ou chûte, alors le mouvement du sang vers le cerveau, & la génération des esprits animaux, aussi-bien que leur impulsion dans les nerfs & par les nerfs, sont empêchés sur le champ ; (cela, touchant les carotides du col, est prouvé par Wepferus *au liv. de l'apoplex.* par l'histoire remarquable qu'il rapporte d'une femme, qui aiant été penduë, fut cruë morte, & qui neanmoins quelque tems aprés revint à soi, ) & c'est ainsi que se fait l'apoplexie, que les Medecins avoient jusques à present (neanmoins mal à propos & sans fondement) jugé & établi être causée par l'obstruction & le retrécissement des principes des nerfs, puisque l'obstruction & compression des artères en est la seule cause ; ainsi qu'Hipocrate l'enseigne clairement *au liv. 2. de morb. & au l. 4. acut.* ausquels endroits il dit que la cause de l'apoplexie est le sang arrêté, ou en répos, sur tout dans les artères du col, (c'est à dire dans les carotides, ou dans les autres qui en sont derivées, telles que sont celles qui forment le rets admirable, & le plexus choroïde ; ) car ce répos cause la cessation du mouvement & de l'action des esprits, & ce mouvement étant interrompu, il dit qu'il faut nécessairement que tout le corps soit dans le répos. Ecoutons là-dessus le subtil Fernel, qui *dans son liv. de Abdit. chap.* 15. confirme élégamment cette doctrine par des experiences & par des raisons. *Je vis un jour*, dit-il, *un homme, qui par un coup tres violent qu'il reçût à l'œil gauche, tomba sur le champ par terre, & resta tout étonné, & incontinent aprés privé de tout mouvement & sentiment, avec difficulté de respirer, ronflement, & autres signes d'apoplexie forte ; & n'aiant pû empêcher ni par la saignée, ni par aucun autre remede, qu'il ne mourut douze heures aprés, je crus que la cause de cette mort meritoit qu'on la recherchât. Aiant donc coupé & ouvert le crane, je ne trouvai, ni dans les os, ni dans les meninges, ni en toute la substance du cerveau, rien de brisé ou déchiré ; mais seulement les veines interieures de l'œil rompuës par la force de la contusion, desquelles il s'étoit écoulé sur la base du crane deux pleines cuillers de sang, ou environ, lequel s'étant figé pressoit les artères qui forment le lassis retiforme, & qui de la s'avançant dans les ventricules du cerveau, composent le second choroïde, & l'on voyoit que les ventricules n'étoient en aucune maniére offensés. Instruit par cét exemple, j'ouvris un autre sujet mort sans cause exterieure apparente, dans lequel je trouvai pareillement une humeur épaisse & visqueuse, ramassée auprés du lassis retiforme, sans que les ventricules du cerveau en fussent remplis ou obstrués: Surquoi aiant raisonné, j'ai crû vraisemblable que la cause de l'apoplexie vient de la compression ou de l'obstruction de ces artères; & cela par la raison qu'alors le cerveau ne reçoit du cœur par les artères qui viennent d'en bas, aucun esprit; d'où il s'ensuit nécessairement que tout mouvement & tout sentiment cesse en lui. Un Ancien aiant, ainsi que je m'imagine, fait refléxion à cela, a dit tres à propos; que l'apoplexie se fait par l'interception des voyes qui sont communes au cerveau & au cœur.* De-même si on examine avec soin toutes les causes de mort généralement dans toutes les apoplexies, (Schenckius *en ses Observat. au liv.* 1. *au text. de apoplex.* fait un ramas de differentes histoires de telles morts, tirées des plus fameux Medecins, & Wepferus en a aussi rapporté plusieurs *en son liv. de l'apoplex.*) on trouvera que la cause de ce mal ne vient pas de l'obstruction ou de la compression du principe des nerfs dans le troisiéme ou moyen ventricule, mais de celle des artères qui tendent au cerveau; & cela même lorsque l'apoplexie est causée par une abondance de serosités ramassée dans la substance du cerveau, ou entre les meninges: Car Wepferus dit qu'il a reconnu par experience, en dissequant, que l'apoplexie a quelquefois été produite par ces serosités, quoi qu'il croye mal à propos, que cela se fait parce que l'entrée des esprits animaux dans les nerfs est empêchée, puisqu'en éfet, il est manifeste qu'elle arrive par l'obstruction des petites arterioles: Car si dans l'hydrocephale, ou lorsqu'il y a beaucoup de pus ramassé dans les ventricules, les orifices des nerfs ne se bouchent pas, ils se boucheront bien moins par quelque simple ramas de serosités, beaucoup moindre. Que cela non plus n'arrive pas par de la pituite qui remplit les ventricules tout à coup, l'état des parties dans la dissection de ceux qui sont morts d'apoplexie, le fait évidemment voir; car on ne trouve jamais en leurs ventricules une trop grande abondance de pituite. Cela est encore manifeste de ce que l'on voit par experience, que l'apoplexie se fait sans aucune offence du cerveau, & encor moins des ventricules, mais seulement par la compression des arterioles du rets admirable, ainsi qu'il paroît par les histoires de Fernel que nous avons rapportées, & par celle de Wepferus touchant la femme penduë, revénuë à soi. Martianus est sur ce sujet de même opinion que nous. Voici comment *au liv.* 4. *de son comment. sur Hipocrat. des malad.* il s'explique: *Je trouve*, dit-il, *dans la doctrine d'Hipocrate trois differentes especes d'apoplexie; lesquelles quoiqu'elles different toutes, eu égard à leurs causes antecedentes, conviennent neanmoins en essence, laquelle consiste en ce que le sang est sur le champ arrêté ; d'où vient que tout mouvement & toute action est ôtée aux esprits : Car, ainsi qu'il dit lui-même plus bas ; Il ne se peut pas faire que lorsque le sang ne se meut pas, tout le corps aussi ne soit pas dans le répos,* &c. *Lors donc que le sang est privé de mouvement, il ne se fait pas seulement interception du mouvement des esprits causé par le sang ; mais tout ensemble, & à même tems la génération de l'esprit animal qui se fait dans le cerveau, est vitiée & interrompuë par le manque de matiére, les veines & les artères étant interceptées. En éfet il est constant est connu d'un chacun, que les esprits animaux sont engendrés des vitaux.* A l'égard de la cause de l'apoplexie proposée par Malpighius & par Fracassatus, qui disent ; que cette affection peut aussi proceder de la transcolation du serum, de soi coagulable, empêchée dans l'écorce du cerveau, (dequoi nous avons fait mention *au ch.* 5.) cette opinion, si on l'explique bien, convient avec la précédente. Car si le serum, qui (ainsi qu'ils disent) est coagulable, c'est à dire si les particules subsalines du sang sont arrêtées dans l'écorce du cerveau, (par la dépression du crane, par la surabondance de la pituite, ou par quelle autre cause que ce soit,) & que la séparation ne s'en fasse pas par filtration, alors ce passage ou entrée des esprits vitaux, c'est à dire du sang arteriel, dans le cerveau est aussi arrêté ; d'où vient que sur le champ il cesse absolument de s'engendrer de ces esprits (la matiére dont ils doivent être produits manquant,) & leur écoulement ou propulsion dans les nerfs ne se fait plus, ainsi il se forme l'apoplexie, ou quelqu'autre profond assoupissement, quoique la voye de ces esprits du cerveau dans les nerfs puisse d'ailleurs être libre. On voit de tout cela que les causes de l'apoplexie & des assoupissemens ne détruisent pas nôtre opinion touchant le lieu de la génération des esprits animaux.

Quant à la *seconde difficulté*, elle ne contient rien contre nôtre opinion, qui soit digne d'être rapporté : Car il y a grande difference entre la génération des esprits, de laquelle nous traittons ici, & leur détermination ; comme aussi entre le lieu où se fait cette génération, & celui dans lequel, ou duquel, se fait cette détermination : Ainsi, bien que de l'organe du sens commun l'ame envoye & détermine les esprits qui sont dans la substance du cerveau, à telle ou telle partie, cela n'empêche pas que la génération des esprits ne se fasse dans le cerveau, & que de là ils ne soient déterminés à telle ou telle partie par le commandement de l'ame : & il ne s'ensuit pas de là non plus nécessairement, que les esprits s'engendrent dans le lieu d'où l'ame les détermine. Un Roy qui commande détermine de son trône ses sujets à telle ou telle fonction, ou lieu ; mais il ne s'ensuit pas de là, que ces sujets qui sont de condition servile, soient engendrés ou contenus dans le trône ou dans le Palais du Roy. En éfet, l'irradiation de son commandement s'étend jusques à ceux qui sont éloignés.

Celui maintenant qui expliquera clairement & convenablement la maniére dont l'ame ou l'esprit fait cette détermination des esprits, celui-là, dis-je, donnera de grandes lumiéres pour découvrir de plus grands mystères : Cependant cette seconde difficulté ou objection ne donne aucune atteinte à nôtre opinion ; ainsi nous concluons, comme tres vraisemblable, que les esprits animaux s'engendrent dans la substance même du cerveau.

Nous allons expliquer *dans le chapitre suivant*, comment se fait la préparation & l'élaboration des esprits animaux dans le cerveau.

## CHAPITRE XI.

### *Des Esprits animaux.*

NOus avons dit *au chapitre précédent*, que l'office ou action du cerveau est d'engendrer les esprits animaux, & nous avons démontré qu'ils se préparent & se fabriquent dans sa substance ; il nous reste maintenant à rechercher quelle est la nature de ces nobles esprits, ce qu'ils sont, & aussi comment ils sont engendrés. *Digression.*

Il faut neanmoins remarquer que lorsque nous parlons, soit ici, soit *au liv. 2. ch. 12.* des esprits, nous n'entendons pas parler de certains esprits incorporels, ou de l'esprit général de tout le monde, par lequel les Platoniciens ont établi que toutes choses vivent ; mais d'une certaine exhalaison tres subtile, laquelle par la coction des viscères est tirée du sel & du soulphre, & qui selon la diversité de la matiére dont elle vient, & aussi la maniére dont elle en est tirée, est differente, & a des qualités differentes. *Definition.*

OR LES ESPRITS ANIMAUX SONT DES EXHALAISONS INVISIBLES, TRES SUBTILES ET TRES VOLATILES, TIRÉES PRINCIPALEMENT DES PARTICULES SALINES DU SANG, ET DE QUELQUES SULPHUREUSES EXTREMEMENT VOLATILES, FAITES DANS LE CERVEAU, SERVANS EN PARTIE AUX ACTIONS NATURELLES, ET EN PARTIE AUX ANIMALES. *Les esprits animaux.*

Nous rejettons, & croyons indigne d'être refutée, l'opinion de ceux qui nient qu'il y ait effectivement des esprits animaux specialement distincts des vitaux, ( dequoi nous avons déja averti *au chap. précédent un peu aprés le commencement*, ) ainsi qu'Hofmannus *en son comment. sur Galien de l'us. des part.* Deusingius *au liv. des Esprits*, & plusieurs autres, le soûtiennent avec chaleur, puisque ceux-ci, c'est à dire les esprits vitaux, sont composés de quelques esprits salins, & de beaucoup de sulphureux, qui ont été dilatés & exactement mêlés ensemble dans le cœur ; & ceux-là, c'est à dire les esprits animaux, de tres peu d'esprits sulphureux, & sur tout de beaucoup de salins; & aussi qu'ils different des autres, non seulement à raison de leur substance, & de leur composition, mais encore de leur usage; que de plus ils sont élabourés dans un viscère particulier, sçavoir dans le cerveau, qui est entiérement different du cœur; que c'est par eux que se font les actions animales, tres diverses des naturelles, comme l'imagination, le jugement, la memoire, le toucher, le mouvement des muscles, &c. & que lorsqu'ils sont vitiés, il s'en ensuit des maladies, & des affections particuliéres; ainsi qu'on voit évidemment dans le vertige, dans l'apoplexie, dans l'incube, dans la manie, dans la convulsion, dans la phrenesie, & dans plusieurs autres, qui viennent de la dépravation de leur mouvement, ou de ce que leur influence est trop ou trop peu abondante; lesquelles affections, ou de semblables, ne peuvent pas proceder immediatement du vice des esprits vitaux. Tout cela est tres clairement expliqué par Galien *au liv. 3. de placit. Hip. & Plat. c.6.* & *au liv.3. ch.3.*

*L'opinion de Glisson touchant la matiére des esprits.*

Glisson & Charleton ont tâché dépuis peu d'introduire quelque chose de nouveau touchant la matiére dont les esprits animaux sont produits. Ils soûtiennent tous deux qu'ils sont engendrés d'une certaine portion du chyle, laquelle est reçûë & absorbée par les nerfs, & dont en partie ces esprits sont tirés & produits, & en partie il s'en engendre un certain suc plus crud que le sang, lequel s'écoule par les nerfs pour la nourriture de toutes les parties spermatiques. Mais nous refutons cette opinion frivole, & tres absurde ci-dessus *au liv. 1. ch. 16.* & plus bas *au liv.8. ch. 1.* & Deusingius la détruit par un long discours *en son liv. De nutricii succi novo commento.*

*La matiére dont ils sont engendrés.*

La plus ancienne & la plus veritable opinion, est, qu'ils sont engendrés du sang arteriel. Mais on n'a pas encore trop bien décrit de quelle maniére se fait sa génération.

*L'opinion de Descartes.*

Voici comment Descartes, à l'opinion duquel la plûpart se rangent aujourd'hui, écrit sur ce sujet *en son trait. des Passions de l'ame, part. 1. ch. 10.* *Il faut remarquer*, dit-il, *que les parties du sang les plus mobiles & les plus subtiles, qui ont été rarefiées dans le cœur par la chaleur, entrent sans cesse, & en grande quantité dans les cavités du cerveau. Or elles s'y portent plûtôt qu'ailleurs, parce que tout le sang qui sort du cœur par la grande artère, tend en droite ligne vers cét endroit-là, & comme il n'y peut pas tout entrer, parce que les voyes sont extrêmement étroites, ses parties qui sont les plus agitées & les plus subtiles, y entrent seules, pendant que les autres qui restent, se répandent par toutes les parties du corps. Or ces parties les plus subtiles du sang composent les esprits animaux, & elles n'ont besoin pour cela d'aucun autre changement, que d'être dans ce viscère séparées des autres moins subtiles. Car ce que je nomme ici, Esprits, sont des veritables corps, & ils n'ont point d'autre proprieté, sinon qu'ils sont des corps tres tenus, qui se meuvent tres promtement.* Il paroît de ce discours que Descartes n'est pas trop éloigné de l'opinion de ceux qui croyent que les esprits animaux ne sont pas specifiquement differens des vitaux ; mais nous avons refuté cette opinion *au chap. précédent.* Il a aussi voulu désigner la même chose *au liv. 2. du trait. de l'hom. art.* 10. où il parle ainsi : *Cette portion du sang qui monte au cerveau, n'est pas destinée pour la nourriture seulement & pour la conservation de la substance de ce viscère, mais principalement pour y engendrer un certain air subtil, ou plûtôt une flâme extrêmement agitée, & pure, que nous appellons Esprits animaux.* Il ajoûte un peu aprés : *Et ainsi* [les particules les plus subtiles du sang arteriel] *sans aucune autre préparation ou changement, que d'être séparées des grossiéres, & aussi qu'elles retiennent l'extrême vitesse que la chaleur du cœur leur a imprimée, elles perdent la forme de sang, & on les nomme Esprits animaux.* Il établit outre cela une certaine séparation merveilleuse des parties les plus subtiles du sang d'avec les grossiéres, quoique neanmoins le sang soit tout poussé par les artères vers le haut & vers le bas également, & tel qu'il est ; & qu'il n'y ait aucune raison qui exige que ses parties les plus subtiles soient specialement & déterminément portées en haut à la tête, & les grossiéres aux autres parties du corps. A l'égard de ce qu'il dit que les voyes sont là tres étroites, cela ne prouve rien ; car les artères carotides & les cervicales sont assés larges & amples, pour que le sang le plus épais, mêlé avec le spiritueux, y puisse passer aussi-bien que les autres artères. Et la rectitude des voyes ne contribuë rien non plus à cette séparation des particules subtiles d'avec les grossiéres : d'autant que le sang, qui du cœur est poussé avec impetuosité, se jette & passe par tous les chemins qu'il rencontre ouverts. Car la séparation de ses esprits ne se fait pas peu à peu comme celle du vin ou de quelqu'autre liqueur quand on les distille chimiquement. En éfet, les esprits dissouts insensiblement par la force d'un feu gradué, tendent, à raison de la chaleur & de la tenuité, sans avoir besoin d'aucun autre mobile ou impulseur impetueux, droit vers le haut, & s'envolent par toutes les voyes superieures droites & étroites qui se présentent, les parties aqueuses grossiéres s'écoulant par les routes qui se trouvent sur les côtés ; mais ici toute la masse du sang est poussée avec une promtitude extrême dans la grande artère ; & d'elle généralement dans toutes ses productions ou ramifications, larges, étroites, droites, courbes, superieures & inferieures, & cela si promtement, qu'il est impossible que dans ce moment, ou petit point de tems, auquel le cœur fait cette impulsion, cette prompte séparation des parties subtiles d'avec les grossiéres puisse se faire ; En sorte que ni on ne peut l'établir par aucune solide raison, ni même elle ne sçauroit entrer dans l'imagination. Si le sang rarefié, & rendu vaporeux dans les ventricules du cœur par la seule chaleur, montoit de son propre mouvement & sans aucune impulsion, en haut dans les artères, nous pourrions peut-être nous imaginer qu'à cause du mouvement lent du sang, il se fait alors quelque chose de semblable ; mais comme le cœur, par une prompte contraction, pousse hors de soi tres subitement, comme en un cling d'œil, & avec beaucoup d'impetuosité, tout ce qui est dans ses ventricules, il ne peut alors s'y faire une telle séparation. Si par le moyen d'une seringue on pousse avec impetuosité dans un tuyau courbé sur les côtés, & percé en sa partie superieure de trois ou quatre petits trous, du vin rouge boüillant, ce vin sortira indifferemment, & tel qu'il est, par chacun des trous, en quelque endroit qu'ils soient, & quels qu'ils soient, lateraux, droits, courbes, étroits, ou larges, & la briéveté ou point de tems, aussi-bien que l'excés de l'impetuosité, ne permettront pas qu'il s'y fasse aucune séparation des petites parties d'avec les grossiéres, & beaucoup moins que ces petites parties passent par les petits trous d'en haut, seules & séparément sans les grossiéres. La chose se passe de la même maniére dans le sang qui est poussé par le cœur. Outre cela, jamais les yeux de ces Philosophes, quelque pénétrans qu'il aient été, n'ont pû voir la moindre petite difference de tenuité, ou de grossiéreté dans le sang, soit qu'il monte en haut à la tête par les voyes droites & étroites, soit qu'il descende en bas par les voyes courbes & larges : car celui qui, dans un animal vivant, est tiré de la carotide, n'est en aucune maniére different de celui que l'on tire de l'aorte descendante, ou de l'iliaque, en les ouvrant ; comme aussi le sang qui descend par les veines jugulaires n'est pareillement en rien dissemblable de celui qui remonte du bras par la basilique, ou des jambes par l'iliaque, ( à moins peut-être qu'il ne passe par quelque partie morbifique ; ) mais il est absolument égal par tout ; On y remarqueroit neanmoins quelque difference, si cette opinion de Descartes étoit veritable. Enfin, dit ce Philosophe, les parties les plus subtiles du sang qui composent ces esprits, n'ont besoin d'aucun autre changement que de la séparation de ses parties les plus attenuées d'avec celles qui le sont moins : mais cependant il n'explique pas, 1. Qu'elle est la nature de ces parties tres subtiles dont ces esprits sont faits. 2. Comment le cerveau les sépare d'avec les autres parties du sang. 3. Pourquoi & comment elles se meuvent.

J'ai parlé du premier dans la définition, où j'ai dit que les parties subtiles du sang n'étoient pas généralement toutes propres pour être changées en ces esprits, mais seulement les parties salines volatiles ; ainsi que nous l'expliquerons presentement amplement, aussi-bien que leur séparation & leur mouvement.

La matiére donc dont ces esprits sont engendrés, est le sang arteriel, ( nous avons dit ci-dessus *au liv.2. chap.* 12. qu'il est composé d'un suc salin, d'un sulphureux, & du serum ) dont les particules, non pas généralement toutes, mais les salines principalement, étant par une qualité particuliére des glandes du cerveau, dissoutes & séparées d'avec les

les sulphureuses, du moins pour la plûpart, & par ce moyen dépoüillées de leur serosités, deviennent tres déliées, & entiérement volatiles; en sorte qu'elles peuvent tres facilement passer par les pores invisibles des nerfs.

*Si l'air y cõcourt comme matiére.*

Vesal, Dulaurent, Columbus, Sennert, Plempius, Fracassatus, & plusieurs autres avec eux, croyent qu'outre le sang, l'air concourt aussi nécessairement, comme matiére, à la génération de ces esprits, & que dans l'inspiration il en pénètre tant soit peu par les pores cribleux de l'os ethmoïde dans les ventricules du cerveau. Ce qui fut encore autrefois l'opinion D'Herasistrate & de Galien *au liv. de l'utilit. de la respirat. ch.* 5. & *au liv.* 12. *de med. ration. ch.* 5. Mais il est évident que cette opinion est contraire à la verité, tant par ce que nous avons dit amplement *au chap.* 8. *précédent*, de la situation de l'os spongieux, & de la chair fongueuse qui remplit le haut des narines, que par ce que nous avons pareillement dit *au ch.* 10. *aussi précédent*, du lieu de la génération des esprits animaux. Dans le premier nous avons fait voir que l'air inspiré ne peut pas pénétrer dans les ventricules du cerveau; & dans le dernier, que ce n'est pas dans ces ventricules que les esprits animaux s'engendrent. Outre cela, la génération des esprits animaux se fait toûjours d'une même & semblable matiére: donc si l'air inspiré faisoit nécessairement partie de cette matiére, il ne se pourroit jamais produire d'esprits sans air. Cependant il s'en engendre même dans les personnes en qui dans l'enchifrenement, ou gravedo, les narines sont tellement bouchées par abondance de pituite, ou par autre cause, que l'air ne peut passer au travers. De plus, il s'en engendre dans le fœtus, pendant qu'il est enfermé dans la matrice, & envelopé de ses membranes, (ce qui est manifeste par son mouvement qui ne sçauroit se faire sans ces esprits;) quoique neanmoins il ne respire point, & qu'il ne puisse recevoir aucun air, ainsi qu'il a été démontré *au liv.* 1. *chap.* 29. Il s'en engendre aussi dans les poissons, lesquels, quoiqu'ils ne reçoivent point d'air par inspiration, ont neanmoins de ces esprits assés abondamment, ainsi qu'il paroît de ce qu'ils ont le sens de la vûë, & du toucher, & aussi par leur agile mouvement. Enfin il s'en engendre dans le poulet pendant qu'il est dans l'œuf, & qu'il ne peut recevoir aucun air. D'où l'on conclud facilement que l'air inspiré ne concourt point à la matiére dont ces esprits doivent être faits.

*La séparation de la partie spiritueuse saline*

Or le sang est, en tres grande quantité, poussé du cœur par les artères carotides, & par les cervicales, non seulement dans les membranes de la tête; mais encore dans la substance même du cerveau, du cervelet, & de la moële, (ainsi qu'on l'a amplement démontré *aux ch.* 6. & 10.) & dans ce passage, qui en premier lieu se fait par l'écorce, & ensuite par la substance medullaire, les particules salines les plus subtiles qui sont en lui, sont, selon leur plus grande partie, séparées d'avec les sulphureuses ou huileuses, & des sereuses. ( Les uns ont appellé cette séparation changement, les autres coction ; ) De ces particules déliées dont nous parlons, les plus grossiéres servent à la nourriture du viscère même, & celles qui sont les plus ténuës, se volatilisent encore davantage, & enfin étant presque entiérement dépoüillées des sulphureuses, elles se changent en esprit tres subtil, qu'on appelle Esprit animal, lequel s'écoule des fibres du cerveau, & du cervelet dans les nerfs, & par leur moyen dans toutes les autres parties du corps.

*La séparation de la partie saline d'avec la sulphureuse.*

Il est tres difficile d'expliquer comment cette séparation des particules salines d'avec les sulphureuses & les sereuses, se fait, & aussi comment elles sont attenuées & volatilisées. Il semble qu'il faille attribuer cela à la seule proprieté de la substance du cerveau, & des glandes de l'écorce, comme étant cette substance principalement formée d'une certaine matiére pareillement saline, ( ainsi Fracassatus *dans sa Resp. à Malpig. p. 106.* dit que l'écorce du cerveau est plus saline & plus molle que la moële. La raison qu'il en donne, est, que l'écorce est composée d'un sel plus reduit en fusion, & la moële d'un sel plus dépuré, & rendu moins sereux par l'écorce, & parconsequent devenu plus ferme, ainsi qu'il dit l'avoir experimenté plusieurs fois, & *en la pag. 108.* il ajoûte quelques observations experimentales sur cela, assés probables ) à laquelle quelques particules huileuses qui lui sont mêlées, communiquent la constitution tant soit peu grasse qu'elle a. Cette substance donc aiant, à raison de cette ressemblance de matiére, affinité avec ces particules salines, les reçoit facilement aprés qu'elles ont quitté ce qui leur reste de sulphureux & de sereux, & dans ses fibres elle les change & les éleve à plus de perfection.

Or cette séparation arrive premiérement dans l'écorce, qui est composée d'un nombre innombrable de petites glandes, dans lesquelles ( ainsi qu'on a dit *au chapit. 5. précédent*, ) il est versé par une infinité de vaisseaux sanguins extrêmement minces qui aboutissent en elles, une tres grande abondance de sang ; duquel dans ces glandes, & par leur moyen, se fait la séparation dont nous parlons, de la partie saline la plus spiritueuse : laquelle ensuite s'écoule dans les fibrilles du cerveau, qui de la partie d'en bas de ce viscère viennent s'inserer en chacune de ces petites glandes, & ainsi c'est dans la substance medullaire du cerveau, composée de ces fibrilles, que ces particules salines sont élevées à leur plus haute perfection ; la portion du sang qui reste aprés cette séparation retournant au cœur par les venules. En éfet, comme l'office de toutes les autres glandes du corps, est de séparer quelque humeur d'avec le sang, il faut nécessairement que la même chose arrive en celles-ci de l'écorce ; & tout ainsi que dans le pancreas se sépare l'humeur subacide, dans le foye ( par le moyen de ses glandes, & ses grains glanduleux, ) la bilieuse ; dans les tonsilles, & dans la gorge la saliveuse, dans les reins la sereuse, dans les glandes particuliéres de plusieurs parties la lymphatique, ou quelqu'autre humeur, quelle qu'elle soit, selon la differente constitution des glandes, & des parties mêmes ; de même dans les glandes de l'écorce du cerveau, doüées d'une constitution particuliére qui leur est propre, il se sépare du sang une liqueur particuliére, subsaline, tres spiritueuse, & invisible, laquelle se spiritualisant encore plus dans les fibrilles du cerveau ; de cela que dans la plûpart des actions elle obeït aux commandemens de l'ame, s'est acquis le nom *d'Esprit animal*.

*L'affinité des particules.*

Or que l'affinité des particules ( de laquelle on vient maintenant de faire mention ) fasse beaucoup pour la séparation des liqueurs quelles qu'elles soient, cela paroît de ce que dans la nourriture de toutes les autres parties la chose se passe de la même maniére : ( voyez sur ce sujet *le ch. 12. du liv. 2.* ) c'est à dire que les particules du sang qui ont plus d'affinité avec de telles parties, s'attachent incontinent à elles, & s'assimilent à leur substance ; & celles qui n'en ont point, s'en séparent, & sont poussées plus avant. Nous voyons de même dans les autres choses, que celles qui ont quelque affinité entr'elles, se mêlent plus facilement. Si p. e. on mêle ensemble de l'huile & de l'eau dans un vase, & que l'on introduise dans ce mêlange l'un des bouts d'une piéce de drap de laine, assés longue, que l'on aura auparavant trempée dans de l'eau, l'autre boût restant pendant hors du vase, toute l'eau qui y sera contenuë, s'écoulera par le drap, & tombera goûte à goûte, mais l'huile restera dans le vaisseau. Les nouveaux Philosophes aujourd'hui expliquent tres bien & tres à propos cette affinité par la convenance qui se rencontre entre les petites particules, & les pores. Par exemp. si les petites particules qui doivent être reçûës, sont rondes, & les pores qui doivent recevoir, pareillement ronds, ces particules alors seront, à raison de cette affinité, tres facilement admises dans ces pores ; ce qui arrivera aussi si les particules & les pores sont triangulaires, ou conformes entr'eux de quelqu'autre maniére : mais si les pores étoient ronds, & les particules qui doivent être admises, triangulaires, ou quadrangulaires, la reception de celles-ci en ceux-là ne pourroit alors se faire que tres difficilement, & il n'y auroit aucune affinité entr'eux. Il se passe la même chose dans le cerveau : car les particules du sang qui sont salines, ou seulement subsalines, sont, à raison de l'affinité de leur substance & de la convenance de leurs pores, facilement reçûës par les glandes de l'écorce, & dans elles séparées des autres par un mouvement comme de fermentation, & étant ainsi séparées, elles sont sur le champ reçûës par les petites fibres, dont la substance de la moële est principalement composée, & là plus volatilisées. Il n'en est pas de-même des particules sulphureuses qui ne sont pas facilement reçûës dans les pores, ce qui fait qu'il y en a tres peu de mêlées aux esprits animaux, lesquels parconsequent sont peu huileux. A l'égard du reste des parties qui n'entrent pas dans les fibres du cerveau, une partie conjointement avec les sereuses passent en excrement, lequel avec les autres extremens va se rendre dans les cavités des ventricules, & se dissipe ensuite par les pores en forme de vapeurs; & l'autre partie est poussée avec le reste du sang vers les parties exterieures du cerveau où il est absorbé par les orifices des plus petites venules, & ainsi il est porté plus loing par la circulation. Il faut neanmoins remarquer que dans ce passage toutes les particules salines du sang ne sont pas, dans les glandes, séparées de l'écorce, ni imbibées dans le cerveau; car si cela étoit toute la composition du sang se dissoudroit; il n'y a seulement que les plus fluïdes & les plus volatiles, qui soient admises, les plus grossiéres demeurant confonduës dans le sang, & circulant avec lui. En la même maniére qu'il arrive dans les reins, où tout le serum n'est pas séparé de la masse du sang, mais seulement celui qui est plus attenué, & qui a le plus d'affinité avec les pores des glandes renales, le reste demeurant mêlé dans la masse, & étant porté avec elle à la veine cave.

*La séparation de la partie spiritueuse d'avec la grossiére.*

Ce que nous venons de dire, nous enseigne clairement comment les particules salines du sang sont séparées d'avec les sulphureuses & les sereuses; mais comme il n'y a que les plus subtiles & les plus volatiles de ces particules qui soient propres pour la génération des esprits animaux, les grossiéres en partie servant pour la nourriture du cerveau, & en partie passant en excremens, il faut voir maintenant comment se fait la séparation de ces parties spiritueuses & volatiles d'avec les grossiéres. Or il se passe en cela la même chose que dans la distillation du vin lorsque l'orifice de l'alembic est exactement bouché par une grande éponge. En éfet, les Chimistes, afin que du vin qu'ils veulent distiller, ils en tirent & séparent de plus puissans & de plus vigoureux esprits, c'est à dire de plus dephlegmés, ils ajoûtent une éponge à l'alembic; car par ce moyen il n'y a que les esprits seuls qui circulent & se tordent dans les routes embarrassées & contournées de l'éponge, étant impossible aux parties épaisses & grossiéres de passer au travers, & ainsi ce qui est aqueux & non dépuré, se sépare & retombe, & les seuls esprits les plus subtils passent au travers, & vont par le bec de l'alembic tomber dans le recipient. De même les particules salines volatiles du sang qui ont été séparées dans l'écorce du cerveau, sont dabord reçûës par les petites fibrilles (dont toute la substance medullaire est composée, ainsi qu'on l'à dit ci-dessus *au ch.* 5.) lesquelles ont des cavités tres obscures & tres étroites, (peut-être aussi sont-elles tortueuses & spirales) dans lesquelles à mesure que les esprits y circulent & s'y tordent, ce qu'il y a encore en eux d'un peu grossier,

& non suffisamment dépuré, se sépare & se dépose de plus en plus: par ce moyen les esprits s'exaltent presque jusques à une tenuité incorporelle, & ils s'écoulent dans la moële alongée comme dans le bec le plus proche de l'alembic, & de là dans les nerfs comme dans des moindre becs derivés du plus grand, pendant que les particules salines du sang les moins volatiles sont employées à la nourriture du cerveau, & que les autres qui sont encore plus fixes demeurant mêlées dans la masse du sang, rentrent par les pores les plus larges dans les vaisseaux sanguins, & sont circulés de nouveau. Or tant ces esprits que le sang sont ainsi poussés; sçavoir, les esprits par les fibrilles poreuses du cerveau & de la moële dans les nerfs, & le sang dans les veines, par une seule & même cause qui n'est autre que l'affaissement alternatif, & successif du cerveau aprés sa dilatation, par lequel les esprits & les humeurs qui sont dans lui, étant comme comprimés, sont contraints de s'écouler, en la maniére qu'on l'a expliqué *au ch.5. précédent.*

Et c'est ainsi que par la substance corticale & medullaire du cerveau, le salin est séparé d'avec le sulphureux & le sereux, le pur d'avec l'impur, & le subtil d'avec le grossier, & que par la vertu propre de cette substance telle qu'on vient de l'expliquer, laquelle procede d'un sel volatil dont elle est abondamment pourvûë, ce salin, quoique tres subtil, est exalté à une extrême volatilité. Et c'est-là ce qui fait que sortant de la substance du cerveau & de la moële, il n'a pas dû être renfermé dans des vaisseaux larges & creux en forme de tuyaux, (car il s'en seroit facilement envolé;) mais dans de tels reservoirs ou canaux fermes & solides, qui n'eussent que de tres petits & invisibles pores (c'est ainsi que les nerfs sont formés,) & aux travers desquels il pût, à raison de son extrême petitesse & volatilité, facilement pénétrer, couler, & se porter par leur moyen de toutes parts.

*La diversité des esprits animaux, eu égard à leur subtilité ou grossiéreté.*

Il faut neanmoins remarquer que quoique les esprits animaux soient faits de la matiére & de la maniére qu'on vient de dire, neanmoins généralement en tous les sujets ils n'arrivent pas à un égal point ou degré de volatilité. Car dans les uns ils sont plus subtils & plus agiles, dans les autres plus grossiers, & d'un mouvement plus lent, (on dit ordinairement plus purs ou plus impurs) parce que les particules salines du sang desquelles ils sont engendrés, sont dans les uns plus volatiles, & dans les autres moins, & que le cerveau même est impregné dans les uns de plus de sel volatil, dans les autres de moins; & aussi que dans les uns étant plus chaud, il volatilise plus les esprits, & dans les autres étant plus froid, il les fige & les incrasse. Outre cela dans les mélancholiques, & dans ceux qui usent continuellement d'alimens grossiers, salés, & cruds, d'où il s'ensuit qu'il se fait en eux de méchantes coctions, il s'engendre des humeurs grossiéres, &.

peu spiritueuses, entre lesquelles les salines se volatilisent peu ; ce qui fait que les esprits animaux sont en eux plus grossiers, & moins agiles ; ainsi qu'on le voit dans les païsans, dans les pauvres, & dans ceux qui habitent dans des païs froids, ou prés des poles, lesquels usent de tels alimens pour n'en avoir pas de plus délicats : car ces sortes de gens sont paresseux & lents, eu égard aux actions animales, & ils ont l'esprit stupide : Ceux, au contraire, qui vivent dans des regions chaudes, qui joüissent abondamment de tout ce qui est utile & salutaire, & qui n'usent pas d'alimens grossiers, durs, beaucoup salés, vieux, ou conservés dans de la saumure, ou à la fumée, mais au contraire délicats & subtils ; d'où les coctions se font mieux, & les humeurs & les esprits se rendent plus volatiles ; ceux-là, dis-je, sont tres agiles & de corps & d'esprit. A la verité Aristote dit que les mélancholiques sont ingenieux ; mais cela ne s'entend pas de ceux qui sont entiérement mélancholiques, & qui ont les esprits aussi-bien que le sang grossiers, mais de ceux-là seulement qui ont du penchant à la mélancholie ; d'où vient qu'en eux les esprits ne sont ni excessivement subtils & volatiles ; ( car ces sortes de gens sont trop volages, & trop inconstans, ) ni grossiers, ( ceux-ci sont engourdis & paresseux ; ) mais temperés & tenant le milieu : ce qui fait que de tels hommes ne sont ni trop, ni trop peu pensifs & empressés dans l'execution des choses, mais qu'ils examinent tout avec attention, & en jugent avec prudence.

*Leur passage par les pores des nerfs.*

Quelqu'un peut-être trouvera étrange, que les particules salines puissent devenir si subtiles & si spiritueuses qu'elles soient capables de pénétrer librement dans les pores invisibles des nerfs ; Mais on cessera de s'étonner si l'on considere combien en Chymie la tenuité & subtilité des sels volatils est extrême ; si aussi on fait refléxion à la vitesse avec laquelle l'esprit de sel passe au travers des pores invisibles des pots de terre : même si on a seulement une fois observé comment le sel marin mis en fusion, ou en saumure, par le mélange ou de quelque humide ou simplement d'eau, pénètre des planches épaisses des vaisseaux de bois, & s'exhale au travers des vaisseaux d'argile ou de pierre, vernissés dedans & déhors, dans lesquels on sale dans de la saumure des chairs de bœuf, des harengs, & d'autres poissons, pour les conserver. Si le sel fixe, simplement fondu, passe au travers des pores des vaisseaux, combien plus facilement l'esprit tres subtil d'un sel volatilisé pénètrera-t'il par les pores des nerfs ?

*Pourquoi ces esprits ne picottent pas par leur acrimonie.*

Mais peut-être qu'on fera ici une autre objection ; sçavoir que les salins & les acides sont acres & corrosifs, & qu'ainsi les esprits animaux qui sont engendrés des particules salines du sang, & qui par consequent participent un peu de cette qualité saline, rongeroient par leur acrimonie toutes sortes de parties, & ainsi exciteroient des douleurs, & causeroient de grandes incommodités. Je répons que les esprits animaux ont quelque légére acrimonie ( cela est certain ; ) mais neanmoins elle n'est ni telle ni si grande qu'elle puisse causer une inquietude sensible : parce que cette acrimonie qui est excessive dans les sels fixes, à cause de leurs particules pointuës piquantes & réünies ensemble, devient absolument douce dans un esprit volatile & vaporeux, où ses particules acres étant dissoutes sont plus éloignées les unes des autres, & où leur force est diminuée & brisée par l'air, ou par d'autres vapeurs halitueuses qui s'y entre-mêlent. Par exemple, si quelqu'un entre dans un lieu où l'on garde des vases remplis d'esprit de vin, & qu'il attire à soi par inspiration l'air de ce lieu qui est plein des esprits tres subtils qui s'en exhalent ; ou bien s'il approche de ses narines la vapeur spiritueuse de l'esprit de vin échaufé, il est certain que quoiqu'il reçoive un esprit tres subtil & tres acre, qui des vases se répand dans l'air, il n'en ressentira neanmoins ni aucune inquiétude, ou douleur, ni autant d'acrimonie qu'il en ressentiroit, s'il recevoit par les narines l'esprit de vin même en substance, ou en liqueur fixe. De-même aussi si dans les lieux où en nos contrées nous préparons le sel marin, dans lesquels on en fait cuire & on en dépure une tres grande quantité, quelqu'un hume par la bouche les vapeurs impregnées du sel volatile qui s'en exhalent, il n'en ressent aucun goût salé ou acre, ou du moins l'acrimone en est tres légére, quoique neanmoins le sel fixe soit tres acre. Cela vient de ce que les forces, qui dans un sujet fixe & compacte sont réünies, & parconsequent tres éficaces, s'écartent les unes des autres dans un sujet mis en dissolution, & vaporeux, ce qui fait qu'elles paroissent moins vigoureuses. Et c'est aussi-là la cause qui fait que les esprits animaux ne sont point corrosifs, parce qu'étant dissoûts en exhalaison tres subtile, ils n'ont pas tant d'acrimonie réünie qu'elle puisse être incommode à quelque partie. A quoi il faut ajoûter qu'ils ont pour vehiculé une certaine vapeur sereuse tres subtile, mêlée avec quelque peu d'esprits sulphureux qui ne temperent pas peu cette acrimonie, & outre cela que les parties par lesquelles ces esprits animaux passent, & dans lesquelles ils influent, ont une certaine autre humidité qui affoiblit beaucoup, & brise cette acrimonie.

Il paroît clairement par tout ce qu'on vient de dire, que la génération des esprits animaux n'est pas animale, mais purement naturelle ; & qu'ils ne different pas des esprits vitaux, seulement par leurs qualités & par certains accidens ; mais selon leur substance & en genre. Car en ceux-ci il y a un suc sulphureux mêlé d'un salin qui y prédomine, & dans ceux-là il y a tres peu de ce suc sulphureux, ou d'autre liqueur inflammable. Ceux-ci sont tirés immediatement du chyle & du sang, & ceux-là de la seule partie saline du sang. Ceux-

*La difference qu'il y a entre les esprits animaux & les vitaux.*

ci se font dans les ventricules du cœur ceux-là dans la substance même du cerveau. Ceux-ci coulent visiblement par des veines & des artères tres amples, ceux-là par les pores invisibles des nerfs. L'empire de l'ame ne s'étend point sur ceux-là, oüi bien sur ceux-ci.

*Si les esprits animaux different entr'eux.*

Les esprits animaux & les vitaux different donc beaucoup entr'eux : Mais on demande maintenant si les animaux different aussi entr'eux mêmes en substance, en la maniére, & eu égard au lieu de leur génération, & en usage ? c'est à dire si les uns sont faits de sang, les autres de la lymphe, les autres de quelqu'autre matiére ? De plus, si les uns sont engendrés dans les ventricules anterieurs, les autres dans celui du milieu, les autres dans ceux de derriére ? ou si ( ainsi que Willis l'a enseigné il n'y a pas long tems ) les uns se font dans la substance du cerveau, les autres dans la substance du cervelet ? De plus, s'il y en a de particuliers & differens des autres qui fassent la vûë, d'autres qui fassent l'ouye, d'autres le tact, d'autres le mouvement volontaire, d'autres le mouvement spontanée, &c. ? Il faut répondre : que les esprits animaux ne sont pas engendrés de differente matiére, ni en differens lieux ; ( car nous ne prenons le cerveau & le cervelet que pour une seule & même partie, ) & qu'ils ne sont point differens entr'eux, mais qu'ils sont tous d'une même nature, d'une même composition, & d'une même condition : mais que la diversité de leurs operations vient de la diversité de la nature & de la constitution des parties dans lesquelles ils influent : ainsi ceux qui influent dans les parties qui sont disposées pour le sentiment du toucher, telles que sont les membranes & la peau, ceux là font le tact ; ceux qui s'écoulent dans les fibres, dans les muscles, & dans les autres parties destinées pour le mouvement, ceux-là font le mouvement ; ceux qui vont dans l'œil, y font la vûë ; dans l'oreille l'ouye, &c. quoiqu'ils soient les mêmes, & nullement differens, mais seulement qu'ils agissent dans des instrumens differens & appropriés à telles ou à telles actions. En la même maniére que les rayons du soleil, qui, quoiqu'ils soient toûjours les mêmes, qu'ils viennent du même soleil, & qu'ils ne portent pas des lumiéres ou des forces differentes pour tels & tels objets, produisent neanmoins des éfets tres differens ; & cela selon la diversité de constitution des choses sur lesquelles ils tombent : car ici il produit de l'orge, là des arbres, ailleurs des pierres ; tantôt des vers, ou des poissons, tantôt des insectes, & autres choses : ici ils donnent la vie, là ils l'ôtent, ici ils ramollissent, là ils endurcissent, &c. Voyez encor sur ce sujet ci-aprés *au liv.8. ch.1.*

*Le mouvement des esprits.*

A l'égard de la maniére & du milieu par lequel les esprits animaux sont poussés dans les nerfs ; voyez *le ch. 5. précédent.*

*Le double*

On n'a jusques à present attribué aucun autre usage aux esprits animaux, que celui de servir aux actions animales, c'est à dire aux facultés

cultés principales, aux sens, & au mouvement animal ; lequel usage est connu de tous, & il n'est personne qui veüille, ou qui ose le nier. Mais il semble qu'il faille encore leur en attribuer un autre : sçavoir qu'ils concourent & aident beaucoup à la nutrition des parties, sur tout des spermatiques. Cela paroît principalement de ce que, tout ainsi que le sang coule continuellement du cœur aux parties par les artères, de-même aussi les esprits vont sans cesse du cerveau en ces mêmes parties, par la voye des nerfs : (Il ne faut point écouter ceux qui disent que ce ne sont pas les esprits mêmes qui sont portés par les nerfs, mais seulement une certaine irradiation : car cette opinion a été tres bien refutée par Plempius *au liv. 2. des fond. de Med. Sect. 4. ch.1.*) & cela naturellement, sans aucune volonté ou détermination de l'ame, même lorsqu'elle ne détermine aucun esprit, comme dans le sommeil, & dans les affections léthargiques. *usage des esprits animaux.*

Or bien qu'outre ce mouvement naturel qui est continuel, les esprits soient encore quelques-fois mûs, ou puissent l'être, par un autre mouvement qu'on appelle de dètermination, lequel procede immediatement de l'ame, mais qui n'est pas continuel ; cela neanmoins n'ôte rien au mouvement naturel continuel, & n'empêche pas que par ce mouvement-ci ces esprits ne servent à l'action de nutrition, comme par celui-là ils servent aux actions animales. Car le sang, dans le répos du corps, est, par un mouvement reglé & perpetuel, poussé dans les artères pour la nutrition des parties : est-ce que ce même sang, lorsqu'à raison de quelque exercice violent, ou de quelque chaleur extraordinaire de tout le corps, il est poussé & mû dix fois plus vite que dans le tems de répos, cesse, à raison de ce mouvement violent, d'être propre pour la nutrition des parties ? Certes il n'est personne d'esprit sain, qui ose dire que ce second rapide mouvement dépoüille le sang de sa faculté de nourrir. De-même aussi le mouvement de détermination dans les esprits animaux, tout violent & rapide qu'il est, quoiqu'il change de tems en tems le premier mouvement, qui est continuel, ne leur ôte pas pour cela la qualité nécessaire qu'ils ont d'aider beaucoup à la nutrition.

Mais, dira quelqu'un ; comment l'action de la nutrition se peut-elle faire également en toutes les parties, puisqu'il sécoule tantôt plus, tantôt moins d'esprits animaux dans telles ou telles parties ; (ainsi qu'il arrive dans les differentes déterminations ;) car il semble que ces parties, dans lesquelles il passe moins d'esprits, doivent être moins nourries, & celles en qui il en va plus, le doivent être davantage ? Je répons, qu'il se passe la même chose dans ces esprits que dans le sang, lequel, quoique dans les grands exercices & violentes agitations qui échaufent beaucoup le corps, il soit poussé avec grande rapidité, & en plus d'abondance, dans les parties, il ne les nourrit pas neanmoins *Objection.*

davantage que lors qu'il ne leur est communiqué & fourni que par son mouvement ordinaire continuel. La raison en est que ce mouvement rapide est causé par une grande chaleur ; or par un grand mouvement, & par une grande chaleur, le sang est rendu plus tenu & plus subtil, & les pores des parties plus larges, en sorte que le sang s'y attache moins, & il s'en dissipe la plus grande partie. De-même lorsque ces esprits sont déterminés plus frequemment, & en plus grande abondance à telles ou telles parties, ils donnent à la verité à ces parties bien plus de solidité, (ainsi que nous l'établirons dans peu *par la* 1. 2. 3. *preuve*,) mais ils ne leur causent pas un gueres plus grand accroissement, parce qu'alors, à raison de sa tenuité, il s'en fait une grande dissipation, (de là vient que la lassitude & la foiblesse suivent toûjours ces grands mouvemens) & tout ce qui est employé à la nutrition, & qui ne se dissipe pas, étant arrivé à l'extremité des nerfs, se répand à la maniére accoûtumée dans la substance des parties, s'y condense tant soit peu, & entre ensuite conjointement avec le sang superflu dans les extremités des veines ; où se mêlant avec le reste du sang, il est porté par la circulation au cœur : Rolfincius *au liv.* 4. *de ses Differt. anat. ch.* 12. & Deusingius *dans sa Disquisit. anat. Sylv.* 18. 76. font mention de cette circulation.

*Ce que font les esprits dans la nutrition.*

Il faut maintenant rechercher ce que ces esprits font dans la nutrition, ou ce qu'ils y apportent. Nous avons dit *au liv.*2. *chap.* 12. que le sang est composé d'un suc sulphureux, salin, & sereux, & que de toutes parts il est poussé aux parties pour les nourrir. Il y a donc dans la masse du sang deux sortes de parties qui servent à la nutrition, sçavoir les sulphureuses, & les salines : La troisiéme est un mercure, à la verité de soi presqu'inutile à la nutrition, mais neanmoins tres nécessaire aux deux autres pour les contenir réünies, les mélanger, & leur servir de vehicule.

De ces deux premiéres, les unes servent principalement à la nourriture des parties charneuses & grasses, & les autres à celle des parties que l'on appelle communément spermatiques. Les parties charneuses & grasses sont principalement nourries par les particules sulphureuses, qui leur communiquent une certaine mollesse & douceur huileuse. Il se mêle neanmoins à celles-ci quelque peu de particules salines, pour les rendre plus fermes & plus solides ; & lorsque dans les parties les particules sulphureuses prédominent sur les salines, ces parties alors deviennent grasses & molles; & au contraire elles deviennent charneuses & plus fermes, si les particules salines tiennent le dessus. Au reste, les parties qu'on nomme spermatiques, sont principalement nourries par les particules salines du sang, lesquelles leur donnent plus de fermeté, de solidité, & de dureté, & il ne s'y mêle que tres peu de sulphureuses : selon neanmoins que ces particules salines sont en plus ou moins grande quantité &

dissolution ; les parties spermatiques sont, les unes plus molles comme les membranes, les veines, & les artères : &c. les autres plus dures comme les os, & les cartilages.

Or pour que la nutrition se fasse convenablement, il faut nécessairement que les particules salines soient en quelque maniére séparées des sulphureuses, afin que par ce moyen celles-là puissent mieux s'attacher & s'assimiler aux parties spermatiques, & celles-ci aux charneuses & grasses. Or c'est l'esprit animal qui fait cette séparation ; car par son influence, tout ainsi que par une légére éfervescence & coagulation tout ensemble, il coagule tant soit peu les particules salines par l'affinité qu'il a avec elles, & par ce moyen il les sépare d'avec les sulphureuses, afin qu'elles puissent s'apposer sur les parties spermatiques, & par l'entremise de la chaleur & d'une légére exhalaison sulphureuse, s'assimiler, & devenir avec elles une même substance : & selon que ces parties spermatiques sont plus ou moins seches ou humides, & qu'il y a en elles plus ou moins de particules sulphureuses mêlées, ces particules salines du sang se fixent & s'endurcissent aussi en elles plus ou moins : Ainsi elles deviennent absolument dures & seches dans les os, elles restent molles dans les membranes, dans les fibres, &c. Ces particules donc les plus salines du sang étant ainsi tant soit peu séparées de ce qu'il y a de plus sulphureux dans la masse du sang, ce qui se trouve en elle propre & disposé pour la nourriture des parties charneuses & grasses, passe en leur substance : En sorte que les esprits animaux, ( outre que plusieurs croyent qu'ils nourrissent aussi eux-mêmes ) tiennent la place de coagulum subacide, qui est tiré du sel & des choses salines.

*Le progrés de la nutrition.*

*L'esprit animal est un coagulum.*

En éfet, il est tres évident en Chymie que ces sortes de coagulum acides font séparer les particules salines d'avec les sulphureuses. Car si vous mêlez de l'esprit de vin, ( dans lequel il est constant, par son inflammation, qu'il y a dix fois plus de particules sulphureuses que de salines, quoique son acrimonie fasse assés voir qu'il contient aussi beaucoup de ces derniéres, ) avec de l'esprit ou eau de tartre, ( c'est mal à propos qu'on l'appelle vulgairement *huile*, ) qui est composée de parties salines tartareuses entiérement dissoutes & fonduës, il se fait un exact mélange du tout : que si vous versez dans ce mélange tant soit peu d'esprit de sel acide, ou de vitriol, dabord & sur le champ il se fera une éfervescence, par laquelle les particules salines se sépareront des sulphureuses & des aqueuses, & s'étant ensuite coagulées, se figeront, & se précipiteront au fond.

De-même aussi le mélange des esprits animaux, qui ont en soi une qualité douce subacide, fait que les particules salines du sang qui influë dans les parties, se séparent doucement & en mediocre quantité, des autres restantes & se figent ou se coagulent tant soit peu, conjointement avec l'esprit même, ainsi elles s'attachent & se colent aux parties spermatiques, les augmentent, & s'assimilent entiérement à elles. A l'égard des particules moins salines, & plus sulphureuses, elles s'attachent aux parties charneuses & grasses, s'unissant à elles. Enfin les particules qui sont presque privées d'esprits, & qui sont moins propres pour la nutrition, rentrent avec le reste du sang dans les veines, & retournent à la veine cave, pour y être impregnées de nouveau de cette humeur fermentative qui émane du foye & de la rate, afin qu'en cét état, ou seules, ou mêlées avec de nouveau chyle, elles soient de nouveau spiritualisées dans le cœur.

Mais si afin que la nutrition se fasse, il faut que la séparation des parties salines d'avec les sulphureuses s'execute dans les parties par les esprits animaux qui y influent par les nerfs, on demande comment cela pourra se faire dans les parties où il ne va aucun nerf, comme dans les os, & autres semblables? De plus, dans celles qui ne reçoivent que tres peu de nerfs, & qui neanmoins, à raison de leur grandeur & de leur action, ont besoin de beaucoup de nourriture? Je répons: Qu'il n'est aucune partie qui ne soit pourvûë de nerfs, mais à de certaines il en va plus & de plus grands, & à d'autres moins & de plus petits; selon qu'elles ont besoin de plus ou de moins d'esprits animaux pour leurs fonctions & pour leur nourriture, & selon aussi qu'il se doit faire en elles une plus ou moins grande séparation des particules salines d'avec les sulphureuses. Les os, qui, d'autant qu'ils sont principalement nourris des particules salines & tartareuses du sang, ont besoin de beaucoup d'esprits animaux pour procurer une forte séparation de ces particules salines d'avec les sulphureuses, sont tous, pour cette raison-là, revétus de perioste, dans lequel les esprits animaux influent en grande abondance, & d'où ensuite ils pénètrent dans les pores de ces os où ils operent éficacement cette fonction; & quoiqu'il semble qu'il n'entre dans les os aucun nerf visible, les dents neanmoins nous font connoître qu'il en entre en quelques-uns, sans doute qu'il en entre aussi plusieurs en d'autres os, mais qui sont si petits qu'ils ne paroissent pas aux yeux. Dans ces os où il n'entre point de nerfs, le perioste qui des nerfs reçoit les esprits animaux, fait la fonction des nerfs; & ceux qui n'ont ni nerf, ni perioste, ont dés leur commencement la grandeur & la dureté qui leur est duë, & ni ils ne s'usent point, ni ils ne croissent plus dans la suite, tels sont les osselets de l'oreille, l'enclume, le marteau, & l'étrier. Le cœur qui est charneux, d'autant qu'il ne doit pas être nourri de beaucoup de sel, ni mû par un mouvement volontaire, & d'autant aussi qu'il fait en soi & qu'il contient des esprits tres acres, le cœur, dis-je, n'a besoin que de peu d'esprits animaux, ainsi il n'a que des rameaux de nerfs tres petits & tres délicats. Le foye & le poûmon, d'autant qu'ils reçoivent d'ailleurs grande abondance de sucs fermentatifs & acres ; celui-ci du cœur, & celui-là de la rate, n'ont pareillement que de tres petits nerfs, lesquels se dispersent principalement par la membrane qui les envelope, & entrent à peine dans leur parenchime. La rate au contraire reçoit beaucoup de nerfs & d'esprits animaux, parce que comme du sang arteriel elle fait la matiére du ferment, il étoit nécessaire qu'il se fit en elle une forte séparation des parties salines du sang d'avec les sulphureuses ; & c'est aussi ainsi que la chose se passe dans les autres parties : entre lesquelles les plus solides reçoivent toûjours plus d'esprits animaux, les plus molles moins, & celles d'entre les molles ausquelles il en va plus, deviennent plus fermes & plus solides ; ainsi qu'on dira d'abord ci-aprés à l'égard des muscles.

Or il y a plusieurs choses qui enseignent que les esprits animaux ont la faculté tres nécessaire d'aider & d'avancer la nourriture des parties.

I. Que les parties qui sont le plus, & le plus frequemment, mûës d'un mouvement animal volontaire, & dans lesquelles, pour faire ce mouvement, il s'écoule nécessairement plus grande abondance d'esprits animaux, & plus frequemment que dans les autres parties qui sont moins mûës & agitées ; ces parties, dis-je, à raison de la séparation des particules salines d'avec les sulphureuses qui se fait en elles plus parfaitement, & à raison aussi de leur coagulation, sont nourries d'une nourriture ou aliment plus solide, & ainsi elles deviennent plus fermes & plus robustes que celles qui sont moins mûës, & dans lesquelles par conséquent les esprits ne sont pas déterminés en grande abondance, mais seulement en la maniére ordinaire. Cela est évident en plusieurs personnes, en qui le bras droit est beaucoup plus fort & plus robuste que le gauche ; par la raison qu'ils ont accoûtumé de le mouvoir & de l'exercer dix fois davantage, & que c'est par lui qu'ils font la plus grande partie de leurs ouvrages ; d'où vient qu'il s'y détermine beaucoup plus d'esprits animaux qu'en l'autre bras, dans lequel par consequent, à raison du peu d'esprits qui s'y écoulent dans le sang, il se fait une moins parfaite fixation & séparation des particules salines d'avec les sulphureuses, & parconsequent une moins solide nourriture, quoique tres souvent la masse de la partie paroisse plus grande ; mais cela vient de ce que ce qui s'appose, étant, à raison de cette foible éfervescence coagulative dont nous parlons, peu débarrassé des particules sulphureuses, reste mol, flaccide, & tant soit peu gras ; d'où vient qu'il donne moins de solidité à la partie. 1. Preuve

II. Que dans ceux qui marchent beaucoup & souvent, les jambes, par la raison que nous venons de rapporter, deviennent plus fermes & plus robustes, qu'en ceux qui aiment le répos, marchent peu, quoique neanmoins ils aient souvent les jambes beaucoup plus grasses plus 2.

charneuses, plus molles, & plus grosses : même ces grands marcheurs ont les jambes beaucoup plus fortes que les autres parties de leur propre corps qu'ils exercent moins ; d'où vient qu'ils sont plus propres pour cét exercice de marcher, & pour courir, que pour tout autre travail.

3. III. Que par cette même raison les femmes & les autres gens de répos sont assés gras & mols, mais foibles, parce qu'il ne se fait en leurs parties que l'écoulement ordinaire naturel des esprits animaux, d'où vient que les particules sulphureuses du sang demeurent en partie mêlées aux salines, & qu'ainsi étant peu séparées d'avec les salines, elles s'apposent en égale proportion, ce qui rend la nutrition moins ferme.

4. IV. Que dans les paralitiques, dans lesquels il y a peu ou point du tout d'esprits qui influent aux membres paralitiques, ces parties dans le commencement de leur resolution, sont en premier lieu, pendant quelque tems, rélâchées, flaccides, & comme un peu gonflées d'enflûre édemateuse, mais enfin elles amaigrissent & se dessechent, quoiqu'il leur soit porté par les artères une assés grande quantité de sang.

5. V. Que ceux qui usent immoderément des plaisirs de l'amour, tombent dans l'éthisie, à cause qu'en cét acte il se consumme & se distille grande quantité de ces esprits, ce qui fait que comme il en coule tres peu aux parties pour les nourrir, la nutrition se fait mal, & la maigreur de tout le corps s'en ensuit.

6. VI. Que dans l'intemperie du cerveau, & dans plusieurs autres maladies, l'atrophie suit, ou à cause qu'il se consumme beaucoup de ces esprits, ou qu'il s'en engendre peu, ou qu'ils se dépravent. Ainsi Malpighius *dans son Epit. à Fracassatus*, dit qu'il a tres souvent remarqué que ceux qui avoient reçû des blessures de cerveau, étoient enfin morts d'éthisie.

7. VII. Que cette espece d'atrophie causée par le vice du cerveau & des esprits, a tres souvent été guerie par des remedes appliqués à la tête seule, par lesquels les esprits aiant été remis en leur entier, la nutrition en avoit été rétablie.

8. VIII. Qu'un nerf étant coupé, la partie à laquelle ce nerf se porte, (pourveu que cette partie ne reçoive pas encore d'ailleurs plusieurs autres nerfs,) s'amaigrit, à cause du manque d'esprits animaux. Riolan *en son antropograph. liv. 5. ch. 49.* rapporte sur ce sujet une belle histoire, tirée des *Scholies sur Synesius. Nicephore Gregoras*, dit-il, *vit un jour un enfant, auquel il arriva, qu'aiant été frapé d'une flêche sur un nerf du col, l'un de ses pieds tomba dans un engourdissement qui continua tout le reste de sa vie sans pouvoir en guerir, & quoique l'autre pied prit de l'accroissement à mesure que l'âge avançoit, celui-ci neanmoins restant court, dans la même tenuité*

*& maigreur, qu'il avoit été pour lors, pendoit inutile, sans action, & comme un poids lourd & surchargeant. En sorte que ceux qui n'en connoissoient pas les causes & les raisons, étoient surpris, & ne pouvoient comprendre comment la main qui étoit plus proche, n'en ressentoit aucune douleur, & que le pied qui étoit beaucoup plus éloigné, souffroit seul.* Mais il semble qu'à raison du peu de connoissance qu'on avoit en ce siécle-là de l'Anatomie, les Medecins ne connurent pas la cause de ce cas, laquelle sans doute fut celle-ci; sçavoir, que cette fléche ne frapa pas un nerf déja séparé dans le col d'avec la moële, & sorti par les trous lateraux du tuyau de l'épine; (car aucun des nerfs qui sortent par les vertebres du col, ne descend à la jambe & au pied;) mais aiant pénétré jusques au dedans de ce tuyau, elle froissa ou coupa dans la moële même ces filets nerveux, qui descendant aux lombes & à l'os sacrum, (car comme nous avons dit *au ch. 5. précédent*, toute la moële est composée de paquets ou poignées de filets nerveux,) vont ensuite au pied; & par cette cause l'écoulement des esprits animaux dans le pied manquant, ce membre dessecha, & ne prit plus d'accroissement.

En sorte que de quelque maniére qu'on prenne la chose, soit qu'on l'examine par la raison ou par l'experience, il paroît de toutes parts que les esprits animaux concourent nécessairement à la nutrition; & outre cela, qu'ils font encore dans la rate la séparation de la matiére du ferment convenable pour la préparation du chyle & du sang arteriel, ainsi que nous avons dit *au liv. 1. ch. 16.*

Glisson & Warthon semblent avoir connu de loin cette verité, aussibien que Lamb. Velthusius leur sectateur, *en son docte traité de la generation.* Ils ont neanmoins été trompés en cela, qu'ils ont crû qu'outre les esprits animaux, il s'écoule encore par les nerfs une certaine liqueur nutritive, laquelle de soi nourrit les parties spermatiques; ou peut-être qu'ils ont aussi crû que les esprits animaux sont eux-mêmes cette liqueur. Leur erreur vient du suc blanchâtre albumineux, qui dans les blessures des nerfs se ramasse tres souvent dans les articles, ou aux environs des nerfs, (on l'appelle ordinairement *eau glaireuse*, ou *articulaire*,) qu'ils ont crû distiller des nerfs, bien que neanmoins il n'en distille pas; (En éfet, un tel suc mucilagineux ne sçauroit passer par des pores invisibles;) mais c'est une humeur qui a coûtume d'être à l'entour des articles pour les maintenir humides & glissants, & qui alors, par l'abondance extraordinaire des esprits animaux qui s'écoulent du nerf blessé, & se mêlent en elle, s'épaissit & se coagule; & cela tres souvent, jusques à la consistence de blanc d'œuf. C'est de cette dissipation d'esprits que viennent la foiblesse & l'atrophie dans ces parties.

J'ai bien voulu inserer ici en peu de mots en ces essais Anatomiques, l'opinion que j'ai nouvellement conçûë sur ce sujet, (laissant à ceux qui ont plus de loisir que moi de s'étendre davantage) parce qu'elle doit servir de fondement à l'explication de la nature, & des usage de plusieurs autres parties.

Il reste maintenant à éclaircir deux choses. La *premiére*, est de savoir si les esprits animaux sont l'instrument immediat de l'ame : dequoi Plempius a parfaitement bien traité *au liv. 2. de ses fond. de Med. sect. 4. ch. 1.* La *seconde :* Comment est-ce que ces esprits qui sont engendrés dans le cerveau, & qui s'écoulent dans les parties par un mouvement continuel & naturel, pour aider à la nutrition, sont aussi par l'ame mûs d'un autre mouvement de détermination, & envoyés aux differentes parties, tantôt en petite, tantôt en grande quantité. Mais comme ces questions regardent les actions de l'ame, il semble qu'elle ne sont pas du sujet que nous nous sommes proposé en ce livre, où nous n'avons pas dessein de traiter de l'Ame, mais seulement du corps humain : C'est pourquoi je crois qu'il est raisonnable de renvoyer les curieux de cette explication, à ces Philosophes qui ont composé des livres entiers de l'Ame & de ses actions ; contre lesquels neanmoins j'estime qu'on doit se précautionner, & les lire avec un jugement sain & déprévénu : car il y en a beaucoup parmi eux qui se sont formé quantité d'admirables idées, mais bien creuses, & bien chimeriques.

## CHAPITRE XII.

### *Du Visage.*

NOus avons examiné *dans le chapitre précédent*, tout ce qui s'offre à considerer dans la partie chévéluë de la tête, il faut maintenant entreprendre de décrire la partie qui est sans poils, qu'on appelle VISAGE : les Latins le nomment *Vultus*, comme qui diroit *voluntatis indicium*, ou parce que le visage se change, selon les differens changemens de volonté, ou parce qu'il découvre la volonté. On le nomme aussi FACE, selon les Grecs πρόσωπον, parce qu'il fait que l'homme est different des brutes, & qu'il donne à connoître qu'il est animé par un esprit celeste.

*Le Visage.* *La Face.*

Car si nous considerons attentivement la forme du visage, sa beauté, & son éclat singulier, nous ne pourrons pas ne pas remarquer qu'il y a en lui quelque chose d'admirable & de divin. D'où vient qu'Aristote dit *en ses problêmes*, que tout l'homme est dans le visage comme en racourci dans un tableau.

En éfet, quoique la sagesse du Souverain Createur paroisse avec éclat & plus que suffisamment en toute les parties du corps humain, le visage

visage neanmoins, tant par sa beauté que par l'union admirable, & la simpathie qu'il a avec l'ame, attire sur soi, comme en abregé, toutes les perfections & toute la dignité des autres parties, & represente, ainsi qu'en un miroir, toutes leurs affections. Non seulement il donne des marques de la santé, des maladies, & de la mort quand elle est proche; mais encor on voit paroître sur lui des signes évidens, du naturel, des meurs, & des passions de l'Ame. Car tout ainsi que la pudeur & la terreur se montrent sur les joües; de-même la colere, la joye, la tristesse, la haine, & sur tout l'amour, se manifestent dans les yeux. Tout ainsi que la gravité & l'humilité paroissent sur le front, la superbe sur les sourcils, la majesté sur le menton, la finesse ou pénétration, & la stupidité sur le nez; de même du mouvement du visage on connoît clairement la sagesse ou la folie, l'honnêteté ou les déreglemens de l'esprit, la civilité ou l'incivilité, l'estime ou le mépris, la bien-veillance ou la mauvaise volonté, & enfin de sa couleur le temperament de tout le corps. Outre cela, on connoît sur le visage l'espece, le sexe, la vie, & l'âge, & enfin c'est par lui que les hommes sont distingués les uns des autres. On peut donc dire qu'il est un portrait veritable de nôtre Ame, & un miroir fidelle de ce qui est caché en nous, dans lequel les sens exterieurs & les interieurs se montrent, & où l'on voit tous les mouvemens & les troubles des facultés interieures.

*Les parties du visage.*

Or le visage est composé de parties contenantes, & de contenuës.

Les contenantes sont ou communes, ou propres.

Les communes (desquelles nous avons amplement parlé *aux ch. 3. & 4. du liv. 1.*) sont la *cuticule*; la *peau*, qui est ici tres déliée; la *graisse*, dont il n'y en a du tout point aux paupiéres & au nez, & tres peu aux lêvres. On en trouve vis à vis des joües, où elle est si fort entremêlée aux muscles, qu'on ne peut l'en arracher; le *Pannicule charneux*, lequel est si mince au dessous des yeux, que Riolan a crû qu'il n'y en avoit point en cét endroit-là, mais au front il est beaucoup plus charneux, & si fort uni à la peau, qu'on ne peut l'en séparer que tres difficilement: il y est de couleur rouge à cause des muscles frontaux.

Les parties propres sont les muscles, les os, les cartilages, & les autres, que l'on décrira dans leurs lieux.

Les parties contenuës sont les yeux, les oreilles, la bouche, le nez, & plusieurs autres, que l'on décrira *dans les chap. suivans.*

On divise le visage en partie superieure, & en inferieure.

La superieure, depuis les chéveux jusques aux sourcils, est appellée Front; Cette partie, lorsque le corps est entier, est rapportée au visage, quoique neanmoins dans le squelette elle appartienne au crane.

L'inferieure, qui s'étend depuis les sourcils jusques au bas du menton, contient les yeux, le nez, les joües, & les autres parties qu'on décrira dans la suite, chacune en particulier. Cette partie, dans les hommes, est, aux environs de la bouche, ornée de barbe.

*Le front.* Le FRONT est ainsi dit du mot latin *ferendo*, *porter*, parce qu'il porte sur soi les marques de la gravité, de la tristesse, de la bonne ou méchante humeur, &c.

*Les muscles du front.* La peau de cette partie est mobile, parce qu'elle a deux muscles larges, (que Riolan nomme, *Membrane charneuse musculeuse*,) un de chaque côté, qui prennent leur naissance du crane auprés de la suture coronale, à laquelle ils s'attachent fortement; ils sont aussi pareillement attachés sur les côtés aux muscles des tempes; à la verité ils sont vers le haut tant soit peu distincts; mais en bas ils sont tellement unis l'un à l'autre, qu'ils semblent n'être qu'un seul muscle.

*Appendices.* Or ils viennent jusques aux sourcils, (Bartholin écrit avoir observé en un homme qui avoit le nez tres grand, que leurs appendices s'étendoient jusques aux cartilages du nez) lesquels ils élevent, & ils font aussi plisser & rider la peau du front, à laquelle ils sont fortement attachés.

*Prédictions.* Les Physionomistes examinent ces rides, & ils en tirent des signes, par lesquels ils jugent de la nature & de la fortune de ceux sur lesquels ils les observent, prédisant souvent des merveilles sur ce qui leur doit arriver; & afin qu'ils persuadent mieux les credules de la certitude de leurs prédictions, ils distinguent ces rides en longues ou droites, & en transversales. Outre cela, ils en comptent ou établissent jusques au nombre de sept, qu'ils dedient chacune à une des planetes. Ils avoüent qu'elles ne paroissent pas généralement en tous, & qu'en plusieurs il en manque quelques-unes, mais que neanmoins le plus souvent celles qui sont dediées à Mercure, à Venus, & à Jupiter, sont visibles, sur tout si l'on éleve le sourcil vers le haut, ainsi qu'il a coûtume d'arriver à ceux qui pensent profondement à quelque chose, ou lorsque la peau du front se plisse, comme en ceux qui sont en colere; car par ce moyen les lignes droites & les transverses se rident à même tems. Mais outre l'experience que l'on a chaque jour sur cela, ce que nous avons amplement écrit *en nôtre traité de la Peste*, *liv.1. ch.8. probl.2.* des vertus & forces des planetes, fait voir évidemment combien ces prédictions sont vaines & incertaines.

*Leurs vaisseaux.* Ils reçoivent des nerfs d'un petit rameau de la troisiéme paire, qui sort du trou de l'orbite de l'œil. Ils ont des arterioles qui viennent des carotides exterieures : & ils envoyent des venules aux jugulaires.

Ils ont des fibres droites ; ainsi ils attirent la peau droit vers le haut ; & non pas transverses ou obliques , comme Columbus & Aquapendens l'établissent , neanmoins contre l'experience oculaire , & la raison.

Il faut ici remarquer en passant que hors du visage , l'on trouve dans l'occiput deux semblables muscles, qui sont pour l'ordinaire extrêmement petits ; ( d'où vient que comme souvent ils ne se présentent pas aux yeux , on croit qu'il n'y en a point , ) rarement gros , mais courts , minces , & larges , & qui prennent leur naissance de cette ligne de l'occiput , en laquelle les muscles qui meuvent la tête , finissent. Ils ont des fibres droites qui tendent vers le haut , & ils viennent aboutir au tendon large , touchant de côté les muscles de l'oreille. En ceux en qui ces muscles sont tres grands , la peau de la tête peut être attirée vers la partie de derriére ; ce que Schenckius témoigne de soi-même *en ses Obs. Med. liv.*1. & Columbus *au liv.* 5. *des musc. chap.*3. de son précepteur. *Les muscles de l'occiput.*

Au dessous du front sont placés les organes de quatre sens ; sçavoir de la vûë , de l'ouye , de l'odorat , & du goût ; à l'égard du cinquiéme sens , c'est à dire du tact , il n'a pas là son siége particulier , mais il est dispersé par tout le corps.

---

# CHAPITRE XIII.

## *Des Yeux en général.*

LES YEUX , en latin *oculi* , sont ainsi dits du mot latin *occludendo* , *occultando* , *cacher* , parce qu'ils sont fermés ou cachés sous les paupiéres. Les Grecs les nomment ὀφθαλμοὶ , comme qui diroit *les Cellules de la vûë* , ou ὄμματα παρὰ τὸ ὄπτεσθαι , *voir.* Ils sont les organes de la vûë , formés de plusieurs parties similaires disposées pour faire voir. Ils ont , tout ainsi que les astres & les luminaires du corps de l'homme , été placés par le Souverain Createur en la partie la plus élevée du corps , afin qu'en maniére de sentinelles ils puissent de ce lieu eminent mieux voir les objets que le hazard offre à la vûë , & ce qu'il convient d'éviter ou de rechercher , de plus , faire remarquer dans l'admirable construction , beauté , & varieté des choses visibles la Toute-Puissance de Dieu qui est invisible. Car ils sont les flambeaux de nôtre corps , qui , comme des soleils , lui fournissent la lumiére : En éfet , tout ainsi que le soleil éclaire par sa presence le grand monde , & que lorsqu'il est couvert ou caché , il se répand par tout de noires tenebres : De-même les yeux sains & ouverts portent la lumiére dans le microscome,

& lui découvrent les ouvrages merveilleux de Dieu. Que s'ils sont obscurcis ou aveuglés, ils envelopent l'homme de tenebres, & le contraignent de vivre miserable, & comme perpetuellement enfermé dans une prison tres obscure. En éfet, ne joüissant pas de ces fenêtres, pour ainsi dire, du corps, il est privé de toute lumiére, & à même tems du principal & du plus grand de tous les plaisirs.

Si donc on considere avec attention la merveilleuse construction des yeux, certes il n'est personne qui ne soit surpris, & qui n'admire l'immensité de la Puissance & de la Sagesse de Dieu, qui dans la formation de cét organe a employé dautant plus d'adresse, que le sens de la vûë surpasse les autres sens exterieurs en noblesse & en dignité.

*Leur nombre.* Les yeux sont deux en nombre, en partie afin que la vûë soit plus parfaite, en partie aussi afin que l'un des deux étant blessé, l'autre vienne au secours, & fasse pour les deux une fonction si nécessaire. Dans l'homme ils sont séparés l'un de l'autre par un tres petit entre-deux, & dans plusieurs animaux par un plus grand.

*Leur figure.* Si l'on regarde seulement le globe de l'œil, la figure des yeux est ronde, ou spherique, & cela afin qu'ils soient plus disposés au mouvement, & aussi à recevoir plus commodément les rayons visuels. Mais si on les considere avec leurs muscles, situés en leur partie de derriére, alors ils répresentent la figure d'un bulbe ou oignon de tulipe, tant soit peu long.

*Leur couleur.* Leur couleur varie un peu dans l'homme; car ils sont bleus en quelques-uns, en d'autres tirant sur le jaune, & en d'autres noirs.

Cette varieté est tres remarquable dans l'iris aux environs de la prunelle, & procede de la couleur de l'uvée. Dans la Chine, au rapport des historiens, les habitans ont les yeux noirs, & dans la Tartarie ils les ont verds. Dans les animaux de même espece, on n'y trouve pas une si grande difference. Les causes de ces differentes couleurs sont amplement décrites par Aristote *au liv. 5. de la générat. des animaux ch. 1.* par Simon Portius *au liv. de la couleur des yeux*, & par Montaltus *en son Optique Physique.* On peut les voir sur ce sujet.

*Leur grandeur.* Leur grandeur dans l'homme est mediocre; Elle n'est pas à la verité exactement égale en tous, mais neanmoins elle est telle qu'elle peut recevoir les rayons visuels. Cependant cette petite difference de grandeur ne sert pas peu pour rendre la vûë plus pénétrante & plus ferme. En éfet, ceux qui ont les yeux grands, & qui avancent hors de la tête, ont la vûë plus foible que ceux qui les ont petits & enfoncés, dequoi on peut voir les causes chés les Autheurs qui ont écrit de l'Optique.

*Leur consentement.* Les yeux ont entr'eux un consentement tres grand & merveilleux, à cause des nerfs optiques, qui au haut de la moële s'aprochent & s'unissent ensemble en leur milieu, & aussi à cause des nerfs moteurs qui les meuvent, lesquels prennent leur naissance ensemble d'un principe commun, ( On a parlé de ces nerfs moteurs ci-dessus *au chap.* 8. ) d'où vient que si l'un des yeux est affecté, sur tout si c'est d'une cause interieure, l'autre a d'abord de la douleur, & languit; & il est bien difficile que l'un étant offencé ou affecté, on puisse conserver l'autre sain.

*La lumiére des yeux.*

Ils ont en eux une certaine lumiére qui leur est naturelle, laquelle est mediocre dans l'homme, qui fait ses actions principalement pendant le jour, & plus grande dans ces animaux qui cherchent leur nourriture par des chasses nocturnes; comme dans cette espece de petit rat qu'on appelle loir, dans les hibous, dans les chats, &c. dont les yeux qu'ils ont évidemment éclatans, dissipent les tenebres qui sont à l'entour deux. Laurent Bauschius *en son Journal de Med. & de Physiq. d'Allem. tom.* 2. *Observat.* 6. dit avoir reconnu par sa propre experience, que les yeux des lions sont clairs, transparens & brillans aprés leur mort, en sorte que par le trou de l'uvée on peut voir le fond de la choroïde comme doré.

*Les yeux indiquent la santé.*

Et dautant qu'il se porte aux yeux une tres grande quantité d'esprits animaux, il arrive de là qu'ils donnent des signes manifestes de la bonne ou de la mauvaise santé. Quand l'homme est sain, la suffisante & convenable affluence de ces esprits rend les yeux pleins, nets, éclatans, & gais; mais lorsqu'il est mal affecté, ou actuellement malade, le peu d'abondance de ces esprits les rend abattus, tristes, troubles, & obscurs, jusques enfin que dans les derniers éfors de la nature abatuë au moment de l'agonie, la vûë chancelant & se perdant, ils annoncent par là la chûte entiére des forces, & la fin de la vie.

*Si les yeux maladifs sõt contagieux.*

Aristote, Galien, Alexander, & de tres fameux parmi les Nouveaux, ont crû ci-devant, que ces esprits étant imbus de méchantes qualités, ternissent en sortant des yeux, les miroirs, & communiquent par contagion l'opthalmie à ceux qui les regardent; mais ils se sont trompés, car les esprits animaux qui sont engendrés dans le cerveau, sont tous égalemens bons, & si ceux qui vont aux yeux, étoient imbus de quelque mauvaise qualité, ceux qui à même tems vont ailleurs, participeroient aussi des mêmes méchantes qualités, & affecteroient plusieurs autres parties, dont ils blesseroient les actions; ( car il n'y a aucune raison pourquoi les viciés iroient aux yeux, & les meilleurs aux autres parties; ) cependant, tout au contraire, souvent dans les ophtalmiques il n'y a que les yeux qui soufrent, les autres parties n'aiant point de mal. Outre cela, il ne sçauroit se faire d'emission de ces esprits hors des yeux, & à une distance éloignée, qui soit si abondante, qu'elle puisse ternir un miroir, ou affecter les yeux d'un autre personne, les yeux neanmoins dont ces esprits partent, restant sains & entiers; ainsi il faut tenir pour certain que cette ternissure du miroir, qui ne se fait jamais dans un grand éloignement, mais seulement de prés, n'est pas causée par des esprits infectés qui viennent des yeux, mais par des vapeurs qui sortent de la bouche, ou par quelqu'autre cause exterieure. De-même la chassie & autres affections que l'on contracte, ou de prés, ou de loing, en regardant ceux qui en sont affectés, ne doit pas être attribuée à aucune émission d'esprits infects, mais plûtôt au trouble & agitation des esprits de celui qui regarde, causée par l'aspect de cette horrible & abominable affection; ce qui vient de ce que non seulement les esprits se meuvent en desordre, mais encore de ce que les pores étant dilatés plus que de coûtume par l'influence extraordinaire & turbulente des esprits, le sang & les humeurs sont entraînés en tres grande quantité vers ces parties sur lesquelles la pensée est fortement attachée, c'est à dire vers les yeux. En la même maniére que lorsque l'on voit avec horreur & aversion un autre personne qui vomit, on est excité soi-même à vomir; ou lorsqu'on regarde avec horreur & terreur un épileptique agité & tourmenté de fortes convulsions, on tombe aussi à même tems en convulsions épileptiques, (de quoi on voit plusieurs exemples dans les livres des Medecins,) on ne peut attribuer ni l'un, ni l'autre cas à aucune contagion, mais seulement au mouvement dereglé des esprits, qui dans les personnes dans les corps desquels il s'étoit amassé & préparé de méchantes humeurs, meuvent & poussent ces mêmes humeurs vers la partie à laquelle on a serieusement & fortement pensé. C'est en cette maniére-là que le suc lactée se porte en abondance aux mammelles des femmes, & quelquefois à celles des hommes, ainsi que nous l'avons amplement expliqué *au liv. 2. chapitr. 2.* Or comme ni cette impression horrible & pleine d'abomination, ni le trouble qu'elle excite, ne sont pas en tous également grands & forts, & aussi qu'ils n'arrivent qu'en ceux en qui il s'étoit fait auparavant un amas de ces humeurs vicieuses & acres, il s'ensuit de là que les yeux de certaines personnes, souvent même assés éloignées, s'affectent en regardant des ophtalmiques, ou chassieux, pendant que d'autres qui sont plus proches, ne le sont en aucune maniére; & c'est aussi de là qu'il arrive, que de certains en voyant vomir, vomissent, d'autres non.

*Que la lippitude, ou chassie, n'est pas contagieuse.*

Quelques-uns considerant ces difficultés touchant les esprits, & neanmoins voulant soûtenir avec opiniâtreté qu'il y a de l'infection ou contagion dans la chassie, cherchent un autre detour; Ils disent que cette infection ne consiste pas tant dans les esprits, comme en de certaines exhalaisons ou corpuscules subtils contagieux qui sortent des yeux de ceux qui sont ainsi affectés; en la même maniere que par des semblables petits corps contagieux, la peste se communique & fait ses progrés, & que c'est à raison de cette sorte d'infection que l'on a vû

*Qu'il ne s'exhale pas des petits corps des yeux.*

de temps en temps des ophtalmies epidemiques. Ils ajoûtent même qu'on a vû de certaines personnes, des yeux desquelles il sortoit de ces corpuscules tres contagieux qui infectoient & corrompoient entierement des miroirs, simplement en les regardant, & ils confirment cette derniere circonstance par l'histoire de C. Hoffmannus qui *en ses exercit. Juvenil pag.* 112. écrit avoir vû une jeune fille de teint frais & fleuri, laquelle dans le temps de ses mois infectoit tellement la glace du miroir qu'elle regardoit, que le plomb qui étoit au derriere, se calcinoit, & le miroir même devenoit inutile. Mais ces Autheurs ne considerent pas que de l'œil, qui est une partie froide, laquelle entre la conjonctive est encore couverte de la tunique sclerotique, qui est épaisse, tres dure, & tres dense, il ne s'en peut élever que tres peu d'exhalaisons, lesquelles même ne peuvent s'étendre jusques à trois pas ou environ, bien éloigné de se porter jusques à vingt, à laquelle distance neanmoins on a souvent vû l'ophtalmie se communiquer en regardant des optalmiques; Car s'il sortoit continuellement des yeux une si grande quantité d'esprits, quelque delicats qu'ils soient, (il n'en devroit pas moins sortir des yeux sains que des yeux malades) il arriveroit necessairement que dans peu de tems les yeux mêmes seroient entierement dessechés, & tout ce qui leur est fourni d'humide par les petites arterioles invisibles qui y aboutissent, ne seroit pas suffisant pour suppléer à une si grande évacuation. Outre cela si un ophtalmique entre à l'inproviste dans une chambre vaste, & qu'en ce moment quelqu'un le regarde de loin, & prenne ce mal, ainsi qu'on a vû souvent arriver, est-ce que cela se fait par contagion? Il auroit donc falu que ce malade eut envoyé par avance son infection, & qu'elle fut arrivée avant lui en cét endroit; car autrement il n'y a pas de l'apparence qu'en l'espace d'un seul moment elle eut pû s'étendre par toute la chambre. Plusieurs sont devenus opthalmiques pour avoir regardé d'autres ophtalmiques pendant peu de temps, quoyque ce fut dans un air ouvert & qu'ils eussent le vent à dos, même asses violent; & cependant il n'est pas croyable que cette contagion ou ces petits corps puissent être portés contre l'impetuosité d'un vent. La chose est bien differente dans la peste; car alors il se forme de toutes les parties du corps, chaudes, humides & rares, c'est à dire poreuses, & méme des humeurs viciées qui se trouvent ramassées en lui, une si grande quantité d'exhalaisons contagieuses, qu'il n'est personne qui ne conçoive facilement; que soit à raison de leur abondance, soit de la force de leur chaleur excessive qui les pousse fortement, elles ne puissent être portées jusques à une tres grande distance. A l'égard des ophtalmies épidemiques, elles ont toûjours été excitées par quelque cause commune, dont le siége est dans les alimens, ou dans l'air, & jamais par aucune infection, ou petits corps sortant des yeux; & s'il est arrivé pendant cetems-là que quelqu'un ait contracté cette affection pour avoir regardé des ophtalmiques, on n'en doit pas attribuer la cause à aucune infection, mais à cette commotion & trouble des esprits dont on a parlé. Quant à ce qu'on dit que des miroirs ont été infectés par des petits corps émanés des yeux, je ne le crois absolument point. Et l'histoire rapportée par Hofmannus ne le prouve point ; car il est au de là de toute croyance qu'un miroir tres dur & tres poli, & qui, aussi-bien que tout autre verre, auroit pû soûtenir l'huile de vitriol, l'eau forte, & toutes autres choses tres acres, sans en être offencé, ait pû être infecté & corrompu par une petite quantité de tres légéres exhalaisons, qui sont sorties des yeux de cette jeune fille, même que ces exhalaisons aient tellement pénétré les pores de ce verre, que le plomb qui étoit appliqué au derriére se soit détaché ensuite, & soit tombé, quoique neanmoins il soit constant que les verres ne donnent passage par leurs pores à aucun esprit, quelque subtil & quelque acre qu'il soit : Peut-être que ce miroir a été tant soit peu terni au déhors par une abondance de méchantes vapeurs qui s'exhaloient de sa bouche, & du reste de son corps, laquelle ternissûre neanmoins auroit pû facilement être éssuyée avec du linge, & le miroir n'en auroit pas pour cela été corrompu, ou le plomb ne se seroit pas séparé du verre ; mais il y a de la vrai-semblance qu'Hofmannus, a sans doute été de trop facile croyance, & surpris par les discours de ces petites femmes qui lui ont fait ce rapport, & qui lui ont peut-être montré ce miroir ; dont l'infection ou corruption a eu sans doute une cause bien differente ; sçavoir, l'humidité de la chaux de la muraille, à laquelle il a pû être pendant long tems suspendu, ou enfin quelqu'autre semblable, à raison dequoi il est arrivé qu'au tems que cette jeune fille s'est servi de ce miroir, le plomb s'en est par hazad séparé par le derriére, ce qui a fait qu'il a été trouvé couvert de taches, ainsi qu'il a coûtume d'arriver tres souvent,

J'ajoûte pour finir ce sujet, que s'il sort des yeux quelque infection, ou contagion, elle n'aura pas moins d'éfet dans les tenebres qu'au jour ; en la même maniére que la contagion de la peste, & l'infection de la grosse verole & de la gâle se communiquent aussi-bien la nuit que le jour ; Cependant s'il arrive que quelqu'un sans le sçavoir, couche ou dorme avec un ophtalmique, ou passe la nuit avec lui en conversation, ses yeux n'en contracteront aucun mal ; mais s'il le regarde au jour avec aversion, ou qu'il converse quelque peu avec lui, dabord il devient chassieux ; ce qui est une marque constante que ce n'est pas par infection, mais par le trouble & la commotion des esprits dont nous avons parlé, que cette affection est causée.

*Observation.* Un certain étudiant Allemand, étant l'année 1653. entré environ vers la nuit dans un lieu de débauche, & y aiant demandé une courtisane

tisane, le maître de ce lieu infame le conduisit dans l'obscurité sans chandelle, à une femme qu'il lui dit être tres belle, mais qui ne vouloit pas être connuë, parce qu'elle étoit mariée; ce qu'il crût facilement, & passa toute cette nuit & plusieurs autres avec elle. Il se venta aprés cela avec excés parmi ses compagnons de la beauté de sa maîtresse. Ses compagnons aiant apris une certaine nuit qu'il étoit allé dans ce lieu de prostitution, y vinrent en grand nombre sur le minuit, & nonobstant les oppositions du maître, ils y entrerent, & aiant allumé plusieurs chandelles, ils chercherent par tout leur camarade & sa belle maîtresse, & enfin ils entrérent subitement dans la chambre où ils étoient tous deux. Cét étudiant, dabord qu'il les vit entrer avec de la chandelle, sortit du lit & prit ses habits, & eux peu aprés tirérent la courtisane du lit, & la presentérent à la lumiére, mais ils la virent infectée d'une vilaine chassie; ce qui les poussa à se mocquer de leur camarade, & à lui faire mille railleries sur la beauté pretenduë de cette infame qu'il n'avoit jamais vûë au jour, & laquelle neanmoins il leur avoit tant vantée. Jusqu'alors il avoit ignoré que cette courtisane fut atteinte de ce mal, ainsi aiant fait approcher la chandelle, & la regardant de prés, il en conçût tant d'horreur, que dans ce moment il fut surpris d'une violente ophtalmie, dont à peine pus-je le guerir dans l'espace d'un mois. Or il est assés évident que ce jeune homme ne contracta cette ophtalmie que par l'agitation & le trouble des esprits, & nullement par aucune contagion & communication qui s'en soit faite, laquelle en éfet auroit dû arriver de la même maniére auparavant, dans la frequentation qu'il avoit euë avec cette femme pendant plusieurs nuits.

*Deux sortes de parties dans les yeux.*

Il y a dans les yeux deux sortes de parties à considerer: les unes contiennent les yeux, les autres les composent.

Les contenantes sont plusieurs: les orbites des yeux, les paupiéres avec les cils, & les sourcils, les caroncules qui sont dans les coins, & les glandes.

Celles qui les composent sont la graisse, les vaisseaux, les muscles, les tuniques, & les humeurs.

---

## CHAPITRE XIV.

Voyez la Table XIV.

### *Des parties contenantes des Yeux.*

*Les orbites.*

ENtre les domiciles qui ont été accordés aux yeux pour leur défence & pour leur commodité, il faut en premier lieu considerer deux grandes cavités que l'on appelle vulgairement ORBITES, creusées de chaque côté vers la racine du nez & au dessous du front, dans les os du crane; dans lesquelles Dieu a voulu qu'ils fussent contenus, afin qu'ainsi situés dans ces siéges osseux ils fussent plus en sureté contre les injures du déhors. Or les os, tant ceux qui sont au dessus des yeux, que ceux qui sont au dessous, sont nommés par les Grecs ὑπώπια, καὶ ὑπόφθαλμα, comme qui diroit *suboculaires*.

*La figure & la capacité.*

La figure des orbites est ronde, & un peu oblongue: sa grandeur ou capacité est mediocre, afin que les yeux, avec leurs glandes, leur graisse, & leurs muscles, puissent y être contenus plus commodément, & s'y mouvoir librement.

Elles sont interieurement revétuës du pericrane, (ce que Riolan nie *dans ses animadv. sur Bartholin*, neanmoins contre l'experience oculaire,) auquel la graisse & les muscles sont fortement attachés en leur commencement.

*Les trous des orbites.*

Il y a en chaque orbite trois trous; deux sur le derriére qui sont tres grands, & un sur le côté, qui est plus petit. Des trous de derriére, celui qui est au dedans, est rond, & donne passage au nerf optique, & l'exterieur, qui est à côté de celui-ci, est une fente oblongue, par laquelle le nerf moteur, conjointement avec les artères & les veines, se porte aux yeux. Le trou lateral, qui est le plus petit, est situé à l'angle interieur. Ce trou, immediatement au dessous de l'os cribleux, pénètre dans l'interieur du nez, & ainsi il donne passage aux larmes; d'où vient qu'on l'appelle vulgairement TROU LACRIMAL. Spigelius remarque que dans les femmes, & dans ceux qui pleurent facilement, ce trou est plus grand que dans les mâles qui ne pleurent que rarement & difficilement.

*Le trou lacrimal.*

*Les caroncule glanduleuse.*

Or afin que les larmes ne coulent pas continuellement par ces trous, le Souverain Createur a placé auprés de chacun d'eux une petite caroncule glanduleuse & molle, laquelle a des petits vaisseaux sanguins, & de petits nerfs presque invisibles, & outre cela deux petits vaisseaux lymphatiques qui viennent de la partie interieure de la chair glanduleuse, & qui versent peu à peu l'humeur qui sert à humecter continuellement l'œil. Ces vaisseaux lymphatiques sont tres visibles dans les bœufs, mais dans l'homme on ne les voit qu'à peine. Cette chair glanduleuse couvre le trou lacrimal, d'où vient que quelques-uns l'appellent CARONCULE LACRIMALE; & ainsi elle empêche que l'humeur interieure ne s'écoule pas continuellement, mais seulement lorsque par trop d'abondance elle est obligée de reculer un peu, & par ce moyen donner passage à cette liqueur, c'est à dire aux larmes. Quand cette caroncule est trop resserrée par quelque air froid, ou qu'elle est rongée, & exulcerée par une humeur acre, elle ne bouche pas ce trou assés exactement, & ainsi la sortie des larmes n'est pas empêchée; d'où vient qu'il s'en fait alors un écoulement continuel & involontaire.

*La caroncule lacrimale.*

Enfin, entre le bulbe de l'œil, couvert des paupiéres, la region d'en bas des ſourcils, & celle d'en haut des joües, il y a deux cavités ſemi-lunaires à conſiderer, dont la ſuperieure eſt appellée par les Grecs κοῖλον, & l'inferieure ὑπόκοιλον. L'une & l'autre de ces cavités ont coûtume de s'enfler, & de devenir livides dans les longues veilles, dans les ophtalmies, mais plus ſouvent dans les cachexies pituiteuſes, & dans l'hydropiſie. Spigelius aſsûre que ſi cette couleur eſt pâle avec beaucoup de ſplendeur, c'eſt un ſigne tres aſsûré de mal vénérien. *Signe de la groſſe verole.*

Les yeux contenus dans ces orbites, comme en de fortes cavernes, ſont, pour être encore plus en ſûreté, couverts des PAUPIERES, ainſi que de deux voiles, par leſquels la pouſſiére, les fumées incommodes, & les vapeurs ſont répouſſées, le trop de lumiére, & les injures de l'air détournées, & la cornée humectée, netéyée, & purifiée pour plus de clarté. *Les paupiéres.*

Les paupiéres ſemblent avoir leur dénomination du mot latin *Palpo*, parce que lorſque l'on regarde, elles palpitent ſouvent, & ſe meuvent vers le haut, & vers le bas. Les Grecs les appellent βλέφαραι, παρὰ τὸ βλέπειν, *voir*, ou parce qu'elles ſont βλέποντος φαρέα, *les tuniques*, *ou les couvercles de la vûë.* Quelques-uns les appellent ὀμματόφυλλα, *les feüilles de l'œil.*

Elles ſont composées exterieurement d'une peau tres déliée, ſous laquelle il n'y a point de graiſſe : & interieurement elles ſont entourées du pericrane, qui en cét endroit-là eſt tres mince & tres poli, pour rendre leur mouvement plus facile. Il y a entre deux une membrane tres mince. *Leurs membranes.*

Elles reçoivent de la carotide, de tres petits rameaux d'artères, & elles envoyent de tres petites veines aux jugulaires ; elles ont auſſi de tres petits nerfs qui viennent de la ſeconde paire. *Leurs vaiſſeaux.*

Elles ſont doubles en chaque œil : Une inferieure, qui eſt la plus petite, que Pollutius nomme κοῖλον καὶ ἀνάκοιλον, & dont le mouvement eſt tres petit dans l'homme : dans les oiſeaux elle eſt plus grande que celle d'en haut ; & dans pluſieurs il ſemble qu'elle ſoit la ſeule qui ſe meuve. L'autre qui eſt la ſuperieure, appellée par les Grecs κοιλὶς, a un mouvement tres prompt, qui lui eſt procuré par deux muſcles : Dont le *premier*, qui eſt le droit, & qui eſt ſitué dans la partie ſuperieure de l'orbite, prend ſon origine par un principe charneux tres mince, du fond de l'orbite, aux environs du trou par où le nerf optique ſort du crane & paſſant par deſſus le muſcle lévateur, ou le ſuperbe, il va par un large & mince tendon s'inſerer à la marge de la paupiére, & en l'élevant il ouvre l'œil. L'autre muſcle que l'on appelle orbiculaire, eſt ſitué entre la membrane charneuſe, & celle qui vient du peritoine. La plûpart des Anatomiſtes le décrivent pour un ſeul muſcle qui entoure l'œil en rond ; ( d'où on lui a donné le nom d'orbiculaire, ) & ils *Leur nombre* *Leurs muſcles.*

disent qu'il prend naissance du grand angle de l'œil vers la racine du nez, aiant de largeur environ un travers de doigt, & que de là passant sur la paupiére inferieure, il retourne, par le moyen de ses fibres orbiculaires, dans le canthus exterieur, d'où il remonte par dessus la paupiére superieure, & revient au même endroit du canthus interieur d'où il est parti, & là il finit & ferme les paupiéres en les resserrant. Mais Spigelius & Riolan disent, avec plus de raison, que le muscle orbiculaire n'est pas simplement un seul & unique muscle, mais qu'il est double; parce qu'ordinairement on remarque dans les personnes dont les muscles sont gros & apparens, qu'il y a là deux petits muscles demi-circulaires; dont celui d'en haut, qui est le plus grand, situé en la paupiére superieure, prend, par un principe délié, son origine tant de l'angle interieur de l'œil, que de la partie du sourcil qui est proche de l'œil, & qu'ainsi se portant transversalement vers l'angle exterieur, où il s'insere, il occupe tout l'espace qui est entre le sourcil & l'extremité du cartilage d'où sortent les poils. A l'égard du muscle, l'interieur qui est le plus petit, il prend sa naissance par un principe aigu des côtés du nez, & se porte transversalement par la paupiére inferieure vers l'angle exterieur, où montant un peu en haut vers la paupiére superieure, il s'y insere par une large expansion. Et ainsi ces muscles ont chacun leur insertion & leur principe distincts, quoique leurs fibres circulaires se touchent les unes les autres, & qu'elles soient si-bien unies ensemble, que si on ne les observe pas de prés, il semble qu'elles soient continuës, & que les deux ne soient qu'un seul muscle, bien qu'il soit évident qu'il y en a deux, non seulement en les démontrant exactement, & en en faisant adroitement la séparation, mais encore par cela qu'ils ont chacun leur nerf particulier, qu'ils reçoivent de differens lieux; le superieur aiant un petit nerf qui vient du nerf moteur, qui sort par le trou de la partie superieure de l'orbite; & l'inferieur un autre qui vient de celui qui entre par le trou de la partie d'en bas de l'orbite. Cela est encore évident de ce que les Medecins ont observé, que dans le spasme cynique, souvent la paupiére inferieure demeure immobile, & comme retirée en en bas par convulsion, pendant que la superieure se meut naturellement, ce qui ne pourroit se faire si les deux paupiéres n'étoient mûës que par un seul muscle.

*Le muscle ciliaire.* Quelques-uns ajoûtent à ces muscles le muscle ciliaire, qui est tres petit, & qui entourant les cils des paupiéres, les fait joindre exactement: personne neanmoins ne démontrera cela facilement; c'est pourquoi il y en a qui doutent, & avec justice, si veritablement il y a en cét endroit-là un tel muscle.

*Quel est le mouvemēt des paupiéres.* Il y a diversité de sentimens entre Aristote & Galien sur le mouvement des paupiéres; Aristote veut que ce mouvement soit naturel; & Galien qu'il soit volontaire. Mais celui-là s'est trompé, & son erreur vient de ce qu'il n'a pas connu leurs muſcles ; celui-ci au contraire les aiant connus, leur attribuë, avec raiſon, un mouvement volontaire, dont les muſcles ſont les organes. Jul. Caſſerius *de la fabr. de l'œil, Sect. 3. ch.*19. faiſant reflexion que les muſcles des paupiéres ſont tres minces, & neanmoins que quoiqu'ils ſoient extrêmement délicats, ils ne ſe laſſent point, bien que leur mouvement ſoit continuel, accorde bien que le mouvement des paupiéres eſt volontaire, mais neanmoins il veut qu'il ſoit tant ſoit peu different du mouvement volontaire commun ; comme s'il croyoit qu'elles ſe meuvent auſſi d'un mouvement naturel, ou que leur mouvement eſt mêlé du naturel & de l'animal : mais s'il avoit fait plus d'attention à la légereté du poids des paupiéres, il auroit tres bien compris que ces muſcles, tout déliés qu'ils ſont, ſont ſuffiſans pour faire en elles le mouvement volontaire.

*Indications que l'on tire des paupières*

Jul. Caſſerius *Sect.* 1. *de l'org. de la vûë, ch.* 18. tire des paupiéres les indications ſuivantes : Que ceux qui ont la paupiére ſuperieure élevée, ſont ſuperbes & farouches ; Que ceux qui l'ont abaiſſée, couvrant preſque la moitié de l'œil, en ſorte qu'ils ſemblent en quelque façon regarder la terre, ſont humbles, & doux. Hipocrate *au liv.* 1. *Prognoſt. ch.* 2. tire un méchant prognoſtic des paupiéres, qui dans le ſommeil ne ſe joignent pas parfaitement : *Conſiderez*, dit-il, *ce qui arrive dans les yeux pendant le ſommeil ; car s'il paroît quelque choſe de blanc, les paupiéres ne ſe joignent pas bien, ( ſi cela n'eſt pas causé par un flux de ventre, ou par un medicament purgatif, ou que ce ne ſoit pas la coûtume du malade de dormir ainſi, ) c'eſt un méchant ſigne, & tres mortel.*

*Le Canthus exterieur, & ſa glande ou caroncule glanduleuſe.*

Les paupiéres étant ouvertes, elles forment deux angles que l'on nomme Canthus, & les Grecs τῶν ὀφθαλμῶν κανθὲς.

De ces canthus, l'exterieur qui eſt le plus petit, a au dedans de l'orbite une glande tres conſiderable, qu'on appelle *innominée*, laquelle le joint, & eſt ſituée dans la region ſuperieure. Elle eſt groſſe en haut, mince vers le bas, & comme divisée en petits lobes, entre leſquels il y a de tres petits vaiſſeaux lymphatiques, qui s'avançant dans la membrane interieure des paupiéres, la percent par pluſieurs petits trous tout auprés des cils. Nic. Stenon a été le premier qui a découvert ces petits vaiſſeaux dans des têtes de moutons, & de veaux. ( Il y a apparence qu'il y en a de ſemblables dans l'œil humain, bien que la foibleſſe de la vûë empêche qu'on ne puiſſe les diſcerner exactement. ) Il en donne la deſcription *dans ſes Obſerv. ſur les gland. des yeux* ; auquel endroit auſſi il deſigne la maniére de les trouver. *Les orifices*, dit-il, *de ces vaiſſeaux ſe preſentent facilement à la vûë, pourveu que l'on étende tant ſoit peu la paupiére en la renverſant ſur l'angle exterieur ; car dabord, à un doigt d'éloignement depuis le bord exterieur, on en verra trois dans l'angle même, plus bas quatre, en haut ſix, & quelquefois ſept, dans leſquels ſi on introduit des ſoyes ſans y faire leſion, on verra facilement que le paſſage ſe communique à la glande même. Je découvris ces vaisseaux l'année derniére en exposant à la lumiére d'une chandelle la paupiére d'un œil de mouton tirée hors de l'orbite, & dépoüillée de ses membranes exterieures, dans le dessein de voir si elle étoit transparente; car dabord ces petits conduits pleins de lymphe parurent, & se firent connoître par leur transparence.*

*Le Canthus interieur, sa caroncule.* La Canthus interieur est le plus grand, (les Grecs le nomment par un nom particulier ἐγκανθὶς, & Hesychius πηγὴ, *fontaine*, parce qu'on voit sortir de là les larmes, tout ainsi que d'une source. C'est en ce canthus que la caroncule glanduleuse dont on a parlé ci-dessus, & laquelle semble être une veritable glande un peu plus solide, & plus compacte que les autres, est couchée immediatement sur le trou lacrimal. Nous avons dit ci-dessus touchant cette glande, que s'il arrive qu'elle soit rongée & consumée par une humeur ou pus acre, il se fait alors un écoulement de larmes involontaire; Et c'est ainsi que se produit cette affection, que les Medecins appellent Fistule lacrimale, & les Grecs αἰγύλωπς.

Dans les yeux de bœufs, outre cette caroncule, on trouve encore dans l'angle interieur une certaine particule calleuse & durette, douce & polie du côté de l'œil, & en quelque façon ridée en sa partie exterieure, laquelle facilite le mouvement de la membrane, par laquelle ils éloignent les yeux.

*L'usage de ces glandes.* L'usage de l'une & de l'autre de ces glandes est de verser séparément dans l'œil par de tres petits vaisseaux lymphatiques une humeur lymphatique, séparée d'avec le sang arteriel, pour les tenir continuellement humides, nétoyer la tunique cornée, & faciliter le mouvement des paupiéres.

*Les cils.* Il y a à l'extremité des paupiéres de petits cartilages mols & tendres, que les Grecs appellent ταρσὰς, les Latins *cilia*, CILS, pour contenir les paupiéres dans une stable expansion, & exacte jonction. Le cartilage d'en haut est beaucoup plus large que celui d'en bas.

*Les points lacrimaux.* On voit dans ces bords cartilagineux aux environs du grand angle de l'un & de l'autre œil, deux trous tres petits, que l'on appelle POINTS LACRIMAUX, par le moyen desquels on peut introduire une soye de cochon entre les membranes des deux paupiéres. Ils sont plus visibles dans les bœufs, & dans les autres grands animaux, que dans l'homme. Ils se réünissent tous en un seul conduit auprés du trou lacrimal, lequel se portant vers le devant, va s'ouvrir par un trou manifeste vers l'extremité des narines. Il y a apparence que c'est par ce trou que se communique cette humeur subtile, qui en certains distille par les narines sans qu'ils la sentent, sur tout en tems froid. Car il s'écoule quelquefois par ces points lacrimaux, en maniére des larmes, un peu d'humeur lymphatique exprimée de glandes, & cela sans qu'on le sçache, & qu'on le veüille, & sans aucune émotion de l'âme : C'est pour cette raison qu'on leur a imposé le nom de lacrimaux, quoiqu'ils ne soient pas les veritables sources des larmes, ainsi que nous l'enseignerons *au chap. suivant.*

A l'extremité des paupiéres, c'est à dire aux tarses, il y a en un seul & simple rang de poils droits, un peu refléchis vers le haut, appellés par Hipocrate βλεφαρίδες. ( Casserius & quelques autres les nomment particuliérement *Cils*, ) qui croissent jusques à une certaine longueur déterminée, laquelle par une loy de la nature ils n'excedent point. Or ils sont toûjours noirs, & ne blanchissent point avec le reste des poils du corps. Ajoûtez que ( selon la remarque de Galien *au liv.* II. *de l'usag. des parties*, ) jamais ils ne tombent, sinon dans les grandes affections de cette partie, comme dans l'Elephantiasis, & dans la grosse verole. Aristote néanmoins *probl.* 19. *Sect.* 4. dit qu'ils tombent aussi aux hommes lassifs, adonnés aux plaisirs de Venus, ce qu'il repete encore *au liv.* 3. *de l'hist. des anim. ch.* II. *Les poils des cils.*

C'est par ces poils que tous les petits corps qui voltigent dans l'air, sont répoussés & éloignés des yeux, & que dans les tems sombres la vûë est fortifiée & renduë plus parfaite ; car s'il arrive que par quelque cause, quelle qu'elle soit, on en soit privé, on a de la peine à connoître exactement les objets éloignés, & s'ils se tournent vers l'interieur, ils incommodent extrêmement l'œil, & la vûë.

Les bœufs, outre les paupiéres, ont encore une membrane au dessous, dont il n'y en a pas de semblable ni dans l'homme, ni dans la plûpart des animaux ; laquelle a un mouvement particulier volontaire. Car elle s'étend d'un canthus à l'autre par le moyen d'une double chorde, l'une située en haut, & l'autre cachée en bas. Elle prend naissance d'un certain muscle situé dans l'angle exterieur, que Fallope croit être partie de celui qui tire tout l'œil vers le déhors. C'est par le moyen de cette membrane que les bœufs clignent les yeux, & aussi qu'ils peuvent les fermer, les paupiéres demeurant ouvertes, lorsqu'ils aprehendent qu'il ne leur entre quelque corps étranger au dedans. *La membrane propre des bœufs.*

Les Sourcils, pour encore plus de sureté, sont placés au dessus sur les confins des yeux & du front ; leur peau qui est épaisse, les fait un peu avancer en déhors en forme d'arc, & ils sont couverts, & comme herissés par des poils un peu épais, pressés, & couchés pareillement vers le déhors, lesquels reçoivent la sueur, la poussiére, & tout autre chose qui tombe ou s'écoule de la tête, afin qu'il n'en entre rien dans l'œil, *Les sourcils.*

Ces sourcils, que les Grecs nomment ὀφρύες, sont appellés par Ruffus *Extremités veluës du front* ; leur partie qui regarde vers le nez, est nommée ὀφρύων κεφαλὴ, *Tête des sourcils*, & celle qui regarde les tempes ὀφρυωνύρα, *queuë des sourcils.* L'entre-deux qui est entre les deux sourcils, est appellée par les Grecs μεσόφρυον, & par les Latins *Glabella*, parce qu'il est dénué de poils. On le trouve neanmoins quelquefois avec des poils, les deux sourcils se joignant ensemble vers la racine du nez. Ce qu'Aristote *au liv. 1. de l'hist. des anim. ch. 9.* écrit être la marque d'un homme grave, serieux, rude, sauvage, & il appelle un tel homme σινόφρυς.

## CHAPITRE XV.

### *Des Larmes.*

*Digression.* PUisque dans le chapitre précédent il a été parlé des voyes par lesquelles les larmes s'écoulent, & que les larmes aussi-bien que leur source authentique, ont été jusques à present peu clairement décrite par les Philosophes ; je crois que je ne travaillerai pas inutilement si par une petite digression, faite ici hors du dessein que je me suis proposé, j'insere dans ces essais Anatomiques leur histoire, plus exactement qu'elle n'a encore été donnée, afin que l'on puisse connoître d'où vient que ces goûtes sereuses tombent des yeux, & ce qu'elles sont.

Il y a differentes opinions sur l'origine, les causes, & la matiére des larmes.

1. *Opinion.* Empedocle, au rapport de Galien, a crû que les larmes étoient un sang attenué & fondu. Mais comme plusieurs pleurent tres promtement, même quand il leur plaît, il n'y a pas de l'apparence que le sang puisse se fondre en si peu de tems.

2. Jo. Bapt. Scortias *de nat. & increment. Nili l.2.c.11.* veut que les larmes s'engendrent dans l'angle de l'œil par l'esprit animal, lequel étant comprimé par le sentiment d'une chose triste, se fond & distille en eau. Jac. Tappius semble être du même opinion ; car il dit que comme les urines & la sueur sont les excremens du sang arteriel, & du veineux, de-même les larmes sont l'excrement du sang nerveux, c'est à dire des esprits animaux. Mais comme il ne peut passer par les pores tres étroits des nerfs que les seuls esprits animaux qui sont invisibles, & nullement les humeurs sereuses qui sont visibles ; que même quelquefois dans les grandes joyes, & lorsqu'on rit avec excés, on verse des larmes en abondance sans aucun sentiment de tristesse ; & qu'enfin une quantité excessive de larmes, telle qu'est celle qui s'écoule quelquefois en tres peu de téms dans les grandes tristesses, abattroit incontinent tout l'homme si les esprits animaux étoient employés & consumés à la confection des larmes, dont sans doute il en faudroit une quantité énorme ; il est assés évident que cette opinion ne peut ni subsister, ni être soûtenuë, mais qu'elle est tres contraire à la verité.

Gregoire

Gregoire de Nysse *l. de hom. opific. c.* 12. & Moletius *l. de struct.*
*hom.* ont crû que les larmes se forment de plusieurs vapeurs élevées 3
par quelque commotion des viscères, & portées à la tête, où rencontrant le cerveau, qui est un viscère froid, elles sont condensées en
eau, & incontinent aprés poussées déhors comme un excrement inutile.
Coringius semble ne point trop s'éloigner de cette opinion *en son liv. du*
*ferment.* Mais comme il est certain que souvent certaines personnes, à la
vûë d'une chose triste, pleurent abondamment sans qu'il y ait eu auparavant en eux aucune commotion des viscères: que souvent pour avoir
les yeux battus simplement par un air froid agité, comme quand on
court à cheval avec vitesse, ou bien qu'on regarde le soleil tout à coup,
on verse des larmes sans avoir eu ni l'Ame, ni les viscères émeus: que
plusieurs pleurent quand ils veulent: que des vapeurs ne peuvent pas
monter si promtement à la tête, ni s'y condenser en si peu de tems, &
en si grande abondance; que souvent le cœur étant saisi & troublé dans
une grande affliction, aussi-bien que le cerveau, & les autres viscères,
il ne tombe point de larmes: que l'on peut pleurer dans le rire & dans
la joye, aussi-bien que dans la tristesse; que neanmoins il n'est pas
possible que dans ces affections de l'Ame tout opposées les vapeurs
s'élevent à la tête en égale maniére, quantité & velocité, il paroît assés évidemment que ce n'est pas là la veritable origine des
larmes.

Aristote *en ses probl.* écrit que les larmes sont une certaine sueur, ou 4
vapeur. Or, quelle est-elle cette sueur, & en quelle partie est-elle engendrée? Descartes l'explique amplement *en son traité des Pass. de l'Ame.*,
*part.* 2. *art.* 128. en ces termes: *Afin*, dit-il, *que l'on comprenne bien leur*
*origine, il faut remarquer que quoiqu'il s'éleve continuellement des vapeurs de tou-*
*tes les parties de nôtre corps, il n'en est neanmoins aucune dont il en sorte plus*
*que des yeux, à cause de la grandeur des nerfs optiques, & de la multitude des pe-*
*tites artères, par lesquelles elles y arrivent.* Mais il faut examiner tout cela
avec un peu plus d'attention.

Descartes dit; qu'il n'est aucune partie dans le corps, d'où il sorte 5
plus de vapeurs que des yeux. Mais quoi? Est-ce que de ces petites
parties, qui outre plusieurs autres membranes sont encore revêtuës &
entourées de la tunique sclerotique, laquelle est dure, épaisse, & si ferme, si compacte, & si peu poreuse, qu'elle n'a pas sa semblable en
tout le corps; Est-ce, dis-je, que de ces parties il en pourra sortir
plus de vapeurs que d'aucune autre, entre lesquelles il y en a
mille qui sont dix fois plus chaudes, plus humides, & plus poreuses? Est-ce qu'à cause de la grandeur des nerfs optiques il pourra
se porter tant de vapeurs aux yeux sans que la vûë n'en soit troublée,
& que l'entrée des esprits animaux en eux n'en soit empêchée? Certes,
tout ce qui s'écoulera par leurs pores interieurs, se déposera dans la ca-

vité interieure du globe de l'œil, & se mêlera avec les humeurs, & ainsi il faudra nécessairement que le globe s'enfle, & que la vûë en soit notablement blessée. Quant à la multitude des arterioles, on ne voit pas qu'il y en ait plus grande quantité dans les yeux que dans plusieurs autres parties : car il s'y en porte tres peu, & même elles y sont si délicates que la plûpart échapent à la vûë ; ainsi il n'est pas possible que de ces petits vaisseaux, presque invisibles, il se répande une si grande quantité d'humeur sereuse, qu'elle puisse dans l'espace d'une heure moüiller, ainsi qu'il est arrivé quelquefois, une serviete entiére. Si l'on demande, pourquoi il ne s'éleve pas toûjours de ces vapeurs, & pourquoi il ne s'engendre pas continuellement des larmes ? Descartes *en l'art.122. suivant*, répond, *Que les vapeurs de nôtre corps ne se changent & ne se condensent en eau, que lorsque, ou elles sont moins agitées que de coûtume, quoiqu'elles ne soient pas abondantes : ou, qu'elles sont beaucoup plus abondantes, pourveu qu'elles ne soient pas plus agitées.* Mais je prie ce Philosophe éclairé de me dire, si dans le même homme qui verse des larmes, premiérement à cause de quelque sujet de tristesse, & peu de tems aprés à cause d'un sujet de joye, ce mouvement des humeurs est alors plus petit, ou leur quantité plus grande. S'il dit que dans la tristesse leur mouvement est plus petit, je dirai que dans la joye leur quantité n'est pas plus grande, par la raison que ces affections, sçavoir la tristesse & la joye arrivent alors dans le même homme en un tres petit intervale de tems, quoique neanmoins alors dans la joye les larmes dûssent être causées par la grande quantité : car il enseigne lui-même, qu'elles ne peuvent pas être causées par le grand mouvement qui arrive dans la joye. Que si au contraire, il dit que dans la tristesse la quantité des humeurs est moindre, je dirai que dans la joye le mouvement est plus grand ; ce qui, selon ses propres termes, empêche l'écoulement des larmes ; cependant un seul & même homme, dans des tems peu éloignés l'un de l'autre, verse des larmes & dans la tristesse, & dans la joye, qui sont deux affections de l'Ame toutes contraires. Donc les larmes ne viennent pas de ces causes que l'on vient de rapporter. Descartes considerant de loin ces difficultés, a mieux aimé, dans les articles 130. & 131. ajoûter encore d'autres causes de cét éfet. *Au reste*, dit-il, *je ne puis remarquer que deux causes qui soient capables de faire que les vapeurs qui sortent des yeux, se changent en larmes. La premiére est lorsque la figure des pores par lesquels elles passent, se change par quelque accident, quel qu'il soit*, &c. *L'autre est la tristesse, qui est suivie de l'amour, de la joye*, &c. Mais quoi, est-ce que la figure des pores sera la même dans la tristesse, dans l'amour, & dans la joye, qui sont des affections de l'Ame toutes contraires ? J'ajoûte ; dans le rire, dans la course violente à cheval, lorsque la poudre, ou autres choses entrent dans les yeux ; de plus, dans les enfans, dans les adultes, & dans les vieillards ? Ou plûtôt Deſcartes aime-t'il mieux admettre de la diſtinction entre des cauſes qui ſont prochaines, en ſorte que l'une ſoit une telle figure des pores, l'autre ſoit la triſteſſe, l'autre l'amour, &c. Certainement toutes ces choſes repugnent trop entr'elles ; car par ce moyen une ſeule cauſe prochaine des larmes ſe diviſe en pluſieurs autres ; qui même ſont contraires entr'elles. Si l'on conſidere tout cela avec attention, on verra facilement que ce ſubtil & fameux Philoſophe, dans la deſcription qu'il a faite de l'hiſtoire des larmes, n'a ſçû, non plus que pluſieurs autres, quel parti prendre, & qu'enfin il s'eſt tres éloigné de la verité ; ce que neanmoins on ne doit pas imputer à défaut au plus illuſtre Philoſophe de nôtre ſiécle, puiſqu'il n'eſt perſonne, quelque éclairé qu'il ſoit, qui ne ſe trompe quelquefois.

Aquapendens & Julius Caſſerius de Plaiſance ont un ſentiment bien 6.
different de cette opinion ; ils diſent que les larmes ſont un excrement ſubtil des yeux mêmes, engendré des reſtes de la coction qui ſe fait en eux, & qui ſe ramaſſe dans la graiſſe, & dans les glandes. Septalius eſt de-même ſentiment *en ſon Comm. ſur la Sect. 3. des probl. d'Ariſt.* 24. où il dit que les larmes ſont une humeur ſereuſe continuellement engendrée dans les yeux, & ramaſſée dans leurs quatre glandes. Mais ni les yeux ne dépoſent point tant d'excrement, ou n'engendrent point tant d'humeur ſereuſe ; ni il ne s'en peut pas ramaſſer une ſi grande quantité dans de ſi petites glandes, qui contiennent à peine huit ou dix goutes ; non plus que dans la graiſſe, qui y eſt en petite quantité, (celle-ci à raiſon de ſon oleaginoſité ne peut recevoir aucun humide ; ) qu'il ait pû arriver quelquefois qu'une ſeule perſonne ait moüillé dans tres peu de tems de ſes ſeules larmes une ſerviete entiére ; ni il ne pourroit s'en ramaſſer une ſi grande quantité dans les glandes, ou dans la graiſſe, ſans cauſer une grande tumeur, ou ſans offencer la vûë : quoique neanmoins on ne remarque point d'enflûre ni dans les glandes, ni dans la graiſſe, avant l'éruption des larmes. Outre cela, il n'y a aucune raiſon pourquoi cét excrement s'engendreroit ſi promtement dans la douleur, & dans la triſteſſe ſubite, ou pourquoi il s'en feroit un ſi grand amas, & enfin pourquoi il ſortiroit en larmes.

Quelques-uns ont crû que les larmes ſont une portion de l'humide 7.
que l'on prend en boiſſon, contenu dans le cerveau, & dans les veines des yeux, principalement en celles des angles de chaque œil ; & que par la compreſſion ou la dilatation de ces veines, causée par une grande joye ou par un excés de triſteſſe, cét humide ſort déhors. Mais comment accorder le petit nombre de ces veines, & leur extrême délicateſſe qui échape preſqu'à la vûë, avec la quantité exceſſive de l'humeur lacrimale, laquelle ne ſçauroit ni ſe ramaſſer dans de ſi petis vaiſſeaux, & y être contenuë ; ni quand elle y ſeroit contenuë, en

sortir si subitement avec tant d'abondance, ni enfin y être transmise d'ailleurs si promtement, & passer au travers de leurs membranes. Ajoûtés à cela que les petites veines des yeux reprennent bien par leurs extremités les superfluités des humeurs sanguines, & les portent aux veines jugulaires, mais qu'elles ne répandent rien hors de soi; que de plus, il n'y a aucun chemin par lequel les liqueurs que l'on boit, puissent parvenir jusques aux yeux.

8. Ceux qui croyent que les larmes ne sont rien autre qu'un serum dont la séparation d'avec le sang qui a été porté à la tête, se fait lorsque par un certain mouvement des esprits les pores se disposent de telle sorte entr'eux que ce serum peut s'écouler au travers: Ceux-là, dis-je, ne sont pas trop éloignés de l'opinion des précédens. Mais comme ils n'expliquent point ce que c'est que ce certain mouvement des esprits, ni cette disposition des pores, qui sont deux modifications tres differentes, qui ne sçauroient être les mêmes dans la constriction & dans la dilatation, dans la tristesse & dans la joye; dans lesquels cas neanmoins qui sont contraires entr'eux, les larmes ne doivent couler que d'une seule & même cause immediate, & non pas de diverses & contraires; il ne reste rien par quoi cette opinion puisse être soûtenuë.

9. Plusieurs aujourd'hui attribuent le cours & la cause des larmes aux seuls vaisseaux lymphatiques qui aboutissent aux yeux; mais parmi tous ceux qui soûtiennent cette opinion, il n'y en a pas un, du moins qui me soit connu, excepté le seul Nicolas Stenon, qui ait démontré ni ces vaisseaux, ni cette maniére de lacrimation. Ce sçavant & tres exact Adenographe aiant il y a quelque tems entrepris de donner tout son jour à cette opinion, a, *en son liv. intitulé Observ. de gland. oculor.* établi, non sans fondement: que les larmes sont une liqueur sereuse, séparée principalement du sang arteriel; mais touchant la maniére & le lieu de cette séparation, il a une opinion qui lui est particuliére, & que personne avant lui n'avoit encore proposée. Il dit; que le sang est porté par les artères dans les glandes des yeux, & que ses superfluïtés sont absorbées & reprises par les veines; que si ces veines, par quelque cause que ce soit, se resserrent, elles ne peuvent faire suffisamment cette reprise; & alors, à raison du trop long sejour du sang dans ces glandes, & aussi de sa trop grande quantité, le serum s'en sépare tres abondamment, & s'écoule en forme de larmes par les vaisseaux lymphatiques qui viennent de ces glandes (Il ajoûte à cela une belle démonstration de ces vaisseaux.) A l'égard de la constriction de ces veines, il croit qu'elle est causée par le gonflement des glandes, & ce gonflement par l'affluence extraordinaire des esprits animaux, lesquels par le moyen des petits nerfs qui s'inserent en ces glandes, il dit s'y porter en plus ou moins grande quantité, selon la détermination de l'Ame, ainsi qu'il arrive dans la douleur, dans la joye,

dans la tristesse, &c. en sorte que ces glandes en sont mûës, & plus ou moins retressies. Il rapporte aussi à cette même cause les larmes involontaires, comme aussi celles qui sont excitées par la fumée, & par les exhalaisons acres, ou dans les violens mouvemens du corps, & il croît que les larmes de sang que l'on dit avoir été quelquefois observées, sont une preuve tres forte de son opinion. A la verité cette nouvelle opinion est proposée avec pompe ; mais cependant elle ne découvre pas assés la source des larmes. Car si nous comparons la grande abondance des larmes qui souvent s'écoulent subitement, avec les petits vaisseaux sanguins de ces glandes, cette opinion tombera dabord ; En éfet, le nombre des arterioles qui s'y portent est si petit, & leur délicatesse si grande, qu'elles en sont pour la plûpart invisibles ; C'est pourquoi, quand même dans un tems de tristesse toutes les veines de ces glandes qui doivent en remporter le sang, seroient entiérement bouchées, & toutes leurs arterioles ouvertes par solution de continuité ; & qu'il s'en écouleroit, non seulement toute la partie sereuse du sang,mais encore tout le sang même qu'elles portent,en quelque quantité qu'il soit, elles ne pourroient neanmoins, même dans l'espace d'une heure entiére, répandre la centiéme partie de la quantité de liqueur, que souvent dans l'espace d'un demi quart d'heure on verse par les larmes. Si l'on replique que dans la tristesse le sang se porte en plus grande abondance aux yeux, que ces glandes s'enflent & se pressent davantage, & que les veines se retressissent plus ; on opposera à cela que la raison enseigne le contraire. Car dans la tristesse le battement du cœur & des artères est petit, & resserré, & les extremités deviennent froides, par la raison que le cœur pousse alors beaucoup moins de sang de soi dans les artères qu'en autre tems, par consequent il en va moins en celles de la tête ; & il n'est aucune raison pourquoi dans la tristesse le sang se porteroit aux glandes des yeux en plus grande abondance & plus sereux, qu'aux autres parties. Ajoûtés que les arterioles de ces glandes sont & en trop petit nombre, & trop étroites, pour pouvoir, ainsi qu'on a déja dit, donner passage en si peu de tems à une aussi grande quantité de sang, & de serum, que celle qui tres souvent s'écoule par les larmes. Enfin, il n'y a rien qui dans la tristesse fasse gonfler & presser ces glandes plûtôt qu'en autre tems. Car quant aux esprits animaux, lesquels, ainsi que Stenon dit, influent, selon que l'Ame le détermine, tantôt en grande, & tantôt en petite quantité dans la tristesse, dans la douleur, dans la joye, &c. & qui meuvent diversement ces glandes, nous convenons bien que par des nerfs qui sont tres petits, peu en nombre, & le plus souvent invisibles, il en est porté en petite quantité dans ces glandes, afin d'y séparer tant soit peu l'humeur saline d'avec le sang arteriel, ainsi qu'on l'a expliqué *au chap. 11. précédent*, & le répandre par le moyen des vaisseaux dont on a donné la description *au chap. précédent*, dans les yeux pour les maintenir continuellement dans la moïtteur qui leur est nécessaire, & faciliter leur mouvement : Mais ces nerfs ne sont pas en si grand nombre (car il y en a tres peu, & ils sont tres petits,) qu'ils puissent mouvoir les glandes, ni les faire si promtement enfler, ou comprimer, en sorte qu'il s'exprime des larmes avec tant d'abondance; car à peine y a-t'il d'autres parties que les muscles, & celles qui reçoivent d'eux leur mouvement, qui par l'influence de ces esprits se meuvent selon les déterminations de l'ame. Ajoûtez que dans la tristesse il se porte aux parties moins d'esprits animaux qu'à l'ordinaire; d'où vient que souvent les membres tremblent, & les yeux s'obscurcissent : Car le cœur se resserrant & battant foiblement, il se pousse alors peu de sang vers le cerveau pour leur génération, ainsi ce viscère en étant affoibli, il pousse lui-même peu d'esprits animaux aux parties. De plus, quand ce que Stenon établit, seroit veritable, son opinion neanmoins loin d'en être solidement prouvée, en seroit au contraire entiérement renversée; car il s'ensuit de là que plus il se porte d'esprits à ces glandes, plus elles en sont gonflées, & plus aussi les veines sont comprimées & retréssies, & par consequent il s'en exprime plus de larmes : cependant quoique dans la joye il se porte grande quantité d'esprits dans les parties, il arrive neanmoins rarement qu'on répande des larmes en cette affection, & si on en verse, c'est en tres petite quantité : dans la tristesse au contraire, il y va beaucoup moins d'esprits, donc l'écoulement & la compression dévroient être moindres, & neanmoins les larmes coulent alors en grande abondance. Si en dernier lieu on objecte; que comme (ainsi que nous l'enseignerons *au ch. 24. suivant*,) il se sépare des artères par le moyen des glandes une assés grande abondance d'humeur salivale, il en doit être de-même de l'humeur lacrimale. Je répons que les parotides, & les glandes du gosier sont tres grandes, & en grand nombre, & aussi qu'elles ont plusieurs artères tres considerables; ainsi elles peuvent facilement faire une tres abondante séparation, (car ce qu'un particulier ne peut faire étant seul, plusieurs joints ensemble en viennent à bout,) & telle qu'il est impossible aux glandes des yeux qui sont tres petites, & en tres petit nombre, & qui n'ont que tres peu d'arterioles, & encore presqu'invisibles, d'en faire une semblable. Si donc on fait reflexion serieusement à tout cela, on verra facilement que l'opinion de Stenon ne contient pas la veritable cause des larmes, tant des volontaires que des involontaires, ou de celles qui sont excitées par une course violente, par de la poudre, &c. non plus que des larmes de sang qui viennent bien plûtôt de l'erosion de quelque arteriole, ou venule, & qui à raison de l'extrême petitesse des vaisseaux ne peuvent aussi être qu'en tres petite quantité.

Et ainsi l'on voit que plusieurs sçavans hommes se sont trompés sur l'origine des larmes, & que voulant la découvrir, ils ont rempli beaucoup de papier de leurs conjectures. Nous allons aussi nous-même experimenter, si dans une matiére si obscure nous pourrons apporter quelque lumiére.

*Difference entre la lymphe & les larmes.*

Mais avant que de commencer, nous croyons qu'il est a propos d'établir la difference qu'il y a entre l'humeur lacrimale & cette humeur lymphatique qui s'écoule continuellement des glandes par de tres petits vaisseaux lymphatiques pour tenir les yeux toûjours humectés, & faciliter leur mouvement. Car elles different ; 1. En ce que celle-ci est plus transparente & plus subtile que celle-là. 2. Que celle-ci vient des petits vaisseaux des glandes, celle-là des ventricules du cerveau. 3. Que l'humeur lymphatique est moins acre & moins saline, ainsi qu'on le remarque par le goût & par l'érosion. 4. Que cette humeur lymphatique est en petite quantité, afin qu'elle n'offence pas les yeux par trop d'abondance, comme il arrive souvent dans les larmes, où l'énorme quantité qui s'en verse quelquefois, incommode beaucoup les yeux. 5. Qu'elle n'est en aucune maniére corrosive, mais amie des yeux ; les larmes au contraire rongeant quelquefois les joües, & souvent même consumant entiérement les caroncules glanduleuses lacrimales situées dans les angles. Or ces caroncules avec leurs petits vaisseaux étant ainsi entiérement consumées, il s'en suivroit nécessairement, si l'opinion de Stenon étoit veritable, que l'écoulement des larmes finiroit, ou du moins qu'il s'arrêteroit ; quoique au contraire il devienne alors involontaire, plus copieux, & qu'il soit impossible de l'arrêter.

Cette distinction présupposée, nous entreprenons maintenant l'histoire des larmes, commençant par leur définition.

*La definition.*

LES LARMES sont LES PARTICULES LES PLUS SUBTILES, ET LES PLUS SEREUSES DE L'HUMEUR PITUITEUSE, RAMASSÉE DANS LE CERVEAU, LESQUELLES S'ECOULENT DES ANTRES, OU CAVITÉS DES YEUX.

*Les causes.*

Il y a cinq causes qui poussent ces particules par les points lacrimaux.

1. La quantité des humeurs pituiteuses sereuses ramassées dans le cerveau.

2. Leur fusion & colliquation subite, ou leur forte agitation.

3. La contraction du cerveau & de ses membranes.

4. Le trou lacrimal même qui ne se trouve pas exactement couvert par la caroncule glanduleuse.

5. L'obstruction des os spongieux dans les narines.

Le plus souvent deux & trois de ces causes concourent ensemble, ainsi qu'on le verra dans la suite. Il faut donc expliquer comment en divers cas particuliers les larmes coulent.

*Les larmes dans la tristesse.* Dans la tristesse les membranes du cerveau, conjointement avec le cerveau même, se retirent & se resserrent ; d'où vient que les humeurs sereuses du sang arteriel ( ausquelles ce viscère humide & visqueux communique un peu de viscidité ) sont exprimées des glandes de l'écorce, & de la substance même du cerveau, ( dans les petits vaisseaux & dans les pores duquel il se porte beaucoup de sang arteriel, ainsi qu'on l'a dit *au ch.* 5. ) comme aussi de la glande pituiteuse, & des petites glandules du plexus choroïde, dans les ventricules, & de ceux-ci elles tombent en abondance par les productions papillaires, & par les pores de l'os cribleux, dans les parties fongueuses des narines interieures; & comme à cause de leur quantité & viscidité elles ne peuvent pas les traverser si promtement, les plus subtiles & les plus sereuses sortent par les trous étroits lacrimaux qui sont sur les côtés, & se portent dans les grands angles des yeux, où en les moüillant entiérement, & s'écoulant au déhors, elles forment les larmes. A l'égard des particules plus grossiéres & visqueuses, lesquelles font obstruction dans les os fongueux des narines superieures, elles s'évacuent peu à peu, tant par les narines mêmes, que par le palais, dans la bouche, & plus cette obstruction diminuë, plus aussi l'abondance des larmes diminuë : Car alors les humeurs subtiles & sereuses descendent droit au palais, & aux narines, & il n'est plus nécessaire qu'elles soient exprimées déhors par la voye des points lacrimaux, sa route ordinaire étant libre ; ainsi l'écoulement des larmes cesse jusques à ce que par l'abondance d'une nouvelle humeur qui descende, il s'y engendre une nouvelle obstruction.

*Dans l'enchifrenemẽt, ou gravedo.* C'est par cette même raison que souvent dans l'enchifrenement, & quelquefois aussi dans les grands éternuëmens, on verse des larmes.

*Dans les grands ris.* Les larmes qui s'écoulent dans les grands excés de rire, ont la même cause ; car dans cette contraction alternative des muscles de la tête, & aussi du cerveau & de ses membranes, il se fait du cerveau & des glandes desquelles on a parlé ci dessus, une forte expression de ces humeurs sereuses dans les ventricules, & d'eux dans les productions papillaires, d'où elles s'écoulent au palais & aux narines, ( d'où vient que ceux qui rient fortement, jettent par les narines & par la bouche un certain mucilage écumeux, lequel tombant dans la gorge fait aussi tres souvent touffer, ) & causent par leurs particules grossiéres obstruction dans les fongosités des narines, laquelle en ambarrasse le passage, & fait que les particules subtiles sont, à cause de cét empêchement de leur libre descente, exprimées par les trous lacrimaux, & coulent en forme de larmes : & cela d'autant plus facilement que ces trous sont moins exactement bouchés par les caroncules lacrimales : Car s'ils le sont parfaitement, ( comme il arrive en plusieurs en qui ces caroncules sont fortes, & ne soufrent aucune contraction, ) il ne s'écoule

coule aucune larmes. Et c'eſt de là que vient, que ſelon que ces trous ſont plus ou moins exactement bouchés, & qu'il y a plus ou moins d'humeurs pituiteuſes ramaſſées dans le cerveau, les uns verſent des larmes en riant, les autres non : Et d'autant que cette s'écouſſe ou contraction alternative qui arrive lorſqu'on rit, ne dure pas beaucoup, il s'enſuit de là que les larmes que l'on verſe dans le rire, ſont peu abondantes.

*Pourquoi les hommes courageux ne pleurent pas fa ilement, oui bien les vieillards & les enfans.*

C'eſt auſſi par cette même raiſon que les jeunes gens, & les hommes courageux, en qui l'Ame n'eſt ni facilement ni beaucoup troublée par la triſteſſe, & dont par conſequent le cerveau ne ſouffre pas trop de contraction, & de même ceux en qui la caroncule glanduleuſe impoſée ſur les deux trous lacrimaux, eſt forte & ſolide, ne pleurent pas facilement. Au contraire, les vieillards & les enfans pleurent avec facilité, parce que dans les vieillards la caroncule glanduleuſe étant trop deſſechée, trop inégale, & trop reſſerrée, & dans les enfans trop molle, & trop peu ferme, elle bouche ſi peu exactement le trou lacrimal, qu'à la moindre ſecouſſe de l'humeur ſereuſe interieure, elle quitte la place, & donne par ce moyen dabord paſſage à l'humeur lacrimale. A cette cauſe il s'en joint une autre qui concourt beaucoup; ſçavoir que tant les vieillards, que les enfans ont beaucoup de penchant à la triſteſſe, laquelle nait en eux ou de chagrin, ou d'amour, ou de colere ; à raiſon dequoi le cerveau auſſi-bien que ſes membranes, en ſe reſſerrant, exprime facilement ces humeurs pituiteuſes, & ſereuſes, qui dans ces deux âges ſont tres abondantes, & les pouſſe déhors par l'os cribleux. Deſcartes *en ſon trait. des paſſions de l'Ame art.*133. donne une autre cauſe de cela, mais qui eſt moins veritable; car il ſemble qu'il rapporte le tout à l'abondance du ſang, dont à ce qu'il dit, il s'éleve beaucoup de vapeurs qui ſe portent aux yeux. Mais nous avons ſuffiſamment refuté cette opinion un peu ci-devant quand nous avons examiné la troiſiéme & la ſeptiéme opinion.

*Des larm. cauſées par un violent mouvement*

Que quelques-uns pleurent dabord qu'il ſe meuvent avec trop de violence, ou qu'ils ſont ſur des chevaux qui courent avec viteſſe ; cela vient de trois cauſes. 1. Parce que le violent mouvement donne des ſecouſſes aux caroncules glanduleuſes, & les font un peu changer de place, en ſorte qu'elles ne tiennent pas les trous lacrimaux exactement bouchés ; car dans ces perſonnes, qui, à raiſon du mouvement, pleurent facilement, ces caroncules ne ſont ni ſi fortes, ni ſi pleines que dans les autres ; & ainſi elles ſont facilement ébranlées de leur ſituation. 2. Parce que ces caroncules ſe reſſerrent aux premiéres atteintes d'un air violemment mû qui les bat. 3. Parce que les humeurs pituiteuſes étant fortement mûës & agitées, cette forte agitation fait qu'elles s'écoulent & deſcendent du cerveau plus facilement qu'à l'accoûtumée, par les pores de l'os cribleux. Cela même arrive généralement à tous, si les caroncules glanduleuses des deux canthus sont subitement resserrées ou comprimées par un air extrêmement froid ; car les trous lacrimaux, qui alors ne sont pas exactement bouchés, donnent facilement passage aux larmes.

*Par les oignons, la moutarde, les errhins, &c.*

L'oignon, la moutarde, les errhins, les sternutatoires, & autres choses semblables excitent les larmes, en partie parce que par leur acrimonie attenuante & incisive, les humeurs sont attenuées dans le cerveau, & renduës plus coulantes ; & en partie parce que par leur picottement fâcheux, & par l'inquiétude qu'ils causent par leur acrimonie aux yeux & aux narines, le cerveau & ses membranes se resserrent, & ainsi ils expriment & chassent par cette constriction les humeurs pituiteuses contenuës au dedans, lesquelles tombent d'autant plus facilement par les trous lacrimaux, que la tunique conjointe de l'œil, & les caroncules glanduleuses imposées sur ces trous, étant picotées par la même acrimonie, se retirent & se resserrent aussi, & ainsi le passage est libre aux humeurs qui descendent.

*Par la douleur des yeux.*

Les choses qui causent de la douleur aux yeux, comme la poudre, les fétu, les fumées acres, &c. excitent les larmes ; parce que par la douleur qu'elles causent en picotant la tunique conjointe, qui de soi est tres sensible, la caroncule glanduleuse lacrimale qui est tout auprés, se resserre dans l'un & l'autre œil, sur tout dans l'œil le plus affligé, & laisse ainsi le trou découvert ; de plus, le cerveau, aussi bien que ses membranes, se resserre aussi, à cause de cette fâcheuse sensation, & il exprime par cette contraction les humeurs sereuses & pituiteuses, qu'il contient tant en soi que dans ses ventricules, & les pousse par les productions papillaires vers l'os cribleux, & les narines ; & alors les particules les plus grossiéres s'écoulent par les narines, & les plus tenuës par les points lacrimaux.

*D'où vient la grande abondance des larmes.*

Or, que dans la tristesse on verse grande abondance de larmes, & cela quelquefois pendant plusieurs jours ; la cause en est ; que le cerveau que la tristesse fait resserrer, se refroidit, ( car le resserrement empêche que le sang n'aborde en abondance, ) & ne fait pas sa coction de la maniére qu'elle doit être ; d'où vient alors que du sang qui est apporté pour sa nourriture, ( lequel sang, à raison du retrécissement des petites voyes, ne peut monter alors que tres sereux, afin qu'étant plus fluide il puisse plus facilement passer, ) il se fait dans ce viscère glanduleux une abondante séparation des humeurs sereuses, & qu'aussi il s'y en engendre à même tems beaucoup de cruës, qui par la contraction dont on vient de parler, sont continuellement exprimées dans les ventricules, & d'eux poussées dans les narines. Que s'il arrive que l'Ame fasse moins d'attention à cét objet de tristesse, & qu'ainsi le resserrement ou contraction du cerveau cesse, cét expression & écoulement des larmes cesse aussi dabord ; mais la même forte pensée de tristesse revénant de nouveau, à même tems aussi les larmes retournent à cause de l'expression. Et d'autant que ce grand & humide viscère a besoin de beaucoup d'aliment qui soit lui-même humide, il est certain qu'il peut aussi de là s'engendrer en lui grande quantité d'excremens pareillement humides ; & cela pendant long-tems, ainsi qu'on le voit évidemment dans l'enchifrenement, & dans les catharres ; & que nous l'avons nous-même tres manifestement démontré en l'année 1663. au mois de Novembre, en une certaine femme, dont nous fîmes aprés sa mort la dissection ; laquelle aiant vécu pendant long tems dans la tristesse, s'étoit mille fois plainte d'une grande pesanteur de tête, & avoit été tres facile & tres prompte à pleurer, & à verser grande abondance de larmes : Nous trouvâmes son cerveau si humide, que de sa substance, que nous tenions entre nos mains, il en distiloit, tout ainsi que d'une éponge imbuë d'eau, une grande quantité de serum, & les ventricules en étoient aussi mediocrement pleins. Ajoûtez à cela que les vapeurs qui s'élevent de toutes les parties inferieures du corps, & se portent à la tête, ( car la tête étant posée sur le corps comme un alembic, reçoit plusieurs vapeurs des parties d'en bas, ) & qui de là ont coûtume de s'exhaler au déhors par les pores, ne peuvent le faire à cause que ces pores se sont retréssis par le refroidissement & la constriction du cerveau, dont nous avons parlé ; mais s'étant épaissies conjointement avec les autres humeurs, elles sont exprimées en en bas vers les narines, ce qui fait que l'abondance des larmes est alors beaucoup augmentée.

*Observation*

C'est aussi à raison de cette mauvaise coction qui se fait dans le cerveau, qu'il arrive plusieurs fois que les larmes sont salées & acres ; en sorte qu'elles rongent les joües, tout ainsi que souvent par la même cause il s'excite des catharres acres & salés, qui par leur acrimonie corrodent les dents, exulcerent la gorge, & les autres parties, dequoi la raison est, qu'à cause de la crudité les particules salines sont restées fixes, sans se dissoudre, ou du moins suffisamment, & sans se mêler exactement avec les autres particules sereuses.

*Pourquoi les larmes sont salées.*

Ces choses étant ainsi expliquées il reste encore quatre doutes à resoudre.

I. D'où vient que les personnes affligées trouvent de l'adoucissement en pleurant, & que ceux qui se sentent presque suffoqués par l'excés de la douleur d'esprit, & qui ont la tête pesante, sont, aprés avoir abondamment versé des larmes, beaucoup soulagés ? La cause de cela est que quelquefois dans les grandes tristesses le cerveau se resserre si fort de toutes parts, que tous les conduits qui servent aux évacuations, en sont retréssis ; en sorte que ni les humeurs sereuses & pituiteuses ne peuvent commodément s'écouler vers aucun endroit, ni le sang arteriel facilement aborder ; ce qui fait qu'il ne s'engendre alors

*D'où vient que ceux qui sont tristes, sont soulagés en versant des larmes.*

que tres peu d'esprits animaux, dont par consequent il en va tres peu aux autres parties : Ainsi, à raison de cette petite quantité d'esprits, & aussi de ce que les excremens sont alors retenus dans le cerveau, il survient à de telles personnes tristes diverses incommodités ; la tête leur devient pesante, la raisonnement & le jugement s'engourdissent un peu, la plûpart de leurs parties tremblent, souvent la vûë s'obscurcit, la respiration devient difficile, avec de profonds soupirs, la déglutition ne se fait qu'avec peine, & les ouvertures du cœur se retréssissent ; ( Voyez-en la raison *au liv.2. ch.7.* ) en sorte qu'il ne peut ni recevoir, ni pousser déhors le sang commodément ; de là nait le chagrin extrême que l'on ressent ; lequel enfin diminuë avec toutes ces incommodités dont on vient de parler, en sorte que les affligés sont extrêmement soulagés lorsque les voyes qui servent aux évacuations s'étant rélâchées, les humeurs sereuses & pituiteuses s'évacuent abondamment, soit par les yeux en forme de larmes, soit par les narines, soit par le palais ou la bouche ; & ainsi le sang arteriel arrive plus facilement au cerveau, & les esprits animaux s'y engendrent en plus grande quantité, & se portent plus abondamment aux parties.

*Pourquoi il ne coule point de larmes dans les tristesses excessives.*

II. D'où vient que souvent quand l'affliction est excessive & qu'elle surprend, on ne peut pleurer, & qu'on ressent plûtôt alors le chagrin ou resserrement, & la pesanteur de tête dont on vient de parler ; mais que quand on est un peu revénu à soi, alors on verse des larmes avec soulagement ? Ainsi les Historiens rapportent que Psammenitus pleura à la mort de son ami, & se battit la tête, mais qu'il regarda conduire ses enfans au supplice sans dire mot, ni verser des larmes. De la vient l'ancien proverbe : LES PETITES DOULEURS PARLENT ET PLEURENT ; LES EXCESSIVES SONT ETONNE'ES ET INTERDITES. La cause de cela est cette grande constriction du cerveau de laquelle on a parlé ; car dans les grandes consternations l'homme est comme étourdi, & le cerveau étant comme étonné se resserre de toutes parts tres fortement ; d'où vient que les humeurs s'y condensent & y sont arrêtées. Mais lorsque le malade rappelle son esprit, & qu'il commence à supporter plus doucement sa tristesse, dabord se grand resserrement se diminuë beaucoup, ce qui fait qu'alors les humeurs sereuses & pituiteuses sont poussées en abondance & avec soulagement hors du cerveau par les voyes destinées à ces évacuations, lesquelles auparavant étoient trop retréssies, mais qui maintenant de nouveau se relâchent, & qu'enfin les larmes coulent en quantité. On voit maintenant par là, pourquoi quand on donne du vin à ces sortes de personnes excessivement tristes, les larmes qui auparavant étoient arrêtées, coulent dans peu de tems tres largement : La raison en est que le vin réfait le cœur & le cerveau, qu'il donne du courage, qu'il adoucit la tristesse, & qu'il apaise la douleur ; ce qui fait que l'excessive constriction du cerveau se diminuë tant soit peu, & les voyes destinées aux évacuations se relâchent de nouveau.

III. D'où vient que ceux qui pleurent, ont la voix aiguë & claire, & ceux qui rient forte & grave ? Aristote propose aussi cette question *Sect.* 11. *problem.* 13. La cause de cela est que dans ceux qui pleurent & qui sont tristes, les instrumens de la voix se resserrent & deviennent plus tendus ; & dans ceux qui rient, ils se relâchent & se dilatent ; car l'air étant poussé par des instrumens étroits, produit un son beaucoup plus aigu que par de larges, ainsi qu'on voit dans les orgues ; Or les instrumens de la voix deviennent étroits à cause du refroidissement, parce que dans les grandes tristesses les orifices du cœur se resserrent ; d'où vient qu'il est peu poussé de sang, du cœur aux parties, & que tout le corps frissonne, & devient froid.

*Pourquoi la voix de ceux qui pleurent est aiguë.*

IV. Pourquoi entre tous les animaux l'homme est le seul qui verse beaucoup de larmes. La raison en est, qu'étant le seul qui soit doüé de raison, il est le seul aussi qui fait reflexion avec forte attention aux sujets de deüil, de tristesse, de douleur, &c. d'où vient qu'il souffre seul les constrictions de cerveau, & les expressions des humeurs dont on a parlé ci-dessus. A l'égard de ce que l'on dit des Crocodiles, des Cerfs, & autres animaux, sçavoir qu'ils versent des larmes ; ils n'en versent que tres peu ; & il semble qu'elles coulent en partie à cause de la trop grande abondance de l'humeur sereuse qui est en leur cerveau, en partie parce que le trou lacrimal est découvert par la constriction de la caroncule du grand canthus, causée par l'air froid, ou par quelqu'autre cause que ce soit : Et ces deux causes font aussi quelquefois que l'homme verse des larmes sans aucun mouvement de l'Ame, ni vice de l'organe.

*Pourquoi il n'y a que l'homme qui pleure.*

Quant à la fin des larmes, on dit communément qu'elles sont pour faire connoître les mouvemens & les affections de l'Ame, & pour décharger par leur moyen le cerveau des humidités superfluës.

*La fin des larmes.*

C'est-là la veritable maniére dont les larmes sont engendrées, qui n'est pas établie seulement par la raison, mais qui est encore confirmée par l'experience, ainsi que chacun peut l'experimenter en soi.

Voyez la Table XIV.

# CHAPITRE XVI.

## *Des Vaisseaux & des Muscles des Yeux.*

LEs yeux qui sont les organes de la vûë, ont trois sortes de parties, dont les unes sont destinées pour leur nutrition comme les artères & les veines, les autres pour faire ou faciliter leur mouvement, comme les muscles, les glandes, la graisse, & les vaisseaux lymphatiques : les autres pour faire la vision, comme les nerfs optiques, les tuniques, les humeurs.

*Les artères.* Les artères qui portent le sang vital pour la nourriture des yeux, des muscles, des glandes, & de la graisse, sont en partie exterieures venant du rameau exterieur des carotides, & en partie interieures venant du rameau interieur de la même carotide, lequel fait le plexus retiforme.

*Les veines.* Pareillement les veines exterieures que l'on voit dans le blanc de l'œil, vont s'inserer au rameau exterieur de la jugulaire ; comme les interieurs qui accompagnent toûjours le nerf optique, au rameau interieur de la même jugulaire.

A l'égard de leurs glandes & de leurs vaisseaux lymphatiques, nous en avons parlé ci-dessus *au ch.* 14.

*Leurs muscles.* Les yeux de l'homme sont mûs en tous sens par le moyen de six muscles, situés autour des yeux dans la cavité de l'orbite : dont les quatre plus grands qui sont droits, font le mouvement droit vers le haut, vers le bas, & vers les côtés : & les deux autres qui sont beaucoup plus petits & obliques, le mouvement oblique. Tous ces muscles ont beaucoup de graisse ; tant pour faciliter le mouvement, que pour humecter les yeux, les échaufer, & les rendre plus unis & glissans.

*Leur origine.* Ils prennent tous leur naissance par un principe aigu du fond de l'orbite, à côté du trou par où le nerf optique y entre, s'unissant à la membrane de l'orbite, & ils vont finir chacun en un tendon fort délié qui s'attache à la cornée, dans laquelle tous ces tendons joints ensemble forment une certaine tunique tendineuse qu'on appelle vulgairement INNOMINÉE, laquelle s'attache à l'œil en forme de cercle large, mais elle ne l'embrasse pas tout entier.

*La tunique innominée.*

Le *premier* des muscles droits, qui est le superieur, & le plus épais, lève l'œil vers le haut ; on l'a appellé LE SUPERBE, parce qu'on le trouve tres souvent dans les hommes superbes.

*Le superbe*

Le *second*, qui est plus petit, & qui est opposé au précédent, est appellé L'HUMBLE, à cause du lieu bas & humble où il est situé. Il abbaisse l'œil. *L'humble.*

Le *troisiéme*, qui est placé dans l'angle interieur, tire l'œil en dedans vers le nez : On l'appelle LE BUVEUR, ou l'*adducteur*; parce que c'est lui qui agit lorsque les buveurs regardent le verre en buvant. *Le Buveur.*

Le *quatriéme* meut les yeux vers le déhors, ou vers le petit angle. On l'appelle LE DEDAIGNEUR, ou l'*abducteur*, parce que c'est lui qui agit lorsque les dédaigneurs regardent de côté. *Le Dédaigneur.*

Le *premier* des optiques qui est grêle, rond, long, & court, est situé au lieu le plus bas, & prend, conjointement avec le quatriéme, sa naissance à l'extremité ou partie exterieure de l'orbite inferieure ; sçavoir à la jointure de l'os de la machoire ; Il monte obliquement en haut vers l'angle exterieur de la paupiére, & là il embrasse transversalement l'œil ; Il se joint vers le haut par un tendon tres court au tendon de l'autre muscle oblique, & mouvant l'œil en enbas, il le tourne & le retire vers le petit canthus obliquement. *Le petit oblique.*

Le *second* des obliques qui est le plus grêle, le plus long, & le plus élevé en situation, prend sa naissance d'un principe commun au troisiéme des droits, & se porte directement à l'angle interieur de l'œil, là passant par le cartilage annulaire nommé *troclée* ; ( d'où lui-même est appellé TROCLE'E &c. MUSCLE TROCLEAIRE, ) il se porte en biaisant vers la partie superieure de l'œil, & va se terminer auprés de la fin du tendon du muscle oblique inferieur. Il fait mouvoir l'œil obliquement, & le tourne vers l'angle interieur. *Le Trocleateur.*

Or l'anneau, ou TROCLE'E, est un cartilage troüé, qui pend à l'os de la machoire superieure auprés de l'angle interieur de l'œil. Spigelius en attribuë la découverte à Fallope, & Riolan à Rondelet. *Le Cartilage appellé Troclée.*

Ces deux muscles obliques sont appellés AMOUREUX, parce qu'ils agissent quand des amans se regardent amoureusement ; & aussi CIRCUMACTEURS, à raison qu'ils font mouvoir l'œil obliquement en rond. *Les amoureux.*

Les brutes qui ont la tête panchée vers la terre quand ils prennent leurs alimens, outre les six muscles que nous venons de décrire, en ont un septiéme, qui semble se fendre en deux muscles, & quelquefois, mais rarement, en trois. Ce muscle est court & charneux, & il entoure le nerf optique : Il s'insere en la partie de derriére de la cornée, il soûtient l'œil quand on regarde en bas, & il le retire quand il est trop panchant. *Le septiéme muscle dans les brutes.*

La force que ces muscles ont de faire mouvoir, leur est communiquée par des petits rameaux de la seconde paire, lesquels s'inserent principalement dans les muscles droits. Car l'oblique interieur reçoit un rameau de la cinquiéme paire ; & l'exterieur, de la petite paire *Les nerfs des muscles.*

qui eſt immediatement devant la cinquiéme, ainſi qu'on a dit *au ch. 8. de ce livre.*

*Pourquoi les yeux ſe meuvent enſemble.*

Il ſe preſente ici une queſtion à reſoudre, ſçavoir : Pourquoi les yeux qui ont chacun leurs muſcles diſtincts, & propres, ne ſe meuvent pas par divers mouvemens, mais qu'au contraire, ils ſe meuvent & ſe portent toûjours enſemble par un ſeul & même mouvement commun ? Ariſtote *en ſes probl.* en rapporte la cauſe à la jonction des optiques, & Galien & Avicenne ſemblent être du même ſentiment. Mais comme les nerfs optiques ne ſont deſtinés que pour la vûë, & qu'ils ne font rien au mouvement, que même ils n'entrent point dans les muſcles, il eſt conſtant qu'ils ne peuvent point être la veritable cauſe de cét éfet-là, & que leur jonction n'y concourt point : car ( ainſi qu'on a dit *au ch. 5. de ce livre* ) les Anatomiſtes on diſſequé pluſieurs ſujets humains où cette conjonction manquoit ; dans leſquels neanmoins pendant qu'ils vivoient, le mouvement des deux yeux, ni plus ni moins que dans les autres hommes, avoit toûjours été ſi égal, que la vûë de l'un & de l'autre œil ſe portoit enſemble à un ſeul & même point. André Dulaurent dit que cette égalité de mouvement ſe fait pour la perfection du ſens de la vûë. A la verité il explique bien par là qu'elle eſt la fin du mouvement,mais non pas qu'elle eſt ſa cauſe.D'autres diſent que l'égalité de ce mouvement vient de ce que les nerfs moteurs des yeux ſont unis enſemble en leur principe. Mais quoique par cette jonction il paroiſſe évidemment que les eſprits peuvent couler avec égalité dans les muſcles de l'un & de l'autre œil, elle ne fait pas neanmoins voir pourquoi en particulier ils s'écoulent en plus grande quantité à tels qu'à tels muſcles des yeux, & non pas également dans les mêmes muſcles interieurs, & exterieurs de chaque œil. Car ſi par exemp. on veut voir quelque objet vers le côté droit, dabord les eſprits ſont déterminés dans le muſcle exterieur de l'œil droit, & dans l'interieur du gauche ; & ainſi par le moyen de deux muſcles divers la viſion des deux yeux ſe porte toute à un ſeul & même point. Que ſi l'union du principe des nerfs de la ſeconde paire, faiſoit ici quelque choſe, il faudroit que les eſprits ſe portaſſent à même tems dans les mêmes muſcles exterieurs, & interieurs de chaque œil, &c. ainſi par ce mouvement les yeux regarderoient à même tems diverſes parties, & diverſes choſes, & non pas la même.

La veritable cauſe donc procede de l'Ame. En éfet, lorſque l'Ame a deſſein de voir quelque objet, il ne faut pas qu'un œil ſe tourne vers une choſe, & l'autre vers une autre ; car par ce moyen il ſe feroit confuſion des rayons, & de la perception dans l'organe du ſens commun; mais il faut néceſſairement que les deux yeux ſe tournent vers le même objet : C'eſt pourquoi les eſprits ſont toûjours déterminés à ces muſcles qui peuvent mouvoir les yeux vers l'endroit où eſt l'objet, &

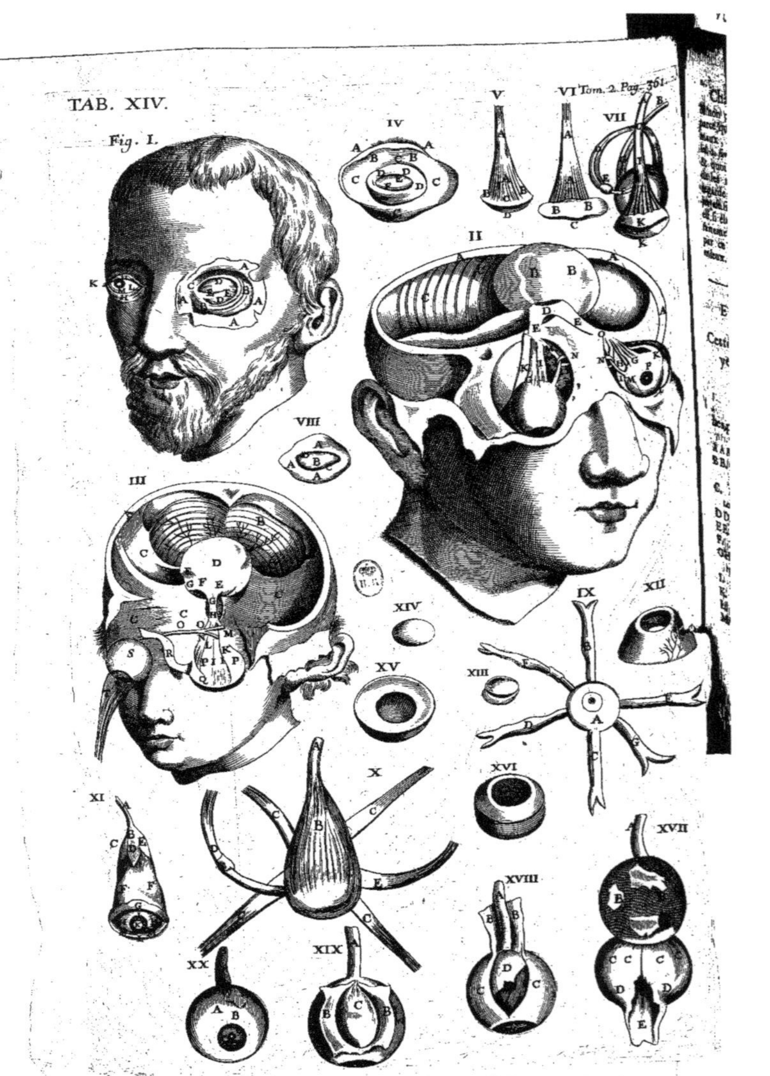
TAB. XIV.
Tom. 2. Pag. 361.
Fig. I.
II
III
IV
V
VI
VII
VIII
IX
X
XI
XII
XIII
XIV
XV
XVI
XVII
XVIII
XIX
XX

& non pas à ceux qui peuvent les détourner vers differens endroits : parce que l'Ame, ( dont le sens commun tient la place dans les animaux, ou quelque chose qui est analogue à l'ame, ainsi qu'on a dit *au liv. 2. sur la fin du ch. 2.* ) tend toûjours à ne voir qu'une chose à la fois ; & quoique souvent elle détermine d'en voir plusieurs, neanmoins afin de les mieux connoître dans le particulier, elle agit par ordre, & les regarde l'une aprés l'autre ; ce qui se peut faire tres promtement si l'objet est si grand & si proche qu'il puisse dabord être connû : mais s'il est si éloigné ou si petit qu'elle ne le connoisse pas assés-tôt, ni assés parfaitement, elle lui applique plus long tems les deux yeux, afin que par ce moyen elle en reçoive plus de rayons, & qu'elle le connoisse mieux.

---

## EXPLICATION DE LA TABLE XIV.

Cette Table démontre la fabrique & les parties des yeux.

### FIGURE I.

Les parties exterieures de l'œil.

AAAA. L*A peau roulée.*
BB. *Le grand muscle orbiculaire de la paupiére.*
C. *Le tendon de ce muscle dans le grand canthus de l'œil.*
DD. *Les petits muscles des paupiéres.*
EE. *Les cils des paupiéres.*
F. *Le sourcil de l'œil droit.*
GH. *La paupiére superieure & inferieure.*
I. *Le grand angle, ou grand canthus.*
K. *Le petit angle, ou petit canthus.*
L. *La tunique conjointe.*
M. *La tunique cornée.*

### FIGURE II.

Les muscles & les nerfs de l'œil.

AAAA. *Le crane coupé.*
BB. *Portion du cerveau coupé.*
CC. *Le Cervelet.*
D. *La jonction des nerfs optiques.*
EE. *Les mêmes nerfs se portant à chaque œil.*
GG. *Le premier muscle de l'œil appellé le Réléveur, ou le Superbe.*
H. *Le second muscle de l'œil gauche qui abaisse l'œil, ou l'humble.*
II. *Les muscles droits interieurs, ou les Adducteurs, ou Buveurs, en l'un & l'autre œil.*
KK. *Les muscles droits exterieurs, ou les Abducteurs, ou Dédaigneurs, en l'un & l'autre œil.*
L. *Le cinquiéme muscle de l'œil gauche,*

*ou l'Oblique exterieur.*

MM. *Le sixiéme muscle, ou l'oblique interieur, dont le tendon passe dans le cartilage annulaire.* N. *nommé Troclée.*

O. *Le nerf optique du nerf droit.*

P. *La tunique Cornée, dans le milieu de laquelle est la prunelle.*

## FIGURE III.

AA. *Le crane coupé.*

BB. *Le cervelet.*

CCCC. *La dure mere.*

D. *Portion du cerveau coupé.*

EE. *L'origine des optiques.*

F. *Leur concours, ou jonction.*

GG. *Leur séparation.*

H. *L'Origine commune des muscles.*

II. *Le muscle de la paupiére en sa situation.*

K. *Le muscle droit qui retire l'œil en déhors.*

L. *Le muscle droit qui éleve l'œil vers le haut.*

M. *Le troisiéme muscle droit qui le meut vers le bas.*

N. *Le dernier des muscles droits qui tire l'œil en dedans.*

OO. *Les rameaux des nerfs moteurs inserés dans les muscles.*

PP. *Le corps globuleux de l'œil qui s'avance sous le muscle de la paupiére.*

Q. *La paupiére superieure avec ses cils.*

R. *L'Os rompu.*

S. *Le corps de l'œil gauche.*

T. *Le muscle de la paupiére superieure roulé hors de sa situation.*

## FIGURE IV.

### Le sourcil & les paupiéres.

AA. *Le sourcil avec ses poils.*

B. *La graisse des paupiéres.*

CCCC. *La surface interieure des paupiéres.*

DDD. *Le cartilage des paupiéres.*

E. *Le Cil superieur.*

F. *Le cil inferieur.*

## FIGURE V.

AA. *Le muscle de la paupiére d'en haut en sa situation.*

BB. *Le Cartilage de la paupiére.*

C. *La marque de la paupiére coupée.*

D. *Le cil de la paupiére superieure.*

## FIGURE VI.

AA. *Le muscle de la paupiére superieure.*

BB. *Le cartilage de la même paupiére.*

C. *Les cils, ou poils.*

## FIGURE VII.

A. *Le Nerf optique.*

B. *Le Nerf moteur.*

C. *La naissance de tous les muscles.*

D. *Le muscle trocleateur.*

E. *La troclée.*

F. *La corde du muscle Trocleateur.*

G. *Le muscle droit interieur.*

H. *Le muscle droit exterieur.*

II. *Le muscle de la paupiére superieure.*

KK. *Les restes de la paupiére coupée.*

L. *Les Cils.*

### FIGURE VIII.

AAA. *Le cartilage des paupiéres enlevé.*
B. *Le cil de la paupiére ſuperieure.*
C. *Le cil de la paupiére inferieure.*

### FIGURE IX.

A. *La Tunique cornée avec la prunelle transparente.*
B. *Le muſcle droit qui relêve.*
C. *Le muſcle droit qui abaiſſe.*
D. *Le droit interieur qui ramène.*
E. *Le droit interieur, ou l'abducteur.*
F. *L'oblique interieur, ou le trocleateur.*
G. *L'oblique exterieur, ou l'inferieur.*

### FIGURE X.

Les muſcles de l'œil d'une brebis.

A. *Le nerf optique.*
B. *Le ſeptiéme muſcle particulier à pluſieurs animaux, lequel entoure l'œil.*
CCCC. *Le muſcle droit.*
D. *Le muſcle trocleaire.*
E. *Le muſcle oblique inferieur.*

### FIGURE XI.

A. *Le nerf optique.*
B. *Le principe des muſcles.*
C. *Le muſcle droit lateral.*
D. *Le muſcle droit ſuperieur.*
E. *Le ſecond muſcle lateral droit.*
FF. *La graiſſe de l'œil qui cache les muſcles & le nerf optique.*
G. *Portion de la peau de la paupiére ſuperieure coupée.*
HH. *La tunique ſclerotique de l'œil.*
I. *La tunique cornée.*
K. *La prunelle de l'œil.*
L. *Le cil de la paupiére inferieure.*
MM. *La paupiére inferieure.*

### FIGURE XII.

La tunique conjointe ſéparée & poſée hors de ſa ſituation, munie de pluſieurs venules & artères.

### FIGURE XIII.

*Elle repreſente la tunique criſtalline.*

### FIGURE XIV.

L'humeur Criſtalline, & ſa figure.

### FIGURE XV.

L'humeur aqueuſe.

### FIGURE XVI.

L'humeur vitrée recevant en ſon milieu le criſtallin.

### FIGURE XVII.

A. *La nerf optique.*
BB. *La tunique choroïde dépoüillée de la ſclerotique.*
CCCC. *Les veines diſperſées par la ſclerotique.*
DD. *La ſclerotique renverſée.*
E. *La ſclerotique rompuë.*

FIGURE. XVIII.

A. *Le nerf optique.*
BB. *La dure mere entourant le nerf optique.*
CC. *La sclerotique ouverte, par la fente de laquelle on voit l'uvée* D.

FIGURE XIX.

A. *Le nerf optique.*
BB. *L'uvée renversée & en partie séparée de la retine.*
C. *Partie de la retine séparée de l'Uvée.*

FIGURE XX.

A. *La tunique retine entiérement dépoüillée.*
B. *La tunique conjointe, ou le blanc de l'œil.*
C. *La cornée.*
D. *La prunelle.*

---

# CHAPITRE XVII.

## *Du Bulbe, ou globe de l'œil.*

*Les membranes.*

LE globe de l'œil est composé de membranes & d'humeurs.

Les membranes sont, ou communes, ou propres.

*Les communes.*

Les communes sont deux en nombre; la conjointe ou adnata, & l'innominée.

La *premiére*, qui est la plus proche de l'os est L'ADNATA BLANCHE: Les Grecs l'appellent ἐπιπεφυκὸς, parce qu'elle est adhérente aux autres membranes des yeux; & Hipocrate & Galien la nomment BLANC DE L'OEIL. Elle est une expansion tres déliée du pericrane par-dessus la sclerotique jusques au cercle de l'iris, & elle joint l'œil à l'orbite & aux os interieurs; d'où vient qu'on l'appelle aussi CONJOINTE. Elle a un sentiment tres exquis, & elle est parsemée de plusieurs arterioles & venules. Lorsque par ces arterioles il est apporté du sang chaud plus qu'il n'en peut être remporté par les venules, alors l'ophtalmie, dont cette membrane est le siége, se forme.

*La cause de l'ophtalmie.*

*L'innominée.*

L'autre que Colombus appelle INNOMINÉE, n'est rien autre que l'expansion des tendons des muscles qui aboutissent à la cornée. Elle s'étend jusques à la circonference de l'iris, à laquelle elle s'attache en l'entourant en maniére d'anneau assés large, & elle fait que la blancheur de la conjointe paroît claire & éclatante. Bauhin, Riolan, & Casserius ne croyent pas qu'on doive la mettre au nombre des tuniques; mais plûtôt qu'on doit la démontrer avec les muscles, étant composée de leurs tendons. Galien neanmoins *au liv. 10. de l'us. des part. ch. 2. & 8.* en fait mention entre les tuniques de l'œil; mais il ne lui impose aucun nom ; & c'est peut-être ce qui a fait que Colombus lui a donné celui d'*Innominée*.

*La membrane propre dans les bœufs.* Outre ces deux membranes communes, il y en a encore une dans les bœufs, laquelle est la derniére de toutes ; elle n'est pas fortement unie à l'œil, mais elle a son mouvement & son muscle propre ; & c'est par son moyen que ces animaux ferment & clignent les yeux, la paupiére neanmoins demeurant ouverte : Nous avons parlé amplement de cette membrane, *au ch. 14*.

*Les membranes propres.* Les membranes ou tuniques propres de l'œil sont trois en nombre ; dont la *première*, qui est l'exterieure, nait de la dure mere, épanduë sur tout le globe de l'œil, ( Fallope neanmoins n'est pas de cette opinion : car il la croit tres differente de la dure-mere, soit en épaisseur, soit en figure, ) & on la nomme SCLEROTIQUE, à raison de sa dureté. *La Sclerotique.* Cette membrane envelope tout l'œil, & elle est épaisse, dure, compacte, égale, opaque par le derriére, & sur le devant transparente, diaphane & polie comme de la corne tres claire ; d'où vient qu'en cét endroit-là on lui donne le nom de TUNIQUE CORNÉE ; *La Cornée.* On le donne aussi tres souvent à toute la sclerotique, à raison de son épaisseur & de sa dureté particuliére. Bien qu'elle soit ainsi épaisse & dure, on croit neanmoins communément qu'elle est simple ; Cependant Bauhin *en son anat. liv. 3. ch. 38.* enseigne qu'elle est composée de quatre feüilles, & il ajoûte qu'Avicenne a aussi établi qu'elle est quadruple. Mais il y a apparence que cette quadruplicité qu'il a conçûë en son imagination, simplement sur la fermeté & la dureté de cette membrane, est plûtôt & plus facilement exprimée par des paroles, qu'il n'est facile de la faire voir réellement, & par démonstration.

*L'Uvée ou Choroïde.* La *seconde*, qui est la moyenne, est beaucoup plus mince que la précédente. Elle nait de la pie-mere & elle est parsemée de plusieurs vaisseaux extrêmement petits. On la nomme choroïde ; parce qu'en la maniére du chorion qui enferme le fœtus, elle contient les membranes de l'œil. Mais sur le devant, où elle est plus épaisse, redoublée, & percée dans son milieu pour donner passage aux rayons, on l'appelle RHAGOÏDE, ou UVÉE, à raison de sa couleur qui est semblable à celle du raisin. Souvent neanmoins on attribuë aussi ce nom à toute la tunique.

*Ses couleurs.* Elle a interieurement differentes couleurs : Dans l'homme neanmoins elle a coûtume d'être plus obscure, mais dans les bœufs & dans les autres animaux qui voyent la nuit, elle est extrêmement verte, rousse, ou jaune. D'où vient qu'Aquapendens soupçonne qu'il n'y a que les animaux en qui la couleur de l'uvée est interieurement éclatante, qui soient capables de voir pendant la nuit ; & si la même chose arrivoit aussi à l'homme, il verroit de même dans l'obscurité de la nuit ; ainsi que Suetone le rapporte de Tibere.

Mais exterieurement à l'endroit où elle atteint la cornée, elle est comme enduite d'une suye noire, qui teint de cette même couleur les doigts quand on la touche, & si on la lave, elle s'enléve presqu'entiérement. Elle est, dés la premiére delineation des parties, imbuë de cette couleur, laquelle est extrémement nécessaire pour la perfection de la vûë ; & ainsi dans ces commencemens, que l'embrion est encore imparfait, elle se manifeste dans les membranes déliées des paupiéres, & dans la tunique sclerotique. En cette couleur noirâtre de cette tunique sont retenus & arrêtés les rayons & les especes, ou images des choses visibles, ( tout ainsi qu'en un miroir dont le derriére est couvert de plomb, ) afin qu'ils ne se portent pas plus loin ; mais qu'étant refléchis par l'entremise de la retine, ils soient mieux offerts à l'organe du sens commun, & representés à l'Ame.

La portion de cette tunique, qui, au travers de la cornée, est transparente, prend les differences des couleurs ; & c'est de là que par sa ressemblance à l'iris celeste, on l'a nommée IRIS ; elle est neanmoins en quelques-uns plus noire, en d'autres plus bleüe, en d'autres plus tirant sur le verd, & en d'autres plus jaune. Aristote I. *hist. des anim.* 10. attribuë toutes ces couleurs à l'uvée. Or ces couleurs ne sont pas remarquables seulement en chaque individu, elles le sont encore en des nations entiéres. Car l'iris est presque noire dans les Ethiopiens, & dans les Chinois, verte dans les Tartares, bleuë dans les Flamands, & autres peuples Septentrionaux, & jaune dans les Italiens, & dans les nations qui leur sont voisines.

*L'Iris.*

La circonference de cette portion est fortement attachée à la tunique sclerotique. Riolan écrit qu'on l'en peut séparer en rond par la pointe d'un scalpel, & que dans un œil de bœuf boüilli on trouve cette couronne de l'uvée absolument séparée ; ainsi il croit qu'elle est une membrane entiérement distincte de l'uvée, laquelle a ses fibres particuliéres, & son mouvement propre dans la dilatation, & la contraction de la prunelle. Neanmoins aujourd'hui les Anatomistes prennent cette portion pour une continuation de l'uvée.

*La prunelle.*

Or l'uvée est percée en sa partie de devant d'un trou rond dans les hommes, & oblong ou ovale en plusieurs animaux ; On l'appelle PRUNELLE : les Grecs la nomment κόρην, Ruffus γλήνην, & Hipocrate ὄψιν, ) & c'est par son moyen que les rayons des choses visibles reçûs par l'humeur cristalline, entrent dans l'œil.

Ce trou se dilate ou se resserre, selon que les esprits animaux influent en plus ou moins grande quantité dans l'œil. Aquapendens & Sennert qui ont crû que cette grande ou petite dilatation est immediatement causée par le plus ou le moins de lumiére, se sont extrêmement trompés ; car la lumiére de soi n'introduit rien dans l'œil pour son expansion, ou sa restriction ; mais elle fait, & est la cause qu'il y influë plus ou moins d'esprits ; par influence desquels la prunelle devient tantôt plus grande, tantôt plus petite, & selon cette diversité nous voyons plus ou moins parfaitement : En éfet, la contraction moderée de la prunelle fait la vûë pénétrante, & sa trop grande dilatation la vûë foible, ce qui vient de ce que dans la contraction les esprits sont plus ramassés, & les rayons visuels plus rëünis en un point, & dans la dilatation, moins.

*Le ligament ciliaire.*

De la partie interieure de la circonference de l'uvée, par laquelle elle est couchée sur l'humeur cristalline, nait le Ligament ciliaire, ainsi appellé parce qu'il est composé de petits filamens ou fibres tres minces, semblables à des petites lignes noires qui representent les poils des paupiéres, & qui de cette circonference se portant vers la partie élevée du cristalin, l'entourent & l'attachent à l'uvée. Vesling & Descartes disent, & cela est tres probable, que c'est par le moyen de ce ligament, que souvent dans l'homme se fait volontairement la contraction & la dilatation du trou de l'uvée, & aussi un certain doux mouvement du cristalin vers le devant ou vers le derriére, selon les differens besoins de la vûë. D'autres neanmoins croyent qu'il faut attribuer cette dilatation & cette contraction aux petites fibres ou filamens qui sont dispersés par la retine ; & ils disent que selon les differentes qualités des objets, les esprits animaux influent en ces fibres, tantôt en plus, tantôt en moins grande quantité, & que c'est de là que la prunelle se dilate plus ou moins.

*La retine.*

La *troisiéme* membrane ou tunique est appellée Retine, ou Tunique retiforme, parce qu'elle ressemble à ces rets déployés, pendus à une corde, lesquels on jette de loin dans l'eau pour prendre des poissons. Les Grecs l'appellent ἀμφιβληστροειδής, du mot *embrasser.* Sa substance est molle & mucilagineuse ; (d'où vient que Riolan & Bauhin, aprés Galien, ne la mettent point au nombre des membranes,) en laquelle on voit manifestement des petits filamens tres délicats, & aussi des petits vaisseaux tres déliés, dénués du plexus choroïde & du rets admirable, lesquels apportent le sang pour sa nourriture ; ce que neanmoins Platerus semble n'avoir pas observé, non plus que Riolan *en ses Observ. sur Bauhin.*

On dit communément que cette tunique retine, est une expansion de la substance interieure medullaire du nerf optique, c'est à dire du cerveau, autour de l'humeur vitrée jusques au ligament ciliaire. Mais comme la substance de cette tunique ne ressemble presque en aucune maniére à la substance medullaire du cerveau, & qu'on n'y trouve aucun vaisseau sangin visible comme dans la substance du cerveau, il ne semble pas qu'elle en puisse être une expansion, mais plûtôt une certaine substance particuliére qui fait la principale partie de l'organe de la vûë, dans laquelle les couleurs des rayons visuels se peignent, & de là à la faveur du nerf optique, & des esprits, sont communiquées à l'Ame, & c'est ainsi qu'elles sont perçûës. Nous avons remarqué qu'il y a aussi une semblable particuliére substance sous la membrane des narines & de la langue, laquelle fait la principale partie de l'odorat, & du goût. Nous en faisons la description *au ch.* 19. & 24. *suivant.*

Outre ces trois tuniques propres nécessaires à tout l'œil, il y en a encore deux autres particuliéres qui envelopent le cristalin, & l'humeur vitrée, dont nous allons maintenant parler.

*Les humeurs des yeux.* Il y a dans les yeux trois humeurs de differente consistence, l'aqueuse, la vitrée, & la cristalline. Elles sont distinctes entr'elles, transparentes, & sans couleur ; en partie afin que les rayons visuels ne s'y arrêtent pas : & en partie afin que les rayons des choses colorées, puissent sans être alterés ou changés par aucune couleur de l'œil, passer dans la retine, & de là être presentés à l'organe du sens commun tels qu'ils sont. Car puisque le jugement sur les couleurs a dû se faire dans le cerveau par le moyen de l'œil, il a falu aussi nécessairement que les parties qui reçoivent les rayons des choses colorées, & qui les transmettent, fussent sans aucune couleur.

*L'humeur aqueuse.* L'HUMEUR AQUEUSE, que les Grecs appellent ὑδατοειδὴς, est simple, transparente, privée de toute couleur, mediocrement abondante, & fluïde : Elle remplit sur le devant de l'œil l'espace qui est entre la cornée, & le siége du cristalin, & elle n'a point de tunique propre ; mais elle est renfermée entre la tunique cornée & l'uvée, au devant de la prunelle. Quelques-uns l'appellent ὠοειδὴς, *albugineuse*, ou *albumineuse*, mais mal, puisqu'elle n'a aucune ressemblance avec le blanc d'œuf, n'en aiant point l'épaisseur, ou la viscidité, mais étant simple, & tres fluïde.

*Son lieu.* Il se presente ici un doute sur ce sujet ; sçavoir, si cette humeur occupe seulement la partie de devant de l'œil, ne répondant simplement qu'à l'humeur cristaline, au devant de laquelle elle est placée ; ou si elle est aussi répanduë autour de l'humeur vitrée ? Riolan croit qu'elle n'est pas seulement contenuë en la partie de devant, mais encore, qu'elle environne l'humeur vitrée, parceque si l'on ouvre la cornée & la tunique uvée en leur partie de derriére, ainsi qu'on a coûtume de faire dans la préparation des parties de l'œil pour les démontrer, il s'écoule par l'ouverture une certaine humeur aqueuse. Plempius *au liv.* 1. *de son ophtalmographie, ch.* 16. réprend Riolan sur ce point, & il dit qu'il a trouvé par experience tout le contraire, & qu'aiant percé avec une épingle la partie de derriére du globe de l'œil, il n'en sortit aucune humeur ; d'où il conclud que l'humeur que Riolan vit sortir, est l'humeur vitrée, qui distilloit par l'incision qu'on avoit faite à la tunique vitrée. On peut répondre à Plempius que son experience fait peu

peu pour la preuve de sa pensée, puisqu'il est certain que si aprés qu'on a retiré l'épingle ou aiguille, on succe le petit trou qui reste en la cornée, il se bouche si parfaitement que l'humeur n'en peut plus sortir, ainsi que nous voyons qu'il arrive en cette operation de Chirurgie, par laquelle on lêve par l'aiguille les suffusions, & cataractes; car en cette operation on pousse l'aiguille devant l'humeur cristalline, & elle traverse l'aqueuse par le milieu, neanmoins lorsqu'on la retire, il ne distille point d'eau par la petite playe, à cause du sucement dont on vient de parler. Mais on peut facilement accorder ces deux sçavans hommes, & la verité en peut paroître avec plus d'évidence, si on examine la chose un peu plus à fond; Car si l'on regarde de prés, on verra clairement que l'humeur aqueuse qui est au tour de la prunelle, est differente de celle qui s'écoule de la partie de derriére de l'œil: & que celle-là est non seulement tres rare, & liquide, mais encore qu'elle est deténuë & renfermée au devant de la prunelle, & ne se répand point plus loin vers le derriére de l'œil; mais que celle-ci qui est un peu plus visqueuse, & plus épaisse, n'est rien autre qu'une certaine liqueur aqueuse, dissoute & séparée de l'humeur vitrée, (dont la tunique propre vitrée a été blessée,) & qui s'est fonduë elle-même par l'approche de l'air, & par la dissipation des esprits: Ce qui paroîtra assés évidemment si l'on tient dans la main pendant quelque tems l'humeur vitrée exposée à l'air; car dabord on en voit distiller à petites goûtes une semblable liqueur un peu viscide.

*Si elle est une partie du corps.*

Quelques-uns demandent; si cette liqueur doit être contée entre les parties du corps? Dulaurens, Mercatus, & ceux qui prennent le sang pour une partie animée du corps, la mettent ouvertement de ce nombre. A quoi Julius Casserius Placentinus *en son trait. de l'org. de la vûë, Sect.* 1. *ch.* 36. Plempius *dans son ophtalmograph.* s'oppose de toutes ses forces; & cela non sans raison; car comme elle n'est pas renfermée dans des bornes qui lui soient propres, qu'elle n'est pas unie au corps par continuité, & que s'il s'en est perdu tant soit peu par blessure, elle se rétablit dans peu de tems, il semble qu'on ne doive pas la compter parmi les parties animées. Or, qu'elle se rétablisse aprés qu'il s'en est perdu, cela est évident par l'exemple que Galien *au liv.* 1. *des causes des Symptom. ch.* 2. rapporte d'un enfant qui fut blessé à la prunelle d'un coup en pointe, en qui toute l'humeur aqueuse se perdit, & neanmoins quelque tems aprés il recouvra la vûë, cette humeur s'étant rengendrée: Et Hildanus *dans sa cent.* 1. *Observat.* 26. rapporte aussi deux exemples semblables.

*Si elle est un excremēt*

D'autres faisant reflexion à cette difficulté, ont mieux aimé dire avec Avicenne, qu'elle est un excrement de l'humeur cristaline, & que c'est par cette raison-là, qu'aiant été évacuée & perduë, elle se r'engendre. Mais cette opinion est détruite par cela que tous les excremens du corps reviennent & s'augmentent chaque jour, ce qui fait qu'ils ont nécessairement besoin de voyes par lesquelles ils soient évacués, quoique neanmoins il n'y en ait point pour l'évacuation de cette humeur-ci. Si donc cette humeur étant évacuée, se rengendre en peu de tems; (car ils disent que si on pique l'œil d'un poulet, en sorte que cette humeur s'écoule entiérement, elle se rétablit dans l'espace de quinze jours,) il faudra assigner les passages manifestes par lesquels ce qu'il y a en elle de surabondant, s'évacuë continuellement: mais personne ne les a encore trouvés dans la cornée, ni ne les trouvera, puisqu'il n'y en a point: donc cette humeur par son augmentation continuelle distendra l'œil jusques à l'infini; (car il n'y a point de raison pourquoi le cristallin & l'humeur vitrée ne déposeroient pas toûjours cét excrement,) ou du moins on en trouveroit tres grande abondance dans les vieillards, à raison de l'amas qui s'en seroit fait pendant le grand nombre de leurs années; & on en trouveroit tres peu dans les enfans. Cependant l'experience fait voir le contraire de l'un & de l'autre cas. Il faut donc dire que cette humeur n'est ni une partie du corps, ni un excrement, mais une certaine liqueur (non moins nécessaire pour la perfection de l'organe de la vûë, que le sang l'est pour la nutrition,) laquelle est engendrée des particules du sang les plus pures: & tout ainsi que le sang n'est pas une partie du corps, (ainsi qu'on la prouvé *au liv. I. chap. I.*) ni non plus un excrement; mais une humeur nécessaire pour la nutrition, & pour l'entretien de la vie; de-même l'humeur aqueuse de l'œil, n'est ni une partie animée du corps, ni un excrement, mais une liqueur nécessaire pour le soûtien de la vûë, & peut-être aussi pour la nourriture du cristalin, & de l'humeur vitrée.

*Son usage est d'humecter.*

L'usage de cette humeur est d'humecter & adoucir, tant les autres deux humeurs qui sont épaisses, que l'uvée, & la retine, & peut-être aussi les nourrir; outre cela, de maintenir la cornée étenduë, afin qu'elle ne devienne pas ridée, ce qui la rendroit opaque; de briser le trop grand éclat de la lumiére, & de dilater les rayons visuels. Que si elle perd de sa pureté, & qu'elle devienne plus épaisse, alors la vûë s'affoiblit. Si quelques particules grossiéres nagent au dedans, il semble alors qu'il passe ou voltige au devant des yeux, des puces, des mouches, des pailles, des toiles d'araignées, & autres choses semblables. Si ces particules épaisses s'unissent, & s'attachent tellement les unes au autres qu'elles fassent une membrane qui se place au devant de la prunelle, alors on perd entiérement la vûë, parce que l'entrée des rayons visuels dans le cristalin est empêchée. Les Grecs appellent ce vice dans son commencement ὑπόχυμα, les Latins *Suffusio*; & quand il est en son dernier degré, on le nomme CATARACTE.

*La suffusion, la cataracte.*

*L'humeur*

L'humeur vitrée, que les Grecs nomment ὑαλοειδὴς, est semblable à du verre fondu. Elle est de beaucoup moins fluïde que l'aqueuse; beaucoup plus molle que le cristalin, & elle surpasse en quantité trois ou quatre fois l'aqueuse, & cinq ou six fois le cristalin; Elle remplit toute la capacité du derriére de l'œil. *vitrée.*

Elle est ronde en sa partie posterieure par laquelle elle touche la retine, en quelque maniére plene en sa partie anterieure, & un peu concave en son milieu; c'est par cette cavité qu'elle reçoit le cristalin. Elle est revêtuë d'une petite tunique transparente, & tres déliée, qu'on appelle VITRE'E, par laquelle elle est séparée des autres humeurs. *La tunique vitrée.*

Son usage est de dilater les rayons visuels à mesure qu'ils sortent du cristalin; & de les porter ainsi dilatés à la retine. Ceux qui croyent que la vision se fait dans le nerf optique, veulent qu'elle serve à réünir en un point les rayons qui se sont brisés en passant par le cristalin, afin que l'image soit representée à la vuë. *Son usage.*

L'HUMEUR CRISTALINE, que les Grecs appellent κρυσταλλοειδής, est ainsi nommée à raison de sa transparence semblable à celle du cristal: On l'appelle aussi GLACIALE, parce qu'elle ressemble à de la glace tres pure. Elle est plus solide & plus resplendissante que les deux autres humeurs, & elle est engendrée de la partie la plus pure de la semence. *L'humeur cristaline.*

Elle remplit par sa partie de devant le trou de l'uvée, & par celle de derriére elle est reçûë dans l'enfoncement ou cavité de l'humeur vitrée, à laquelle elle est tres fortement adhérente. Elle est un peu plus plate sur le devant que sur le derriére où elle est plus ronde, quoiqu'il semble que cette figure change un peu selon les differentes affections de l'œil.

Elle est environnée d'une tunique transparente, laquelle lui est particuliére: On l'appellée TUNIQUE CRISTALOÏDE, & aussi à raison de sa tissure extrêmement mince, ARANE'E. Les Grecs la nomment ἀραχνοειδής. Ce nom n'agrée pas à Riolan, à qui presque tout ce qui ne vient pas de lui, déplaît. Par cette tunique l'humeur cristaline est distincte des autres humeurs, & la tunique vitrée lui est à la verité étroitement unie; mais neanmoins elle en est differente. Riolan ne reconnoit absolument point cette tunique, pas même dans la partie de devant; il croit seulement qu'en cet endroit-là elle est tres polie, à cause de l'épaisseur du cristalin. Mais l'experience oculaire détruit entiérement cette opinion: En éfet, si on regarde de prés, on verra facilement que cette tunique, quoiqu'elle soit tres délicate, peut neanmoins être en quelque maniére arrachée; & que si on y fait une légére incision, il s'écoulera un peu de l'humeur qui est sur le devant. Jul. Casserius *en son trait. de l'org. de la vûe, Sect. 7. ch.* 36. est de cét avis; *Et même*, dit-il, *je l'ai démontrée à l'œil séparée du cristalin.* *La tunique Aranée, ou cristalloïde.*

*L'usage du cristalin.* Les rayons des choses visibles aiant été dilatés dans l'humeur aqueuse, sont dabord & en premier lieu reçûs dans cette humeur-ci cristaline, & de là ils passent à la retine par l'humeur vitrée ; d'où enfin ils sont presentés à l'organe du sens commun. A raison donc du premier assemblage, reünion ou reception des rayons, l'humeur cristaline est le premier instrument de la vûë ; mais à raison de la perception, c'est la retine ; parce que c'est par son moyen que ces rayons, ainsi reçûs, sont presentés à l'organe du sens commun, dans lequel ils sont perçûs. Au reste, il y a entre les parties de l'œil une si étroite union, qu'elles ne peuvent agir les unes sans les autres ; & le moindre vice de l'une d'entr'elles, quelque vile qu'elle soit, comme de l'humeur aqueuse, blesse la principale action de tout l'organe.

*Si c'est une partie du corps.* Il se presente ici un doute à resoudre touchant le cristalin & l'humeur vitrée ; sçavoir, si on doit les conter parmi les parties du corps ? A l'égard du cristalin il faut dire, qu'il en est veritablement une, parce qu'il est couvert de la tunique aranée qui lui est propre ; qu'avec les autres parties il fait l'action de la vûë, qu'il vit, qu'il est nourri, qu'il a sa circonscription ou ses limites déterminées, qu'il s'engendre dans la matrice, qu'il est un corps uni à un tout, lequel, conjointement avec d'autres parties, il acheve, lui étant joint d'une vie commune, & étant disposé & destiné pour lui servir en ses fonctions, & usages : & ainsi si l'on examine de prés & à fond sa substance, ce n'est pas veritablement une humeur, mais un corps assés ferme & solide, qui dans les poissons (si on les fait cuire) se divise en fibrilles, & qui même est beaucoup plus ferme que la graisse, que le cerveau, que la moële, &c. C'est pourquoi Galien *au 1. de la méth. ch.6.* & *au 1. des cauf. des simpt.* la met avec justice dans le nombre des parties ; non seulement des similaires, parce qu'elle se divise en des parties entr'elles semblables ; mais encore des organiques, parce qu'elle est destinée pour faire l'action de la vûë, & que pour cette fin là, (tout ainsi que les autres parties organiques, ) elle a une conformation certaine, déterminée & sensible.

Si l'on fait la même question sur l'humeur vitrée, il faut la decider par les mêmes raisons ; & quoique quelques-uns disent que le cristalin est nourri de cette humeur-ci vitrée, c'est neanmoins tres improprement & tres mal à propos qu'ils le disent ; (peut-être parce que, comme d'autres pensent, elle prépare l'aliment du cristalin) puisqu'elle ne nourrit pas plus le cristalin que le cœur nourrit les bras, & en effet le cristalin n'a pas besoin pour sa nourriture d'une partie si grande & si transparente, & il peut aussi-bien que les nerfs, la moële, le cerveau, & les autres parties blanchâtres, être nourri de sang.

*Si ces humeurs ont du sentiment.* Jul. Casserius Placentinus a été le premier qui *en son trait. de l'org. de la vûë, Sect. 1. chap. 36.* a proposé une autre question touchant ces humeurs. Il demande si elles ont le sentiment du toucher ? Et il le leur attribuë tres vif. Pour moi je l'accorde tel à leurs membranes ; mais je n'en attribuë point du tout à la substance de l'humeur ; par la raison qu'il n'y a que les seules membranes qui soient l'organe du toucher. En la même maniére que les dents, & les os, quoique de leur propre substance ils soient absolument destitués de ce sentiment, neanmoins leurs periostes sentent, & ainsi on dit vulgairement qu'ils ont du sentiment.

L'œil ainsi formé de toutes ces parties que l'on vient de décrire, reçoit par les esprits animaux qui y influent en abondence par le nerf optique duquel nous avons parlé ci-dessus *au ch.*8. la force ou faculté de voir. Or ces esprits s'y écoulent tantôt en plus grande, tantôt en moindre quantité ; d'où vient que les yeux en étant tantôt plus, & tantôt moins gonflés, voyent aussi tantôt plus, & tantôt moins nettement : Ainsi, ils sont gonflés dans les jeunes gens, dans les plethoriques, dans ceux qui sont en colere, ou yvres ; & moins enflés dans les vieillards, en ceux qui sont beaucoup addonnés aux exercices de Venus, & en ceux qui sont tristes, & consumés par une longue abstinence : on dit aussi que les vierges ont les yeux plus pleins & plus gonflés que celles qui ne le sont plus. Or quoique le gonflement moderé de l'œil par les esprits rende la vûë plus perçante, il ne s'ensuit pas neanmoins de là que dans toutes les enflûres ou gonflement de l'œil, la vûë devienne pénétrante ; parce que l'on voit le contraire en ceux qui sont yvres, dans lesquels la vûë n'est point vive, à cause de l'influence tumultueuse, irreguliére, & sans ordre des esprits.

*L'action des yeux.*

Tout le monde sçait que la vision est la propre & unique action des yeux.

*Definition de la vûë.*

OR LA VISION EST UN SENTIMENT, PAR LEQUEL DU DIFFERENT MOUVEMENT DES RAYONS VISUELS, REÜNIS DANS L'HUMEUR CRISTALLINE, ET DANS LA VITRÉE, ET HEURTANT ENSUITE CONTRE LA RETINE, L'AME PERÇOIT LES COULEURS AVEC LA LUMIÉRE, LA SITUATION, LA DISTANCE, LA GRANDEUR, LA FIGURE, ET LE NOMBRE.

Quant à la maniére dont se fait la vision, son milieu, son objet, & plusieurs autres choses qui la concernent ; il faut en consulter les Philosophes qui en ont déterminément écrit l'histoire : car pour ne pas faire ici un trop gros volume, j'omettrai d'en parler ; d'autant que si l'on n'en parle que briévement, on ne sçauroit la traiter ni suffisamment, ni assés parfaitement, & qu'elle demande un traité entier, tel qu'est celui qu'entre plusieurs autres Descartes a tres parfaitement écrit *en son liv. de la dioptrique*, comme aussi *au liv. de l'homme art.* 18. 19. & 20. Jul. Casserius Placentinus *en son trait. de l'org. de la vûë*, & Plempius *dans son Ophtalmographie*, ont traité de même cette matiére tres amplement.

# CHAPITRE XVIII.

## *Des Organes de l'ouye, & de l'Ouye.*

TOut ainsi que l'Autheur de la nature a placé les yeux en la partie la plus haute du corps comme deux sentinelles, afin que l'homme pût mieux contempler les ouvrages merveilleux de sa toute puissance, & voir à même tems les choses qu'il lui est permis de desirer, ou celles qu'il doit fuir; de-même aussi, afin qu'il lui fut facile de cultiver la sagesse, & les sciences, il a situé aux côtés des yeux les organes de l'ouye, que les Latins appellent AURES, mot général, (par lequel ils designent, quoi qu'improprement tous les instrumens de l'ouye,) qu'ils dérivent de, *Auriendis vocibus*, tirer, recevoir les sons, les paroles. Les Grecs les nomment ὦτα, & οὔατα. Ces organes sont destinés pour avertir du bien & du mal qui est prêt d'arriver, & qu'il n'est pas possible de découvrir, soit à cause des tenebres ou des corps opaques qui sont entre deux, ou du trop grand éloignement: & ils ont été placés en ce lieu élevé, afin qu'ils puissent recevoir plus facilement les impressions de l'air agité, dont les circonvolutions ou mouvement en rond se portent naturellement vers le haut.

*Le nombre des organes de l'ouye.* L'Auteur de la nature a créé ces organes de l'ouye doubles, afin que l'un étant empêché, l'autre pût supléer en sa place à l'exercice de sa fonction; il les a aussi placés en la region des temples, un de chaque côté, afinque comme les sons doivent être ouys, tant du côté droit du corps, que du gauche, ils fussent mieux reçûs. Or une partie de ces organes est située en déhors & visible aux yeux; l'autre est interieure, cachée & renfermée dans les cavités de l'os pétreux.

*L'oreille exterieure.* La partie exterieure de l'oreille, étenduë en maniére de van, laquelle n'est pas la principale partie de l'organe de l'ouye, mais seulement celle qui aide, ramassant, réünissant, & recevant la premiére les sons, est appellée par les Grecs οὖς, & par les Latins AURIS; & sa partie d'en haut *aîles*, ou *Pinna*: (Les Grecs la nomment πτερύγωμα) celle d'en bas, qui est le lobe mol, a été nommée de tout tems *oreille inferieure*, & *lobes*. Spigelius neanmoins designe toute la surface exterieure de l'oreille par le mot *Auricula*.

*Sa grandeur.* La grandeur de l'oreille est assés modique, & sa figure est demi-circulaire & agreable; Elle a plusieurs protuberances, & plusieurs cavités, entre lesquelles le son qui y est reçû avec l'air, s'arrête quelque peu, s'émousse & se brise, afin qu'ensuite il s'introduise plus droit, & moins impetueusement dans les cavités interieures. D'où vient que ceux à qui cette partie a été enlevée, ont l'ouye beaucoup moins fine, & n'entendent les voix que confusément, avec un certain murmure, semblable au son ou bruit d'une eau courante. Ainsi ceux qui sont durs d'oreille, ont coûtume de s'appliquer la main creuse aux oreilles, afin de recevoir plus d'air agité, c'est à dire plus de son, & pouvoir mieux entendre.

*Helix. Anthelix. Tragus. Antitragus.*

La protuberance exterieure qui compose le circuit de l'oreille, est, à raison de sa tortuosité, appellée HELIX, & celle qui lui est opposée *Anthelix*. Celle qui regarde les tempes TRAGUS, ou HIRCUS, parce qu'en certains elle est couverte de poils en forme de barbe de bouc; & celle qui lui est opposée, & d'où pend le lobe, ou oreille inferieure, est nommée ANTITRAGUS, celle-ci est en quelques-uns couverte de poils.

*L'Alvearium.*

La cavité interieure, qui est l'entrée du trou ou conduit auditif, est appellée par quelques-uns *Alvearium*, & par les Grecs κυψέλη; parce qu'il s'y ramasse un espece de suc ou excrement jaune que l'on nomme *Cerumen*; l'exterieure, qui est la plus grande, est appellée COQUILLE, κόγχη, à raison de ses détours; mais la troisiéme, qui est comprise entre l'helix & l'anthelix, n'a encore jusques à present point eu de nom particulier.

*Indications tirées des oreilles.*

Les Anciens ont tiré plusieurs indications de la figure & de la grandeur de l'oreille. Aristote & Galien disent que les oreilles droites & de mediocre grandeur sont marque de bonnes mœurs. Polemon, Loxus, Adamantius & Albert écrivent que celles qui sont comme quarrées, & les semi-circulaires de mediocre grandeur, indiquent la force, le courage, & la perfection des sens : Les mêmes rapportent que les grandes oreilles signifient stupidité, imprudence, grand babil, mais aussi tres bonne memoire : & selon Rases & Pline aprés Aristote, elles présagent longue vie. Aristote, Galien, & Polemon, disent que les oreilles tres petites indiquent que l'homme est stupide, de méchantes mœurs, & porté à la luxure. Polemon, Adamantius, & Albert aprés Loxus, témoignent que les oreilles petites & pendantes, comme dans les chiens, & aussi celles qui sont courtes & plates, sont marque de simplicité & de folie. Polemon, Albert, & le Conciliateur rapportent que les oreilles longues & étroites, démontrent que l'homme est envieux & méchant. Ceux qui ont les oreilles trop courtes, & mal taillées, sont, au sentiment de Polemon, d'Adamantius & d'Albert indociles, & peu traitables; ceux, au contraire, qui les ont bien taillées, sont d'un naturel docile. Lorsque le lobe ou bout d'en bas de l'oreille est joint & attaché à la chair de la machoire, c'est un témoignage selon Avicenne, de folie, & de vanité.

*Les parties de l'oreille.*

L'oreille est composée de plusieurs parties, dont les unes sont communes, les autres propres.

Les communes sont la cuticule, la peau tres mince, la membrane nerveuse qui est au dessous, & dans le lobe inferieur un peu de graisse.

Les propres sont le cartilage, les muscles, les vaisseaux.

*Le cartilage.* Le cartilage qui compose la partie haute & la plus ample de l'oreille, & qui la soûtient étenduë, est attaché à l'os pétreux par un fort ligament qui vient du pericrane.

Ce cartilage est presque immobile dans l'homme, & il y en a peu qui puissent mouvoir les oreilles selon leur volonté. Schenckius neanmoins *au liv.* 1. *de ses Observ. au tit. des oreilles*, en a ramassé des exemples tres rares; Ce mouvement se fait par le moyen de quatre muscles, (Jul. Casserius *Sect.* 1. *de l'organ. de l'ouye chap.* 4. dit en avoir trouvé six,) qui sont tres petits, tres délicats, & à peine visibles, lesquels sont auprés de ce cartilage; Galien, à cause de leur extrême petitesse, les appelle *Perigrafes*, ou *lineamens de muscles*.

*Les muscles.* Le *premier* de ces muscles est commun à l'oreille & aux deux lèvres, & tire l'oreille en enbas vers le côté. Il s'implante en sa racine au dessous du lobe, & il fait une portion du petit muscle quarré qui meut les joües & la peau du visage.

Le *second* s'appuye sur le muscle temporal, & meut l'oreille vers le haut & en dedans; il descend proche le commencement du muscle du front, & se retréssissant peu à peu, il s'insere en la partie superieure de l'oreille.

Le *troisiéme* élève un peu l'oreille vers le derriére. Il prend par un principe étroit son origine du commencement de l'occiput, au dessus de la production mammillaire; ensuite devenant plus large, il va tantôt par deux, tantôt par trois tendons, s'inserer dans le derriére de la racine du cartilage.

Le *quatriéme*, qui a un usage commun avec le précédent, & qui par un large principe vient de la production mammillaire, dégénère en tendon, dont quelques-uns décrivent trois insertions dans la racine du cartilage.

Ces muscles sont tres grands dans les bœufs, dans les chevaux, & dans plusieurs autres animaux; & souvent en plus grand nombre; d'où vient que ces animaux peuvent facilement mouvoir les oreilles, & en chasser les mouches, & tout ce qui les incommode.

*Les vaisseaux.* L'oreille a trois sortes de vaisseaux.

1. Des arterioles qui viennent des carotides, dont une des plus grandes parcourt l'antitragus & l'anthelix, & passant au dessus de la machoire superieure, fournit à chaque dent le sang vital, avec lequel il s'y porte souvent des humeurs acres qui causent des cruels maux, que l'on appaise en coupant par un cautère actuel ce rameau d'artère dans l'anthelix, ainsi que j'ai vû tres souvent avec admiration :

*Remede pour l'Odontalgie, ou douleur des dents.*

&

& qu'il est remarqué par Bauhin. Riolan rapporte avoir vû un homme à Paris qui par cette maniére de guerir faisoit des grands gains. Nous en avons aussi connu ci-devant un dans la Gueldre qui guerissoit les maux des dents par cette même méthode.

2. Des venules, qui de l'oreille vont se décharger aux jugulaires.

3. Deux petits nerfs, lesquels venans de la seconde paire de la moële enfermée dans les vertebres du col, parcourent les côtés, & la region du derriére de l'oreille; ausquels se joint un petit rejetton, qui par le trou aveugle vient de la portion dure de la cinquiéme paire.

*Les glandes Parotides.*

Il y a en déhors, tout auprés des oreilles, non seulement sur le derriére, mais encore au dessous, & aux deux côtés, plusieurs glandes épaisses, & tres considerables, que l'on appelle PAROTIDES. Entre lesquelles on en trouve deux d'une grandeur considerable, couchées l'une sur l'autre. Sylvius & Nic. Stenon appellent la plus petite, laquelle est située plus sur le devant, *Conglobée*; & la plus grande, laquelle est comme composée de plusieurs fragmens glanduleux, *Conglomerée.* Le même Stenon a donné une tres claire description de l'une & de l'autre, selon qu'il les a trouvées dans des têtes de veaux. Ces deux glandes servent d'apui aux vaisseaux ascendans, & on les appelle vulgairement Emonctoires du cerveau, parce qu'elles reçoivent les humeurs sereuses qui se séparent du sang arteriel, desquelles elles se déchargent par le moyen de certains vaisseaux lymphatiques & salivaires (ainsi qu'on verra *au ch. 24. suivant*,) & aussi parce qu'il se ramasse quelquefois en elles beaucoup d'excremens pituiteux. Outre ces glandes il y en a encore beaucoup d'autres dans tout l'espace qui est au dessous des machoires, dans lesquelles les écroüelles & autres semblables affections s'engendrent. Celles ci neanmoins ne sont pas désignées par le nom de parotides: Warthon les appelle jugulaires. Elles sont en grand nombre, mais tres petites; & leur situation n'est pas seulement dans l'étenduë du col, mais dépuis la production stiliforme, auprés de la machoire inferieure & aux côtés des thyroïdiennes (dont on a parlé *au liv.2. ch. 15.*) elles descendent entre l'épine & les vaisseaux thorachiques dans le thorax; & jusques à cét endroit-là elles sont tres visibles, principalement dans les enfans nés dépuis peu; mais elles ne le sont pas tant dans les adultes, où à peine les peut-on découvrir. Stenon en parle tres pertinemment *dans ses Observ. anat.*

*L'organe interieur de l'ouye.*

La partie interieure de l'organe de l'ouye est contenuë dans la production petreuse de l'os des tempes, (dequoi voyez *au liv. 9. ch.6.*) en partie afin qu'à raison de la dureté du lieu, elle soit plus en sûreté contre l'impetuosité fortuite des objets exterieurs; & en partie afin que le son en soit mieux conservé; à quoi ce lieu est tres propre, à cause de sa secheresse & de sa dureté.

Il y a en cette partie interieure plusieurs choses à considerer ; sçavoir, differentes cavités, dont les quatre principales sont le TROU, ou CONDUIT DE L'OUYE, ou CONDUIT AURICULAIRE, le TIMPAN, le LABYRINTE, & la COQUILLE ; de plus la membrane du timpan, deux muscles, quatre osselets, l'air que la nature a mis en cette cavité, & les vaisseaux.

Or on démontre plus facilement & plus distinctement la structure de ces parties dans les enfans & les jeunes gens, que dans les adultes. En éfet, aiant arraché l'épiphise osseuse interieure de l'os pétreux, laquelle se sépare facilement dans les petits enfans, on découvre dabord le muscle interieur avec la petite glande qui lui est jointe, les trois osselets, & le filet qui est attaché au timpan, mais on ne peut pas facilement voir les cavités ; sçavoir la coquille, le labirinte & la conque, parce que dans les enfans nouveau-nez le labirinte n'est pas encore creusé, comme dans les adultes.

*Le conduit de l'ouye, ou auriculaire.* On appelle CONDUIT DE L'OUYE, ou CONDUIT AURICULAIRE, cét antre qui commençant à l'extremité de la conque de l'oreille exterieure, tend vers les parties interieures, & est couvert d'une peau tres mince qui vient du pericrane, & qui le revêt jusques aux bords du timpan.

Il monte tant soit peu vers le haut en tournoiant ; soit, afin que du déhors il ne tombe rien dans l'oreille, & que ce qui y seroit tombé, ou qui s'y seroit interieurement ramassé, ne se portât trop facilement vers le bas par cette pente : soit pour briser un peu l'impulsion trop violente de l'air agité, & que par ce moyen il hurte moins fortement contre le timpan.

*Le cerumen* Il se ramasse dans ce conduit un certain suc jaune, bilieux, amer, épais, & visqueux ; que les Anciens ont appellé CERUMEN, & les Grecs κυψέλιδα, à raison de la ressemblance qu'il a avec de la cire molle ; & aussi à raison de sa couleur semblable à celle du miel, ils ont nommé ce conduit, ALVEARE, & les Grecs l'appellent κυψέλη.

*Alveare.*

*La membrane du timpan.* Interieurement, à la fin du conduit de l'ouye, il y a une certaine membrane nerveuse, orbiculaire, & transparente ; & dont la situation est en penchant, regardant vers le bas. Elle couvre l'oreille interieure en forme de voile ; elle a, à raison des petits nerfs qu'elle reçoit, & qui rampent sous elle, un sentiment tres exquis ; & elle est tres déliée & tres seche afin qu'elle retentisse mieux : mais cependant elle est un peu tenduë & assés ferme, afin qu'elle ne soit pas offencée par les atteintes de l'air, lorsqu'il s'y jette avec impetuosité.

Hipocrate a appellé cette membrane PELLICULE DU CONDUIT DE L'OUYE, Aristote la nomme *Meninge*, Galien *operimentum*, *voile*, *couverture*, les Barbares *myringa* ; & les Nouveaux plus à propos, à raison de la cavité qui est au dessous, MEMBRANE DU TIMPAN.

Jul. Casserius croit qu'elle nait du pericrane ; d'autres attribuent son origine à la pie-mere, d'autres à la dure-mere, & d'autres à l'expansion d'un rameau nerveux de la cinquiéme paire. Bauhin estime qu'elle a une substance qui lui est propre, & qui est differente de celle des autres membranes ; & qu'ainsi elle n'a son origine d'aucune autre, mais qu'elle est engendrée de la semence même au tems de la premiére conformation ; ou si on est obligé de dire qu'elle procede de quelqu'autre, il faut nécessairement conclure qu'elle vient du perioste, d'autant que l'on voit dans la tête des enfans, qu'elle lui est étroitement unie. Vesling la prend pour une expansion du perioste ; & il dit que de tems en tems on la trouve double, & que souvent elle est couverte d'une petite croute, formée par des excremens condensés. *Son origine.*

Elle est fortement attachée à l'orbite ou cercle osseux de la cavité qui est au dessous, quoique dans la region superieure du conduit de l'ouye sa connexion soit un peu plus lâche, ce qui fait qu'elle se recourbe en quelque maniére en son milieu, afin qu'elle soit mieux & plus parfaitement reçûë dans cette cavité. *Sa connexion.*

Or afin qu'elle retentisse mieux, & plus clairement, elle a à son dos une corde bandée en la même maniére de la corde d'un tambour militaire. Les Anatomistes disent communément que cette corde lui est transversalement unie, & qu'elle est tenduë selon tout son diametre : Mais Jul. Casserius a observé qu'elle ne lui est ni unie, ni tenduë, selon toute l'étenduë de son diametre, mais seulement environ selon sa troisiéme partie. *La Corde.*

Les Anatomistes disputent entr'eux touchant la nature de cette corde. Bauhin croit qu'elle est ou un nerf, ou un ligament, ou quelque chose qui participe des deux. Eustachius dit qu'elle est un petit nerf qui vient de l'un des deux petits rameaux de la quatriéme paire. Vesal conclud qu'elle est un corps nerveux. Volcherus Coiter est du sentiment de Bauhin : Fallope & Casserius, desquels Rolfincius semble n'être pas trop different, sont de celui de Vesal. *Sa substance.*

Le timpan a deux petits muscles pour le mouvement des osselets ; ou comme Riolan aime mieux, pour faire & regler le mouvement de tension, ou de relâchement de la membrane même du timpan. On perçoit manifestement ce mouvement lorsqu'on dresse les oreilles pour écouter attentivement. *Les muscles du timpan.*

L'un de ces deux muscles ; sçavoir l'exterieur, prend naissance par un large principe du sinus superieur & interieur du conduit de l'ouye, & devenant ensuite peu à peu plus court, & par un tendon tres délié, contigu à la membrane du tambour, il se porte jusques au petit marteau, qu'il étend tant soit peu, & retire vers le haut, conjointement avec la membrane même. Eustachius donne en ses termes la maniére de trouver ce muscle. *Vous couperés*, dit-il, *l'os pétreux à l'endroit où il est gravé d'une ligne presque superficielle qui pénètre peu avant, & à l'endroit le plus mince de l'os des tempes, où il s'avance le plus sur le devant : Vous ouvrirés ensuite son écaille ; & vous verrés incontinent ce muscle, dont la constitution, quoiqu'il soit le plus petit de tous, est aussi parfaite que celle de tout autre. Il nait d'une substance semblable aux ligamens, à l'endroit où l'os cuneiforme se joint à l'os des tempes. Il devient ensuite & plus charneux, & plus large, environ jusque vers son milieu ; mais enfin se retrécissant insensiblement, il dégénère en tendon tres délié, qui s'insere dans la grande apophise du marteau, vis à vis sa petite apophise.*

L'autre muscle, qui est l'interieur, est situé dans l'os pétreux, & il prend sa naissance environ dans l'endroit où la production pétreuse se joint à l'os cuneiforme ; de là il se porte directement au marteau quelquefois par un simple tendon, mais le plus souvent par deux, par l'un desquels il s'insere ou s'attache à la production la plus élevée de ce petit os, & par l'autre à son manche, tirant obliquement sa tête, & la ramenant de l'enclume au dedans.

Ces deux muscles meuvent la membrane avec les osselets, vers le haut & vers le bas, alors principalement que nous voulons disposer & exciter ces parties pour entendre plus parfaitement.

*L'usage de la membrane.* Cette membrane étant ébranlée par les corps résonans, meut l'air qui est enfermé au dedans, lequel est le milieu interieur de l'ouye, & sans le mouvement duquel on ne sçauroit oüir. Si cette membrane est trop épaisse, ou dés la naissance, ou qu'elle le devienne par maladie, ou qu'elle s'enduise de quelque excrement mucilagineux, en sorte qu'elle ne puisse pas facilement se mouvoir, on a alors grande difficulté d'entendre, & si elle se rompt, ou que de naissance elle soit immobile, il s'en ensuit une surdité incurable.

*Le Timpan.* Aprés qu'on a levé cette membrane on voit cette grande cavité que les Nouveaux appellent TIMPAN, dont la surface interieure est inégale par plusieurs petites élevations, & par plusieurs sinus.

*Les quatre osselets.* Il y a dans cette cavité quatre osselets tres petits, & tres durs, *le Marteau*, *l'Enclume*, *l'Etrier*, & *l'Os orbiculaire*, ou *l'Ecaille*, lesquels, quoiqu'ils soient sans membranes, ou periostes, neanmoins vers leurs extremités par lesquelles ils s'unissent ensemble, ils sont entourés d'un petit ligament qui vient de celui qui tient la membrane du timpan tenduë en la maniére du nerf qui fait bander la peau d'un tambour de guerre ; d'où vient qu'on lui a donné le nom de CORDE ou FILET. On en a parlé un peu ci-devant.

*Leur inventeur.* Ces osselets ont été inconnus aux Anciens ; les deux premiers ont été découverts par Jacq. Carpus, le troisiéme par Ingrassias, par Eustacius, & par Colombus, & le quatriéme par Franç. Sylvius.

Il y a cela de remarquable touchant ces osselets, qu'en quel âge que ce soit ils sont toûjours égaux en situation & en grandeur, & qu'ils ne sont point plus petits dans les nouveau-nés que dans les adultes. Les enfans neanmoins entendent un peu moins parfaitement à cause de la trop grande humidité des autres parties de l'organe : peut-être aussi à cause que quoique les osselets aient veritablement en cét âge-là leur juste grandeur, ils sont neanmoins moins solides & moins durs. En éfet, ils sont interieurement un peu fongueux, ainsi que Colombus & Casserius le témoignent.

Le *premier* osselet que l'on appelle MARTEAU, parce qu'il en a en quelque maniére la forme, ou plûtôt à raison de son usage, s'articule par sa tête qui est ronde & petite, dans la cavité de l'enclume ; & cela par le moyen d'un ligament lâche : Il s'amoindrit ensuite en ce qu'on appelle son col, & s'étant avancé plus loin en forme de queuë refléchie, il s'attache fortement à la membrane du timpan, un peu au delà de son milieu, & environ vers son propre milieu il a deux apophises ; l'une courte à laquelle s'attache le tendon du muscle interieur ; l'autre plus longue, mais plus mince, laquelle est appuyée sur l'orbite du timpan, & s'attache au tendon du muscle exterieur de l'oreille. *Le marteau.*

Le *second* osselet est appellé L'ENCLUME à raison de son usage, & il represente en quelque façon une dent macheliére, munie de deux racines. Il est au dessous du petit marteau, dont en sa partie superieure il reçoit la tête, & à sa partie inferieure il a deux apophises ; l'une courte, laquelle s'appuye sur l'os de la cavité posterieure du timpan ; l'autre qui est plus longue, mais plus déliée, est attachée par un ligament assés lâche, mais ferme, à la petite tête de l'étrier. *L'Enclume*

Le *troisiéme* osselet est appellé ETRIER, à raison de sa ressemblance avec un étrier dont on se sert pour monter à cheval. Il s'appuye sur la coquille ; & par sa figure ovale, & par son contour il répond à la fenêtre ovale, à laquelle il est en toute sa circonference attaché par un ligament lâche, en sorte qu'il peut bien être poussé dans le sinus ; mais il ne peut pas en être tiré ni élevé sans quelque force. Il est en sa partie superieure en forme d'arc, & il a deux jambes tres minces, un peu creuses, lesquelles s'inserent dans la base transversale. Il a en son sommet une tres petite tête ronde & polie, par laquelle, ainsi qu'on l'a dit ci-devant, il est attaché par le moyen d'un ligament tant soit peu lâche à l'apophise de l'étrier. *L'Etrier.*

Le *quatriéme* osselet est tres petit & rond, c'est pourquoi on le nomme OS ORBICULAIRE. Il est en l'un de ses côtés, & par le moyen du petit ligament attaché à l'étrier, justement à l'endroit où il se joint à l'enclume. Lindanus l'appelle CUILLER, & lui attribuë trois apophises. *L'Os orbiculaire.*

On voit un peu plus bas vers l'interieur, un trou ou conduit rond qui se portant entre les deux muscles de la gorge, va en partie *Le Conduit qui va dé-*

*puis le timpan iusques à la gorge.* il s'insere dans la membrane épaisse du palais, auprés de la racine de la luette, là où finit l'os superieur du palais, & en partie il entre dans la cavité de la racine qui est de son même côté, par un aboutissement ou fin ample, & cartilagineuse, couverte de la tunique fongueuse des narines en forme de valvule; ou, comme pense Riolan, d'une membrane ligamenteuse laquelle renferme les tonsilles. Par ce conduit, ou trou, les humidités qui contre l'ordre naturel se ramassent dans le timpan, s'écoulent dans le palais; ( Aquapendens témoigne qu'il a trouvé plusieurs fois la cavité interieure de ce conduit enduite de beaucoup de mucosités, sur tout dans les petits enfans: ) c'est aussi par ce même conduit que le son excité dans la bouche, entre dans l'oreille; d'où vient que ceux qui ont l'oreille dure, entendent mieux en ouvrant la bouche, & retenant à même tems leur haleine.

Fallope & Dulaurent croyent qu'il y a une petite peau ou valvule apposée interieurement à ce conduit, laquelle regarde vers le palais & les narines, & empêche que les vapeurs qui s'en élevent, n'entrent dans les amphractuosités des oreilles. Riolan neanmoins dit qu'on n'y en trouve point; mais peut-être que cette membrane, à raison de son extrême tenuité & petitesse, a été mieux connuë par Fallope, & par Dulaurens par la raison seule, que Riolan n'a pû la voir par ses propres yeux. Car la raison enseigne qu'il y a nécessairement quelque chose en ce conduit-là qui s'oppose aux vapeurs qui s'élevent d'en bas, & qui empêche que l'organe de l'ouye n'en soit pas incommodé, & troublé en sa fonction: mais que ce soit une valvule, je n'oserois l'assûrer. Il semble que la membrane fongueuse des narines, & la tunique molle interieure du palais qui sont apposées aux extremités de ce conduit, sont tres suffisantes pour cét usage: En éfet, elles permettent facilement le passage aux humeurs qui s'écoulent de l'oreille; mais elles empêchent absolument l'entrée à celles qui s'élevent de la gorge, & des narines; par la raison qu'elles s'affaissent, & se plissent en rides.

*Observation.* Si dans cette cavité du timpan il s'y arrête des humeurs excrementeuses trop cruës, qui par leur viscosité bouchent ce conduit, & qu'il s'y en ramasse en trop grande abondance, comme il arrive quelquefois dans le gravedo, l'ouye alors en est incommodée; & il s'en ensuit une tension extrême du timpan, laquelle cause souvent des douleurs aiguës, qui pour l'ordinaire s'adoucissent en attirant fortement grande quantité d'air par les narines, & crachant ensuite; Car par cét éfort ce canal s'ouvrant un peu du côté du palais & des narines; les humeurs qui y sont ramassées, sont, comme par un espece de succement, attirées en ces endroits. Quelquefois ces humeurs, par l'application des topiques discussifs, ou seulement par la chaleur propre des parties des environs, sont attenuées, & reduites en vapeurs, ou vents; ( d'où vient le bruit ou le tintement d'oreille, ) ce qui les rend plus fluides en sorte qu'elles peuvent facilement s'écouler de nouveau par ce même conduit. Mais si elles y séjournent trop long tems, il arrive souvent que la tunique qui révet interieurement ce conduit, se rompt, & alors elles s'évacuent déhors par cette ouverture avec grand soulagement ; cét écoulement dure quelquefois plusieurs jours en grande quantité, jusques enfin que ce canal en est entiérement débouché, & alors ces humeurs reprennent leur chemin ordinaire. Or dans les maladies des oreilles le Medecin doit avoir beaucoup d'égard à ce canal : En éfet, les humeurs grossiéres sont facilement, par le moyen des masticatoires, évacuées par cette voye ; & quelquefois secoüées & poussées déhors par les sternutatoires ; ainsi que l'experience le fait voir.

*Les trous.* On trouve au milieu de la cavité du timpan deux trous, dont l'un, sçavoir le plus grand & le plus élevé, qui est situé environ dans le milieu de la voute, & qui est bouché par la base de l'étrier, est appellé, à raison de sa figure ovale, Fenétre ovale ; & dans sa partie de derriére il s'ouvre dans le labirinte par une considerable ouverture : L'autte trou qui est plus petit, qui est situé plus en bas, & qui est rond, est nommé Fenétre ronde. Celui-ci demeure toûjours ouvert, & n'est bouché par aucun corps. Il est partagé par une écaille osseuse en deux canaux, dont l'un, avec la fenêtre ovale, va à la coquille, & l'autre dans le labirinthe.

*La fenêtre ovale.*

*La fenêtre rondo.*

*Le labirinte.* Or le Labirinthe est une cavité beaucoup plus petite que le timpan ; Fallope l'a le premier nommé de ce nom, à cause que les demi-cercles osseux, creux & revetus d'une petite membrane tres déliée, reviennent par plusieurs détours dans la même cavité ; mais Platerus la nomme Fodina, *Mine*. La fenêtre ovale s'ouvre en cette cavité-là, laquelle a outre cela cinq autres trous, dont l'un s'ouvre vers la fin de la spire la plus large de la coquille, & les autres, qui sont si petits qu'à peine un cheveu pourroit y entrer, donnent passage aux fibrilles tres déliées du nerf auditif, qui va à la membrane qui entoure interieurement le labirinte.

*La coquille.* La Coquille, ou Limaçon, ainsi appellée à cause de sa ressemblance avec une coquille, est plus petite que le labirinthe ; mais cependant elle est une cavité tres considerable, laquelle a deux, trois, & quelquefois quatre spires, revetuës d'une membrane tres mince, dans laquelle de tres petites fibrilles du nerf de la cinquiéme paire, viennent s'inserer par trois, & quelquefois quatre petits trous.

Cette cavité est appellée par Fallope, *aveugle*, parce qu'elle n'a aucune sortie, neanmoins Casserius dit qu'il y a un conduit, qui de cette cavité va jusqu'au trou du nerf auditif. Riolan & Rolfincius l'ont aussi découvert ; & Rolfincius doute si ce n'est pas par ce conduit que l'excrement bilieux du cerveau s'écoule dans l'oreille.

Riolan écrit que ni ces cavités, ni le labirinthe, ni la coquille, ne sont en aucune maniére revetuës de membrane, non pas même du perioste, & que l'os est entiérement nud, afin qu'il retentisse mieux ; mais comme les os nuds ne peuvent sentir aucun retentissement, il faut nécessairement que ceux-ci soient revetus d'une petite membrane qui naisse de l'expansion du nerf ; par laquelle la commotion de l'air est ressentie. Fallope a aussi remarqué *en ses Obs.* que cette petite membrane est tres déliée, & tres molle : *Que cette membrane*, dit-il, *soit l'expansion d'un nerf, ou quelqu'autre chose, il n'importe ; mais il est tres vrai-semblable qu'elle prend son origine de quelques rejettons de nerfs.*

Outre cela, le même Riolan écrit *en son Enchiridion*, que ces cavités sont tres étroites dans les enfans nez depuis peu, & qu'on ne peut y voir le labirinte aussi facilement que dans les adultes. Vesling au contraire *en son anat. ch.*8. écrit que le timpan, le labirinte, & la coquille y sont tres manifestes, & qu'ils y approchent de leur perfection, autant par leur grandeur que par la simetrie de leur figure ; afin que l'homme qui devoit être orné de toutes sortes de sciences, & d'arts, joüit promtement de la perfection de ce sens. Dans cette contrarieté d'opinions il faut preferer celle de Riolan ; car quoique les trois osselets ; l'enclume, le marteau, & l'étrier aient dés leur naissance toute leur grandeur, neanmoins le labirinte n'est pas si profondement creusé dans les enfans que dans les adultes ; car sa cavité paroît en ceux-là extrêmement petite.

*L'air insite.* Dans ces cavités cachées est contenu un air pur & subtil, que plusieurs ont d'abord crû y avoir été mis lors de la premiére formation, & qu'il étoit engendré de la semence ; c'est pourquoi ils l'ont appellé, AIR INSITE, AIR INNE, AIR IMPLANTE ; mais comme il est tres difficile que des parties spermatiques puissent se r'engendrer de nouveau, que par la chaleur des parties d'alentour il se fait une continuelle dissipation de cét air, qu'ainsi il a besoin d'être continuellement réengendré, que de plus, c'est air n'est ni uni, ni lié par aucune continuité à aucune partie solide, ainsi que toutes les autres parties spermatiques le sont entr'elles ; on ne peut pas dire ni qu'il soit détenu en ce lieu comme partie spermatique, ni qu'il soit engendré de la semence, ni enfin qu'il y soit implanté dés la naissance. C'est pourquoi quelques-uns ont crû qu'il faloit établir que cét air n'est different de l'air exterieur qu'en cela seulement, qu'il est plus pur, & plus subtil. Mais ne pourroit-on point dire que cét air est l'esprit animal même, répandu par le nerf en ces cavités ? En éfet, il est aërien, pur & subtil comme cét esprit : la maniére de conserver & de rétablir l'un & l'autre, est la même ; & l'un & l'autre se dissipent & se r'engendrent continuellement successivement : Cét esprit venant à manquer, l'ouye manque dabord : peut-être aussi parceque dans les cavités des oreilles, cét air qui est le milieu interieur de l'ouye, &

& ſans lequel on ne peut rien entendre, manque ſur le champ. Quelques-uns neanmoins diſent que cét air qu'ils appellent implanté, & qu'ils veulent auſſi être engendré de la ſemence lors de la premiére délineation, conjointement avec les autres parties, n'eſt pas le milieu où ſe fait l'ouye; mais ſon principal inſtrument. Cela neanmoins eſt tres éloigné de la verité, parce qu'un inſtrument principal doit être néceſſairement une partie vivante du corps, puiſque toutes les actions ſe font par des parties vivantes; & ainſi comme cét air ne vit pas, & qu'il ne peut pas être conté parmi les parties vivantes, avec leſquelles il n'eſt pas uni en continuité, il ne peut pas non plus être nommé le principal inſtrument de l'ouye, mais ſeulement ſon milieu, en la même maniére que l'air exterieur eſt dit être le milieu où ſe fait la vûë; & comme ſans celui-ci la vûë ne ſçauroit ſe faire, de-même ſans celui-là l'ouye ne ſçauroit s'accomplir.

*Les vaiſſeaux.*

Il ſe diſtribuë par l'organe interieur de l'ouye, pour ſa nourriture, pluſieurs arterioles, & pluſieurs venules, qui viennent des rameaux interieurs & anterieurs de l'artère carotide, & de la veine jugulaire, qui par leurs petits rameaux ſe gliſſent & s'inſinuent dans les lieux les plus ſecrets de ces cavités.

*Les nerfs.*

Il s'y inſere auſſi des nerfs qui y communiquent le ſentiment. La portion molle du nerf de la cinquiéme paire étant arrivée, (ainſi qu'on l'a dit *au chapitr.* 8.) à l'ouverture de derriére de l'os pétteux, s'introduit dans la coquille, & dans les cercles du labirinte, & fait en l'un & en l'autre la fonction du ſentiment de l'ouye. Il s'y porte outre cela un rameau qui vient de la quatriéme conjugaiſon des nerfs, lequel entrant dans le timpan, lui communique le ſentiment, & à ſes muſcles la faculté de mouvoir. Voyez touchant ces nerfs *le ch.*8. où ce ſujet eſt plus amplement traité.

## EXPLICATION DE LA TABLE XV.

Cette Table represente les parties de l'oreille, sur tout les interieures.

### FIGURE I.

L'Oreille exterieure entiére avec ses muscles, & ses sinus.

A A. L'Helix.
B B. L'Anthelix.
C. Le Tragus, ou Hircus.
D. L'Antitragus.
E. Le lobe de l'oreille exterieure.
F F. La coquille de l'oreille exterieure.
G G. La cavité qui est entre les Helix, laquelle n'a point de nom.
H. Le muscle qui meut l'oreille droit vers le haut.
I I I. Le muscle triceps qui la tire vers le haut.

### FIGURE II.

A A. La peau tirée conjointement avec la membrane vers le haut & vers le bas.
B B. Le Cartilage qui forme l'oreille exterieure.
C. Le trou qui va au conduit auditif.
D. Portion du ligament exterieur de l'oreille.
E. Portion du lobe de l'oreille exterieure.

### FIGURE III.

Le partie anterieure de l'oreille interieure.

A. La portion de l'os des temples, qui contient l'os pétreux.
B. Le conduit auditif.
C. L'entrée du conduit auditif, ou l'alveole.
D. La production mammaire.
E. L'Appendice stiliforme rompuë.

### FIGURE IV.

A A. Le vestige du conduit auditif.
B B. La membrane du timpan.
C. La queuë du marteau paroissant au travers de la membrane.
D. La production mammaire.
E. La production stiliforme.

### FIGURE V.

Les muscles de l'oreille interieure.

A. Le muscle qui meut vers le dehors de la membrane, avec le petit marteau.
B. La membrane du timpan.
C C. Le muscle qui meut en dedans le petit marteau avec la membrane.
E. La tête du petit marteau.

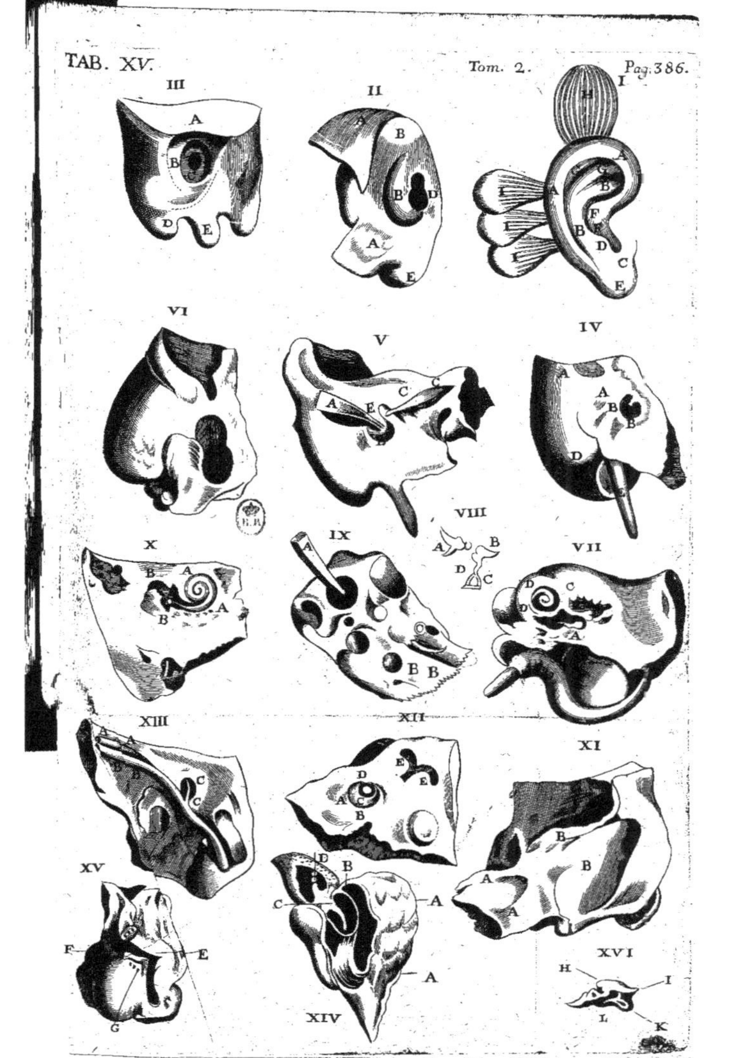
TAB. XV.
Tom. 2.
Pag. 386.
I
II
III
IV
V
VI
VII
VIII
IX
X
XI
XII
XIII
XIV
XV
XVI

### FIGURE VI.

A. *Le conduit auditif.*

B. C. *La Cavité du timpan, dans laquelle* B. *désigne le trou ovale, qui est visible aprés que l'on a ôté l'étrier.*

C. *Le trou rond.*

### FIGURE VII.

L'Os pétreux avec les petits osselets du timpan en leur situation.

A. *Le petit os appellé marteau.*

B. *Le petit os appellé enclume.*

C. *La partie superieure de l'étrier visible.*

D D. *Les détours de la coquille dans leur grandeur naturelle.*

### FIGURE VIII.

Les quatre osselets hors de leur situation.

A. *Le petit marteau avec ses deux productions.*

B. *L'enclume appliqué au marteau.*

C. *L'Etrier.*

D. *L'os orbiculaire attaché au ligament de l'étrier.*

### FIGURE IX.

La surface interieure de l'os des tempes.

A A. *Plumes d'oye qui entrent dans le conduit auditif par le conduit qui va au palais.*

B B. *montre immediatement le même conduit, en partie rompu.*

### FIGURE X.

A A. *La cavité de la coquille, dont la partie large se porte dans le labyrinte.*

B B. *La cavité du labirinte, dans laquelle le trou ovale paroît, à cause que l'os est rompu sur le côté : Les autres quatre trous, qui s'ouvrent dans les cercles, sont obscurcis par de la couleur noire. Le cinquiéme, qui est à la derniére & plus large spire de la coquille, est ici rompu.*

### FIGURE XI.

A A. *Le commencement du conduit, c'est à dire, le premier trou de l'os des tempes, dans lequel le nerf auditif est reçû.*

B B. *La production pétreuse de l'os des tempes, dans laquelle les cavités que l'on a démontrées, sont contenuës.*

### FIGURE XII.

A. B. C. D. *La fin du conduit dans lequel le nerf auditif se porte, découverte, l'os aiant été limé, & enlevé.*

B. *Le sinus dans lequel la portion molle du nerf auditif se couche auprés du centre de la coquille.*

C. *L'apophise qui est entre l'une & l'autre portion du nerf, relevée en maniére de pont.*

D. *L'autre sinus, par lequel la portion dure du nerf auditif descend obliquement par le trou aveugle.*

E E. *Les vestiges des deux cercles qui tendent dans le labirinte.*

## FIGURE XIII.

La portion de l'os des tempes, dans laquelle aprés qu'on a enlevé par le moyen du bistouri le timpan & le conduit qui reçoit le nerf auditif, on voit

A A. *La portion molle du nerf auditif.*
B B B. *La portion dure du nerf auditif, descendant obliquement par dessous le timpan, & étant épaisse vers sa sortie.*
C C. *Le petit nerf qui vient de la quatriéme paire, lequel se joint à la portion dure du nerf auditif.*

## FIGURE XIV.

A A. *La Conque.*
B. *Le timpan.*
C. *Le petit marteau.*
D. *L'enclume.*

## FIGURE XV.

E. *L'Etrier.*
F. *L'os orbiculaire, attaché au ligament de l'étrier.*
G. *Le trou ovale.*

## FIGURE XVI.

H. *Le petit marteau.*
I. *L'enclume.*
K. *L'Etrier.*
L. *L'Os orbiculaire.*

*L'usage.* L'usage de toutes ces parties est de parfaire l'ouye.

*Definition de l'ouye.* OR L'OUYE EST UN SENTIMENT, PAR LEQUEL PAR LE MOYEN DES TREMOUSSEMENS OU MOUVEMENS DIVERS DE TREMBLEMENT DE L'AIR ENVIRONNANT, HURTANT CONTRE LE TIMPAN DE L'OREILLE, ET AGITANT A MÊME TEMS L'AIR INTERIEUR, AVEC LES PETITES FIBRILLES DU NERF AUDITIF, COMMUNIQUÉ A L'ORGANE DU SENS COMMUN, L'AME PERÇOIT LE SON.

*Si l'ouye est une action.* Il y a quelques Autheurs qui disputent, sçavoir si l'ouye est une action ou une passion. La plus grande partie croit que c'est une passion, à quoi Jul. Casserius *de l'org. de l'ouye, Sect. 2. ch. 1.* s'oppose & dit au contraire, qu'elle est une action. Mais comme il y a deux choses qui concourent nécessairement pour la perfection de l'ouye; sçavoir la reception de l'objet, & aprés l'avoir reçû le percevoir & en juger, nous croyons que selon ces deux divers respects, l'ouye peut être dite & action, & passion. Car la reception des objets auditifs est une passion, & leur perception & distinction, ou jugement, est une action, & même une action animale.

*Le son.* L'objet donc de l'ouye est LE SON, qui n'est autre chose qu'une qualité, qui reçoit son origine de l'air, ou de l'eau, frapés & brisés par la subite & violente secousse de quelque corps solide, & mouvants à même tems le nerf auditif par le moyen de l'air interieur, & naturel.

Il y a deux choses qui sont nécessaires pour la génération du son; La 1. est le milieu; la 2. ce qui agite ce milieu avec force. Le milieu doit être fluide, sçavoir l'air, ou l'eau; (car les poissons entendent,) d'autant qu'un corps solide ne sçauroit être le milieu de l'ouye. Ce qui agite ce milieu est double; sçavoir un corps solide, ou un fluïde. Le SOLIDE; lorsque deux corps solides (les corps extrêmement poreux comme la laine, l'éponge, & autres semblables ne brisent pas l'air dans l'agitation, mais ils le reçoivent en soi,) en se frapant l'un l'autre avec violence, pressent l'eau, ou l'air, les condensent subitement, les poussent avec rapidité, & les brisent. Je dis, *avec violence*, & *subitement*, parce que les corps qui se joignent peu à peu & doucement, ne brisent pas l'eau ou l'air suffisamment, ni de telle maniére, que le son s'en puisse former. Le FLUÏDE: lorsque les corps fluïdes eux-mêmes, étant agités d'un mouvement tres rapide, heurtent fortement, en se condensant, les uns contre les autres & se poussent & brisent, & ainsi ils tiennent en partie du principe qui fait le son, & en partie du milieu dans lequel le son se fait: Tel est le mouvement résonant de l'air qui se fait dans le siflement, dans le tonnère, & dans les coups de canon: & celui de l'eau dans les fortes pluyes, & dans les torrens qui tombent de haut. Or il faut que ce mouvement des corps fluïdes soit rapide; car un mouvement doux & temperé ne frape pas assés fortement le milieu, & ne le brise pas en telle sorte, que le son s'en puisse faire.

*La génération du son.*

Le son a plusieurs differences, dont voici les principales, l'aigu, le grave, le droit, le refléchi comme l'écho, le naturel, le violent: celui qui est excité par les corps solides, ou par les fluïdes, de plus par les corps animés, ou par les inanimés. Or il faut remarquer qu'il y a grande difference entre l'objet de l'ouye, qui est le son, & les objets des autres sens, d'autant que ceux-ci sont actuellement inhérens aux choses sensibles devant, pendant, & aprés la sensation; mais le son n'existe point, soit actuellement, soit subjectivement, ni devant, ni aprés, ni même pendant sa propre perception.

*Les differences des sons.*

La diversité & la grandeur des sons est causée par les quatre osselets qui sont auprés du timpan: Car selon que l'impulsion de l'air exterieur résonant & flottant (en la maniére des ondes excitées dans l'eau par la chûte d'une pierre) est plus ou moins grande, plus douce, ou plus rude, &c. la membrane du timpan est plus ou moins rudement pressée, ou poussée sur le marteau, le marteau sur l'enclume, & l'enclume sur l'étrier; de-même aussi l'ouverture de la fenêtre ovale, faite par l'étrier & par l'os orbiculaire, étant ou plus ou moins grande, plus ou moins étroite, l'air enfermé peut plus ou moins librement passer dans le labirinte, & dans la coquille; dans lesquels, à raison de leurs anfractuosités & circonvolutions tortueuses & iné-

*La distinction des sons.*

gales, il se brise en diverses maniéres, & c'est ainsi que s'engendrent les differentes especes de sons, lesquels selon la diversité de l'impulsion exterieure, sont tantôt aigus, tantôt graves, tantôt rudes, tantôt doux, tantôt grands, & tantôt petits : L'idée de ces especes est portée à l'organe du sens commun par le nerf qui par son expansion révêt toutes ces cavités, & c'est par ce moyen qu'elle est presentée à l'ame.

Mais quoique l'air interieur agité se brise dans le labirinthe, & dans la coquille, neanmoins les opinions des Philosophes touchant la fin pour laquelle cét air se brise ainsi, sont tres dissemblables. Plusieurs avec Volckerus croient que c'est afin que le son passant par des lieux étroits devienne plus aigu, en la même maniére que dans les tuyaux d'orgues, le son est d'autant plus aigu que ces tuyaux sont plus étroits & plus longs ; & comme dans l'oreille ces petits canaux n'ont pû être étendus en long, à cause que l'os pétreux est tres court, il a falu nécessairement que des circonvolutions, & des amfractuosités tortueuses y aient tenu lieu de longueur. Mais on oppose à cela que dans ces tuyaux le son ne s'y fait aigu que lorsqu'il est immediatement & en premier lieu produit en eux, mais qu'il est absolument languissant & grave, s'il y est reçû du déhors par le moyen de quelqu'autre instrument dans lequel il ait été premiérement excité : ainsi qu'il paroît clairement dans l'Echo dont le son de reflexion est tres different du son primitif, étant beaucoup moindre & plus obscur. Et ainsi il faut nécessairement que le son qui a été premiérement excité dans le timpan, se diminuë dans ces deux petites cavernes dont on vient de parler. Jul. Casserius donc a eu un sentiment beaucoup plus juste touchant la fin de cette refraction *en son liv. de l'org. de l'ouye Sect. 3. chap. 7.* Voici comment il y parle. *La Conque* ( il entend la cavité du timpan ) *est rude, pleine de trous, & spongieuse, afin que s'il y entre quelque son trop vehément dont l'ouye puisse être blessée, la force en puisse être un peu affoiblie, & comme émoussée par le moyen des petites cavernes dont elle est pleine, & qui la rendent inégale & raboteuse. Or cet émoussement & brisement d'air devoient avoir leurs bornes, de peur que le son étant trop obscurci, ou entiérement éteint, il n'en vint un affoiblissement & dépravation d'ouye, ou une entiére surdité. Mais comme ces bornes n'auroient pas empêché que le son ne se fut redoublé, ainsi qu'il arrive dans l'écho; la nature a formé ces deux autres cavités de l'organe de l'ouye ; sçavoir, le labirinte, & la coquille, afin qu'à mesure que le son est porté par leurs détours & circulations, il cesse peu à peu, & meure.* L'air interieur aiant donc été ébranlé & agité dans la conche par l'impulsion de l'air exterieur, est ensuite nécessairement brisé dans les cavernes dont nous avons parlé, sçavoir le labirinte, & la coquille, en partie afin que par ces differentes fractions l'espece du son s'engendre mieux : & en partie afin que le son cesse peu à peu, & ne soit plus reflechi.

## CHAPIERE XIX.

### *De l'organe de l'odorat, & de l'Odorat.*

L'Organe de l'odorat est le nez, lequel aussi a dû être placé dans la partie la plus élevée du corps, afin qu'il pût mieux recevoir les exhalaisons & vapeurs invisibles à mesure qu'elles s'élevent, qu'il en portât les qualités à l'organe du sens commun par le moyen des nerfs olfactoires qui s'inserent dans la tunique interieure, que de là ces exhalaisons fussent presentées à l'Ame pour en être perçûës, & qu'enfin parmi les choses que l'homme doit ou desirer, ou fuïr, & qui neanmoins ne tombent ni sous le sens de la vûë, ni sous celui de l'ouye, il pût connoître & distinguer celles ausquelles il doit se porter, ou qu'il doit éviter.

*Les noms.* Les Grecs appellent le nez ῥίνα, de ῥεῖν, *couler*, & μυκτῆρα, *morve*, qui est un excrement qui s'écoule par la cavité du nez. Sa partie superieure, qui est osseuse, est immobile; celle d'en bas, qui est cartilagineuse, est mobile. On appelle sa partie du milieu, qui est pointuë, ῥαχις, *Epine*, & *Dos*; & son sommet ἠθμὸς, *couloir*, *philtre*, parce qu'en cét endroit là la morve se filtre par les os cribleux. On nomme son extremité d'en bas, le boût du nez, & les parties laterales d'en bas Aîles, & Pinna. Les deux grands trous inferieurs sont appellés par Aristote ῥυνία, par Dioscoride μώθωνες, & par les Latins *Nares*, *Narines*. L'entre-deux du milieu qui sépare les trous, est appellé *Colomne*, les Grecs le nomment διάφραγμα.

*Le nez.* Or le nez est la partie du visage qui s'avance le plus en déhors, qui sert pour l'odorat, qui dans la respiration donne passage à l'air, & qui met déhors les excremens qui s'écoulent du cerveau par l'os cribleux.

*Sa figure, & sa grandeur.* Sa figure & sa grandeur sont connuës; Elles ont neanmoins entr'elles quelque diversité, à raison de l'épaisseur, de la tenuité, de la longueur, de l'égalité, &c. Or plus le nez est regulier en grandeur, en figure, & en couleur, plus il rend le visage beau & agreable. C'est pourquoi quelques-uns l'appellent le soleil du visage; parce que tout ainsi que le soleil communique par sa lumiére au grand monde une beauté & un éclat merveilleux; de-même le nez semble embelir par sa propre beauté le petit monde.

*Indices tirés du nez.* Quelques-uns aussi croyent que de la grandeur du nez on peut tirer des conjectures touchant l'excellence de l'esprit, & la grosseur de la verge; que ceux qui ont grand nez, ont l'esprit un peu stupide, mais qu'ils ont la verge grande ; que ceux qui ont le nez petit, ont l'esprit plus subtil, mais qu'ils sont bizarres & capricieux, & ils ont la verge petite ; que ceux qui ont le nez d'une grandeur mediocre & raisonnable, sont actifs, dociles, de bonnes meurs, & ils ont la verge mediocre. Mais l'experience journaliére fait voir que ces regles sont tres incertaines, & qu'elles soufrent plusieurs exceptions.

Le nez est composé de cuticule, ou surpeau, de peau, de cartilage, de muscles, de membranes, & de vaisseaux.

*La peau.* La peau qui est plus mince & plus dure que tout le reste de la peau du visage n'a point de graisse au dessous ; d'où vient qu'elle est si fortement attachée au cartilage & aux muscles, qu'à peine l'en peut-on séparer entiére, & sans la déchirer. Elle est neanmoins beaucoup plus épaisse & plusfongueuse au bas de l'entre-deux, ou septum, qui est cette partie qui s'étend depuis le bout du nez jusques à la lêvre, & que l'on appelle *Colomne.* *La colomne.* Elle a interieurement des poils, que les Latins nomment *Vibrisci*, & qui empêchent que dans l'inspiration les moucherons, les fétus, & autres choses semblables ne soient attirés au dedans. De là vient que cette peau s'étant refléchie vers l'interieur, dégénère en cette membrane qui le révêt ; à laquelle plusieurs avec Jul. Casserius croyent qu'ils se mêle quelque portion de la dure-mere, à mesure qu'elle passe par l'os ethmoïde ; & qu'il arrive de là que cette membrane a un sentiment beaucoup plus vif en la partie d'enhaut du nez, qu'au dessous à sa premiére entrée.

*Les os.* Les os soûtiennent la partie superieure & immobile du nez, épanduë. Ils sont ou propres, sçavoir deux exterieurs qui sont sur les côtés, & un interieur qui est au milieu, & qui divise le nez en deux parties : ou communs, desquels nous avons parlé *au liv.9. ch.7.& 8.*

On voit encore à chaque côté dans les cavités osseuses superieures des narines une certaine substance osseuse, fongueuse, & spongieuse, qui pend à la partie inferieure de l'os cribleux, & qui est adhérente aux parois du nez, sans neanmoins être attachée au septum, laquelle est remplie interieurement de certaines chairs spongieuses rougeâtres, desquelles s'engendre le polipe, lorsqu'étant alterées ou offensées elles croissent extraordinairement.

*L'usage de la substance spongieuse.* Cette substance spongieuse remplit cette cavité superieure : En *premier lieu*, afin qu'elle arrête & altère l'air froid que l'on inspire, & qu'elle empêche qu'il ne monte à l'os cribleux, ainsi qu'on la plus amplement expliqué *au ch. 8. précédent.* En *second lieu*, afin qu'elle rétarde en quelque maniére l'écoulement continuel & subit des mucosités qui descendent du cerveau, lesquelles auroient été tres incommodes à l'homme, & tres desagreables à voir. En *dernier lieu*, afin qu'elle serve un peu à la voix ; car ceux en qui par quelque ulcère ces os spongieux sont tombés, ou en qui ils sont trop gonflés ou alongés à cause d'un d'un polipe ; ceux là, dis-je, ont la voix criante & vicieuse, parce que l'air résonnant qui vient du gosier, & qui monte en partie par les trous des narines, hurte ou contre les inégalités des os ulcerés, ou contre leurs protuberances excessives, & ainsi le mouvement de l'air qui sort, étant changé, la voix aussi se change & se vicie.

*La chûte du nez.*

Dans la grosse verole ces parties spongieuses ont coûtume d'être ulcerées, & corrodées par les humeurs acres & malignes qui s'y arrêtent, & d'être ensuite rejettées avec les mucosités saigneuses & purulentes, à mesure qu'on se mouche, ce qui fait que cette malignité se communique facilement aux os tendres qui sont auprés; sçavoir à celui du milieu, & à ceux des côtés, lesquels étant pareillement rongés, sortent par parcelles, & ainsi le nez s'applatit, & quelquefois l'érosion s'étendant plus loin, il se consume entiérement, ce qui defigure extrêmement le visage, & le rend tres difforme.

*Les cartilages.*

La partie d'en bas du nez qui est mobile & sans os, est composée de cinq cartilages, dont les deux superieurs, qui sont les plus larges, sont adhérens à la partie inferieure des os du nez, à l'endroit où ces os sont le plus larges, & le plus rabotteux; de là s'étant unis ensemble, ils panchent vers la pointe du nez, & plus ils se portent loin, plus ils deviennent mols, en sorte qu'à l'extremité du nez ils dégénèrent presqu'en ligament cartilagineux. Le *troisiéme*, qui est au milieu des deux précédens, est un septum ou entre-deux cartilagineux, qui pend au septum osseux, & qui en la partie anterieure des deux cartilages dont ont vient de parler, s'unit à eux selon toute sa longueur. Le *quatriéme* & le *cinquiéme*, sont les deux cartilages lateraux inferieurs; attachés aux cartilages superieurs par le moyen d'un ligament membraneux, & tous deux, chacun en son côté, adhérent à la partie inferieure du nez; & comme ils sont situés auprés des narines en forme d'aîles, & qu'ils ont un mouvement volontaire qui tend vers le haut & vers le bas, vers le dedans & vers le déhors, les Anciens Anatomistes les ont appellés AÎLES DES NARINES, ou *Pinna.* Les Grecs les nomment πτερύγια.

*Les aîles des narines.*

*Les muscles.*

Leur mouvement se fait par le moyen de huit muscles, dont il s'en insere quatre à chaque aîle.

Le *premier* prend sa naissance à la racine du nez auprés du trou lacrimal, par un principe charneux & aigu ; de là descendant par les côtés du nez en forme triangulaire, ou de la lettre Grecque Δ, il s'étend & se déploye sur l'aîle qui est au dessous, & en la tirant vers le haut, il l'ouvre & l'écarte.

Le *second*, qui vient de l'os de la machoire superieure qui est tout proche, se porte en partie à l'exterieur de l'aîle du nez, & en partie au siége le plus élevé de la lêvre qui est au dessous, ainsi il fait mouvoir vers le haut l'une & l'autre de ces deux parties.

Le *troisiéme*, qui est tres petit, prend sa naissance aux environs du pinna, ou aîle du nez, & s'étant élevé transversalement par dessus, il va s'inserer dans son angle, & la dilate, ainsi que Vesting le juge tres bien ; d'autres neanmoins disent qu'il la resserre.

Le *Quatriéme*, qui est semblable au précédent en grandeur, & qui lui est opposé, est caché interieurement sous la tunique des narines. Il prend naissance à l'extremité de l'os du nez, & s'étendant sur l'aîle, il la resserre. Il est beaucoup plus petit que les autres muscles, & à peine les peut-on trouver, sinon dans ceux qui ont le nez grand, dans lesquels tous ces muscles sont plus gros, & paroissent mieux.

Bartholin écrit qu'outre tous ces muscles il en a quelquefois rencontré un autre charneux & mince, qui depuis le muscle frontal, où sa base est fort large, s'en va directement en se retrécissant aux environs du cartilage du nez, où il finit.

*Les narines.* Le nez est interieurement distingué par le moyen du septum dont on vient de parler, en deux trous ou sinus que l'on appelle NARINES, du mot latin *Nares*, derivé du verbe *innare*, parceque les odeurs & les esprits ne cessent point de flotter dans ces sinus.

Chacun de ces trous se divise environ vers le milieu du nez en deux parties, dont l'une monte vers le haut à l'os spongieux : & l'autre descend au gosier au dessous du palais. C'est par cette partie-ci que quelquefois les errhins que l'on a attirés par les narines, tombent dans la gorge, & dans la bouche, que la boisson passe dans les narines ; & aussi que les excremens mucilagineux du cerveau qui descendent par les os spongieux, sont, lorsqu'en inspirant on attire fortement l'air par les narines, détournés dans le palais, & mis dehors par les crachats ; ou qu'en les avalant ils descendent dans le ventricule.

*La membrane des narines.* La capacité interieure des narines est revétuë d'une membrane, laquelle, ainsi qu'on le dit communément, prend naissance de la duremere qui sort par les trous des os cribleux ; ou comme Riolan aime mieux, par les petits trous du palais, & elle est commune à la membrane de la bouche, du palais, de la langue, du larinx, & de l'ésophage. On a déja parlé un peu ci-devant de cette membrane ; Quant à ce que l'on doit penser de sa communication avec les tuniques de la langue, du larinx, &c. nous l'enseignerons *au ch. 4. suivant*, & autres endroits.

Cette membrane, à l'endroit où elle est adherente aux os cribleux, est percée de plusieurs trous ou tuyaux tres délicats, pour donner passage aux excremens du cerveau.

*La chair papilleuse.* Il y a au dessous de cette membrane une certaine chair légére, molle, & papilleuse, comme composée de plusieurs papilles, que l'on ne trouve que tres difficilement dans l'homme, & un peu plus facilement dans les veaux & dans les bœufs, neanmoins avec assés de peine. Ces papilles sont plus petites en la partie anterieure qu'en la partie posterieure où elles sont plus grandes. Il y a peu d'Anatomistes qui puissent les observer ; & quelques-uns les prennent pour de petites glandes. Nous parlerons ci-aprés de leur usage.

*Les vaisseaux sanguins.* Le nez a, pour raison de sa nourriture, des artères qui viennent des carotides, & il envoye des veines aux jugulaires exterieures.

*Les lymphatiques.* Nic. Stenon *en ses Observ. des gland. des yeux*, a remarqué qu'outre ces vaisseaux sanguins, il y a encore dans les brebis & dans les chiens, en l'une & l'autre narine, un vaisseau lymphatique assés long, (Il donne aussi la maniére de le trouver) lequel par plusieurs racines sort des glandes, qui au dessous de la tunique du nez sont situées sur la region des dents macheliéres. Ces racines se réünissent dabord en un seul conduit, lequel se porte en bas presque vers l'extremité des narines, & se décharge dans le sinus qui est dans la protuberance cartilagineuse des ailes. Le même Stenon croit aussi, que par le trou qui des narines va dans la bouche par le palais, & duquel nous parlerons *au liv. 9. ch. 8.* il s'écoule des narines mêmes, des humeurs pituiteuses dans la bouche : Ce qui neanmoins ne semble pas trop vraisemblable.

*Les Nerfs.* Les narines ont, pour le sentiment & pour le mouvement, de chaque côté un nerf qui vient de la troisiéme paire, & qui par le trou commun qui est au grand cantus de l'œil, va, ainsi qu'on l'a dit *au chap. 8. précédent*, à la tunique interieure du nez, & à la chair papilleuse qui est au dessous, & il y porte les esprits animaux pour faire le sentiment de l'odorat, & de là ce nerf s'en va aux muscles.

*Digression.* Mais puisque nous avons déja suffisamment parlé de l'organe de l'odorat, il ne sera pas hors de propos de dire quelque chose du sens même de l'odorat.

*Definition de l'odorat.* L'Odorat est un sens par lequel les choses odorantes étant portées dans les narines, sont perçûes par le mouvement specifique de l'organe de ce sens.

Pour bien expliquer les misteres de ce sens, il faut considerer trois choses ; l'objet ; l'organe, & la maniére dont la sensation se fait.

*L'odeur.* L'objet de l'odorat est l'Odeur, qui est une certaine exhalaison, qui des choses odoriferantes s'exhale dans les narines, & meut l'organe de l'odorat de telle ou telle maniére.

*Si les odeurs sont des substances.* Sennert *dans ses grandes instit. med. ch. 12.* tâche d'établir par un long discours, que les odeurs ne sont ni des substances, ni des qualités réelles, mais seulement des especes. On peut sur ce sujet lire cét Autheur au lieu cité. Mais nous lui répondrons en peu de mots, qu'il n'est aucune qualité, ni aucune espece qui puisse subsister sans un corps, & qu'ainsi il ne peut pas y avoir d'espece odorante, ni même on n'en sçauroit concevoir par l'imagination, qui ne soit pas imprimée en quelque substance corporelle. Cela est constant dans la vûë, dans laquelle les especes visibles sont de certaines modifications de l'air, peintes & imprimées en lui par les choses visibles, & qui sans lui ne sont rien ; car les especes ne subsistent point sans une substance, & il n'y en a point dans la nature de telles. De-même dans les odeurs les qualités odorantes sont nécessairement inhérentes en quelque substance ; & comme elles ne peuvent ni être, ni subsister sans ces substances, cela fait qu'on dit tres à propos, qu'elles sont elles-mêmes des substances doüées de qualités odorantes. Il est donc impossible que dans la nature il y ait de ces sortes de qualités, ainsi séparées & dégagées de toute substance.

*La cause efficiente de l'odorat.*

Les Philosophes établissent communément l'odeur dans un sec qui prédomine sur l'humide. Il est neanmoins constant que l'odeur ne peut point être sans un humide, même qu'elle est engendrée d'un humide attenué & élevé par la chaleur. Je dis, *par la chaleur*, parce que la chaleur est la cause efficiente qui agit dans le sujet qui contient en soi par puissance l'odeur, & qui en y excitant des exhalaisons odoriferantes, reduit les odeurs de puissance en acte. C'est ce qui fait que les corps odoriferans jettent de l'odeur quand ils sont chauds, & qu'ils n'en rendent point lorsqu'ils sont froids ; car on ne peut pas dire qu'il y ait actuellement de l'odeur, si elle n'est envoyée ; mais comme elle ne peut point être ni attenuée, ni envoyée par le froid qui resserre, ouï bien par la chaleur ; il arrive de là que les corps odorans, lorsqu'ils sont chauds, rendent plus d'odeur que lorsqu'ils sont froids.

On objectera peut-être ici, que l'odeur est une substance qui subsiste par soi ; & que par consequent l'humide & la chaleur n'en sont point les causes ? Je répons, que l'odeur est un accident qui existe en un sujet dans lequel il est inhérant, & qui n'en peut sortir que dans & avec une partie de ce même sujet qui l'accompagne ; (Selon les Philosophes *l'être des accidens consiste à être dans un sujet*) car hors de son sujet c'est une exhalaison humide qui ne peut être excitée sans chaleur : ainsi, & l'humide & la chaleur y concourent nécessairement ; celui-là comme sujet, sans lequel elle ne peut ni être, ni être sentie ; celle-ci comme cause qui agit, sans laquelle elle ne peut point être reduite en acte. Mais à cela quelqu'un repliquera ; que selon cette opinion, l'odeur de soi ne sera rien, & ainsi il n'y aura aucune perception ou connoissance d'odeur, puisqu'il ne peut point y avoir de connoissance du non être ? Nous convenons que l'odeur considerée en particulier & séparément, n'est rien, & qu'elle ne tombe point sous le sens ; mais qu'étant considerée dans, & avec l'exhalaison, elle meut le sens, & tombe sous la connoissance ; entant que par un certain ordre reciproque l'accident est connoissable par son sujet, & le sujet par l'accident. Peut-être qu'on opposera encore ; que si l'odeur n'existe actuellement que dans les exhalaisons, les poissons ne sçauroient avoir dans les eaux, où il n'y a aucune exhalaison, la perception des odeurs, quoique neanmoins il soit évident par plusieurs de leurs actions, sur tout par celle de nager, qu'ils les perçoivent. Il faut répondre 1. qu'à l'égard des poissons on a tout lieu de douter : si veritablement ils perçoivent les odeurs ; & si lorsqu'ils s'aprochent ou qu'ils s'éloignent des choses odoriferantes, c'est à raison de l'odeur agreable ou desagreable qu'ils en perçoivent, ou si ce n'est point plûtôt à cause de l'agrément, ou du desagrément qu'ils perçoivent par le goût, par la vûë, par le toucher, & par les autres qualités des corps odoriferans qui sont répandus dans l'eau. 2. Sans plus mettre la chose en doute, & demeurant d'accord qu'ils perçoivent les odeurs, on ne doit point douter que dans l'eau même il ne s'y excite par le moyen d'une matiére subtile ètherée qui la pénètre en quelque maniére, & qui par son mouvement lui communique une je ne sçai quelle chaleur, certaines exhalaisons, dans lesquelles les qualités odorantes, (si veritablement il y en a quelques-unes en puissance dans l'eau,) peuvent être reduites de puissance en acte, & ainsi être perçûës par les poissons, (si neanmoins ils perçoivent les odeurs comme odeurs.)

*Les differences des odeurs.*

Il y a plusieurs especes & differences d'odeurs ; car les unes sont acres, les autres douces ; les unes acides, les autres puantes ; les unes agreables, les autres desagreables, &c. & plusieurs ont les mêmes differences que les saveurs. Outre cela, les unes sont simples & naturelles, les autres composées & artificielles ; telles que sont celles que par le mélange de divers aromates l'on prépare pour le luxe & la molesse ; les autres enfin sont non naturelles, telles que sont celles qui resultent de la corruption, & de la pourriture.

*L'organe de l'odorat.*

Le nez est l'organe de l'odorat ; mais d'autant qu'il est composé de plusieurs differentes parties, qui ne peuvent pas être destinées seulement pour cette fonction, les Autheurs ont été pendant long tems incertains touchant la partie du nez, en laquelle se fait l'odorat.

Ils conviennent tous qu'il ne se fait ni dans les vaisseaux lymphatiques, ni dans les os, ni dans les cartilages.

*Si ce sont certains nerfs ou certains esprits.*

Il y en a eu qui ont crû qu'il se fait par des nerfs particuliers, & de nature differente, qui s'inserent dans le nez ; & que par ces nerfs il s'y porte aussi des esprits animaux specifiques & particuliers. Mais ils n'ont pas pris garde que les nerfs de tout le corps ne different entr'eux qu'en ce que les uns sont plus grands, les autres plus petits, les uns plus long, les autres plus courts, les uns plus épais, les autres plus déliés, les uns plus mols, les autres plus durs ; que tous neanmoins, de quelque maniére qu'ils soient, n'ont qu'une même fonction, qui est d'être les voyes par lesquelles les esprits animaux sont portés. Outre cela, ils n'ont pas fait reflexion que ces esprits, par quels nerfs qu'ils soient portés, ne sont en aucune maniére differens entr'eux, & que ceux qui, par tels nerfs nommément, influent à telles parties, ne sont pas d'une autre consideration que ceux qui par d'autres nerfs tendent à d'autres parties, mais qu'ils sont absolument de même substance, & de même nature par quels nerfs, & à quelles parties qu'ils soient portés. Enfin, ils ne prennent pas garde que la diversité des operations qui se font par le moyen de ces esprits, ne vient pas de leur propre diversité, ou de celle des nerfs qui les portent, mais de la diverse constitution des parties dans lesquelles ils influent; ainsi dans l'œil ils font la vûë; dans le muscle le mouvement; dans la peau le sentiment du toucher, &c. Donc afin que dans les narines ils fassent l'odorat, il faut nécessairement qu'il y ait en elles de certaines parties particuliéres & specifiques, dans lesquelles se fasse par le moyen de ces esprits la perception & la distinction, non pas simplement du sentiment du toucher, mais des odeurs comme odeurs agreables, ou desagreables, de rose, de camphre, &c.

*Si ce sont les productiōs papillaires.*

Galien autrefois, & aprés lui plusieurs autres Anatomistes & Philosophes qui suivoient son opinion, ont déterminé que les productions papillaires étoient les veritables nerfs olfactoires, & les veritables organes immediats de l'odorat. Mais nous avons rejetté & refuté avec justice cette opinion *au ch. 8. précédent*, où nous avons enseigné qu'elles ne sont pas des nerfs, ni non plus l'organe de l'odorat, mais des conduits destinés pour évacuër des excremens. Vallesius aussi détruit cette opinion *en son 2. liv. des controv. ch. 26.* Mais Conrad Schneider *en son liv. de l'os cribleux, & de l'org. de l'odor.* & aussi Rolfincius *au liv. 4. de ses Differt. Anat. ch. 27.* considerant qu'il n'est presque pas possible que l'odorat se fasse dans ces productions, y ont joint les nerfs de la troisiéme paire qui se portent aux narines. Mais il paroît par ce que nous avons dit ci-devant, que l'odorat ne se fait pas par un nerf particulier, mais dans de certaines parties particuliéres dans lesquelles les nerfs répandent leurs esprits : lesquelles parties ne sçauroient être ces productions papillaires, puisque ni elles ne charient aucun esprit, ni elles ne reçoivent aucun nerf, ainsi qu'on l'a amplement dit *au chap. 8. ci-devant cité.*

*Si ce sont les membranes.*

Plusieurs autres ont estimé que l'odorat se fait dans la membrane qui révêt interieurement les narines, que cette membrane est d'une constitution specifique & differente des autres, & que c'est à raison de cette constitution qu'elle distingue les odeurs. Mais comme les membranes sont l'organe du sentiment du toucher, & nullement de l'odorat, qui en est tres different; & que le sentiment du tact est à la verité nécessaire pour la perfection de l'organe de l'odorat, qui ne sentiroit point les odeurs, non plus que l'œil ne verroit pas les couleurs, si l'un & l'autre étoit privé du sentiment du toucher : que de plus, il y a bien de la difference entre sentir & distinguer l'odeur de la rose, du castor, du musc, du camphre, de la ruë, &c. & sentir les corps rudes, douloureux, durs, froids, chauds, &c. comme aussi dans l'œil de voir les couleurs, & sentir les inégalités des corps, & les douleurs ; il est assés évident que la membrane, qui est l'organe du toucher, n'est pas l'organe total de l'odorat ; car l'organe du toucher, entant que tel, ne distingue pas les odeurs & les couleurs, comme aussi les organes de l'odorat, ou de la vûë, en tant que tels, ne jugent pas des inégalités, de la douleur, du froid, &c. Ainsi il ne faut pas ici faire grande consideration sur le détour dont plusieurs se servent : sçavoir, que la membrane qui révêt les narines, est d'une autre nature, & temperament que les autres membranes : Car si cela étoit vrai (ce qu'auparavant il faudroit prouver, ) elle pourroit bien alors avoir le sentiment du toucher, ou plus fin, ou plus grosier ; mais pour cela elle ne distingueroit ou ne jugeroit pas des odeurs. Enfin si cette membrane sentoit les odeurs, & que, ainsi qu'on le dit vulgairement, elle fut d'une commune & même substance que celle de la bouche, du palais, de la langue, &c. pourquoi n'auroit-elle pas dans ces parties-là l'usage de l'odorat qu'ils lui attribuent dans les narines ? Jul. Casserius *de la fabr. du nez, Sect.3. ch. 6.* décrit ainsi la constitution specifique de la membrane qui révêt les narines. *La face interieure*, dit-il, *des narines est entourée par une certaine membrane qui prend son origine de la dure-mere, & qui est tres differente, soit en nature, soit en temperament du reste des membranes.* Neanmoins il ne juge pas qu'à raison de cette constitution specifique l'odorat se fasse en cette membrane, mais que l'Ame perçoit en elle tres parfaitement les premiéres qualités, sçavoir la chaleur, le froid, &c. Car, *au même liv. Sect.2. chap.* 17. il dit que l'odorat se fait dans les productions mammillaires, ce qui est une erreur que nous avons déja découverte ci-devant. Et ainsi l'opinion des membranes, dont nous venons de parler, étant détruite par ces fortes raisons, elle tombe entiérement.

*Le veritable organe de l'odorat.*

Voilà toutes les opinions qui ont paru jusques à present touchant l'organe de l'odorat ; mais comme elles n'ont pas atteint la verité, nous joindrons enfin ici la nôtre. Nous croyons donc que le veritable organe de l'odorat est cette chair rare, papilleuse, située dans le nez, au dessous de cette tunique interieure des narines, ( nous en avons parlé ci-devant, ) à laquelle il n'y a aucune membrane en tout le corps qui soit semblable, & dont les petites papilles sont pénétrées par les extremités des nerfs olfactoires, en la même maniére que les petites papilles situées sous la membrane exterieure de la langue, desquelles nous parlerons *au ch.24.suivant*, sont l'organe immediat du goût; & la retine celui de la vûë. Non pas que j'entende par là que la perception des objets de ces organes se fasse immediatement dans ces organes ; mais que la commotion & l'alteration qui est causée en chacun d'eux par leurs propres objets, est perçüë dans le cerveau par le moyen des nerfs & des esprits, ensuite de quoi l'Ame en juge.

*Le milieu ou se fait l'odorat.* Aristote, (*au liv. de l'Ame*, & *au* 4. *de l'hist. des anim. ch.* 8. *& en d'autres endroits*) établit que l'air & l'eau sont le milieu où se fait l'odorat. La plûpart des Philosophes sont sur ce sujet de même opinion qu'Aristote. Neanmoins Jul. Casserius Placent. *au liv. de la fabriq. du nez. Sect.* 2. *ch.* 13. où il est d'un sentiment tout different, tâche de prouver que l'eau ne sçauroit être le milieu de l'odorat ; & pour soûtenir sa pensée, il apporte plusieurs raisons que l'on peut voir *dans l'endroit cité.* Mais s'il est veritable que les poissons sentent, ainsi qu'Aristote l'établit comme tres certain, l'opinion de Casserius tombe immancablement : Que s'il y a lieu d'en douter, on peut aussi douter en quelque façon si l'eau est le milieu de l'odorat. Car quoique les qualités odorantes puissent se répandre dans l'eau, & la rendre odoriferante, neanmoins la perception de son odeur ne se fait que par l'air, entant que les exhalaisons de cette eau étant élevées dans l'air, elles frapent & meuvent par le moyen de ce même air l'organe de l'odorat, & c'est ainsi qu'elles sont perçûës ; car si l'eau odorante étoit elle-même attirée dans les narines, sans l'entremise d'aucun air, son odeur alors ne sçauroit être perçûë. D'où il est évident que dans les animaux qui respirent, l'air est le milieu où se fait l'odorat, & que sans ce milieu aucune odeur ne peut être perçûë. Mais de sçavoir maintenant si dans les poissons l'eau tient lieu d'un tel milieu, & qu'ainsi se soit par son moyen qu'ils sentent les odeurs ; comme aussi si les animaux qui ne respirent point, ont la faculté de l'odorat, c'est ce que nous laissons à prouver à Aristote.

*La maniére dont se fait l'odorat.* Or l'odorat, c'est à dire la perception & le jugement des odeurs, se fait en la maniére suivante.

L'air (& à l'égard des poissons, si du moins ils sont doüés d'odorat, l'eau) étant alteré ou impregné des odeurs, c'est à dire des exhalaisons spiritueuses des corps odorans, est reçû dans le nez, tout ainsi que dans une espece de cheminée ; mais il n'est pas perçû comme odorant, si par l'inspiration il n'est porté vers les parties interieures ; Car à peine sent-on aucune odeur par le nez si l'on n'attire l'air en inspirant, quand même on en approcheroit de tres prés les choses odorantes, ce que chacun peut experimenter en soi-même. Ce mouvement d'inspiration est donc nécessaire, en partie entant que par son moyen les pores de la membrane interieure des narines sont ouverts ; & en partie entant que selon que son impetuosité est plus ou moins grande, les exhalaisons ou vapeurs odoriferantes passent mieux par ces pores, hurtent tant soit peu plus fortement contre les petites protuberances papilleuses de cette chair papilleuse, & les alterent d'une certaine

certaine maniére particuliére & ſpecifique. C'eſt par la diverſité de cette alteration, laquelle, par le moyen des petites fibrilles des nerfs de la troiſiéme paire inſerées dans ces papilles, eſt communiquée à l'organe du ſens commun, & par lui à l'Ame, que ſe forme l'eſpece d'odeur, & que la perception s'en fait. Et ainſi plus l'inſpiration ſe fait avec force, plus auſſi la perception des odeurs eſt parfaite ; d'où vient que ceux qui veulent mieux ſentir l'odeur d'une roſe, ou de quelqu'autre choſe odoriferante, & joüir de la douceur de cette odeur, inſpirent plus fortement ; & ceux au contraire, qui veulent ne pas ſentir les méchantes odeurs, inſpirent moins : De-même ceux qui à cauſe de quelque débordement de pituite, comme dans le coriza, ou enchifrement, ou par quelqu'autre cauſe, ont les narines bouchées, & ne peuvent inſpirer ; ceux-là, dis-je, ne ſentent point les odeurs. Jul. Caſſerius *au liv. 3. de l'organ. des ſens. Sect. 1. ch. 2.* s'éforce par pluſieurs raiſons d'établir, que la reſpiration ne concourt pas à l'odorat comme moyen néceſſaire, & que même ſans reſpiration on peut ſentir les odeurs. Mais comme ce ſentiment eſt entiérement contraire à l'experience, il eſt inutile de le refuter ; d'autant plus que la ſeule experience de Louver rapportée par Gualt. Needham *au liv. de la form. du fœt. chap. 6.* la détruit ſi abſolument, qu'il n'y a aucune apparence de la ſoûtenir. Il coupe en un chien la trachée-artère au goſier, enſuite il la tourne vers le déhors, afin que la playe étant guerie, il ne puiſſe plus reſpirer ni par la geule, ni par les narines, mais ſeulement par cette ouverture faite au goſier : l'animal alors perd ſi abſolument & la voix, & l'odorat, qu'on ne ſçauroit l'exciter, même par les plus puantes odeurs.

*Que le ſentiment de l'odorat eſt ſeulement en ceux qui reſpirent.*

Il paroît par tout ce qu'on vient de dire, que les animaux qui ne reſpirent pas (ſoit des terreſtres qui reſpirent l'air, ſoit des poiſſons qui reſpirent l'eau,) n'ont point d'odorat : quoique Bauhin *en ſon theat. Anatom. liv. 3. ch. 66.* ſoit de ſentiment contraire, & qu'il croye que même les animaux qui ne reſpirent pas, ſentent veritablement les odeurs ; par la raiſon, dit-il, qu'ils fuyent celles qui ſont fortes, comme l'odeur du ſoulphre, du bitume, &c. & même qu'ils en ſont corrompus. Mais Bauhin n'a pas fait reflexion qu'il y a pluſieurs animaux tres petits qui reſpirent, quoique neanmoins nous ne le ſçachions pas, parce que leur reſpiration ne nous paroît pas, & que nous ne pouvons la voir par nos yeux ; & de tels animaux ſans doute fuyent certaines odeurs, parce qu'ils en reſſentent le deſagrément, & l'offence par l'odorat ; ou ils en recherchent & pourſuivent de certaines autres, ainſi que font les mouches, les eſcarbots, les fourmis, les moucherons, & autres ſemblables petits animaux, (deſquels nous ne ſçaurions remarquer la reſpiration,) leſquels ſe portent aux cadavres puants à meſure qu'ils pourriſſent, & on les y voit arriver de loin de toutes parts, attirés par l'odeur. Outre cela, il ne prend pas garde que ces petits animaux qui ne respirent pas, sont privés des organes, non seulement de la respiration, mais encore de l'odorat, sans lesquels on ne peut sentir les odeurs ; & qu'ils ne fuyent pas les choses qui ont de l'odeur, à raison de leur odeur, mais à raison de quelqu'autre qualité acre qui les blesse, telle qu'est celle que le soulphre alumé, & plusieurs autres corps de forte odeur, répandent de toutes parts à leurs environs, laquelle ronge leurs corps tendres, ou les tourmente en quelqu'autre maniére, & ainsi les corrompt.

*Pourquoi les odeurs sõt agreables ou desagreables.* Quant à ce que les odeurs sont, les unes agreables & douces, les autres desagreables, & insuportables, & aussi que la même odeur soit agreable à l'un, & abominable à un autre, la raison en est la même que dans les goûts. Surquoi il faut voir ce que nous disons sur ce sujet *au ch.24. suivant, vers la fin.*

## CHAPITRE XX.

### *Des Levres, de la Bouche, & des autres parties du Visage en général.*

*Des jouës.* LEs parties du visage qui sont au dessous des yeux, entre le nez, les oreilles, & le menton, ont été appellées par les Anciens, JOÜES παρὰ τὸ γίγνεσθαι, *Genæ*, parce qu'il s'y engendre des poils.

On les divise en partie superieure, & en inferieure.

La superieure, laquelle entre le nez & les oreilles s'éleve tant soit peu, & tire sur le rouge, est appellée par Hipocrate κύκλος προσώπου, *le rond*, ou *cercle du visage*, & μῆλον, *Pommette du visage* ; à raison de je ne sçai qu'elle ressemblance, qu'eu égard à sa forme & à sa couleur elle a avec la pomme. Pline croit que c'est là le siége de la pudeur, parce que dans la pudeur cette partie rougit dabord.

L'inferieure, qui est la plus large, & qui peut s'enfler lorsqu'on retient son soufle, est appellée par les Latins *Bucca*, Joües. Il paroît en cette partie en quelques-uns, à mesure qu'ils rient, une petite fente, ou ride, en quelques autres une fossette, ou petit creux, que Martial appelle *Gelasinum*, c'est à dire *le rire*, ou l'*action de rire*, tirant l'origine de ce mot de γέλασμα : l'*action de rire*. La cavité qui est sur la lêvre d'en haut, au dessous du septum, ou entre-deux du nez, est appellée par les Grecs φίλτρον.

Les parties de la lêvre, qui, de côté & d'autre, sont auprés de cette cavité, sont nommées μύσταξ, & c'est de là que les François nomment la barbe qui croît dessus, *Moustache.*

On appelle les bords de la bouche Levres ; les Latins les nomment *Labra*, ou *Labia*. Il y a des Grammairiens qui distinguent entre *Labra* & *Labia* ; en ce que par *labra* ils entendent les lèvres moderées & ordinaires, & par *labia*, les immoderées, extraordinaires, & plus épaisses qu'elles ne doivent être : mais cette distinction n'a pas lieu entre les Anatomistes ; car ils usent de ces mots indiferemment pour les mêmes parties, de quelque maniére qu'elles soient constituées. *Les levres*

Or les lèvres sont deux en nombre, aiant une fente entre-deux, qui termine & ferme la bouche. La partie exterieure des lèvres qui avance le plus, est appellée par les Grecs προχεῖλεα, & par les Latins *Prolabia* ; & celles qui, lorsque les lèvres se joignent, rougissent, πρόστομια. Cette partie, qui, au dessous de la lèvre d'en bas, s'avance presqu'en pointe, est appellée par les Grecs γένειον, & par les Latins *Mentum*, Menton ; & celle qui au dessous du menton s'éleve & s'avance quelque peu, étoit appellée par les Anciens *Buccula*. Or on la nomme *menton*, du mot latin *Emineo*, parce que le menton est élevé au dessus de la gorge, & qu'il est la partie d'en bas du visage, qui finit en pointe arrondie. Les poils qui naissent les premiers aux environs du menton, sont appellés χνοῦς, *poil folet* ; ceux des adultes sont nommés ὑπήνη καὶ πώγων, *barbe* : Ceux qui viennent sur les côtés au dessous des tempes & sur les joües, sont appellés ἴουλος, par la raison qu'ils se tortillent en la maniére du vers qu'on nomme *Julus*, ou du coton qui vient aux fruits & à certains arbres, & aussi parce qu'ils forment le premier poil folet. *Prolabion.* *Le menton.* *La barbe.*

Or les lèvres sont composées d'une chair molle & fongueuse, dans laquelle la peau se mêle exactement avec les muscles, en sorte qu'elle semble être musculeuse, ou le muscle cutanée lui-même. *La substance des lèvres.*

Cette chair est couverte exterieurement de la peau, & interieurement de la membrane qui est continuë à la bouche, à l'ésophage, & au ventricule.

Les lèvres ont un sentiment tres vif, qui leur est communiqué par plusieurs rameaux de nerfs : & elles reçoivent le sang destiné pour leur nourriture, des artères qui leur viennent des parties d'alentour, & qui se dispersent en elles entre la peau & la membrane charneuse. C'est ce sang qui leur donne l'éclat & la couleur vermeille qu'elles ont, laquelle est une marque de beauté & de santé. A ces artères il se mêle plusieurs petites venules qui reportent aux veines voisines le sang superflu. *Leurs vaisseaux.*

Les lèvres ont été données, tant pour la commodité de manger & de boire, que pour former en quelque maniére la voix, retenir la salive, fermer la bouche, la défendre des injures du déhors, & aussi pour l'ornement, qui dans l'homme est augmenté par la barbe qui y croît. Mais comme pour tous ces usages elles ont eu besoin d'un mou- *Leur usage* vement volontaire, elles ont auſſi pluſieurs muſcles que nous décrirons *au chap. ſuivant.*

*La bouche.* La bouche, que les Grecs appellent *στόμα*, eſt priſe tantôt pour cette fente qui eſt entre les deux lêvres, tantôt pour cette cavité qui s'étend juſques au gozier. Et c'eſt en ce ſens qu'Ariſtote *au liv.1. de l'hiſt. des anim.* dit en peu de mots que la bouche eſt *ce qui eſt contenu entre les machoires & les lêvres.*

Elle eſt ſituée en un lieu élevé ; ſçavoir au deſſous du nez, directement au milieu du viſage, afin que les qualités des alimens que l'on prend, ne ſoient pas ſeulement connuës par le goût, mais encore en quelque maniére par l'odeur, & que ces alimens deſcendent plus facilement dans le ventricule, dont le chemin eſt en pente.

Des parties de la bouche, les unes la compoſent elle-même, les autres ſont contenuës dans ſa cavité.

Elle eſt compoſée en partie de parties oſſeuſes, comme la machoire ſuperieure, & l'inferieure, avec les dents qui y ſont implantées, touchant leſquelles voyez *au liv.9.ch.*8.9.10. & en partie de parties charneuſes, comme les lêvres, les muſcles des lêvres, ceux des joües, & ceux de la machoire inferieure.

Toute la capacité interieure de la bouche eſt revétuë d'une tunique: Laquelle eſt épaiſſe entre les dents, & ridée au palais ; mais hors d'entre les dents, comme aux gencives, & aux lêvres, elle eſt plus déliée, & elle eſt continuë à la membrane de la gorge, & du ventricule ; d'où vient qu'on dit vulgairement qu'elle eſt commune entre ces parties, quoique dans la langue & au palais elle ſoit d'une conſtitution particuliére, & differente des autres membranes.

*L'uſage de la bouche.* Son principal uſage eſt, que les alimens y étant reçûs comme en un entonnoir, y ſoient tellement mâchés & préparés, qu'ils puiſſent commodément deſcendre dans le ventricule par l'éſophage, & là être plus facilement digerés.

Ses autres uſages ſont de donner paſſage tant à l'air, qui dans la reſpiration va dans les poûmons ; qu'aux excremens des poûmons, de la tête, & du ventricule, qui ſont pouſſés déhors, ou en crachant, ou par les vomiſſemens : Enfin elle concourt à former le ton de la voix.

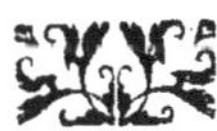

# CHAPITRE XXI.

## *Des Muſcles des Ioües, des Lèvres, & de la Machoire inferieure.*

LEs muſcles des joües & des lèvres ſont ou communs aux deux parties, ou propres aux lèvres.

Les communs ſont au nombre de quatre, deux de chaque côté. *Les muſcles communs.*

Le premier, qui eſt immediatement au deſſous de la peau du col, eſt appellé le QUARRE'. Il eſt tres délié, membraneux, & tres adhérent à la peau; ce qui a fait que les Anciens ne l'ont pas diſtingué de la peau même. Ainſi Veſling le nomme Membrane étenduë ſous la graiſſe, laquelle en cét endroit-là eſt garnie d'un tiſſu de fibres charneuſes. *Le Quarré.*

Il prend ſon origine par un principe charneux aux environs des clavicules, des omoplates, & de la partie poſterieure du col, & il s'implante par pluſieurs fibres obliques au menton, aux lèvres, & à la racine du nez; Il tire ces parties obliquement en bas, & comme il eſt tres adhérent au menton, il ſemble de là qu'il aide à ouvrir la bouche. Il s'étend auſſi quelquefois juſques à la racine de l'oreille, & ceux en qui cela arrive, peuvent par le moyen de ce muſcle mouvoir les oreilles.

Il reçoit pluſieurs rejettons de nerfs qui lui viennent des nerfs du col. C'eſt par la tenſion & convulſion de ce muſcle que ce fait le ſpaſme cynique; que Riolan neanmoins croit devoir être plûtôt attribué à la convulſion du buccinateur.

Bauhin avertit tres à propos que les Chirurgiens doivent avoir une parfaite connoiſſance de toutes les fibres de ce muſcle, à cauſe des inciſions qu'il eſt tres ſouvent néceſſaire d'y faire : car pluſieurs n'en connoiſſant pas le cours, & y faiſant de grandes inciſions de travers, ſont que les joües ſe diſtendent, ſe ſéparent, & pendent en l'un & l'autre côté.

Le ſecond muſcle qui compoſe les joües, & que l'on appelle *Buccinateur*, eſt au deſſous du précédent, & embraſſe toute la region des joües. Il eſt rond en forme de cercle, & prenant naiſſance de preſque toute la longueur de la machoire ſuperieure, il va, ſelon toute la longueur de l'inferieure, s'inſerer aux racines des gencives : ou ſi l'on aime mieux, du haut des gencives de l'une des machoires il va ſe terminer en forme de cercle en la partie ſuperieure de l'autre. *Le Buccinateur.*

Il est délié, membraneux, entre-tissu de plusieurs fibres, & si étroitement uni à la membrane interieure qui révêt la bouche, qu'on ne sçauroit l'en séparer sans la déchirer.

L'usage de ce muscle n'est pas seulement de mouvoir les joües & les lêvres, mais encore de les resserrer, de remuër l'aliment dans la bouche, & de tems en tems lorsqu'il est tombé dans les joües, le repousser de nouveau vers les dents, afin d'y être parfaitement maché. Il sert aussi à enfler les joües, & il fait en quelque maniére le ton de la voix, entant que les lêvres étant par sa constriction plus ou moins ouvertes, elles poussent au déhors ou plus fortement ou plus doucement l'air qui vient des poûmons dans la bouche. La varieté de tous ces mouvemens vers le haut, vers le bas, en déhors, en dedans, procede aussi de la grande varieté des fibres dont il est composé.

Placentinus dit qu'on trouve au milieu de ce muscle un certain lien tres fort, qui prenant naissance du déhors, & se trainant sur l'os de la gencive, se termine dans un certain muscle petit & grêle, opposé directement aux joües. Riolan neanmoins ne reconnoit point ce lien.

*Les muscles propres des lêvres.* Il y a cinq paires de muscles propres qui ne servent qu'aux lêvres, & un orbiculaire.

La *premiére paire*, qui par un large principe vient de la machoire superieure, là où se fait la cavité des joües, & qui a en soi plusieurs fibres, se porte obliquement vers le bas, & s'insere en l'un & l'autre côté de la lêvre superieure, laquelle il meut vers le haut, & vers le bas.

La *seconde paire*, qui par un principe charneux, mais mince, long, & rond, prend sa naissance de la cavité qui est au dessous des joües, & qui est entouré de beaucoup de graisse, s'implante dans le frein, où les lêvres s'unissent, & aide au mouvement de la paire précédente.

La *troisiéme paire*, que Riolan appelle ZIGOMATIQUE, est charneuse, & longue. Elle prend son origine exterieurement de la production jugale, & descendant obliquement par les joües, elle finit à l'union des deux lêvres qu'elle tire en haut vers les côtés.

La *quatriéme*, qui par un principe large & charneux prend naissance de la partie la plus basse de la machoire inferieure, sur les côtés du menton, s'insere dans le milieu de la lêvre inferieure, laquelle il meut vers le bas & en déhors.

La *cinquiéme*, qui par un principe large & charneux prend son origine de l'endroit le plus bas de la machoire inferieure sur les côtés, & qui quelquefois s'étend jusques au milieu du menton, s'éleve vers le haut, & s'étant peu à peu retréssie, elle va s'inserer obliquement dans la lêvre d'en bas, prés de sa fin, & la tire obliquement en bas & en déhors.

Le muſcle appellé ORBICULAIRE, ou SPHINCTER, & qui eſt commun aux deux lèvres, eſt celui qui compoſe la propre ſubſtance molle des lèvres, & qui les forme l'une & l'autre en rond autour de la bouche, laquelle il environne en maniére de ſphincter; Il reſſerre par ſes fibres orbiculaires les lèvres, en les tirant toutes deux enſemble à ſoi. Il eſt fortement adhérent à la peau rouge. *Le muſcle Orbiculaire.*

Or tous les muſcles des lèvres ſe mêlent à leur propre peau par des fibres qui s'entre-coupent les unes les autres en maniére de croix de Saint André; & c'eſt de là d'où vient que les mouvemens des lèvres ſont tres differens.

Les muſcles de la machoire inferieure; (car la machoire ſuperieure eſt immobile) font dans la maſtication des alimens, un mouvement tres fort; d'où vient qu'on les appelle MASTICATEURS, & MOLAIRES, ou MACHEURS. On en conte cinq paires. *Les muſcles de la machoire inferieure.*

La *premiére paire*, qui eſt tres forte & tres grande, eſt appellée CROTAPHITE, ou MUSCLE DES TEMPES. Il prend ſa naiſſance par un principe charneux aux environs de l'os du ſinciput, & des tempes, & il eſt couvert du pericrane. Plus ſes fibres s'éloignent de ſon milieu, plus elle ſe portent obliquement vers ſon tendon: ce qui fait que plus il deſcend plus il s'étreſſit, & plus il devient épais: Enfin, il embraſſe par un tendon, court à la verité, mais tres fort, la production aiguë de la machoire inferieure, & il l'attire vers le haut conjointement avec la machoire. *La paire des tempes.*

Cette paire reçoit de chaque côté trois nerfs; l'un de la troiſiéme paire, l'autre de la quatriéme, & le troiſiéme de la cinquiéme; ce qui fait que ce muſcle étant bleſſé, ou ſeulement froiſſé & meurtri, il y a tres grand danger de convulſion, & même de mort; ſur tout s'il eſt bleſſé aux environs de ſa partie la plus baſſe, & la plus nerveuſe.

La *ſeconde paire* eſt appellée DIGASTRIQUE, GRAFHOÏDE, & BIVENTER, parce qu'étant mince & extenuée en ſon milieu, elle ſemble avoir comme deux ventres. Ses muſcles prennent leur origine prés des productions mammiformes, & environ vers leur milieu, là où ils ſe courbent pour la flexion de la machoire inferieure, ils ſe retréſſiſſent & dégénèrent en corps tendineux; & enſuite étant de nouveau devenus charneux, ils s'attachent interieurement à la partie anterieure & moyenne du menton, & ils font ouvrir la bouche en tirant la machoire en bas. La chûte ou trop grande deſcente de cette machoire eſt empêchée par le ligament qui y eſt attaché. Cette paire eſt aidée en cette action, afin qu'elle ſe faſſe plus facilement & mieux, par la paire des muſcles quarrés que l'on a décrits ci-devant. *La paire digaſtrique.*

La *troiſiéme paire* laterale, & dont les muſcles ſont nommés MASSETER, ou PREMIER MACHEUR, prend, par un principe en partie char- *La premiére paire des Macheurs.*

neux, & en partie nerveux, sa naissance de la machoire superieure, & de l'os jugal; & elle s'attache tres fortement & largement à la machoire inferieure, laquelle à raison de la diversité de ses fibres elle fait mouvoir en avant, en arriére, vers les côtés, & comme en rond.

*La seconde paire des Macheurs.*

La *quatriéme paire*, que l'on appelle SECOND MACHEUR, PTERIGOÏDE, & ALAIRE INTERIEUR, & lequel est court & épais, prend son origine par un principe nerveux des productions aliformes interieures de l'os sphenoïde, & étant devenu charneux, ample, & épais, il se porte par un tendon large & solide à la partie inferieure, & posterieure du côté interieur de la machoire inferieure, & en attirant en haut, il aide à l'action du muscle temporal. Outre cela, la machoire étant tournée vers le devant, il la ramene vers le derriére.

*Le Pterigoïde, ou alaire exterieur.*

La *cinquiéme paire*, qui est appellée PTERIGOÏDE, ou ALAIRE EXTERIEUR; & qui est située en la cavité la plus basse de l'os des tempes, vient par un double principe en partie nerveux & en partie charneux, de l'os sphenoïde, & de la production alaire exterieure, & va s'inserer au col de la machoire inferieure, & au siége inferieur de sa tête. Il meut la machoire vers le devant, & il l'éloigne.

Outre les muscles dont ont vient de parler, on compte encore parmi ceux de la machoire inferieure, la paire des muscles quarrés, lesquels l'attirent vers le bas. Nous les avons décrits ci-dessus entre les muscles communs aux joües, & aux lévres.

---

## CHAPITRE XXII.

### *Des Gencives, du Palais, de la Luette, & de la Gorge.*

*Les Gencives.*

IL y a diverses parties dans la cavité de la bouche, dont les premiéres qui se presentent, sont les GENCIVES, lesquelles sont composées d'une chair un peu dure & immobile, qui entoure les dents en maniére de rempart, & les affermit en leurs alveoles. C'est par cette raison que la gencive est appellée par les Grecs οὖλον, de εἴλεω, *Enveloper*, *resserrer*, *enfermer*, parce qu'elle est une envelope qui enferme les dents : & c'est aussi de là que la tumeur qui se forme dans les gencives, est appellée par les Medecins ἐπουλίς.

Le Palais, qui est ainsi dit parce qu'il est comme palissadé de dents, (il est appellé par les Grecs ὑπερῷα & οὐρανὸς, ou οὐρανίσκος, comme qui diroit *le Ciel de la bouche*,) est la partie superieure de la bouche, faite en maniére de voute, (d'où vient que quelques-uns l'ont appellé *tortuë de la bouche*) formée dans l'os sphenoïde, & qui s'étend depuis le gozier jusques aux dents.

Il

Il eſt compoſé d'os, ( touchant leſquels voyez *au liv. 9. ch. 8.* ) d'une chair particuliére & glanduleuſe, c'eſt à dire tiſſuë de pluſieurs glandes conglomerées tres petites, & d'une membrane épaiſſe, percée d'une infinité de trous pareillement tres petits qui donnent paſſage à une certaine humeur ſalivale qui vient de la ſubſtance glanduleuſe du palais, ridée en pluſieurs endroits, & continuë aux membranes qui revêtent les autres parties de la bouche ; d'où vient auſſi que l'on dit vulgairement qu'elle eſt continuë à celle du goſier, & du ventricule, quoiqu'elle ait une conſtitution particuliére, & toute differente de celle des autres tuniques. C'eſt à raiſon de cette tunique que le palais fait, conjointement avec la langue, le goût ; & il reçoit pour ce ſujet des nerfs de la quatriéme paire. Voyez touchant cette membrane *le ch. 24. ſuivant.*

L'uſage du palais eſt, en partie de faire avec la langue le goût, & en partie de briſer & moderer la voix, & la rendre plus parfaite. Ainſi, ceux qui ont cette partie rongée par ulcère, ont le goût tres imparfait, & la voix enroüée, & tres deſagreable.

La Luette, que d'autres appellent Columelle, & Gargareon, ( ſelon les Grecs γαργαρεών ) eſt une caroncule rouge, fongueuſe, tant ſoit peu longue, un peu large par le haut, & obtuſément pointuë par le bas. Elle eſt ſuſpenduë en forme de raiſin au milieu du palais, auprés du conduit, qui des narines vient dans la bouche. Bauhin & quelques autres Anatomiſtes croient qu'elle n'eſt autre choſe qu'une reduplicature de la membrane qui révêt l'interieur de la bouche. *La Luëtte.*

Elle eſt revêtuë d'une pellicule tres molle & lâche qui vient du palais, laquelle s'enfle & s'alonge facilement dans les fluxions pituiteuſes. Cette affection eſt ce qu'on appelle Chûte de la luette.

Riolan & Veſling lui attribuent deux paires de muſcles pour la tenir ſuſpenduë, & pour la mouvoir ; une qui eſt interieure, & l'autre exterieure. L'experience oculaire neanmoins enſeigne que cette opinion n'eſt qu'une pure conjecture ; d'autant qu'il ſeroit tres difficile d'en faire la démonſtration ; & de plus, que la luette n'a pas beſoin de ces muſcles, ſoit pour être tenuë ſuſpenduë, ſoit pour aucun mouvement volontaire, puiſqu'elle n'en a point, ainſi qu'on voit.

Riolan, outre cela, aiant ſuivi l'opinion d'Aretée, attribuë à la luette deux ligamens larges, ſemblables à des aîles étenduës de chauve-ſouris. Les Arabes les appellent *Galſamach* ; mais ces ligamens ne ſont, non plus que les muſcles ci-deſſus, prouvés que par conjectures, & nullement par démonſtration ; à moins peut-être que quelqu'un ne prenne la partie poſterieure membraneuſe du palais d'où pend la luette, pour des ligamens.

La luette a divers uſages.

1. De briſer tant-ſoit-peu l'impetuoſité de l'air froid inſpiré, afin qu'il n'offence pas les poûmons en y entrant trop à coup. *L'uſage de la luëtte.*

2. D'empêcher que les humeurs qui descendent d'en haut par le palais, ne tombent droit, & en trop grande abondance, sur le larinx; mais au contraire, de faire que dans la déglutition, la luette étant poussée vers le derriére, elles soient conjointement avec elle, détournées, vers l'ésophage, & qu'elles tombent en lui.

3. D'empêcher que la boisson ne passe de la bouche dans les narines.

4. De concourir en quelque façon au ton de la voix; (ce que Fallope & plusieurs autres nient, mais sans raison;) car quoique l'inflexion & modification de la voix se fasse dans le larinx, neanmoins la sortie plus large ou plus étroite de la voix, déja modifiée & formée, sert beaucoup pour le ton: ce qui paroît de ce que si l'on chante aiant des lunettes au nez qui le pressent, la voix sera differente & toute autre, que lorsque l'on a les narines libres, & non pressées. De-même si l'on ôte la luette, la voix grossit & se corrompt, comme on voit en ceux en qui cette partie est rongée ou tombée par quelque ulcère, & ainsi il est constant qu'elle concourt au ton de la voix.

5. Fallope croit que son principal usage est d'humecter l'épiglote & le larinx, en y faisant distiller peu à peu une certaine liqueur transparente.

*La Gorge.* On entend improprement par le mot GORGE, que les Latins appellent *Fauces*, toute l'ouverture ou capacité de la bouche; mais proprement elle est cét espace inferieur & posterieur, où tant les extremités de la langue, & de la trachée artère, que les trous des narines qui descendent par le derriére du palais, se joignent; lequel espace on voit quand la bouche est ouverte, & la langue abaissée. Les Grecs l'appellent φάρυγξ, Galien ἰσθμός, & Hipocrate ἰσθμὸν par metaphore, à raison qu'il est étroit; car ce mot *Isthme* proprement signifie un espace étroit de terre entre deux mers; & ainsi la luette est comme un espace de terre suspendu dans le milieu de l'ouverture ou capacité de la gorge, quoique neanmoins ce ne soit pas la luette qu'ils appellent Isthme, mais l'ouverture même de la gorge dans laquelle elle pend. Cependant ce nom devroit appartenir à la luette même.

Nic. Stenon *en ses obs. sur les gland. des yeux* a remarqué dans une tête de veau, au dessous de la membrane de la gorge, une certaine chair composée de pelotons ou paquets de glandes, laquelle a des vaisseaux lymphatiques.

*Son usage.* L'usage de la gorge est de donner passage à ce que l'on prend par la bouche, & de l'avaler; ce qui se fait par le moyen de trois paires de muscles qui sont communs au pharinx & à l'ésophage, & que nous avons décrits *au liv.* 2. *ch.* 16. dans l'histoire de l'ésophage.

# CHAPITRE XXIII.

## De l'os Hyoïde.

AVant que d'entreprendre l'histoire de la langue, il est à propos de dire quelque chose de l'os Hyoïde, qui est au dessous en maniére d'apui, pour l'affermir en sa situation & en son mouvement.

Or l'Os Hyoïde est composé de plusieurs & differens os, joints ensemble; on l'appelle Os Ypsiloïde, & Lambdoïde, parce que dans leur jonction ils représentent en quelque maniére la lettre Grecque Υ, ou Λ, quoiqu'ils ressemblent mieux à l'*U* qu'au Λ; car il ne se termine pas en pointe, mais en demi cercle obtus & un peu rond. *L'os Hyoïde.*

Il est principalement composé de trois os, (quelquefois, mais plus rarement, de cinq, de sept, de neuf, & d'onze.) De ces trois os celui du milieu, lequel surpasse les autres en grandeur, est ample, large, convexe en déhors, & un peu concave en dedans: Les autres deux lui sont joints en maniére de cornes. Or s'il y a des osselets en plus grand nombre que de trois, ils sont alors cartilagineux.

Voici ce que Riolan *au ch. 1. du liv. 5. de son antropogr.* remarque touchant l'os hyoide: *Au reste*, dit-il, *l'os hyoïde paroît dans les femmes plus grêle & plus mince, & il est composé de beaucoup moins d'osselets, dont les ligamens suspenseurs tiennent la place. Vous remarquerés ensuite qu'il n'y a que la seule Epiglotte qui soit reçûë dans la cavité de l'hyoïde, & que la langue est appuyée sur le côté superieur de sa base.*

Il y a auprés de ces os quatre cartilages tres petits, qui quelquefois deviennent osseux. Deux desquels sont situés à la base de l'os du milieu, & ressemblent en figure & en grandeur à un grain de froment. Les deux autres sont placés tout auprés des os lateraux, ou cornes, & sont attachés par un ligament nerveux à l'appendice stiliforme; ainsi l'os hyoïde est adhérent par les côtés à cette appendice, sur le devant au cartilage scutiforme du larinx, & sur tout à la langue, & il reçoit en sa cavité l'épiglotte.

Lorsque la langue se meut cét os se meut aussi, & cela par le moyen de huit paires de muscles qui lui sont communs & à la langue.

Les muscles de la *premiére paire* sont les Sternothyoïdiens, qui font mouvoir vers le bas & en derriére; Ces muscles, par un principe large & charneux, prennent leur naissance de la partie interieure superieure de l'os sternum, & vont se terminer à la base de l'hyoïde, sur le devant.

La *seconde paire* a des nerfs longs, que l'on appelloit anciennement CORACHOYOÏDIENS LONGS. Ils naissent du côté superieur de l'omoplate, auprés de la production coracoïde; & s'étant retréssis en leur milieu en forme de tendons, ils se portent obliquement au dessous du septiéme muscle de la tête vers les côtés de l'os hyoïde, où ils s'inserent, & ils les tirent obliquement en bas.

La *troisiéme paire*, qui est grêle, longue, & ronde, est située sous le menton. Les muscles qui la composent, prennent & leur naissance & leur nom de la production styliforme, d'où vient qu'on les appelle STYLOCERATOÏDIENS. Ils s'implantent dans les cornes de l'os hyoïde, & ils le tirent obliquement vers le haut.

La *quatriéme paire* appellée GENIOHYOÏDE, qui attire droit vers le haut, un peu sur le devant, prend par un principe ample & charneux son origine de la partie interieure la plus basse du menton, & s'étend jusques au milieu de la base de l'os hyoïde.

A ces paires Fallope *en ses Observ.* en ajoûte deux autres : sçavoir.

La *cinquiéme*, qui par des fibres droites nait de la partie interieure, & inferieure du menton, & s'insere à l'os hyoïde. Plusieurs confondent cette paire avec la *quatriéme* dont on vient de parler, & la prennent pour la même : D'autres la content parmi les muscles de la langue, ainsi que nous faisons aussi nous même *au ch. suivant.*

La *sixiéme paire*, qu'il dit être composée de deux sortes de chairs, & ressembler à des muscles, prend son origine au menton, & se mêle en quelques endroits avec la premiére paire qui meut la langue : il ajoûte qu'elle se porte vers le bas, & qu'elle va s'inserer dans les côtés de l'os hyoïde. Elle tire la bouche vers le menton.

Voyez la Table XVI.

## CHAPITRE XXIV.

### *De la Langue, des Conduits salivaux, de la Salive, du Goût, & de la Saveur.*

*La langue.* LA LANGUE, que les Latins derivent du mot *lingendo*, ou comme quelques-uns veulent de *ligando*, (parce qu'elle lie les alimens, ou qu'elle lie & assemble les sons articulés en mots,) & que les Grecs nomment γλῶσσα & γλῶττα, est une partie organique, laquelle est l'instrument du goût & de la parole, & qui aide à avaler les alimens & la boisson. Elle est située dans la bouche au dessous du palais.

*Sa figure.* Elle est assés large, de grandeur mediocre, & répondante à la grandeur de la bouche. Elle est tres épaisse aux environs de sa racine, & plus mince vers son extremité.

Elle a une substance particuliére charneuse & molle, & elle est revétuë d'une double membrane : dont l'une qui est l'exterieure, est épaisse, & l'autre qui est l'interieure, est plus mince. *Sa substance.*

L'exterieure qui s'étend sur la surface superieure de la langue, est tres poreuse, & mediocrement douce & polie dans les hommes, mais dans la plûpart des animaux, sur tout les quadrupedes, elle est âpre, rude, & comme divisée en deux parties par une petite ligne qui la parcourt en toute sa longueur. *Sa membrane exterieure*

L'opinion vulgaire est, que cette membrane vient de la dure-mere, & qu'elle est commune à la bouche, au palais, à l'ésophage, & au larinx ; neanmoins comme elle ne révêt pas entiérement la langue de toutes parts, mais seulement sa surface plane d'en haut, s'étendant jusques à sa racine, & à la gorge, & qu'elle ne parvient pas jusques à sa partie inferieure, ni à l'ésophage, mais seulement qu'elle s'unit à sa tunique interieure : que de plus, il paroît assés que dans la langue & au palais sa substance est plus épaisse, & d'une autre nature, il est manifeste qu'elle n'a aucune communication avec les membranes de l'ésophage, & du larinx : Car bien que dans l'homme elle ne soit ni si épaisse, ni si rude qu'on la voit dans la plûpart des animaux, neanmoins elle l'est beaucoup plus, que celle qui révêt interieurement le larinx & l'ésophage, dont elle est tres differente. Cette difference paroît encore lorsque dans les aphtes, dans les fiévres ardentes, & dans une grande soif cette membrane se desseche & s'enflâme, & qu'ensuite s'humectant de nouveau, elle se sépare & tombe trois fois plus épaisse que ne sont les membranes du larinx, & de l'ésophage. Outre cela, tout ainsi que les membranes de l'œil, de l'oreille, & des narines sont tres differentes des autres membranes, que même elles le sont beaucoup entr'elles, quoique l'on croye qu'elles viennent de la dure-mere : de même la tunique de la langue, laquelle conjointement avec la langue même & les papilles nerveuses, doit servir en quelque chose à l'organe du goût, a dû nécessairement avoir une constitution particuliére, & differente des autres membranes, à raison de laquelle elle pût concourir au goût ; & il ne faut pas croire que cét office particulier que nous lui attribuons, vienne d'aucun nerf qui s'insere en elle, ou de quelques esprits pareillement specifiques : car nous avons enseigné ci-dessus *au chap.* 19. qu'eu égard à cette cause il ne se passe rien de specifique dans les parties.

Cette membrane, ainsi qu'on l'a déja dit, est tres poreuse ; & il a falu nécessairement qu'elle fut ainsi, afin que les particules les plus subtiles des choses qui doivent être goûtées, ( desquelles elle ne peut avoir une perception parfaite, d'autant que la nature ne lui a donné qu'un sentiment obtus, de peur qu'elle ne fut offencée par les objets acres du goût, & du toucher, ) étant placées sur sa surface, & agitées par le mouvement de la langue, pénétrassent dabord jusques aux papilles nerveuses qui sont au dessous.

Cette même membrane dans les bœufs, dans les moutons, & en d'autres semblables animaux (dans lesquels elle est beaucoup plus épaisse que dans les hommes,) est tres rude en sa surface exterieure; & il en sort plusieurs petits corps coniques, qui causent cette asperité. Ces corps sont pointus, un peu cartilagineux, inégaux entr'eux en longueur, disposés en certain ordre, tant soit peu courbes, s'étendans vers la racine, & couverts d'une tunique tres déliée, qu'ils prennent de la membrane même dont ils procedent. (Nous n'avons encore pû observer si interieurement ils sont creux.) Ces corpuscules neanmoins en la partie la plus élevée de la langue vers sa racine sont moins en nombre, & beaucoup plus petits qu'ailleurs; même en plusieurs animaux on n'y en voit point du tout. Il n'y a pas sur la langue humaine de tels corpuscules, c'est à dire si grands: ce qui fait qu'elle n'est point si rude. En l'année 1660. neanmoins dans la dissection que je fis d'un homme, qui pendant sa vie avoit été Capitaine de voleurs, je trouvai cette asperité tres évidente, ainsi que je le démontrai publiquement en nôtre Theatre Anatomique: car la surface superieure de la langue étoit couverte de petits corpuscules pointus en forme de poil folet, âpres, & rudes au toucher. Or qu'en plusieurs animaux ces corpuscules cartilagineux soient plus longs, & beaucoup plus gros que dans l'homme, & que leurs extremités ou pointes soient tournées & regardent vers la gorge; cela semble avoir été ainsi disposé, afin que ces animaux qui prennent leurs alimens d'en bas, sur la terre, & la tête penchée, les retinssent mieux dans leurs gueules, & qu'ils ne pussent pas en sortir ou tomber facilement. Une telle longueur n'a pas été necessaire dans l'homme; car comme il ne prend pas ses alimens la tête penchée, mais qu'il mange débout; lorsque les alimens ont une fois été introduits dans sa bouche, ils n'en peuvent pas tomber facilement, & il peut les y contenir sans peine; Ainsi ces corpuscules, quoique tres petits, & cette asperité, quoique tres legére, suffisent en lui pour la retention des alimens.

*L'usage moins principal & secondaire des corps cartilagineux.*

*Leur usage principal.*

Il semble neanmoins que ce n'est pas là l'usage principal de ces corpuscules cartilagineux, mais seulement le moins considerable, & comme on dit, le secondaire; En éfet, il n'y a pas apparence qu'il eût falu pour ce seul & simple usage un si grand appareil de corpuscules. Mais quel est-il donc cét usage principal? c'est dequoi les Docteurs, jusques à present, ont beaucoup douté; (car comme ces corpuscules ne sont pas creux; car on ne peut découvrir, même par le microscope, la moindre cavité en eux,) ils ne peuvent verser ni de la salive, ni aucune autre humeur dans la bouche aux environs de la langue, ainsi que quelques-uns l'ont crû. Malpighius estime que ces corps aidés par le mouvement & impulsion de la langue compriment ces glandes du palais qui ont été découvertes par Stenon, & que c'est par cette compression que la salive & les mucosités contenuës dans ces glandes en sont exprimées pour l'humectation de la langue & des autres parties de la bouche ; à quoi il ajoûte, que la nature en vûë de cette même fin, a non seulement donné aux animaux qui se nourrissent d'alimens durs & cruds, une membrane qui envelope leurs palais, mais encore rendu en eux ces corps cartilagineux situés sur la langue, plus durs & plus longs que dans les autres animaux, afin qu'en frottant continuellement les parties d'en haut, l'humidité en fut fortement exprimée. Par la même raison, dans l'homme & dans les autres animaux, dont la structure du palais est plus lâche, & plus molle que dans les autres, elle a fait ces corps aussi plus lâches & plus flexibles, en maniére de papilles, parce que ces parties étant ainsi disposées, l'écoulement des mucosités est facilement excité par le moindre frottement, & la moindre compression. Outre cela, le même Malpighius croit aussi qu'il y a juste lieu de douter, si lorsque les racines de ces corps pressent les petites papilles qui sont en cét endroit-là, elles ne compriment pas aussi la substance même de la matiére glutineuse, située sous l'envelope épaisse, & implantée dans les trous que nous allons bien-tôt décrire, & ne poussent pas vers l'interieur le corps savoureux, en sorte que le frotement & l'agitation en soient plus grands.

Immediatement au dessous de cette membrane épaisse il se presente une certaine substance visqueuse, en maniére de lacis fort épais, étenduë principalement par la partie superieure de la langue, & percée de plusieurs petits trous tres visibles, (qui répondent justement à chacune des cornes cartilagineuses qui sont en cette membrane exterieure ; ) entre lesquels on découvre encore, par le microscope, une infinité de petits conduits de differentes figures, qui s'ouvrent vers le déhors. Malpighius a remarqué qu'il y a aussi quelques vestiges de cette humeur visqueuse dans le palais, & dans les joües. Il y a eu des Autheurs qui se sont imaginé que la sensation du goût se fait dans cette substance, comme la vûë dans la retine. Il y en a d'autres qui croyent qu'il s'y ramasse une je ne sçai quelle liqueur salivale, laquelle ils estiment sortir par les pores de l'envelope épaisse, & se répandre sur la langue pour l'humecter. Pour moi je pense que cette substance concourt à ce que les humidités savoureuses soient mieux reçûës, & tant soit peu retenuës, afin que par ce moyen elles s'attachent un peu plus fortement aux papilles nerveuses, qu'elles les altèrent plus facilement par leurs pointes & asperités, & qu'ainsi la perception s'en fasse mieux.

*La substance visqueuse.*

Aprés cette substance visqueuse, couchée, comme on a dit, immediatement sous l'envelope de la langue, il se presente un certain corps

*Le corps papillaire.*

que Laur. Bellinus *en son liv. de l'org. du goût, chap. 12.* a appellé *Croûte charneuse*, ne lui attribuant aucun autre nom particulier, parce qu'il ne ressemble du tout point, soit en couleur, soit en structure, soit en substance, ni aux membranes, ni aux muscles, ni aux nerfs, ni aux glandes. Malpighius *en son liv. de la lang.* décrit avec une tres grande exactitude ce corps, autant qu'on peut le découvrir dans les langues de bœuf. *Cette substance*, (c'est à dire la visqueuse, dont on vient de parler) *étant*, dit-il, *suffisamment examinée, il se presente aux yeux un corps nerveux & papillaire, de couleur tirant sur le jaune & sur le blanc, assés profond; & s'étendant en maniére de membrane, principalement sur toute la surface superieure. Ce corps en sa surface interieure, par laquelle il est attaché aux chairs de la langue qui sont au dessous, semble être égal & poli, à la reserve de certaines productions nerveuses, parsemées çà & là parmi les fibres charneuses de la langue ausquelles il est attaché, ou s'il l'on aime mieux, il s'unit; Mais en sa partie exterieure, il est inégal; car il en sort des papilles nerveuses tres considerables, disposées en très bel ordre: qui dans le bœuf, la chévre, les brebis, & l'homme même, sont, eu égard à leur configuration & leur grandeur, de trois differences; En éfet, on y en remarque quelques-unes qui sont plus grandes que les autres, situées principalement sur les côtés de la pointe de la langue parmi celles qu'on doit décrire plus bas: On en voit aussi sur la surface superieure de la langue, où elles sont en ordre quarré. On en voit tres peu dans la region du milieu de la langue, là où elle blanchit; mais il y en a quelques-unes très visibles aux côtés de sa base. Elles ressemblent, tant en substance qu'en figure, aux petites cornes que l'on voit aux limaçons, & qui leur servent à se conduire; car elles ont des queuës assés longues, qui aprés avoir traversé la substance visqueuse, se terminent en une petite tête ronde, qui se place dans une certaine cavité de la membrane exterieure. Elles prennent naissance du corps nerveux & papillaire; car on remarque dans les uns & les autres la même continuité, les mêmes accidens, & la même maniére de substance. Or elles ont cela de particulier, qu'à leur base elles ont une production nerveuse à laquelle elles pendent, ou plûtôt à laquelle elles se joignent. On voit ensuite les papilles du second ordre, qui sont en plus grand nombre que celles du premier; car autant qu'au déhors il y a de cornes qui couvrent la langue, autant au dedans trouve-t'on de ce genre de papilles nerveuses. Celles-ci naissent du corps papillaire commun, & s'élevent à une hauteur mediocre; & de leurs têtes elles poussent de petites productions nerveuses, qui s'insinuent dans les cavités dont nous avons parlé, & rencontrent les racines des cornes. On voit aux environs de ces racines un nombre presqu'infini de papilles de figure conique, qui ont la même origine, & qui s'élevent à la même hauteur; étant neanmoins plus minces, & s'introduisant dans des cavités qui leur sont propres, lesquelles sont creusées dans la substance visqueuse dont on a parlé; Enfin, elles vont se terminer à la membrane exterieure de la langue. Aux environs de la base de la langue, à l'endroit où les cornes sont situées, les papilles nerveuses dont les extremités s'élevent en dé-*

*hors, changent de figure, & deviennent plus obtuses, & ensuite un peu plus rondes & applaties; & les plus remarquables ne sont guere dissemblables de celles que l'on observe dans les joües aux racines des dents. Il faut neanmoins sçavoir que dans le palais & dans les joües on y trouve un semblable corps papillaire, aussi-bien que l'une & l'autre envelope, étenduës par dessus, quoi qu'elles soient tres déliées, & tres grêles; avec cette difference neanmoins, qu'en cét endroit-ci les plus grandes de ces papilles sortent en dehors, étant de figure conique, & qu'on remarque auprés d'elles des vaisseaux excretoires qui s'implantent dans les glandes qui sont au dessous, & quelques papilles en petit nombre, parsemées çà & là entre ces vaisseaux.* Voilà la description que Malpighius fait de ce corps papilleux, & enfin en concluant il dit que son origine est tres incertaine, & que si-bien Colombus la tire de la dure-mere, aprés qu'elle est sortie du crane, & aussi des autres membranes interieures de la bouche, il estime neanmoins qu'elle vient plûtôt des productions nerveuses qui se répandent sur toute la membrane, en la même maniére qu'il arrive dans les organes des autres sens.

*Les fibres de la langue.*

La substance de la langue, sur tout dans l'homme, a des fibres tres déliées, dont la délicatesse & tenuité est cause que certains Anatomistes peu éclairés, ont crû ci-devant que la langue étoit entiérement destituée de fibres. Elles sont neanmoins assés visibles dans les langues de bœuf, de mouton, & de plusieurs autres animaux de grande stature; & nous les avons aussi vûës & démontrées plusieurs fois dans la langue humaine, tant crûë que cuite. Vers la racine de la langue elles sont entre-mêlées d'un peu de graisse, & sur les côtés de sa base, selon l'observation de Malpighius, de plusieurs glandes tres petites, en forme de grains de millet.

Ces fibres se mêlent entr'elles en maniéres si diverses, & si obscures, qu'il est tres difficile d'expliquer en quel ordre elles sont situées. Riolan *dans ses animadv. sur Bartholin*, considerant qu'elles sont tres diverses, tres contraires entr'elles, & en combien de maniéres differentes elles sont entre-tissuës & entrelassées les unes dans les autres, desespère de pouvoir en donner l'explication. *Il me semble*, dit-il, *que ces corps*; (sçavoir les deux qui composent la langue) *ont des fibres obliques, des transverses, & des droites qui s'unissent & se mêlent tellement ensemble, qu'il est impossible d'en connoître l'arrangement.* Ce que Riolan n'avoit pû voir, le tres éclairé Nicolas Stenon croit l'avoir découvert. Voici comment *dans son liv. des & musc. des gland.* il décrit l'ordre & le cours de ces fibres: *Il est facile, dit-il, si l'on opere avec soin de démontrer distinctement tout l'ordre des fibres de la langue, depuis sa pointe jusques à sa base. Les fibres exterieures qui sont les plus proches de sa surface superieure, se continuent en lignes droites, selon la longueur de la langue: Les autres qui en occupent le milieu, sont de deux genres. Les unes descendent du plan superieur de la langue, & les autres descendent du milieu, & se détournent vers les côtés.*

*Ces deux genres de fibres sont disposés en certains ordres ou couches, qui se reçoivent alternativement les uns les autres, & dont chacun n'a gueres d'épaisseur que d'une seule fibre ; en sorte qu'à la maniére des Chymistes on pourroit tres à propos appeller cette disposition ou ordre de ces fibres* stratum supra stratum. *Le plan superieur de la langue tient les tendons des chairs enfermés entre la tunique exterieure & les chairs mêmes.* Voilà ce qu'en dit Stenon. Pour moi j'avoüe de bonne foi, que je me suis quelquefois occupé avec assés d'exactitude à démêler toutes ces fibres ; mais mon impatience en un si long travail à fait que je n'ai pû obtenir ce que je souhaitois ; car j'ai trouvé toutes ces fibres si embarrassées les unes dans les autres, que, ou de ma part je n'ai pû les démêler suffisamment, & à mon gré, ou de leur part elles n'ont pas voulu se laisser démêler par moi. J'ai à la verité conjecturé & soupçonné plusieurs choses, mais je n'ai rien pû déterminer de certain. Ainsi abandonnant le soin de déveloper cette difficulté, je me réjoüirai avec Stenon & les autres qui auront travaillé avec succés sur ce sujet, ou qui à l'avenir pourront y réüssir.

*Le mouvement de la langue.* Or d'autant que la langue est tissuë d'un nombre innombrable de fibres, ainsi qu'on vient de dire ; que de plus, elle est munie de plusieurs muscles, il n'est pas facile de déterminer de quel mouvement elle est meuë, si c'est par ces propres fibres, ou par ses muscles, ou enfin par les deux ensemble. La derniére opinion semble plaire à la plûpart des Anatomistes. Jul. Casserius Placent. *au liv. de l'org. du goût, chap.*5. appelle la langue, non pas à la verité un muscle, mais une partie musculeuse : *Il ne se peut pas faire*, dit-il, *que la langue se meuve d'un mouvement qui lui soit propre, & qui en outre soit volontaire : Car elle est mûë en tant de maniéres differentes, & vers tant de parties, qu'il seroit ridicule de dire que tout son mouvement se fasse par des muscles. Je ne l'appellerai pas neanmoins pour cela muscle, mais je dirai qu'elle est musculeuse, c'est à dire qu'elle participe quelque chose de la nature des muscles, & qu'elle tient le milieu entre la chair musculeuse & la glanduleuse.* Laur. Bellinus *au liv. de l'org. du goût, ch.* 23. outre les fibres de la langue, faisant encore reflexion à la varieté & à la rapidité admirable de son mouvement, dit, qu'elle est un tissu de muscles joints les uns aux autres. Riolan, suivant l'opinion d'Averroës, outre le mouvement qui est imprimé à la langue par les muscles, lui en attribuë encore un autre qu'il dit lui être propre, & il reprend And. Dulaurent, de ce qu'il ne l'a pas observé ; car il croit qu'il est certain que dans le parler prompt & continu la langue se meut de soi, d'un mouvement qui lui est propre, & que ce n'est pas par des muscles que sa pointe, qui est extrêmement mobile, est mûë en tant de differences de mouvemens, mais que les muscles font en elle seulement les grands & violens mouvemens. Spigelius *au liv.* 4. *de son Anat. ch.* 6. considerant la quantité des fibres de la langue, prononce absolument qu'elle est un muscle. Mais aucun de ses grands hommes ne semble avoir suffisamment remarqué que ce grand nombre de fibres diverses, placées & imposées les unes sur les autres, & entre-tissuës en tant de sens contraires, ne peuvent point servir à l'action des muscles, (qui est l'attraction,) puisque l'action d'une fibre, en tirant à soi, seroit empêchée par l'action d'une autre, & que dans une si grande contrarieté d'oppositions & d'impositions il n'en est aucune qui puisse communiquer à la langue l'office de muscle. De plus, les fibres seules ne sont pas une preuve qu'une partie soit un muscle, ou qu'on doive l'appeller musculeuse, puisque le ventricule, les intestins, la vessie de l'urine, celle du fiel, & plusieurs autres parties ont des fibres de tous genres assés visibles, & en assés grande quantité, & neanmoins on ne peut pas, & même on ne doit pas, les mettre dans l'ordre des muscles. La rapidité & la varieté du mouvement de la langue ne témoignent pas non plus qu'elle soit un muscle, mais plûtôt qu'elle est mûë en cette rapidité par des muscles : Cela est évident de ce que ce mouvement est entiérement arbitraire, & qu'il se fait à la volonté de l'homme : Or tout mouvement arbitraire se fait par les seuls muscles dans des parties qui ne sont point muscle. Et qui est celui, je vous prie, qui étant en son bon sens se laissera persuader qu'un mouvement arbitraire qui dépend, ou peut dépendre, de la volonté, se fasse sans muscles ? Nous mouvons la pointe de la langue aussi suivant nôtre volonté, mais c'est par le moyen des muscles dont les tendons envoyent jusques là leurs fibrilles tres minces. La vitesse du mouvement ne prouve rien pour l'opinion contraire ; car on peut mouvoir les doigts avec autant de promtitude que la langue, & neanmoins il n'est personne qui ose nier que leur mouvement ne se fasse pas par le moyen des muscles. Outre cela, il y a deux forts argumens qui ôtent entiérement à la langue la qualité de muscle. I. Il n'est aucun muscle qui ait été fait pour soi-même, mais pour quelqu'autre partie, de soi incapable de se mouvoir selon les déterminations de la volonté, & cela afin qu'il la meuve. Cependant si la langue étoit un muscle, elle auroit été faite pour soi-même, d'autant qu'elle ne s'insere en aucune autre partie pour la mouvoir. II. Aucun muscle ne s'insere dans un autre muscle pour le mouvoir : Or il s'insere dans la langue d'autres muscles qui la meuvent : Il est donc tres constant qu'elle ne peut pas être un muscle.

*Elle n'est pas une glande.*

Arantius, poussé par je ne sçai quel esprit, a voulu prouver que la langue est une glande ; mais il le fait par des raisons si froides, & de si peu de force, qu'il ne semble aucunement nécessaire de s'arrêter à la refuter. Riolan neanmoins *en son Antrhopog. liv.* 4. *ch.* 8. semble n'être pas absolument contraire à cette opinion, se conformant à celle de Galien, qui *au liv. des alim. de bon & méch. suc, ch.* 4. dit que la langue est de sa nature glanduleuse, & qu'elle approche du temperament des glandes. Mais comme la substance de la langue, sa figure, son temperament, son usage, &c. n'ont rien de semblable aux glandes, cette opinion doit être nécessairement rejettée.

*Sa connexion.* La langue est par le derriére jointe à l'os hyoïde, au larinx, aux parties de la gorge, & aux amigdales. Elle est libre en sa partie d'en-haut, & exemte de toute connexion. En sa partie d'en bas elle a des muscles, par le moyen desquels elle est attachée de côté & d'autre à la machoire inferieure, & afin qu'elle n'eut pas la liberté de se mouvoir vers tous endroits, & en tous sens, plus qu'il ne faut, l'Autheur de la nature l'a munie d'un fort ligament membraneux, par lequel elle est attachée aux parties qui sont au dessous. L'extremité de ce ligament, qui est mediocrement lâche, est appellée FREIN, lequel, lorsqu'il est trop court, empêche tres souvent le mouvement libre & convenable de la langue, sur tout dans les enfans, qui par cette raison ne peuvent ni teter, ni parler, ce qui fait que les Medecins sont frequemment contrains d'en ordonner dans le jeune-âge, l'incision; dans laquelle, bien qu'elle soit facile, il faut neanmoins observer, ( ainsi que Bauhin & Riolan avertissent tres à propos, ) de ne pas couper les nerfs qui l'accompagnent; ce qui causeroit incontinent convulsion de la langue. Voici ce que Riolan dit *au lieu que l'on a cité*, touchant l'usage ou la fin de ce ligament : *Il faut remarquer avec soin*, dit-il, *que la nature n'a mis de frein qu'à la langue seulement, & aux parties honteuses, parce qu'elle a voulu que sur toutes choses les hommes fussent modestes dans l'usage de ces organes.*

*Ses vaisseaux.* Elle a deux artères assés grandes qu'elle reçoit des carotides, & deux veines qu'elle envoye au rameau interieur des jugulaires exterieures; on les appelle vulgairement RANINES, ou RANULES, qui sont tres visibles sous la langue, où on les ouvre quelquefois dans les affections de la gorge.

*Ses nerfs.* Elle reçoit deux paires de nerfs : dont la plus déliée, qui vient de la quatriéme paire, se portant par toute sa substance, & par ses extremités, s'insinuë dans les petites papilles nerveuses, ( elle envoye aussi quelques uns de ces rameaux aux membranes, ) dans lesquelles elle répand les esprits pour faire le sentiment du goût. L'autre paire, qui est la plus grosse, & qui vient de la septiéme paire, entre dans ses muscles, ausquels elle donne, par le moyen des esprits animaux, la faculté de se mouvoir.

*Remarque.* Or il faut remarquer, qu'outre que la langue est divisée en deux parties, la droite & la gauche, par une ligne qui est entre-deux, ainsi qu'on a dit, il n'est aussi aucun de ces vaisseaux, qui de la partie droite se porte à la gauche, ni de la gauche à la droite : D'où vient que Galien a dit que la langue est un instrument double, tout ainsi que les organes de la vûë, de l'ouye, & de l'odorat le sont. Cette duplicité de la langue, (& plus rarement sa triplicité,) est tres visible dans les serpens, dans les viperes, dans les lezards, dans les veaux marins, & autres semblables, qui ont la langue fenduë en deux ou trois parties ; d'où vient qu'on les appelle animaux à deux ou à trois langues.

*L'Epiglotte.* En la partie posterieure de la langue est située le cartilage que l'on nomme EPIGLOTTE, ou PETITE LANGUE ; surquoi voyez le *liv. 2. chap. 15.*

*Les Amigdales, ou Tonsilles.* On voit à la racine de la langue deux glandes, que l'on appelle AMIGDALES, ou TONSILLES ; touchant lesquelles voyez *le liv. 2. que l'on vient de citer, ch. 15.* On y remarque encore une chair composée de plusieurs glandes, & de graisse, située sous la langue & le menton, entre l'os hyoïde & les muscles de la langue. Il y a aussi une semblable chair glanduleuse, qui aux deux côtés occupe la region des joües. Ces glandes & ces chairs glanduleuses ramassent une liqueur qui tient de la nature de la salive, pour humecter la langue & la bouche ; & cette liqueur est poussée dans la capacité de la bouche, tant par les petits vaisseaux lymphatiques ou salivaux, que par les petits trous de la membrane épaisse de la bouche, sur tout quand on remuë & la bouche, & la langue, ce que chacun peut experimenter en soi-même. Ainsi, lorsque l'on mâche les alimens, cette humeur aborde dans la bouche en plus grande quantité qu'en autre tems, en partie de son propre mouvement, en partie par l'expression qui s'en fait des glandes par la mastication, afin que par ce moyen elle se mêle avec les alimens, pour en premier lieu les disposer à la fermentation ; & en second lieu pour rendre la deglutition plus facile. Dans le répos, c'est à dire lorsqu'on ne remuë point la bouche, l'éfusion de cette liqueur cesse le plus souvent ; comme il arrive en ceux qui dorment la bouche ouverte, dans lesquels la bouche & le gozier se dessechent par le manque de cette liqueur.

*Les muscles de la langue.* La langue est müë en tous sens, en partie par le moyen des muscles qu'elle a communs avec l'os hyoïde, lesquels nous avons décrits *au chap. précédent* : & en partie par cinq autres paires de muscles qui lui sont propres. Dont

*Le Styloglosse.* La *premiére paire*, est le STYLOGLOSSE, qui vient de l'apophyse styloïde, & qui de chaque côté s'insere environ dans la partie moyenne de la langue, qu'il attire vers le haut, & ramenne en dedans. Mais environ vers la racine de la langue, il mêle & confond tellement ses fibres avec les fibres des muscles qui meuvent la langue vers le bas, qu'on diroit qu'il s'unit avec eux. Dans l'homme cette paire est mince, & dans les bœufs elle est double, charneuse, & épaisse.

*Le Basioglosse.* La *seconde paire*, est le BASIOGLOSSE, ou YPSILOGLOSSE, qui vient de la base de l'os hyoïde, & s'insere dans le milieu de la langue qu'il abaisse en l'attirant droit en dedans.

*Le Genioglosse.* La *troisiéme paire*, est le GENIOGLOSSE, qui prend son origine du milieu de la partie interieure du menton, & s'insere dans la partie d'en bas du milieu de la langue. Il pousse la langue hors de la bouche. Cette paire avec la précédente ont çà & là des inscriptions; comme si elles étoient composées de plusieurs muscles. Vesling la met parmi les muscles de l'hyoïde; dans la base duquel il veut qu'elle s'insere.

*Le Ceratoglosse.* La *quatriéme paire*, qui nait des cornes de l'os hyoïde, & que par cette raison on appelle CERATOGLOSSE, s'insere dans les côtés de la langue, & la tire, si les deux agissent ensemble, droit en bas & en dedans: si seulement l'un des deux muscles agit, il la tire vers l'un des côtés, le droit ou le gauche.

*Le Myloglosse.* La *cinquiéme paire* est appellée MYLOGLOSSE; elle prend son origine des côtés de la machoire inferieure, vers la racine des dents molaires posterieures, & s'insere dans le ligament de la langue qu'il tire en bas.

*Les glandes.* Les muscles étant levés, outre les deux glandes longues & rondes qui sont au commencement de l'ésophage, il y a plusieurs autres glandes charneuses, & comme conglomerées de plusieurs autres, munies de vaisseaux lymphatiques, d'arterioles, de venules, & de petites fibrilles de nerfs, situées sous la langue aux environs du frein, & qui par le moyen de tres petits vaisseaux lymphatiques, maintiennent la langue dans une moitteur continuelle.

*Les conduits saliuaux sublinguaux.* Outre cela, de chacun des côtés, de la grande & insigne glande, dont la substance ressemble à celle du thymus des veaux, ou du pancreas de l'homme, & qui est située sur le tendon du milieu, entre le muscle digastrique ou biventer, & les chairs, il s'éleve un certain conduit, auquel, à raison de son usage, on a donné le nom de CONDUIT SALIVAL, ou SALIVAIRE.

Bien que ce conduit n'aye pas été inconnu aux Anciens, il a neanmoins été pendant plusieurs siécles comme enfoncé dans de profondes tenebres, & ce n'est que par hazard, & depuis quelques années seulement, qu'il en a été tiré, & de nouveau mis au jour par Glisson, & par Warthon, à qui les Anatomistes modernes attribuent sa premiére découverte. Or que les Anciens aient connu ces conduits, cela est évident dans Avicenne, qui *au liv.3. can. fen.6. ch.1.* les décrit ainsi: *Il y a*, dit-il, *deux orifices au dessous de la langue, qui tous deux peuvent bien admettre une sonde, & qui sont les sources de la salive. Ils viennent jusques à la chair glanduleuse qui est en la racine de la langue, & ils repandent la salive dans la bouche, & conservent par ce moyen l'humidité de la langue.* Cela paroît aussi dans Galien, qui *au liv.1. de l'usag. des parties*, *ch.10.* en fait mention: *D'autant*, dit-il, *que le mouvement de la langue, lorsqu'elle se desseche, devient plus lent, la nature a merveilleusement pourvû qu'elle ne tombât pas en cette affection; Car elle a placé dans le larinx deux glandes charneuses, semblables à des éponges, une de chaque côté, & elle a fait la même chose à la langue: De celles-là:* (sçavoir des glandes du larinx) *il en sort deux conduits qui se portent obliquement dans les parties inferieures,* (c'est à dire qui sont sous la langue,) *& y versent une humeur pituiteuse, laquelle humecte la langue, les parties qui sont au dessous, & aux côtés, & généralement toutes celles qui sont dans la bouche.* De-même Haly 3. *theor. ch.*16. les désigne assés clairement. Voyez Carpus *sur Mundinus p.* 401. qui s'étend beaucoup sur ce sujet.

La forme & la substance de ces deux conduits est peu dissemblable de celle des veines; seulement leur substance est un peu plus transparente, & leur cavité n'est pas trop grande; dans l'homme & dans le veau, elle peut en quelque maniére admettre une sonde, d'épaisseur mediocre, mais dans les chiens elle est tres petite; dans quelques-uns neanmoins elle est plus ample, & dans d'autres plus petite. *Leur substāce, & leur grandeur.*

Ils naissent de cette glande dont on vient de parler, un de chaque côté, par plusieurs petits principes, qui tous ensemble se réünissent en un seul conduit, qui de cette glande monte obliquement en haut, & se porte environ jusques au milieu de la machoire entre deux autres petites glandes, situées en ce même endroit. Aprés les avoir passées il s'avance droit vers le nerf de la septiéme paire, qu'il outre-passe enfin, & ainsi il se termine prés du frein de la langue, un peu sur le devant, environ à un travers de doigt de distance des dents, s'ouvrant chacun en une glande particuliére, (on pourroit l'appeller Ranine, & Hypoglottide) revétuë d'une membrane poreuse & déliée, laquelle est située sous la langue, une à chaque côté du frein, auprés des veines ranines, entre la chair qui attache la langue aux parties qui lui sont voisines & les glandes qui sont couchées sous la base de la langue; Ces deux glandes sont comme deux petites éponges molles qui reçoivent les premiéres la liqueur qui vient des conduits salivaux, qui dans les brutes sont nécessairement plus longs, à cause de la longueur de leur machoire. *Leur situation, & leur origine.*

S'il arrive par quelque hazard, que dans l'homme les pores de la membrane qui est au dessous de la langue, nommée sublinguale, se resserrent & s'étressissent trop, ou que sous cette membrane la liqueur salivale s'épaississe trop, en sorte qu'elle ne puisse passer par ses pores, & s'écouler dans la bouche, alors il s'engendre au dessous de la langue par l'amas de beaucoup de salive, une tumeur molle que les Medecins appellent *Batrachus*, ou *Ranule*, laquelle grossissant toûjours, apporte souvent beaucoup d'incommodité & d'empêchement, soit en parlant, soit en avalant; mais on la guerit facilement en faisant une incision à la membrane sublinguale. *La ranule.*

*Les conduits Stenoniens.* Outre ces conduits salivaux dont on vient de parler, il y en a encore deux autres, un de chaque côté, dont Jean Van-Horne fit la démonstration au mois de Janvier 1661. dans le theatre public Anatomique de Leyden, lesquels il nomma CONDUITS STENONIENS, parce que Nicolas Stenon Danois qui les lui avoit montrés le premier, & qui les avoit découverts par hazard quelque tems auparavant à Amsterdam, en dissequant & examinant avec soin, conjointement avec Gerard Blasius Professeur en Medecine, pour lors son precepteur, & son hôte, une tête de mouton. Ce qui dans la suite fit naître de la contestation entre Blasius & Stenon, chacun s'appropriant par des livres imprimés, la petite gloire de cette premiére découverte. Pour finir cette contestation entre ces deux amis, disons qu'ils y ont tous deux également concouru, ou bien disons que Blasius a été le premier qui les a trouvés dans les têtes de mouton, & Stenon dans celles d'hommes.

*Leur origine.* Ces conduits prennent de chaque côté leur origine de cette grande glande, qui est située à la racine de l'oreille du même côté, laquelle Stenon appelle *Parotide conglomerée*, & de laquelle, quand on en fait la dissection, on voit sortir de toutes parts plusieurs rameaux qui se portent à ces conduits.

*Leurs cours.* Hors de la machoire, ils se portent transversalement au centre du muscle buccinateur, & ainsi ils finissent dans la cavité de la bouche, s'approchant tantôt plus, tantôt moins, de l'endroit où de chaque côté les lêvres se joignent ensemble. Nous les avons trouvés ensuite dans des veaux, tres visibles, & se déchargeans par un orifice assés large dans la bouche, tout auprés de la jonction des deux lêvres, ainsi que nous l'avons plusieurs fois démontré, & nous les avons aussi fait voir dans l'homme.

Stenon a observé, qu'outre la tunique qui est propre à ces conduits, il y a encore plusieurs petits cordons nerveux, qui les embrassent.

*Observation medicale.* Il arrive quelquefois que ces vaisseaux salivaux étant blessés aux environs de la bouche, il distile peu à peu, & pendant long tems, grande abondance de cette liqueur salivale; laquelle, par son écoulement continuel, fait que la réünion de la playe ne se peut faire que tres difficilement. Ainsi un Gentil'homme de Nimegue aiant été blessé au milieu de la joüe par un éclat de verre, la blessure en fut bien presque consolidée par les soins du Chirurgien, mais il resta au milieu un petit trou, par lequel il dégoûta pendant long tems, & peu à peu, une liqueur aqueuse & transparente, (cette liqueur venoit du conduit salival, qui pour lors étoit encore inconnu,) laquelle malgré les grands soins du Chirurgien, empêcha pendant prés de deux ans la réünion du trou; mais enfin il guerit aprés que par mon conseil on eut arrêté le flux de la liqueur par l'application du cautère actuel. Aquapendens

pendens décrit un cas presque pareil qu'il avoit observé : & moi-même j'en ai vû un autre tout semblable il y a quelques années en un cabaretier d'Utrech.

*Autres vaisseaux salivaux.*

Ces deux vaisseaux salivaux sont maintenant tres visibles & connus ; mais outre ceux-là il y en a encore plusieurs autres tres petits dans la bouche, sur tout dans le palais, & dans les joües, ( nous en avons parlé ci-devant ) lesquels sont encore pour la plûpart inconnus ; mais l'abord de la salive en ces parties démontre, que par de semblables petits vaisseaux, ou par les pores de la membrane qui les révêt, cette salive distille de plusieurs glandes tres petites, situées entre cette membrane ; & que quelquefois étant retenuë au dedans par le resserrement de ces pores, il se forme interieurement dans les joües & au palais, des tumeurs indolentes, qui souvent se resolvent en peu de tems ; ou insensiblement, ou par des crachâs abondans, & souvent aussi il est nécessaire de les ouvrir.

*L'opinion de Descartes touchant l'origine de la salive.*

Descartes semble n'avoir pas connu ces vaisseaux salivaux, c'est pourquoi il tire d'ailleurs l'origine de la salive, sçavoir, du ventricule ; car *en son liv. de l'homm. art.*8. il dit qu'il tombe dans le ventricule, & dans les intestins quelques particules de sang arteriel, lesquelles y font dans la coction des alimens la fonction de l'eau forte, & que comme elles sont extrêmement chaudes, il s'en éleve des vapeurs, qui par l'ésophage montent facilement dans la bouche, où elles composent la salive. Mais comme le suc salival vient manifestement de la tête, & des glandes ; que dans les grandes & excessives ardeurs du corps il se porte grande abondance de sang chaud au ventricule, & aux intestins, auquel tems neanmoins la bouche se desseche extrêmement, & n'est point humectée de plus grande quantité de salive, quoiqu'il dût alors s'y élever plus de vapeurs à cause de l'abondance du sang chaud, & s'y former plus de salive ; que de plus, tout ce qui s'éleve du ventricule, excite facilement la nausée, ou le vomissement, ce qui n'arrive pas dans l'abord ordinaire de la salive : qu'enfin dans les corps pituiteux & froids, tels que sont les corps des vieillards, dans lesquels le sang arteriel, qui est en eux plus froid & en petite quantité, ( L'un & l'autre est évident par leur pouls, qui est petit, rare, & languissant, ) se porte à toutes les parties, & par consequent au ventricule, d'où il ne se peut pas élever beaucoup de vapeurs qui tendent à la bouche par l'ésophage, la salive neanmoins est tres abondante ; certes toutes ces raisons font évidemment voir que la pensée de Descartes touchant l'origine de la salive, n'est pas bien inventée.

*Le veritable origine de salive.*

Il demeure donc pour constant que la liqueur salivale ne monte pas par l'ésophage, mais qu'elle est versée dans la bouche par les vaisseaux salivaux dont on a parlé ; & comme elle y est portée en tres grande abondance ; on demande de quels vaisseaux elle est séparée & portée aux glandes parotides, & à celles de la gorge, pour de là être répanduë dans la bouche par les vaisseaux salivaux ? Warthon dit qu'elle s'écoule par les nerfs ; mais comme les nerfs n'ont pas une cavité suffisante pour donner passage à tant de liqueur ; que même la moindre liqueur visible qui tombe dans leurs pores, cause la paralysie, cette opinion ne sçauroit être veritable, ainsi qu'on l'enseignera plus amplement *au liv.* 8. *chap.* 1. Quelques-uns semblent vouloir la tirer des vaisseaux chyliferes ; mais comme ces vaisseaux ne vont pas jusques-là ; & que le chyle, s'il y venoit, devroit s'y perfectionner davantage, ( ainsi qu'il arrive dans les glandes du mesentère, & qu'on l'a dit *au liv.* 1. *chap.* 9. ) & non pas y dégénerer en une humeur moins alimentaire, & plus fermentative, cette opinion aussi est sans fondement, ainsi qu'il est évident par ce qu'on a dit *au liv.* 1. *chap.* 12. & 13. Deusingius croit que des vaisseaux lymphatiques elle est versée dans les glandes, & des glandes dans la bouche. Mais quoique cette opinion semble avoir quelque vraisemblance, il faut neanmoins sçavoir comme tres certain, que les vaisseaux lymphatiques ne versent pas leur lymphe dans les glandes, mais qu'ils l'y prennent & l'en tirent pour la porter dans les autres parties ; outre cela, que bien que la salive & la lymphe different un peu entr'elles en épaisseur de substance, elles ont neanmoins une même origine, ne venant pas l'une d'une humeur, l'autre d'une autre, mais toutes deux d'une même, sçavoir du sang ; & comme ce ne peut pas être du sang veineux, d'autant qu'il est détourné & emporté des glandes & des autres parties, il faut nécessairement que ce soit du sang arteriel. En éfet, les artères versent dans les glandes, tout ainsi qu'elles font dans les autres parties, le sang dont elles doivent être nourries ; duquel sang la partie salivale sereuse subsaline, & qui est propre pour la nourriture des glandes, est par le mêlange des esprits animaux ( Voyez sur ce sujet *le ch.* 11. *précédent* ) qui y influent par des petits nerfs, séparée du reste des particules, & reçûë dans ces glandes, dans lesquelles elle est tant soit peu cuite, & d'une maniére specifique, qui la prépare toûjours davantage ; & ce qui reste aprés leur nourriture, aiant reçû dans ces glandes mêmes tant soit peu d'acidité, s'écoule par les vaisseaux salivaux dans la bouche. Il semble aussi que ces artères ( en la maniére qu'on l'a remarqué dans les divarications d'autres artères qui lui sont voisines ) s'entrouvrent dans ces glandes-ci par des petits orifices, par lesquels elles y versent cette liqueur sereuse. Cette opinion est confirmée par les grandes salivations, soit qu'elles soient spontanées, ou qu'on les ait excitées par art, par lesquelles il s'évacuë une si grande & si énorme abondance de salive, que ni les nerfs, ni aucun autre vaisseau, si l'on en excepte les artères, ne sçauroit la fournir.

On voit donc évidemment par ce qu'on vient de dire, quelles sont les voyes par lesquelles la salive s'écoule dans la bouche; on voit aussi comment la séparation s'en fait d'avec le sang arteriel; il faut maintenant examiner quelle liqueur c'est. *Digression.*

OR LA SALIVE EST UNE LIQUEUR LE'GE'REMENT FERMENTATIVE, SEREUSE ET TRANSPARENTE, SE'PARE'E DU SANG ARTERIEL DANS LES PAROTIDES, DANS LES DIFFERENTES GLANDES DE LA GORGE, ET DE LA BOUCHE, ET DANS LES CHAIRS GLANDULEUSES, ET QUI EST RE'PANDUE DANS LA BOUCHE PAR LES VAISSEAUX SALIVAUX, ET AUTRES PASSAGES SALIVAUX. *Ce que c'est que la salive.*

Nous ne trouvons pas que les Autheurs aient écrit beaucoup de choses touchant les qualités de la salive; Neanmoins ce qu'ils en ont dit, si on l'examine avec attention, fait assés voir qu'elle n'est pas un corps simple, mais composé, moins fluïde, & plus épais & visqueux que l'eau. De soi, elle est sans écume, & si elle en a, elle lui vient du mouvement de l'air & de la langue. Elle n'a pas non plus de soi dans les personnes saines de goût, ni d'odeur, mais elle l'acquiert par le mêlange des autres humeurs alterées, ou corrompuës; & quelquefois aussi par la liqueur savoureuse des alimens que l'on prend. *Ses qualités.*

Il seroit tres difficile de décrire exactement la maniére singuliére de sa composition; laquelle neanmoins est admirable. Car elle se mêle facilement à tous les alimens, de quelle nature qu'ils soient, secs, humides, huileux, aqueux, salins, sulphureux, &c. & l'on n'en prend aucun, auquel elle ne puisse se mêler; même hors de nôtre corps elle peut être mêlée avec l'argent vif, & lui être associée; & quoique d'ailleurs les autres humeurs hétérogènes les plus simples, comme l'eau, les esprits, l'huile, le sel, & autres mêlées ensemble, se séparent les unes des autres aprés leur mêlange; la salive neanmoins se mêle & s'unit avec elles; & elle ne fait pas seulement par son entremise qu'elles se mêlent ensemble, mais encore qu'elles s'unissent. En sorte qu'elle semble être comme un mercure humoral, ou menstruë interieur universel, par lequel toutes les choses qu'on a prises par la bouche, se joignent dabord ensemble, & descendent avec lui dans le ventricule; afin que leur dissolution s'y fasse plus exactement. De tout cela Franç. de le Boë Sylvius conclud qu'elle contient en soi beaucoup d'eau, peu d'esprit volatile, & un peu de sel lixivieux, avec tant soit peu d'huile & d'esprit acide, mêlés & temperés entr'eux. *Son admirable composition.*

Quant à son usage, il est divers, & tres considerable.

I. E'tant dans la bouche, mêlée aux alimens que l'on mâche, elle en facilite la déglutition, qui sans elle ne se fait qu'avec peine, & difficilement; ainsi qu'on le peut voir dans les febricitans, & dans les autres en qui la salive manque. *L'usage de la salive.*

II. Elle tire des alimens les plus secs la qualité qu'ils ont de causer tel ou tel goût ; c'est à dire le sel savoureux, qui d'ailleurs ne sçauroit en être tiré sans humide.

III. Elle éteint la soif en humectant ; d'où vient que ceux qui crachent beaucoup sont peu alterés.

IV. Elle adoucit & rend glissants l'interieur de la bouche, la gorge, les organes de la voix, & l'ésophage.

V. Elle excite & facilite la fermentation des alimens dans le ventricule, même elle est leur principal ferment, contenant en soi tout ce qui est nécessaire pour rendre cette fermentation parfaite ; sçavoir une acidité tres légére, avec un esprit volatil & temperé dans beaucoup d'eau. Cette force fermentative paroît de ce que si l'on mêle un morceau de pain blanc, mâché & humecté de beaucoup de salive, à de la pâte de farine paîtrie dans de l'eau chaude, elle la fait fermenter. On peut voir plusieurs choses touchant le ferment *au livre* 1. *chap.* 17.

*La difference entre les crachâs & la salive.*

Mais il faut remarquer ici qu'il y a quelque difference entre les crachâs & la salive. Par les crachâs, les Medecins entendent l'humeur visqueuse & tenace, superfluë & surabondante dans la bouche avec incommodité ; telle qu'est celle qui a coûtume, ou de s'y ramasser par fluxion catharreuse, ou de s'y engendrer par quelque corruption de la salive, ou enfin d'être rejettée du poûmon avec toux. Mais par la salive, ils entendent une liqueur naturelle, nullement surabondante, & qui ne doit point être rejettée, la personne étant en santé ; au contraire qui est tres nécessaire pour l'humectation de la bouche, pour le mêlange des alimens, & pour les préparer & fermenter pour les coctions. Il semble aussi qu'il se peut établir quelque distinction entre la salive & cette mucosité, appellée communément Morve, qui tombe du cerveau par l'os cribleux, & qui en partie s'évacuë par le nez, & en partie descend dans la gorge par le derriére du palais : non pas que ces humeurs, à raison de leur origine, soient trop differentes entr'elles ; ( car la séparation de celle-là se fait dans les glandes de la bouche, & de la gorge que l'on a décrites ci devant ; & la séparation de celle-ci dans les glandes du plexus choroïde, & aussi dans le cerveau même, qu'Hipocrate appelle la Grande glande ; des ventricules duquel elle descend par les productions papillaires dans les narrines, au palais, dans la gorge, & dans la bouche ; ) mais parce que cette mucosité, à raison de son long séjour dans le chemin, acquiert souvent une qualité étrangére avant qu'elle arrive à la bouche ; en sorte qu'elle en devient plus épaisse, plus tendre, de couleur tirant sur le jaune, ou en quelqu'autre maniére mal colorée, & de méchant goût : que s'il arrive qu'elle ne contracte pas ces qualités étrangéres, elle n'est alors gueres differente de

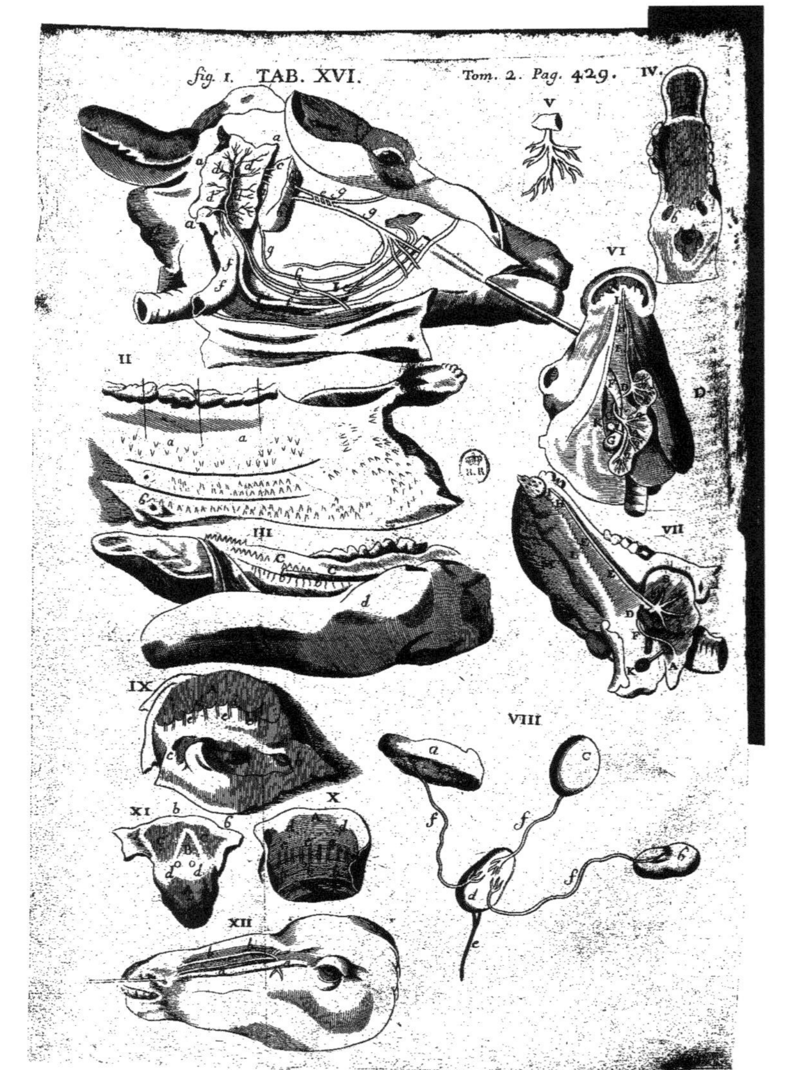
fig. 1. TAB. XVI.
Tom. 2. Pag. 429.
IV.
V
VI
II
III
VII
VIII
IX
X
XI
XII

l'humeur salivale, & elle humecte la gorge, l'ésophage, & les parties d'alentour, qu'elle rend coulantes ; & étant mêlée dans le ventricule avec les alimens, elle y fait le même office que la salive, & excite la fermentation, si du moins la personne se porte bien. Cette liqueur, pendant qu'elle est dans les ventricules du cerveau, est assés fluide & tenuë, non seulement en la maniére de la salive de la bouche, mais presque en la maniére de la lymphe des autres vaisseaux lymphatiques; & c'est à raison de cette tenuité que par les petits trous de l'os cribleux elle tombe facilement dans les os spongieux des narines ; où dans le séjour qu'elle y fait, elle acquiert souvent à l'occasion de l'air inspiré & expiré qui y passe, de l'épaisseur, de la couleur, & d'autres qualités étrangéres. Et cela en la même maniére que, ainsi que nous l'avons souvent observé, la lymphe des vaisseaux lymphatiques qui sont auprés du foye, & autres endroits, reçûë en une cuiller, s'épaissit en gelée par l'air froid, & devient tantôt de couleur jaune, & tantôt d'autre couleur. En sorte que ces deux liqueurs ne different point du tout, ou du moins tres peu, de la lymphe, & que l'on pourroit assés à propos appeller cette mucosité ou morve, aussi-bien que la salive, une lymphe portée à la bouche.

## Explication de la Table XVI.

Cette Table represente les Conduits salivaux, & les lymphatiques des yeux dans une tête de veau, selon l'exacte description que Nic. Stenon & Vvarthon ont donnée.

### Figure I.

aaaa. *La parotide conglomerée.*

bb. *La parotide conglobée.*

c. *Le vaisseau lymphatique, qui de la glande conglobée tend vers le bas.*

dddd. *Les racines du conduit salival exterieur.*

eee. *Le tronc du conduit salival.*

fff. *Les rameaux exterieurs de la veine jugulaire.*

ggg. *Nerfs qui se lient ensemble, tant entre la glande & la tête, qu'en autre endroit, comme en* h.

II. *Cordons de nerfs qui accompagnent les vaisseaux salivaires.*

### Figure II.

aa. *Les orifices des vaisseaux qui viennent de la glande inferieure des joües; dans quelques-uns desquels on peut introduire une soye.*

b. *Ouverture du conduit salival exterieur qui se rencontre vers la plus élevée & la derniére des papilles. Le reste des points dénote les autres trous, par lesquels en les comprimant l'humeur visqueuse sort.*

## FIGURE III.

a a. *La glande sublinguale.*

b b. *Ses vaisseaux.*

c c. *Les orifices des vaisseaux excretoires.*

d. *Le sinus que l'on remarque sur le côté de la langue.*

## FIGURE IV.

A. *Les trous du palais par lesquels l'humeur viscide s'exprime.*

b b. *Les amigdales.*

## FIGURE V.

*L'un des vaisseaux qui viennent de la partie inferieure de la glande des joües.*

## FIGURE VI.

A. *La partie de derriére de la glande de la machoire.*

a a. *Les racines posterieures du conduit salival.*

C. *Le tronc posterieur du même conduit passant par dessus le muscle biventer.*

D D. *Le rétour du même tronc, & son union avec le conduit anterieur.*

E. *Le tronc commun du conduit salival.*

F G. *Le muscle Biventer.*

H. *Le cours de ce tronc vers les dents de devant de la machoire inferieure.*

I. *Ouverture de ce conduit sous la langue.*

K. *La Glande ronde qui s'appuye sur la glande de la machoire.*

## FIGURE VII.

A. *La partie posterieure de la glande de la machoire.*

B B. *La partie de devant de la même glande avec les racines anterieures du conduit salival.*

C. *Le tronc posterieur du même conduit, passant par dessus le tendon du muscle Biventer.*

D. *Le retour du même tronc, & son union avec le conduit anterieur.*

E E. *Le tronc commun du conduit salival.*

F G. *Le muscle biventer.*

H. *Le cours de ce tronc vers les dents de devant de la machoire inferieure.*

I. *Le conduit salival ouvert sous la langue.*

K. *Glande ronde appuyée sur la glande de la machoire.*

L. *La suite ou ordre des inégalités, ou asperités qui sont sur les côtés de la langue.*

M. *La langue poussée hors de son siége.*

## FIGURE VIII.

### Les Glandes conglobées.

A. *La Parotide conglobée.*

b. *La glande conglobée apposée sur la glande de la machoire inferieure.*

c. *Autre glande conglobée, située sur le gozier.*

d. *Glande commune.*

e. *Vaisseau lymphatique tendant vers la jugulaire, & l'axillaire.*

fff. *Trois vaisseaux lymphatiques qui des trois glandes* a. b. c. *se portent à la glande commune* d.

### Figure IX.

L'œil gauche d'un veau.

A. *Glande superieure de l'œil, laquelle n'a point de nom.*

b. *Le grand angle de l'œil.*

c. *Le petit angle de l'œil.*

ddd. *Les lobes produits par la division du bord de devant de la glande ; des entre-deux desquels sortent les lymphatiques* eee.

### Figure X.

A. *La surface interieure de la paupiére.*

bbb. *La glande sans nom, qui conjointement avec les petits vaisseaux* ccc. *paroît dans la tunique déliée de la paupiére.*

dd. *Les orifices des vaisseaux lacrimaux.*

### Figure XI.

A. *La Glande lacrimale située dans l'angle interieur.*

B. *Cartilage qui vient de la glande même.*

bbb. *Bord cartilagineux.*

cc. *Membrane.*

dd. *Deux orifices situés un à chaque côté du cartilage.*

### Figure XII.

aa. *Continuation des points lacrimaux jusques aux extremités des narines.*

bb. *Vaisseau excretoire propre aux narines.*

*Digression.*

Aprés avoir fait la description de la langue, & de toutes ses parties, il reste à examiner quel est son office.

*L'action de la langue.*

L'action principale de la langue est de goûter ; car il semble qu'elle soit destinée pour cette fin-là principalement ; son action moins principale, ou secondaire, est de servir à la parole, & à la déglutition.

*Definition du goût.*

Or le Goût EST UN SENS, PAR LEQUEL L'ORGANE DU GOÛT, PAR LE MOYEN DU MOUVEMENT DE LA LANGUE, ET DES PARTIES QUI LUY SONT VOISINES, PERÇOIT DANS L'HUMIDE LES QUALITÉS SAVOUREUSES DES CORPS SAVOUREUX.

*Distinction entre le goût & le toucher.*

Plusieurs, suivant en cela l'opinion de Platon, confondent le sens du goût avec celui du toucher, dont ils croyent qu'il est un espece : Mais mal ; car quoique le toucher soit nécessaire pour la perfection du goût ; neanmoins l'un & l'autre different, tant eu égard à leur organe, qu'à leur objet. En éfet, l'organe du toucher est la membrane ; & celui du goût sont les papilles nerveuses, qui, ainsi qu'on a dit ci-devant, sortent de la seconde membrane déliée de la langue.

& qui sont de telle nature qu'on n'en trouve point de semblables en tout le corps. L'objet du toucher sont les qualités tactiles quelles qu'elles soient, dures, molles, froides, chaudes, &c. celui du goût sont les saveurs. La distinction de l'un & l'autre paroît aussi de ce que le goût peut être aboli, sans que le toucher soit offencé; comme on le voit en plusieurs malades, qui ne reçoivent, ni ne goûtent point les saveurs des corps savoureux, & qui disent n'en sentir l'impression que comme celle d'un bois insipide, quoique neanmoins ils sentent tres bien la ponction, le froid, la brulure, & autres semblables impressions tactiles qui les incommodent.

Il faut donc conclure que le goût est quelque chose de particulier distinct du toucher, qui bien qu'il ne puisse se faire sans un organe, doüé du sentiment du toucher, est neanmoins quelque chose de specifique, dont la perception, outre & par dessus le toucher, ne se fait que dans le seul organe du goût, (sçavoir dans les papilles nerveuses dont nous venons de parler,) & ne se peut faire en aucune autre partie, quelque doüée qu'elle soit de sentiment. En la même maniére que la vûë se fait veritablement dans l'œil, qui est doüé de sentiment; (car tout ainsi que le toucher concourt à la perfection de tous les organes des sens, il concourt aussi à celle de la vûë: En la même façon que la main de l'ouvrier concourt à la perfection de l'horloge qu'il fait, laquelle ne sçauroit ni être renduë parfaite, ni même être, & operer sans sa main; doüée de ce sentiment du toucher, quoique neanmoins l'operation, la fin & la maniére d'operer, soient bien differens & tout autre dans l'horloge que dans sa main, & qu'on ne puisse établir aucune ressemblance entre ces deux operations, qui sont manifestement differentes entr'elles,) bien que la vision soit entiérement distincte du toucher, & qu'il n'y ait aucune ressemblance d'action entre ces deux sens.

*Que le sentiment du goût ne se fait pas dans un milieu*

Il est évident par ce que l'on vient de dire, que le goût, (tout ainsi que le toucher) ne se fait point dans un milieu; car la perception du goût se fait lorsque les corps savoureux touchent, & heurtent immediatement contre l'organe du goût.

*L'organe du goût.*

La langue, ou du moins certaine partie de la langue, est l'organe du goût; mais comme elle est composée de differentes parties; de chair, de membranes, de nerfs, de vaisseaux sanguins, de glandes, & de papilles nerveuses, on demande en quelles de ces parties se fait le goût. Il y a sur ce sujet plusieurs opinions.

*Si le goût est dans la chair de la langue.*

Les Aristoteliciens, qui en cela sont suivis de Bauhin, de Vesling, de Bartholin, de Deusing, & autres, établissent que le goût est dans la partie charneuse de la langue, qu'ils disent être pour ce sujet tres spongieuse, & poreuse; en partie afin que les humidités savoureuses

ses entrassent facilement dans ces pores, en partie aussi afin qu'il y residât une certaine liqueur specifique nécessaire pour perfectionner le goût : En la même maniére que dans l'oreille l'air interieur enfermé dans ses cavités, n'est pas moins nécessaire pour perfectionner l'ouye, que l'air exterieur agité qui frape le timpan. Mais comme toutes les parties charneuses quelles qu'elles soient en tout le corps, ne sentent que par le toucher, en tant qu'elles sont revêtuës ou couvertes de membranes, & ne distinguent les objets tactiles qu'entant qu'ils sont durs, mols, âpres, pointus, douloureux, &c. & qu'elles ne distinguent en aucun endroit les objets du goût acides, amer, doux, &c. que même elles ne les perçoivent point comme tels; Est-ce que la seule langue, par ses particules charneuses, par lesquelles peut-être elle perçoit par l'entremise des membranes, & des nerfs, les objets tactiles, sentira encore par dessus, & jugera des objets du goût, & distinguera les saveurs ? Pourquoi, je vous prie, elle seule aura-t'elle ce privilege, qui n'est accordé à aucune autre partie, quoique toutes aient la même conformation ? On dira peut-être que la langue est plus spongieuse que les muscles, le cœur, les reins, & les autres parties charneuses ; d'où il s'ensuit qu'elle admet facilement dans ses pores les humeurs savoureuses ; lesquelles les autres parties charneuses, à raison de leur trop grande densité, ne peuvent recevoir. Comme si la chair de la langue étoit plus spongieuse ? Qu'on l'examine de quelle maniére qu'on voudra, qu'on la regarde de prés, & qu'on la compare avec la chair des muscles, (laquelle est la moins compacte de toutes ; ) certes on trouvera, non pas une plus grande, mais une moindre spongiosité en celle là qu'en celle-ci. Outre cela, ce n'est pas dans les pores que se fait le sentiment, mais dans la substance même des parties charneuses doüées de sentiment ; d'où vient que lorsque au travers des pores des parties charneuses, il y passe, ( ainsi qu'il arrive dans la jaunisse, ) une sueur saline, ou amère, laquelle picotte plus ou moins leur substance, elles la sentent à la verité par le toucher, & en jugent comme d'un objet mol, ou douloureux, mais non pas comme salin, ou amer. Pourquoi donc un corps savoureux, appliqué à une partie charneuse, causera-t'il dans la langue une autre sensation que dans les muscles, & dans les autres parties charneuses ? Les reins pareillement & les poûmons sont rares & spongieux ; est-ce qu'à raison de cette constitution, ils auront aussi le sentiment du goût ?

*Si le goût se fait dans les membranes, ou dans les nerfs de la langue.*

Il y en a, qui, avec Dulaurent, croyent que le goût se fait dans les membranes de la langue ; mais ni ceux-là non plus ne touchent pas le but ; par la raison que les membranes de la langue, (tout ainsi que les autres membranes, ) sentent à la verité par le tact si les corps sont durs ou mols, chauds ou froids, raboteux ou polis, &c. mais elles ne distinguent pas plus les saveurs que les membranes de l'œil, de l'oreille, des intestins, & des autres parties. La même raison est pour les nerfs, qui, en éfet, ont bien en toutes les parties du corps le sentiment du toucher, mais ils ne goûtent pas. Le détour dont quelques uns se servent, est inutile ici ; sçavoir, que les nerfs & les membranes de la langue ont une disposition differente (peut-être plus épaisse ou plus rare, plus seche & plus dure, ou plus humide & plus molle,) de celle des nerfs & des membranes de la langue : Ce détour, dis-je, est inutile, parce que cette autre disposition, quelle qu'elle soit, ne produira rien autre qu'un sentiment plus vif, ou plus obtus, & jamais le goût ou aucune autre perception des saveurs.

*Il ne se fait pas dans les vaisseaux sanguins.*

A l'égard des vaisseaux sanguins, il est hors de doute que le sentiment du goût ne s'y fait point.

*S'il se fait dans les glandes.*

Voyons maintenant touchant les glandes. Warthon croit que le goût se fait dans les tonsilles ; d'autres dans toutes les autres glandes qui sont dans la bouche, & autour de la langue. Mais comme le goût est parfait, & tres exquis à la pointe de la langue, laquelle est tres éloignée des tonsilles, & autres glandes ; qu'il est beaucoup moins fin, & plus obtus à la racine de la langue, où sont les tonsilles & plusieurs autres glandes ; que de plus le goût est une sensation vive particuliére, laquelle demande un organe specifique tres vif, & que les glandes ont un sentiment tres grossier, qu'il n'y a rien en elles qui puisse faire le goût, que même on n'a jamais reconnu qu'il y en ait aucune qui fasse en soi, & par soi, la distinction des saveurs ; on ne voit pas comment cette opinion peut être soûtenuë.

*Le goût se fait dans les papilles nerveuses.*

Il reste enfin à considerer les papilles nerveuses qui s'élevent de la membrane interieure, & même de la langue, & qui s'insinuent dans les pores, ou petites fossetes creusées dans la surface interieure de la membrane épaisse exterieure de la langue. C'est dans ces papilles, (dans lesquelles s'inserent plusieurs petits rejetons de nerfs qui viennent de la substance de la langue, & sur lesquelles s'étend une pellicule poreuse tres déliée,) munies d'une certaine substance particuliére étenduë sur elles en maniére de rets par le moyen de la pellicule poreuse, ou croûte charneuse glaireuse dont on vient de parler, (Nous avons fait mention de cette substance *en ce même chapitre environ vers le commencement*,) que je crois comme tres certain, que se fait le goût. *En partie* parce que dans les endroits de la langue où ces papilles sont en plus grande abondance, comme en sa pointe, sur son plat, & vers les côtés, le goût se fait plus promtement, plus fin, & plus exquis : dans ceux où il y en a moins, il s'y fait plus lentement, & plus obscurement : & que là où il n'y en a point du tout, comme au dessous de la langue, entre sa pointe & le frein, on n'y sent du tout point les saveurs ; mais seulement on y distingue les objets du tact. *En partie* enfin, parce que même dans les endroits du palais, dans lesquels au dessous de la membrane épaisse il y a de ces papilles, on y perçoit les saveurs par le goût. Tout cela est confirmé par l'experience. En éfet, si l'on met sur la langue tantôt en un endroit, tantôt en un autre, tant soit peu de sel ou d'aloës, on connoîtra d'abord qu'en un endroit la perception s'y fait promte, & tres aiguë ; dans un autre plus lente & plus obtuse, & dans un autre qu'il ne s'y en fait du tout point ; & cela entant que dans le premier endroit il y a plus de ces papilles nerveuses, moins dans le second, & point du tout dans le troisiéme. Outre cela, si nous considerons de plus prés la substance de ces papilles, nous y remarquerons quelque chose de specifique, que nous pouvons plus facilement admirer, qu'expliquer.

*La maniére dont se fait la perception des saveurs.*

Or la maniére dont la perception & distinction des saveurs se fait par ces papilles nerveuses, n'est pas moins difficile à expliquer que la maniére dont la vision & l'ouye se font par les organes qui leurs sont destinés. Il faut dire en général, que selon que ces papilles sont tellement ou tellement affectées par tels ou tels objets savoureux differens ; il se forme de cette difference, presentée à l'Ame, la perception ou distinction de telle ou telle espece de saveur.

Mais on demande pourquoi une seule & même saveur, p. ex. l'amer ou le doux, se presente toûjours de la même maniére à l'Ame ? Cela se fait parce que le sel savoureux hurte par ses particules, toûjours composées & figurées de la même maniére, contre les petits pores & les petites fibres ou fibrilles des papilles, & ainsi il les affecte toûjours de la même maniére ; laquelle affection est dabord par le moyen des nerfs presentée à l'Ame : Or ces particules de sel representent toûjours la même saveur, tant que leur proportion avec les petits pores des papilles est la même ; mais si par le mélange d'une humeur sulphureuse ou de quelqu'autre, la constitution de ces particules de sel est changée, ( en sorte que celles qui auparavant étoient roides, rudes, & pointuës, soient dévénuës flexibles, molles, & rondes, ) alors il se fait une autre affection des papilles, & des nerfs ; laquelle cause un changement de saveur, & par consequent une autre perception dans le goût.

Or c'est principalement par l'agitation & mouvement de la langue, sans quoi la sensation du goût ne se fait que tres foiblement, & tres obtusement, que les corps savoureux sont poussés contre les papilles, qu'ils les altèrent d'une certaine maniére specifique, & qu'ils impriment en elles par leurs pointes, & petites asperités, l'espece tres exacte du goût ; laquelle immediatement aprés est presentée à l'Ame par le moyen des nerfs. Souvent cette espece y reste pendant quelque tems ; sçavoir, lorsque ces corps savoureux sont violemment poussés contre les papilles, & que, à raison de la disproportion qui se rencontre entre les particules de sel & la configuration des pores, ils n'en peuvent pas être facilement débarrassés, ni ramenés par la salive.

*L'histoire des saveurs.*

En voilà suffisamment touchant le goût, & ses organes ; & comme le goût est le sens qui juge des saveurs ; il faut maintenant examiner ce que c'est que la saveur ; surquoi il y a entre les Philosophes de grandes disputes.

*Differentes opinions touchant la saveur.*

Aristote, dit avec l'applaudissement général de tous les Anciens ; que la saveur n'est autre chose qu'une certaine qualité, qui en de certains composés resulte du mêlange des élemens. Mais qu'est-ce que cette qualité savoureuse ? c'est ce qui tient les esprits en suspens. Le même Aristote croit ailleurs qu'elle est quelque chose qui resulte de la terre & de l'eau, mêlés ensemble par le concours de la chaleur du feu, & que bien que l'eau soit de soi insipide, elle est neanmoins capable de toute saveur, & ainsi selon que le feu agit diversement sur elle & sur la terre, cette diversité d'action excite dans l'eau la diversité des saveurs. Mais comme le feu ne produit dans l'eau aucun autre éfet que de l'échaufer, l'attenuër & la rarefier ; & dans la terre, que de la dessecher, & l'endurcir ; certainement cette opinion, étant destituée de tout soûtien, tombe d'elle-même. Galien *de occultis* ne détermine rien non plus de certain sur ce sujet, lorsqu'il dit ; que la saveur est une eau mêlée à quelque corps sec par le moyen de la chaleur. Alstedius dit aussi, presque dans le même sens, que la saveur est le mêlange modifié d'un humide aqueux avec un sec terrestre. D'autres voyant que tout cela est tres incertain, & n'en étant point satisfaits ; pour donner quelque chose de plus, ont dit que la qualité savoureuse est une certaine figure, grandeur, & mouvement des plus petites particules : Mais comme ils n'expliquent pas en quelles choses cette figure, cette grandeur, & ce mouvement doivent être considerés, & comment la saveur en vient, ils laissent la difficulté dans la même obscurité.

Puis donc que toutes ces opinions n'expliquent pas assés clairement l'histoire de la saveur, nous donnerons aussi avec liberté nôtre sentiment sur ce sujet.

*Ce que c'est que la saveur.*

Nous disons donc que la qualité savoureuse n'est pas quelque chose de specifique qui émane de quelque corps, mais qu'elle est une certaine impression ou passion déterminée, c'est à dire specifique, imprimée dans les organes du goût par les inégalités & asperités de certain corps, & la perception & distinction de cette passion est ce qu'on appelle le goût.

*D'où viennent les inégalités ou âperités.*

Or nous croyons que ces inégalités ou asperités viennent des principes mêmes des choses ; sçavoir du sel, du soulphre, & du mercure ; touchant lesquels voyez *le liv. 2. précédent, ch.12.*

*Les asperités saveureuses.*

Les asperités qui causent la saveur, consistent dans le sel, qui, selon qu'il est differemment mêlé, cuit & uni avec le mercure & le soulphre, a des asperités plus ou moins grandes, plus ou moins aigues, roides, dures, & piquantes ; ou plus ou moins molles, flexibles, émoussées, & polies ; ( car il est évident par la Chymie, que selon que par le moyen du plus ou du moins de chaleur, le soulphre, est de telle ou telle maniére mêlé & uni au sel, il cause en lui une infinité de changemens de configurations, de pointes, de surfaces, & d'angles, & c'est de là que viennent les differentes saveurs, & les differentes operations des sels ; entant qu'un sel produit l'espece de saveur qu'on appelle amère, une autre celle qu'on nomme douce, un autre l'acide ; que l'un ronge & pique, l'autre adoucit ; un autre cause ébullition, un autre congelation ; ) c'est cette diversité qui engendre la difference presqu'infinie des goûts, en tant que l'impression ou passion de la langue qui est excitée par l'asperité du sel, figuré en telle ou telle maniére, est agreable ou desagreable en telle ou telle façon. Fracassatus *en son exercit. touchant la langue*, est de la même opinion, & parle ainsi : *Concluons*, dit-il, *que les saveurs sont causées & dépendent des figures, lesquelles ne peuvent ni être, ni venir que d'un principe corporel. Selon les Chymistes, ce principe, dans les mixtes, est le sel qu'ils appellent corps, & ainsi des figures que l'on observe dans les sels, inferons ; que le sel est le principe, pour ainsi dire, figuratif* ( de la saveur. )

*La difference des saveurs.*

Gassendi tâche par les diverses configurations des atômes salins de démontrer toutes ces differences des saveurs, lesquelles il propose toutes distinctement en la maniére qui suit ; *D'où vient*, dit-il, *que celui-là définira tres à propos la chose, qui établira ; que les atômes qui font le doux sont ronds, & de grandeur convenable : que ceux qui font l'acide ou le sûr, sont de grande figure ; que ceux qui font l'âpre, ont plusieurs angles, & ne sont point ronds ; que ceux qui font le goût piquant, sont aigus, coniques, courbes, & nullement déliés, ou ronds ; que ceux qui font l'acre, sont ronds, déliés, courbes, & ont des angles ; ceux qui font le salin, sont tortueux, ont plusieurs angles, & des jambes égales : ceux qui font l'amer, sont ronds, polis, petits, & tortueux : ceux qui font le gras, sont minces, ronds, & petits.*

*Que la saveur est causée par le sel.*

Or que les saveurs viennent purement du seul sel, cela est évident en Chymie. Car si p. ex. on reduit le chardon benit qui est amer, en cendres, & qu'on en tire le sel ; ces cendres alors seront absolument privées de toute saveur ; que si l'on restituë à ces cendres leur sel, elles reprennent à même tems leur saveur ; mais non pas entiérement la même amertume que le chardon benit avoit avant que d'être brûlé, parce que les particules sulphureuses qui y étoient alors mêlées, ont été consumées par le feu, & ainsi les asperités & inégalités du sel ont été changées.

*L'insipidité.* Mais, dira quelqu'un : si la saveur est excitée par le sel ; d'où vient l'insipidité de certaines choses, laquelle aussi est perçûë par les organes du goût ? Je répons que l'insipidité n'est pas quelque chose de réel qui excite le goût, mais seulement une privation du sel, & par consequent de la saveur ; & on dit vulgairement qu'on la perçoit par le goût, en la même maniére que l'on dit qu'on entend un grand silence, lorsqu'il n'y a point d'air agité qui hurte contre le timpan ; ou que l'on voit les tenebres lorsqu'aucune lumiére n'éblouït les yeux par son éclat.

*Que le goût se fait dans l'humide.* Or la saveur venant, ainsi qu'on a dit, du sel, elle est communiquée aux papilles nerveuses par l'entremise d'un humide ; car il n'est aucun corps sec, qui, s'il ne dépose en quelque humide ses asperités savoureuses & salines, puisse produire aucune saveur. Or cét humide est ou les corps mêmes savoureux liquides, comme le vin, le miel ; ou les sucs des herbes & des fruits, &c. ou l'eau, la ptisane, le boüillon, la salive, ou toute autre liqueur dans laquelle les choses seches broyées, dissoutes, cuites, macerées, &c. dissoudent, & déposent leur sel savoureux ; lequel alors, par le moyen de cét humide, agit sur les papilles de la langue, & est ainsi perçû par le goût, quoique d'ailleurs, en son état de siccité, il ne fut pas perceptible.

*La maniére dont se font les saveurs.* Quand donc les corps savoureux sont introduits dans la bouche, & qu'ils y sont remués & agités sur la langue, alors leurs asperités salines & savoureuses étant reçûës & imprimées dans l'humide, heurtent au travers des pores de la langue contre les papilles nerveuses, & selon que ces particules salines sont tellement ou tellement figurées, elles alterent aussi les papilles d'une telle ou telle maniére specifique ; & c'est ainsi que s'engendre l'espece de saveur, dont l'idée étant portée à l'organe du sens commun par les fibrilles des nerfs de la quatriéme paire qui s'inserent dans la langue, est presentée à l'Ame. Car si les particules de sel sont longues, dures, & piquantes, ou trenchantes, & qu'en cét état elles tombent dans les pores ronds de la langue ; alors n'y entrant qu'avec difficulté à cause de la disproportion de configuration qu'il y a entre les pores & le sel, elles y causent un picotement fâcheux, comme il arrive dans les corps acides, amers, & acres. Que si les particules de sel sont molles, flexibles, ou rondes, alors elles entrent facilement, doucement, & avec quelque plaisir dans les pores de la langue & des papilles, & en chatoüillant doucement la langue, elles excitent une saveur agreable & douce ; ainsi qu'il arrive dans le sucre, dans le miel, & autres semblables. Il sera facile à un chacun d'appliquer ce même raisonnement à toutes les autres saveurs. C'est presque en ce même sens que Lucrece *liv.* 2. a dit que les corpuscules des choses douces sont polis & ronds, & ceux des amères, & des acides plus pointus, plus crochus, & plus entrelassés les uns dans les autres.

*Ce que fait l'agitation pour la perception des saveurs.*

Or afin que la perception des saveurs se fasse mieux, il est nécessaire que dans la bouche il y ait de l'agitation, c'est à dire du mouvement, & que ce mouvement soit moindre dans les corps liquides, & plus grand & plus long dans les secs. Car dans les liquides le sel savoureux qui y est en dissolution, heurte dabord par les pores de la membrane qui couvre la langue, contre les papilles nerveuses, & les altère tres promtement. Mais dans les secs, d'autant que ces particules salines y sont engagées dans une substance plus compacte, il faut nécessairement qu'elles soient dissoutes par une longue agitation, & imprimées ou mêlées dans la salive, afin qu'elles puissent être perçûës. Ajoûtés que par cette agitation les pores de la membrane de la langue, & des papilles s'ouvrent & se dilatent mieux ; & ainsi ces particules salines, qui sont déja dissoûtes dans la liqueur, y sont poussées en quelque maniére avec force. Car s'il n'y a point d'agitation, à peine dans les secs se fait-il aucune perception de la saveur, & dans les liquides elle ne se fait qu'obtusément. En éfet, si l'on met sur la langue du sel, du sucre, ou de l'aloës, & que l'on tienne la langue en repos, & entiérement immobile, on ne sent qu'obtusément la saveur; mais du moment qu'on agite la langue, on perçoit une saveur aiguë, & parfaite, & l'Ame juge de son espece, laquelle procede de la diversité des figures du sel.

*La diversité des pores change les saveurs.*

Neanmoins ce n'est pas toûjours de la seule differente configuration du sel que s'engendrent les diverses especes de saveur, puisque souvent la differente constitution de l'organe même y fait beaucoup : car les pores ne sont pas dans tous les sujets figurés de la même maniére ; & ceux qui dans quelques-uns sont ronds, dans d'autres peut-être sont oblongs, ou quarrés ; en sorte qu'ils ne peuvent recevoir que difficilement, & qu'avec une espece d'inquietude, les particules de sel rondes & douces ; mais au contraire, ils admetront facilement & sans chagrin les longues ou pointuës. De là vient que les saveurs douces ne sont pas agreables, & même ne paroissent pas douces à tous ; ni pareillement les amères également amères, & désagreables à tous.

*L'imagination change les saveurs.*

Mais quoique la chose se passe ainsi, il faut neanmoins sçavoir que l'imagination fait aussi beaucoup à l'égard ou du plaisir & agrément, ou du désagrément & horreur qu'on a pour les saveurs, & par consequent du jugement qu'on en forme : entant que ceux-là s'imaginent & jugent percevoir plus de plaisir, de certaine saveur qui flate ou chatoüille plus doucement l'organe du goût ; & d'autres plus de désagrément de telle qui le picote plus rudement. Ainsi on voit que plusieurs goûtent avec plaisir le vin d'absynte, le vinaigre, les harengs salés, & les autres choses amères, & acres, quoiqu'elles leur causent quelque inquiétude dans l'organe du goût, & qu'ils abhorrent les choses douces, qui le flatent doucement : non pas qu'il perçoivent les saveurs telles qu'elles sont, c'est à dire douces, amères, &c. mais c'est qu'étant prévénus par l'idée qu'ils en ont conçû, cette légére inquiétude que les choses acres leur causent, les delecte davantage que l'agrément des choses douces.

A l'égard de la voix & de la parole, à laquelle la langue sert aussi beaucoup, voyez *le liv.2. ch.15.*

L'ANATOMIE

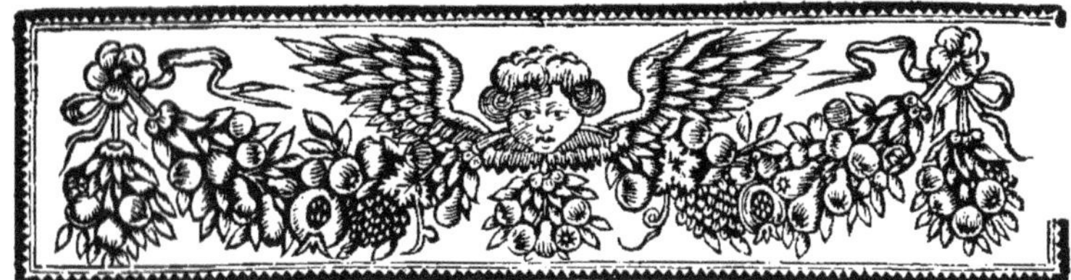

# L'ANATOMIE DU CORPS HUMAIN.

## *LIVRE QUATRIE'ME.*

## DES EXTREMITE'S DU CORPS, OU MEMBRES.

### CHAPITRE PREMIER.

#### *De la Main en général.*

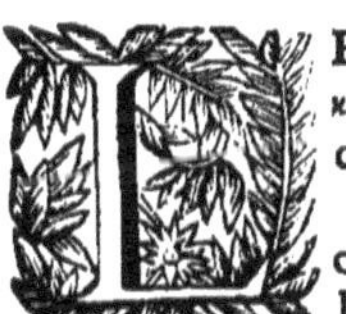

LES EXTREMITE'S DU CORPS, que les Grecs nomment κῶλα, sont les membres qui sont unis aux ventres, & distingués par des articles.

Or ces extremités sont doubles ; les superieures, que l'on nomme d'un nom général, MAINS, & selon les Grecs χεῖρες : & les inferieures, qu'on appelle PIEDS, & selon les Grecs πόδες.

Pour que l'homme soit bien formé, il faut qu'il y ait entre ces membres une certaine proportion de convenance, c'est à dire que la *La proportion des mē-*

*bres, ou extremités.* longueur, depuis l'os pubis jusques à l'extremité du talon, soit presque égale à celle qui est depuis l'aisselle jusques à la pointe du doigt du milieu. Je dis *presque*, parce que le plus souvent les jambes sont un peu plus longues que les bras. Mais la longueur de tout le tronc a coûtume d'être semblable à celle des extremités inferieures, si on la mesure depuis les os pubis jusques au sommet du front. Plus la proportion s'éloigne de cette mesure, plus elle est vicieuse. Spigelius remarque ici qu'il a observé par plusieurs experiences, que ceux qui ont les pieds longs, ont le plus souvent le ventre libre, aisé, & facile à se lâcher, & qu'ainsi on ne doit jamais leur donner de forts purgatifs.

*Observation.*

*Les mains* Les MAINS sont données à l'homme pour prendre & manier les choses, afin que comme il vient au monde nud & sans défence, il pût, aïant la raison pour guide, se faire, par le moyen de ces instrumens, non pas seulement une seule espece d'armes, d'habits, & de demeure, mais mille; & qu'ainsi il surpassât de beaucoup toutes les brutes, quelque feroces, & quelque bien armées & revétuës qu'elles soient de la nature, tant en forces, & commodité de se vétir, qu'en varieté & propreté en l'un & l'autre. Outre cela, afin que cét animal divin pût par leur moyen rediger par écrit les loix divines, les histoires, les éfets de la Toute-Puissance de Dieu, les merveilles de la nature, & ses propres contemplations; qu'il pût élever des Autels, representer par la peinture ce que les Cieux & la Terre contiennent, crayoner les desseins & les premiéres idées des Arts, & enfin faire paroître tant d'autres marques de sa nature celeste. Pour donc qu'il pût executer toutes ces choses plus parfaitement, il a été pourvû de deux mains, afin que l'une pût aider à l'autre, & que l'une étant dans l'impuissance d'agir, l'autre fit la fonction des deux.

*Definition de la main.* Or la main est une partie organique, qui s'étend depuis le haut de l'épaule jusques à l'extremité des doigts.

On la divise en ce qu'on appelle bras, & en la main, proprement dite.

*Le bras.* Le BRAS, que les Grecs nomment βραχίονα, & Aristote βραχίων, se divise en bras, proprement dit, & en coude. Celui-là s'étend depuis l'extremité de l'humerus jusques au plis du coude, & celui-ci depuis le même plis jusques au poignet, ou carpe.

*L'aisselle.* La cavité, qui est au dessous de l'articulation de l'os de l'humerus, est appellée AISSELLE, ou AÎLES, peut-être parce qu'il y croît des poils en forme d'aîles. Ces poils, ainsi situés, empêchent que la peau de cét endroit-là ne soit rongée par le mouvement assiduel des bras.

*Les glandes.* Il y a dans cette cavité, au dessous du pannicule, trois glandes considerables, situées à l'endroit où se fait la division des vaisseaux, lesquelles sont jointes ensemble, & semblent n'en faire qu'une. Les anciens Medecins ont crû qu'elles servoient d'émonctoire au cœur. Voyez touchant leur usage, *le liv. 1. ch. 17.*

Le Coude est appellé par quelques-uns Aulne, *Ulna.* Ciceron le nomme *Lacertus*, & les Grecs πῆχυ. *Le coude.*

La main, proprement dite, (ἀκρόχειρ,) quand elle est ouverte, est appellée simplement Main, & lorsqu'elle est fermée Poing : on nomme les articulations de la partie interieure des doigts Entre-noeuds, *Internodia*, & les protuberances que les articles forment quand ils sont fermés, sur tout celles du milieu, Condyles. Les Grecs désignent encore plus particuliérement par des noms propres chacune des articulations des doigts. Car ils appellent κονδύλους le nœud du milieu des doigts ramenés & resserrés vers le poignet ; προκόνδυλοι, celui qui est le plus proche de l'ongle ; μετακόνδυλος, celui qui est le plus voisin du métacarpe. Les Latins n'ont point de semblables noms. *La main.*

Or on divise la main en ce qu'on appelle *carpe*, *métacarpe*, & *doigts.*

Le Carpe, que les Grecs nomment κερκὶς & κάρπος, les Latins *Brachiale*, les Barbares *Rasseta*, d'autres *Roseta*, & qui est attaché immediatement au coude, est composé de huit os disposés en deux rangs. Ces os n'ont point de nom qui leur soit propre. *Le carpe.*

Le Metacarpe, appellé par les Latins *Postbrachiale*, est composé de quatre os étroitement joints ensemble par articulation. *Le métacarpe.*

La partie interieure, qui forme le creux de la main, est appellée par Hipocrate τέναρ ; par les Latins *Vola manus* ; par C. Celse Paume, *Palma* : & la partie exterieure est appellée par les Grecs ὀπισθέναρ, & par les Modernes Dos de la main, *Dorsum manus*, *Le dessus de la main.*

On observe plusieurs parties dans la paume de la main, sur tout les monts, ou monticules, qu'on appelle proprement θέναρα, & les lignes.

Les Monts, ou monticules sont les parties les plus élevées, & les plus charneuses de la partie interieure de la main. *Les monticules.*

Le commencement de la main, qui paroît un peu élevé, est appellé *Racine de la main* ; le monticule qui est au dessous du pouce, *Mont de Mars* ; celui qui joint l'index, *Mont de Jupiter* ; celui qui est au dessous du doigt du milieu, *Mont de Saturne* ; celui qui est au dessous de l'annulaire, *Mont du Soleil* ; & celui qui est sous le petit doigt, *Mont de Venus.* On appelle *Mont de Mercure*, cét espace qui est entre le pouce & le doigt index, & l'hypotenar est le *Mont dedié à la Lune.*

Il y a dans la paume de la main plusieurs lignes differentes, & elles ne sont point les mêmes, ou semblables, dans tous les hommes. Ceux qui s'addonnent à la Chyromance, se fondant sur des conjectures ridicules, prédisent une infinité des choses. Et ils soûtiennent par beaucoup de vains discours, que sur ce fondement on peut présager la longueur & la brieveté de la vie, les mariages, le nombre des enfans, les infortunes, les prosperités, le naturel ; enfin, toutes sortes d'événemens, bons ou mauvais, heureux ou malheurex : Tout cela nean- *Les lignes.*

moins ſans aucune raiſon. Par ce moyen ils trompent tous les credules, & eſcroquent leur argent.

Ils y remarquent entre-autre quatorze lignes ; ſur leſquelles, ſelon qu'elles concourent entr'elles, ou qu'elles s'entre-coupent ; qu'elles ſont ou courbes, ou droites, &c. ils bâtiſſent leurs prédictions. Or entre ces lignes, il y en a trois ſur leſquelles ils ſe fondent principalement. La premiére eſt celle qui marque la circonference du pouce, laquelle ils appellent *Ligne de vie*, ou *des tems*. Ils nomment la ſeconde qui ſe porte tranſverſalement par le milieu de la paume de la main, & qui s'étend juſques au mont de Venus, *Ligne du foye*, & *Ligne naturelle*. Ils appellent la troiſiéme, qui commence à l'hypothenar, & continuë juſques à l'articulation de l'index, *Menſale*, *Thorale*, & *ligne de Venus*.

*Les doigts.* Les DOIGTS, que les Grecs appellent δάκτυλοι, ſont au nombre de cinq en chaque main, tous differens en groſſeur & en longueur. On nomme le *premier*, qui eſt le plus gros, POUCE, *Pollex*, parce qu'il eſt égal en force à tous les autres. Le *ſecond* eſt appellé, à raiſon de ſon uſage, INDEX & DEMONSTRATEUR, parce qu'on a coûtume de s'en ſervir pour indiquer & démontrer les choſes. Le *troiſiéme*, qui eſt celui du milieu, & le plus long, eſt appellé IMPUDIQUE, *infamant*, parce que c'eſt par ce doigt, en l'étendant, qu'on à coûtume de marquer le mépris qu'on fait d'autrui ; & de s'en mocquer, & noter d'infamie. Le *quatriéme* eſt nommé ANNULAIRE, & MEDICAL, parce qu'on avoit coûtume autrefois d'orner ce doigt d'un anneau en ceux que l'on recevoit Docteurs en Medecine. Mais le doigt index l'a dépoüillé de cét honneur, déja dépuis long tems. Le *cinquiéme*, à raiſon de ſa petiteſſe, a été appellé PETIT DOIGT, & à raiſon de ſon uſage AURICULAIRE.

*Les os.* Les doigts ont chacun trois os joints enſemble par gynglime, auprés deſquels ſont les ſeſamoïdes.

Raſes & Avicenne écrivent quelque choſe de remarquable touchant la longueur des doigts. En éfet, Raſes 17. *continent.* où il parle du foye, & Avicenne 14. 3. *tract.* 1. *ch.* 3. & 30. & auſſi 2. 1. *doct.*3. *chap.*1. diſent que les doigts courts indiquent la petiteſſe du foye, dont la grandeur par conſequent eſt dénotée par leur longueur. Je ne ſçai pas certainement ſi cette indication eſt veritable, ni je n'ai connoiſſance d'aucun Medecin, ou Anatomiſte, qui l'ait obſervée, ou du moins qui en ait laiſſé quelque obſervation par écrit. Quoi qu'il en ſoit, Averroës 4. *Collect. c. des ſign. du foye*, la rejette comme tres incertaine.

*Les ongles.* A l'extremité des doigts ſont placés LES ONGLES, dont la partie poſterieure, qui eſt blanchâtre, eſt appellée *Racine des ongles*, & *Petite lune blanchiſſante*. Les Latins nomment *Mendacia* les taches blanches, & les lieux cachés ſous les ongles *Crypta*.

Les ongles sont durs, afin qu'ils conservent & défendent les extremités des doigts, qui sont tres molles, & qui ont un sentiment tres vif, & aussi afin qu'il leur soit facile de grater : Leur substance neanmoins est en quelque maniére fléxible, afin qu'elle ne se rompe pas facilement, mais qu'elle puisse un peu se plier. Leur figure est en quelque maniére convexe.

Ils sont transparents ; d'où vient que suivant l'état de la chair qui est au dessous, & le sang qui y aborde, ils deviennent ou livides, ou rouges, ou pâles, ou jaunes, &c. Les Medecins ont coûtume de juger par ces couleurs, de la bonne ou méchante santé.

Les ongles sont exterieurement, en leur circonference, attachés à la peau, sous laquelle au même endroit les tendons des muscles sont immediatement couchés. Ce qui fait que cette partie a un sentiment tres vif, & que dans les blessures qui y surviennent, on sent au dessous des ongles une douleur tres aiguë. Voyez à l'égard des ongles ce qui en est dit *au liv.9. ch.* 23.

Or tout le bras avec la main est composé d'envelopes communes, de membranes, d'os, de ligamens, de muscles, d'artères, de veines; & de nerfs.

Les envelopes communes sont la cuticule, la peau, la graisse, &c. desquels on a parlé *au liv.* 1. *ch.* 3. & 4.

Les membranes sont le perioste, les membranes des muscles, les tendons, &c.

Les os sont plusieurs en nombre, joints & attachés ensemble par des ligamens ; touchant quoi voyez *au liv.9. ch.* 17. 18. 21.

Les artères viennent de l'axillaire, dont lès ramifications sont décrites *au liv 6. ch.3.*

Les veines sont en grand nombre dans la main, & dans le bras, ( on en peut voir l'histoire *au liv.* 7. *ch.* 5. ) toutes neanmoins vont se rendre à la veine axillaire, & s'y déchargent du sang qu'elles portent. Il y en a trois principales, ausquelles au pli du coude on donne des noms particuliers ; sçavoir, LA CEPHALIQUE, LA BASILIQUE, ET LA MEDIANE. On les ouvre tres souvent dans les saignées du bras. Outre cela, à la partie exterieure de l'extremité de la main, il y a encore une veine entre le doigt annulaire & celui du milieu, laquelle on nomme SALVATELLE. Plusieurs aprouvent extrêmement d'ouvrir cette veine dans les affections mélancholiques, & dans les fiévres quartes, principalement si l'on fait cette ouverture dans la main gauche ; mais cette pensée n'est fondée sur aucune raison, & procede seulement de la vaine opinion de quelques-uns, qui n'aiant point de connoissance de la circulation du sang, se sont autrefois imaginé que l'on pouvoit tirer de la rate le sang mélancholique, plus specialement par cette veine que par les autres.

Il entre dans les bras ſix paires de nerfs, deſquels on donne la diſtribution *au ch. 3. du liv. 9.*

---

## CHAPITRE II.

### *Du Pied en général.*

TOut ainſi que le Souverain Autheur de la Nature a donné à l'homme deux mains pour les uſages que nous avons dits ; de-même il lui a donné deux pieds pour marcher, & ſe tenir déboût, & auſſi afin qu'il pût marcher plus commodément, & avec plus de fermeté : Ces pieds ſont longs & larges, un peu en voute dans leur milieu, & diſtingués par pluſieurs articulations.

*Le pied.* Or LE PIED, qui eſt appellé par les Grecs πῦς, & par les Latins *Crus*, eſt une partie organique, qui s'étend dépuis l'articulation de l'iſchion ou de la cuiſſe, juſques à l'extremité des doigts du pied.

*La cuiſſe.* On le diviſe en la cuiſſe, la jambe, & le petit pied.

La CUISSE, ( que les Latins appellent *Femur*, du mot *ferendo*, *porter*, parce que c'eſt principalement la cuiſſe qui porte l'homme, & que les Grecs nomment μυρὸς, & Celſe *Coxa*, procede dépuis ſon articulation d'en haut, ou emboitement dans l'os iſchion, juſques à

*Le Genou.* *Le Jarret.* ſon articulation inferieure, laquelle en ſa partie de devant eſt appellée GENOU, & en ſa partie de derriére JARRET.

La partie interieure de la cuiſſe eſt appellée par les Grecs παραμυρίον ; les Latins la nomment communément *Femen* : Mais la protuberance exterieure qui eſt aux environs de l'article ſuperieur, eſt appellée par les Grecs ἰσχίον ; & l'eſpace qui va aux feſſes, entre les deux cuiſſes, πλιχὰς, & περίναιον, *Perinée.*

*L'aiſne.* A ſon extremité d'en haut, ou ſommet, à l'endroit où elle ſe plie, eſt la region qu'on appelle AISNE, dans laquelle eſt ſituée la glande fameuſe, compoſée de huit autres moindres, & que l'on diſoit anciennement être l'émonctoire du foye. Nous avons parlé de ſon uſage *au liv. 1. ch. 17.*

*La jambe.* La JAMBE, nommée par les Grecs κνήμη, prend ſon commencement au genou, & ſe porte juſques au talon. Sa partie anterieure, laquelle eſt la plus dure, eſt appellée ſpecialement *Tibia*, & par Ariſtote ἀντικνήμιον : Sa partie poſterieure, qui eſt charnuë, *Sura*, *Greve*, ou gras de la jambe, & par les Grecs γαστροκνήμιον, & l'interieure προκνήμιον. Les deux éminences inferieures qui ſont ſur les côtés, ſont appellées *Malleoles*, ( Ariſtote les nomme σφυρὰ, & les autres σφυρία, ) & vulgairement *Talon*, l'un interieur, & l'autre exterieur.

*Les Malleoles, ou cheville.*

Les Phyſionomiſtes diſent, à l'égard des malleoles, que ceux en qui elles avancent beaucoup en déhors, ſont envieux ; & que ceux en qui elles ſont abaiſſées & plates, ſont lents & pareſſeux, & ils publient que ce ſigne eſt tres veritable, & même infaillible. Mais j'eſtime qu'il faut croire que ces ſortes d'indications, quelque infaillibles qu'on les penſe, & qu'on les rapporte, ſoufrent neanmoins beaucoup d'exceptions.

*Les indications.*

Le Pied, ſelon les Grecs πῦς, lequel, pour le diſtinguer d'avec le pied pris en général, on appelle Petit pied, eſt la baſe qui porte tout le corps. On le diviſe en *tarſe* ou *pedium*, en *metatarſe* ou *metapedium*, & en doigts ou orteils.

*Le Pied.*

Le Tarse, ou *Pedium*, ( dont la partie poſterieure eſt appellée Calx, & Eperon, ou Calcaneum, ) eſt composé de ſept os ; le Metatarse, ou Metapedium de cinq ; & les doigts chacun de trois, ( auprés deſquels ſont ſitués les os ſeſamoïdes ) ſi on en excepte le poûce qui n'en a que deux.

*Le tarſe, ou pedium. Calx Metapedium*

La partie ſuperieure du pied eſt appellée par Ruffus ςῆθος, par les Latins *Dorſum pedis*, *dos du pied* : L'inferieure κοῖλον τῦ ποδὸς, le *concave du pied*. Ceux en qui cette partie inferieure n'eſt pas concave, mais au contraire tellement plane & droite que toute la plante du pied touche la terre ; ceux-là ſont nommés par les Latins *Planci* ; & Atiſtote dit qu'ils ſont fins, rusés, & fourbes.

Or à l'extremité des doigts, laquelle eſt molle, il y a, tout ainſi qu'aux mains, des ongles pour les garentir ; les Grecs les appellent ὄνυχες, qui ſont de la même ſubſtance & de la même nature que ceux qui ſont aux doigts des mains ; deſquels nous traitons amplement *au liv. 9. ch. 24.*

*Les ongles.*

Tout le pied en général eſt composé de parties contenantes communes, de membranes, d'os, de ligamens, de muſcles, d'artères, de veines, & de nerfs.

Nous avons parlé des parties contenantes communes, *au liv. 1. ch. 3.* & 4.

Les membranes ſont le perioſte, les membranes des muſcles, & leurs tendons, &c. que l'on décrira autre part.

Les os ſont pluſieurs en nombre, joints enſemble par des ligamens. On peut en voir l'hiſtoire *au liv. 9. ch. 19.* & 20.

Des muſcles ; les uns fléchiſſent, étendent, approchent, éloignent, & font tourner la cuiſſe ; les autres la jambe, les autres le pied, les autres les doigts. Nous traiterons de tous *au liv. 5. ch. 13. 14. 15. 16.*

Les artères viennent de l'artère crurale, elles ſe diſperſent par plusieurs ramifications en toute la jambe, ainsi que l'on verra *au liv. 9. chap. 7.*

Les veines pareillement sont en tres grand nombre. Elles se dispersent par quantité de petites racines, en toutes les parties de la jambe, & elles suivent pour la plûpart, en remontant, le cours que les artères tiennent en descendant. Ainsi qu'on démontrera amplement *au liv.7. ch.*8.

Il y a quatre nerfs tres considerables qui se distribuent par tout le pied, auquel ils communiquent la faculté de se mouvoir, & le sentiment du toucher. De ces nerfs, trois viennent des trois paires inferieures des lombes; le quatriéme, qui est tres gros & tres fort, prend son origine des quatre paires superieures de l'os sacrum, réünies ensemble. Nous traiterons plus amplement de ces nerfs *au liv.* 8. *chap.* 7.

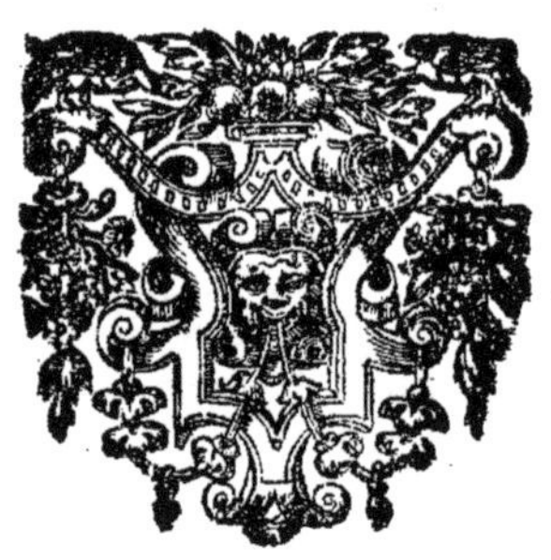

L'ANATOMIE

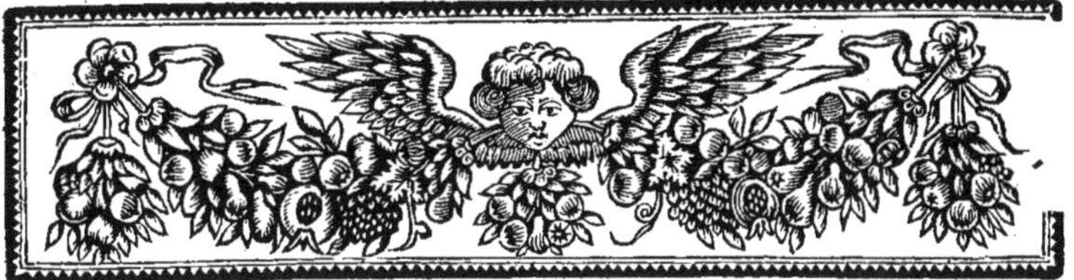

# L'ANATOMIE DU CORPS HUMAIN.

## *LIVRE CINQUIE'ME.*

## DES MUSCLES.

### *AVEC UN APPENDIX* DES MEMBRANES, ET DES FIBRES.

---

## CHAPITRE PREMIER.

### *Des Muscles en général.*

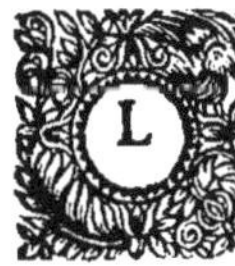

LE MUSCLE, est appellé par les Grecs *μῦς* : soit à raison de son office, sçavoir *ἀπὸ τοῦ μύειν*, *resserrer* ; soit à raison de je ne sçai quelle ressemblance, que certains d'entr'eux paroissent avoir avec la figure d'un rat écorché : d'autant qu'à la maniére des rats, ils ont la tête & la queuë menuë & grêle, & le milieu du corps gros, & enflé. Les Latins l'appellent LACERTUS, parce qu'il ressemble en quelque façon à un lezard ; Neanmoins on ne peut point attribuër de forme certaine aux muscles à cause de leur varieté.

*Ce que c'est que le muscle.* Or LE MUSCLE EST UNE PARTIE ORGANIQUE, LAQUELLE EST L'INSTRUMENT DU MOUVEMENT VOLONTAIRE.

*Sa composition.* Le muscle est composé de parties dissimilaires, comme de fibres, de chair, d'artères, de veines, de nerfs, de tendons, de la membrane qui le révêt, & dans les personnes replètes, d'un peu de graisse, pour l'humecter.

Le sang vital lui est apporté par les artères pour sa nourriture, & celui qui reste superflu, retourne à sa source par les veines. Il lui vient par les nerfs des esprits animaux qui lui donnent la faculté du sentiment, & du mouvement; & qui dans l'acte de leur nutrition y concourent aussi en leur maniére, ( de quoi on a parlé *au liv.* 3. *ch.* 2. ) Sa substance charneuse est garnie de toutes parts de fibres, qui lui donnent de la force, & du corps ; Ces fibres sont pour la plûpart droites, quelquefois un peu courbes, se portant aux tendons, ainsi que l'on voit dans les muscles des tempes ; quelquefois elles sont orbiculaires, comme dans les sphincters : rarement le même muscle a-t'il ses fibres doubles. Il est entouré d'une membrane, en partie pour le rendre plus ferme, & le couvrir ; en partie afin que les divers muscles soient distingués les uns des autres, & qu'ils demeurent séparés des parties qui leurs sont voisines. Cette membrane enferme les fibres, & leur est adhérente. Bauhin, Riolan, & Nic. Stenon croyent qu'elle pousse dans la substance interieure des muscles de petites productions en maniére de liens, par lesquels les fibres sont attachées & jointes ensemble.

*Erreur de Dulaurent.* And. Dulaurent *en son Anat. liv.*5. *ch.* 2. établit, mais mal à propos, que la faculté d'agir que les muscles ont, reside en leur chair, ( cette chair, ainsi que je viens de dire, n'est entre-mêlée à leurs fibres, que pour leur donner de la force, & du corps, ) bien que neanmoins il soit tres certain que toute cette force procede des fibres, & des filamens tendineux, ainsi qu'il est évident dans les corps amaigris & consumés par une fiévre lente, & par étisie, dans lesquels le mouvement persiste, quoique les parties charneuses soient entiérement consumées.

*Que les muscles sont de deux sortes.* Il y a de deux sortes de muscles. Les *uns* qui ne tirent à soi aucune partie, tels que sont les muscles orbiculaires, comme les sphincters de l'anus & de la vessie, qui se retirent en soi orbiculairement, & également ; & qui, en la maniére d'un anneau, sont en toutes leurs parties semblables à eux-mêmes ; & ne sont distingués par aucun principe, milieu, & fin : au rang desquels il semble qu'on doive mettre les fibres musculeuses, qui ne meuvent que la seule peau vers le haut & vers le bas ; tels que sont les muscles du front, & de l'occiput, dans lesquels aussi on ne peut remarquer aucune distinction manifeste. Les *autres* qui meuvent avec force les os, & autres parties : Ces muſcles peuvent être manifeſtement diviſés en principe, milieu, & fin, ou comme d'autres parlent, en tête, ventre, & queuë,

*Le principe.* Le principe, ou tête, eſt cette partie du muſcle, vers laquelle ſe fait le mouvement. Car c'eſt une regle perpetuelle, que TOUT MUSCLE SE MEUT VERS SON PRINCIPE : Cette tête eſt quelquefois charneuſe, & ſouvent membraneuſe ; dans les uns plus longue, dans d'autres plus courte ; tantôt plus groſſe, & tantôt plus mince.

*L'inſertion du nerf.* Tout muſcle a un nerf, ( le plus ſouvent il n'en a qu'un ſeul, quelquefois il en a pluſieurs, tels ſont le diaphragme qui en a deux conſiderables, & le muſcle des tempes qui en a trois, ) lequel s'inſere ou dans ſa tête, ou environ dans ſon milieu. D'où vient que Galien établit pour regle conſtante, que LA OÙ LE NERF S'INSERE, LA EST LA TESTE DU MUSCLE. Neanmoins Bartholin, qui en cela a ſuivi Wallæus, ſemble ſans aucune raiſon improuver & rejetter cette regle, diſant que les nerfs s'inſerent auſſi quelquefois dans la queuë du muſcle, & qu'il n'y a aucune néceſſité qui exige, qu'ils s'inſerent plûtôt à la tête qu'à la queuë, & que lorſqu'ils s'inſerent dans la tête, cela ne ſe fait que par hazard, entant que les nerfs, quand ils deſcendent, s'inſerent plus facilement dans les têtes des muſcles, leſquelles ſont ſituées au lieu le plus élevé, que dans leurs queuës qui ſont placées en bas : mais l'experience détruit entiérement le premier fondement de cette opinion ; car il eſt conſtant que le nerf ne s'inſere nulle part dans la queuë du muſcle, ou ſi peut-être on croit qu'il y entre, la choſe neanmoins n'eſt pas veritablement ainſi ; mais c'eſt une erreur de l'Anatomiſte qui prend la tête pour la queuë. Ainſi juſques à preſent on a pris la moitié membraneuſe du diaphragme, dans laquelle les nerfs s'inſerent, pour le tendon ou la queuë de ce muſcle, quoique veritablement s'en ſoit le principe, ainſi qu'on l'a amplement expliqué *au liv. 2. ch. 3.* Le ſecond argument eſt abſolument contraire à la raiſon, qui enſeigne que le nerf doit néceſſairement entrer en cette partie du muſcle, par laquelle ſon gonflement doit, par l'influence des eſprits, commencer. Or comme ce gonflement doit commencer en la partie vers laquelle le mouvement doit ſe faire, qui eſt la tête, il faut néceſſairement que les nerfs s'inſerent dans la tête ; car ſi ce gonflement commençoit par la fin, le principe du muſcle, dans le mouvement, ſeroit retiré vers ſa queuë, ce qui eſt contraire à la raiſon. Le troiſiéme fondement de cette opinion eſt auſſi détruit par l'experience oculaire dans les nerfs recurrens, leſquels quoiqu'ils tendent vers le haut, s'implantent neanmoins dans la tête des muſcles du larinx, qui regardent vers le bas.

*Le milieu.* Le Milieu, c'eſt à dire le ventre du muſcle, eſt ſa partie la plus épaiſſe, & la plus charneuſe ; Il eſt le plus ſouvent continu ; quelquefois neanmoins, mais rarement, il est distingué par des interfections tendineuses, comme l'on voit dans les muscles droits de l'abdomen, dans les digastriques qui ouvrent la machoire inferieure, & en quelques autres qui sont en petit nombre. Touchant neanmoins ces intersections, quelques-uns croyent, que chacune en particulier est le commencement d'un muscle, & que ces muscles, ainsi entre-coupés, ne sont pas un seul muscle, mais plusieurs joints ensemble, pour, ainsi qu'on a dit *au liv.* I. *ch.* 5. rendre leur usage plus facile.

*La fin.* La fin, ou queuë, est cette partie du muscle qui est attachée à la partie qui doit être mûë. Les Grecs l'appellent τένων, de τείνειν, & les

*Le tendon.* Latins *Tendo*, TENDON; parce que dans l'action elle se bande, ou se tend; quelques-uns la nomment CHORDE. Il y en a qui transportent aussi ce nom de tendon aux principes membraneux de certains muscles, & aussi aux distinctions tendineuses qui se rencontrent au milieu de certains muscles, telles que sont celles que l'on voit dans les muscles droits de l'abdomen.

*Definition.* Or le TENDON EST UNE PARTIE CONTINUE AU MUSCLE, ET DISPERSÉE PAR TOUTE SA LONGUEUR.

Plusieurs ont crû ci-devant que le tendon étoit seulement cette extremité du muscle qui s'attachoit à une autre partie, quoique neanmoins il soit vrai que tous les filamens du tendon se dispersent par toute la longueur du muscle : ce qui a fait dire à Lindanus, que le muscle n'est autre chose qu'un tendon revétu de chair; & *en sa Phisiolog. pag.*747. *art.* 6. il parle ainsi : *Ceux-là se trompent*, dit-il, *qui croyent que le tendon commence au delà de la chair, ne faisant pas reflexion qu'il est visible par l'experience qu'il s'étend par toute la longueur du muscle, & qu'il est aussi & dans le principe, & dans le milieu.* Riolan *en son Antroph. liv.*4.*ch.*2. confirme cette expansion des fibres du tendon par tout le muscle. *La continuité*, dit-il, *du tendon par tout le muscle, depuis sa tête jusques à sa fin, paroît manifestement dans les jambes des oiseaux, &, ce qui est plus merveilleux, on le trouve quelquefois cartilagineux; même si l'on dissèque avec addresse & exactitude, il sera facile d'observer dans un muscle crud, ou cuit, la continuité des fibres, depuis sa tête jusques à sa fin.*

*Si tous les muscles ont des tendons.* On demande si tous les muscles ont des tendons? Bauhin *en son Anat. liv.* I. *ch.* 7. dit que le muscle n'est pas fait pour simplement produire le mouvement, quel qu'il soit; mais seulement pour faire les grands & forts mouvemens, pour mouvoir les membres pesants, & pour donner de la force aux muscles, de peur qu'ils ne se rompent; & c'est pour cela, dit-il, que tous les muscles ne finissent pas en tendons. Mais cette opinion n'est pas veritable en tous les muscles généralement, mais seulement en ceux dans lesquels le tendon s'étend au delà de la chair : Car ceux qui ne meuvent pas d'autres parties, mais qui se resserrent en eux-mêmes, tels que sont les sphincters de l'anus, &

de la vessie ; ceux-*là* ne finissent pas en tendons étendus au delà de la chair, mais ils ont des filets tendineux entre-mêlés çà & là dans leurs fibres. Ce qui arrive aussi aux muscles du front, de l'occiput, & à la plûpart de ceux du visage, qui sont fortement adhérens à la peau. Mais à l'égard des muscles qui meuvent d'autres parties, ils poussent au delà de leurs chairs, dans les parties qu'ils meuvent, des tendons minces & peu sensibles si le mouvement doit être petit ; & au contraire, forts & épais si le mouvement doit être grand. Il faut donc conclurre contre Bauhin, que tous les muscles ont des tendons, mais que les uns les ont forts, ou du moins visibles, & se portant au delà de leurs chairs : les autres déliés, délicats, & non visibles, c'est à dire ou cachés sous leurs chairs, ou entrelassés dans leurs fibres.

Ce tendon, selon que le mouvement des parties doit être grand ou petit, varie en grandeur, & en forme. Ainsi, tantôt il est rond, tantôt large, tantôt long, tantôt court, tantôt délicat, tantôt fort : & il s'attache à la partie qu'il doit mouvoir, quelquefois par une seule extremité, quelquefois par plusieurs.

*Si le tendõ est une partie similaire.*

Gaspard Bauhin établit, suivant en cela l'opinion d'Aquapendens, que le tendon est un corps entiérement similaire, continu depuis le commencement du muscle jusques à sa fin, simple, d'un genre qui lui est particulier, & produit de la semence ainsi que les autres parties spermatiques. Cette opinion est aujourd'hui suivie de la plûpart de ceux qui mettent les tendons au nombre des parties similaires ; Mais Vesal, And. Dulaurent, Jacob Sylvius, & les autres avec Galien, croyent que le tendon est un corps dissimilaire, composé de fibres, de ligamens, & de nerfs tres déliés, qui se réünissent peu à peu en un seul corps. Car ils veulent que lorsque le nerf est entré dans le muscle, il se divise en plusieurs rameaux tres petits, c'est à dire en de petites fibrilles tres minces, ausquelles le ligament divisé en la même maniére, vientà la rencontre, que de plus tout ces petits rameaux s'assemblent & s'unissent de tous côtés çà & là, aiant entr'eux des fibres entre-mêlées ; & qu'enfin étant ainsi mêlés & unis vers la fin du muscle, ils forment le tendon, dont la plus grande partie vient du ligament, & la moindre du nerf & des fibres : & que comme il étoit nécessaire qu'il y eut entre ces petites ramifications des espaces vuides, la nature les a remplis de chairs, afin qu'elle aidât & soûteint ces petits rameaux fibreux dans leur contraction, & leur relaxation ; ( d'où vient que les muscles charneux tirent avec plus de force que ceux qui sont grêles & émaciés, ) & aussi afin qu'elle les défendit des injures du dehors. Bartholin rejette cette derniére opinion, mais il ne la refute pas assés solidement, lorsqu'il apporte simplement pour toute raison contraire, les observations d'Aquapendens & de Riolan, qui n'ont jamais pû trouver cette production du nerf jusques au tendon par le milieu du muscle.

Mais bien que ni eux, ni nous n'ayons pû la découvrir, il ne s'ensuit pas neanmoins de là, qu'elle n'y soit pas : car le conduit chylifere thorachique, les vaisseaux lymphatiques, & plusieurs autres ont été inconnus pendant plusieurs siécles ; cependant, si-bien ils ont échapé à la vûë de plusieurs Anatomistes tres éclairés, on ne doit pas neanmoins conclurre de là qu'ils n'existoient pas auparavant qu'on les eut découverts. Il en est de-même des observations de ces Docteurs dont on parle ici ; car elles ne sont pas d'une authorité suffisante, pour qu'on en puisse conclurre solidement que les nerfs ne s'étendent pas jusques aux tendons ; En éfet, le sentiment vif du tendon témoigne abondamment qu'ils s'y portent réellement, bien qu'on ne les y puisse voir par les yeux : Et comme le tendon n'est pas un pur nerf, il est vrai semblable que les fibres & la membrane & le ligament se mêlent en lui.

Chacun donc peut penser sur ce sujet ce qu'il croira le plus conforme à la raison ; car l'une & l'autre opinion est probable ; quoique la derniére semble, à raison du sentiment vif, prévaloir de beaucoup ; d'autant qu'il n'est aucune partie qui ait du sentiment, & qui n'aye pas des nerfs, pour lui porter les esprits animaux.

On conclura sans doute de tout cela, & peut-être avec fondement, que le tendon est une partie du muscle tres nécessaire, & qu'il s'étend par tout le muscle ; mais qu'en son extremité, ou fin, il est tres visible, bien que neanmoins certains muscles, dans lesquels on ne voit point en leur extremité de tendons, semblent s'opposer à cette conclusion. Je répons que quoique les tendons de certains muscles soient couverts de beaucoup de chair, ce qui fait que la substance tendineuse en est moins apparente, il ne s'ensuit pas neanmoins qu'en de tels muscles il n'y en ait point : Souvent dans les personnes grosses & grasses, le mesentère est farci de tant de graisse, que l'on ne sçauroit y voir aucun vaisseau ; cependant il n'est personne de bon sens, qui, à raison de cette graisse, osât dire qu'ils n'y en a point. C'est ainsi que la chose se passe dans les tendons charneux de certains muscles.

*Leur varieté.* Les muscles varient en plusieurs maniéres.

1. A raison de leur substance : en ce que les uns sont charneux, les autres tendineux, les autres à moitié nerveux.

2. A raison de leur quantité : en ce qu'il y en a d'épais, de minces de longs, de courts, de larges, de ronds.

3. A raison de leur figure : en ce que les uns ont une figure longue & ronde, les autres plate, deltoïde, circulaire, &c.

4. A raison de leur situation : étant interieurs, obliques, droits, orbiculaires, & transversaux ; de plus, les uns sont situés à la tête, les autres au tronc, les autres aux extremités.

5. A raiſon de leur origine : en ce que les uns prennent naiſſance des os, & les autres des cartilages, ou des tendons.

6. A raiſon de leur implantation : en ce qu'ils s'implantent dans les parties, les uns par un tendon ſeul, les autres par deux, les autres par trois.

7. A raiſon de leur couleur : en ce qu'ils ſont ou rouges, ou blanchâtres, ou livides.

8. A raiſon de leur union : En ce que les uns s'uniſſent avec telle ou telle partie, d'autres avec un ou pluſieurs autres muſcles.

9. A raiſon de leur uſage : en ce que les uns ſont fléchiſſeurs, les autres extenſeurs, les uns adducteurs, les autres abducteurs, les autres éleveurs, les autres abaiſſeurs, les autres rotateurs.

*Leur uſage.*

L'uſage des muſcles eſt, ainſi qu'on l'a dit dans la definition, de ſervir au mouvement volontaire, dont ils ſont ſeuls les inſtrumens ; car il n'eſt point de partie mûë de ce mouvement là, qui ne ſoit ou un muſcle, ou une partie mûë par un muſcle. Ce mouvement eſt appellé animal, ou volontaire ; car ni il ne ſe fait, ni il ne peut être fait, que ſelon la volonté de l'animal.

*Si l'action du muſcle eſt volontaire, ou ſpontanée.*

Franç. Picolominus *au liv. 2. de ſes Prælect. ch. 7.* & Plempius *au liv. 1. de ſes fond. de med. ch. 6.* & quelques autres forment ici une queſtion : ſçavoir ; ſi le mouvement qui eſt fait par les muſcles, doit être appellé volontaire, puiſqu'il ſe fait auſſi bien dans les brutes que dans l'homme, & que les brutes, leſquelles n'ont pas une ame raiſonnable, n'ont pas, à ce qu'ils diſent, une volonté ; & par cette raiſon ils croyent qu'il eſt plus à propos de lui donner le nom de mouvement ſpontanée. Mais ils auroient pû à cét argument en ajoûter de bien plus forts, & dire que ce mouvement ne doit pas être appellé volontaire ; par la raiſon qu'il ſe fait dans le fœtus enfermé dans la matrice, ſans que le fœtus le ſçache, & qu'il le veüille ; comme auſſi, que le fœtus ſucce la mammelle immediatement aprés qu'il eſt ſorti de la matrice ; & enfin, que quand on dort, les muſcles de la reſpiration meuvent la poitrine ſans qu'on en ait de connoiſſance ; donc ſans le conſentement de la volonté. Je répons au premier, que dans les brutes il y a veritablement une eſpece de volonté, qui procede, tant du principe qui eſt en elles analogue à l'Ame raiſonnable, quel qu'il ſoit, ( touchant lequel voyez *le liv. 2. ch. 2. vers la fin*, ) que de l'appetit naturel. Ainſi ce mouvement ne doit pas être moins appellé dans la brute, mouvement volontaire, que dans l'homme. A l'égard du ſecond argument touchant le fœtus, & du troiſiéme touchant la reſpiration quand on dort ; je dis que le mouvement animal, ou volontaire, n'eſt pas toûjours reglé ni fait par la volonté ; mais qu'il ſuffit que dans un homme ſain qui penſe, & qui ne dort pas, il puiſſe être fait par cette faculté. Outre cela, il y a deux ſortes de volontés ; l'une par élection, telle qu'elle eſt dans l'homme qui veille & qui penſe ; l'autre par inſtinct, telle qu'elle eſt dans ceux qui dorment, & dans les fœtus enfermés dans la matrice, ou qui viennent de naître, & auſſi dans les brutes. *La nature*, dit Hipocrate, *ſçavante ſans avoir été enſeignée, fait ce qu'il convient de faire.* Galien *au liv. 2. du mouvement des muſc. chap. 6.* écrit ſur ce ſujet ; que des choſes qui ſe font par un mouvement volontaire, les unes ſont veritablement libres, les autres ſervent aux affections du corps ; & *au liv. 1. de l'uſag. des part. ch. 3.* il dit, que tout animal reſſent en ſoi, ſans qu'il l'ait apris d'aucun maître, tant les facultés de l'Ame qui l'anime, que le pouvoir de ces facultés, & auſquels uſages elles concourent. Demême, dit-il ailleurs, les muſcles font auſſi, à raiſon de la convenance, & de la proportion de leur ſtructure, par une certaine vertu qui leur eſt naturelle, & même ſans connoiſſance, les actions auſquelles ils ſont deſtinés. Ils peuvent neanmoins faire ces mêmes actions avec connoiſſance, ſelon les déterminations de la volonté. Il faut donc conclure que le mouvement des muſcles ne doit pas être appellé ſpontanée, mais volontaire, c'eſt à dire animal : puiſque le mouvement ſpontanée, tel qu'eſt celui du cœur, eſt veritablement naturel, & qu'il ne dépend en aucune maniére de la volonté de l'animal ; que de plus, il ne peut point être reglé, ni changé par ſes déterminations.

*Axiôme.* Puis donc que le mouvement du muſcle eſt une action animale, & que le muſcle lui-même eſt l'inſtrument du mouvement volontaire, c'eſt une Regle toûjours conſtante que : *Par tout où il y a un muſcle, là il ſe peut, dans une partie ſaine, faire une action, c'eſt à dire un mouvement animal volontaire ; & toute partie, qui (étant en ſanté) ne peut être mûë, ſelon la détermination de la volonté, cette partie*, dis-je, *n'eſt ni un muſcle ni une partie mûë par un muſcle, quand même elle reſſembleroit à un muſcle par ſa figure.* Ainſi le cœur n'eſt pas un muſcle, ni comme on a demontré *au liv. 2. ch. 7.* il n'eſt pas mû par des muſcles. Nicol. Stenon neanmoins *en ſon liv. des Muſc. & des Gland.* établit contre la regle que nous propoſons, qu'il y a pluſieurs muſcles du larinx, de la langue, & du dos, qui ne ſont pas mûs ſuivant la détermination de l'Ame ; mais ce qu'il avance-là, eſt contraire à la verité : Car il n'eſt perſonne qui puiſſe jamais prouver qu'il y ait aucun de ces muſcles qui ne puiſſe être mû par la volonté. Outre cela, pour mieux établir & confirmer ſon opinion, dépoüillant miſerablement le cœur, ce noble viſcère, de toutes ſes anciennes dignités, & prérogatives, il le rélegue parmi les muſcles, de condition ſervile, & il tâche de prouver par l'argument ſuivant, que le cœur n'eſt autre choſe qu'un muſcle : *Toute partie*, dit-il, *qui a en ſoi tout ce qui eſt néceſſaire à un muſcle, qui n'en a aucune de celles qu'un muſcle ne doit pas avoir, & enfin dont la ſtructure eſt convenable au muſcle, ne peut pas ne pas être qualifiée du nom de muſcle, quoiqu'elle ne ſoit pas ſoumiſe à l'empire de la volonté. Mais le cœur*, &c. En verité il ſemble ici,

ici, ou que cét homme éclairé s'écarte un peu des bornes de l'Anatomie, ou qu'il veut les étendre trop loin, lorſque negligeant l'uſage ſi connu de ce viſcère, il fixe ſi fort ſes yeux ſur ſa ſeule ſtructure, que ne voyant point, ou ne faiſant point de reflexion à ſes nobles actions, il fait tant d'éforts pour le dépoſſeder de ſon haut rang d'excellence, & le reduire dans un état ſervile : Car ſi par un ſemblable argument, je dis : Toute partie à laquelle il ne manque aucune des parties néceſſaires au ventricule, qui n'en a aucune de celles que le ventricule ne doit pas avoir, & dont auſſi la ſtructure eſt convenable au ventricule ; cette partie, dis-je, ne pourra pas n'être pas qualifiée du nom de ventricule, quoiqu'elle ne digère pas les alimens. Or tout cela ſe trouve dans la veſſie de l'urine ; ( ſçavoir une figure ſpherique, & creuſe, des artères, des veines, des nerfs, de plus, une membrane commune qui vient du peritoine, une moyenne qui lui eſt propre, plus charneuſe & entre-tiſſuë de pluſieurs fibres, & une interieure qui eſt ridée & concave ) donc la veſſie de l'urine ne pourra pas ne pas être qualifiée du nom de ventricule. Je laiſſe à un chacun à juger de la force & de la certitude de ſemblables argumens. Outre cela N. Stenon en ſon argument, dit : *ni aucune partie qu'un muſcle ne doit pas avoir.* Qui, je vous prie, ne voit pas combien le cœur a de parties qu'un muſcle ne doit pas avoir ; ſçavoir deux oreilles, deux grands ventricules, & onze grandes valvules. Y a-t'il dans tout le corps un ſeul muſcle qui ait quelque choſe de ſemblable à cela ? Donc le cœur a des choſes, & même de tres conſiderables, que les muſcles n'ont pas, & ne doivent pas avoir ; par conſequent une conſtruction qui n'eſt ni convenable, ni ſemblable au muſcle. De plus, ſi l'on examine l'action du cœur, il paroîtra par elle ſeule, qu'il n'eſt pas un muſcle : En éfet, ſon action eſt ſeulement de faire le ſang ; & il n'y a aucun muſcle, ni même aucune autre partie en tout le corps qui ſerve à cette noble fonction, ni qui puiſſe y ſervir, & produire du ſang, ni même la moindre ombre de ſang. Que ſi le Docte Stenon fait peu d'attention à cette action principale du cœur, & que ſans s'y attacher, il veüille ſeulement conſiderer ſa contraction, qui dans le battement ſe fait par le moyen des fibres, & conclure encore opiniâtrement ; qu'il eſt un muſcle, quoiqu'il ne ſoit pas mû par un mouvement volontaire ; alors par la même raiſon il pourra, s'il le trouve à propos, introduire dans la famille des muſcles le ventricule, qui lorſqu'il eſt irrité par quelque matiére acre, ſe reſſerre en ſoi ( en la maniére abſolument du cœur, qui étant picotté par quelque ſuc fermentatif acre, ſe retire pareillement quelquefois en ſoi pour chaſſer déhors ce qui l'incommode, ) par le moyen des fibres, & s'excite ainſi au vomiſſement, ou au hoquet, pour mettre déhors ce qui le fatigue : Il pourra, de plus, y mettre la veſſie du fiel, laquelle étant, dans la colere, irritée par la bile

*Si le cœur eſt un muſcle*

qui s'y échaufe, fait la même chose : Il en sera de-même de la matrice qui se resserre par le moyen de ses fibres, pour pousser déhors le fœtus : des intestins, de la vessie de l'urine, & de diverses autres parties, que l'on voit évidemment se retirer en soi par la voye de leurs fibres, lorsqu'elles sont picottées par quelques corps fâcheux. S'il faloit pour cette raison-là donner à toutes ces parties le nom de muscle, le nombre des muscles augmenteroit sans doute beaucoup, & bien-tôt on rangeroit parmi eux les membranes du cerveau, lesquelles dans l'éternuëment souffrent une forte contraction. Mais il est facile à chacun de voir combien tout cela est absurde. Et ainsi on connoît évidemment par là la certitude de nôtre definition. Sçavoir, *que le seul muscle est l'instrument du mouvement volontaire* : comme aussi de la conclusion qu'on en tire ; sçavoir, *qu'une partie qui n'est pas mûë par un mouvement volontaire, n'est ni un muscle, ni mûë par un muscle.*

*Que l'action du muscle est d'attirer.*

Or le muscle n'a qu'une seule action ; sçavoir d'attirer ; laquelle action se fait lorsque les esprits animaux étant déterminés, & portés en abondance par les nerfs dans les muscles, & influans dans leurs fibres, les muscles en se gonflant se retirent en eux-mêmes, selon toute leur longueur ; car par ce moyen le tendon est amené vers la tête, & cette détermination & influence abondante des esprits dure autant de tems que le muscle demeure ainsi retréssi & en contraction.

Pendant que cette action se fait par un muscle, celui qui lui est opposé, ( si veritablement il en a un opposé ) se relâche ; parce que les esprits, qui auparavant étoient déterminés vers lui, sont maintenant déterminés & influent en l'autre ; ainsi ce premier se flétrit nécessairement, & son gonflement & sa contraction cessent dabord ; car le changement de détermination des esprits animaux se peut faire dans le moindre moment, quoiqu'il soit tres difficile d'enseigner comment cela s'execute. En éfet, les actions animales sont d'elles-mêmes assés visibles, mais la maniére dont elles se font, est tres obscure, & on n'en peut rien connoître que par des conjectures tres incertaines.

*Que le relâchement du muscle n'est pas une action.*

Ce relâchement neanmoins du muscle n'est pas son action, mais une interruption ou cessation d'action ; ainsi ceux-là se trompent, qui disent, que ce relâchement est sa seconde action. Ce que Galien semble aussi admettre *au liv.* 1. *du mouv. des musc. ch.* 8. il dit neanmoins *au ch.* 9. *suivant*, que la contraction est plus propre & plus convenable au muscle que la relaxation & extension. Ainsi il semble en quelque maniére vouloir mettre de la distinction entre les deux, & établir que le relâchement n'est pas l'action même & propre du muscle, mais seulement comme l'action moins principale & secondaire. Mais si l'on examine la chose de prés, on verra que ce relâchement n'est pas une veritable action, & qu'on ne peut point du tout lui donner ce nom, soit qu'on veuille l'appeller action principale, ou action secondaire ; on pourroit ſimplement dire qu'elle eſt un mouvement par accident.

*Le mouvement Tonique.*

On demande maintenant ſi dans ce mouvement, que l'on appelle Tonique, les muſcles agiſſent en quelque façon ; puiſque les muſcles s'étant retirés de côté & d'autre, les parties qui doivent être müës ne ſont fléchies nulle part, mais ſont tenuës en repos, & que les muſcles mêmes ſemblent auſſi ne ſe point mouvoir ? Je répons qu'il ſe fait en ce cas une tres grande action ; car de toutes parts les muſcles agiſſent d'une égale contention, & ainſi ce que l'on croit être repos, & immobilité en une partie, eſt causé par les muſcles opposés, leſquels agiſſant enſemble & à même tems, tirent des deux parts les inſtrumens de l'action.

*La contraction & la tenſion ne different pas entr'elles.*

Riolan *liv.* 5. *antrop. chap.* 3. ſemble vouloir établir quelque diſtinction entre la contraction & la tenſion, laquelle il appelle conſervation du membre retiré. Mais comme cette tenſion n'eſt rien autre que la continuation de la contraction, on ne ſçauroit par aucune diſtinction la ſéparer de la contraction, laquelle, ſoit qu'elle dure peu ou beaucoup de tems, n'en eſt point du tout differente. Mais, dit-il, la tenſion differe en cela de la contraction, qu'il y a des choſes qui s'étendent ſans ſouffrir aucune contraction : ainſi le membre viril s'étend par la faculté qu'il a de s'étendre, ſans neanmoins ſe reſſerrer comme fait le muſcle : les vers auſſi ſe retirent bien, & ne s'étendent pas : Pour les muſcles, dit-il, ils s'étendent & ſe retirent. Mais en cét endroit Riolan s'éloigne du but, d'autant qu'il ne s'agit ici que de la contraction, & de la tenſion des muſcles ſeulement, & non des autres choſes : Car quoique les autres parties, comme le ventricule, les inteſtins, &c. & auſſi de petits inſectes comme les vers, &c. ſoufrent en eux contraction ou tenſion, cela n'a aucun rapport avec les muſcles qui ſe reſſerrent ou ſe lâchent par un mouvement volontaire ordinaire, & qui en ſont empêchés par des cauſes non naturelles, & ainſi ſouvent ils ſont tendus, lorſqu'ils devroient être rélâchés, ſelon la détermination de la volonté, comme dans la convulſion ; & ſouvent ils ſe lâchent, qu'ils devroient ſe reſſerrer, comme dans la paralyſie.

*Que leur action ſe fait par les fibres.*

L'action du muſcle ſe fait par ſes fibres, ſes tendons, & ſes nerfs. C'eſt par les fibres que ſe fait la contraction, par laquelle le tendon avec la partie qui lui eſt attachée, eſt attiré & amené ; & c'eſt par les nerfs que ſe fait l'influence des eſprits animaux, qui ſont le ſentiment, le gonflement & la contraction, ainſi qu'on a déja dit. Que ſi l'un de ces trois manque, ou eſt empêché, il ne ſe peut faire aucune action. Car ſi le nerf eſt bouché ou coupé, alors les eſprits animaux n'influent pas, & ainſi il ne ſe fait aucun gonflement ni contraction du muſcle. Si les fibres ſont tranſverſalement coupées, leur contraction ſe fait en deux diverſes parties, en haut, & en bas, & ainſi la partie qui doit être mûë, n'est point approchée. Si le tendon manque, bien que le muscle se gonfle, neanmoins comme il n'est point attaché à la partie qui doit être meuë, il ne l'attire pas. A l'égard de la chair qui est répanduë entre les fibres, elle ne fait proprement rien à ce mouvement ; mais elle augmente la force de fibres, les échaufe par sa chaleur, les rend agiles, les affermit par son corps, & les défend contre les injures du froid & du chaud ; mais elle est de soi incapable du mouvement de contraction, parce qu'à raison de sa mollesse & de son rélâchement, elle ne peut ni se resserrer soi-même, ni élever les autres parties. Vesal, Dulaurens, & Erastus n'aiant pas suffisamment refléchi à cela, ont établi, mais tres mal à propos, & par grande erreur, que cette chair ainsi étenduë étoit le principal instrument du mouvement ; ce que neanmoins on voit être contraire à la verité dans plusieurs personnes maigres, dont les muscles sont tres souvent plus forts pour tirer, que ceux d'autres personnes plus charnuës. Si quelqu'un oppose que les muscles du sura, & des bras, par la raison qu'ils sont tres charneux, tirent avec plus de force que les autres muscles moins charneux. Je répons que cela ne se fait pas parce qu'ils sont garnis de beaucoup de chair, mais à cause de l'abondance & de la force des fibres dont, en comparaison des autres, ils sont munis

*La diversité des actions des muscles.*

Cette action des muscles produit, selon la diversité des parties ausquelles ils sont attachés, differentes operations, & plusieurs éfets aussi differens. Dans le thorax elle dilate & resserre : dans l'ésophage elle fait la déglutition : dans le coude elle plie & étend : dans le larinx elle modifie & regle la voix &c. entant que tantôt ces muscles-ci, tantôt ceux-là, agissent.

*La détermination des esprits.*

Mais de sçavoir comment les esprits animaux qui produisent l'action des muscles, sont déterminés par l'Ame, & influent en si grande quantité tantôt en tels muscles, tantôt en d'autres ; c'est surquoi il y a de grandes disputes entre les Philosophes. Quelques-uns tâchent d'expliquer la chose par de certaines valvules imaginaires qu'ils attribuent aux nerfs ; mais on peut voir *au liv.* 8. *ch.* 1. combien les raisonnemens & les fictions de ceux-ci ont peu de fondement : D'autres n'étant point satisfaits de ces sortes de valvules, ont imaginé deux especes de tuyaux, tellement disposés d'un muscle en un autre, que dans la contraction du muscle l'orifice de l'un de ces tuyaux, muni d'une valvule particuliére, s'ouvre ; & par cette voye les esprits influent & passent du muscle qui doit être rélâché dans celui qui doit soufrir contraction, & à ce même instant la valvule de l'autre tuyau se ferme ; en sorte que les esprits ne pouvant s'écouler, ils enflent nécessairement le muscle, & le tiennent distendu, jusques à ce que la situation des parties étant de nouveau changée, cette derniére valvule s'ouvre encore une fois, la premiére étant alors fermée, & par ce moyen les eſprits ont la liberté & la faculté de paſſer dans l'autre muſcle, auquel pareillement ils font, en la même maniére, ſoufrir contraction. Cette idée à la verité eſt ingenieuſe, mais elle n'eſt d'aucun poids. *Premiérement*, parce que les muſcles qui attirent la partie vers le côté opposé, ſont le plus ſouvent tres éloignés les uns des autres, en ſorte qu'il faudroit que ces tuyaux fuſſent extrêmement longs, comme dans ces muſcles qui meuvent le corps en avant & en arriére. *Secondement*, ces tuyaux ſeroient viſibles, ſinon par tout, du moins en quelques endroits, & auroient été trouvés par quelque Anatomiſte; puiſque pluſieurs petits nerfs tres minces, par leſquels les eſprits influent, ſont bien viſibles. *Troiſiémement*, ſouvent dans les playes, les muſcles ſe ſéparent les uns des autres; & cependant aprés cette ſéparation, leur mouvement ſe fait auſſi-bien en tous ſens, qu'auparavant; ce qui ne ſe feroit pas ſi ces tuyaux, qu'on veut être placés entre deux, étoient coupés, & couverts enſuite de cicatrice. En éfet, il ne ſe pourroit pas faire, qu'à raiſon de leur petiteſſe; (car on veut qu'ils ſoient inviſibles) ils ne fuſſent entiérement bouchés par la cicatrice. *Quatriémement*, le changement de ſituation des parties ne peut pas faire ouvrir ou fermer les valvules; car on ſuppoſe que ce changement de ſituation ſe fait ſelon que les eſprits influent dans tel ou tel muſcle: donc ſi la premiére propoſition étoit veritable, l'éfet precederoit ſa cauſe, & l'influence des eſprits ſe feroit avant que ſa cauſe exiſtât.

*L'opinion de Deſcartes*

Deſcartes ſemble ne pas trop s'éloigner de cette opinion des tuyaux, ou conduits, lorſque *dans ſon trait. des paſſ. de l'Ame, part.* I. *art*. II. il parle en ces termes. *Il y a de petites ouvertures en chacun de ces muſcles, par leſquelles ces eſprits peuvent s'écouler d'un muſcle dans un autre, & qui ſont diſposées de telle maniére, que lorſqu'il arrive que les eſprits qui viennent du cerveau vers l'un de ces muſcles, ont un peu plus de force, que ceux qui vont vers l'autre, ils ouvrent tous les orifices par leſquels les eſprits de l'autre muſcle peuvent paſſer en celui-ci, & ferment à même tems tous ceux par leſquels les eſprits de celui-ci peuvent paſſer dans l'autre: Par ce moyen tous les eſprits, qui auparavant étoient contenus dans ces deux muſcles, paſſent tres promtement dans l'un d'eux, & ainſi ils l'enflent en le retréſſiſſant, pendant que l'autre s'étend, & ſe reláche.* Cette invention d'eſprit eſt auſſi à la verité tres ſpecieuſe, mais elle a tres peu de vrai-ſemblance, & ces ouvertures ſe refutent de la même maniére que l'on a refuté les tuyaux dont on vient de parler. Outre cela, quand le corps ſe meut avec beaucoup de promtitude tantôt en avant, tantôt en arriére; quel eſt l'homme de bons ſens qui pourra s'imaginer, que ces ouvertures s'étendent alors depuis les muſcles de devant juſques à ceux de derriére? Eſt-ce qu'alors ces ouvertures, & auſſi les eſprits paſſeront au travers des parties qui ſont entre deux ? Ici Louïs de la Forge *en son Comm. sur le trait. de l'hom. de Descartes*, répond qu'à la verité ces esprits ne passent pas au travers des parties qui sont entre deux ; mais que par des pores occultes, & des conduits invisibles ( Il croit aussi qu'ils peuvent passer invisiblement par les extremités des os qui sont entre deux, auxquels les tendons sont attachés, ) ils peuvent passer facilement du tendon d'un muscle dans le tendon d'un autre, & de là plus outre dans le ventre de l'autre muscle, parce que quoy que souvent les muscles semblent être beaucoup éloignés les uns des autres, leurs tendons neanmoins sont tres proches entre-eux. Veritablement cette pensée de cet homme docte enseigne bien que les esprits peuvent, par le moyen de ces feints conduits, entrer & se glisser subitement du muscle qui est en action, dans le tendon & dans le ventre de celui qu'immediatement aprés doit agir ; mais que deviendront-ils ces esprits, si le muscle opposé ne doit pas agir, au contraire s'il doit demeurer en repos ? Pourquoy alors que l'action du muscle agissant finit, ces esprits ne passent-ils pas dans le muscle opposé qui est en repos, puisque les voyes sont ouvertes, & que ce muscle en repos est capable de les recevoir ? Si, comme le même Louïs de la Forge dit au *même endroit*, il n'est pas possible que ces esprits se dissipent si promptement par les pores du muscle, ou qu'ils retournent dans les veines & dans les artères, où sont-ils donc alors detenus, puisque sortant du muscle agissant, dont l'action vient de cesser sur le champ, ils n'entrent en aucun autre, tous les autres n'agissant point, & étant en repos ? ou si quelque autre étant prêt d'agir, ils ne peuvent y entrer, pour en être trop éloignés, comme lorsqu'aprés avoir remué le pied ou la jambe, on remuë immediatement aprés la tête. Car les muscles & les tendons de ces parties-là sont si éloignés entre-eux qu'il n'y a aucun lieu de soupçonner que les esprits puissent passer si promtement de ceux-là en ceux-ci ? Qu'est-ce donc qui empêche qu'ils n'entrent alors dans les muscles ou dans les tendons qui se trouvent auprés d'eux ? Ce sont, dit le même la Forge, les valvules apposées aux conduits. Mais d'on vient que ces valvules ne s'ouvrent pas suffisamment, puisque l'impetuosité avec laquelle les esprits se portent dans le muscle qui est en action, & dans son tendon, peut avec assés de force ouvrir les valvules des conduits qui tendent vers l'autre muscle opposé, & ainsi se faire un libre passage de celui-là en celui-ci, & le contraindre malgré lui d'agir? On peut ajouter à cela que toutes les valvules sont tellement disposées qu'elles donnent passage aux humeurs & aux esprits pour s'écouler vers un endroit determiné, mais qu'elles en empêchent toûjours le retour, & qu'elles ne s'ouvrent ni ne se ferment jamais que d'un seul & même côté, & jamais tantôt d'un côté & tantôt d'un autre, ( car alors elles ne seroient d'aucun usage ni valeur ) D'où vient donc maintenant que ces valvules qui permettent aux esprits de passer du muscle droit p. ex. qui est en action, dans le gauche qui est prêt d'agir, permettent aussi aux mêmes esprits de passer du gauche lors qu'il agit le premier, dans le droit qui tôt aprés doit être en action ; & d'où vient qu'elles ne les arrêtent pas? Outre cela si ces esprits entrent par le tendon dans le muscle qui doit agir, ne s'ensuivra-t'il pas delà que la queuë du muscle se gonflera plutôt que la tête, & qu'ainsi ce ne sera pas la queuë, qui sera attirée vers la tête, mais la tête elle même avec la partie à la quelle elle est attachée, vers la queuë ; ce qui est contraire à ce que nous avons enseigné au commencement de ce chapitre ? Que si les muscles qui doivent agir, ne peuvent pas être assés promptement gonflez par les esprits qui influent par les nerfs si à même-tems les esprits qui sortent des muscles voisins qui cessent d'agir, ne s'y rendent, & n'y sont receus ; & aussi si les muscles qui cessent d'agir ne peuvent pas non plus se desenfler asses promptement s'ils ne déposent les esprits qu'ils contiennent, dans les muscles qui leurs sont voisins ; que doit on dire des muscles sphinters qui n'ont point de muscles opposés desquels ils reçoivent des esprits, ou dans lesquels ils les déposent, & qui neanmoins peuvent dans le moment agir ou ne pas agir, s'enfler ou se desenfler ? Enfin il semble qu'on attribuë aux esprits influents une espece de connoissance raisonnante, en vertu de laquelle, comme si ils avoient de la raison, ils sçavent tantôt ouvrir, & tantôt fermer les valvules ou orifices de ces conduits-là, tantôt celles de ceux-ci, selon qu'il leur est necessaire, ou de passer, ou de ne pas passer. Certainement ceux qui expliquent ainsi le mouvement des muscles par leurs idées, sont des Philosophes qui aiment mieux detourner la nature, & la contraindre de s'accomoder à leurs imaginations, que de régler eux mêmes leurs pensées selon les loix de la nature, ou avoüer de bonne foy leur ignorance en des choses si obscures.

Et ainsi jusques à present on n'a eu que des conjectures, encore bien incertaines, touchant la maniere dont les esprits determinés par l'Ame se meuvent vers les muscles : heureux celui qui trouvera cette veritable maniere. Voyez le *chap.* 1. *du liv.* 8. ou il y a beaucoup de choses sur ce sujet.

---

## CHAPITRE II.

### *Des Muscles de la tête.*

LEs Muscles qui meuvent le corps humain & ses parties, sont ou de la tête, ou du col, ou du tronc, ou des extremitez.

Les muscles de la tête meuvent ou toute la tête, ou seulement quelques unes des parties qui y sont contenuës.

Toute la tête eſt muë, ou *ſecondairement*, entant qu'elle ſuit le mouvement qui eſt imprimé au col par les muſcles propres du col ; ou *premierement*, entant que ſur la premiére vertèbre ſur laquelle elle eſt immediatement ſituée, elle eſt flechie par ſes propres muſcles en avant, en arriere, & ſur les côtés ; & auſſi entant que ſur la production dentiforme de la ſeconde vertèbre, elle ſe tourne en tous ſens comme ſur un pivot.

Le mouvement qui lui eſt propre, ſe fait par neuf paires de muſcles.

*Le muſcle ſplenius.* La *premiére paire*, eſt des muſcles que l'on appelle SPLENIUS. Ils ſont longs, gros & charneux, couchés de chaque côté ſur les vertebres. Ils naiſſent par un principe nerveux, en partie des épines des cinq vertebres ſuperieures du thorax, & en partie des épines des cinq vertebres inferieures du col ; & montant vers le haut, ils s'implantent par une inſertion large & charneuſe à l'occipital. Ils tirent la tête droit en arriere ; ou s'il n'y a qu'un des deux qui agiſſe, il la conduit en arriere ſur le côté.

*Le complexe.* La *ſeconde paire*, eſt appellée COMPLEXE, parce que chacun de ſes muſcles ſemble être comme compoſé de trois autres muſcles ayans differens principes, & pluſieurs parties tendineuſes & charneuſes. Elle vient de la ſeptiéme vertebre du col, & de la premiere, ſeconde, troiſiéme, quatriéme & cinquiéme du thorax, & elle s'attache fortement à l'os de l'occiput, tantôt par un ſeul tendon, tantôt par trois : ce qui a fait dire à Galien qu'elle eſt compoſée de trois muſcles : neanmoins comme la membrane n'eſt diviſée en aucun endroit, cela fait connoitre qu'il n'y a qu'un ſimple muſcle, enfermé dans ſa ſeule membrane ; ce qui ne ſeroit pas, s'il y avoit pluſieurs muſcles, car alors chacun auroit ſa membrane propre, par le moyen de laquelle il pourroit être ſeparé des autres.

*Le petit & gros.* La *troiſiéme paire*, eſt des muſcles que l'on nomme PETIT ET GROS, ſitués ſous les muſcles de la ſeconde paire. Ils naiſſent par un principe nerveux, des productions tranſverſes des ſix premiéres vertebres du col, quelquefois, mais plus rarement, de celles des cinq vertebres ſuperieures du thorax, & étant devenu charneux, il ſe porte interieurement & obliquement vers le haut, & par un inſertion nerveuſe, il s'inſere dans la racine poſterieure de la production mammillaire. Il tire la tête doucement en arriére, & lorſque l'un d'eux ſeulement agit, il tourne la tête en arriére vers les côtés. Riolan croit que ce muſcle n'eſt rien autre qu'une production du muſcle Epineux qui s'étend juſques à la tête, tout joignant la production mammillaire.

*Le grands droits.* La *quatriéme paire*, eſt des GRANDS-DROITS ; ils ſont petits, charneux, & grêles. Ils naiſſent de la pointe de l'épine de la ſeconde vertebre du col. Ils s'inſerent dans le milieu de l'os occipital, & ils aident au mouvement de la troiſiéme paire.

La

La *cinquiéme paire* eſt des PETITS DROITS. Ils ſont ſituez ſous les précedents, & leur ſont ſemblables en ſubſtance, en forme & auſſi en cours. Ils naiſſent de la partie de derriére de la premiére vertebre du col, & ſe terminent au milieu de l'os occipital. Ils aident au mouvement des muſcles de la troiſiéme paire & de la précédente. *Les petits droits.*

La *ſixiéme paire* eſt des OBLIQUES SUPERIEURS, ſitués ſous les droits auſquels ils ſont conformes en ſubſtance & en figure. Il ſont petits, ils naiſſent de la production de la premiére vertebre du col, & ils finiſſent à l'os occipital joignant le côté exterieur des droits. Bauhin dit qu'ils commencent au milieu de l'os occipital, & qu'ils finiſſent aux pointes des productions laterales des premiéres vertebres du col; c'eſt par l'action de ces muſcles, lorſqu'ils agiſſent directement, que l'on fait ce mouvement de la tête par lequel on témoigne de refuſer & ne pas convenir de quelque choſe : & lorſque l'un d'eux ſeulement agit, on panche la tête en arriére ſur l'un des côtés. *Les obliques ſuperieurs.*

La *ſeptiéme paire*, eſt des OBLIQUES INFERIEURS, qui ſont oblongs, charneux, & grêles. Ils naiſſent de l'épine de la ſeconde vertebre du col; Ils s'implantent à la production tranſverſe de la premiére vertebre, laquelle ils font tourner ſur les côtés, avec la tête qui lui eſt jointe. *Les obliques inferieurs.*

La *huitiéme paire* eſt des MASTOÏDIENS, ſitués en la partie anterieure du col. Ils ſont longs & ronds : Quelques-uns diſent qu'ils ſont doubles, à cauſe de leur double principe. Ils naiſſent par un principe nerveux & large, tant du ſternon, que de la partie d'en haut de la clavicule, & il s'inſerent par une fin charneuſe dans la production mammillaire, & dans la partie de derriére de l'os occipital. Quand ils agiſſent tous deux, ils font pancher la tête ſur le devant, & quand il n'y en a qu'un qui agit, il la fait biaiſer ſur le côté.

La *neuviéme paire*, qui a été découverte par Fallope, pourroit être nommée DROITS INTERIEURS. Ils ſont ſitués ſous l'éſophage, en la partie de devant du col. Ils naiſſent par un principe nerveux des ligamens de preſque toutes les vertebres du col, & ils s'inſerent par une fin charneuſe dans la baſe de la tête, entre les deux productions, avec leſquelles la premiére vertebre s'articule, & ils fléchiſſent la tête ſur le devant, lorſque nous faiſons ſigne de conſentir. *Les droits interieurs.*

Les muſcles qui meuvent les parties contenuës dans la tête ſont pluſieurs : ſçavoir deux du front; quatre des paupiéres; douze des yeux; huit des oreilles; quatre des membranes du timpan; huit du nez; quinze des joües & des lêvres; dix de la machoire inferieure; dix de la langue; huit de l'os hyoïde : deſquels on peut voir la forme, l'origine, l'inſertion, la ſituation, & l'uſage, *au liv.* 3. dans l'hiſtoire de ces parties. *Les muſcles des parties qui ſont contenuës dans la tête.*

En général donc les muſcles de la tête ſont au nombre de quatre-vingt dix-neuf.

---

# CHAPITRE III.

## *Des Muſcles du Col.*

LEs muſcles qui meuvent immediatement le col, & ſecondairement la tête, ſont quatre de chaque côté ; par le moyen deſquels le col eſt mû en avant, vers les côtés, & en arriére.

*Les muſcles longs.* I. Les deux LONGS, qui ſont cachés ſous l'éſophage. Ils naiſſent par un principe charneux de la cinquiéme & ſixiéme vertebre du thorax, & montant en haut, ils vont s'inſerer tous deux enſemble dans la production de la premiére vertebre du col. Quelquefois, mais rarement, ils s'attachent à l'os occipital, prés du grand trou. Par leur moyen le col eſt, conjointement avec la tête, fléchi vers le devant ; & lorſqu'un ſeul agit, vers le côté.

*Les Scalenes.* II. Les deux SCALENES ( que quelques-uns content parmi les muſcles du col, ) ſont en partie ſitués ſur les côtés, & venant, par un principe charneux, de la premiére côte, ils s'inſerent interieurement en toutes les productions tranſverſes des vertebres du col, à l'exception quelquefois de la premiére & de la ſeconde ; & ils aident au mouvement des muſcles précédens. Ces muſcles ont un trou particulier par où paſſent, tant les artères qui vont au bras, que les veines qui en remontent.

*Les Tranſverſaux.* III. Les deux TRANSVERSAUX ſont ſitués dans le dos. Ils prennent naiſſance des racines des productions des ſix vertebres ſuperieures du thorax, & devenant peu à peu plus charneux, ils s'attachent à la partie exterieure des productions tranſverſes des vertebres du col, & ils fléchiſſent le col vers les parties de derriére, ou ſi un ſeul agit, obliquement vers le derriére. Les nerfs de la moële de l'épine ſe portent en ſortant des vertebres du col, entre ces muſcles.

*Les Epineux.* IV. Les deux EPINEUX, qui ſont longs & amples, rempliſſent tous les eſpaces qui ſont entre les épines des vertebres du col, couchés les uns prés des autres, & ne ſont diſtingués les uns des autres que par les ſeules épines ; ils s'implantent en toute la partie inferieure de l'épine de la ſeconde vertebre du col. Ces muſcles, conjointement avec les tranſverſaux, fléchiſſent le col & la tête vers le derriére, ou obliquement.

*Le nombre des muſcles du col.* Si l'on joint à ces huit muſcles du col les treize du larinx, & les ſept de l'éſophage, que l'on a décrits *au liv.* 1. *chap.* 15. & 16. de plus, les huit de l'os hyoïde, & les dix de la langue, décrits *au liv.3. ch.* 13. & 24. lesquels tous ensemble, sont situés au col : on comptera dans le col quarante six muscles.

---

## CHAPITRE IV.

### *Des Muscles du Bras, ou de l'Humerus.*

LA partie superieure du bras, qui s'étend depuis le haut de l'os du bras jusques au coude, & que l'on appelle Humerus, est mûë de plusieurs mouvemens, principalement de cinq, en avant, en arriére, en bas, en haut, & en rond. Tous lesquels sont faits par neuf muscles.

*Le muscle Pectoral.*

Le *premier*, que l'on appelle PECTORAL, à raison de sa situation, est charneux, & couché sur la poitrine. Il prend sa naissance par un principe membraneux du milieu de la clavicule, de tout l'os sternum, & aussi des cartilages de la sixiéme, de la septiéme, & de la huitiéme côte ; il semble comme être composé de plusieurs muscles, & se retrecissant environ vers sa fin, il s'implante par un tendon court, & fort dans l'os de l'humerus, un peu au dessous de sa tête. Il ramène le bras vers la poitrine ; & cela ou directement vers le devant, ou un peu vers le haut, selon que ses fibres agissent, ou toutes ensemblement, ou seulement celles du milieu, ou tantôt celles d'en haut, ou tantôt celles d'en bas. Ce muscle peut facilement être divisé en deux, mais non pas en trois, ou en quatre, comme Bauhin l'a cru.

*Le Deltoïde.*

Le *second* est appellé DELTOÏDE, ou TRIANGULAIRE HUMERAL, à raison de sa figure triangulaire, semblable à la lettre Grecque Δ. Il prend, par un principe large & nerveux, son origine du milieu de la clavicule, du haut de l'humerus, & de toute l'épine de l'omoplate; & par un fort tendon, lequel exterieurement est charneux, & interieurement nerveux, il s'étend jusques au milieu de l'os du bras ; lequel il éleve tantôt droit vers le haut, & tantôt un peu en devant, ou en derriére, selon la differente contraction des fibres anterieures, des posterieures, de celles du milieu, ou enfin généralement de toutes. Les Chirurgiens mal-habiles appliquent les cautères dans le milieu de ce muscle ; mais mal, parce qu'il arrive de là, que dans la contraction de ce muscle, le trou du cautère se resserre aussi en soi-même, & ainsi le pois, ou ce qu'on met dedans, est poussé déhors par force,& avec douleur ; & le trou se ferme & se consolide plûtôt qu'on ne veut. On évitera facilement cette erreur si on l'applique entre ce muscle-ci, & le biceps, à quatre ou cinq travers de doigts, au dessous

*Le lieu où l'on doit ap-*

*pliquer les cautères.* de l'articulation de l'humerus, à l'endroit où, lorſqu'on plie le bras, on voit l'entre-deux de ces muſcles.

*Le tres large ou aniſcalpteur.* Le *troiſiéme* eſt appellé LE TRES LARGE, parce que, conjointement avec ſon congénere, il couvre preſque tout le dos. Les Latins le nomment, à raiſon de ſon uſage, *Aniſcalptor*, parce qu'il tire le bras en arriére & en bas. Il prend ſon origine par un principe membraneux tres large, des pointes des vertebres de l'épine, qui ſont ſituées entre l'os ſacrum & la ſixiéme vertebre du thorax, & auſſi de la partie ſuperieure de l'os Ilion; de là s'avançant vers la baſe de l'omoplate, de laquelle il reçoit quelquefois pluſieurs fibres charneuſes; ce qui le rend charneux en cét endroit-là, il va s'inſerer par un tendon court, mais fort & large, entre le Pectoral & le ROND. Il tire le bras en arriére & en bas, tantôt un peu plus vers le haut, & tantôt un peu plus vers le bas, ſelon que telles ou telles fibres agiſſent; leſquelles ſont en lui tres diverſes, à raiſon de ſon principe, qui eſt ample.

*Le grand Rond.* Le *quatriéme*, eſt le GRAND ROND, qui eſt charneux; Il eſt ſitué ſous les aiſſelles, en la partie poſterieure. Il nait par un principe charneux de toute la côte inferieure de l'omoplate, & finit par un tendon court, large & tres fort à l'os du bras, un peu au deſſous de ſon extremité ſuperieure. Il tire le bras en arriére & en bas.

*Le petit rond* Le *cinquiéme*, qui (ſelon Fallope eſt le huitiême) eſt, à raiſon de ſa ſituation, appellé MUSCLE TRANSVERSAL COURT; & à raiſon de ſa forme, PETIT ROND. Il vient de l'angle d'en bas de l'omoplate, & s'avance juſques au col du bras, où il s'attache. Il aide au mouvement du quatriéme muſcle, dont quelques-uns croyent qu'il fait partie.

*Le Sous-Epineux.* Le *ſixiéme*, eſt appellé SUS-SCAPULAIRE INFERIEUR, ou SOUS-EPINEUX, parce qu'il couvre toute la partie exterieure de l'omoplate, qui eſt ſous l'épine. Il prend ſa naiſſance de la baſe de l'omoplate, & par un tendon large & court il s'inſere exterieurement, & comme en demi cercle, dans le ligament qui contient l'article de l'humerus. Il fait le mouvement circulaire du bras en dehors.

*Le Sus Epineux.* Le *ſeptiéme*, eſt appellé SUS-SCAPULAIRE SUPERIEUR, & par d'autre SUS-EPINEUX. Il nait de la baſe de l'omoplate, & remplit toute la cavité qui eſt entre l'épine & la côte ſuperieure de l'omoplate, & par un large & fort tendon, qui paſſe par deſſus l'article, il s'inſere obliquement au col du bras, qu'il fait, conjointement avec le précédent, mouvoir en rond. D'autres neanmoins croyent qu'avec le deltoïde, il meut le bras vers le haut.

Le *huitiéme*, appellé SOUS-SCAPULAIRE, ou ENFONCE', eſt tres charneux. Il eſt ſitué entre les côtes & l'omoplate, de laquelle il occupe la partie interieure, & il s'inſere par un large tendon interieurement au ſecond ligament de l'épaule, il fait mouvoir le bras en rond vers le dedans.

Les tendons de ces trois muſcles rotateurs ; ſçavoir le ſixiéme, le ſeptiéme, & le huitiéme, embraſſent, comme en rond tout le ligament de l'article ; mais cependant il faut remarquer que ce mouvement circulaire eſt beaucoup aidé par le reſte des muſcles de l'humerus, lorſqu'ils agiſſent ſucceſſivement les uns aprés les autres.

*Le Caracoïdien, ou le Percé.*

Le *neuviéme*, eſt appellé PERCE', CORACOÏDIEN, & CORACOBRACHIEN. Il nait par un principe court & nerveux de la production coracoïde de l'omoplate, & il s'inſere par un fort tendon, preſque dans le milieu du bras, ſur le devant ; lequel, conjointement avec le pectoral, il ramène en devant vers la poitrine. Il eſt percé dans ſon ventre pour donner paſſage aux nerfs qui vont aux muſcles du coude. Riolan croit que ce muſcle eſt une portion du biceps, ou du premier muſcle du coude.

## CHAPITRE V.

### *Des Muſcles de l'Omoplate, ou Paleron.*

L'Omoplate, (laquelle, par le moyen d'un ligament tres épais, & d'un grand nerf, s'articule avec l'os de l'humerus par arthrodie,) outre que par accident elle eſt mûë par les muſcles de l'humerus, dont on vient de parler, elle a encore quatre mouvemens qui lui ſont particuliers, leſquels ſe font par les quatre muſcles ſuivants :

*Le petit Dentelé.*

I. Le PETIT DENTELE', qui eſt couché ſous le muſcle pectoral. Il prend ſon origine preſque comme par digitation, de quatre des côtes ſuperieures, la premiére en étant exceptée, & il s'inſere à la production coracoïde de l'omoplate, qu'il ramene en devant vers le thorax.

*Le Trapeze.*

II. Le TRAPEZE, & ſelon d'autres le CUCULLAIRE, ou CAPUÇON, parce qu'en couvrant, conjointement avec ſon congenère, le dos, il repréſente en quelque maniére le capuchon d'un moine. Il nait de l'os occipital, & de la pointe des épines de cinq des vertebres du col, & de la huitiéme ou neuviéme des ſuperieures du thorax. De là s'avançant en s'etréſſiſſant vers l'omoplate, il s'implante généralement en toute ſon épine, & auſſi dans le haut & dans la partie la plus large de l'humerus ; & à raiſon de ſes differentes origines, & de la diverſité de ſes fibres, il meut l'omoplate diverſement, vers le haut, vers le bas, en droite ligne, & de biais, ſelon que telles ou telles fibres agiſſent.

*Le Romboïde*

III. Le ROMBOÏDE eſt mince, large, & quadrangulaire. Il eſt ſitué ſous la peau : Il nait par un principe charneux des épines des trois vertebres inferieures du col, & des trois superieures du thorax, & il s'insere dans la base exterieure de l'omoplate, laquelle il tire tant soit peu en haut vers le derriére, & il l'applique au dos.

*Le Releveur.* IV. Le RELEVEUR, qui vient des productions transverses de la seconde, de la troisiéme, & de la quatriéme vertebre du col, par des principes differens qui se réünissent environ vers son milieu, & par un tendon large & charneux. Il s'insere à l'angle superieur, & à l'inferieur de l'omoplate. Il la tire en haut vers le devant, & l'éleve conjointement avec l'épaule.

Quelques-uns ajoûtent à ces muscles de l'Omoplate le Grand Dentelé, & le Deltoïde, mais mal à propos, puisque celui-là est propre au thorax, & celui-ci à l'humerus.

---

## CHAPITRE VI.

### *Des Muscles qui servent à la respiration.*

COmme le sang qui a été rarefié dans le ventricule droit du cœur, doit être nécessairement rafraichi & condensé, avant qu'il arrive au ventricule gauche; il a (ainsi qu'on l'a dit *au liv. 2. chap. 3.*) besoin, sur toutes choses, de la respiration; parce que par son moyen, tantôt l'air froid est introduit dans le poûmon, & tantôt il en est chassé avec les vapeurs: & elle est si nécessaire, que sans elle la vie dans l'homme ne peut gueres durer; car la chaleur étant suffoquée, elle s'éteint dabord.

Or le mouvement de respiration n'étant pas une action naturelle, mais animale, ainsi qu'on l'a suffisamment prouvé au lieu ci-dessus cité; il a dû être fait par des instrumens qui servent au mouvement animal; c'est à dire par des muscles; mais bien que le poûmon en soit destitué, neanmoins afin que ce mouvement se fit sans discontinuation, l'Autheur de la nature a muni le thorax de cinquante sept muscles servans à la respiration, lesquels le dilatent & le resserrent successivement par une continuelle alternation; & ainsi par accident ils meuvent en la même maniére le poûmon, c'est à dire alternativement.

Celui de tous ces muscles qui est le plus large & le plus grand, & qui sépare interieurement le thorax d'avec le bas ventre, est appellé DIAPHRAGME, duquel nous avons décrit l'histoire *au liv. 2. ch. 3.*

Les autres sont ou entre-mêlés dans les côtes, ou couchés par dessus.

*Les intercostaux.* Ceux qui sont entre-mêlés aux côtes, sont appellés INTERCOSTAUX. Il sont au nombre de quarante, vingt de chaque côté; sçavoir onze interieurs, & autant d'exterieurs. Ils sont tous courts, & aiant des fibres obliques, qui vont obliquement d'une côte à l'autre, & qui s'entre-coupent les unes les autres en la maniére de la lettre X. Ceux-là, c'est à dire les interieurs, prennent leur origine des parties d'en bas des côtes superieures, & se portant obliquement vers le derriére, ils s'inserent dans les parties superieures des côtes inferieures : ceux-ci tout au contraire ; Ceux-là finissent aux cartilages, ceux-ci remplissent les espaces des côtes & des cartilages.

Jo. Nic. Stenon remarque tres à propos *en son liv. des muscles, & des gland.* qu'outre les muscles intercostaux, il y en a encore d'autres, que l'on conte communément parmi les intercostaux, bien que neanmoins ils soient des muscles differens : sçavoir ceux, qui des productions transverses des vertebres vont s'inserer dans les côtés superieurs des côtes inferieures, lesquels semblent devoir être appellés RELEVEURS DES CÔTES. Il avertit encore qu'on ne doit pas negliger cette partie des intercostaux exterieurs, qui attache l'extremité osseuse de la côte superieure avec le cartilage de l'inferieure. *Les releveurs des côtés.*

Les muscles intercostaux ont des artères de l'une & l'autre artère intercostale. Ils envoyent des veines à l'azigos, & à l'intercostale superieure, & ils reçoivent des nerfs de la sixiéme paire, ausquels se joignent ceux qui viennent de la moële du dos. *Les vaisseaux des intercostaux.*

Les Anatomistes sont un peu differens entr'eux touchant l'action des intercostaux.

J. Mayou, Anglois, attribuë à ces muscles la fonction de dilater les côtes dans l'inspiration, c'est à dire d'éloigner les côtes entr'elles les unes des autres : il ajoûte aussi que le diaphragme dilate le thorax. Mais le premier de ces chefs est entiérement impossible, puisque l'action des muscles est de ramener en se retirant vers leurs principes, les parties qui leur sont adhérentes les unes vers les autres ; & ainsi les intercostaux ne peuvent pas ne pas ramener les côtes ausquelles ils sont attachés, & ainsi ils resserrent & étressissent le thorax. Le second chef, touchant le diaphragme, a été suffisamment refuté ci-dessus *au liv. 2. ch. 3.* D'autres croyent que les interieurs dilatent le thorax, & que les exterieurs le resserrent ; D'autres établissent le contraire ; D'autres pensent que ceux-là, c'est à dire les interieurs, n'agissent point dans l'inspiration, mais que dans l'expiration ils resserrent les côtes, les approchant les unes des autres ; & qu'ils aident au mouvement du diaphragme ; & nous nous rangeons à leur opinion, d'autant que leurs actions ne peuvent pas être diverses entr'elles ; mais au contraire, ils conspirent tous à une seule & même fin ; & ramenant à soi les côtes mutuellement, ils resserrent le thorax. *Leur action.*

La petitesse de ces muscles a fait croire à Fallope, qu'ils n'étoient pas de veritables muscles ; mais seulement des ligamens charneux des côtes. Mais cette opinion eſt ſuffiſamment détruite en ce, que les côtes n'auroient pas eu beſoin ni de tels ligamens, ni de fibres qui s'entre-coupent les unes les autres, telles qu'on les voit en ces muſcles : elle l'eſt encore de ce que le mouvement obſcur & peu ſenſible des côtes ne leur ôte pas la nature de muſcle, puiſque dans le larinx, dans l'oreille, dans le timpan, & dans pluſieurs autres parties ; il y a un mouvement pareillement tres obſcur, & peu ſenſible ; & neanmoins il ſe fait par des muſcles.

Les muſcles de la reſpiration qui ſont étendus ſur les côtes, ſont ſix de chaque côté.

*Le ſouclavier.* I. Le SOUCLAVIER, qui eſt ſitué ſous la clavicule, prend ſon origine par un principe charneux de la clavicule interieure, aupres de l'acromion, & ſe portant vers le devant par des fibres obliques preſque tranſverſes, il s'implante en la premiére côte, auprés du ſternon, & attirant cette côte en haut & en déhors, il dilate le thorax.

*Le grand dentelé.* II. Le GRAND DENTELE', eſt ſitué ſur le côté du thorax. Il eſt extrêmement large & charneux. Il vient de la baſe interieure de l'omoplate, & s'étend juſques à ſix ou ſept côtes, ( ſelon Riolan, il prend ſon origine des deux côtes ſuperieures juſques aux clavicules, ) & il va s'implanter par cinq extremités ou tendons inégaux dans cinq des côtes vrayes, & dans deux ou trois des fauſſes, avant qu'elles dégénèrent en cartilages, & ils les éleve. Spigelius neanmoins, & Veſling lui attribuent un autre origine, un autre uſage, & une autre inſertion, mais mal. Le mouvement de ce muſcle eſt aidé par le muſcle oblique deſcendant de l'abdomen, & il aide pareillement au mouvement de celui-ci. Ainſi les extremités inégales de l'un s'entre-mêlent dans les extremités de l'autre par digitation, formant par ce moyen un aſſemblage qui reſſemble à des dents de ſcie. Il en eſt de-même du Dentelé inferieur de derriére.

*Le dentelé ſuperieur de derriére.* III. Le DENTELE' SUPERIEUR DE DERRIE'RE, qui eſt petit, eſt ſitué dans le dos, au deſſous du Rhomboïde, entre l'une & l'autre omoplate, & au deſſus de la premiére paire des muſcles de la tête. Il nait par un principe membraneux des épines des trois vertebres inferieures du col, & de la premiére du col. Il s'inſere dans les entre-deux des trois & quatre côtes ſuperieures, & en les élevant en haut, il dilate le thorax.

*Le dentelé inferieur de derriére.* IV. Le DENTELE' INFERIEUR DE DERRIE'RE, eſt large & membraneux. Il eſt ſitué preſque dans le milieu du dos au deſſous du tres large, ou aniſcalpteur, troiſiéme muſcle de l'humerus. Il vient des épines des trois vertebres inferieures du dos, & de la premiére des lombes, & s'inſere aux trois & quatre côtes fauſſes inferieures, leſquelles il tire en déhors, & par ce moyen il dilate la partie d'en bas du thorax.

V. Le

V. Le SACROLOMBAIRE eſt étendu ſous le précédent. Il prend ſon origine de la marge de l'os ilion, du derriére de l'os ſacrum, & des apophyſes épineuſes des lombes. Il monte juſques aux côtes, auſquelles, tant à toutes en général, qu'à chacune en particulier, il s'attache en leur partie d'en bas par ſa partie charneuſe ; & à trois doigts environ des épines, ſçavoir à l'endroit où les côtes commencent à ſe courber, par un tendon. A l'égard duquel, il ſemble que les Anatomiſtes ſe ſont un peu trompés. Car quelques-uns ont crû, avec Dulaurent, que ce muſcle envoye deux tendons, l'un vers le haut, ſçavoir à la partie d'en bas des côtes ; l'autre vers le bas, ſçavoir à leur partie d'en haut ; & qu'ainſi, par le moyen de ces divers tendons, (que l'on voit évidemment aux environs des côtes,) les côtes ſont dans l'inſpiration élevées en haut, & dans l'expiration tirées en bas. Mais comme la raiſon enſeigne manifeſtement que de telles actions contraires ne peuvent pas provenir d'un ſeul & même muſcle ; je ſoupçonnois que ces tendons deſcendans devoient venir de quelqu'autre muſcle particulier ; & ainſi en les examinant avec ſoin, j'ai enfin reconnu qu'ils viennent d'un certain muſcle qui eſt ſous le ſacrolombaire, & qui lui eſt ſi uni, qu'à peine peut-on l'en ſéparer parfaitement. J'ai remarqué de plus, que par un principe charneux il prend ſon origine des troiſiéme, quatriéme, cinquiéme, ſixiéme, & ſeptiéme vertebres du col : (C'eſt pourquoi je l'appellerai CERVICAL DESCENDANT,) que de là il envoye en bas à la partie ſuperieure de toutes les côtes, des tendons directement opposés à ceux du ſacro-lombaire, qu'ainſi les tendons de ces deux muſcles s'entre-coupent en forme de croix de S. André, & qu'ils n'agiſſent pas tous deux à la fois, mais ſéparément les uns aprés les autres. Car dans l'inſpiration les tendons du cervical deſcendant pouſſent les côtes vers le haut, afin que dans les eſpaces d'entre-deux elles puiſſent s'éloigner l'une de l'autre, & ſe dilater : Mais les tendons du ſacro-lombaire attirent dans l'expiration les côtes vers le bas, afin qu'elles puiſſent ſe rapprocher les unes des autres, & ſe reſſerrer. A l'égard du cours & inſertion du ſacro-lombaire, Stenon *en ſon liv. des muſc. & des gland.* en donne une tres belle obſervation. *Toutes les fibres*, dit-il, *ne ſe portent pas dabord de la côte inferieure à celle qui eſt immediatement au deſſus ; car quelques-uns montent juſques à trois côtes au delà, & d'autres vont encore plus loin. Ni toutes celles qu'une ſeule côte envoye, ne s'inſerent pas à une ſeule côte ; mais il y en a qui s'attachent à trois, d'autres à cinq, & quelques-uns à ſept. Par la même raiſon, chaque tendon viſible ne reçoit pas ſeulement la chair que lui fournit une ſeule côte ; car en certains endroits il raſſemble les fibres qui viennent de quatre & cinq côtes. Et tout cela n'eſt point ſi confus, que dans un ſujet de mediocre grandeur il ne ſoit facile d'en faire & la ſéparation, & la démonſtration, ſoit par une inciſion faite en commençant au tendon, & deſcendant en arriére, afin que l'on puiſſe voir plu-*

*Le Sacrolombaire.*

*Le Cervical deſcendant.*

*sieurs ventres, soit en la faisant lateralement, ou transversalement, commençant par l'espace qui est entre les côtes, & tirant vers le haut, afin que l'on voye le nombre des tendons d'un seul ventre : Car chaque ventre entier communique à plusieurs tendons ; sçavoir à chacun en particulier, sa partie ; en sorte que chaque tendon entier reçoit de plusieurs ventres, de chacun en particulier, sa partie.*

*Le triangulaire.* VI. Le TRIANGULAIRE, ainsi appellé communément, bien qu'il ne forme pas un veritable triangle. Il est petit & délié, prenant son origine de la ligne du milieu du sternon, ayant de chaque côté quatre petites avances, qu'il envoye aux extremités osseuses des 3. 4. 5. & 6. côtes vrayes, par lesquelles elles sont jointes & attachées aux cartilages ; & en attirant ces côtes, elles font que le thorax se resserre, & que sa partie de devant s'abbaisse.

A ces six muscles, (ausquels nous en avons ajoûté un ; sçavoir le cervical descendant) Fallope en ajoûte aussi trois autres, qui sont situés dans le col. Vesal neanmoins croit, & avec plus de raison, que ce sont des portions des muscles du col, & du dos.

Tous ces muscles de la respiration, sont beaucoup aidés en leur action par les muscles de l'abdomen, par ceux de l'omoplate, & par ceux des bras.

---

## CHAPITRE VII.

### *Des Muscles du Dos, & des Lombes.*

COmme le dos, & sur tout les lombes, se meuvent en differens sens ; en avant, en arriére, & vers les côtes ; les tendons des muscles, à raison de ces mouvemens divers, s'implantent & s'attachent à chacune des vertebres, comme s'il y avoit là plusieurs muscles ; que quelques Anatomistes neanmoins reduisent tous à un seul grand muscle ; duquel ils disent que dérivent tous ces tendons. Cette opinion semble être venuë de ce que les muscles du dos & des lombes se joignent, & s'attachent en plusieurs endroits tres fortement les uns aux autres, & ne peuvent être séparés que tres difficilement. Mais si l'on disseque avec soin, on trouve dans le dos & aux lombes quatre paires de muscles, par le moyen desquels se font les grands & forts mouvemens de ces parties, principalement aux environs de la derniére vertebre du thorax, & de la premiére des lombes. Et en éfet, ces deux vertebres sont jointes ensemble par une articulation beaucoup plus lâche que les autres.

*Le Quarrés.* La *premiére paire* est composée de deux muscles triangulaires, lesquels on appelle PAIRE QUARRÉE, parce qu'étant joints enſemble ils font en quelque maniére un quarré. Ces muſcles, par un principe gros & large ſortent interieurement de la cavité ſuperieure de derriére de l'os ilion, & de la partie laterale de l'os ſacrum. Ils ſont charneux juſques à la derniére côte, & ils s'inſerent dans les apophyſes tranſverſes des vertebres des lombes, leſquels ils font flechir vers le devant lorſque tous deux agiſſent, ou vers les côtes en tirant obliquement vers le devant, ſi l'un d'eux ſeulement agit.

Les muſcles appellés TRES LONGS, compoſant la *ſeconde paire*, qui eſt la principale. Ils s'étendent tout le long de l'épine, depuis l'extremité de l'os ſacrum, & des iles, juſques aux productions mammillaires, auprés des os des tempes, & ils jettent des tendons à chaque productions des vertebres, tant des lombes, que du dos; ( d'où vient que quelques-uns ont divisé cette paire en autant de paires qu'il y a de vertebres; mais Galien, bien plus à propos, ne le conſidere que comme une ſeule paire, qui donne des tendons à toutes les vertebres, ) & ils ſe confondent avec le ſacro-lombaire, & le demi-epineux, preſque juſques à la plus baſſe des vertebres du dos, dont vers le haut ils ſont ſéparés: Ce qui a fait que pluſieurs prennent ces trois muſcles pour un ſeul, parce qu'on ne les peut ſéparer que tres difficilement. *Les tres lögs.*

Les SACRE's compoſent la *troiſiéme paire*. Ils naiſſent du derriére de l'os ſacrum, par un principe aigu & charneux, & ils s'inſerent par differens tendons dans l'épine de la douxiéme vertebre du thorax, & le plus ſouvent auſſi dans les épines & les productions obliques des vertebres des lombes. Ils aident à l'action des précédens. *Les ſacrés.*

La *quatriéme paire* eſt composée des DEMI-E'PINEUX. Ils naiſſent par un principe nerveux de toutes les épines de l'os ſacrum, & des lombes, & finiſſent aux apophyſes des lombes, & aux inferieures & tranverſes du thorax. Ils élevent le thorax. *Les demi-épineux.*

Lorſque ces muſcles agiſſent enſemble, ils font ou étendre l'épine, la ſoûtenant en ſituation droite, ou ils la font fléchir; & lorſqu'il n'y a que ceux de l'un des côtés qui agiſſent, ils la détournent vers les côtés.

Or la flexion des lombes & de toute l'épine vers le devant, eſt beaucoup aidée par les muſcles de l'abdomen, ſur tout par les droits: car lorſqu'ils ſe retirent, & qu'ils abbaiſſent l'abdomen & le thorax, ils font à même tems courber l'épine, ainſi qu'on connoîtra manifeſtement, ſi, étant couché ſur le dos, on veut ſe lever ſans s'aider des mains.

## CHAPITRE VIII.

### *Des Muscles de l'Abdomen, & des parties contenuës dans le Bas-ventre.*

*Les muscles de l'abdomen* L'Abdomen est muni de dix muscles, pour l'action de pousser les alimens, & pour l'expulsion forcée des excremens, & du fœtus. De ces muscles deux descendent obliquement, & deux montent pareillement de biais; deux sont droits; deux sont adhérens à ces deux droits en leur partie d'en bas; cinq sont pyramidaux, & deux transversaux. On a donné l'histoire de tous *au liv.1. ch.8.*

*De l'anus.* L'Anus a trois muscles; un Sphincter, & deux Releveurs, décrits *au liv.1. ch.8.*

*De la vessie.* La vessie est fermée par un muscle sphincter, ainsi qu'on a dit *au liv.1. ch. 21.*

*Des testicules.* Les testicules des hommes ont deux muscles appellés Cremastères, qui les tiennent suspendus; ainsi qu'on a dit *au liv.1. chap.22.*

*Du penis.* Le penis a quatre muscles, décrits *au liv.1. ch. 23.*

*Du clitoris.* Le clitoris dans les femmes a aussi quatre muscles, comme on a dit *au liv.1. ch. 25.*

## CHAPITRE IX.

### *Des Muscles du Coude.*

Le Coude est composé de deux os, lesquels, selon les diverses articulations dont ils sont joints, ont des mouvemens differens. L'os du coude regle le mouvement de flexion & d'extension : & le rayon tient la main en pente & renversée : ainsi chacun à ses muscles propres, à raison de ses differens mouvemens.

*Les muscles du coude.* L'os du coude est mû par quatre muscles; sçavoir par deux fléchisseurs, situés en la partie interieure, ou de devant du bras; & deux extenseurs qui occupent la partie exterieure, ou de derriére du bras: Les premiers sont le Biceps, & le Brachial; ceux-ci, le Long, & le Court.

*Le Biceps.* Le BICEPS prend naissance par deux principes forts & solides; l'un qui est exterieur & nerveux, procede du bord d'en haut de la cavité de l'omoplate ; & l'autre qui eſt en partie nerveux , & en partie charneux , de l'apophiſe coracoïde de l'omoplate : Ces deux principes s'étant enſuite réünis , ils forment le corps du muſcle qui remplit la partie interieure du bras , & va s'inſerer par un gros tendon à une éminence, ou tête, qui fait la partie d'en haut interieure du rayon ; à laquelle il eſt en quelque maniére attaché par le ligament de l'article.

Le Brachial eſt couché ſous le précédent, & eſt plus court. Il eſt tout charneux. Il prend ſa naiſſance en la partie du milieu de l'os du bras, & finit entre le rayon & le coude, à l'endroit où ils ſe joignent enſemble. Ce muſcle, avec le précédent, fait fléchir étroitement le coude. *Le Brachial.*

Le Long a deux forts & larges principes, l'un qui eſt le plus élevé, vient de la côte inferieure de l'omoplate, l'autre eſt plus bas. Ces deux principes s'étant réünis au deſſous de la tête de l'os de l'humerus, s'inſerent en l'olicrane, c'eſt à dire à l'extremité d'en haut du coude, ſur le derriére. *Le Long.*

Le Court vient de la partie poſterieure du bras, & finit en cette partie de l'olicrane, ſur laquelle il eſt appuyé, & il finit au même endroit que le précédent, avec lequel il ne fait qu'un ſeul tendon, qui eſt long, fort, & nerveux, & par lequel le bras eſt étendu. *Le Court.*

Les Anatomiſtes nouveaux ont ajoûté à ces quatre muſcles, les deux ſuivants, & ainſi le nombre des muſcles du coude a été augmenté.

I. Le Brachial exterieur, ainſi appellé par Riolan, parce qu'il eſt une maſſe charneuſe, qui ſe confond avec le long & le court, & s'inſere au même endroit qu'eux. *Le Brachial exterieur.*

II. L'Anconeus, qui eſt tres petit, ( Ce muſcle, ſelon quelques-uns, fait partie du quatriéme muſcle, c'eſt à dire du Court ) nait de la partie inferieure de l'os de l'humerus, ſur le derriére, & paſſant entre les deux os du coude, il deſcend ſur le côté de l'aune, un peu de biais. Ces deux muſcles, ( ſi neanmoins on les doit prendre pour des muſcles particuliers, ) aident à l'extenſion du Long, & du Court. *L'Anconeus, ou Angoné.*

# CHAPITRE X.

## Des Muſcles du Rayon.

LE Rayon eſt mû par quatre muſcles, dont les deux interieurs l'attirent en dedans ; Ils ſont appellés PRONATEURS. Les deux exterieurs, qu'on appelle SUPINATEURS, tournant le bras en déhors.

*Le Rond.* Le *premier* des Pronateurs, qui eſt le ſuperieur, eſt appellé, à raiſon de ſa forme, ROND. Il nait de la production interieure de l'os de l'humerus, & va ſe terminer par un tendon membraneux preſqu'au milieu du rayon.

*Le Quarré.* Le *ſecond*, qui eſt l'inferieur, eſt appellé QUARRE'. Il vient du côté interieur de l'aune, s'étendant tranſverſalement ſur le ligament, qui attache le rayon au coude, au milieu duquel il ſe termine en ſa partie interieure.

*Le ſupinateur long.* Le premier des ſupinateurs ; ſçavoir le plus long, nait de l'extremité de la production de l'os de l'humerus, & il deſcend à la pointe inferieure du rayon.

*Le court.* L'autre, qui eſt plus court & mince, ſort de l'aphophyſe exterieure du bras, & ſe termine environ au milieu du rayon.

*Nota.* Il faut remarquer que bien que dans l'ordre de deſcription, les muſcles du rayon ſuivent ceux du coude ; neanmoins dans les démonſtrations il faut, aprés qu'on a exposé les muſcles du coude, faire voir ceux des doigts, du pouce, & du poignet, & enſuite ceux du rayon, parce qu'ils paroiſſent commodément aprés que ceux-là ont été levés.

# CHAPITRE XI.

## Des Muſcles du Poignet, & de la Paume de la main.

LE Poignet eſt étendu, fléchi, & mû lateralement par le moyen de quatre muſcles : deſquels deux ſont interieurs, & deux exterieurs.

*Le muſcle Palmaire.* Avant neanmoins que de découvrir ces muſcles, le MUSCLE PALMAIRE ſe preſente à démontrer. Il eſt étendu preſque ſur tous les muſcles de la main interieure. Il nait de la production interieure de l'os du bras, étant charneux en ſon principe. Il ſe retreſſit enſuite, &

s'attenuë en tendon mince, lequel aiant passé par dessus le ligament annulaire du poignet, se dilate en membrane nerveuse par toute la paume de la main, & jusques au extremités des doigts, s'attachant si fortement à la peau, qu'on ne la peut séparer que tres difficilement. Ce muscle fait rider la peau de la main, & la rend par ce moyen plus ferme en l'action de prendre, & d'empoigner. Il lui donne aussi un sentiment tres vif.

Sous ce muscle, au commencement de la main interieure, en la partie d'en bas du mont de la lune, & auprés du huitiéme os du poignet, il se trouve une certaine chair, laquelle est fenduë en deux, quelquefois en trois, & qui, exterieurement, a presque la figure de deux ou de trois muscles. Elle se porte jusques dans le milieu interieur de la paume de la main, où elle s'étend & s'engage sous ce muscle. Cette chair, en ramenant vers le thenar l'éminence qui est sous le petit doigt, rend la main creuse, & fait la tasse de Diogene.

Le *premier* des muscles interieurs du poignet, est appellé CUBITAL INTERIEUR. Il vient de l'apophyse interieure de l'os du bras, s'étend sur l'os du coude, & va s'inserer par un gros tendon au cinquiéme os du poignet. *Le Cubital interieur.*

Le *second* est appellé RADIAL INTERIEUR. Il prend son origine du même endroit; Il se porte le long du rayon, & s'insere à l'os du metacarpe qui soûtient l'index. Ces deux muscles font fermer la main. *Le Radial interieur.*

Quant aux muscles exterieurs du poignet, le premier est appellé RADIAL EXTERIEUR, ou BICORNIS. Il vient par un large & double principe, tant de la pointe osseuse de l'os du bras, que de sa production, ou condile exterieur, & s'étendant le long du rayon, il s'insere par un doub'e tendon dans le premier & le second os du metacarpe. Quelques-uns, à raison de sa double insertion, & de ses double principe le décrivent double. *Le Radial exterieur.*

Le second est appellé CUBITAL EXTERIEUR. Il prend naissance de l'apophyse exterieure de l'os du bras, & se portant par le coude, il va s'inserer dans le quatriéme os du metacarpe par un seul tendon. Ces deux muscles étendent la main. *Le cubital exterieur.*

Si de ces quatre muscles il n'y en a qu'un seul ou deux d'un même côté qui agissent; la main alors est mûë de côté; & cela ou vers le haut, ou vers le bas, ou dans le milieu, selon que ou l'exterieur seulement se meut, ou l'interieur, ou les deux ensemble.

# CHAPITRE XII.

## *Des Muscles des Doigts, & du Pouce.*

LEs doigts ont plusieurs muscles tres forts pour leur donner force ; & les mouvoir en differens mouvemens ; ainsi c'est par leur moyen qu'ils sont fléchis, étendus, & mûs vers les côtés.

*Les Flechisseurs.* Les fléchisseurs sont le Sublime, le Profond, & le Lombrical.

*Le Sublime.* Le SUBLIME, que l'on appelle aussi le PERCE', vient de la production interieure de l'os de l'humerus. Il se divise aux environs du poignet en quatre tendons, qui sont comme fendus vers leur fin pour donner passage au tendon du profond, & ils vont s'inserer à la seconde phalange des doigts.

*Le Profond.* Le PROFOND, que l'on nomme aussi le PERÇANT, vient des parties superieures du coude, & du rayon, un peu au dessous de l'article. Il est partagé en quatre forts tendons, qui passent par les fentes du muscle précédent, & vont s'inserer au troisiéme os des doigts.

*Le canal des tendons.* Or afin que l'inflexion des doigts se fasse parfaitement par ces muscles, & que les tendons dans leur mouvement de contraction ne s'élevent contre la paume de la main, & ne soulevent à même tems la peau; Ces muscles, en la partie interieure sont enfermés, selon toute leur longueur, dans un canal ou fourreau composé de fortes membranes, enduites interieurement d'une humeur grasse & huileuse, dans lequels ils ont un libre cours.

*Les lombricaux, ou vermiculaires.* Les LOMBRICAUX, ou *Vermiculaires*, sont tres minces. Ils prennent leur origine des tendons du muscle profond, & par un tendon long & rond, lequel se confond avec les tendons des entre-osseux, ils vont s'inserer dans la premiére phalange, & quelquefois se mêlant encore plus loin avec les entre-osseux, ils s'étendent le long des côtés des doigts, & vont jusques à leur troisiéme phalange. Ils font fléchir les doigts vers les côtés.

*Les Extenseurs.* L'extension des doigts se fait par deux sortes de muscles ; dont les uns sont communs, les autres propres.

*Communs.* Les communs qui servent à quatre doigts, sont deux en nombre, & naissent de la production exterieure de l'os de l'humerus. Ils se joignent ensemble (d'oú vient que Jac. Sylvius & Riolan ne les ont décrits que pour un seul & unique muscle, & le nomment (*Grand extenseur*) dans leur cours ; & par leur tendons pareillement réünis, ils s'attachent fortement à la deuxiéme, & troisiéme phalange des doigts.

Le

Les propres qui n'étendent qu'un ſeul doigt, ſont auſſi deux en nombre. *Les propres*

Le *premier*, que l'on appelle communément EXTENSEUR PROPRE DE L'INDEX, eſt encore nommé par Riolan & par Veſling, *Indicateur*. Il prend ſa naiſſance de la partie moyenne & exterieure du coude, & va s'inſerer dans la ſeconde articulation de l'index par un double tendon, dont l'un s'unit avec le tendon de l'extenſeur commun. *L'extenſeur propre de l'index.*

Le *ſecond*, qui eſt l'EXTENSEUR PROPRE DU PETIT DOIGT, nait de la partie d'en haut du rayon, & ſe portant entre le coude & le rayon, il va s'implanter exterieurement dans le doigt auriculaire par un double tendon, dont un ſe mêle avec le tendon de l'extenſeur commun. *L'extenſeur propre du petit doigt.*

Les doigts ſont ou approchés les uns des autres, & vers le pouce, ou ils en ſont éloignés par le moyen de huit MUSCLES ENTR'-OSSEUX, dont quatre, qui ſont les interieurs, rempliſſent tout l'eſpace qui eſt entre les os du metacarpe ; & quatre, qui ſont les exterieurs, ſont ſitués ſur la paume de la main, & s'étendent ſur les interieurs. Ils prennent leur naiſſance des parties d'en haut des os du metacarpe, tout auprés du poignet : enſuite tantôt ſeuls, tantôt s'uniſſans avec les vermiculaires, ils s'étendent par leurs tendons le long des côtés des trois phalanges des doigts, juſques à la racine des ongles, où ils ſe terminent, leurs tendons s'étant réünis ſur le devant, & par en haut. Le doigt du milieu & l'annulaire, reçoivent de ces tendons deux tendons, & l'index & l'auriculaire un. Galien *au liv.* 1. *de l'uſag. des part. ch.* 18. croit que ces muſcles ſervent à étendre les derniéres phalanges des doigts. *Les entr'oſſeux.*

Outre les lombricaux dont on vient de parler, il y a encore deux muſcles propres qui meuvent les doigts vers les côtés.

Le *premier* eſt l'ADDUCTEUR PROPRE DE L'INDEX, que quelques-uns confondent avec l'extenſeur propre de l'index. Il nait du premier entre-nœud de la partie interieure du pouce, & s'inſere dans les os de l'index, qu'il fait approcher du pouce. *L'Adducteur de l'index.*

Le *ſecond*, qui eſt l'ABDUCTEUR PROPRE DU PETIT DOIGT, & qui ſelon Riolan, peut être coupé en deux, prend ſon origine dans la paume de la main, du troiſiéme & quatriéme os du ſecond rang des os du poignet ; & s'inſere dans le premier article du petit doigt exterieurement, & ſur le côté. Il éloigne ce doigt des autres. *L'Abducteur du petit doigt.*

Le POUCE, qui eſt égal en force aux quatre autres doigts, eſt étendu par le moyen de deux muſcles longs, qui prennent leur origine du côté exterieur du coude : & dont l'un ſe porte juſques à la troiſiéme jointure, l'autre va s'inſerer exterieurement par un double tendon dans la premiére & ſeconde jointure du pouce. *Les extenſeurs du pouce.*

Or il eſt fléchi par deux muſcles ; un fort, qui vient de la partie *Les flechiſſeurs.*

ſuperieure du rayon, & qui ſe termine à la premiére & à la ſeconde jointure du pouce. L'autre qui eſt plus petit, & qui vient de l'os du poignet, eſt au deſſous du précédent, & s'étend juſques au milieu du pouce. Riolan ne veut pas reconnoître ce dernier muſcle pour un des fléchiſſeurs, & il croit que tous les muſcles qui prennent leur naiſſance du carpe ou du metacarpe, ſont ou adducteurs, ou abducteurs.

*Les Adducteurs.* Il eſt rapproché des autres doigts par trois muſcles, que Riolan décrit pour un ſeul muſcle, lequel, à raiſon de ſon triple principe, eſt partagé en trois parties. Ces trois muſcles viennent des trois inferieurs du metacarpe, & s'inſerent dans le ſecond os du pouce.

*Les Abducteurs.* Il eſt éloigné des autres doigts, & porté vers le déhors par deux muſcles; dont le premier prend ſon origine de la partie interieure de cét os du poignet qui ſoûtient le pouce, & s'inſere par un tendon membraneux dans la ſeconde jointure du pouce. L'autre qui occupe la place qui eſt entre le pouce & l'index, nait de la partie de derriére de l'os du metacarpe qui eſt au deſſous de l'index. Il s'attache par une inſertion charneuſe à tout le côté exterieur de la premiére jointure du pouce, & il envoye un tendon membraneux à la ſeconde.

## CHAPITRE XIII.

### *Des Muſcles de la Cuiſſe.*

L'Office du pied eſt de marcher, & s'arrêter, ou être déboût; ce qui conſiſte, ou dans l'affermiſſement & ſtabilité du corps, ou dans ſon mouvement; (car lorſqu'on met un pied en terre, qu'il s'y fixe & affermit, & que l'on porte l'autre tout à l'entour, ou plus en avant, on appelle cette action Marcher.) Pour faire l'un eſt l'autre il eſt beſoin de pluſieurs muſcles, dont les uns meuvent la cuiſſe, les autres la jambe, les autres le pied avec ſes orteils.

*Le mouvement de la cuiſſe.* La cuiſſe eſt étenduë, flechie, approchée, éloignée, & tournée en rond.

*Les Fléchiſſeurs.* Elle eſt flechie par trois muſcles.

*Le Pſoas.* I. Le Lombaire, ou ψοάς, qui eſt gros, livide, & preſque rond, eſt ſitué dans la cavité de l'abdomen. Il nait par un principe charneux, aux environs des deux vertebres inferieures du thorax, & deſcendant par la face interieure de l'os ilion, il s'attache par un tendon fort & long à la partie la plus eminente de la petite rotule de la cuiſſe, ſur le devant, & il tire fortement la cuiſſe en haut. Or comme les reins s'appuyent sur ce muscle qui a un nerf considerable, il arrive de là que s'il s'est formé dans les reins un calcul, ce muscle en est comprimé, ce qui fait que l'on sent dans la cuisse du même côté, un engourdissement.

*Le petit Psoas.* Il y a quelquefois sur ce muscle un autre petit muscle, appellé par Bauhin PETIT PSOAS, ou PETIT LOMBAIRE. Il est charneux & grêle dans son principe de la longueur du petit doigt ; & se portant par un tendon uni, & de surface plane, par dessus le psoas, il se termine avec le même psoas & l'iliaque, lequel il contient & affermit en son siége. Riolan dit qu'on ne trouve pas ce muscle dans les femmes. Bartholin rapporte qu'en 1651. il vit en place de celui-ci un autre psoas un peu plus grand, de la largeur de trois travers de doigts, lequel panchoit exterieurement plus vers les côtés ; Il étoit couché en partie sous le grand lombaire, & il s'inseroit par une insertion charneuse dans le bord superieur de l'os ilion, là où l'iliaque interieur prend naissance.

*L'Iliaque interieur.* II. L'ILIAQUE INTERIEUR, qui prend naissance par un principe mince & charneux dans la cavité interieure de l'os ilion, se joint au lombaire par un tendon, & finit entre le grand & le petit trochanter sur le devant.

*Le Pectineus.* III. Le PECTINEUS, qui est livide. Il sort par un principe charneux large de la partie superieure de l'os du pubis, auprés de sa jointure & de son cartilage, & va s'implanter par un tendon court & large dans le côté interieur de l'os de la cuisse ; d'où il se porte jusques vers le derriére. Il tire la cuisse avec force en haut, & en dedans. C'est par son moyen qu'on met une cuisse sur l'autre. Par cette raison Bartholin le place parmi les muscles adducteurs.

*Les extenseurs.* La cuisse est étenduë par trois muscles appellés FESSIERS, *Glutiens.* Ce sont eux qui composent les fesses. Ils servent aussi pour reculer.

*Le Grand fessier.* I. Le GRAND FESSIER vient par un principe tres charneux de l'épine de l'os sacrum, du coccix, & de la côte de l'ilion ; & il finit quatre doigts au dessous du grand trochanter par un fort tendon.

*Le moyen.* II. Le FESSIER MOYEN, ainsi appellé, tant à raison de sa situation que de sa grandeur. Il est étendu, selon sa plus grande portion, au dessous du précédent. Il prend sa naissance de la côte & du dos de l'os ilion, sur le devant, & occupant presque toute la region de ces os, il s'attache par un fort & large tendon à la partie de devant, & la plus élevée du grand trochanter, qu'il entoure de toutes parts.

*Le Petit fessier.* III. Le PETIT FESSIER, qui est caché tout entier sous le précédent, vient par un principe charneux de la partie de derriére, & d'en bas du dos de l'os ilion, & il s'insere par un large & fort tendon en la partie interieure & à la pointe du grand trochanter.

*L'Abducteur ou Triceps.* Le MUSCLE TRICEPS ramène la cuisse en dedans. Il est appellé, avec plus de juſtice QUADRICEPS par Fallope, Bauhin, & Riolan; à raiſon de ſes quatre principes. Il eſt le plus gros de tous les muſcles du corps. Ses parties different entr'elles, en origine, en inſertion, en fibres, & quelque peu en uſage: C'eſt pourquoi Bartholin le décrit comme diviſé en trois muſcles; mais il auroit mieux fait de le propoſer comme diviſé en quatre.

Sa premiére paire vient par un principe nerveux de la ligne d'en haut de l'os pubis, & s'inſere dans la ligne âpre de l'os de la cuiſſe.

La ſeconde vient du bas de la jointure de l'os pubis, & finit en la partie d'en haut de la ligne âpre de l'os de la cuiſſe.

La troiſiéme vient de toute la partie inferieure de l'os de la hanche, & s'implante dans la ligne âpre poſterieure de l'os de la cuiſſe au deſſous du petit rotateur.

La quatriéme vient de la pointe de l'os de la hanche, & s'inſere par un tendon long & rond qui ſe joint avec le tendon de la premiére portion ci-deſſus, dans la production interieure & inferieure de l'os de la cuiſſe.

Riolan dit que la premiére portion s'inſere dans le milieu de l'os de la cuiſſe; que la ſeconde finit au deſſous du col de cét os, & que la troiſiéme s'étend par un fort tendon juſques aux extremités de ce même os.

Ceux qui ne décrivent que trois principes dans le muſcle triceps, lui ajoûtent, en place de ce quatriéme principe, un muſcle particulier, que Riolan appelle *Pectineus*, & Veſling le *Livide*, qui neanmoins eſt veritablement une quatriéme partie du muſcle triceps.

*Les Abducteurs, ou Quadrigemaux.* La cuiſſe eſt tirée en déhors, & tournée vers le côté exterieur par quatre petits muſcles, appellés QUADRIGEMAUX, parce qu'ils ſont entr'eux preſque ſemblables, & qu'ils ſont alternativement placés en la partie de derriére de l'os de la cuiſſe au deſſus de ſon articulation.

*Le Pyriforme.* Le premier & ſuperieur des quadrigemaux, que l'on appelle PYRIFORME à raiſon de ſa forme, & ILIAQUE EXTERIEUR à raiſon de ſa ſituation, prend ſon origine de l'extremité inferieure de l'os ſacrum; Le ſecond nait de l'épine de l'os iſchion; le troiſiéme qui eſt contigu à celui-ci, vient du même endroit, & tous trois s'inſerent dans la cavité du trochanter. *Le Quarré.* Le quatriéme, que l'on appelle le QUARRÉ, eſt plus large & plus charneux que les autres, & eſt éloigné du troiſiéme de deux travers de doigts. Il nait de la partie interieure de l'éminence de l'iſchion, & il s'inſere dans la partie exterieure du grand trochanter.

*Les Rotateurs, les Obturateurs.* Le mouvement circulaire de la cuiſſe eſt fait par deux muſcles, que l'on appelle OBTURATEURS. Ils rempliſſent le trou qui eſt entre l'os pubis & l'iſchion. L'un eſt interieur, & l'autre exterieur.

*L'Interieur* eſt le plus fort. Il vient par un principe charneux & large, de la circonference interieure du trou dont on vient de parler, & paſſant par ſon triple tendon au travers du troiſiéme & du quatriéme des quadrigemaux qui l'envelopent en forme de bourſe charneuſe, pour le garentir, il entre dans la cavité du grand trochanter, où il s'inſere. Il fait tourner la cuiſſe en déhors.

*L'Exterieur*, qui eſt ſous le Pectineus, prend ſa naiſſance de la circonference exterieure du trou dont on a parlé, & ſe roulant autour du col de l'os de la cuiſſe en forme de vis, il va s'implanter par un ample & fort tendon dans la cavité du grand trochanter, au deſſous des quadrigemaux. Il fait tourner la cuiſſe en dedans.

Il faut remarquer que bien que dans l'ordre de deſcription on décrive les muſcles de la cuiſſe avant ceux de la jambe, neanmoins dans la diſſection on n'en peut pas faire commodément la démonſtration, qu'on n'aye auparavant levé les muſcles de la jambe ; C'eſt pourquoi dans les démonſtrations, pour plus de commodité & de facilité, on les fera voir les premiers.

---

# CHAPITRE XIV.

## *Des Muſcles de la Iambe.*

LA Jambe eſt mûë en trois maniéres differentes ; Elle eſt fléchie, étenduë, & écartée en déhors obliquement.

Il y a cinq muſcles qui fléchiſſent la jambe. *Les Flechiſſeurs.*

I. Le TRES LONG, qu'on appelle auſſi FASCIAL. Il ſe preſente dabord ſur le devant ſous la peau. Il nait par un principe nerveux & charneux de l'éminence anterieure de l'os ilion ; Il devient enſuite plus grêle, & ſe porte par l'interieur de la jambe en forme de bande, s'étendant ſur les autres muſcles, & les coupant en maniére de croix de S. André. Etant arrivé prés du genou, il dégénère en tendon, lequel va s'inſerer en la partie anterieure de l'os de la jambe, vers la ligne aiguë, au deſſous du genou : D'où vient que Riolan dit, non ſans raiſon, que ce muſcle ne fléchit pas la jambe, mais plûtôt qu'il l'étend & la ramène en dedans. *Le tres-long.*

II. Le GRE'LE, qui eſt couché en dedans prés du tres long, prend naiſſance par un principe ample & nerveux de la ligne qui fait l'union de l'os pubis avec l'iſchion, & ſe portant interieurement le long de la jambe, il va s'implanter par un tendon long & rond en la partie inferieure de l'os de la jambe. *Le grêle.*

III. Le DEMI-NERVEUX nait par un principe nerveux & grêle de *Le demi-nerveux.*

l'éminence de l'Ischion. Il descend ensuite obliquement par le derriére & le dedans de la cuisse, & il s'insere par un tendon long & rond en la partie posterieure & interieure de l'os de la jambe, lequel tendon s'étend environ jusques au milieu de l'os.

*Le demi-membraneux.* IV. Le DEMI-MEMBRANEUX qui vient du même endroit que le précédent, s'insere par un tendon un peu plus large en haut, & par le derriére de l'os de la jambe.

*Le Biceps.* Le BICEPS, qui vient de la même éminence de l'ischion, se porte le long de la partie exterieure de la cuisse, vers le milieu de laquelle, ou environ, il reçoit comme une masse de chair, presque semblable à un muscle : ( Ce qui a fait dire à quelques-uns, que sa seconde tête vient du milieu de la cuisse ; ) mais selon la remarque de Bauhin, cela arrive veritablement dans l'homme, mais non pas dans le singe ; ainsi descendant plus bas, il va s'implanter par un tendon considerable dans le peroné. On a quelquefois observé que ce muscle a deux têtes, ou principes, & deux insertions ; ainsi, selon Vesal, il est double.

*Les Extenseurs.* La jambe est étenduë par cinq, ou par six muscles.

*Le membraneux.* I. Le MEMBRANEUX prend naissance par un principe aigu & charneux de l'épine d'en haut de l'os ilion, en sa partie exterieure. Il dégénère ensuite en membrane tres longue & tres large, laquelle entoure presque tous les muscles de la cuisse & de la jambe en forme de ligament transversal ; ( d'où vient que quelques-uns l'appellent *Fascia lata*, ) & les contient en leur place, se portant jusques au boût du pied. Ce muscle, environ vers son insertion, se mêle avec les tendons des muscles suivans, & il s'attache à la partie anterieure du grand focile, & du peroné, vers le côté exterieur. Il étend la jambe directement ; & aussi, ainsi que quelques-uns veulent, il l'écarte un peu en déhors.

*Le long.* II. Le LONG, que Riolan appelle COUTURIER, & Vesling FASCIAL, vient de l'appendice anterieure de l'os ilion, & se portant obliquement par le dedans de la cuisse, il vient s'inserer à l'os de la jambe, au dessous du genou, & interieurement. Il tire la jambe en dedans en l'étendant, & la porte sur l'autre en la maniére des Cordonniers.

*Le droit.* III. Le DROIT vient de l'épine inferieure de l'os ilion, se portant par un ventre charneux, long & rond, tout le long de la cuisse, & il enferme par un fort tendon l'os de la rotule, au dessous de laquelle il s'insere dans le tibia.

*Le Vaste interieur.* IV. La VASTE INTERIEUR nait de la racine du petit trochanter, & s'insere dans l'os de la jambe, un peu au dessous de la rotule.

*Le Vaste exterieur.* V. Le VASTE EXTERIEUR prend son origine de la racine du grand trochanter, & s'insere dans l'os de la jambe exterieurement, un peu au dessous de la rotule.

Quelques-uns ajoûtent à ces cinq muscles extenseurs un sixiéme muscle, qu'ils appellent *Crural.* Ils le font venir d'entre les deux trochanters, & lui attribuent la même insertion qu'aux muscles Vastes précédens. *Le Crural.*

De ces muscles extenseurs, les quatre posterieurs s'étant joints ensemble aux environs du genou, forment un tendon commun, large, & fort, par lequel ils envelopent la rotule, & lient fortement ensemble, en forme de ligament, les os de la cuisse & de la jambe.

Le Poplité ramène la jambe obliquement ; (d'où vient que Riolan le compte parmi les fléchisseurs.) Il nait de la production inferieure & exterieure de l'os de la cuisse, & il se porte obliquement à la partie posterieure & interieure de la production du tibia, où il a son insertion en quarré. Riolan rapporte qu'il a quelquefois trouvé ce muscle double. *Le Poplité.*

## CHAPITRE XV.

### *Des Muscles du Pied, ou Tarse.*

Le pied est fléchi, étendu, & mû vers les côtés.

Il est fléchi vers le haut par deux muscles anterieurs.

I. Le Jambier anterieur nait de l'appendice superieure de l'os de la jambe, & du peroné. Il descend le long de la partie exterieure de l'os de la jambe, auquel il est adhérent : de là passant sous le ligament annulaire du pied, il s'insere interieurement à l'os du tarse, qui est sous le pouce. Quelquefois au dessous du ligament du pied, il se fend en deux tendons, dont l'un s'insere au premier des os innominés, & l'autre à l'os du metatarse, qui est au dessous du pouce. Ce muscle a à l'endroit du poignet où il se reflechit, un cartilage & un petit os sesamoïde. *Le Jambier anterieur.*

II. Le Peronier de devant joint dans tout son cours le côté exterieur du muscle précédent, & est placé sur le côté exterieur de l'os de la jambe. Ce muscle vient, par un principe charneux & nerveux, de la partie d'en haut du peroné, & passant, par le moyen de son tendon qui souvent est fourchu, par la fente de la cheville exterieure, il s'insere à l'os du metacarpe qui soûtient le petit doigt. Lorsqu'il est fendu, l'une de ses deux parties ; sçavoir la plus grande, se porte obliquement sous la plante des pieds, & va s'inserer à l'os du pedium, vis à vis du pouce : mais lorsque le tendon est fendu, sa tête, ou principe, a aussi coûtume d'être double ; l'une prenant son origine de *Le Peronier de devant.*

l'épiphyse d'en haut du petit focile : ( Nous en avons déja parlé, ) & l'autre du milieu du peroné : C'est ce qui a fait que quelques Anatomistes, à raison de ce double principe, & de cette double fin, ont décrit ce muscle pour deux muscles.

*Les Extenseurs.* *Le Sura* Le pied est étendu par trois muscles, le *Gastrocnemien*, le *Solaire*, & le *Plantaire* : dont les deux premiers font par leur grosseur le ventre du gras de la jambe.

*Le Gastrocnemien.* Le GASTROCNEMIEN, vient par deux principes, ( lesquels, suivant que Vesal l'a observé, ont deux petits os sesamoïdiens, ) de la tête interieure & exterieure de l'os de la cuisse, sous le jarret ; ainsi, à raison de ce double principe, plusieurs l'ont pris pour deux muscles, & l'ont décrit comme tel. De là croissant en un gros ventre, il va en bas s'implanter par un fort tendon uni avec le tendon du solaire, au calcaneum, ou êperon.

*Le Solaire.* Le SOLAIRE, ainsi nommé parce qu'il a la figure du poisson de ce nom, est un muscle gros & large, qui nait de l'endroit où le tibia & le peroné se joignent sur le derriére, & en haut ; & s'étant uni avec le tendon du Gastrocnemien un peu au dessus de l'os de l'éperon, il s'insere à la partie de derriére de ce même os.

*Le Plantaire.* Le PLANTAIRE est caché dans le jarret, entre les précédens. Il vient par un principe mince & charneux de la tête exterieure du bas de la cuisse ; ensuite, immediatement au dessous du genou, il dégénère en un tendon tres long & tres grêle, qui se joignant étroitement avec les tendons du Gastrocnemien & du Solaire, va s'inserer à l'os de l'éperon, & s'étend jusques au milieu de la plante.

*La grande corde.* Ces trois muscles, environ vers leur fin, se mêlent ensemble & forment un tendon tres fort, qui s'implante à la pertie de derriére de l'os de l'éperon. On donne à ce tendon le nom de GRANDE CORDE, à raison de sa grosseur, & de la force singuliére qu'il a par dessus les tendons des autres muscles. Hipocrate a crû que ses blessures sont tres dangereuses, & qu'elles causent la fiévre accompagnée de convulsion & de sanglots. Vesling croit, ( suivant en cela l'opinion de Galien *au liv.3.de l'us. des part. ch.*11. ) que ce tendon ne s'insere pas seulement à l'os de l'éperon, mais encore qu'il s'étend jusques à l'extremité des doigts. Neanmoins un peu avant son insertion, il s'éloigne tant soit peu du tibia à cause de l'os de l'éperon qui s'avance en cét endroit-là en déhors, & forme cét entre-deux où l'on dit qu'Achille fit passer la corde par láquelle il attachâ Hector à son chariot aprés l'avoir vaincu, & le traina tout autour des murailles de Troye.

*Le Jambier de derriére.* Le pied est tiré au dedans par le JAMBIER DE DERRIÉRE ; Il prend naissance entre le tibia & le peroné, & descendant tout le long de l'os de la jambe auquel il s'attache, il s'insere à l'os du tarse qui est joint au cubiforme. Quelquefois il jette deux tendons, dont lun s'implante s'implante à l'os naviculaire, & l'autre au premier des os innominés.

Le PERONIER DE DERRIÉRE, meut & éloigne le pied en déhors. Il prend son origine de la partie d'en haut & de derriére du peroné, & s'introduisant avec le peronier de devant par la fente de la cheville exterieure, il se refléchit par un tendon fort & long, séparé du tendon du peronier de devant, vers la partie d'en bas du pied, aux environs de l'os cubiforme, & se portant sous la plante du pied, il s'insere à la racine du plus grand des os cuneiformes, qui regarde le gros orteil. Riolan met ce peronier de derriére parmi les fléchisseurs, peut-être parce que lorsqu'il éloigne le pied, il le fléchit aussi.

*Le troisiéme peronier.* On trouve quelquefois, mais plus rarement, un TROISIÉME PERONIER, qui est extrêmement tendre. Il se porte conjointement avec le précédent vers la partie d'en bas du pied ; Il a la même insertion, quoiqu'il lui soit bien inégal en forces.

---

## CHAPITRE XVI.

### *Des Muscles des Doigts & du Pouce du pied.*

LEs doigts du pied ont differens muscles qui les étendent, fléchissent, & éloignent de biais les uns des autres.

*Les Extenseurs.* Les quatre doigts sont étendus par quatre muscles appellés EXTENSEURS.

*Le long extenseur.* I. Le LONG EXTENSEUR, est caché sous le jambier de devant. Il prend son origine de la partie anterieure & interieure de l'os de la jambe, à prendre de l'endroit où il se joint au dessous du genou avec le peroné, le long duquel il descend en droitte ligne, & s'étant divisé en quatre tendons, il passe sous le ligament annulaire, & s'insere à la partie d'en haut des trois articulations des quatre doigts.

*Le court extenseur.* Le COURT EXTENSEUR prend son origine de la partie superieure de l'astragal qui lui est voisin, & étant couché sous le *long*, il va s'inserer par ses tendons aux articles des premiéres phalanges des quatre doigts, & ces tendons s'entre-coupent avec ceux du *long* sur le metatarse, en sautoir.

*Les Fléchisseurs.* Ces quatre doigts sont fléchis par six muscles appellés Fléchisseurs.

*Le long fléchisseur.* I. Le LONG FLECHISSEUR, ou le PERÇANT, ou le SUBLIME, qui conjointement avec le *court*, que l'on décrira immediatement ci-aprés, est caché sous les muscles qui composent le sura. Il prend son origine de la partie superieure & posterieure du tibia, & aiant passé environ vers la malleole interieure par le ligament de l'os de la jambe & de l'éperon, il se fend dans la plante du pied en quatre tendons, lesquels passant par les trous du court fléchisseur, vont s'inserer aux troisiémes jointures des quatre doigts.

*Le court fléchisseur.* II. Le COURT FLECHISSEUR, que l'on appelle aussi le PERCE', & le PROFOND, vient de la partie d'en bas, & de dedans de l'os de l'éperon. Il envoye quatre tendons qui se fendent environ vers leur fin au passage des tendons du muscle précédent, & vont s'inserer à la seconde phalange des doigts.

*Les quatre lombricaux.* III. IV. V. VI. Les muscles LOMBRICAUX qui prennent naissance des tendons du long fléchisseur & du court, ou plûtôt du tendon qui enveloppe ces tendons, & étant augmentés par la masse de chair qui nait de l'éperon, ils s'inserent par chaque tendon aux premiéres phalanges des quatre doigts.

Bartholin écrit qu'il a observé un fléchisseur particulier du petit doigt, qui prend son origine de la tête du tibia, & qui se divise environ vers l'insertion du doigt en deux tendons.

*Les Entr'osseux.* Les doigts sont mûs obliquement par les dix MUSCLES ENTR'OSSEUX, qui sont situés au dessous & entre les os du metatarse, & qui naissent de la masse de chair qui est pareillement entre ces os. Les exterieurs de ces muscles finissent au premier entre-nœud des doigts: Les interieurs se portent jusques au second. Lorsque les exterieurs agissent, les doigts sont éloignés les uns des autres: Les interieurs les rapprochent; & quand tous ensemble agissent, ils sont étendus.

*L'Abducteur du petit doigt.* Le petit doigt a son abducteur particulier qui l'éloigne des autres. Il nait de l'éperon, & de là s'étendant exterieurement sur les os du metatarse, il va s'inserer au côté exterieur de la premiére phalange.

Le pouce ou gros orteil a ses muscles particuliers.

*Le Fléchisseur du pouce.* I. Le FLECHISSEUR, est auprés du long extenseur des doigts. Il vient par un principe charneux de la partie d'en haut, & de derriére du peroné, & aiant suivi le même chemin que le perçant, il s'insere par un fort tendon au troisiéme os du pouce, (ou, selon Riolan, au premier.) Il se divise quelquefois au dessous de la plante du pied en deux tendons, dont l'un va au pouce, & l'autre au second doigt, & alors le long fléchisseur des doigts n'envoye que trois tendons seulement.

*L'Extenseur.* II. L'EXTENSEUR, nait du côté exterieur du tibia, là où le peroné finit, & se portant par le dessus du pied, il s'attache à toute la partie d'en haut du pouce. Quelquefois il envoye un double tendon: l'un au dernier article du grand doigt; l'autre à l'os du metatarse qui est sous le pouce.

*L'Abducteur.* III. L'ABDUCTEUR, nait de la partie interieure de l'éperon, & s'étendant tout le long du côté interieur du pied, il s'insere exterieurement au premier os du pouce.

*Le grand abducteur.* IV. Le GRAND ABDUCTEUR sort du ligament du metatarse qui est au dessous du petit doigt, & se portant obliquement par dessus les autres os, il va s'inserer par un fort & court tendon dans la partie interieure du premier article du pouce.

*Le petit abducteur.*

V. Le Petit abducteur, (selon Casserius, le Transversal,) vient du ligament du petit doigt qui lie la premiére phalange. Son ventre qui est charneux, se porte transversalement, & va s'inserer par un tendon court & large au premier os du pouce. Quelques-uns attribuent un autre usage à ce muscle; sçavoir, de lier ensemble les premiers os des doigts. Riolan croit qu'il n'est là que comme un coussinet, qui empêche que les tendons ne soient offensés par la dureté des os. Julius Casserius, qu'on dit avoir le premier découvert cét os, lui attribuë un autre office; sçavoir, de rendre le pied creux en approchant le pouce du petit doigt, afin que dans les lieux inégaux & raboteux, il fasse en quelque maniére l'action d'empoigner, & qu'ainsi on marche plus ferme.

*Le Vestige*

On doit observer que dans la plante du pied, que l'on appelle Vestige, il y a une masse charneuse, laquelle est couchée en forme de coussin sous les tendons des muscles. Plusieurs la confondent avec le muscle transversal.

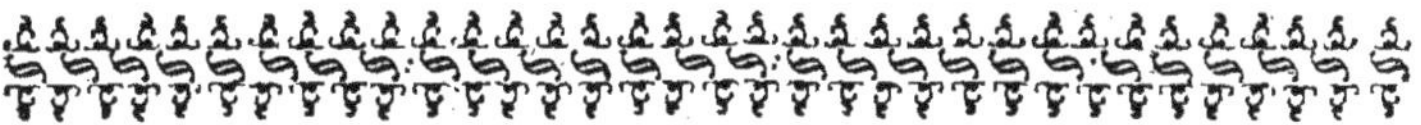

# APPENDIX
## DES
## MEMBRANES, ET DES FIBRES.

*Comme les muscles, outre les artères, les veines, & les nerfs, (desquels nous traiterons au chapitre suivant,) sont encore composés de membranes, & de fibres, dont l'histoire générale, n'a été décrite en aucun endroit de ce Traité Anatomique, j'ai crû qu'il seroit tres à propos d'ajoûter ici à ce livre des muscles un brief discours de l'histoire en général des Membranes, & des Fibres. (Car à l'égard de l'histoire de chacune en particulier, on l'a décrite çà & là dans les lieux propres,) Ainsi il ne semble pas qu'il soit nécessaire de donner un livre entier sur ce sujet.*

# CHAPITRE I.

## *Des Membranes.*

*Définition.* LA MEMBRANE EST UNE PARTIE SIMILAIRE, BLANCHE, LARGE, PLANE, DENSE, EXTENSIBLE, ENGENDRÉE DE LA PORTION GLAIREUSE DE LA SEMENCE, ET QUI CONSERVE, CONTIENT, TIENT REÜNIES ENSEMBLE, FORTIFIE, ET DONNE DES BORNES AUX CHOSES QU'ELLE ENVELOPE.

*Les noms.* Les Anciens l'appelloient ὑμὴν, μήνιγξ, & χιτὼν, & ces mots signifioient parmi eux une seule & même chose. Dans la suite ces noms généraux sont devenus particuliers, & chacun d'eux a été attribué à de certaines membranes particuliéres. Car ὑμὴν maintenant signifie specifiquement cette membrane qui est au col de la matrice, & que l'on appelle communément la Barriére de la virginité. Μήνιγξ, s'attribuë aux deux membranes qui envelopent immediatement le cerveau. Χιτὼν, c'est à dire *tunique*, se dit des membranes des vaisseaux, (comme des artères, des veines, des uretères, &c.) Aujourd'hui le mot Membrane est un mot général, par lequel neanmoins on a coûtume le plus souvent de désigner les membranes qui envelopent les parties charneuses & solides, telles que sont la plevre, le peritoine, le pericarde, le perioste, la membrane des muscles, &c.

*Leur origine.* Il est presqu'impossible de décrire la veritable origine des membranes, d'autant qu'elles sont des parties qui subsistent par elles mêmes, qu'on en voit en toutes les parties du corps, & dont celles d'en haut ne semblent pas venir de celles d'en bas, ni celles d'en bas de celles du milieu ou d'en haut. Plusieurs de ceux qui ont tenté de leur attribuer une origine certaine, ont dit qu'il y a apparence qu'elles viennent des meninges. Lindanus *en sa Physiolog. ch. 6.* dit que la substance du cœur est revêtuë d'une membrane tres déliée, & tres dense, qu'il croit venir de la dilatation ou expansion des extremités des fibres de ce viscère : & il laisse de là à penser que peut-être toutes les autres membranes du corps tirent leur origine de cette membrane du cœur, & en sont une prolongation. Mais comme de toutes ces opinions il n'en est aucune qui soit appuyée sur de solides fondemens, qu'elles ne sont que purement conjecturales ; que même à peine ont elles quelque vraisemblance : il faut dire plûtôt que les membranes sont des parties spermatiques, formées, conjointement avec les autres parties spermatiques, de la semence même, dans la premiére délineation des parties, & par conſequent qu'elles ne reconnoiſſent aucun autre principe de leur production que la ſemence.

Les membranes ſe nourriſſent tout ainſi que les autres parties, du ſang arteriel qui eſt porté & introduit en leur ſubſtance par les artères, & qui y eſt fermenté par le mêlange des eſprits animaux qui y ſurviennent : Ce qui reſte aprés leur nourriture étant ou ſuperflu, ou incapable de nourrir, eſt rapporté par les petits tuyaux des veines à la veine cave. *Leur nutrition.*

Or les membranes ſont l'organe du toucher ; car toutes les parties qui ont du ſentiment, ſans même en excepter les nerfs, ne ſentent que par le moyen des membranes ; & celles qui n'ont point de membranes, ſont ſans ſentiment, comme les os, les cartilages, & les parenchymes de pluſieurs viſcères, dans leſquels le ſentiment ne s'etend pas plus loing que juſques à la membrane qui les entoure. *Leur office.*

La faculté de ſentir leur eſt communiquée par les eſprits animaux, qui y influent continuellement par les nerfs ; & du moment que cette influence ceſſe, le ſentiment ceſſe auſſi. Or les membranes dans leſquelles il s'écoule peu d'eſprits, ont un ſentiment groſſier ; en ſorte que tres ſouvent on croit qu'elles ne ſentent point du tout, & ainſi l'on dit que l'artère & la veine ſont privées de tout ſentiment, parce qu'elles ne ſentent qu'obſcurément.

Les membranes different entr'elles en pluſieurs manières. *A raiſon de leur ſubſtance*, les unes ſont minces ; les autres épaiſſes ; de plus, les unes ſont legitimes, c'eſt à dire de veritables membranes, comme la pleyre, le perioſte ; les autres non legitimes, c'eſt à dire non pas de veritables membranes, mais plûtôt des corps membraneux, comme les ligamens membraneux, les tendons, le ventricule, les inteſtins, la veſſie de l'urine, celle de la bile, &c. *A raiſon de leur figure*, les unes ſont larges, les autres longues, les autres triangulaires, &c. *A raiſon de leur ſituation*, les unes ſont interieures, les autres exterieures. *Les differences.*

Le nombre des membranes eſt preſqu'infini : Neanmoins les principales & plus conſiderables ſont les ſuivantes : *Leur nombre.*

Dans le fœtus le CHORION, L'AMNIOS, la MEMBRANE URINAIRE ; & dans les brutes, L'ALANTOÏDE.

Dans tout le corps humain la CUTICULE ou SURPEAU, la PEAU ; le PANNICULE CHARNEUX, les MEMBRANES DES MUSCLES, les PERIOSTES ; & les MEMBRANES DES VAISSEAUX.

Dans la tête ; exterieurement le PERICRANE : au dedans les DEUX MENINGES, leſquelles auſſi deſcendent du cerveau dans la cavité de l'épine, où elles envelopent la moële, & ſe prolongent enſuite ſelon toute la longueur des nerfs.

Dans l'œil ſept tuniques : L'INNOMINÉE, la CONJONCTIVE, la CORNÉE, L'UVÉE, la RETINE, L'ARANÉE, & la VITRÉE.

Dans l'oreille, la MEMBRANE DU TIMPAN.

Dans la bouche : la TUNIQUE PROPRE DE LA LANGUE & du PALAIS, & aussi celle que l'on dit être commune à la bouche, à la gorge, à l'ésophage, & au ventricule.

Dans le thorax ; la PLEVRE, le MEDIASTIN, le PERICARDE, la TUNIQUE QUI REVET LES POÛMONS & le COEUR, les VALUVLES DU COEUR.

Dans le bas ventre ; le PERITOINE, l'EPIPLOON, le MESENTERE, &c. & les membranes desquelles chaque viscère est revétu ; comme aussi celles dont les intestins, la vessie, & autres parties sont composées.

On a traité particuliérement de toutes ces membranes principales & plus considerables ailleurs, en leurs propres lieux.

Outre ces membranes il y en a une infinité d'autres plus minces, qui n'ont point de nom.

---

# CHAPITRE II.

## *Des Fibres.*

*Definition.* LES FIBRES, que quelques-uns appellent VILLI, *Poils*, & les Grecs *ἶνες*, sont DES PARTIES SIMILAIRES, BLANCHES, SOLIDES, OBLONGUES EN MANIÈRE DE FILAMENS, DESTINÉES POUR LE MOUVEMEMT DE CERTAINES PARTIES, ET POUR LA CONSERVATION DE CERTAINES AUTRES.

*Leur origine.* Ce sont des parties qui ne tirent leur origine d'aucune autre, mais qui subsistent d'elles-mêmes, & qui servent à achever & perfectionner les parties dans lesquelles elles sont requises : Et ainsi ceux-là se trompent, qui les font venir du cerveau, ou de la moële de l'épine ; comme aussi ceux qui disent qu'elles sont des productions ou expansions des nerfs ; puisqu'il est impossible que les nerfs puissent se diviser en tant de filamens : P. ex. dans un muscle assés grand il ne s'y insere qu'un petit nerf, qui peut être ne sera composé que de vingt filamens fibreux, & dans le muscle on y en trouvera cent beaucoup plus grands & plus forts que ceux qui sont dans le nerf. Ainsi le cœur est tout fibreux, quoiqu'il n'aye que tres peu de nerfs, & de tres minces. Les fibres ont à la verité communication avec les nerfs, entant qu'elles en reçoivent les esprits animaux ; mais neanmoins elles n'en sont pas plus des productions, que les veines le sont des artères desquelles elles reçoivent le sang. Elles sont donc des parties qui exiſtent par elles mêmes, & qui ſont ajoûtées & unies à d'autres pour un uſage qui leur eſt commun.

*Leur action.* Leur action eſt de faire contraction, & ſe retirer en elles-mêmes. Riolan croit qu'il leur en faut plûtôt attribuer l'uſage que l'action.

Tous les muſcles ſont mûs par les fibres, & du moment qu'elles ſont coupées, le mouvement des muſcles perit. Le merveilleux entrelaſſement des fibres du cœur fait que ce viſcère peut ſouffrir un mouvement continuel. Le ventricule, les inteſtins, la matrice, la veſſie, & ſemblables autres parties ſont auſſi munies de fibres, afin qu'elles ayent plus de force pour retenir ou pour pouſſer déhors. Enfin, toutes les parties qui font des actions organiques, ont des fibres; quoique pourtant quelques-uns revoquent en doute les fibres ou fibrilles du cerveau, du poûmon, du foye, & de la rate. Fallope les nie abſolument; mais neanmoins on ne doute plus de celles du cerveau. Outre cela, les artères, & les veines ont leurs fibres, bien que Fallope & Veſal doutent beaucoup de celles des veines; leſquelles neanmoins Fernel, Briſſotus, Fuchſius, & pluſieurs autres grands hommes admettent avec juſtice, & ils diſent qu'elles ſervent pour donner de la force aux veines, & pour les conſerver; ainſi ils enſeignent que dans la ſaignée il faut obſerver leur rectitude. L'experience auſſi ſemble dans les varices en prouver l'exiſtence; car lorſqu'il arrive que les fibres orbiculaires & obliques des veines ſe rompent, leur tunique ſe diſtend & ſe rélâche d'une maniére ſurprenante, & jamais plus dans la ſuite elles ne ſe peuvent reſſerrer, ni revenir en leur premier état.

*Leur difference.* On établit ordinairement entre les fibres, à raiſon de leur ſituation, trois ſortes de differences. Les unes ſont appellées droites, qui s'étendent en longueur: Les autres tranſverſes, qui ſe croiſent avec les droites: Les autres obliques, qui entre-coupent les unes & les autres. Mais il faut auſſi néceſſairement ajoûter à ces trois differences les fibres orbiculaires, telles que ſont celles du muſcle ſphincter; à moins peut-être que quelqu'un ne veüille les compter parmi les tranſverſes. On dit vulgairement que les droites attirent; que les obliques retiennent; & que les tranſverſes pouſſent & chaſſent. Mais Fallope *en ſes Obſervations*, ſe mocque avec raiſon de ces trois differences d'action, & il enſeigne que toutes les fibres pouſſent en avant, & qu'il n'en eſt aucune qui de ſoi attire, ou retienne.

Or les parties qui ne font qu'une ſeule ſorte d'action, ont des fibres ſimples, tels ſont pluſieurs muſcles, dont l'action eſt ſimple; ſçavoir la contraction. Mais celles qui font pluſieurs actions, ſont pourvûës de differentes fibres, comme les inteſtins qui retiennent, & pouſſent ou chaſſent, & ainſi ils ont des fibres tranſverſes, & des obliques, auſquelles les droites ſe joignent pour les fortifier. Mais les membranes qui ont dû être propres & prêtes pour agir en tous ſens, ont des fibres tellement entre-mêlées, qu'il ſemble que toute leur ſubſtance n'eſt qu'un tiſſu de fibres jointes enſemble.

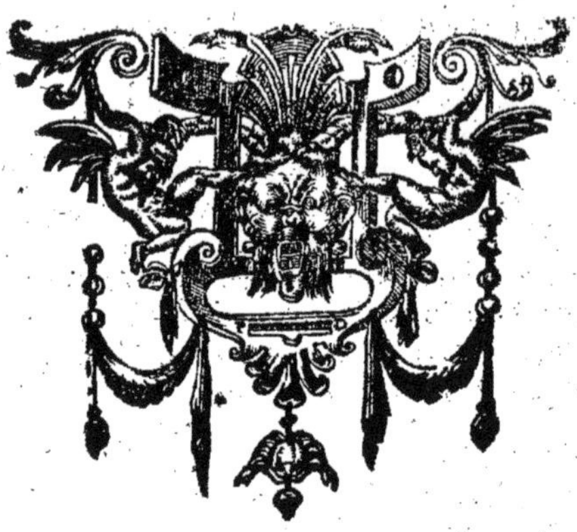

L'ANATOMIE

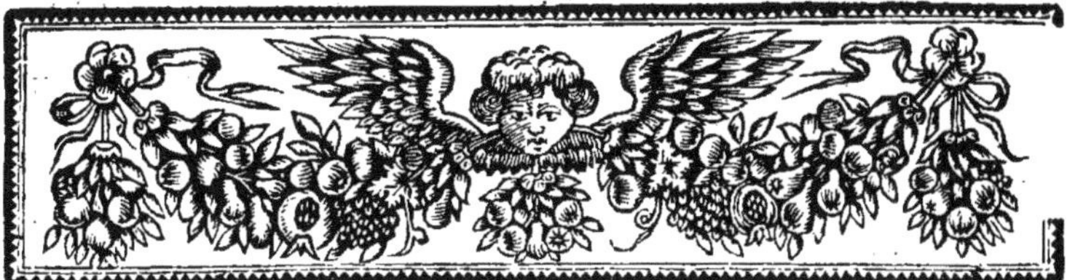

# L'ANATOMIE DU CORPS HUMAIN.

## *LIVRE SIXIE'ME.*

## DES ARTERES.

### CHAPITRE PREMIER.

*Des Artères en général.*

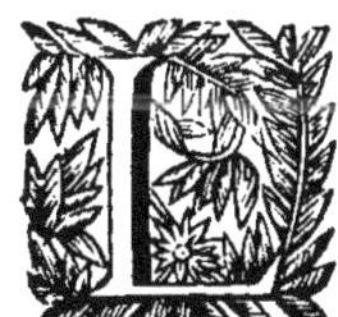

L'ARTERE, est appellée par les Grecs ἀρτηρία, de τὸ αἴρειν, parce qu'elle s'éleve & s'abaisse ( ou plûtôt s'affesse, ) par un mouvement continuel ; ou de τὸ ἀέρα τηρεῖν, parce qu'elle conserve l'air, c'est à dire l'esprit.

Or on a coûtume de donner dans le Corps humain le nom d'artère à trois sortes de vaisseaux, qui sont :

I. L'Apre ou Trache'e-arte're ; de laquelle on a parlé dans l'histoire du poûmon *au liv.2. ch.16.*

II. L'Arte're pulmonaire, appellée par quelques-uns, mais neanmoins mal à propos, Veine arterieuse : On en a traité *au liv.2. chap. 9.*

III. La GRAND'-ARTERE, ou AORTE, avec ses rameaux; de laquelle on va parler en ce livre.

*Definition de l'artère.* Or cette GRAND'-ARTERE EST UNE PARTIE ORGANIQUE SIMILAIRE, LONGUE, RONDE, CREUSE, DESTINE'E POUR PORTER LE SANG SPIRITUEUX.

On la nomme *Organique*, parce qu'elle est faite pour une action ou usage; sçavoir pour porter le sang.

On la nomme *Similaire*, non pas que veritablement elle soit similaire, mais seulement en quelque façon; car bien qu'on la croye tissuë de fibres & de membranes; neanmoins comme elle est par tout composée de la même maniére, & que l'artère qui est dans la main, n'est pas differente en substance de celle qui est dans le pied, ou en quelqu'autre partie, on a accoûtumé par cette raison-là de la compter parmi les similaires, aussi-bien que la veine, & le nerf.

*Son usage.* On ajoûte DESTINE'E POUR PORTER LE SANG SPIRITUEUX, parce que c'est-là son principal usage. *Si le sang est spiritueux.* Non pas que le sang arteriel soit tout spiritueux, mais c'est que sa plus grande partie étant telle, il tire d'elle, comme étant sa plus noble partie, sa dénomination. Car il faut remarquer que des parties du sang, les unes sont plus, les autres moins spiritueuses: En éfet, il ne faut pas croire que le chyle, qui aprés s'être mêlé avec le sang dans la veine cave, entre pour la premiére fois dans le cœur, y acquiére dabord & sur le champ à cette même entrée, autant de spirituosité, qu'en ont déja acquis les autres particules du sang qui avoient auparavant été mêlées avec le chyle, & qui par la circulation ont passé souvent par le cœur, & y ont été plusieurs fois dilatées. Car tout ainsi que dans la distilation du vin, plus le vin est distilé de fois, plus l'esprit qu'on en tire, est subtil, pur, & éficace: de-même, plus le sang est dilaté de fois dans le cœur, plus les particules spiritueuses se debarrassent & se séparent de la masse épaisse, & plus elles s'attenuent. Celles qui sont moins spiritueuses, & non suffisamment attenuées, & qui par cette raison-là sont peu propres pour la nutrition, retournent au cœur par le moyen des veines, afin qu'y étant de nouveau rarefiées, elles acquiérent une plus grande spirituosité.

*Si le sang arteriel est de pire nature que les veineux.* Certainement il y a lieu de s'étonner que le docte Entius dise *dans son apologie*, que le sang arteriel est de pire nature que le veineux, bien que neanmoins celui-là soit tres spiritueux, & celui-ci tres peu. Le sang arteriel, dit-il, est beaucoup plus tenu & plus spiritueux que le veineux. Mais que conclud-t'il de là? Veritablement il est beaucoup plus sereux, & c'est de là que procede cette tenuité, qui semble être sereuse, bien qu'en éfet elle ne le soit pas. L'esprit de vin a pareillement beaucoup de tenuité, & est plus coulant que le vin même; En est-il pour cela plus sereux & de pire nature? Mais, dit-il, le sang arteriel a perdu beaucoup de son huile dans la lampe de vie, c'est à dire dans le cœur ? C'eſt dequoi on ne convient pas, & on le nie abſolument ; n'y aiant aucune comparaiſon entre la flâme d'une lampe allumée, & la ſpiritification du cœur, ainſi que nous l'avons amplement expliqué *au liv. 2. ch. 13.*

Les artères, outre le ſang, charient auſſi quelquefois de méchantes humeurs corrompuës, qui ſe trouvent mêlées avec le ſang, ainſi qu'on le voit dans la cachexie, dans l'hidropyſie, dans la jauniſſe, &c. telles auſſi ſont celles qui s'évacuent tres ſouvent par les criſes dans les fiévres & autres maladies. On n'a pas neanmoins fait mention de ces humeurs dans la definition, parce que ce n'eſt pas là l'uſage auquel elles ſont deſtinées.

*Si les artères attirent l'air.*

Quelques-uns auſſi, outre l'uſage dont on vient de parler, attribuent encore d'autres uſages aux artères. Æmilius Pariſanus, Bartholin, & pluſieurs autres croyent que par leurs extremités & par leurs pores inviſibles qui aboutiſſent à la peau, elles attirent de l'air qui ſe mêle avec le ſang, & le rafraichit. Mais ſi cette opinion étoit veritable, il ſe feroit néceſſairement dans les mêmes artères deux mouvemens contraires à même tems ; ſçavoir celui du ſang qui eſt pouſſé vers les extremités, & celui de l'air qui entre au dedans. Or de tels mouvemens contraires ne peuvent abſolument point ſe faire dans les mêmes vaiſſeaux ; en éfet les artères ne ſont deſtinées que pour pouſſer continuellement le ſang en avant, & il ne s'introduit en elles aucun air par leurs extremités. Outre cela comme il eſt néceſſaire que l'eſprit vital, c'eſt à dire la chaleur du cœur, ſoit porté en toutes les parties du corps par les artères ; afin que par ſon moyen ces parties prennent vigueur, & croiſſent ; pourquoi cette chaleur ſi néceſſaire à la vie ſera-t'elle dabord refroidie, diminuée, & comme repouſſée dans ces mêmes artères par l'intromiſſion de cét air froid ; & cela principalement dans les corps froids & pituiteux, dans leſquels cette chaleur naturelle s'éteint preſque d'elle-même ?

*Si elles ſervent à diſſiper les fuliginoſités.*

Rolfincius croit que les artères ſervent auſſi à la diſſipation des fuliginoſités ; mais la fauſſeté de cette opinion paroîtra évidemment ſi l'on fait reflèxion à la nature de la ſubſtance épaiſſe & denſe des artères, au travers de laquelle il ne peut s'exhaler quoique ce ſoit des liqueurs ſpiritueuſes & ſereuſes, ou du moins c'eſt en tres petite quantité ; ainſi combien moins les corps groſſiers & terreſtres, tels que ſont ces fuliginoſités, pourront-ils paſſer au travers, & ſe diſſiper ; d'autant plus principalement que le ſang n'y fait pas un long ſéjour, mais qu'il y eſt continuellement pouſſé. Il faut donc dire que ces fuliginoſités, conjointement avec les vapeurs ſereuſes, ſe ſéparent du ſang, ſe diſſipent & s'exhalent lorſque ce ſang, aprés être ſorti des artères, eſt répandu dans la ſubſtance des parties ; par les pores deſquelles, qui ſont tres larges, elles paſſent facilement, & s'évacuent ou inſenſiblement, ou continuellement avec les ſueurs.

Mais on doit abſolument rejetter comme tres abſurdes, les opinions de ceux qui établiſſent, que par de certaines artères particuliéres le ſang eſt porté du foye au ventricule droit du cœur, & par de certaines autres, de la rate au ventricule gauche : comme auſſi l'opinion de ceux qui croyent que les artères ne portent que les ſeuls eſprits vitaux, & preſque point de ſang alimentaire.

*Si elles portent la lymphe.*

Bartholin *en ſa Défenſ. des vaiſſ. lymph. chap.* 6. croit que la lymphe eſt auſſi portée par les artères ; & Rolfincius *au liv. 6. de ſes Diſſert. Anat. chap.*14. approuve cette opinion ; mais le contraire paroît par ce que nous avons dit ſur ce ſujet *au liv.* 1. *chap.*13. & 17. car la lymphe ceſſe d'être lymphe au moment qu'étant mêlée avec le chyle & le ſang veineux, elle ſe rarefie dans le cœur avec le reſte de la maſſe ; & il n'eſt aucun des vaiſſeaux lymphatiques qui dans le chemin s'ouvre dans les artères pour y verſer ſa liqueur ; à quoi l'on peut ajoûter que le ſang arteriel, qui de ſoi eſt déja ſuffiſamment ſpiritueux, n'a pas beſoin de cette liqueur fermentative, dont le ſang veineux qui eſt privé de la plus grande partie de ſes eſprits, doit être néceſſairement refourni, pour être de nouveau diſposé à recevoir, conjointement avec le chyle, une nouvelle éferveſcence dans le cœur.

*L'origine de la grande artère.*

La grande artère, de laquelle toutes les autres artères dérivent, tire ſon origine du ventricule gauche du cœur, comme de ſon principe local ; mais non pas comme de ſon principe materiel, ou de génération ; puiſque Hipocrate établit avec toute ſorte de raiſon, qu'aucune partie ne prend ſon origine d'une autre partie. Nous avons amplement expliqué ce ſujet *au liv.* 1. *ch.*29.

*La ſubſtance, & les tuniques des artères.*

La ſubſtance des artères eſt membraneuſe, pour être plus facilement dilatée & reſſerrée. Or les artères ſont composées de deux tuniques propres ; l'une exterieure & l'autre interieure, leſquelles ont un ſentiment tres obſcur, de crainte que dans leur battement continuel, ſur tout lorſqu'il eſt exceſſif, elle ne reſſentent de la douleur ; & c'eſt de là qu'on dit vulgairement qu'elles ſont abſolument ſans ſentiment.

*La premiere tunique.*

La tunique exterieure eſt déliée & molle, & on croit qu'elle a pluſieurs fibres droites, & tres peu obliques. Il ſemble qu'elle derive de la membrane exterieure du cœur, & elle lui eſt continuë.

*La ſeconde.*

L'Interieure eſt plus dure & beaucoup plus épaiſſe. Elle a eu beſoin de cette épaiſſeur & de cette dureté, afin qu'elle pût porter plus ſûrement le ſang ſpiritueux, & qu'il ne s'en fit pas une grande diſſipation. Or cette dureté & épaiſſeur eſt tres viſible auprés du cœur dans les grandes artères qui reçoivent les premiéres le ſang chaud qui ſort de ce viſcère, & à meſure que dans la ſuite du chemin ce ſang perd de sa chaleur & de sa subtilité ; à mesure aussi son épaisseur se diminuë ; en sorte qu'aux environs des extremités des artères elle est tres molle, tres mince, & ne semble pas être trop dissemblable de la substance de veines ; & ce n'est qu'à raison seulement de leur couleur blanchâtre, que les petites artères en different.

*Les fibres.* Selon l'opinion commune, cette tunique a beaucoup de fibres transverses, & peu d'obliques, & de droites. Mais Rolfincius *au liv. 6. de ces Dissert. Anat. chap.* 4. est opposé à cette opinion ; car il n'admet point de fibres propres des artères. Neanmoins le contraire paroît dans des grandes artères que l'on a fait cuire, lesquelles ont des fibres visibles: Outre celà la raison enseigne que si les artères n'étoient affermies par des fibres transverses, elles se dilateroient trop dans les battemens violens, & elles demeureroient ainsi dilatées, si par le moyen de ces fibres elles n'étoient pas ramenées en leur premier état. Car c'est là la cause des anevrismes ; sçavoir, que cette tunique, aussi-bien que ces fibres, se rompant, le sang tombe dans la premiére tunique, c'est à dire dans l'exterieure, laquelle est molle & à raison de cette mollesse elle se distend sur le champ ; ainsi il s'engendre-là une tumeur.

*La troisiéme tunique.* Cette tunique interieure, selon l'observation de Galien, est revétuë en sa face interieure d'une pellicule extrêmement déliée, semblable aux toiles d'aragnée ; laquelle peut être prise pour la troisiéme tunique propre des artères. Riolan écrit *en ses Obs. sur Bauhin*, qu'il n'a jamais pû la voir. Mais bien qu'il ne l'ait pû découvrir, on peut neanmoins, si on la recherche avec exactitude, l'observer dans les grandes artères, où elle est visible, (ce qui fait juger qu'elle existe aussi dans les moindres,) & où elle paroît continuë à la tunique qui révêt interieurement les ventricules du cœur. On peut conclure de là, & même il est évident, que tant cette tunique interieure des artères, que l'exterieure, sont derivées du cœur ; tout ainsi que dans les nerfs leur deux tuniques derivent du cerveau.

*La quatriéme.* Outre ces tuniques propres dont on vient de parler, il y a encore une certaine tunique exterieure impropre, c'est à dire commune, laquelle entoure l'aorte & ses rejetons les plus considerables qui sont cachés dans le tronc du corps, & cela pour leur donner plus de force & les soûtenir. Cette tunique, dans le thorax, vient de la plevre, & dans le bas ventre, du peritoine. C'est par son moyen que l'aorte a un sentiment vif, & qu'elle est attachée aux parties qui lui sont voisines. Elle quitte cette tunique lorsqu'elle entre dans les parenchimes des viscères. Il en est de-même dans les autres parties, où les artères qui n'entrent pas dans les muscles, prennent le plus souvent, des membranes qui leur sont voisines, une tunique dont elles se revétent exterieurement. Car la substance des artères a dû être solide & ferme, afin que l'impetuosité & l'impulsion du sang spiritueux ne la fit pas rompre ; & qu'au contraire, elle put sans être offens soûtenir les battemens violens.

*La génération de l'anevrisme.* Mais puisqu'on a fait mention de l'anevrisme, ( c'est à dire de cette tumeur non naturelle qui arrive dans les artères, ) il faut ici en traiter en peu de mots. L'anevrisme, ainsi qu'on vient de dire, se fait lorsque dans l'artère la seconde tunique, qui est la plus dure des deux, se rompt par quelque cause que ce soit, avec ses fibres ; & que le sang qui est poussé, heurtant contre la tunique exterieure, laquelle est molle, la dilate de plus en plus ; en sorte que s'y ramassant comme dans un sac, il y produit une tumeur dans laquelle on sent un battement manifeste, même souvent tres incommode, & une sistole & diastole alternatives ; que si cette tumeur se rompt, ou qu'un Chirurgien mal habile l'ouvre, le malade meurt dans tres peu de tems par une hemorragie excessive qu'on ne peut arrêter. Regius s'oppose fortement à cette opinion, laquelle nous suivons avec la plûpart des plus fameux Praticiens ; & il enseigne, soit publiquement, soit en particulier ; que l'anevrisme se fait lorsque le sang, sans aucune rupture ou blessure de l'artère, s'écoule entre les muscles, ou autres parties ; & il dit qu'alors ce sang se révêt d'une pellicule tres déliée laquelle il s'engendre soi-même des plus visqueuses de ses particules, afin d'être renfermé & contenu. Il a été attiré à cette opinion par Jac. de Back Medecin de Roterdam, qui lui raconta l'histoire d'un homme blessé au bras avec offence de l'artère ; dans lequel il dit qu'aprés qu'on eut ouvert le bras qui étoit extrêmement enflé, on trouva grande quantité de sang arteriel glissé entre les muscles, & enfermé dans une pellicule : C'est sur ce seul rapport que Regius, comme devant produire quelque chose de singulier, a établi un nouveau fondement de science, qu'il croit certain ; & il s'est imaginé de là un cas de pratique qu'il a inseré *dans le liv.* 4. *de sa Pratiq. de Med. Gueris.* 11. comme l'aiant observé en quelqu'un de ses malades. Et de plus, il a prononcé avec arrogance & inconsideration, soit en public dans les chaires, soit en particulier dans les assemblées, que les anevrismes s'engendrent toûjours de cette maniére-là : ( sçavoir lorsque le sang se répand entiérement hors de l'aorte. ) Il soûtient de plus que cette doctrine est confirmée chaque jour par l'experience, ( bien que je ne croye pas que ni lui, ni personne autre, ait rien vû de pareil, ) & il ajoûte que ceux-là rêvent, qui soûtiennent que l'anevrisme se fait par la lésion des fibres des artères, par la rupture de leur tunique du milieu, & par la distention de l'exterieure.

Mais il ne fait pas refléxion ; qu'il est honteux & tres mal-seant à un homme docte de soûtenir son opinion par des calomnies plûtôt que par des raisons, & d'outrager par des discours offençans ceux qui défendent l'opinion contraire, plûtôt que de les refuter par de meilleurs argumens. Outre cela il ne prend pas garde que le ſang qui eſt contenu dans l'anevriſme ne s'y corromp pas, & n'y fait jamais d'apoſtème, bienque par tout ailleurs le ſang répandu hors des vaiſſeaux dans les parties, ſe corrompe toûjours, & cauſe, ſelon Hipocrate *Sect.* 6. *Aphor.* 20. des inflammations & des apoſtèmes. Il ne fait pas non plus reflèxion que le ſang extravasé ne peut pas s'engendrer à ſoi-même des membranes & s'en entourer, mais qu'au contraire il pourrit dabord; Enfin, que dans les tumeurs causées par le ſang extravasé on ne ſent point de battement conſiderable, ainſi qu'on ſent continuellement dans l'anevriſme, ( ſi ce n'eſt peut-être quelque légére pulſation à l'endroit où l'artère eſt bleſſée. ) Regius ajoûte dans la *Gueriſ. que l'on vient de citer* : ( laquelle, afin de confirmer par cét exemple ſupposé ſon opinion, il a imaginée & formée ſur le cas de Backius: & dont il ne rapporte pas fidellement l'hiſtoire, ) que dans cette bleſſure de ſon malade, déja preſque cicatrisée, il parût aux environs du lieu affecté une tumeur avec battement, laquelle chaque jour croiſſoit de plus en plus. Mais en cela il ne dit pas la verité, eu égard au cas de Backius, ( qu'il ſemble décrire comme ſien. ) En éfet, lorſque je vis le malade la premiére fois ; ni la bleſſure n'étoit pas encore arrivée au point de ſe cicatriſer, ( car il ne l'avoit reçûë que depuis huit ou dix heures ſeulement, ) ni on ne voyoit pas de battement, dans l'endroit du bras qui étoit enflé par le ſang extravasé. Ce que je puis aſſûrer comme témoin oculaire : car étant par hazard à Roterdam, je fus appellé le premier à ce malade, ( lequel étoit un Operateur vendant des remedes dans les places publiques, & qui avoit été bleſſé au bras d'un coup de couteau par un de ſes parens ) & remarquant que l'artère bleſſée étoit tres profonde, que tout le ſang étoit extraordinairement enflé par le ſang répandu entre les muſcles, qu'il étoit impoſſible d'empêcher que le ſang ne s'écoulât continuellement par l'artère, & qu'ainſi le malade ſeroit bien-tôt mort ſi l'on n'y m'étoit remede tres promtement, je fus d'avis que l'on coupât le bras auprés de l'endroit bleſſé, afin que l'on pût voir l'artère offensée, & la lier avec les autres vaiſſeaux coupés, ou y appliquer le cautère actuel, & conſerver ainſi par la perte d'un ſeul membre la vie au malade. Mais ne voulant pas permettre qu'on en vint à ce grand & dangereux remede ſur mon ſeul conſeil & authorité ; afin qu'on ne m'en imputât le ſuccés s'il n'étoit pas heureux ; ( car les gens du commun ſont tres portés à calomnier les Medecins, & à blâmer ſouvent peu honnêtement leurs meilleurs & plus utiles conſeils, ) je demandai qu'on prît encore le ſentiment d'un autre Medecin. On appella alors pour ſecond Medecin Jac. de Back qui aprouva mon ſentiment, mais qui fût d'avis qu'avant qu'on en vint à l'amputation, on tentât un autre moyen ; ſçavoir qu'on liât le bras fortement au deſſus, afin que par ce moyen on serrât ensemble tous les vaisseaux, & qu'ensuite on fit avec promtitude incision dans les muscles pour y chercher l'artère blessée, & l'aiant trouvée, on la liât avec un fil enduit de cire. On le resolut ainsi, & on l'executa à même tems; car il y avoit grand danger à retarder. L'incision étant faite, le sang qui s'étoit répandu en grande abondance entre les muscles, s'écoula dabord, mais on n'y remarqua aucune pellicule qui le conteint & renfermât, ni on ne pensa point à observer s'il y en avoit une; même le sang n'avoit pas resté assés de tems entre les muscles, pour qu'il pût s'y en engendrer, (si du moins il peut quelquefois s'en engendrer;) car tout cela se fit le second jour aprés la blessure reçûë. L'artère blessée aiant été trouvée, on la lia. On lâcha ensuite la ligature que l'on avoit faite au haut du bras, & on appliqua sur la partie les topiques convenables; & par ce moyen nôtre malade fut sauvé contre toute esperance, & son bras parfaitement gueri. Cependant il n'est personne qui à la seule rélation du cas ne voye que cette éfusion du sang entre les muscles ne fut pas un anevrisme, bienque Backius l'ait crû ainsi par erreur, & qu'il se soit imaginé comme en songe une pellicule entourant ce sang. Certainement je m'étonne que Regius se soit laissé si facilement persuader en une chose qu'il n'a jamais ni vûë, ni connuë; (car il est assés manifeste par l'opinion qu'il embrasse, qu'il n'a jamais ni vû ni connû de veritable anevrisme,) & qu'immediatement aprés, il ait établi là dessus comme par une authorité souveraine, un fondement de doctrine Medicale nouveau, & qu'il l'ait crû si solide, qu'il ose dire que ceux qui soûtiennent de bonne foi l'opinion contraire, ou quelqu'autre differente, rêvent ou badinent; puisqu'on a bien plus de lieu de soupçonner de rêver, ceux qui ont si bonne opinion d'eux mêmes, qu'ils n'admirent que ce qu'ils ont inventé ou imaginé, & qui l'admirent avec tant de vaine gloire, qu'ils rejettent avec mépris toutes les pensées qui viennent d'autrui, bienque souvent elles valent beaucoup plus que les leurs, & qui aiment mieux sur un faux rapport, (Voyez quelque chose de semblable *au liv.1. chap.22.*) en faire dabord une regle de medecine, que d'être de l'avis de ceux qui ont des opinions plus solides & plus veritables.

*Observation*

*Si la substance des artères est nerveuse, ou cartilagineuse.*

Mais aprés avoir examiné les tuniques & les fibres des artères; il faut maintenant revénir à la substance des artères, touchant laquelle plusieurs demandent: si elle approche plus ou de la nature des nerfs, ou de celle des cartilages? Aristote *au liv. 3. de l'hist. des anim. ch.5.* dit que l'aorte est nerveuse; & en plusieurs endroits il la nomme *Veine nerveuse*, νευρώδης φλέψ. D'autres croyent qu'elle approche plus de la nature de cartilage, fondés sur la chaleur & la dureté des grandes artères; & Galien semble être de cette opinion *au liv. 5. de la méthod. de guer. ch.5.* Mais Fallope *en son liv. des part. similaires, ch. 5.* croît qu'elles tiennent

tiennent le milieu entre le cartilage & le nerf ; en telle ſorte neanmoins qu'elles approchent un peu plus de la nature de cartilage, & que les grandes artères auprés du cœur ſont ſouvent cartilagineuſes & oſſeuſes ; ainſi qu'on l'a tres ſouvent vû dans les animaux de grande ſtature ſur leur vieilleſſe, & quelquefois dans l'homme. Cornel. Gemma, Solenander, Riolan, Harvée, & d'autres en rapportent des exemples. Mais la raiſon détruit ces trois opinions. Car il eſt conſtant en premier lieu que la ſubſtance des artères n'eſt pas nerveuſe, d'autant qu'elles n'ont qu'un ſentiment groſſier, & ſi petit, que l'on dit communément, qu'elles en ſont abſolument privées, bien que neanmoins le ſentiment généralement de toutes les parties nerveuſes ſoit tres vif. Pareillement il eſt évident par leurs fibres qu'elles ne ſont pas cartilagineuſes ; car les cartilages & les parties cartilagineuſes n'ont point de fibres. Enfin il paroît par tout ce que nous venons de dire qu'elles ne ſont pas de nature moyenne entre le nerf & le cartilage, puiſqu'elles ne participent ni de l'une, ni de l'autre de ces deux natures.

Il faut donc dire que la ſubſtance des artères eſt membraneuſe, propre, d'un genre qui leur eſt particulier, & telle qu'on n'en trouve point de ſemblable en tout le corps.

*Leur nourriture.* Les artères ſont nourries de la partie ſpiritueuſe du ſang qu'elles portent ; car comme il y a en lui pluſieurs particules ſalines, volatiles, & en diſſolution, il s'en attache à leurs tuniques une portion conſiderable qui rend leur ſubſtance plus ferme & plus denſe.

*Leur grandeur.* La grandeur des artères eſt tres differente. La grandeur & groſſeur de l'aorte eſt tres remarquable : ſa portion neanmoins qui, au ſortir du cœur, va en haut, eſt plus petite ; & celle qui va en bas plus groſſe, & cela par la raiſon que la grandeur & le nombre des parties inferieures, qui en doivent recevoir leur nourriture, ſurpaſſent la grandeur & le nombre de celles d'en haut. Les autres artères varient en grandeur, ſelon que leur uſage le requiert ; ſçavoir, ſelon qu'elles doivent ſe porter à des parties plus ou moins éloignées, & qu'elles doivent fournir plus ou moins de ſang à plus ou moins d'artères pour la nourriture des parties. Et plus elles s'éloignent du cœur, plus leur capacité s'etréſſit, & plus auſſi leur ſubſtance devient lâche & molle ; par la raiſon que le ſang en s'éloignant du cœur perd beaucoup de ſa ſpirituoſité, ainſi il s'attache moins de ſes parties ſalines à leurs tuniques ; Ajoûtez qu'il n'eſt pas néceſſaire que dans les parties éloignées du cœur, ces vaiſſeaux aient autant de ſolidité & de fermeté que dans ſon voiſinage, parce que le ſang devenant moins ſpiritueux, il peut être facilement contenu dans des vaiſſeaux mols.

*Leur nombre.* Il y en a qui diſent que le nombre des artères eſt moindre que celui des veines ; ce qu'on ne peut neanmoins déterminer au juſte, puisque les petites arterioles sont de beaucoup plus blanchâtres & plus transparentes que les veines, ainsi elles échapent facilement à la vûë: d'autres croyent que le nombre en est égal ; d'autres qu'il est plus grand ; par la raison, disent-ils, qu'il est poussé beaucoup plus de sang du cœur à toutes les parties pour leur nourriture, qu'il n'en est rapporté par les veines. En éfet, il s'en employe à la nutrition une tres grande partie, & il s'en dissipe pour le moins autant par les pores, avant qu'il arrive aux veines. On m'opposera peut-être, que si cela étoit vrai ; on ne verroit pas dans les veines tant de sang qu'on y en voit ; Car, on y en trouve beaucoup plus que dans les artères, & elles en sont plus gonflées ? Cela vient de ce que le mouvement du sang est beaucoup plus vite, & plus rapide dans les artères que dans les veines : car il en passe plus par les artères dans l'espace d'un moment, qu'en dix momens par les veines ; La cause en est que l'impetuosité que le cœur imprime au sang, est de beaucoup plus grande dans les artères que dans les veines, où elle est tres foible, & tres ralentie, & ainsi il se ramasse en elles plus de sang que dans les artères.

*Leur situation.* Les artères sont en plusieurs endroits cachées sous les veines ; en partie afin qu'elles soient en lieu plus seur, & en partie afin que par leur battement elles poussent un peu le sang qui est dans les veines, & le fassent avancer. Quelquefois neanmoins elles s'en éloignent ; rarement passent-elles par dessus, comme il arrive dans le bas ventre aux environs de l'os sacrum, où la grande artère s'éleve par dessus la veine cave.

*Leurs differences.* On peut facilement juger & connoître les differences des artères par tout ce que nous avons dit ci-devant. Car, *à raison de leur grosseur*, les unes sont tres grosses, comme l'aorte & la pulmonaire : les autres mediocres, comme les artères carotides, les émulgentes, les iliaques : les autres sont tres petites, comme les capillaires qui se dispersent dans l'habitude du corps, & dans la substance des viscères. *A raison de leur cours*, les unes sont droittes, les autres tortueuses, & vont en serpentant. *A raison de leur situation*, les unes sont artères de la tête, les autres du thorax, les autres du bas ventre, les autres des extremités ou membres : outre cela, les unes sont superficielles, les autres profondes. *A raison de leur connexion*, les unes s'attachent aux veines, les autres aux nerfs, les autres aux membranes, les autres à d'autres parties.

*Que toutes les parties sont nourries de sang arteriel.* Les artères se portent en toutes les parties du corps ; car il n'en est aucune où il ne soit porté du sang arteriel pour leur nourriture. Entius neanmoins *en son Apolog.* semble être de sentiment contraire ; aussi bien que Glisson *en son Anat. du foye, ch.* 45. Ils établissent que toutes les parties du corps ne se nourrissent pas de sang. Mais il est facile de répondre à cette difficulté par la distinction suivante : sçavoir que des parties du corps, les unes sont immediatement nourries de sang, telles sont les chairs des muscles, le parenchyme du cœur, du foye, &c. les autres mediatement seulement ; sçavoir lorsque du sang il se fait quelqu'autre suc, dont ensuite la partie est nourrie. Ainsi pour la nourriture des nerfs il n'est pas seulement nécessaire qu'il y ait du sang arteriel, (ce sang est porté à leurs tuniques exterieures par des arterioles invisibles, qui sont une continuation de celles qui rampent par les meninges ;) mais encore il faut que la plus grande partie de ce sang se change auparavant en esprits animaux, qui font eux-mêmes la plus considerable portion de cette nourriture, comme nous l'expliquerons *au liv. 8. ch. 1.* De-même, afin que les os se nourrissent, les artères entrent dans leur interieur, & répandent dans leurs cavités, & dans leurs porosités fongueuses leur sang pour y être changé en moële, de laquelle & des particules salines du sang les os sont nourris, comme on verra amplement ci-aprés *au liv. 9. ch. 1.* Les artères donc, aussi-bien que les veines, sont, ainsi que toutes les autres parties, nourries du sang qui passe par leurs cavités : Celles-là des particules du sang un peu salines, & qui approchent plus de la fixation ; ce qui fait que leur substance est plus compacte, & quelque peu plus fixe : Celles-ci des particules un peu sulphureuses, & plus humides ; d'où vient que leur substance est plus molle & plus relâchée. Fernel décrit *au liv. 6. ch. 5. de sa Physiolog.* la maniére dont se fait cette nutrition. *Les veines*, dit-il, *& les artères se nourrissent de même maniére ; quoiqu'elles contiennent en soi le sang dont elles sont immediatement nourries, elles ne peuvent pas neanmoins en peu de tems le convertir en leur substance ; mais la portion qui est auprés de leurs tuniques se change la premiére, blanchit, & passe en forme de rosée dans les petits trous étroits*, c'est à dire, *dans les pores de la veine ou de l'artère, ausquels, aprés s'y être interieurement appliquée, & être devénuë plus épaisse, elle s'attache, & enfin s'assimile.*

Or le sang est porté par les artères jusques aux parties les plus éloignées du corps, & cela par le moyen du pouls ou battement du cœur. En éfet, à chaque fois que ce viscère bât ou se resserre, il pousse le sang dans les artères, ce qui les fait à même tems dilater & battre : car tout ainsi que le cœur bât lorsqu'il se resserre, & qu'il pousse le sang ; les artères au contraire battent lorsqu'elles reçoivent le sang, & qu'elles en sont remplies & dilatées. *Le Pouls.*

Mais que toutes les artères généralement jusques aux extremités du corps, battent ensemble, & à même tems que le cœur ; plusieurs avec Praxagoras, & Galien en ont établi la cause en une certaine faculté pulsifique, qu'ils disent être propre & innée des artères, par laquelle d'elles-mêmes elles se distendent & battent au même point de tems que le cœur se resserre. Même Platerus *en ses quest. Physiolog. q. 2.* *S'il y a dans les artères une vertu pulsifique.*

voulant encore mieux établir & confirmer cette faculté, écrit que les artères sont formées, & battent avant le cœur. *Les artères*, dit-il, *sont formées, battent & portent l'esprit avant que le cœur se meuve.* Mais deux raisons font voir la fausseté de cette opinion. La *premiere*, est qu'à chaque changement du pouls du cœur, sur le champ le pouls des artères change aussi ; & on le sent foible, fort, prompt, lent, interrompu, &c. selon l'état ou celui du cœur se rencontre ; ce qui n'arriveroit pas si promtement, si les artères avoient une faculté pulsifique, qui, ainsi qu'on le veut, leur fût propre & naturelle. La *seconde* raison est, que lorsque dans un animal vivant on fait une ligature en quelque artère, dabord & sur le champ le mouvement de cette artère cesse en la partie qui est au delà de la ligature ; il ne cesseroit pas neanmoins, ou du moins il dureroit encore pendant quelque peu de tems aprés qu'on a fait la ligature, si veritablement les artères étoient doüées de cette pretenduë faculté naturelle de ce mouvoir. Que si l'on objecte que la raison pour laquelle cela ne peut se faire ainsi, est que la tunique de l'artère étant comprimée par cette ligature, l'irradiation du cœur qui doit exciter & mettre en acte la faculté motrice de l'artère, ne peut pas pénétrer ou se porter au delà de la ligature ; alors j'expliquerai la chose un peu differemment, & j'emploirai l'exemple de Plempius, qu'il décrit *en ses fond. de med. liv.2. Sect.4. ch.* 1. & 7. sçavoir : Je presserai avec les doigts dans un animal vivant l'artère aorte, ou quelqu'autre des plus grosses, situées vers le cœur, & au dessous de l'endroit pressé j'ouvrirai l'artère par une incision, & j'introduirai dans l'ouverture un peu de coton ou d'éponge molle, seulement pour boucher légérement l'artère, en telle sorte que les tuniques n'en soient ni distenduës, ni comprimées : cela fait lêvant les doigts de dessus l'artère, je cesserai de la presser, & alors on verra qu'au dessous du coton l'artère ne se meut plus, quoique ses tuniques ne soient ni comprimées, ni liées. A l'égard de l'opinion de Platerus citée ci-devant, elle est tres éloignée du vrai chemin, ainsi qu'il paroît évidemment & amplement par tout ce qu'on a dit ci-dessus *au ch.29. du liv.*1. touchant la première formation des parties.

*La cause du pouls des artères.*

La veritable cause donc du battement des artères est leur plenitude, & le mouvement du cœur par lequel il pousse le sang en leur capacité. Cela neanmoins paroît impossible à quelques-uns ; ( d'où vient que Valleus, Bartholin, & d'autres, croyent qu'il faut nécessairement reconnoître dans les artères une faculté pulsifique propre ; ) parce, disent-ils, que le sang remplit successivement les artères, & qu'il se meut partie aprés partie, & ainsi ils s'imaginent que par cette raison les artères ne doivent battre que les unes aprés les autres, & non pas toutes à même tems. Mais ils ne considerent pas que le sang des artères est rarefié, chaud, & subtil ; ce qui le rend tres facile à se mouvoir, & qu'il est poussé du cœur dans les artères déja pleines & gonflées d'un sang pareil ; ainsi lorsque de nouveau il en est poussé tant soit peu du cœur dans la grande artère, il faut nécessairement qu'au même point de tems tout celui qui est dans les autres artères, soit poussé en avant par ce peu qui vient d'y être introduit, & que toutes les artères souffrent distention. Si l'on met dans un plat ou dans une écuelle d'étain en rond plusieurs petites boules contiguës, & qu'on en pousse une avec la main, celle-là poussera & fera avancer la boule qui lui est voisine, laquelle en poussera une troisiéme, & ainsi toutes seront poussées & avanceront à même tems. Il arrive la même chose dans les artères, dans lesquelles du moment qu'une portion du sang y est mûë, toutes les autres se meuvent au même instant. A la verité si les artères étoient vuides, le cœur ne les rempliroit & ne les feroit battre que successivement ; mais comme elles sont pleines, il faut nécessairement qu'il les fasse battre toutes à même tems. L'experience confirme ces raisons ; car nous voyons que lorsque le cœur cesse de pousser du sang dans la grande artère, dabord & sur le champ le pouls de toutes les autres s'arrête. J'en vis un exemple autrefois à Nimegue, en un homme qui en combattant contre un autre, reçût, moi present, de son ennemi, dans le milieu du thorax, un coup d'épée qui pénétra dans le ventricule gauche du cœur, (ainsi que nous l'observâmes ensuite en ouvrant son corps ;) Cét homme au même instant qu'il fut blessé, tomba par terre comme s'il eût été frapé de la foudre, & mourut sur le champ. Comme j'étois par hazard present à ce combat, je me trouvai prés de lui au moment qu'il tomba, & je lui tatai le pouls au poignet & aux tempes : mais je n'y pûs sentir aucun battement d'artères ; par la seule raison que le sang s'écoulant par la blessure du cœur dans la cavité du thorax, n'étoit plus poussé dans l'aorte, & ainsi celui qui étoit contenu dans les artères demeura sans mouvement, & toutes les artères sans battement. J'avois vû auparavant un cas tout semblable à Leyden, & il m'est encore arrivé depuis il y a quelques années, de voir la même chose ici à Utrech. Dans ceux qui meurent subitement de syncope, le battement des artères cesse lorsque le cœur cesse de mouvoir ; ou on le sent foible, si le cœur se meut foiblement. Outre cela, tous les Medecins généralement conviennent & établissent que le battement des artères est un indice certain de la constitution du cœur. Or si les artères avoient une faculté pulsifique qui leur fut naturelle, leur battement ne désigneroit que leur propre constitution, & non celle du cœur ; & ainsi tous les Medecins jusques à nôtre tems auroient été en cela extrêmement trompés par Hipocrate, & auroient tous erré avec lui ; l'experience neanmoins fait voir chaque jour le contraire. Il paroît donc évidemment de tout cela que les artères n'ont aucune faculté pulsifique pro-

*Observation.*

pro, & que leur mouvement vient entiérement de celui du cœur. A la verité ce mouvement, dans l'affaissement des artères, est un peu aidé par leurs fibres transverses ; mais il est certain que ces fibres ne se meuvent pas d'elles-mêmes ; à moins qu'auparavant il n'ait été fait distention par le sang poussé par le cœur : car elles ne font autre chose que resserrer, & ramener à leur premier état les artères distenduës au delà de leur état de répos, dans lequel ensuite elles demeurent jusques à ce qu'elles soient distenduës de nouveau.

*Si lorsque le cœur bat, toutes les artères battent aussi.*

On demande maintenant si lorsque le cœur bât, toutes les artères battent aussi à même tems jusques aux derniéres extremités du corps? Je répons qu'ouy si les battemens du cœur sont grands, mais s'ils sont petits & languissans, alors le mouvement des artères n'est pas sensible en leurs fins. Aussi c'est avec beaucoup de raison qu'Harvée a dit; que l'*impulsion du cœur se diminuë à chaque division de l'artère comme en autant de parties ; en sorte qu'aux derniéres divisions les artères qui sont alors presque capillaires, sont semblables aux veines, non seulement eu égard à leur constitution & à leurs tuniques ; mais aussi eu égard à leur répos ; car ou elles n'ont point de pouls sensible, ou elles n'en ont pas toûjours, si ce n'est lorsque le cœur bat fortement, & que les arterioles sont extraordinairement dilatées.* C'est-là la cause qui fait que quelquefois on sent le pouls au boût des doigts, & quelquefois non ; & c'est aussi de là qu'Harvée jugeoit que les enfans nouveau-nés étoient en fiévre, lorsqu'il leur trouvoit le pouls sensible à la pointe des doigts.

On peut voir touchant le mouvement des artères la lettre de Descartes, addressée à un Medecin de Louvain, laquelle est *au Tom. I. Append.* 78.

---

## CHAPITRE II.

### *Du tronc de la grande Artère, ou Aorte.*

LA GRANDE ARTERE, ou AORTE, que les Grecs appellent μεγίστη, *tres grande*, quelquefois simplement μεγάλη, *grande*, παχεῖα, *grosse*, & ἀόρτη, de laquelle viennent toutes les artères du corps, si on excepte la trachée artère & la pulmonaire, les surpasse de beaucoup toutes en épaisseur de substance, & en capacité de conduit. La grande artère pulmonaire neanmoins, qui du ventricule droit du cœur va dans le poûmon, & que l'on appelle communément, mais mal, Veine arterieuse, ne lui est gueres dissemblable en l'un & en l'autre.

*Sa substance.*

Or la substance de l'aorte a dû être ainsi solide, de peur que le sang chaud & spiritueux, qui du foyer même de la chaleur est immediatement poussé en elle, ne se dissipât ; & elle a dû avoir beaucoup de capacité, afin qu'elle pût contenir une quantité de sang suffisante pour être distribuée à toutes les artères qui en derivent.

*Son origine.* Elle est continuë & adhérente par un large orifice au ventricule gauche du cœur, & dabord en son principe elle a trois valvules sigmoïdes, qui du cœur s'ouvrent en déhors, & qui empêchent que le sang ne retourne de l'artère dans le ventricule du cœur.

*L'artère coronaire.* Elle envoye avant que de sortir du pericarde, L'ARTE'RE CORONAIRE, tantôt unique, & tantôt double, laquelle entoure en maniére de couronne la base du cœur, & de là elle répand par toute sa longueur des rameaux accompagnés des veines coronaires, avec lesquelles ils se joignent, selon quelques-uns, par anastomose. Il seroit neanmoins tres difficile de le démontrer.

Il y a à l'orifice de cette artère une valvule, située de telle maniére que le sang peut facilement passer de la grande artère dans la coronaire, mais il n'en peut pas refluer.

Si l'on introduit une sonde dans la grande artère en vénant du cœur, cette valvule en empêche le passage, mais si on l'introduit en venant de la grande artère, elle la laisse facilement entrer dans la coronaire; & c'est par ce seul moyen qu'on reconnoît qu'il y a là une valvule, laquelle d'ailleurs est si déliée qu'elle ne paroît presque pas aux yeux.

*Son tronc.* L'aorte étant sortie du pericarde ; forme le tronc, dont la moindre partie se porte vers le haut, & la plus grosse descend vers les parties d'en bas.

---

## CHAPITRE III.

### *Des Rameaux qui viennent des artères souclaviéres.*

LA portion ascendante de l'artère aorte, est couchée sous la veine cave entre les membranes environantes, & elle monte le long de la trachée-artère.

*La souclaviére.* Immediatement aprés qu'elle est sortie du cœur, elle se divise en deux rameaux que l'on appelle SOUCLAVIERS. Le droit qui est le plus élevé & le plus ample, commence à l'endroit où l'aorte se partage, & fait les carotides ; Le gauche qui est situé plus bas, & qui est plus étroit, nait là où l'aorte se recourbe, & tenant une voye plus oblique que le précédent, il se porte au bras.

De ces deux souclaviéres il en derive plusieurs rameaux : Les uns pendant que les ſouclaviéres ſont encore dans le thorax ; les autres aprés qu'elles en ſont ſorties.

*L'intercoſtale ſuperieure* Pendant qu'elles ſont dans le thorax, il en vient de leur partie d'en bas l'INTERCOSTALE SUPERIEURE, laquelle des deux côtés s'étend le long des racines des côtes, & communique à trois ou quatre des entre-deux des côtes ſuperieures (Les intercoſtales inferieures viennent du tronc deſcendant de l'aorte,) des petits rameaux, un à chaque eſpace, leſquels envoyent des petits rejettons aux muſcles qui leur ſont voiſins, & à la moële de l'épine. Quelquefois neanmoins ces intercoſtales ſuperieures viennent des artères cervicales, qui par les trous des vertebres aboutiſſent en ces endroits.

De la partie ſuperieure de l'une & l'autre ſouclaviére, il en part les trois artères ſuivantes.

I. La MAMMAIRE, qui par les muſcles qui rempliſſent les entre-deux des cartilages des côtes vrayes, deſcend vers les mammaires, & ſortant à côté du cartilage xiphoïde, elle ſe diviſe au deſſous des muſcles droits de l'abdomen, en differens rejettons. Pluſieurs Anatomiſtes ci-devant ont dit que ces rejettons ſe joignent en leurs extremités par anaſtomoſe avec les extremités des rameaux de l'artère épigaſtrique aſcendante. Mais je n'ai pû remarquer nulle part cette union ; & la raiſon enſeigne qu'il n'y en a du tout point, puiſque le ſang qui ſe trouve ſurabondant en une artère, ne ſçauroit en quelle maniére que ce ſoit paſſer dans une autre artère ; car dans l'une & dans l'autre le ſang eſt pouſſé du cœur vers leurs fins, donc il n'eſt pas poſſible qu'il ſoit reçû quoique ce ſoit dans l'extremité d'aucune des deux, & qu'il ſoit porté vers le cœur. Ainſi s'il faloit admettre quelque anaſtomoſe ſous ces muſcles, il faudroit l'établir entre les artères mammaires & les veines épigaſtriques, & entre les artères épigaſtriques & les veines mammaires ; ce que neanmoins je n'ai jamais pû trouver, bienque pluſieurs Anatomiſtes l'aient décrit comme une choſe certaine. Voyez ſur ce ſujet *le chap.5. du liv.1.*

*La Cervicale.* II. La CERVICALE ; laquelle donnant des rejettons aux vertebres & aux muſcles du col, paſſe par les trous des apophyſes tranſverſes, & va juſques à la ſeptiéme vertebre du col, & perçant ſur le côté la dure mere qui révêt la moële de l'épine, à laquelle elle donne des rejettons, elle entre dans la cavité du crane par le grand trou de l'os occipital, & ſe joignant dabord au deſſus de la moële avec le rameau du côté opposé, elle ſe diviſe en une infinité de petits rameaux, qui concourans, ſe mêlans, & s'abouchans en pluſieurs endroits çà & là avec les petits rameaux de la cervicale du côté opposé, forment dans la pie-mere aux environs du cervelet, les laſſis merveilleux des rets. (Elle ſert principalement à arroſer le cervelet, & de la partie de derriére

derriére de la moële.) Ces petits rameaux, entrent en partie & pénètrent invisiblement la substance du cervelet, & en partie s'entr'ouvrant vers son interieur, ils répandent en abondance dans ses pores grande abondance d'un sang tres subtil, que l'on voit pousser de toutes parts en petits points, lorsque l'on y fait des incisions. Outre cela, de l'une & l'autre cervicale, il se porte vers la selle du cheval des petits rameaux, qui dans la partie inferieure du rets admirable se mêlent à tres grand nombre de petits rejettons des carotides; & ainsi ils semblent en quelque maniére concourir à la perfection de ce rets, bienque sa principale partie soit composée par des carotides.

III. La Muscule. Elle donne des petits rameaux aux muscles du col, & quelquefois à ceux du bras. *La Muscule.*

Lorsque la souclaviére est sortie du thorax, on l'appelle Axillaire, par la raison qu'elle panche vers l'aisselle. Avant que d'entrer dans le bras, elle donne en la partie d'en haut naissance à l'artère Humeraire, laquelle se porte aux muscles qui couvrent l'humerus & la partie convexe de l'omoplate; mais en la partie d'en bas elle envoye trois artères, sçavoir *L'Axillaire.* *L'humeraire.*

I. La Thorachique superieure qui se porte par plusieurs rameaux aux muscles qui s'étendent sur la poitrine. *La thorachique superieure.*

II. La Thorachique inferieure, qui se porte en bas par tout le côté du thorax, & principalement dans le muscle large. *La thorachique inferieure.*

III. La Scapulaire, qui entre dans les muscles qui remplissent la cavité de l'omoplate. *La Scapulaire.*

Ces rameaux ainsi envoyés, ce qui reste de l'artère axillaire aprés avoir fourni de petits rejettons aux glandes qui sont situées sous les aisselles, se porte aux bras; (D'où vient que quelques-uns l'appellent *Artère brachiale*,) & descendant avec la veine basilique, (car il n'y a point d'artère cephalique,) le long de la partie interieure du bras, elle distribuë des deux côtés, des rameaux tres minces dans les muscles qui embrassent le siége interieur de l'humerus. Ensuite se portant, conjointement avec le rameau profond de la veine basilique, en déhors, elle parcourt les déhors du coude, & donne des petits rameaux à la jointure & aux parties qui sont voisines. Mais au dessous du plis du coude, descendant interieurement vers les muscles fléchisseurs des doigts, elle se divise en deux rameaux tres considerables, dont le superieur se porte le long du rayon, & va au poignet, à l'endroit ou les Medecins ont coûtume de tâter le pouls; ensuite passant sous le ligament annulaire, elle envoye les rejettons suivans, *Les artères du bras & de la main.*

I. Aux muscles exterieurs de la main, entre l'os du pouce & celui du métacarpe; car à la reserve de cette artère-là, ces muscles n'ont point d'artère manifeste.

II. Deux au dedans du pouce.

III. Deux au dedans de l'index.

IV. Un au doigt du milieu.

Quant au rameau inferieur, il descend le long de l'aune, & va au poignet, où il produit & envoye les rameaux suivans,

I. Aux muscles qui sont auprés du petit doigt.

II. Au doigt du milieu.

III. Deux au doigt annulaire, ou medecin.

IV. Deux au petit doigt.

---

## CHAPITRE IV.

### *Des Artères carotides, & de leurs Rameaux.*

LEs artères CAROTIDES sortent de l'aorte descendante, immediatement aprés les souclaviéres. La carotide gauche s'éleve du tronc superieur; & la droite du commencement de la souclaviére droite, là où elle s'éleve par dessus la clavicule, bien que plusieurs aient dit, neanmoins sans fondement, qu'elle derive du tronc même de l'aorte.

Ces deux carotides étant arrivées prés de la partie superieure du sternon, tendent vers le haut, étant soûtenuës par le thymus en leur commencement, & montent à la tête par deux rameaux, l'un interieur, l'autre exterieur. Car aprés qu'elles ont donné des rameaux au larinx, à la langue, aux muscles de l'os hyoïde, & aux glandes voisines, elles se portent avec la veine jugulaire interieure, des deux côtés de la trachée artère, à la gorge, & là elles se divisent en deux rameaux, l'un exterieur, & l'autre interieur.

*Le rameau exterieur de la carotide.* Le rameau exterieur, qui est le plus grêle, en partie se disperse par plusieurs rejettons dans le visage & aux muscles des joües, arrosant aussi le front & le pericrane: & en partie se portant vers l'oreille, il envoye les rameaux suivans;

I. Le rameau anterieur qui se porte vers les tempes, où l'on sent son battement. C'est cette artère que l'on ouvre dans les douleurs de tête inveterées.

II. Le Rameau qui va derriére l'oreille.

III. Le rameau qui va à la machoire inferieure; les rejettons duquel s'inserent dans la lêvre d'en bas; & entrant aussi dans l'os de cette machoire, ils donnent une artère à chaque racine des dents. Ce rameau produit aussi des rejettons, qui par des petits trous pénètrent dans la table exterieure du crane, & entrent dans le diploé, auquel ils apportent le sang dont le suc medullaire est formé.

Le Rameau interieur, qui est le plus grand, se porte premiérement à la gorge, où il communique des rejettons au larinx, aux amigdales, & à la langue. Il envoye aussi des petits rameaux aux glandes qui sont derriére les oreilles, & aux parties spongieuses du palais & du nez. Ensuite il entre dans la machoire superieure, où il fournit une artère à chaque dent, par laquelle il s'y écoule quelquefois des humeurs acres qui y causent des douleurs tres aiguës. A l'égard du reste de ce rameau interieur, il monte dans le crane, & environ vers sa base il se divise en deux autres branches de grandeur inégale. *Le rameau interieur.*

L'une de ces branches; sçavoir la plus petite & la posterieure, aprés avoir envoyé deux rejettons, l'un aux muscles interieurs du col, & l'autre par le trou de la plus haute des vertebres à la dure meninge qui révêt la moële de l'épine, monte plus haut & entre dans le crane par le trou du nerf vague, & aiant parcouru & rampé par la dure meninge, il va se perdre aux environs de son sinus, dans lequel il semble qu'il entre çà & là par plusieurs tres petits filamens.

L'autre branche, qui est la plus grande, est presque égale au tronc d'où elle derive. Elle tend vers le haut, & par le canal osseux qui est gravé dans l'os cuneiforme, tout auprés du côté anterieur du conduit de l'ouye, elle se porte en serpentant à la selle du cheval, dans la base de laquelle, aprés avoir envoyé de part & d'autre un rameau dans les côtés de la dure-mere, elle se déploye en plusieurs petits rejettons tres déliés; lesquels s'entre-mêlant avec les ramifications de l'artère cervicale, forment le Rets admirable, assés visible dans les veaux, dans les bœufs, & dans les moutons, mais plus confus & moins sensible dans l'homme, à moins peut-être qu'on ne l'observe dans un sujet mort dépuis tres peu de tems; car alors il est tant soit peu apparent. Voyez sur ce sujet *le ch.8. du liv.3.* *Le Rets admirable.*

Toutefois cette branche ne s'employe pas toute entiére en ces ramifications que nous venons de décrire; mais perçant la dure-mere, elle entre dans la pie-mere par deux insignes rameaux, lesquels par une infinité de petits rejettons, se mêlent avec les petits rameaux de la cervicale, dispersés par la moële; & aussi hors du crane ils accompagnent la moële de l'épine jusques aux lombes. Cela fait, cette branche envoye immediatement ensuite un autre rameau plus petit, lequel sortant hors du crane par le second trou de l'os cuneiforme, va avec le nerf optique à l'œil. Elle envoye encore en haut par le trou qui est proche du choana, un autre rameau plus grand, lequel sur les côtés de la glande pituitaire se fend en deux rejettons, dont l'interieur s'étant uni avec l'artère interieure du côté opposé, & divisé en de tres petites arterioles, va au commencement des nerfs optiques, se répandre par la pie-mere; d'où en partie il pénètre par une infinité de petits rameaux invisibles dans la substance du cerveau, & en partie il verse par plusieurs orifices ouverts, du sang spiritueux dans les pores de la substance du cerveau. Quant à l'autre rameau, qui est l'exterieur, lequel se reflèchit, & est envelopé d'une membrane déliée, aprés qu'il s'est uni par ses petits rejettons aux arterioles, qui de la cervicale sont portées à cét endroit-là, en partie il se disperse par la pie-mere, & en partie vers le haut dans les ventricules anterieurs du cerveau, il fait le PLEXUS CHOROÏDE; Duquel on a parlé *au liv. 3. ch. 6.*

*Le Plexus choroïde.* De ce même grand rameau de la carotide, il en sort une autre artère, laquelle, incontinent aprés qu'elle est entrée dans le crane par le second trou des tempes, se divise en deux rejettons; dont l'exterieur se porte par le huitiéme trou de l'os cuneiforme dans la grande cavité, & envoye un petit rameau jusques à l'extremité du nez. L'autre rejetton, qui est l'interieur, se divise premiérement en deux, & ensuite il donne un petit vaisseau à la dure-mere.

## CHAPITRE V.

### *Des Artères qui viennent du tronc descendant de l'Aorte, avant qu'elle se divise.*

LA portion descendante du tronc de l'aorte, laquelle est plus grosse que l'ascendante, est adhérente à l'ésophage: Ce qui a donné lieu à quelques-uns de croire, par une conjecture qui n'est pas tout-à-fait sans fondement, que c'est de là qu'il arrive que l'on ressent un prompt rafraichissement, lorsqu'aprés que l'on s'est agité & échauffé plus qu'à l'accoûtumée, soit par un violent exercice, ou par l'ardeur du soleil, on boit de l'eau fraiche en assés grande quantité; par la raison, disent-ils, que l'ésophage étant rafraichi, cette fraicheur se communique à même tems au sang qui se trouve dans le tronc de la grande artère, qui lui est contiguë. C'est aussi peut-être de là qu'il arrive que si en pareil cas on boit de l'eau tres froide, & en trop grande quantité, on tombe en défaillance, parce que le sang qui est dans cette grande artère voisine, est subitement refroidi, & tant soit peu épaissi par cette eau à mesure qu'elle passe par l'ésophage, & ainsi son mouvement est troublé.

*Les intercostales inferieures.* Avant que cette portion descendante du tronc ait passé le diaphragme, elle envoye les INTERCOSTALES INFERIEURES: (Les superieures viennent des souclaviéres, ainsi qu'on l'a dit *au chap. 3.*) lesquelles partent de sa partie de derriére, & de chaque côté se portent dans les entre-deux de huit ou neuf côtes inferieures ; (car quelquefois il y a varieté dans le nombre) jusques au cartilage, ou un peu plus loing : Elles communiquent aussi par les trous qui sont dans les nerfs, des rejetons à la moële du dos.

*La Phrenique.* Outre cela du tronc, aux environs du diaphragme, naissent les PHRENIQUES, une du côté droit, & une autre du côté gauche, lesquelles vont du diaphragme au mediastin, & quelquefois au pericarde.

Le reste du tronc de l'aorte qui pénètre le diaphragme, distribuë de toutes parts des rameaux dans les parties inferieures : les uns avant qu'elle se divise en ces rameaux qui forment les artères Iliaques ; les autres aprés.

Ceux qui en sortent avant la division, accompagnent ; les uns les rameaux de la veine porte, les autres les rameaux de la veine cave.

Ceux qui accompagnent les rameaux de la veine Porte, sont deux, le CELIAQUE, & le MESENTERIQUE.

*La Celiaque.* L'ARTERE CELIAQUE, que quelques-uns appellent aussi STOMACHIQUE, nait de la partie de devant de l'aorte ; d'où elle se porte à la premiére vertebre des lombes, & descendant ensuite sous la cavité du foye, elle se divise immediatement sur le tronc de la veine porte en deux rameaux, qui sur le derriére du ventricule s'attachent au pancreas.

*La Gastrique droite.* De ces deux rameaux le droit, qui est le plus grêle, produit en sa partie la plus élevée la GASTRIQUE DROITE, laquelle va au pilore ; d'où vient que Spigelius l'appelle la PYLORIQUE. Elle produit outre cela les DEUX KISTIQUES, qui sont tres petites, & qui se distribuent par plusieurs petits rameaux, à la vessie du fiel. Mais de sa partie d'en bas la plus basse, il en sort les artères suivantes. *Les Kistiques.*

*L'Epiploïque droite.* I. L'EPIPLOIQUE DROITE, qui va à la partie droite du bas de l'omentum, & au colon qui lui est attaché.

*L'Intestinale.* II. L'INTESTINALE, qui va au duodenum, & au commencement du jejunum.

*La Gastroepiploïque.* III. La GASTROEPIPLOÏQUE DROITE, qui s'attache au fond & au milieu du ventricule.

*Les Hepatiques.* IV. Les DEUX PETITES HEPATIQUES ; touchant lesquelles il y a entre les Autheurs quelque dispute. Car suivant Galien *au 4. de l'usag. des part. chapitr.* 13. aprés qu'elles sont entrées dans le parenchime du foye, elles tendent pour la plûpart vers sa partie concave. Mais Rolfincius *en son Anatom. liv.* 6. *chapitr.* 25. & 24. dit qu'il en a vû dans la partie convexe une tres grande quantité. Au contraire Glisson *en son Anatom. du foye chap.* 29. remarque que ces arterioles n'entrent point dans le parenchyme du foye, mais seulement qu'elles s'insinuent dans la capsule commune, avec laquelle elles se divisent en petits vaisseaux capillaires, & elles communiquent plusieurs rejettons à la vessie du fiel, & aux pores biliaires. Voyez sur ce sujet *le ch.*14. *du liv.* 1.

La portion qui reste de ce rameau droit, entre par plusieurs rejettons dans le mesentère, qu'elle arrose.

*La Splenique* A l'égard du rameau gauche de la celiaque que l'on appelle SPLENIQUE, (Il arrive neanmoins quelquefois que l'artère splenique vient du tronc de l'aorte, & non de la celiaque,) & qui est plus ample que le droit, & un peu variqueux ; il se porte en serpentant à la rate, passant par dessus le pancreas ; & de sa partie d'en haut il envoye la GASTRIQUE MAJEURE, laquelle aprés qu'elle a donné un rejetton à la region la plus élevée, & à la moyenne du ventricule, lui en communique encore deux autres qui ont chacun leurs noms ; sçavoir

*La grande Gastrique.*

*La Coronaire stomachique.* I. La CORONAIRE STOMACHIQUE, qui entoure en maniére de couronne l'orifice superieur du ventricule, & donne plusieurs petits rameaux au corps même du ventricule.

*La Gastrique gauche.* II. La GASTRIQUE GAUCHE, qui sur le côté droit se porte vers le haut du ventricule, & au pilore.

Outre ces artères, il vient encore du rameau splenique, mais de la partie d'en bas ;

*L'Epiploïque de derriére.* I. L'EPIPLOÏQUE DE DERRIE'RE, laquelle se porte au bas de l'omentum, & au colon qui lui est attaché.

*L'Epiploïque gauche.* II. L'EPIPLOÏQUE GAUCHE, qui va en la partie d'en bas du côté gauche de l'omentum.

*Le vaisseau court arterieux.* Le reste du rameau splenique s'aproche de la rate, & entre dans son parenchyme, aprés avoir, un peu avant que d'y entrer, envoyé le VAISSEAU COURT ARTERIEUX au côté gauche du fonds du ventricule ; & la GASTROEPIPLOÏQUE GAUCHE ; laquelle étant soûtenuë par le haut de l'omentum, rampe par le côté gauche du fonds du ventricule, & envoye des petits rameaux à sa partie de devant & de derriére, & aussi à l'omentum. Ce rameau étant entré dans la rate, se distribuë par plusieurs divarications dans sa substance. Voyez sur ce sujet *le ch.*15. *du liv.*1.

*La Gastro-epiploïque gauche.*

*La mesenterique.* L'ARTERE MESENTERIQUE, laquelle aussi accompagne les racines de la veine Porte, prend naissance de la partie de devant du tronc, tantôt unique, tantôt, immediatement aprés en être sortie, divisée en deux rameaux ; dont le superieur, qui prend sa naissance au dessous de la celiaque, se porte par toute la partie d'en haut du mesentère, (auquel endroit il fait les meseraïques,) & aussi dans le jejunum, dans l'ileon, à une partie du colon, & au rein droit.

L'inferieur, qui nait sous les spermatiques, tout auprés de l'os sacrum, entre dans la partie la plus basse du mesentère, & se distribuë par plusieurs rameaux dans le côté gauche du colon, & dans l'intestin droit ; & enfin descendant au podex, il y fait les artères HEMORROÏDALES INTERIEURES.

*Les hemorroïdales*

C'est par ces rameaux qui viennent de la mesenterique, qu'est porté le sang arteriel destiné pour la nourriture des intestins, & du mesentère même. Et il ne faut point écoûter ceux qui fondés sur l'authorité de Galien (*au liv. S'il y a du sang dans les artères*,) croyent que les artères mesenteriques sucent la partie la plus subtile du chyle; car le cœur pousse continuellement le sang, de soi aux parties par les artères, sans qu'il reçoive rien des parties par leur moyen; & ces deux mouvemens contraires, d'expulsion & d'attraction, ne sçauroient se faire à même tems dans les artères. Toute cette erreur est venuë de ce que Galien n'a pas connu les vaisseaux lactées, & qu'à raison de leur couleur blanche, il les a prises pour des artères.

*roïdales inferieures.*

Les rameaux qui, aprés être sortis du tronc de l'aorte avant sa division, suivent les rameaux de la veine cave, sont plusieurs:

I. L'ARTERE EMULGENTE, dont il y en a une de chaque côté, (rarement en trouve-t'on davantage,) Elle nait du tronc de l'aorte, aux environs de l'union de la premiére & de la seconde vertebre des lombes; la droite étant située un peu plus bas, & la gauche plus haut; & s'étant divisée en deux, trois, & quatre rameaux, elle entre dans le rein de son même côté. Rolfincius dit que dans la substance des reins, les extremités de cette artère se joignent par anastomose en plusieurs maniéres, avec les fins des veines émulgentes; ce qui ne paroît du tout point probable; (Cela est évident par tout ce que nous avons dit ci-dessus *au liv.2. ch.*18. de la constitution des veines;) ainsi je ne souscrirai point à cette opinion qu'on ne m'ait fait voir ces jonctions, ou que moi-même je ne les aye trouvées.

*L'artère émulgente.*

II. Les DEUX SPERMATIQUES. L'une & l'autre sortent de principes contigus, (rarement voit-t'on que la droite vienne de l'émulgente; quelquefois neanmoins on a vû dans les femmes la gauche en venir;) La droite passe sur le tronc de la veine cave. Chacuns de ces artères, dabord aprés leur naissance, à deux doigts ou environ d'éloignement des émulgentes, se joint à la veine de son même côté, & descend dans les hommes aux testicules, par la production du peritoine; mais dans les femmes, lorsqu'elles s'approchent des testicules, elles se divisent en trois petits rameaux; dont le premier s'insere dans les testicules; le second entre par plusieurs petits rejettons dans le fond de la matrice; & le troisiéme se distribuë dans la trompe & dans le ligament de la matrice.

*Les deux spermatiques.*

III. Les LOMBAIRES, qui ne se distribuent pas seulement dans les muscles voisins des lombes, & par le peritoine, mais encore sur le derriére, là où le tronc de la grande artère s'appuye sur les vertebres, se portent par les trous des vertebres des lombes à la moële de l'épine; & quelques-uns croyent que de là, conjointement avec les veines qui leur sont unies, elles montent au cerveau, sur le côté de la moële.

*La Musculaire superieure.* IV. La MUSCULAIRE SUPERIEURE, une de chaque côté. Elle se porte par les côtés de l'abdomen, & dans ses muscles.

## CHAPITRE VI.

### *Des Artères qui naissent de l'Aorte descendante aprés sa division entre le peritoine.*

APrés que le tronc descendant de l'artère aorte est arrivé à la region de la cinquiéme vertebre des lombes, il monte sur la veine cave, & se divise en deux rameaux, qu'on appelle ILIAQUES. Au point de sa division il produit l'ARTERE SACRE'E, laquelle entre par de tres petits rejettons dans les trous de l'os sacrum, & va s'ouvrir dans sa moële. *L'Iliaque. La Sacrée.*

Non loin de cette division chacun de ces rameaux se divise de nouveau en deux autres; dont l'un est interieur, & l'autre exterieur.

De ce rameau iliaque interieur, qui est le plus petit, il en vient trois rejettons, sçavoir

*La Musculaire inferieure.* I. La MUSCULAIRE INFERIEURE, laquelle va aux muscles fessiers, qui forment les fesses, & aussi à l'extremité du muscle iliaque, & du psoas. Aux environs de l'origine de ce dernier il s'y éleve quelquefois de l'un des deux troncs, un rameau qui se porte à la peau du pubis, de l'ilion, & de l'abdomen.

*L'Hipogastrique.* II. L'HYPOGASTRIQUE, lequel est ample, & qui se porte à la partie la plus basse de l'os sacrum, à la vessie, à son col, & aux muscles qui couvrent l'os pubis; & elle envoye quelques racines jusques au podex, où elle forme les HEMORROÏDALES EXTERIEURES. Dans les hommes elle se porte au gland par les deux corps caverneux du penis: mais dans les femmes elle se distribuë par grande quantité de rameaux dans le fond de la matrice, & dans son col. *Les Hemorroïdales exterieures.*

*L'Ombilicale.* III. L'ARTERE OMBILICALE, laquelle montant prés des côtés de la vessie, & s'inserant dans la duplicature du peritoine, se porte au nombril; par lequel dans le fœtus, pendant qu'il est enfermé dans la matrice, il sort, & va se rendre au placenta, ainsi qu'on l'a dit *au liv.* I. *ch.*31. Mais dans l'homme, lorsqu'aprés sa naissance on a coupé le nombril, en sorte qu'il ne fait plus la fonction de porter le sang, il devient solide & dur, & dégénère en ligament, qui soûtient tant soit peu la la vessie par les côtés, & s'étend comme une corde depuis l'une & l'autre iliaque jusques au nombril.

Ce qui reste du rameau interieur, s'étant joint à un rejetton du rameau exterieur, se distribuë dans les muscles qui remplissent le trou de l'os pubis, & dans ceux des environs.

A l'égard du rameau iliaque exterieur, qui est le plus grand, il en sort deux branches;

I. L'EPIGASTRIQUE, qui se reflechit en haut au déhors du peritoine, monte interieurement par le muscle droit de l'abdomen. Cette artère & la mammaire descendante se rencontrent aux environs du nombril, & l'on dit vulgairement que leurs extremités se joignent par anastomose; ce que nous avons neanmoins un peu ci-devant *au chap.3. précédent*, & *au liv. 1. ch.5.* fait voir n'être pas veritable. *L'Epigastrique.*

La HONTEUSE; laquelle de chaque côté envoye une artère considerable, aux les corps nerveux ou fongueux du penis, & dans les femmes au clitoris. De là elle se porte interieurement le long de la jointure de l'os pubis aux parties honteuses, aux aînes, à leurs glandes, & elle se perd dans la peau de ces parties, & du penis. *La Honteuse.*

Ces rameaux étant ainsi distribués, les iliaques sortent du peritoine, & descendent dans les cuisses, & dans les jambes. Alors changeant de nom on les appelle Crurales.

---

# CHAPITRE VII.

## *Des Artères Crurales.*

L'ARTERE CRURALE; laquelle est plus petite que la veine crurale, envoye en descendant d'autres rameaux au dessus & au dessous du jarret. *La Crurale.*

Au dessus du jarret, il en sort les trois branches suivantes.

I. La MUSCULAIRE CRURALE EXTERIEURE, qui vient de la partie exterieure du tronc crural. Elle se distribuë par les muscles de devant de la cuisse. *La musculaire crurale exterieure.*

II. La MUSCULAIRE CRURALE INTERIEURE, qui vient de la partie interieure du tronc. Elle se distribuë par les muscles interieurs de la cuisse. *La musculaire crurale interieure.*

III. La POPLITÉE, qui descendant en bas par les muscles de derriére de la cuisse, se porte jusqu'au jarret, d'où lui est venu ce nom. *La Poplitée.*

Au dessous du jarret elle produit la SURALE, laquelle est cachée un peu sous le jarret. Elle envoye de chaque côté de profonds rameaux à la jointure du genou, & aux trois muscles qui composent le gras de la jambe : De là descendant vers le tibia, elle se divise en trois rameaux, que l'on appelle ARTERES TIBIALES.

*Les Tibiales.*

I. La TIBIALE EXTERIEURE, laquelle descendant le long du peroné se perd dans les muscles du tibia.

II. La TIBIALE DE DERRIÉRE LA PLUS ÉLEVÉE, laquelle se porte jusques à l'union ou mêlange des tendons des muscles du sura.

III. La TIBIALE DE DERRIÉRE LA PLUS BASSE, laquelle passe par le ligament membraneux qui joint les muscles du peroné à l'os de la jambe, & va se distribuer par le dessus du pied, & par les muscles abducteurs des doigts.

*L'Artère du pied.*

Le reste du tronc crural descend par derriére le tibia entre le second & le troisiéme muscle des doigts du pied, & se porte entre l'éperon & la cheville au bas du pied ; envoyant des environs de la cheville sur le côté un rameau au muscle du pouce, & aux parties d'en haut du pied. Ce qui reste se distribuë en deux rameaux, entre les tendons des muscles des doigts du pied. Celui de ces deux rameaux, qui est interieur, donne deux rejettons au pouce, deux au doigt index, & un au doigt du milieu. L'exterieur en donne deux au petit doigt, deux au medecin, & un au doigt du milieu.

Il faut remarquer que dans l'histoire des artères, que nous, ou d'autres Anatomistes avons décrite, on n'a décrit que celles-là seulement, que l'on peut manifestement voir & trouver ; étant impossible de décrire leurs petites ramifications qui ne sont pas manifestes, ou qui échapent à la vûë, quoique la nutrition enseigne suffisamment, que dans les parties il y en a tres grand nombre. P. ex. la peau est nourrie de sang arteriel ; à peine neanmoins peut-on démontrer en elle aucune artère visible ; quoiqu'il soit évident par la nourriture & par l'éfusion du sang, qu'il y en a. Et il est certain qu'il en est de même dans la plûpart des autres parties.

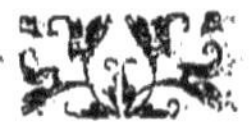

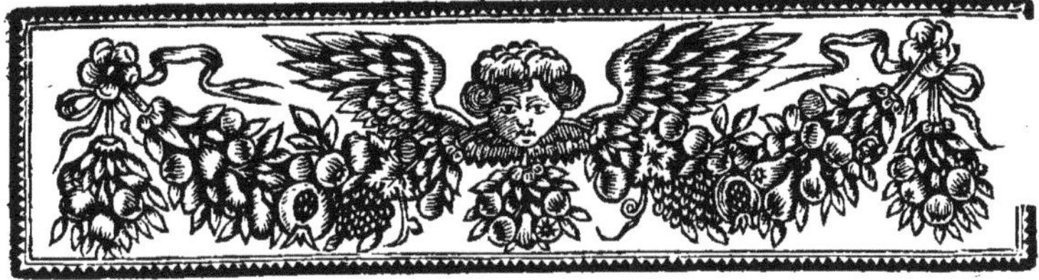

# L'ANATOMIE DU CORPS HUMAIN.

## *LIVRE SEPTIE'ME.*

## DES VEINES.

### CHAPITRE PREMIER.

#### *Des Veines en général.*

LA VEINE eſt appellée par les Grecs φλὲψ, du verbe *φλέβειν*, *abonder*, *être plein*, parce qu'il y a en elle abondance de ſang.

Les Anciens ont auſſi donné aux artères le nom de Veine, comme il paroît par Hipocrate, par Ariſtote, par Galien, par Celſe, & par d'autres. Pluſieurs aujourd'hui le donnent auſſi aux vaiſſeaux lactées, & aux lymphatiques, qu'ils appellent Veines lactées, Veines lymphatiques, mais peu à propos ; puiſque ces vaiſſeaux ne ſont pas portés comme les veines en toutes les parties du corps ; & que de plus, ils en ſont tres differens, tant en uſage qu'en ſubſtance. Pour nous, nous ne donnerons ici l'hiſtoire que des veines proprement dites, c'eſt à dire des ſanguines.

*La Definition de la veine.*

Or la VEINE EST UNE PARTIE ORGANIQUE SIMILAIRE, MEMBRANEUSE, LONGUE ET RONDE, CREUSE, CONTENANT LE SANG LE MOINS SPIRITUEUX, ET LE PORTANT AU COEUR.

On la nomme *Organique*, entant qu'elle est destinée à une action ou usage; sçavoir pour porter le sang.

On l'a dit *Similaire*; prenant ce mot dans une signification étenduë, ainsi qu'on l'a dit des artères *au liv. précédent.*

Sa forme est exprimée par ces mots, *longue*, *ronde*, *creuse.*

Son usage est dénoté par ces autres; *contenant le sang le moins spiritueux*, & *le portant au cœur.* Sçavoir, parce que le sang est la principale des humeurs qu'elle porte, les autres qui sont mêlées avec le sang étant en petite quantité.

Je dis, *moins spiritueux*, pour le differencier du sang arteriel qui est beaucoup plus spiritueux, & qui n'arrive aux veines qu'aprés avoir quitté la plus grande partie de sa spirituosité.

Je dis, *contenant*; non pas que ce sang ne soit contenu que dans les seules veines; car on en trouve aussi assés dans la substance de plusieurs autres parties; mais c'est que sa plus grande partie est contenuë dans ces vaisseaux, & y est preservé de corruption, autant que faire se peut; car si la même quantité étoit contenuë en quelqu'-autre endroit hors des vaisseaux, elle se corromproit & se pourriroit tres promtement.

Je dis, *le portant au cœur*, parce que c'est-là son principal usage, ainsi qu'il paroît par ce que nous avons dit de la circulation du sang *au liv. 2. chap.* 8. Or le sang est porté par le veines sans battement, & il y coûle & y est poussé seulement comme une onde en pousse une autre.

Les Anciens attribuoient encore aux veines deux autres usages.

I. De *distribuer le sang*: Car ils croyoient que le sang s'écouloit de la cave dans les autres veines moins grosses qu'elle, & qu'ainsi passant outre il étoit porté & distribué à toutes les parties. Mais la connoissance de la circulation du sang a déja depuis long-tems renversé cette opinion.

II. De *cuire & faire le sang*: Galien parle tres souvent en plusieurs endroits de ses ouvrages, de cette action des veines; Car *au liv. de l'us. des part. ch.* 16. il dit que les veines sont faites pour la génération du sang, & pour le porter à toutes les parties. Et *au liv.* 4. *de l'us. des part. ch.* 17. il dit que cette faculté leur est attribuée, afin que le tems qui se passe pendant que le sang est porté dans elles, ne soit perdu pour la préparation de l'aliment. Et *au liv. des differences des maux*, *ch.*7. voulant encore indiquer la même chose, il dit que souvent les affections des veines empêchent qu'il ne s'engendre du sang utile & parfait. Entre les Nouveaux Adr. Spigelius est de l'opinion de Galien. Voici comment *en son Anat. liv.*8. *chap.* 12. il parle; *Il y a des veines qui préparent &*

*cuisent le sang, & qui naturellement ont la force & la faculté de le faire.* Et peu aprés il ajoûte. *Si donc nous jugeons & concluons que le cerveau est le domicile de la raison, parce que nous sentons que lorsqu'il est blessé & qu'il souffre, nôtre raison s'affoiblit; ce sera certainement tres à propos que nous établirons de-même, que le sang se fait dans les veines; puisque l'on voit que lorsqu'elles sont affectées, il ne s'engendre que du méchant sang.* Vesal, Joubert, Dulaurent, Schenckius, & plusieurs autres suivent aussi l'opinion de Galien. Mais cette action ne convient pas aux veines, & on ne doit l'attribuer qu'au cœur seul, qui est l'unique viscère qui fait le sang, & duquel plus le sang s'éloigne, plus il perd de sa perfection, sans qu'il puisse la recouvrer nulle part dans les veines; en sorte qu'il faut nécessairement qu'il retourne par leur moyen au cœur, pour y être cuit de nouveau; & ainsi rétabli en son premier état. Higmorus qui avoit bien connû cette verité, refute fortement cette opinion *au liv.1. de son Anat. ch.1.* Voyez sur ce sujet *les ch.11. & 12. du liv.2. précédent.*

La substance de la veine est membraneuse, & mediocrement molle, afin qu'elle puisse plus facilement s'étendre & s'affaisser. *Sa substance*

Elle est composée d'une seule tunique propre, molle, & d'un sentiment obtus; d'où vient que l'on dit vulgairement qu'elle ne sent point du tout. On la croit entre-tissuë de trois sortes de fibres; mais il y a entre les Anatomistes quelque dispute sur ce point. Fallope *en ses Obs.* & Vesal *en son exam. sur les Obs. de Fallope*, les revoquent en doute, parce que, quelques soins qu'il aient apporté, ils n'ont jamais pû les trouver. Scaliger aussi *en son Comm. sur le liv. d'Hipoc. des song.* les nie absolument. Brissotus au contraire *au liv.de la saign.dans la plev.*&c.& Fernel.*au liv.de la meth. de guerir*, les admettent entiérement; car ils donnent pour avis de prendre garde dans la saignée aux fibres des veines. Fuchsius *en son Comm. sur le liv.de Galien, de la saignée.*& Thad. Dunius *au liv.de la saignée*, sont de l'opinion de ces derniers. Pour nous, afin de porter aussi nôtre jugement sur cette dispute, nous croyons qu'on doit dire, que bien qu'aucun Anatomiste ne puisse démontrer manifestement les fibres des veines, on pourra neanmoins facilement s'en former une idée, si l'on considere attentivement leur nécessité & leur usage; & si l'on prend garde, que c'est seulement & uniquement par elles que les veines sont maintenuës en l'état qu'elles doivent être, & que lorsqu'elles sont excessivement distenduës par l'abondance du sang qui les remplit, elles sont par la contraction des fibres ramenées en leur état naturel. Cela paroit tres manifestement dans les varices, où les fibres transverses, & les obliques se rompans, la tunique de la veine se rélâche extrêmement, & ne se peut plus dans la suite resserrer, ni être ramenée à son état naturel. Lindanus semble n'avoir pas fait reflexion à cela, lorsque *dans sa Physiolog. ch. 16. art.19.* il s'étonne si fort que les Medecins admettent dans les veines une si grande multitude de fibres; d'au- *Sa tunique propre.* *Ses fibres.*

tant, dit-il, qu'il n'eſt beſoin que des ſeules droites ; Mais je ſuis beaucoup plus ſurpris qu'il n'ait pas lui-même remarqué par les ſeules varices, que pour la force & la conſervation du vaiſſeau, les fibres tranſverſes ſont beaucoup plus néceſſaires que les droites, & qu'ainſi s'il faut en admettre de droites, il eſt encore plus néceſſaire d'en admettre de tranſverſes, & d'obliques. Spigelius & Plempius diſent que l'on peut démontrer ces fibres en faiſant cuire les troncs des plus groſſes veines des gros animaux. Deuſingius croit que par le moyen de ces fibres les veines attirent le ſang, & le portent au cœur : il dit encore que les meſeraïques attirent le chyle. Mais cela n'eſt que pure imagination, contraire à la raiſon & à l'experience, & abſolument indigne qu'on la refute : En éfet, nous avons ſuffiſamment établi ailleurs qu'il n'y a point dans les veines, ni dans les autres vaiſſeaux, de ſemblable attraction.

*Son ſentiment.* La tunique des veines a peu, ou point du tout, de ſentiment ; cela eſt évident dans la ſaignée, dans laquelle neanmoins s'il ſurvient quelque douleur, ce n'eſt point dans la veine qu'on la reſſent, mais dans la peau & dans les autres parties voiſines ſenſibles, auſquelles la veine eſt adhérente.

Riolan *dans ſes animadverſ. ſur Bauhin*, cherchant en tout l'occaſion de critiquer Bauhin, le reprend de ce qu'il a dit que les veines n'ont point de ſentiment : il objecte que, ſelon Plutarque, Marius ſouffrit de grandes douleurs quand on lui coupa les varices ; & qu'on en ſoufre pareillement de tres cruelles, quand les hemorroïdes ſont enflées. Mais, je vous prie, qui eſt ici ſi aveuglé, qu'il ne voye pas que dans l'un & l'autre de ces deux cas, ce n'eſt pas dans la veine que la douleur que l'on ſouffre, eſt excitée, mais dans la peau & dans les membranes qui ſont aux environs. Nous avons auſſi nous-même fait quelquefois couper des varices, & les malades ſe plaignoient de reſſentir de tres vives douleurs pendant que l'on ſéparoit la veine d'avec les membranes qui étoient au deſſus ; mais lorſqu'aprés avoir fait cette ſéparation on en venoit à couper la veine, ils ne ſentoient du tout point l'operation, ou du moins tres peu. En ſorte que je dois ſur ce fait ajoûter plus de foi à mes propres yeux qu'aux ſentimens de Riolan.

*La tunique impropre & commune des veines.* Outre la tunique propre dont on vient de parler, la veine emprunte ſouvent, des parties qui lui ſont voiſines, une autre tunique impropre commune. Dans le thorax elle la reçoit de la plevre, dans l'abdomen du peritoine, & dans les autres endroits, des membranes qui ſont proche, afin qu'étant par leur moyen attachée aux parties voiſines des endroits par où elle paſſe, elle arrive plus ſûrement, ſur tout quand le trajet eſt long, au lieu où elle doit aboutir. Elle quitte neanmoins cette tunique lorſqu'elle entre ou dans les parenchimes des viſcères, ou dans la ſubſtance des muſcles, ou en quelqu'autre partie.

La veine est nourrie du sang qu'elle porte ; ainsi, comme ce sang a en soi peu d'esprits salins, il arrive de là qu'étant nourrie d'un suc tres humide, sa substance en est aussi tres molle. On peut voir *au liv.6. précédent*, *ch.1.* la maniére dont, selon Fernel, elles sont nourries.

*La nourriture des veines.*

Il se presente ici un doute à resoudre ; sçavoir, que puisque les veines reçoivent le sang poussé par les artères, & qu'elles le reportent à sa source, c'est à dire au cœur ; pourquoi aussi n'ont-elles pas elles-mêmes un battement ? Je répons que dans les artères le mouvement de pulsation ou battement est à la verité continué jusques à leurs extremités ; mais qu'à raison de leurs frequentes divarications, l'impetuosité de ce mouvement se diminuë peu à peu, & de plus en plus ; en sorte que vers leurs fins il est tres foible, & manque presque entiérement : & c'est là la raison pourquoi il ne peut y avoir de battement dans les veines. Outre cela le sang tombant des moindres arterioles presque sans impetuosité, & entrant ensuite dans les orifices tres étroits des veines, passe immediatement aprés de ces lieux étroits dans la capacité large des veines : ainsi il ne se peut plus faire en elles ni mouvement violent, c'est à dire tres impetueux, ni mouvement de pulsation. En la même maniére absolument, que si de l'eau pressée ou par le piston d'une seringue, ou par sa propre gravité, est poussée au travers d'un trou ou canal étroit vers un plus large canal, elle entre à la verité promtement & avec impetuosité dans le canal étroit ; mais de l'autre côté elle coule lentement & sans tant d'impetuosité par le canal large, une onde poussant l'autre sans violence. Voyez la comparaison que nous avons proposée sur ce sujet *au liv.2. ch.8.*

*Pourquoi les veines n'ont point de battement.*

Les veines sont munies interieurement de plusieurs valvules membraneuses & minces, neanmoins solides, lesquelles sont tantôt simples en forme d'ongle, ou de demi-lune, & tantôt doubles, c'est à dire qu'il y en a deux, situées en opposition l'une à l'autre ; telles qu'on les rencontre en certains grands vaisseaux. Quelquefois, à ce qu'on dit, on les trouve triples, opposées les unes aux autres triangulairement. Elles sont, généralement toutes, disposées en telle maniére, qu'elles donnent un libre passage au sang pour aller vers le cœur, & en empêchent le reflux. Ainsi les valvules des veines de la tête regardent vers le bas, & celles des parties inferieures vers le haut.

*Leurs valvules.*

Le nombre des valvules des veines est infini, & il n'est aucun Anatomiste qui puisse les démontrer toutes ; Quelques-uns neanmoins en ont recherché avec grand travail les plus grosses, & plus apparentes, & ils en ont fixé le nombre dans tout le corps à 108. Mais à quoi sert cette fixation ? Il en reste encore des quantités infinies dans les plus petites veines, desquelles, bien qu'il soit impossible de les trouver & de les démontrer, on ne sçauroit neanmoins nier l'existence, laquelle paroît de ce que par leur moyen le sang est tellement soûtenu

& retenu, qu'il est impossible de le répousser avec les doigts vers les parties desquelles il vient à ces petites veines.

*Leur grandeur.* La grosseur des veines est extrêmement diverse. En général les parties molles & chaudes ont de grosses veines, parce qu'elle doivent remporter beaucoup de sang : Celles qui sont dures, plus froides, & qui ont moins de mouvement, en ont de plus petites, par la raison contraire. La plus grande de toutes est appellée VEINE CAVE, à cause de son insigne cavité. Elle est comme un grand fleuve de sang, dans lequel toutes les petites veines, ainsi que de petits ruisseaux, déchargent le sang. Ces veines sont entr'elles plus ou moins grandes, selon que chacune doit en particulier porter plus ou moins de sang. Hipocrate appelle les plus grandes χόλαι, & αἱμόῤῥοι, *Veines*, & *sanguifluës*, parce qu'elles contiennent beaucoup de sang, & que si elles se rompent, ou qu'on les coupe, elles en versent grande quantité. A l'égard des petites, ou moindres, il les nomme τριχισμοι, *capillaires.*

*Leurs anastomoses.* Il y a peu de veines qui dans leur cours soit sans compagnes. La plûpart sont accompagnées d'une artère, & il arrive rarement que la veine soit sous l'artère ; souvent elle est à côté ; mais le plus souvent elle s'apuye dessus ; peut-être afin que l'artère soit en plus grande sûreté. Plusieurs se joignent en leurs extremités aux fins des artères par anastomose, & il y en a quantité qui par leurs extremités chévéluës se perdent dans la substance des parties.

*Leurs differences.* Les veines ont plusieurs differences 1. *A raison de leur substance.* Les unes ont leur tunique épaisse, les autres déliée. 2. *A raison de leur grandeur.* Elles sont ou grandes, ou mediocres, ou petites, ou chévéluës. 3. *A raison de leur figure.* Les unes sont droites, les autres courbes & tortueuses. 4. *A raison de leur situation.* Les unes sont de la tête, les autres du thorax, de l'abdomen, ou des extremités. 5. *A raison de leur connexion.* Les unes sont unies à la chair, les autres à une artère, à un nerf, à un os, ou à quelqu'autre partie. A ces differences, quelques-uns en ajoûtent encore d'autres qu'ils tirent de leurs usages ; entant que les unes portent du sang pur, d'autres du chileux, d'autres de l'impur & excrementeux. Mais comme les veines n'ont qu'un seul usages, qui est de rapporter vers le cœur le sang, quel qu'il soit ; bon ou méchant, pur ou impur, qui est resté aprés la nourriture des parties ; & que cét usage est égal & commun en toutes, on ne peut avec justice établir entr'elles aucune difference à raison de leur usage.

*Leur nombre* Plusieurs établissent que le nombre des veines est plus grand que celui des artères, d'autres le croyent égal, & il semble qu'il ne manque pas de raisons probables aux uns & aux autres. Mais il est trop difficile de donner sur cela une juste decision ; puisqu'il n'est point d'œil assés perçant pour voir, ou trouver toutes les plus petites productions des

des veines & des artères. Si nous considerons seulement les troncs, alors nous établirons le nombre des veines égal à celui des artères. Car tout ainsi qu'il y a trois artères; La Trachée, la Pulmonaire, & l'Aorte : de même aussi il y a trois veines, qui sont la Veine Porte, la Cave, & la Pulmonaire : ausquelles si nous voulons joindre la veine Ombilicale, il faudra aussi ajoûter au nombre des artères les artères Ombilicales : Mais comme celles-ci sont des productions des artères iliaques ; de même celle-là est une production de la veine Porte.

*L'origine.*

Personne ne doûte que la veine ne tire son principe materiel de la semence. Mais de sçavoir si sa premiére origine vient du foye par la veine cave & par la porte, ou si elle procede du cœur ; c'est sur quoi il y a eu de tres grandes disputes, tant parmi les anciens, que parmi les nouveaux. La plûpart neanmoins ont crû qu'elle derive du foye : D'où vient que Spigelius *au liv.* 8. *de son Anat. chap.* 12. parle ainsi. *Les Veines sont tellement entre-mêlées au parenchyme du foye, qu'à peine y a-t'il eu jusqu'à present aucun Anatomiste, qui, pour cette seule raison-là, n'ait crû qu'elles naissent du foye.* Mais il ne semble pas à propos de continuer de semblables disputes, & d'examiner les opinions de part & d'autre, puisque tous ces disputeurs semblent s'écarter du veritable but. Car une partie est dite venir d'une autre en trois maniéres differentes. Sçavoir, à raison, ou de sa *génération*, ou de sa *radication*, ou de sa *distribution.* Or on ne peut pas dire que par aucune de ces raisons, la veine prenne naissance d'une autre partie. Non *à raison de sa génération,* puisque dans le commencement de la formation le cœur, le foye, les veines, & les autres parties solides sont toutes ébauchées & formées de la semence, l'une avant l'autre, mais non pas l'une de l'autre. Ni non plus *à raison de sa radication*, puisque les veines n'ont pas de veritables racines, qui des mixtes étrangers au corps humain, lui apportent le suc alimentaire propre pour sa nourriture ; ( ainsi qu'il se fait dans les herbes, & dans les arbres qui tirent leurs alimens de la terre par des racines, ) & ces extremités ou fins des veines, lesquelles, à raison de certaine ressemblance, on appelle communément racines, ne sont pas de veritables racines, mais seulement des commencemens, par lesquels le sang qui reste superflu aprés la nourriture des parties, & qui par plusieurs circulations a été dépoüillé d'une partie de ses esprits, ( ce qui le rend inutile par la nourriture, ) est ramené à sa source, qui est le cœur, afin qu'y étant de nouveau préparé & cuit, il reprenne les forces & la perfection qu'il avoit auparavant. Non enfin *à raison de sa distribution*, puisque ce n'est pas par les veines que le sang est porté aux autres parties, ( ainsi que mal à propos on l'a crû autrefois ; ) mais au contraire, étant par elles repris de toutes les parties, il est porté uniquement au cœur. De tout cela il paroît suffisamment que la veine ne prend naiſſance d'aucune partie. En éfet, elle ne derive pas plus du foye, qu'un vaiſſeau qui porte ſes eaux à un fleuve, derive de ce fleuve. Elle ne derive de même pas plus de cœur, que le canal de plomb qui reçoit les eaux du toit d'une maiſon, derive du toit qui lui eſt continu, ou de la citerne où il conduit ces eaux. A l'égard de ſa continuité, ou avec le cœur, ou avec le foye; on n'en peut conclure quoique ce ſoit, puiſqu'il y a la même continuité dans le ruiſſeau, & dans le canal de plomb dont on vient de parler, leſquels neanmoins ne derivent point, ni celui-là du fleuve, ni celui-ci du toit, ou de la citerne. Peut-être qu'il y aura plus de raiſon de dire qu'elle prend ſon origine de la ſubſtance même des parties, de laquelle elle s'élêve par de petites racines, & croît enfin, ainſi qu'un arbre, en un tronc, qui eſt la veine cave: De plus, qu'elle prend des parties mêmes, & des artères qui y ſont contenuës, le ſang ſuperflu, & le porte à ce tronc, tout de même que l'arbre prend par ſes racines le ſuc de la terre, qu'il porte à ſon tronc. Mais il eſt évident par tout ce qu'on a dit ci-devant, que c'eſt origine-ci qu'on lui attribuë, n'eſt pas plus valable que les autres, & ne manquera pas d'objections: la raiſon en eſt que les veines ſubſiſtent par elles-mêmes, & qu'étant ainſi que les autres parties ſpermatiques, formées de la ſemence, elles ne tirent pas plus leur origine des autres parties que le cœur, le foye, le cerveau, &c. deſquels on ne peut pas dire qu'ils prennent leur origine d'aucune autre partie. Et ainſi Hipocrate *Au liv. des os*, dit tres à propros; que *les veines qui ſont diſperſées par tout le corps*, (Il prétend auſſi parler des artères.) *donnent l'eſprit, la fluidité, & le mouvemcnt, pluſieurs étant produites d'une ſeule; mais d'où eſt-ce que cette tunique prend ſon origine; & où eſt-ce qu'elle finit? je ne le ſçai pas; car aprés l'avoir ſuivie en ſon cours, je n'ai pû trouver ſon commencement.* Il eſt donc bien inutile de tant noircir de papier, comme pluſieurs ont fait, ſur une matiére de ſi peu de conſequence, & de vouloir embraſſer & défendre par un amas de pluſieurs argumens, l'une ou l'autre de ces opinions, qui n'ont point de ſolide fondement. Spigelius décrit par un long diſcours les raiſons par leſquelles Ariſtote tâche de prouver que la veine tire ſon origine du cœur; & Galien du foye; & il examine leurs raiſons *au liv.5. de ſon Anat. ch. 3.*

Cependant neanmoins tout ainſi que les ruiſſeaux qui les premiers reçoivent les eaux des fontaines, ou des montagnes, & qui les portent au fleuve, ne naiſſent pas du lit du fleuve, mais qu'ils ſont les principes qui reçoivent les premiers les eaux, & deſquels par leur jonction entr'eux, il ſe fait enfin un fleuve qui leur eſt continu; de-même on ne peut pas dire que les petites veines prennent leur origine des grandes veines, ou des viſcères qui leur ſont adhérens; mais qu'elles ſont les principes qui reçoivent ou tirent les premiers le ſang, & qui le portent aux grandes veines & aux viſcères qui lui ſont continus; tout au contraire de ce qu'il arrive dans les artères & dans les nerfs, dans leſquels le cours ou progres du ſang & des eſprits ſe fait des principaux viſcères dans les grands vaiſſeaux, & de ceux-ci aux plus petits. Par conſequent, tout ainſi qu'on doit néceſſairement commencer la deſcription de ceux-ci par les plus grands vaiſſeaux & par les viſcères principaux, tels que ſont le cœur & le cerveau, comme étant leurs principes, & ſuivre aux plus petits, juſques enfin aux moindres petits rameaux finaux; de-même dans les veines, j'eſtime qu'on en doit commencer la deſcription par leurs principes, c'eſt à dire par les plus petites veines capillaires; (Quand j'appelle ces petites venules principes, & premiéres origines, ce n'eſt pas à raiſon de leur génération, puiſque les plus grandes ſont les premiéres engendrées, mais à raiſon de leur office, ) & même je crois cette méthode tres néceſſaire, afin qu'on puiſſe mieux enſeigner & apprendre le cours du ſang, c'eſt à dire comment, d'où, & où le ſang eſt porté par leur moyen. C'eſt pourquoi abandonnant la méthode que l'on a ſuivie juſques à preſent, nous commencerons les deſcriptions des veines aux plus petites racines, ou principes, ( que Gliſſon aime mieux appeller Petites ſources *ſcaturigines,*) & nous la continuerons en les ſuivans peu à peu juſques à leur tronc, ſçavoir à la veine cave; & nous ne commencerons pas par la veine cave, pour de là ſuivre juſques aux racines, ainſi qu'ont fait juſques à preſent tous les Anatomiſtes.

Or comme on a ſuffiſamment parlé de la veine ombilicale *au liv.* 1. *ch.* 32. & de la veine Pulmonaire *au liv.* 2. *ch.* 9. & 13. nous n'aurons en ce Livre-ci qu'à décrire ſeulement, tant l'hiſtoire de la veine Porte, & de la Cave, que celle de toutes les petites veines qui vont ſe décharger dans ces grands canaux.

---

## CHAPITRE II.

### *De la veine Porte, & des veines qui lui ſont unies.*

*La veine Porte.*

LA veine Porte entre par un tronc large & court, ſitué ſous l'inteſtin duodenum, dans la partie concave du foye, entre les deux éminences qu'Hipocrate appelle *πύλας*, c'eſt à dire *portes*.

*Son origine.*

Certains Autheurs ont formé un doûte touchant l'origine ou principe de cette veine; les uns la derivent du foye, les autres du meſentère. Mais la reſolution en eſt tres facile, en diſant que ſon origine, ( pourveu qu'on doive l'appeller origine, ) eſt dans les inteſtins, & dans le meſentère, parce qu'elle prend par ſes racines le ſang qui eſt reſté dans ces parties aprés leur nourriture, & l'aiant reçû dans son tronc, elle le porte par le moyen de ses ramifications, répanduës par tout le foye, dans le foye même pour y être, selon sa plus grande partie, changé en ferment bilieux, ainsi que nous l'avons suffisamment expliqué *au liv.*1. *ch.* 14. Or afin que le sang qu'elle porte vers le foye, ne retombe pas dans l'endroit d'où il vient, elle a, soit dans ses racines, soit dans ses plus petits rameaux, plusieurs valvules ( n'en aiant aucune dans son tronc, ) qui soûtiennent l'éfort du sang qui retombe.

Plusieurs petites veines déchargent dans la porte comme en un reservoir, le sang dont elles sont chargées, pour être de là porté dans le foye, dans lequel elle s'insere par une tres nombreuse ramification. On a dit *à l'endroit qu'on vient de citer*; comment dans le foye tous ses petits rameaux se mêlent avec les racines, tant de la veine cave, que du pore biliaire.

Or les veines qui entrent dans le foye, sont les suivantes.

*La veine Ombilicale.* I. La VEINE OMBILICALE, qui vient du nombril, ou du Placenta.

*La suspensoire.* II. La SUSPENSOIRE, découverte par Fallope & par Eustachius, laquelle descend du septum à la veine porte.

*Les Kistiques gemelles.* III. Les KISTIQUES GEMELLES, qui sont deux tres petites veines, qui de la vessie du fiel se portent au côté gauche de la veine Porte.

*La Gastrique droite.* IV. La GASTRIQUE DROITE, laquelle sort de la partie de derriére du ventricule, & du pilore, & entre dans le côté droit de la porte, plus bas que les kistiques.

*Le Rameau splenique.* V. LE RAMEAU, OU CONDUIT SPLENIQUE; lequel est grand, & soûtenu par les membranes & les corps glanduleux du mesentère. Il se porte transversalement de la rate à la veine porte, dans le tronc de laquelle il s'ouvre; sçavoir en sa partie la plus élevée sur le côté gauche.

*La veine mesenterique.* VI. La VEINE MESENTERIQUE, qui est plus ample que la précédente, & qui du mesentère vient à la partie la plus basse de la porte, sur le côté droit.

Mais d'autant que par l'entremise de ces deux grandes veines; sçavoir la splenique, & la mesenterique, le sang de plusieurs des parties situées dans le bas ventre, est porté à la veine porte, il faut voir quelles sont les veines plus petites qui s'y déchargent, & d'où elles viennent.

*Les veines qui se portẽt dans le rameau splenique.* Il y en a plusieurs qui se terminent au rameau splenique; les unes à son double principe; le superieur & l'inferieur, à cét endroit d'où premiérement il sort de la rate; les autres, aprés que tous ces principes se sont rëunis en un seul conduit.

Celles qui s'inserent en son principe d'en bas, sont.

I. Une infinité de tres petites venules dispersées par la rate, & qui enfin se réünissent toutes en un seul tronc continu au rameau splenique, auquel il donne ce nom. *Les veines spleniques.*

II. L'Epiploïque gauche, qui de la membrane inferieure de l'omentum, se porte au rameau par un ou deux rejettons. Vesal neanmoins, & Bauhin avertissent tres à propos, qu'on ne les trouve pas toûjours. *L'Epiploïque gauche.*

III. La Gastroepiploïque gauche; laquelle est assés considerable, vient du côté gauche du fond du ventricule, conjointement avec les petits rameaux qui s'élevent de la membrane superieure de l'omentum. *La Gastroepiploïque gauche.*

A l'égard du principe d'en haut du conduit splenique, il y descend du ventricule tantôt deux, tantôt trois rameaux courts, tantôt en plus grand nombre, ordinairement neanmoins il n'y en descend qu'un seul, que l'on appelle Vaisseau veineux court, lequel souvent est de la grosseur d'une plume à écrire. *Le Vaisseau veineux court.*

Aprés que ces deux principes se sont réünis, il s'en forme le tronc splenique, dans lequel en sa partie d'en haut descendent;

I. La petite Gastrique, qui vient de la partie convexe de derriére du ventricule. *La petite Gastrique.*

II. La grande Gastrique. Cette veine est formée par le concours de plusieurs rameaux qui viennent de presque tout le ventricule, & aussi de son orifice superieur, (où est située la Coronaire stomachique,) & quelquefois il y en vient plusieurs de sa partie d'en bas. *La grande Gastrique.*

Quant à la partie d'en bas du conduit splenique, il y entre de la membrane inferieure de l'omentum, & du colon qui lui est uni, l'Epiploïque droite, qui est la plus mince; & l'Epiploïque posterieure, qui est la plus grande. Il lui vient aussi du pancreas la Veine du Pancreas, laquelle est portée entre les deux Epiploïques. *L'Epiploïque droite. La Posterieure. La veine du Pancreas.*

Il entre dans la mesenterique droite, laquelle surpasse en grosseur le rameau splenique, plusieurs veines plus petites; & cela, ou dans son double principe, c'est à dire la mesenterique droite & gauche, ou dans son tronc. *Les veines qui vont au mesentère.*

Dans la mesenterique droite qui est double, il s'y jette une infinité de Veines, qu'on appelle Meseraïques, lesquelles viennent de l'intestin jejunum, de l'ileon, du cœcum, & du côté droit du colon : Elles y montent entre les deux membranes du peritoine, soûtenuës çà & là par les glandes qui reçoivent les vaisseaux lactées, sans neanmoins entrer dedans. Ces veines, en premier lieu, se réünissent le plus souvent en quatorze rameaux, qui se terminent enfin en la mesenterique dont nous parlons. *Les veines meseraïques.*

Il s'insere aussi dans la veine mesenterique gauche plusieurs veines meseraïques, lesquelles s'élevent de la partie du milieu du mesentère:

ſur le côté gauche. La principale & plus apparente de ces veines eſt l'HEMORROÏDALE INTERIEURE ; ( car l'exterieure va à la veine cave par la veine hypogaſtrique, ) laquelle en ſon principe embraſſe orbiculairement l'anus par de petites racines tres minces : De là montant par deſſous l'inteſtin droit, elle reçoit des petits rejettons de tout le colon, juſques enfin que, conjointement avec les autres veines reſtantes, elle entre dans la meſenterique dont nous parlons. On remarque neanmoins qu'en certains ſujets elle ſe porte droit au rameau ſplenique, dans lequel elle s'ouvre.

*L'Hemorrhoïdale interieure.*

Or dans le tronc de la veine meſenterique qui eſt formé de la réünion de la meſenterique droite & de la gauche, il y entre deux veines ;

*La ſeconde Epiploïque droite.*

I. La SECONDE EPIPLOÏQUE DROITE, qui prend ſa naiſſance du fond du ventricule, & de la membrane ſuperieure de l'omentum : Elle entre neanmoins quelquefois, mais rarement, dans la meſenterique gauche aprés ſa diviſion. Dans les chiens, tantôt cette veine ſe porte à l'inteſtinale, & ſouvent il n'y en a point du tout.

*L'Inteſtinale.*

II. L'INTESTINALE ; laquelle vient du milieu du duodenum, & du commencement du jejunum, & auſſi de la partie d'en haut de l'omentum, & du pancreas.

*L'uſage de la veine Porte.*

*Premiére opinion.*

Les Medecins & les Anatomiſtes ont ci-devant attribué differens uſages à la veine Porte. Car ils ont tous anciennement unanimement crû & enſeigné, que c'étoit par cette veine & par les meſeraïques, que le ſang deſtiné pour la nourriture des inteſtins, & des autres parties contenuës dans l'abdomen, étoit porté ; & qu'à même tems auſſi le chyle montoit par ces mêmes voyes, des inteſtins au foye, & qu'outre cela la partie la plus groſſiére & la plus terreſtre du même chyle étoit portée à la rate par le conduit ſplenique, ( afin que le reſte pût entrer plus pur & plus dégagé dans le foye, où il étoit cuit & préparé en un certain ſuc acide, qui devoit enſuite être porté par le vaiſſeau court dans le ventricule pour y exciter la faim. Mais dans ce ſiécle, ou par l'adreſſe merveilleuſe d'Harvée, on a connû la circulation du ſang, les habiles Anatomiſtes ont tant de fois démontré l'erreur de cette opinion, qu'il n'eſt pas croyable qu'il y ait perſonne maintenant, pour peu éclairé qu'il ſoit en anatomie, qui veüille, ou qui puiſſe s'y arrêter encore. En éfet, ſi l'on ouvre un animal vivant, & qu'incontinent aprés on lie promtement le vaiſſeau court veineux, on verra évidemment que le vaiſſeau s'enfle entre le ventricule & la ligature, & qu'il ſe deſenfle en l'autre partie, ce qui eſt une marque que le ſang coule du ventricule dans le conduit ſplenique, & qu'il ne va quoique ce ſoit du conduit ſplenique à la rate. Et ſi pareillement on lie le conduit ſplenique, on verra que ce vaiſſeau s'enfle entre la ligature & la rate, & ſe deſenfle du côté de la veine porte ; ce qui fait voir manifestement que le sang est porté de la rate au tronc de la porte, & non pas le chyle, de la veine porte à la rate.

Quant aux meseraïques il est incroyable, & absolument contre toute raison, que, ainsi que les Anciens ont crû, le chyle soit par elles, & & dans elles, porté vers le haut, & le sang vers le bas : Car il n'est persomme qui ne voye qu'un tel mouvement contraire de deux humeurs differentes, fait dans des vaisseaux si petits & si étroits, est entiérement impossible; & la comparaison que certains Anatomistes apportent, est ici sans force : ( *Si l'on mêle,* disent-ils, *de la limaille de fer avec de la paille hâchée dans un même tuyau, & qu'à l'un des boûts du tuyau on applique une pierre d'aimant, & à l'autre boût de l'ambre, l'aimant attirera le fer, & l'ambre la paille*; ) Car la raison n'est pas égale ; en éfet, ces deux corps qui sont secs, ne se mêlent pas & ne s'unissent pas comme deux corps liquides : outre cela, il n'y a pas aux extremités des veines meseraïques, ainsi qu'ils ont imaginé, deux aimants, dont l'un attire en haut le chyle, & l'autre le sang en bas ; Il n'y a en tout le corps humain qu'un seul mouvement ou impulsion du sang, qui lui est imprimée par le cœur.

*Seconde opinion.*

D'autres aiant mieux consideré la chose, ont un peu changé cette ancienne opinion. Ils ont dit que le sang & le chyle passent par ces veines en differens tems ; en sorte que tantôt le sang coule du foye dans les intestins pour leur nourriture, & tantôt le chyle monte au foye. Mais d'autant que cette opinion reconnoit & présuppose une certaine connoissance ou pacte entre le sang & le chyle, en telle manière que lorsque le chyle approche, le sang retourne dabord en arriére, ou s'arrête dans le foye ; ou enfin comme s'il prévoyoit la venuë du chyle, il cesse en ce tems-là de couler dans les intestins ; certainement elle paroît indigne de toute refutation.

*Troisiéme opinion.*

D'autres ont voulu qu'il n'y ait que le chyle, qui par ces veines monte au foye, mais qu'elles ont la faculté de le teindre en couleur rouge. Mais, ni cette opinion non plus ne peut se soûtenir, puisqu'il n'y a point de veine qui ait la faculté de teindre aucune humeur : & que de plus il n'y aura point de voyes par lesquelles le sang resté aprés la nourriture des intestins, puisse retourner au cœur, si veritablement les veines meseraïques ne sont destinées que pour porter le seul chyle.

*Quatriéme opinion.*

Plempius voyant ces difficultés, explique la chose d'une autre maniére. Il dit que le sang arteriel qui reste aprés la nourriture des intestins, retourne à la porte par les veines meseraïques, & que le chyle qui y entre des intestins, se joint & se mêle à ce sang. Mais je souhaiteroit que Plempius nous démontrât les voyes par lesquelles le chyle entre dans ces veines : car, afin qu'elles reçoivent le chyle, il faut nécessairement qu'elles s'ouvrent quelque part dans les intestins ; mais d'où vient que lorsqu'elles s'ouvrent, ce sang qui est subtil & plus spiritueux que le chyle, ne s'écoule pas plûtôt lui-même dans les intestins par ces ouvertures ? Pourquoi le chyle lactée qui est plus épais, y entre-t'il plûtôt, que le sang qui est plus subtil, n'en sort ? Il y a autant de raison de dire que le sang s'écoule par les petites bouches de ces veines, que d'avancer que le chyle s'y insinuë. Que si Plempius veut établir dans ces veines quelque espece de sucement, ou d'attraction, nous estimons qu'il faut absolument la rejetter ; En éfet, il n'y a point de semblable mouvement dans nôtre corps ; où le sang & le chyle sont mûs seulement par impulsion ; ainsi que nous l'avons amplement prouvé *au liv.*1. *ch.*12. & *au liv.* 2. *chap.*8. Que si peut-être il veut avoir recours à la diversité des pores ou petites bouches de ces vaisseaux, ou à leur disposition specifique ; je répondrai qu'il n'est point de pore, où le chyle qui est épais, peut bien entrer, dans lequel le sang qui est subtil, ne puisse aussi encor plus facilement s'insinuer. Outre cela, jamais personne n'a pû voir ou observer aucun chyle, ni même la moindre ressemblance de chyle, dans les veines meseraïques ; mais au contraire, on trouve toûjours du chyle blanchâtre dans les vaisseaux lactées, & autres vaisseaux chyliferes, specialement destinés par l'Autheur de la nature pour le transporter.

*Cinquiéme opinion.*

On opposera peut-être, à ce que je viens de dire, l'opinion de Loüis de Bils, qui étant sur ce sujet de même sentiment que Plempius ; & qui de plus, attribuant aux veines meseraiques en leurs extremités, des valvules qui empêchent la sortie du sang, & permettent l'entrée du chyle, tâche dans une lettre en Flamand ; ( car il n'a pas connoissance de la langue Latine, ) qu'il addresse le 15. May 1658. à M. Jourdaen, alors Medecin à Dordrect, de prouver par l'experience suivante, que le chyle entre dans les veines meseraïques, & qu'elles le portent au foye. Il ouvre l'abdomen à un chien en vie ; aprés cela il sépare les artères & les veines meseraïques les unes des autres, & il lie toutes les artères, en sorte qu'elles ne peuvent plus verser du sang dans les veines ; alors il coud l'abdomen ; & par le moyen de quelque liqueur qu'il fait avaler au chien, il le conserve en vie pendant quatre ou cinq heures, jusques à ce que les alimens qu'on lui à fait prendre auparavant, soient changés en chyle. Alors ouvrant de nouveau l'abdomen il recherche les vaisseaux interieurs, & il trouve les artères absolument vuides, mais les veines pleines d'une certaine liqueur trouble de couleur cendrée obscure.

Tous les Sectateurs de de Bils admirent cette experience comme miraculeuse, & en font tant de cas, qu'ils tombent dans l'étonnement si quelqu'un ose y contre-dire ; même ils outragent en paroles ( ce qui est indigne des gens de lettres, ) ceux qui entreprennent de la combattre. Pour-moi, qui crains peu leurs injures, j'estime que la preuve que l'on tire de là, est sans force ; Car si on regarde la chose de prés, on on trouvera que ni la couleur, ni la consistence, ni la quantité du sang qui est dans les veines meseraïques, ne pourront jamais établir que le chyle passe par ces voyes. En éfet, le sang contenu en ces vaisseaux, est de soi, à raison de la partie par où il coule, plus grossier, plus épais, & plus trouble que celui qui est dans les veines des autres parties ; & il a même pû arriver dans l'experience proposée, que pendant l'operation il ait contracté dans ces veines quelque méchante couleur & consistence, ( Peut-être aussi qu'en ce chien il étoit généralement en tout le corps mal disposé, ainsi qu'on voit quelquefois que l'on tire de tres méchant sang des veines du bras dans les personnes scorbutiques, ou qui sont atteintes de quelqu'autre espece de cachexie, ) parce qu'à raison des ligatures il n'étoit pas renouvellé par l'abord continuel d'un nouveau sang arteriel : mais cependant il ne s'ensuit pas de là que cette decoloration, & féculence aient été causées par le chyle qui s'y est mêlé. Or que dans le même homme, on trouve au même point tems en certaines de ses parties, du sang veineux bon & vif en couleur, & en d'autres de plus grossier, moindre, & plus decoloré, cela est clairement prouvé par Fernel *au liv.* 4. *de sa Pathol. ch.* 6. & sa doctrine est évidemment confirmée par l'experience. Car outre que souvent on voit que le sang, qui dans l'ouverture de la même veine du bras sort le premier, est plus grossier & moins coloré que celui qui vient sur la fin ; il arrive aussi souvent qu'on en tire du tres éclatant & du bon de la veine du bras, & au contraire, de celle du pied du grossier, livide, ou teint en autre méchante couleur, bienque neanmoins il n'y ait personne de bon sens qui veüille dire qu'il aille au pied aucun chyle, par le mêlange du quel la couleur & consistence du sang soit plûtôt changée dans les veines de cette partie-là, qu'en celles des autres. Or cela se fait à cause, ou de la méchante constitution, ou du temperament specifique du pied. De-même aussi dans le cas present il peut arriver, qu'à raison du temperament particulier du mesentère, le sang qui passe au travers, devient dans ce passage tant soit peu plus grossier & moins coloré ( en la même maniére que l'eau qui coule par un canal bourbeux, devient bourbeuse & de méchante couleur ) que celui qui passe par des parties charneuses, mieux temperées, & moins impures ; ainsi il est assés manifeste que cela ne lui vient pas du mêlange du chyle, mais de la substance propre & feculence de ces parties. Et cette feculence, si veritablement il y en a, aussi bien que la décoloration, s'évanoüit de nouveau lorsque le sang par la coction qu'il reçoit dans le foye, acquiert une qualité fermentative, & qu'il est de nouveau dilaté dans le cœur. Et c'est aussi peut-être là la cause pour laquelle on trouve quelquefois dans la veine porte & dans les rameaux meseraïques, du sang plus épais ou plus impur que dans la cave, ou dans les autres veines. Je dis, *quelquefois*, parce que le plus souvent il ne differe du tout point du sang des autres parties & des autres vaisseaux sanguins. Car nous avons plusieurs-fois ramassé dans des animaux, du sang des meseraïques, même dans le tems que tous les vaisseaux lactées étoient pleins & gonflés de suc chyleux, & nous l'avons comparé avec le sang des autres veines, mais nous n'avons pû y remarquer aucune difference, soit en couleur, soit en substance, soit en la maniére de se coaguler. Nic. Stenon a aussi fait la même observation. Voici comment *dans sa respon. ad Vindic. hep. red.* il écrit sur ce sujet : *Je fis*, dit-il, *l'experience en presence de plusieurs de mes amis, selon la méthode prescrite par de Bils ; je liai les artères, & je conservai les chiens en vie ; le premier vécut trois heures, le second quatre, & il auroit bien vécu en cét état tout le reste du jour : Je leur ouvris encore de nouveau le ventre que j'avois cousu ; & j'exposai séparément à l'air les sangs que je tirai aussi séparément de la porte, de la cave, & de l'aorte, ( chacun en des vaisseaux particuliers ; ) mais ils s'épaissirent & devinrent éclatants aussi-tôt l'un que l'autre, & ils tiroient sur le brun.* Clement Niloë *en son liv. de la ferment. qu'il a composé en Flamand*, dit que le sang que l'on tire d'une certaine veine meseraïque, située sous la porte, se coagule autrement que le sang des autres veines ; même qu'il s'épaissit en dureté de verre ; Comme s'il y avoit en cela quelque apparence de verité ?

Au reste, ce que le même de Bils écrit ; que dans sa derniére experience il trouva les veines meseraïques pleines, ne me surprend pas : car qu'est-ce qui auroit poussé le sang plus loin, puisque les artères meseraïques étoient liées ? Si dans la saignée du bras on fait une trop forte ligature, en sorte que les artères, pour être trop serrées, se bouchent, alors il ne sort du tout point de sang par l'ouverture ; & l'experience fait voir chaque jour, qu'en pareille occasion il s'arrête dans les veines : La raison de cela est que l'impulsion par les artères manquant, le sang aussi cesse de couler par les veines.

De Bils & ses Sectateurs, afin de mieux persuader que la plus grande partie du chyle entre veritablement dans les veines meseraïques, disent qu'aux environs des intestins ces veines surpassent en grosseur & en capacité les lactées ; & qu'ainsi elles peuvent plus facilement recevoir le chyle. Mais ce qu'il avance-là, est contraire à l'experience oculaire, puisque si l'on regarde de prés ces deux sortes de vaisseaux, on verra clairement que la grosseur & la capacité des lactées n'est pas moindre à l'endroit de leur insertion dans les intestins, que celle des meseraïques ; & qu'elles n'y sont pas moins pleines & gonflées de chyle, que celles-ci le sont de sang ; bien que lorsque les lactées sont vuides, ( car il n'y a pas toûjours de chyle prêt, oüi bien du sang ) les veines meseraïques paroissent mieux, à cause du sang rouge qu'elles contiennent. En sorte que nous croyons que la grosseur & la capacité des unes & des autres est égale en leurs extremités, & que quand il seroit vrai que les meseraïques surpasseroient en l'une & en l'autre les lactées, on ne sçauroit tirer de là aucun argument assés solide pour prouver que le chyle pût y entrer plûtôt que dans les lactées. Et même Jacq. Henr. Pauli, Professeur à Copenhague, écrit *en son Anat. de l'Anat. de de Bils, ch.4.* & *dans sa rép. à la lett. de Vvepferus*, qu'il a remarqué que la capacité des veines lactées à leur insertion aux intestins, est plus grande que celle des meseraïques, & que les vaisseaux lactées entrent droit dans les tuniques des intestins, & s'ouvrent vers leur interieur; en sorte que si on les presse ils répandent le chyle, ce qui n'arrive pas dans les meseraïques, qui, bien qu'on les presse, ne versent point de sang, à moins qu'on ne racle la tunique interieure des intestins. Mais bien qu'il y ait en tout cela beaucoup de vraisemblance, la curiosité neanmoins de quelques-uns à été si grande qu'ils ont inventé l'experience suivante, laquelle enfin a levé tout le doûte qui pouvoit rester sur ce sujet. Ils prennent l'intestin jejunum avec la partie de l'ileon, & du mesentère qui lui est attachée, immediatement aprés l'avoir arraché du corps d'un animal, & ils le lient fortement des deux côtés, aiant auparavant versé dedans quelque liqueur teinte d'ancre. Cela fait ils pressent doucement cét intestin plein & gonflé de cette liqueur, & par cette compression ils reconnoissent qu'il n'entre quoique ce soit de cette liqueur noire dans les veines meseraïques; mais qu'il en passe beaucoup dans les petits vaisseaux lactées. Voyés *le ch.*11. & 12. *du liv.* 1. & plusieurs autres choses qui prouvent que le chyle n'entre point dans les veines meseraïques, mais seulement dans les lactées.

Tout ce qu'on vient de dire détruit suffisamment ces opinions; il faut maintenant rechercher le veritable usage de la veine porte: qui est triple;

*Le veritable usage de la veine Porte.*

I. De recevoir, pendant que le fœtus est enfermé dans la matrice, par la veine ombilicale, le sang, ou (comme quelques-uns veulent) le suc nourrissier sanguin, qui vient du placenta, & de le porter au foye, ou à la veine cave.

II. De recevoir des veines meseraïques & autres moindres veines, situées dans les intestins & autres viscères de l'abdomen, le superflu du sang resté aprés leur nourriture, & le porter au foye & à la veine cave.

III. De porter en ce même viscère le sang arteriel, aprés qu'il a reçû dans la rate une coction specifique, & une qualité subacide fermentative.

L'usage donc de la veine porte n'est pas different de celui de la veine cave, & de ses productions; car les unes & les autres portent le sang; & elles ne different pas non plus en substance, ainsi que l'on peut facilement juger par la vûë: En sorte que cette difference si considerable de substance, dont parle Bauhin & quelques autres, doit être estimée absolument vaine & sans fondement. Il semble qu'elle ne differe de la veine cave que tant soit peu par l'épaisseur de sa tunique, laquelle est un peu plus mince. (Spigelius ajoûte que sa couleur est aussi plus enfoncée & moins blanche; & qu'elle est plus molle.

## CHAPITRE III.

### *De la veine Cave, & des veines qui au dessus du diaphragme lui sont jointes.*

LA VEINE CAVE, ainsi nommée à raison de son insigne cavité, est appellée par les Grecs, à cause de sa grandeur φλὲψ μεγάλη, *grande veine*, & quelquefois μεγίστη, *tres grande.* Elle est la plus ample de toutes les veines du corps, & comme un fleuve dans lequel toutes les veines sanguines, à l'exception de la pulmonaire, vont, tout ainsi que de petits vaisseaux, décharger leur sang.

*Sa situation.* Elle est située le long de l'épine du dos, depuis l'os sacrum jusques à la gorge, & ainsi elle se porte en droite ligne par le Ventre moyen, & par l'inferieur; dans celui-là elle est immediatement attachée au cœur, & dans celui-ci au foye.

Il y a plusieurs veines qui entrent en elle, les unes au dessus, les autres au dessous du diaphragme.

Celles qui au dessus du diaphragme y entrent, sont

*La Phrenique.* I. La PHRENIQUE, ou DIAPHRAGMATIQUE, une de chaque côté, laquelle a ses racines dans le diaphragme, dans le pericarde, & dans le mediastin. C'est pourquoi quelques-uns ont dit qu'il y a une valvule placée à son entrée, laquelle empêche le reflux du sang; & il y a apparence que dans la plûpart des veines qui s'ouvrent en elle, il y a de semblables valvules.

*La Pulmonique.* II. La PULMONIQUE, laquelle sortant du poûmon, non loin de la phrenique, vient s'ouvrir dans le tronc de la cave. On a de la peine de la trouver à cause de sa délicatesse. Sanmichellius Anatomiste, qu'Aquapendens, Costeus, & Mongius citent, l'a observée, & en a fait la description.

*La Coronaire du cœur.* III. La CORONAIRE DU COEUR, laquelle est quelquefois double, & à laquelle plusieurs petites veines qui de la pointe du cœur montent à sa base, & qui l'entourent en forme de couronne, viennent s'unir. Elle a à son entrée dans la veine cave, une valvule faite en demi-lune, dont Barth. Eustachius a été le premier observateur. Bauhin voulant en donner une plus claire explication, a dit qu'elle est située de telle maniére qu'elle empêche que le ſang ne retourne du cœur dans la veine cave : En quoi il ſe trompe abſolument ; car bien qu'il ſoit difficile de trouver & de démontrer cette valvule, neanmoins ſa ſituation doit néceſſairement être telle, qu'elle empêche au ſang de paſſer de la veine cave dans la coronaire, & non pas tout au contraire, comme l'a voulu Bauhin.

*La veine ſans pair, ou Azigos.*

IV. La Veine sans pair, ou ἄζυγος, laquelle a été ainſi nommée parce que dans l'ordinaire elle eſt unique dans l'homme, & que dans le côté opposé il n'y en a point qui lui réponde. Fallope neanmoins & Bauhin ont quelquefois remarqué dans l'homme une autre veine ſemblable qui lui étoit opposée, laquelle s'inſeroit dans le rameau gauche de la ſouclaviére, & ſouvent dans le côté gauche de la veine cave même, environ vers la troiſiéme vertebre du thorax ; où faiſant la fonction de l'azigos, elle recevoit en quelques endroits le ſang des intercoſtales, & enſuite alloit s'unir avec les racines de l'azigos, environ vers la ſixiéme ou ſeptiéme vertebre du thorax. Cela neanmoins arrive tres rarement dans l'homme ; mais Bauhin dit qu'il eſt plus ordinaire dans les chêvres, dans les pourceaux, & dans pluſieurs des animaux qui ruminent, dans leſquels cette veine eſt ſouvent double ; une au côté droit, & l'autre au côté gauche. Riolan *dans ſes animadverſ. ſur Bauhin*, n'admet pas cette ſeconde veine, & il dit, que ſi par hazard on l'a trouvée quelquefois, c'eſt contre nature. Mais ſur ce pied, tout ce qu'on ne trouve que rarement, ou que Riolan n'a pas vû, ſeroit contre nature.

Dans l'homme la veine azigos entre dans la veine cave, environ vers la quatriéme & cinquiéme vertebre du thorax, un peu au deſſus du cœur, au côté droit ſur le derriére ; mais dans les moutons & dans pluſieurs autres animaux elle y entre ſouvent par le côté gauche.

Elle reçoit le ſang, tant des veines intercoſtales qui occupent les entredeux des dix côtes inferieures, (rarement le reçoit-elle des ſuperieures) que quelquefois auſſi des veines du mediaſtin, des vertebres, de l'éſophage, des muſcles intercoſtaux, de l'abdomen, & de quelques autres parties, deſquelles il s'éleve de petits rejettons juſques à elle. Il part auſſi ſouvent de l'émulgente gauche, un peu au deſſus de l'épine, un rameau, (Ce que Riolan *dans ſes animadv. contre Dulaurent*, nie, mais neanmoins contre l'experience,) & quelquefois du tronc de la cave, au deſſus de l'émulgente droite, un autre : (rarement en part-il de l'émulgente gauche ;) leſquels ſe portant vers le haut, & paſſant vers le diaphragme, vont au deſſus de l'épine ſe joindre aux racines de la veine azigos ; alors ce n'eſt pas ſeulement par le tronc de cette veine que le ſang des intercoſtales, & des parties qui leur ſont voiſines, vient à la veine cave ; il y vient encore par toutes les voyes que nous venons d'expliquer. Or c'eſt par cette communication de

*Si le pus*

*e oule par ces voyes dans les reins.* voyes qu'Aquapendens a établi comme tres certain, (& cette opinion a été approuvée de plusieurs celebres Medecins,) que se fait tres facilement, dit-il, l'évacuation du pûs par les conduits de l'urine, que l'on voit arriver quelquefois dans les empyiques : mais il ne prend pas garde qu'une telle évacuation est absolument impossible par ces voyes. *Premiérement :* Parçe que ces veines étant dans le thorax couvertes de la plevre, ne peuvent en aucune maniére recevoir ce pus. *Secondement :* Parce qu'afin qu'elles le reçûssent, il faudroit qu'elles s'ouvrissent. Or par ces ouvertures, le sang qui de soi est fluide, pourroit bien, même tres facilement, s'écouler dans la cavité du thorax, mais il seroit comme impossible que le pûs, qui de soi est épais, s'introduisit dans les orifices étroits de ces veines. *Troisiémement :* Parce que les valvules empêchent qu'il ne s'écoule aucune liqueur du thorax vers les reins. Car on trouve tres souvent trois valvules dans la racine de la veine azigos : une à l'entrée de la veine cave, & deux au milieu du tronc, par lesquelles l'entrée du sang de la veine cave dans l'azigos est empêchée, & sa sortie de l'azigos dans la cave est libre. Bauhin écrit qu'il n'a jamais vû ces valvules, ni dans les hommes, ni dans les brutes. Riolan au contraire assûre qu'il les a démontrées dans tous les sujets. Mais il semble que l'un est l'autre ont parlé trop absolument, ou trop généralement ; Car j'ai cherché tres souvent & en public & en particulier ces valvules avec soin, tant dans les hommes que dans les animaux, & j'ai trouvé, qu'en plusieurs elles y étoient toutes ; qu'en quelques-uns il n'y en avoit qu'une seule à l'entrée de la veine cave, & qu'en certains il n'y en avoit point du tout ; ainsi on ne peut point donner de regle sûre sur ce point.

*L'Intercostale superieure.* V. L'INTERCOSTALE SUPERIEURE, une de chaque côté, laquelle neanmoins entre souvent dans le rameau souclavier, auprés du commencement des veines jugulaires ; quelquefois la droite s'insere dans le tronc de la veine cave, & la gauche dans le rameau souclavier ; mais dans l'une & l'autre il y a des valvules qui empêchent le reflux du sang. Les racines de cette veine viennent de trois & quatre des entre-deux des côtes superieures, & souvent elles se mêlent avec les racines de la mammaire qui rampent par les cartilages. Il arrive quelquefois que de tous les entre-deux des côtes, il se porte des veines à l'azigos, & alors cette intercostale superieure manque.

*Les Souclaviéres.* VI. Les deux souclaviéres, desquelles on parlera *au ch. suiv.*

# CHAPITRE IV.

## *Des Souclavières, & des Veines de la tête.*

LES DEUX SOUCLAVIE'RES, ſçavoir la droite & la gauche, entrent dans la partie d'en haut de la veine cave ; Tant qu'elles ſont dans la cavité du thorax on les appelle SOUCLAVIE'RES, & dés qu'elles en ſont ſorties, on les nomme AXILLAIRES.

*Les Axillaires.*

Il y a pluſieurs veines plus petites qui portent le ſang dans ces ſouclavières, dont les unes s'ouvrent en leur partie d'en haut ; les autres en leur partie d'en bas.

Il y a cinq veines qui entrent dans la partie d'en bas de l'une & l'autre ſouclavière.

I. L'INTERCOSTALE SUPERIEURE, qui s'éleve des entre-deux des trois côtes ſuperieures. Celle-ci neanmoins, ainſi qu'on a dit *au ch. précédent*, entre ſouvent dans le tronc de la veine cave.

*L'Intercoſtale ſuperieure.*

II. LA MAMMAIRE, laquelle pourtant ne s'inſere pas toûjours dans la veine ſouclavière ; mais quelquefois dans le tronc de la veine cave. Ses racines ſont ou interieures, ou exterieures. Les interieures viennent des extremités cartilagineuſes, & des entre-deux des côtes, & auſſi des glandes des mammelles. Les exterieures viennent des muſcles droits de l'abdomen, (ſous leſquels les Anatomiſtes ont dit juſques à preſent, mais mal, qu'elles s'uniſſoient par anaſtomoſe avec les racines de l'Epigaſtrique,) des glandes des mammelles, & de la peau & des muſcles qui ſont couchés ſur la poitrine.

*La Mammaire.*

III. LA MEDIASTINE, qui apporte le ſang du mediaſtin, du pericarde, (dans lequel elle produit la *Capſulaire* du cœur) & de la glande thymus, (dans laquelle on l'appelle *Thymique.*) Elle n'entre pas neanmoins toûjours dans la ſouclavière ; mais quelquefois dans le tronc de la veine cave.

*La Mediaſtine.*

IV. LA CERVICALE, laquelle par de petites racines tres délicates, qui paſſent par des trous qui ſont dans les vertebres ſur les côtés, ſont inhérentes en partie à la moële du cou, ou plûtôt à la membrane qui l'envelope, & en partie aux muſcles qui ſont couchés immediatement ſur ces vertebres.

*La Cervicale.*

V. LA MUSCULAIRE INFERIEURE, qui vient des muſcles d'en haut de la poitrine, & de ceux du bas du cou. Celle-ci s'ouvre quelquefois dans la jugulaire exterieure.

*La muſculaire inferieure.*

Dans la partie d'en haut des ſouclavières il y entre trois veines,

*La musculaire superieure.* I. La MUSCULAIRE SUPERIEURE, qui prend ſon origine de la peau & des muſcles du col.

*La jugulaire exterieure, & interieure.* II. & III. Les JUGULAIRES EXTERIEURES, & INTERIEURES, deſquelles l'entrée eſt fermée, tantôt par une petite valvule mince, tantôt par deux, qui d'en haut s'ouvrent dans la ſouclaviére, & qui empêchent que le ſang ne remonte de la ſouclaviére vers le haut. Riolan neanmoins *dans ſes animadv. ſur Bartholin*, dit que l'exterieure n'a point de valvule, & il ſe vante d'être le premier inventeur de la valvule de l'interieure. Mais il n'y a aucune raiſon pourquoi l'exterieure en ſoit plûtôt privée que l'interieure, puiſque le retour du ſang de la ſouclaviére en celle-là ne doit pas moins être empêché, qu'en celle-ci.

Ces jugulaires ſont ſituées dans les côtés du cou, & attachées aux parties voiſines. Or elles deſcendent de la tête, & reçoivent par pluſieurs petites veines, & par les ſinus de la dure-mere, le ſang de toute la tête qui y eſt reſté aprés ſa nourriture ; car il y a pluſieurs veines qui s'ouvrent en l'une & l'autre jugulaire, leſquelles ont çà & là pluſieurs valvules, qui empêchent le reflux du ſang à meſure qu'il deſcend.

Les jugulaires exterieures reçoivent deux veines, dont l'exterieure eſt attachée par ſes racines à la peau de la tête, du viſage, du ſommet de la tête, des tempes, de l'occiput, des joües, des narrines, des muſcles voiſins, & des os de la machoire : elle reçoit même de petites fibrilles qui lui viennent des meninges par les ſutures. C'eſt auſſi en cette veine que

*La veine du front, ou Préparate.* *La veine Puppis.* ſe décharge la VEINE DU FRONT, ou PRE'PARATE, qui eſt ſituée dans le front ; & qui eſt formée par le concours des deux veines de l'un & l'autre côté, & de la VEINE PUPPIS, ſituée en l'occiput. Il y a des Docteurs qui approuvent beaucoup d'ouvrir ces veines dans les affections de la tête, celles-là lorſque l'affection eſt ſur le devant, celle-ci lorſqu'elle eſt ſur le derriére. Les racines de l'interieure, s'implantent, en partie dans la bouche ; ſçavoir, dans les muſcles de la gorge, du larinx, de l'os hyoïde, du palais, & de la langue, ſous laquelle el-

*Les veines Ranules.* les forment les veines RANULES, ou HYPOGLOTIDES, que l'on a coûtume d'ouvrir dans les inflammations de la gorge ; & en partie dans la membrane interieure du nez. Il y a auſſi quelques petites veines, qui de la faulx viennent ſe rendre en cét endroit-là.

Les jugulaires interieures reçoivent de chaque côté par les trous du crane deux veines, dont la premiére qui eſt la plus groſſe, eſt une production du ſinus de la dure-mere, ſituée ſous la ſuture lambdoïde, & auſſi une continuation de cette veine qui paſſe par le trou creuſé dans l'os occipital pour les nerfs de la ſixiéme paire ; & elle reçoit une racine qui s'éleve de la moële de l'épine. L'autre veine qui eſt plus petite, vient en partie de la dure-mere, & paſſe par les trous deſtinés

ſtinés pour les nerfs de la ſeconde & de la quatriéme paire ; & en partie elle vient de l'organe de l'ouye, par le cinquiéme trou de l'os des tempes.

## CHAPITRE V.

### *Des Axillaires, & des veines du bras.*

LES VEINES AXILLAIRES ſont continuës aux veines ſouclaviéres, & ne font avec elles qu'une ſeule & même veine, dont les differens noms viennent ſeulement de ſes differentes ſituations. Car dans la partie qui répond aux clavicules, on la nomme *Souclaviére*, & dans celle qui depuis les clavicules s'étend juſques aux aiſſelles, on l'appelle *Axillaire.* On vient de dire quelles ſont les racines, qui des côtés aboutiſſent à la partie interieure, c'eſt à dire à la ſouclaviére, il faut maintenant rechercher celles qui ſe portent à l'axillaire.

*Les Scapulaires.* Il y a deux petites veines, qui de chaque côté ſe portent aux axillaires, vers l'endroit où elles ſortent du thorax. La SCAPULAIRE INTERIEURE, & L'EXTERIEURE, deſquelles la premiére vient des muſcles qui rempliſſent la cavité de l'omoplate, & la ſeconde des muſcles qui la couvrent.

Mais un peu plus loin, vers le commencement de l'axillaire, il y a deux grandes veines qui ſe continuent avec elle, & qui y apportent tout le ſang veineux du bras : on nomme la ſuperieure *Cephalique*, & l'inferieure *Baſilique.*

*La Cephalique.* La CEPHALIQUE (que l'on appelle auſſi l'*Humeraire*, & l'*exterieure du coude*,) ſemble avoir pris ſon nom de ce qu'autrefois les Medecins, qui étoient peu versés en Anatomie, ont crû qu'elle deſcendoit en droite ligne de la tête dans le bras, & qu'elle y apportoit le ſang qui vient de cette partie ; & ainſi ils avoient établi, que dans les affections de la tête il étoit plus utile d'ouvrir cette veine qu'aucune autre ; (Cette vieille erreur obſede encore aujourd'hui l'eſprit de certains ignorans,) bien qu'au contraire, il ſoit certain que cette veine monte du bras à l'axillaire ; & que ni elle ne reçoit rien du tout de la tête, ni elle n'y porte non plus quoique ce ſoit, mais ſeulement qu'elle va décharger dans la veine cave par l'axillaire, le ſang qui monte de la main inferieure.

Or dans l'homme la cephalique entre par le haut dans la veine axillaire, (quelquefois, mais rarement, elle jette un petit rameau à à la jugulaire exterieure, (en laquelle elle s'insere ; car dans plusieurs des animaux à quatre pieds elle s'insinuë dans la jugulaire exterieure

Elle reçoit le sang de la main & des parties du bras qui lui sont voisines, où ses racines sont implantées. Car de la partie exterieure de la main (aprés que la SALVATELLE, ou SÜELE DES ARABES a été formée entre le petit doigt & l'annulaire,) il s'éleve plusieurs rameaux, lesquels auprés du coude se réünissent en cette cephalique ; laquelle ensuite depuis le coude monte superficiellement entre la membrane charneuse & la tunique des muscles, jusques à l'humerus, recevant en son chemin de toutes parts des venules qui lui viennent des muscles & de la peau du bras & de l'épaule, & une ou deux veines un peu plus grosses du muscle deltoïde.

*La Salvatelle.*

*La Basilique.* La VEINE BASILIQUE, qui est plus basse & plus en dedans, entre dans l'axillaire, elle surpasse en grosseur la cephalique ; & on l'appelle vulgairement dans le bras droit, *Hepatique*, & dans le gauche *Lienaire*, parce qu'autrefois les Medecins peu éclairés ont crû qu'il faloit ouvrir celle-là dans les affections du foye, & celle-ci dans celles de la rate.

La Basilique reçoit le sang des parties d'en bas, & de celles qui sont à ses environs, par plusieurs rameaux, dont il s'en éleve deux de chaque doigt, & plusieurs autres, tant interieurement qu'exterieurement de la peau de la main. Ces rameaux, en premier lieu, se réünissent en quatre branches, & celles-ci encore de nouveau aux environs de l'article du coude, en deux veines ; dont l'une est interieure & profonde, & l'autre est immediatement sous la peau. Ces veines, depuis le pli du coude montent en haut, la profonde le long du rayon & de l'os du coude, & l'exterieure exterieurement : L'une & l'autre reçoit des parties qui leur sont voisines, tant interieures qu'exterieures, differens petits rameaux : lesquels enfin lorsqu'ils sont arrivés à l'humerus, se réünissent tous en une seule veine, dans laquelle, outre les veines qui de la peau de l'humerus & du thorax viennent s'y rendre, il s'en insere encore deux autres, qui sont

*La thorachique superieure.* I. La THORACHIQUE SUPERIEURE, qui sort de la peau, de la partie interieure du muscle pectoral, & de la main.

*L'inferieure.* II. La THORACHIQUE INFERIEURE, qui s'attache par ses racines au muscle tres large, & à tout le côté du thorax ; Plusieurs disent qu'elle s'unit avec les orifices de trois ou quatre racines intercostales de la veine azigos.

*La Mediane.* De la Basilique & de la Cephalique, il s'en forme une troisiéme veine, que quelques-uns, à raison de sa situation, qui est au milieu du bras, ou plûtôt de ce qu'elle tient le milieu entre ces deux veines, appellent MEDIANE. D'autres la nomment aussi VEINE COMMUNE, parce que par l'entremise de cette courte veine elle est formée du concours de la cephalique, & de la basilique ou un peu au dessous du pli du coude, ou dans le pli même. Cette veine est double. L'une est exterieure & apparente sous la peau; l'autre est profonde. Toutes deux s'implantent par plusieurs racines dans les muscles, & dans les membranes des doigts & du coude.

Or il seroit tres difficile de décrire exactement les divarications de toutes les racines & de toutes les petites veines de la main, bien que quelques-uns aient tenté, mais neanmoins par des éforts vains, d'en faire une parfaite description; Car la division des veines qui embrassent la main & le coude, est si confuse, & elles se réünissent & s'entre-mêlent si frequemment les unes avec les autres, qu'à peine le plus souvent peut-on discerner si elles viennent de telle ou telle racine. Outre cela, leur distribution est si changeante, que dans vingt sujets à peine en trouvera-t'on deux dans qui elles se divisent de la même maniére; même dans le même homme souvent la distribution des veines de la main droite est differente de celle de la gauche. C'est pourquoi je laisse cét examen douteux des veines de la main à ceux qui ont assés de loisir, & qui sont assés patiens pour rechercher les choses de peu de consequence. Ce que je dis de la main, doit aussi être entendu du pied, dans lequel il n'y a pas moins de varieté.

## CHAPITRE VI.

### *De la partie de la veine Cave qui est au dessous du Diaphragme, & des veines qui se déchargent en elle.*

TOut ainsi que les parties qui sont situées au dessus du diaphragme, envoyent par leurs petites veines dans le grand fleuve, c'est à dire dans la veine cave, le sang qui est resté en elles aprés leur nourriture; de-même aussi les parties qui sont au dessous, se déchargent en la même veine du sang qui pareillement se trouve en elles surabonder aprés la nutrition. Car de toutes ces parties il vient s'y rendre grande quantité de veines; sçavoir

I. Une infinité de petites veines, qui du foye se déchargent dans la veine cave par le grand & large orifice, par lesquel *Les veines du foye.*

elle est attachée à ce viscère ; & l'on dit communément, que par ces mêmes rameaux elle a grande communication avec la veine porte. Nous avons amplement traité de ce sujet *au livre* 1. *chapitr.* 14. Riolan fait mention d'une valvule qui est dans le tronc de la cave auprés du foye, dont la disposition est telle, que le sang peut bien couler du foye dans la veine cave, mais non pas d'elle dans le foye. Il dit qu'elle a été observée par C. Stephanus, & par Sylvius ; & il ajoûte qu'on la trouve toûjours dans les bœufs, mais qu'il ignore si on la rencontre dans l'homme.

*L'Adipeuse.* II. L'ADIPEUSE, gauche & droite. La gauche prenant son origine de la membrane exterieure du rein, de sa graisse, de la glande qui est au dessus, & aussi du diaphragme, (où l'on dit qu'elle se mêle avec les diaphragmatiques,) vient s'inserer dans le côté gauche du tronc de la veine cave, un peu au dessous de l'émulgente. La droite, qui sort des mêmes endroits, s'insere rarement immediatement dans le tronc de la cave ; mais le plus souvent dans la partie la plus haute, & dans la moyenne du conduit émulgent. Rarement entrent-elles toutes deux dans l'émulgente, & encore plus rarement dans la veine cave.

*Les Emulgentes.* III. Les EMULGENTES, la droite & la gauche, sont assés amples mais courtes. Elles sont attachées chacune au rein de son côté par des capillaires, qui, environ dans la partie du milieu & concave du rein, se rassemblent, & sortent ensuite, tantôt par un seul rameau, tantôt par deux ou par trois ; mais rarement par quatre ou par cinq. Ces rameaux, un peu aprés leur sortie, se réünissent encore, & ne font plus qu'un seul conduit large & court, lequel descendant un peu de biais, vient s'inserer par un large orifice dans le tronc de la veine cave, le gauche un peu plus haut que le droit. Or à l'orifice de l'émulgente qui s'ouvre dans la cave, il y a une valvule considerable qui regarde du bas de l'orifice vers le haut, & le couvre ; ainsi elle donne libre passage au sang pour entrer du rein dans la veine cave, & elle empêche qu'en montant vers le cœur par la veine cave, il ne tombe dans l'émulgente.

La nature quelquefois varie dans le nombre des émulgentes. Car bien que le plus souvent il n'y en ait qu'une à chaque rein, quelquefois neanmoins, mais rarement, il y en a deux ; lesquelles se portent à la veine cave, tantôt séparément, & tantôt en se réünissant au milieu du chemin. Quelquefois il n'en sort qu'une seule d'un rein, & deux de l'autre.

On observe quelquefois qu'il se porte à l'émulgente un rameau qui y descend du thorax, où l'on croit qu'il se mêle & s'unit çà & là avec les racines de l'azigos. Souvent aussi il s'y porte un rameau qui vient des lombes & de la moële de l'épine. Il y vient aussi assés frequemment un petit rejetton qui part de la glande renale, & enfin souvent des parties qui lui sont voisines, il sort de certains petits rameaux qui viennent aboûtir & s'inserer en elle. Tant la nature est en ce point variante.

*La Spermatique, ou Seminale.*

IV. La SPERMATIQUE, ou SEMINALE, droite & gauche. Riolan écrit, qu'en des criminels punis de mort pour adultère, il a trouvé ces veines doubles, sur tout dans le côté droit. Mais il n'y a pas lieu de conclure de là, qu'ils en aient du avoir plus de penchant à l'amour; ainsi c'est à Riolan à établir la verité de sa découveite, & à prouver la consequence qu'il en tire.

La droite entre immediatement dans le tronc de la cave, un peu au dessous de l'émulgente du même côté, dans laquelle il arrive rarement qu'elle s'insere, quoique Galien & Vesal l'aient observé une & deux fois. Elle a à son entrée en la veine cave une éminence ou tumeur assés grosse, que Riolan croit, avec assés de fondement, être exitée par la valvule de cét endroit-là, distenduë par le sang à mesure qu'il monte, & regardant vers la veine cave. Il seroit tres difficile de démontrer cette valvule à cause de sa petitesse & delicatesse extrême; la raison semble neanmoins persuader qu'il y en a une, puisqu'il faut nécessairement qu'il y ait là quelque obstacle qui empêche au sang de la cave de tomber dans la spermatique; & ainsi de même, il est tres vraisemblable, qu'à toutes les veines qui s'ouvrent dans la veine cave, il y a, (si l'on excepte les iliaques & les souclaviéres, dont les valvules sont plus éloignées) d'abord à leurs entrées des valvules qui ont le même éfet.

La gauche entre dans l'émulgente par le côté d'en bas, environ vers son milieu, aiant pareillement une valvule à son orifice. Il en sort quelquefois un rameau qui va s'inserer dans la veine cave; mais la nature varie souvent dans les veines spermatiques, sur tout à l'égard de leur insertion, qui tres frequemment aux deux côtés se fait dans la cave, & quelquefois dans les émulgentes; souvent la droite s'insere dans l'émulgente, & la gauche dans la cave; & il arrive quelquefois, mais tres rarement, que des deux côtés elle entre par une insertion fourchuë & dans la cave, & dans l'émulgente.

Ces veines dans les hommes prennent leur origine hors de l'abdomen; sçavoir, des testicules mêmes, & des corps variqueux; d'où elles rapportent vers le haut dans la veine cave le sang qui y est resté aprés leur nourriture, & la génération de la semence. Mais dans les femmes elles naissent dans l'abdomen; en partie du fond de la matrice, & des membranes voisines, par une infinité de petites racines, capillaires, & en partie des testicules. Outre cela, quelques Anatomistes ont observé, qu'il s'y porte encore trois ou quatre racines qui viennent de la moële de l'épine.

*Les Lombaires.* V. Les LOMBAIRES, qui sont au nombre de deux, de trois, ou de quatre. Elles entrent dans le tronc de la veine cave par le côté de derriére, qui regarde les vertebres, en sorte qu'on ne peut voir leur insertion qu'en soulevant la veine cave. Elles viennent des muscles des lombes, & de la moële de l'épine, entre quatre des vertebres des lombes, par des trous destinés en chaque côté pour le passage des nerfs. Et elles reçoivent pareillement en chaque côté un petit rameau qui a ses racines bien éloignées dans les meninges qui enenvelopent la moële, le long desquelles il descend. Riolan croit qu'en son commencement elle se joint par anastomose avec le principe de la racine de la jugulaire ascendante qui lui est immediatement voisine, mais cette union ne me paroît pas vraisemblable.

*Les iliaques.* VI. Les ILIAQUES, sont deux grosses veines, qui entrent dans l'extremité ou fin de la cave, environ vers la cinquiéme vertebre des lombes, & le commencement de l'os sacrum, en sorte qu'il semble que la veine cave s'appuye sur ces deux veines comme sur deux jambes. Elles ont un peu au dessus de leur entrée dans le bas ventre, avant qu'elles se soient unies à la cave, une large valvule qui regarde en haut, laquelle donne passage au sang quand il monte, & le retient & empêche de retomber. Les iliaques versent dans la veine cave le sang de toutes les parties inferieures, qui leur est apporté par les autres moindres veines parsemées çà & là en ces parties. Nous allons parler de ces veines *au chap. suiv.*

---

## CHAPITRE VII.

### *Des Veines qui s'ouvrent dans les Iliaques.*

*La musculeuse superieure.* LA MUSCULEUSE SUPERIEURE s'insere dans l'une & l'autre Iliaque, environ à l'endroit où elles entrent dans la veine cave. Elle vient du peritoine, tant des muscles des lombes, que de ceux de l'abdomen.

*La Sacrée.* La SACRE'E aboutit aussi au même endroit. Elle est tantôt unique, & tantôt double ; & elle derive de la moële contenuë dans l'os sacrum ; ou plûtôt, des membranes qui révêtent cette moële, elle vient par les trous du même os s'inserer dans cét endroit des iliaques.

Un peu plus bas, en la partie inferieure de l'iliaque, il y entre une veine mediocrement grosse, mais courte, laquelle est appellée par les Anatomistes ILIAQUE INFERIEURE, dans laquelle il n'entre que deux petites veines. *L'Iliaque inferieure.*

I. La MUSCULEUSE DU MILIEU, laquelle y entre par sa partie exterieure : Elle s'attache par ses racines aux muscles exterieurs de la cuisse, à la peau des fesses, & aux parties voisines. *La musculeuse du milieu.*

II. L'HYPOGASTRIQUE, qui y entre par sa partie interieure. Cette veine est plus grosse que la précédente ; & quelquefois elle est double. *L'Hypogastrique.*

Elle reçoit la plûpart des veines de l'hypogastre ; sçavoir

I. Dans les hommes, plusieurs rameaux qui viennent de la verge, & de la vessie.

II. Dans les femmes, les rameaux qui viennent de la vessie ; & plusieurs qui viennent du fond & du cou de la matrice.

III. Les HEMORRHOÏDALES EXTERIEURES, qui viennent de l'intestin droit, ou plûtôt de l'anus. *Les Hemorrhoïdales interieures.*

VI. Un rameau, qui venant des parties qui sont inhérentes au trou de l'os pubis, perçe le dixiéme muscle de la cuisse, & vient s'inserer en cét endroit.

L'Iliaque, aprés avoir reçû ce rameau interieur, reçoit encore, mais un peu plus bas l'EPIGASTRIQUE, laquelle lui vient d'en haut, (elle entre rarement dans la crurale,) & est attachée par ses racines à la matrice, à la peau des aînes, & aux muscles de l'épigastre, principalement aux droits. A ses racines se joignent, au dessous des muscles droits de l'abdomen, environ vers le nombril, deux racines de la veine mammaire qui de là monte aux mammelles, lesquelles neanmoins ne se joignent pas par anastomose avec les épigastriques, ainsi que l'ont crû Fallope, Dulaurens, Sylvius, Bauhin, & plusieurs autres Anatomistes. Surquoi voyez *au liv.1. ch.5.* & *au liv.6. ch.3.* *L'Epigastrique.*

Un peu plus bas que le peritoine, il y a deux veines qui s'ouvrent dans l'iliaque.

I. La HONTEUSE, qui y entre avant que le rameau iliaque arrive au peritoine ; dans les hommes elle vient du scroton, & de la peau de la verge. Et dans les femmes, des lévres de la vulve, des nymphes, & des parties voisines. *La Honteuse.*

II. La MUSCULEUSE INFERIEURE, laquelle s'attache par ses racines à la peau, aux muscles de la cuisse, & à ceux des environs. *La musculeuse inferieure.*

## CHAPITRE VIII.

### Des Crurales, & des Veines du pied.

*La veine Crurale.*

LA VEINE CRURALE, dans l'une & l'autre jambe, est continuë à l'iliaque, & ne fait avec elle qu'une même veine, qui seulement change de nom, selon la diversité du lieu, ou de situation. En éfet, depuis le bas de la jambe, c'est à dire depuis la pointe du pied, d'où elle monte jusques à l'aîne, elle est appellée CRURALE, & dés qu'elle commence d'entrer dans l'abdomen, on la nomme ILIAQUE, bien que, ainsi qu'on vient de le dire, elle ne soit qu'une même veine continuée.

Cette crurale est une grosse veine, dans laquelle toutes les autres veines de la jambe, ainsi que des petits ruisseaux, versent le sang qui est resté aprés la nourriture de cette partie, pour être de là porté dans la veine cave. Or dans le pli de la jambe, auquel endroit elle est accompagnée de nerfs & d'artères, elle est soûtenuë de plusieurs glandes qui sont situées en cét endroit.

La Crurale, outre plusieurs petites veines qui lui viennent des parties inferieures qui lui sont voisines, reçoit six grosses veines tres considerables. 1. La Saphene. 2. L'Ischiatique mineure. 3. La Musculeuse. 4. La Poplitique. 5. La Surale. 6. L'Ischiatique majeure.

*La Saphene, ou Veine de la Malleole.*

La SAPHENE, ou VEINE DE LA MALLEOLE, est tres longue, & tres considerable, & n'est point accompagnée d'artère. Elle est attachée au pied & aux doigts du pied, par ses racines les plus basses; dont quelques-unes, en se réünissant, forment en la partie superieure du gros orteil la veine qu'on appelle vulgairement CEPHALIQUE, laquelle se portant plus loin, & se réünissant à d'autres, vers la malleole interieure, y fait la veine qu'on nomme SAPHENE, qu'on a coûtume d'ouvrir dans les affections de la matrice. De là montant le long de la partie interieure de la jambe & de la cuisse, entre la peau & le pannicule charneux, elle reçoit en son chemin plusieurs petites veines de la jambe, de la cuisse, du genou, desquelles les racines s'attachent à la peau, aux muscles, & aux autres parties qui leur sont voisines, & en cét état elle va s'inserer dans la crurale auprés des aînes.

*La Cephalique.*

*L'Ischiatique mineure*

L'ISCHIATIQUE MINEURE, vient de la partie de devant de la cuisse, se, & des muscles de cét endroit, & va s'inserer en la partie exterieure de la crurale à l'opposite de la saphène.

*Les musculeuses.* Les DEUX MUSCULEUSES : L'exterieure, qui est la moindre, sort de la peau, & du second & quatriéme muscle qui étendent la jambe. L'interieure, qui est la plus grosse & la plus profonde, vient du genou, de presque tous les muscles de la cuisse, sur tout du cinquiéme, & du troisiéme des extenseurs de la jambe. Ces deux veines qui sont opposées directement l'une à l'autre, entrent dans la crurale au dessous de l'aîne.

*La Poplitique.* La POPLITIQUE, est attachée par ses racines au talon, & quelquefois à la partie exterieure de la cheville. De là montant en haut, elle reçoit de la peau & des muscles qui forment le sura, des rameaux transversaux & obliques ; & ainsi rampant par le milieu du jarret, elle se divise en deux rameaux, qui s'éloignant l'un de l'autre un peu au dessus du jarret, vont quelquefois tous deux entrer dans la crurale, & quelquefois l'un dans la crurale, & l'autre dans la saphène. Les Anciens avoient coûtume d'ouvrir cette veine en certaines affections ; & Hipocrate *au liv. 6. des Epidem. Sect.* 1. *Aphor.* 5. l'ordonne dans les douleurs des reins.

*La Surale.* La SURALE, est une grande veine, laquelle vers le pli de la jambe, & un peu plus haut, se joint à la crurale, à laquelle elle est continuë. Elle est formée de deux rameaux qui se réünissent environ vers le jarret ; desquels l'exterieur vient des doigts, du dessus du pied, ( où avec les racines de la poplitique elle fait les differens plexus ou entrelassemens de veines que l'on remarque sous la peau ) de la partie exterieure de la cheville, & des muscles qui sont cachés entre le grand & le petit focile ; & l'inferieur vient du gros orteil, du talon, de la partie exterieure du tibia, & des muscles qui composent le gras de la jambe.

*L'Ischiatique majeure.* L'ISCHIATIQUE MAJEURE, s'approche de la crurale, un peu au dessous de l'entrée de la surale. Elle prend sa naissance de la substance musculeuse des pieds & des orteils ; & ainsi en montant elle rampe par la partie exterieure de la cheville, ( qui est l'endroit où on l'ouvre dans la sciatique, ) & se portant plus loin, elle reçoit en faisant chemin plusieurs rameaux de la partie de devant du tibia, des muscles du sura, & des parties d'alentour, jusques enfin qu'elle arrive à la crurale, dans laquelle elle s'ouvre & se décharge.

Il est à remarquer qu'il y a une tres grande varieté dans les veines du pied, & que leur distribution n'est pas semblable, ni dans tous les sujets, ni souvent dans les deux pieds du même sujet ; & ainsi il est tres difficile d'en donner une parfaite description ; comme nous avons déja dit un peu ci-devant *au chap.* 5. touchant les veines de la main. Outre cela dans la deſcription des veines de tout le corps, on ne peut démontrer que celles qui ſont manifeſtement apparentes, & à l'égard des plus petites ramifications moins apparentes, & des racines capillaires preſqu'inviſibles, on ne peut ni les trouver, ni les décrire exactement.

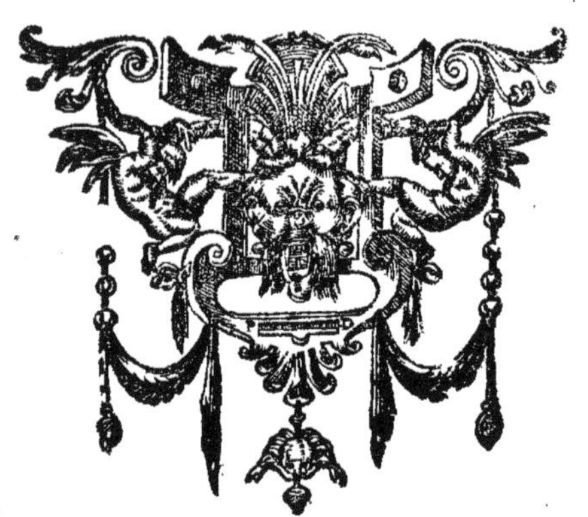

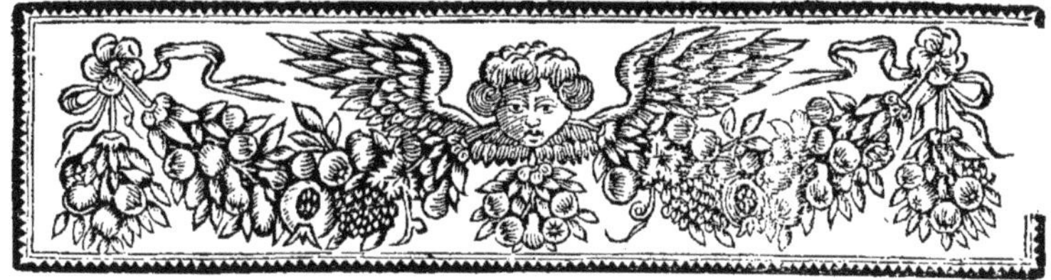

# L'ANATOMIE DU CORPS HUMAIN.

## *LIVRE HUITIE'ME.*

## DES NERFS.

### CHAPITRE PREMIER.

*Des Nerfs en général.*

Le Nerf est appellé par les Grecs *νεῦρον*, du verbe, *νεύω*, *flechir* ; & *τόνος*, de *τείνειν*, *étendre*, parce que les nerfs communiquent aux muscles la force de fléchir, & étendre les parties.

Quelques-uns aprés Galien *au liv.6. de la méth. ch.4.* comme aussi *au liv.5. de l'us. des parties*, *ch.1.* établissent trois especes de nerfs ; la ligamenteuse, la tendineuse, & la nerveuse. Mais de ces trois especes, il n'y a que la derniére seule qui soit veritablement ce qu'on appelle nerf, venant de la moële du cerveau : Quant aux deux premiéres, on doit plûtôt les nommer corps nerveux, ( à raison de leur ressemblance en dureté & en secheresse aux nerfs, ) que veritables nerfs ; parce que ni elles ne viennent de la moële, ni elles ne sont pas des corps similaires, mais qu'elles sont composées de membranes, de nerfs, de petites arterioles, & de venules. Nous traiterons en ce livre des veritables nerfs qui viennent de la moële.

*La Definition du nerf*

Or le NERF EST UNE PARTIE ORGANIQUE SIMILAIRE, BLANCHE, LONGUE ET RONDE, DESTINÉE POUR PORTER L'ESPRIT ANIMAL.

On l'appelle partie *Organique*, parce qu'il est l'organe qui porte l'esprit animal, & que sa conformation est propre, certaine, & déterminée pour cette fin.

On le nomme *similaire*, dans un sens étendu, en la maniére qu'on l'a dit de l'artère *au liv. 6. ch. 1.*

*Sa substance.*

Sa substance est blanche, condensée, composée de plusieurs filets tres déliés joints les uns aux autres par de petites membranes, & n'aiant point de cavité visible, mais aiant en place, des pores tres étroits pour le passage des esprits animaux. Les playes & les obstructions dont les nerfs sont souvent affectés, prouvent évidemment qu'il y a en eux de tels pores, & que les esprits s'écoulent au travers.

*Si les nerfs sont creux.*

A ce que je dis, que les nerfs n'ont pas de cavité manifeste, on oppose l'authorité de Galien, qui *au liv. 8. de l'us. des part. ch. 6.* & *au liv. de la dissect. des nerfs, ch. 2.* dit que les nerfs optiques sont creux, & *au liv. 1. des causes des sympt. ch. 2.* que l'*influence de la faculté animale est empêchée lorsque le nerf qui a en soi des ouvertures, est ou bouché, ou comprimé.* De ces sentences de Galien Bauhin, Gemma, Riolan, Spigelius, Marachetus, & plusieurs autres concluent, & tâchent de persuader que les nerfs sont creux. Quelques-uns même osent assûrer qu'ils ont trouvé & démontré des cavités manifestes dans les grands nerfs, comme dans les optiques, & dans le tronc du nerf qui est auprés des cuisses, & ils ajoûtent aprés Galien & Plempius, que pour bien découvrir cette cavité dans les optiques, il faut observer les circonstances suivantes. 1. Que la dissection se fasse dans un grand animal, mort depuis peu. 2. Qu'on la fasse au grand jour & avec un instrument qui coupe bien, de peur qu'en coupant on ne presse, ou étende le nerf. 3. Que la division se fasse au delà de l'assemblage de ces nerfs. Bartholin écrit aussi *en son Anat. liv. 3. chap. 1.* qu'aprés avoir observé ces conditions, il vid dans les nerfs optiques une cavité, & qu'il en fit publiquement la démonstration. Je dirai aussi & croirai la même chose lorsque je l'aurai vuë, mais non auparavant. En éfet, quelques soins que j'aye pû apporter à examiner les nerfs optiques, même aprés avoir observé les conditions ci-dessus, je n'y ai encore pû découvrir aucune cavité: Leur substance du milieu, est à la verité plus poreuse que dans les autres nerfs, mais on n'y voit nulle part de cavité manifeste: Ce que Vesal, Fallope, Eustachius, Coiter, Aquapendens & Colombus assûrent aussi. Il en est de même dans les autres nerfs, où quelques soins

& quelque parfaits microſcopes que j'aye employés, je n'ai pû non plus découvrir aucune cavité. Cela me fait croire que ceux qui ſoûtiennent qu'il y en a dans les autres nerfs, ont été trompés en ce qu'en ſéparant les filets les uns des autres, ils ont crû voir dans les eſpaces du milieu entre ces filets de veritables cavités, bienque neanmoins il n'y en ait point lorſque les nerfs ſont entiers; & ainſi quoique Bartholin, *dans ſon Anatom.* reconnoiſſe une cavité des optiques; neanmoins *en ſon Specilegium ch.* 3. il refute ſolidement cette opinion. (A l'égard des productions papillaires que pluſieurs ont priſes pour les nerfs olfactoires, elles ont à la verité une cavité ſenſible, mais nous avons ſuffiſamment fait voir *au liv.* 3. *ch.* 8. qu'elles ne ſont pas de veritables nerfs; non plus que les corps fongueux du penis, que quelques-uns appellent nerfs du penis, & ce que Riolan le pere, & Severinus *en ſon Zootome*, ont voulu dénoter comme nerfs, lorſquecelui-là dit que le nerf de la verge de l'homme, & celui-ci, que le nerf de celle des bœufs, ont des cavités.) Certainement ſi l'on conſulte la veritable raiſon, on ne peut attribuer aux nerfs de cavité manifeſte & viſible. Car ils portent-bien des eſprits inviſibles par les pores inviſibles de leurs filets (touchant leſquels voyez *le liv.*3. *chap.* 5. 7. 8.) mais ils ne donnent paſſage à aucune liqueur viſible, qui ait beſoin d'une plus grande cavité ou plus large paſſage pour être charriée. En éfet, jamais Anatomiſte, quelque éclairé qu'il ait été, n'a vû couler de telle liqueur dans les bleſſures des nerfs, ſoit dans les animaux vivans, ſoit quand aprés leur mort on les a diſſequés. On doit ajoûter à cela que comme la moële de l'épine, d'où les nerfs prennent naiſſance, n'a point de cavité manifeſte, les nerfs qui en derivent, & qui ſont ſecs, de ſubſtance compacte, & composés ſeulement de petites fibres, n'en doivent pas non plus avoir. Or que dans la moële allongée il n'y ait point de cavité manifeſte, nous l'avons reconnu pluſieurs fois par experience, en y introduiſant, ſuivant la méthode de Bartholin *en ſon Specileg. chap.* 3. un tuyau tres délicat: Car quelque fortement que nous ayons ſouflé au dedans, nous n'y avons jamais pû faire entrer aucun air, bien que lorſque nous appliquions le tuyau à l'endroit des diviſions, l'air y pénétrât facilement juſques à la fin de la diviſion. Les termes de Galien que nous avons cités ci-deſſus, ſemblent dabord être contraires à l'opinion que je propoſe; ils ne le ſont pas neanmoins: Car dans ces lieux que nous avons rapportés, il ne parle pas d'une cavité ſenſible, par laquelle il prétende que les nerfs ſoient creux, mais ſeulement d'une inſenſible, c'eſt à dire de leurs pores, à raiſon deſquels il leur a attribué une certaine eſpece de cavité inſenſible, plus connoiſſable par l'eſprit que par les yeux. Nellianus Glancanus *en ſon Cours de Med. Tom.*5. *liv.*3. *ch.* 9. parle tres bien & tres à propos de cette cavité inſenſible. *Bien qu'il ne paroiſſe pas*, dit-il, *manifeſtement*

*& sensiblement que les nerfs soient creux, on les croit neanmoins propres & capables de porter l'esprit animal ; & la moële du nerf, ( laquelle seule compose le nerf ) est spongieuse, & peut être facilement pénétrée par l'esprit qui de soi est subtil.* On a dit *au liv.*3. *ch.*11. pourquoi il ne doit pas y avoir dans les nerfs de cavité ample & manifeste.

*Trois substances dans les nerfs.* On estime qu'il y a trois substances dans les nerfs. La premiére, qui est l'interieure, & qui est medullaire & blanchâtre, vient de la moële du cerveau. La seconde & la troisiéme sont une double membrane qui révêt la substance interieure. L'une de ces membranes, sçavoir l'interieure & la plus déliée, vient de la pie-mere ; L'autre qui est épaisse & exterieure, vient de la dure-mere. Mais bien que peut-être on puisse en quelque maniére discerner cette triple substance dans les nerfs optiques ; dans les autres neanmoins c'est plûtôt par le raisonnement qu'on les y distingue, que par le sens ; car il seroit tres difficile d'en faire la démonstration par l'anatomie, puisque tous les nerfs se divisent seulement en longs filets, & qu'on ne peut y voir aucune substance medullaire ; d'où vient que quelques-uns nient absolument qu'il y ait en eux une telle substance. C'est aussi par cette même raison que comme ils semblent n'être composés que de filets, on les met au nombre des parties similaires ; non pas qu'ils le soient veritablement, mais c'est qu'ils semblent l'être, & que par tout dans les pieds, aux mains, & dans les autres parties, ils sont composés de la même maniére, & toûjours semblables à eux-mêmes.

*La nutritiõ des nerfs.* Il est tres difficile de connoître la maniére dont les nerfs sont nourris. Vesling leur attribuë des veines & des artères qui leur fournissent & leur nourriture, & la chaleur vitale ; & à raison de ces vaisseaux Hofman *en ses Instit.* veut qu'ils soient creux. Lyndanus *en sa Physiolog. Med.* ne fait pas mention de veines, mais il dit que non seulement tous les nerfs son creux ; mais même qu'ils ont en leur cavité une petite arteriole plus que capillaire. Et Nicolas Stenon *en ses Observ. Anat. sur les Gland.* croit avoir observé dans les petits cordons des nerfs de la troisiéme & cinquiéme paire, de petits vaisseaux sanguins. Pour moi j'ai remarqué quelquefois dans les nerfs optiques seulement, de certains légers indices d'un ou deux petits vaisseaux sanguins, qui vont se déployer dans la retine pour la nourriture des humeurs & des tuniques : & il ne m'est pas encore arrivé de voir la même chose dans les autres nerfs. Cela me fait croire que les opinions que je viens de raporter, ne sont pas apuyées sur un fondement assés solide. 1. Parce que cela n'est pas évident en tous les nerfs, & que les Anatomistes les plus éclairés, n'ont jamais pû observer au dedans des nerfs ; je ne dis pas seulement des plus petits, mais même des plus grands, à l'exception des optiques, aucune arteriole qui les parcoure interieurement. Quant à celles que Nicol. Stenon croit avoir vûës entre les petits cordons, je croirois qu'on ne les trouve ( ſi du moins il eſt poſſible de les diſcerner ) que dans la tunique qui envelope. 2. Parce que ces pores, ou cavités, ne ſont pas ſeulement tres étroits, mais encore abſolument inviſibles ; en ſorte qu'il n'eſt point de cheveu viſible, quelque délié qu'il ſoit, qui puiſſe y entrer, bien éloigné que des artères plus que capillaires y puiſſent être admiſes. 3. Parce que le battement de ces arterioles interieures ſeroient un empêchement aux mouvement des eſprits animaux ; ſur tout dans les battemens du cœur forts & violens, car alors le gonflement de ces arterioles preſſant & reſſerrant le conduit du nerf, feroit que les eſprits animaux en paſſeroient moins facilement au travers. 4. Parce que dans les coupures des nerfs, en quelque maniére qu'elles ſurviennent, on n'a jamais obſervé qu'il en ſoit ſorti la moindre goûte de ſang ; ce qui neanmoins ne manqueroit pas d'arriver, ſi veritablement il y avoit au dedans quelque arteriole.

*Si les nerfs portent le ſuc nourricier.*

Gliſſon écrit que les nerfs ne portent pas ſeulement les eſprits animaux pour le ſentiment & le mouvement des parties, mais qu'ils charient encore une certaine humeur fluïde, deſtinée tant pour leur propre nourriture, que pour celle des parties, dans leſquelles ils entrent ; ( Il tâche *en ſon Append. de l'Anat. du foye, ch.* 45. d'établir & perſuader cette opinion par pluſieurs argumens, leſquels neanmoins ſont ſans force, ) & que ce n'eſt pas des muſcles, des os, du cœur, du poûmon, des reins, ou du pancreas qu'ils reçoivent cette humeur ; mais en partie de la rate, du ventricule, & des inteſtins, & en partie du cerveau indirectement. Mais la petiteſſe des pores des nerfs fait facilement voir le peu de ſolidité de cette opinion, & la détruit entiérement. En éfet, ces pores ſont ſi étroits qu'il n'eſt point d'humeur viſible qui puiſſe paſſer au travers ; & s'il s'y en introduit quelqu'une, quelque ſubtile qu'elle puiſſe être, l'obſtruction ſuit dabord, & la paralyſie. Cela eſt encore évident de ce que dans les bleſſures des nerfs il ne s'en exprime aucun ſuc : de plus, de ce que quand dans un corps vivant on lie un nerf, ce nerf ne s'enfle, & ne ſe deſenfle nulle part, & jamais perſonne n'a obſervé la moindre enflure, ni d'un côté, ni d'autre de la ligature. Il faut ajoûter à cela l'experience du ſçavant R. de Graëf, laquelle il décrit *au ch. 2. de ſon liv. 1. du ſuc pancreatique, pag. 32. de l'edit. de l'année* 1671. par laquelle il paroit évidemment qu'il n'eſt porté aucune humeur par les nerfs. *Afin*, dit-il, *que nous puſſions avoir plus de certitude de cela, nous ſéparâmes un jour dans un chien vivant, ce nerf conſiderable qui tend vers le derriére de la cuiſſe, & le coupâmes enſuite de travers par le milieu ; & aprés l'avoir dégagé de tous vaiſſeaux lymphatiques, nous l'introduiſimes dans une phiole, ( ſemblable à celles dont nous avons coûtume de nous ſervir pour recüeillir le ſuc pancreatique, ) dont la capacité du cou d'en haut avoit été retréſſie à la proportion de la groſſeur du nerf, en ſorte qu'elle en étoit doucement bouchée, & ſans contrainte, afin que ni les eſprits, ni rien de ce qui paſſe de ſubtil par les nerfs, ne s'évaporât : Nous liâmes ensuite la fiole avec le nerf qui pendoit au dedans, à la peau, esperant que si veritablement il passoit quelque chose de liquide par les nerfs, nous le ramasserions par ce moyen ; Mais ce fut en vain ; car nous n'en recüeillimes pas la moindre goutte pendant quatre ou cinq heures d'attente ; ni nous ne remarquâmes pas non plus que les esprits animaux s'attachassent aux côtés du verre en s'y condensant.* Ce que Glisson propose en dernier lieu est tres éloiné de toute verité. En éfet, si quelque suc ou humeur entroit dans les nerfs se seroit nécessairement par leurs têtes, c'est à dire par leurs principes ou commencemens. Cependant il n'est aucun nerf dont le commencement parvienne au ventricule, aux intestins, ou à la rate ; mais ils derivent tous, sans en excepter un seul, de la moële du cerveau allongée. Il est donc constant que s'il entre en eux quelque humeur qui vienne du ventricule, ou de la rate, ou des intestins, cette humeur doit y être versée, non par leur queuë, mais par leurs têtes, ou principes : Mais je vous prie, par quelles voyes pourroit-elle y arriver ? Est-ce que le chyle, ou quel autre suc que ce soit, fait dans le ventricule, montera directement au cerveau sans passer par le cœur, & que là par le moyen du cerveau même, & de la moële, il s'écoulera dans les nerfs ? Ou plûtôt ce suc nourricier entrera-t'il par les fins des nerfs qui aboutissent au ventricule, aux intestins, & à la rate, & en cét état par un cours opposé à celui des esprits animaux qui descendent, montera-t'il premiérement à la moële, afin que de là il retombe dans les principes des nerfs, & qu'ainsi il retourne de nouveau à l'endroit d'où il vient ? Tout cela est chimerique. Voyez quelque chose sur cette matiére *au liv.3. ch.11.* & une refutation plus étenduë que nous en avons donnée *au liv. 1. ch.16.* Voyez aussi Deüsingius *au liv. De novo succi nutritii commento*, & Bartholin *en son Specilegium, chap. 3.*

*L'opinion de Vvarthon & de Charleton.*

Warthon & Charleton admettent aussi cette humeur nourriciére ; Mais ils croyent qu'elle se prépare & se fait dans les glandes, qu'ils prétendent être situées généralement çà & là en toutes les parties du corps, & être specialement destinées pour cét office. Mais comme les sucs qui se préparent dans les glandes, sont épais, & visibles, ainsi qu'il paroît dans les glandes du mesentère, dans les parotides, &c. qu'ainsi ils ne sçauroient pénétrer, ni même entrer dans les nerfs sans y causer obstruction : que de plus, ce suc remonteroit par un cours contraire au cours des esprits animaux ; qu'enfin il y a plusieurs glandes ausquelles il n'arrive aucun nerf, ou du moins seulement de tres petits & invisibles : certainement il est tres évident que ce n'est pas là l'office des glandes, & que les nerfs n'en tirent aucun suc nourricier.

*L'opinion de Malpighius.*

Malpighius *en son liv. de l'écor. du Cerv. ch.3.* est aussi d'opinion ; qu'il se charrie par les fibres des nerfs un suc remarquable, mais il dit qu'il vient de l'écorce glanduleuse du cerveau, & pour cette raison il met les

les fibres nerveuſes au nombre des vaiſſeaux. *Ce qui ſemble*, dit-il, *indiquer que ces ſortes de fibres nerveuſes doivent être placées dans le gènre des vaiſſeaux, eſt que lorſqu'on les coupe, il en ſort un certain ſuc ſemblable à du blanc d'œuf, qui, ainſi que je l'ai obſervé en un nerf du bras coupé, s'épaiſſit à la chaleur du feu.* Mais la petiteſſe des nerfs, laquelle, ainſi qu'on vient de dire, eſt extrême, & auſſi qu'aucune de leurs fibrilles n'a de cavité aſſés grande pour donner paſſage à aucun ſuc, quelque ſimple & ſubtil qu'il puiſſe être, & à plus forte raiſon à un ſuc épais comme du blanc d'œuf, détruit entierement cette opinion de Malpighius, qui a été manifeſtement trompé par ce ſuc qu'il a vû dans la bleſſure du bras. Nous avons expliqué ci-deſſus *au chap. 11. du liv. 3. vers la fin* quelle en eſt la nature.

Et ainſi toutes les opinions du ſuc nourricier tombent & ſe détruiſent abſolument.

*La nourriture des nerfs.*

Il paroît donc évidemment quand on conſidere la choſe attentivement, qu'il n'eſt porté aucun ſuc nourricier, ni aucune autre humeur manifeſte aux parties par les nerfs, mais ſeulement les eſprits animaux ; & il eſt tres vraiſemblable que les nerfs ſe nourriſſent en quelque façon de ſang arteriel, & principalement de ces eſprits. Car, bien qu'il n'y ait pas en eux, ainſi qu'on vient de dire, de vaiſſeau ſanguin ; neanmoins comme dans la tête la dure & la pie-mere ſont principalement nourries de ſang arteriel, ce qui paroît évidemment par l'abondance des arterioles dont elles ſont parſemées ; de-même il eſt certain que les tuniques exterieures des nerfs, leſquelles derivent de ces meninges, reçoivent par des arterioles inviſibles qui y viennent des mêmes meninges par une eſpece de continuation, quelque peu de ſang pour leur nourriture, & que de ce ſang il s'en communique tant ſoit peu en forme d'exhalaiſon à leur ſubſtance interieure, dont elle eſt nourrie. Mais il eſt hors de doûte que ces mêmes tuniques, & par deſſus tout les fibres interieures, ſont principalement nourries d'eſprits animaux qui les pénètrent, ( touchant ces eſprits, comment & de quelle matiére ils ſont engendrés, voyez *le liv. 3. chap. 11.*) dont quelques-uns des plus fixes s'attachent à leur ſubſtance, & paſſent ainſi en leur nourriture. Et pourquoi, je vous prie, les nerfs n'auroient-ils pas la même prérogative que les artères & les veines, qui ſont nourries du ſang qu'elles portent ? ſçavoir les artères des particules du ſang un peu plus ſalines & plus fixes, d'où vient que leur ſubſtance eſt plus ſeche & plus compacte ; & les veines des particules plus humides & moins ſalines, d'où vient que leur ſubſtance eſt plus humide & plus lâche. Ainſi, auſſi par la même raiſon on peut dire & avec beaucoup de vraiſemblance que les nerfs ſont principalement nourris des eſprits animaux qu'ils portent, & que tant leur ſentiment qui eſt ſi vif, que la dureté & ſechereſſe qui leur eſt particuliére, viennent de ce que les esprits animaux dont ils sont nourris, sont, en la maniére des sels volatils, tres subtils & tres secs, c'est à dire en forme d'exhalaison tres subtile & tres seche : Cependant neanmoins on ne sçauroit doûter, qu'outre ces esprits il n'y ait encore quelque peu de sang arteriel qui concourt à la nourriture principalement de leurs tuniques, & que de ce sang il ne s'en exhale des particules extrêmement subtiles qui se communiquent aux fibres interieures, & les nourrissent. Cela paroît assés clairement de ce que dans les obstructions des nerfs, les nerfs à la verité perdent tout sentiment, & se relâchent entiérement, à cause que l'entrée des esprits animaux en leurs pores est empechée; mais neanmoins ils ne sont pas absolument privés de vie, & ils ne tombent pas par un manque de nourriture dans un dessechement total. Car il arrive souvent, ainsi qu'on l'observe en pratique, que des membres qui ont été paralytiques pendant quelques années, se meuvent de nouveau, & sont rétablis en leur premier état de santé ; l'obstruction qui les en avoit privés, aiant fini. J'ai vû & connu une femme qui durant trente ans avoit été si fort paralytique d'un côté, qu'elle ne pouvoit en aucune maniére remuër ni le bras, ni la jambe gauche, & n'y avoit que tres peu de sentiment. Elle fut neanmoins délivrée de cette paralysie tout à coup, & guerie pour toûjours, par la frayeur extrême dont elle fut saisie une nuit, au bruit épouvantable d'un coup de tonnerre accompagné d'éclairs, qui fut si grand qu'elle crût que le monde devoit perir en ce moment, la matiére qui avoit causé l'obstruction étant poussée hors des nerfs, & dissipée sur le champ par cette terreur extrême ; ainsi étant entiérement délivrée de cette paralysie, elle sortit le lendemain, & depuis ce tems elle eut l'usage de ses pieds & de ses mains avec autant de perfection que la personne du monde la plus saine. Cela sans doûte n'auroit pû se faire ainsi, si les nerfs avoient été durant tout ce tems sans se nourrir ; car pendant un si long espace d'années ils se seroient entiérement dessechés ; & ils auroient été veritablement sans nourriture s'ils n'avoient dû être nourris que de seuls esprits animaux, qui en éfet n'avoient pû entrer en eux tant que l'obstruction a duré. ( Valeriola rapporte une autre semblable histoire *au liv.2. de ses Observ. Obs.* 4. sçavoir d'un Citoyen d'Arles qui avoit été paralytique pendant plusieurs années, & qui enfin fût de même gueri sur le champ par la terreur extrême qu'il conçût à la vûë de l'embrasement de sa maison ; & le sentiment & le mouvement furent entiérement rétablis dans ses parties paralytiques. ) Neanmoins comme les arterioles par lesquelles le sang coule aux nerfs, ne peuvent se porter par leur interieur, ainsi qu'on a ci-devant établi ; que même dans le milieu du chemin il n'y en a aucune nulle part qui entre en eux, ou qui s'y insere çà & là par les côtés, il semble qu'elles n'y viennent que de celles seulement qui rampent par les meninges du cer-

*Observatiõs*

veau, d'où elles s'y introduiſent & ſe continuent inviſiblement.

*Leur Grandeur.* La grandeur des nerfs varie, tant ſelon la diverſité & néceſſité de leurs uſages, que la grandeur des organes auſquels ils ſe portent, & la varieté de leurs actions.

*Leur origine.* L'origine ou principe des nerfs eſt double ; l'une de *génération*, γενέσεως ; l'autre de *diſpenſation*, διοικήσεως. A raiſon de la premiére, ils naiſſent de la ſemence, ainſi que toutes les autres parties ſolides ; à raiſon de la ſeconde, ils viennent du cerveau, ou de ſon appendice, qui eſt la moële. En éfet, rejettant abſolument les opinions d'Ariſtote, de Pierre d'Apône, d'And. Ceſalpinus, & des autres (dont quelques-uns écrivent que les nerfs prennent leur naiſſance du cœur, d'autres, partie du cerveau, & partie du cœur,) nous diſons que tous les nerfs dérivent de la moële allongée du cerveau, tant de celle qui eſt contenuë dans le crane, que de celle qui eſt dans la cavité de l'épine. (Nous avons parlé de cette moële ci-deſſus *au liv. 3. chap. 7.*) Ce qui eſt auſſi l'opinion de Varolius, de Picolhominus, de Bauhin, & de pluſieurs autres ſçavans Anatomiſtes, inſtruits par l'experience oculaire de l'état des parties.

*Leur ſortie de la moële.* Or ils en ſortent par les trous du crane & des vertebres, mais non pas tous de la même maniére. Car quelques-uns ſortent par les trous qui ſont les plus proches de l'endroit de la moële, d'où ils prennent leur origine : d'autres par les trous qui ſont au deſſous de ces trous immediatement voiſins : d'autres, deux & trois trous aprés ſeulement, & quelquefois de plus éloignés : En éfet, plus la moële tend vers le bas, plus les nerfs qui en derivent, laiſſent paſſer de trous avant que de ſortir.

*Leur molleſſe & leur dureté.* Les nerfs ſont, les uns mols, les autres durs, ſelon la diverſité de leur uſage, de leur ſituation, de leur longueur, & auſſi des parties dans leſquelles ils entrent ; car les mols ſe portent dans les parties qui leur ſont les plus proches, & qui ſont les plus humides ; & les durs dans les plus éloignées & les plus ſeches. Galien écrit que les mols entrent dans ces parties ſeulement qui n'ont que le ſentiment ; & les durs dans celles qui ont & le ſentiment & le mouvement.

*Leur uſage.* L'uſage des nerfs eſt de porter les eſprits animaux aux parties, afin que par le moyen de leur influence ordinaire continuelle la nutrition ſe faſſe, & que par leur influence de détermination les parties deſtinées pour le mouvement ſentent plus vivement, & ſoient mieux mûës. Voyez ſur ce ſujet *le ch. 11. du liv. 3.* C'eſt pour cette fin que par un artifice merveilleux ils ſont inſerés & attachés aux parties ſenſitives & mouvantes, & que ceux qui doivent faire mouvoir des muſcles, entrent ou directement en la tête de ces muſcles, ou un peu au deſſous, ou du moins jamais au de là de leur milieu : ainſi que Galien l'a tres judicieuſement remarqué *au liv. 7. de l'uſag. des parties, chapitr. 14.*

Nous avons donné ci-dessus *au liv. 5. chapitre* 1. la raison de cette insertion.

*S'ils sont les instrumẽs du mouvement, & du sentiment.*

Cependant il y a des Docteurs, qui de cette consideration ont conclu, mais tres mal à propos, que les nerfs sont les instrumens & du mouvement & du sentiment ; puisqu'ils sont bien plûtôt les canaux par lesquels les esprits sont portés aux instrumens du sentiment & du mouvement volontaire. Les instrumens du sentiment sont les membranes, lesquelles, plus elles reçoivent de nerfs, & par consequent plus grande abondance d'esprits animaux, plus elles sentent vivement ; & moins elles en reçoivent, & plus ils sont petits, plus leur sentiment est obtus & grossier : car ce ne sont pas les nerfs seuls qui communiquent aux membranes la faculté qu'elles ont de sentir, mais les esprits animaux qu'ils portent, ainsi qu'il paroît dans la paralysie, dans laquelle bien que les nerfs y soient, neanmoins comme il ne se fait point alors en eux & par eux d'influence d'esprits animaux, le sentiment manque entiérement. Or comme ils ont aussi eux-mêmes des membranes, on ne doit pas s'étonner qu'ils aient un sentiment tres vif, principalement aiant en soi tres grande abondance d'esprits animaux, par le moyen desquels le sentiment se doit faire, & desquels, si, tant eux, que les membranes sont privés, ils ne sentent point. Les instrumens du mouvement volontaire sont les muscles, que les nerfs font mouvoir, non pas en se retirant, comme plusieurs aprés Galien *en son Comm. du 6. Aphor.* 36. ont dit ci-devant, mais seulement en leur communiquant & versant en eux grande quantité d'esprits animaux, qui impriment & font le mouvement ; & ainsi les nerfs sont à la verité fléchis ou étendus dans le mouvement des muscles conjointément avec eux, mais il ne les meuvent pas par leur contraction, ou extension, ainsi qu'il faudroit nécessairement qu'il se fit, si veritablement ils étoient les instrumens du mouvement.

*Si les nerfs du sentiment & du mouvement sont diferens.*

Fernel, Mercurial, Dulaurent, & quelques autres fameux Medecins, considerans que dans la paralysie il y avoit tantôt diminution du sentiment & privation du mouvement, & tantôt perte entiére des deux, ont établi une certaine difference entre les nerfs moteurs & ceux du sentiment, & ils ont crû qu'ils étoient des nerfs distincts, & que, selon qu'il se fait obstruction ou dans ceux-ci, ou dans ceux-là, ou dans les uns & les autres tout ensemble, il nait de là diversité de paralysie ; mais ils se sont trompés : car comme il n'y a point de difference entre les esprits animaux, il n'y en a pas non plus entre les nerfs ; & la varieté de leurs operations ne vient que de la difference des parties dans lesquelles ils entrent. Ainsi, c'est par les esprits, qu'ils communiquent aux yeux la faculté de voir, aux oreilles celle d'entendre, au nez l'odorat, aux membranes le sentiment, aux fibres la force de se resserrer, & aux muscles celle de mouvoir : même un ſeul & même nerf qui s'inſere à differentes parties, communique à l'une ſeulement le ſentiment, & à l'autre le ſentiment & le mouvement tout enſemble. Ainſi la plevre, le mediaſtin, le ventricule, & pluſieurs autres parties ſentent par le nerf de la ſixiéme conjugaiſon; & par ce même nerf les muſcles du cou, ceux de l'hyoïdien, du larinx, & pluſieurs autres ont tout enſemble & le ſentiment, & le mouvement. Thom. Willis conſiderant que le ventricule, les inteſtins, & pluſieurs autres parties ont un certain mouvement ſpontanée qui ne procede pas de la volonté, a crû qu'il y avoit de deux ſortes de nerfs, & auſſi de deux ſortes d'eſprits animaux; les uns qui ſervent au mouvement ſpontanée, & ceux-là, dit-il, ſont engendrés dans le cervelet; les autres au mouvement volontaire, leſquels il croit être faits dans le cerveau. Aquoi il faut répondre ce que l'on vient de dire immediatement ci-devant: ſçavoir, que la diverſité des mouvemens ne vient pas de la diverſité des nerfs, ou des eſprits, mais plûtôt de celle des parties dans leſquelles les nerfs portent ces eſprits, comme s'ils les portent dans les parties qui ſervent au mouvement volontaire, c'eſt à dire dans les muſcles, ils font alors le mouvement volontaire; s'ils les portent en d'autres qui ne ſoient pas muſcles, & neanmoins qui aient des fibres mobiles, ils cauſent alors le mouvement ſpontanée qui ne peut pas être reglé par la volonté.

*Que le ſentiment ne peut être aboli le mouvement ſubſiſtant.*

Or il faut remarquer ſur ce ſujet, qu'il n'eſt point de muſcle qui ſe meuve, qui à même tems n'ait auſſi du ſentiment; & que le mouvement peut bien perir en eux le ſentiment y reſtant, mais non pas au contraire, le ſentiment y perir & le mouvement y être conſervé, puiſque tres peu d'eſprits ſuffiſent pour le ſentiment du toucher, & qu'il en eſt beſoin de beaucoup pour le mouvement; que s'il n'en vient pas en aſſés grande abondance, le mouvement ſeul eſt aboli, & non le ſentiment, qui neanmoins eſt engourdi & moins vif qu'auparavant, à cauſe de la petite quantité des eſprits. Il n'y a pas de verité en ce que certains Medecins, bien que tres habiles, ont juſqu'à preſent trop inconſidérément avancé; ſçavoir, que quelquefois on voit le ſentiment perir dans tout un membre, & neanmoins le mouvement y reſter; car j'ai obſervé tres ſouvent en pratique, que quelquefois le ſentiment perit ſi abſolument dans la peau, qu'on peut y appliquer le feu ſans crainte d'y cauſer de la douleur; ſi neanmoins en de tels malades on enfonce une éguille dans la peau juſques aux muſcles qui ſont immediatement au deſſous, leſquels ont la liberté de ſe mouvoir, ils y reſſentent de la douleur, même aſſés forte; ce qui n'auroit pas dû arriver, ſi cette hypotheſe étoit veritable. C'eſt auſſi un exemple frivole auquel on ne doit pas ajoûter foi, que celui que Regius a objecté quelquefois (ſans neanmoins en avoir d'autre fondement que le rapport qu'on lui en a fait,) contre l'opinion que je propose ; sçavoir , d'un certain jeune homme , qui , à ce qu'il dit , avoit entiérement perdu le sentiment en une main , en laquelle le mouvement resta , & qu'on la perça en plusieurs endroits jusques aux muscles , sans qu'il ressentit aucune douleur. Je n'empêche pas qu'on n'ajoûte foi à ce conte , & que lui-même ne se le persuade , & à ceux qui sont aussi credules , & aussi peu versés en pratique que lui ; pour moi je ne le croirai que lorsque je l'aurai vû ou dans ce jeune homme , ou en quelqu'autre ; jusque-là je demeurerai dans mon premier sentiment , dont j'ai reçonnu la verité par mes propres yeux , & non point par le rapport d'autrui ; car je ne suis point si facile à croire , que j'ajoûte ainsi foi aux discours des sots , ou des vieilles ; ni si prompt à porter mon jugement que dabord sur leur rapport j'établisse une regle en medecine.

Certainement les Medecins , jusqu'à present , semblent n'avoir pas remarqué que ce n'est pas dans les muscles qu'est cét engourdissement, mais dans la seule peau , ( peut être aussi dans le pannicule charneux ) dont la vûë leur a fait croire que les parties interieures du membre sont aussi privées de sentiment. En sorte que toute cette erreur ne vient que de ce que le sentiment manquant dans la peau , ( ce qui peut être causé , ou par un grand froid , ou par quelque humeur , comme dans le scorbut , ou autres semblables affections qui farcissent , bouchent & resserrent tellement les pores de la peau , que les esprits animaux ne peuvent facilement les pénétrer , ) la speculation des Medecins n'a pas été jusques aux muscles qui font le mouvement ; que s'ils les avoient attentivement examiné , ils auroient connu que le sentiment ne perit jamais en eux tant que le mouvement y est.

*Observatiõs.* J'éclaircirai cette matiére par quelques observations. Il y a quelques années qu'une femme vint me consulter. Elle avoit assés de mouvement dans ses membres : toute sa peau étoit roide , tenduë en la maniére de la peau d'un tembour de guerre , & elle étoit comme froide ; elle étoit neanmoins entiérement privée du sentiment du toucher ; en sorte que si on la piquoit avec des épingles , ou qu'on lui appliquât le feu , elle n'en sentoit aucune douleur ; mais si on enfonçoit l'épingle ou l'éguille plus avant jusques à quelqu'un des muscles qui étoient au dessous , ( J'en fis à dessein l'experience en plusieurs endroits de sa personne ) elle ressentoit dabord une douleur interieure dans le muscle. Je vis la même chose en un Nautonnier qui étoit revénu des Indes Orientales tout scorbutique , lequel avoit le mouvement de ses membres assés libre , mais qui avoit une si grande insensibilité en toute sa peau , que lorsqu'on en approchoit des charbons ardens , elle se ridoit à la verité , mais sans aucun sentiment de douleur pour lui ; que si on le piquoit avec une éguille profondement jusques aux muscles , il ressentoit alors dabord une douleur assés grande. J'ai aussi traité un certain Marchand de tabac, en qui la peau étoit devenuë roide, & si fort engourdie, eu égard au sentiment, le mouvement neanmoins étant resté en son entier, qu'il ne sentoit en aucune maniére quand on le piquoit exterieurement ; mais si de-même on alloit jusques aux muscles, il le sentoit vivement. Dans les lepreux, ou ladres, la peau est engourdie, & d'un sentiment obtus, neanmoins si on les pique jusques aux muscles, ils sentent de la douleur. Ainsi, si l'on examine avec soin tous les exemples qui se presenteront de perte du sentiment sans perte de mouvement, on verra toûjours que dans les parties où il y a liberté de mouvement, le sentiment ne se perd du tout point, à moins qu'au même tems, & même bien plûtôt & à plus forte raison, le mouvement ne perisse : que si le mouvement restant le sentiment semble perir ; ce n'est pas dans les muscles qui servent à mouvoir, qu'il perit, mais dans les autres parties qui sont couchées sur le membre, ou étenduës tout autour ; sur tout dans la peau, dont l'insensibilité paroît dabord, & plûtôt que celle d'aucune autre partie. Or je prie tout les Medecins qui sont actuellement en pratique, lorsque de pareils cas se presenteront, d'examiner la chose avec grand soin, afin que la verité de nôtre opinion puisse être confirmée par les observations de plusieurs ; & que l'ancienne qui est contraire à la verité, & laquelle est fortement gravée dans tous les esprits, en puisse être entiérement deracinée.

*L'erreur des Philosophes.*

Ceux qui suivent aveuglément la nouvelle Philosophie, n'ont pas peu donné d'occasion par leur imprudence à cette erreur, parce que croyant trop facilement les Medecins qui ont écrit de cette perte du sentiment le mouvement restant entier, & n'expliquant pas les témoignages de ces Autheurs, de l'insensibilité des parties exterieures seulement, mais de celle de tout le membre en général ; ni n'en venant pas à l'experience pour connoître la verité de la chose, (laquelle n'est point ni ne peut point être, ) ils ont tenté d'en rechercher les causes, & ont enseigné, que le sentiment est communiqué aux parties par les fibrilles des nerfs, & le mouvement par les esprits animaux, lesquels par les petits tuyaux des nerfs influent en abondance dans les muscles : ( Surquoi voyez Descartes *en son trait. des passi. de l'Am. part.* I. *art.* 12. ) qu'ainsi leurs fibrilles peuvent être empêchées le passage des esprits n'étant point offencé, & restant libre, ce qui fait qu'alors le sentiment perit & non le mouvement, parce que les esprits influent facilement par la cavité interieure dans les muscles ; & qu'au contraire cette cavité interieure peut être bouchée les fibrilles restant entiéres & libres, d'où vient qu'alors le mouvement perit, parce que le passage des esprits dans les muscles est empêché, le sentiment neanmoins demeurant entier. Mais, que le sentiment qu'ont les nerfs, vienne de leurs fibres & de leurs tuniques qui sont dérivées des meninges, cela eſt tres vrai; mais que par leurs fibrilles ils communiquent le ſentiment à toutes les parties ſenſitives, c'eſt dequoi on ne convient pas, & qui eſt tres faux: Car ce ne ſont point ces fibrilles, mais les eſprits animaux mêmes qui influent par les petits tuyaux, c'eſt à dire par les poroſités des nerfs, & qui communiquent aux fibres, aux membranes & aux parties membraneuſes la faculté de ſentir; (En éfet, ce ſont là les ſeules parties où ſe fait le ſentiment, ) & s'ils manquoient d'influer, les fibrilles mêmes ceſſeroient de ſentir, ainſi qu'il paroît dans la paralyſie. Et ainſi on voit tres évidemment combien il eſt abſurde de dire: *Que la cavité ou poroſité interieure étant bouchée, & le paſſage des eſprits étant empêché par ce moyen, le mouvement perit, mais que le ſentiment demeure*, puiſque le ſentiment dépend de cette même influence, laquelle ceſſant, il perit incontinent. On dira peut-être que quoique il y ait obſtruction dans la cavité ou poroſité interieure du nerf, neanmoins il peut encore paſſer par la ſubſtance des fibrilles aſſés d'eſprits pour faire le ſentiment. Mais ce n'eſt là qu'une fuite; Car dans le même ſens on pourroit encore dire que l'artère étant bouchée interieurement, & le paſſage du ſang empêché, il paſſe encore par ſa ſubſtance aſſés de chaleur vivifiante, & d'eſprits pour maintenir dans les parties la chaleur naturelle, bien que neanmoins la conſervation de cette chaleur dépende uniquement de l'influence du ſang juſte & telle qu'elle doit être; & que du moment qu'elle ceſſe, cette chaleur s'évanoüit; (cela eſt évident dans les grandes ſincopes, où par le manque de cette influence les extremités du corps deviennent froides ſur le champ, ) même dans la propre ſubſtance des artères, laquelle eſt elle-même échaufée & nourrie par le ſang qui paſſe au travers. Outre cela comment pourra-t'il ſe faire que la cavité interieure du nerf ou de l'artère ſe bouche, ſans que les fibrilles & la ſubſtance même du vaiſſeau ne ſoient à même tems comprimées? Car ſi la matiére qui cauſe l'obſtruction bouche exactement la cavité interieure, en ſorte que l'eſprit qui eſt tres ſubtil & inviſible, ne puiſſe pas paſſer au travers, il faut néceſſairement qu'elle comprime plus étroitement la ſubſtance du vaiſſeau & les fibrilles; En éfet, ſans une telle compreſſion il ne ſçauroit ſe faire de parfaite obſtruction. Or la ſubſtance & les fibrilles étant comprimées, leurs pores s'étreſſiſſent & ſe bouchent: & comment, je vous prie, cela étant ainſi, les eſprits pourront-ils paſſer au travers? Enfin, puiſque, dans le mouvement des muſcles il faut néceſſairement qu'il ſe répande par tout dans leurs fibres & leurs membranes des eſprits animaux en abondance; (car ſans eux il ne ſe peut faire aucun mouvement, ) & que c'eſt auſſi par leur moyen que ces fibres & ces membranes ont un ſentiment tres vif, comment ſe pourra-t'il faire que dans la grande abondance qu'il en influë pour le mouvement, les fibres & les membranes qui en ſont auſſi à même tems néceſſairement pénétrées, ſoient privées de ſentiment;

ment, qui peut être fait par beaucoup moins d'esprits que le mouvement ? Est-ce que lorsque tous les moyens nécessaires pour causer le sentiment se trouvent en un sujet, il se peut faire que le sentiment n'y soit pas ? Cependant ceux qui disent que le sentiment peut perir en un muscle, pendant neanmoins qu'ils conviennent qu'il y peut venir assés d'esprits pour y faire le mouvement, semblent rejetter cet axiome. En dernier lieu ils devroient aussi prouver cette cavité interieure des nerfs, qu'ils présupposent comme certaine ; bienque neanmoins personne, ( ainsi qu'on a déja dit ci-devant, ) n'ait encore pû ni la démontrer, ni même par le secours des microscopes, la voir.

*De la perception du sentiment. Seconde Digression.*

Cette question est dabord suivie d'une autre plus considerable, & sur laquelle il s'est formé de grandes disputes entre les Philosophes les plus fameux ; c'est sur la perception du sentiment. Plusieurs disent que la sensation est communiquée à l'ame dans le cerveau par les esprits animaux contenus dans les tuyaux des nerfs, & dans leur substance medullaire ; d'autres par les fibrilles des nerfs ; & les uns & les autres ont des raisons assés fortes sur lesquelles ils se fondent.

*Si elle se fait par les esprits.*

La premiére opinion est rejettée par plusieurs, & semble avoir le moins de vrai-semblance, parce que les esprits animaux sont, par un mouvement continuel, poussés du cerveau dans les nerfs, & non pas des nerfs dans le cerveau en y remontant & y retournant : ainsi il est difficile de concevoir que les esprits qui sont chargés des images, c'est à dire des idées, puissent sur le champ, & dans l'espace du moindre point de tems, être portés des membres les plus éloignés, comme des pieds, & par un mouvement ou cours contraire à celui des esprits qui en descendant s'y opposent, au cerveau, & là être presentés à l'Ame. Gassendi neanmoins qui soûtient cette opinion avec chaleur, prévoyant cette difficulté *au liv.6. de sa Philosoph.* décrit, pour l'éluder, une certaine maniére particuliére, par laquelle il croit que se fait ce rétour ou reflux des esprits au cerveau : Car aprés avoir présupposé que tous les sens font leurs actions par une espece d'attouchement ; enfin il parle ainsi. *Le nerf, ou le filet de nerf, ne peut pas être touché, qu'il ne soit en quelque façon pressé, & il ne peut être pressé, sans presser aussi, à raison de sa distention, l'esprit qu'il contient, ni cét esprit être ainsi pressé sans pousser à même tems, ou plûtôt répousser celui qui lui est immediatement voisin ; & qui, aussi-bien que lui, vient du cerveau ; celui-ci non plus ne peut pas être répoussé, que tous les esprits qui sont contenus dans le nerf, ne soient, à raison tant de leur continuité, que de ce que le nerf en est plein, répoussés à même tems tous ensemble, & dans le même ordre où ils se trouvent, jusques à l'origine du nerf ou filet de nerf ; & que l'esprit qui s'y rencontre, ne rejaillisse en quelque façon contre le cerveau. Ainsi il est certain que par cette espece de bond, la faculté de sentir qui y reside, est mûë, & perçoit, c'est à dire connoît & sent l'attouchement qui y eſt fait* : & un peu plus bas il ajoûte : *Car il ne ſemble pas qu'il y ait quelque choſe d'envoyé, mais bien plûtôt de renvoyé & repouſſé ; ſçavoir l'eſprit contenu dans les nerfs, & il ne paroît rien autre qui puiſſe aller juſques au cerveau.* Mais le ſubtil Gaſſendi ne touche pas par ces paroles exactement à l'eſſentiel de la queſtion ; car le filet de nerf étant preſſé en la maniére qu'il dit, l'eſprit qui influë en lui, pourroit bien à la verité être par cette preſſion arrêté & comme retenu en ſon penchant, mais il ne ſçauroit en aucune façon être répouſſé en haut vers le cerveau, ni aucun mouvement ideïgere y être reconduit ; parce que la preſſion continuelle, c'eſt à dire le mouvement d'impulſion du cerveau même, par lequel les eſprits ſont ſi fortement pouſſés vers les nerfs, & leurs fins, qu'ils ne ſçauroient être répouſſés par aucun mouvement contraire vers ce viſcère ; & cela d'autant moins que quoique en cette ſuppoſition il y ait une cauſe qui arrête, il n'y en a point neanmoins qui repouſſe. En éfet, il ſe paſſe ici dans le nerf la même choſe que dans l'artère. Car ſi on preſſe quelque part une artère, le ſang, à la verité, eſt arrêté par la preſſion, & empêché de paſſer outre, mais il ne réjaillit pas, c'eſt à dire, il ne refluë pas au cœur ; & cela par la raiſon que le mouvement d'impulſion de ce viſcère pouſſe ſi fortement le ſang hors de ſoi, qu'il n'eſt perſonne de bon ſens qui puiſſe s'imaginer que par quelque preſſion exterieure que ce ſoit, ce ſang puiſſe retourner au cœur par les artères. Et comme le cerveau ne pouſſe pas moins hors de ſoi les eſprits dans les nerfs, que le cœur pouſſe le ſang dans les artères ; que le moindre attouchement fait dans la partie la plus éloignée du corps, ( p. ex. dans le pied ou dans le doigt du pied ) eſt ſenti dans le cerveau au même moment ou point de tems qu'il eſt excité dans la partie ; qu'il ne ſçauroit y avoir aucun mouvement des eſprits dépuis le pied juſques au cervau, quelque rapide qu'il ſoit, ( quand même il ſe feroit en deſcendant, ce qui neanmoins n'eſt pas, ) qui ſe faſſe dans un moment ; qu'on ne conçoit pas même que cela ſoit poſſible ; que lorſque les eſprits, à raiſon de la plenitude & continuité, ( ainſi que veut Gaſſendi ) ſont par la compreſſion du nerf empêchés de paſſer outre, & de ſe porter en avant, ceux qui ſont au principe de ce nerf, ne ſçauroient reſſauter dans le cerveau, & cela à cauſe de la pulſion ou propulſion dont on vient de parler, par laquelle le cerveau pouſſe ces eſprits continuellement vers les nerfs, & ne permet à aucun de retourner en arriére ; que par cette reténuë ou arrêt des eſprits cauſé par cette compreſſion, il ne peut auſſi de la partie touchée être porté au cerveau aucune idée d'attouchement, ( rude, mol, piquant, doux, brûlant, &c. ) & y être preſentée à l'Ame, ( par la raiſon que de la partie touchée, dans laquelle le nerf ou la fibre de nerf a été comprimé par l'attouchement, il n'eſt aucun eſprit, ni quoique ce ſoit autre d'ideïgere, qui parvienne juſques au cerveau ;

mais ſeulement que par cette compreſſion les eſprits ſont ſimplement contraints d'aller toûjours en avant) qu'enfin tout ſe paſſant ainſi qu'on vient de l'expliquer ; il eſt manifeſte que cette ſubtile & ingenieuſe imagination de Gaſſendi ne prouve ni ne confirme point l'opinion qu'il propoſe.

L'autre opinion ; ſçavoir, que la ſenſation ſe fait néceſſairement par les fibrilles qui compoſent le corps du nerf, quoiqu'elle paroiſſe plauſible, neanmoins elle a cela de difficile, qu'on ne ſçauroit expliquer, comment l'image ſpecifique de cette ſenſation peut dans le moment ou moindre point de tems paſſer par la ſubſtance ſolide des fibrilles & des nerfs, depuis la jambe p. ex. juſques au cerveau, & y être ſentie & perçûë par l'Ame. Je ſçai bien que l'on explique cela par une ſimilitude, tirée des cordes d'un inſtrument de muſique ; car ſi ces cordes étant libres & ſuffiſamment tenduës, on les pince en leur extremité d'en bas, elles tremblent dabord juſques à leur extremité d'en haut. Mais la comparaiſon n'eſt pas juſte, parce que dans les corps vivans les nerfs ne ſont pas ſi tendus, ni en ſituation ſi droite que les cordes des inſtrumens de muſique le ſont; au contraire, ils ſont tres lâches & tortueux, aiant de toutes parts differentes connexions avec les parties qui leur ſont voiſines ; en ſorte qu'il n'eſt pas poſſible qu'il s'excite dans leurs fibrilles un tremblement continué, tel qu'eſt celui qui ſe fait dans les cordes tenduës des inſtrumens ; leſquelles, ſi elles ſont elles-mêmes rélâchées, ou détenduës dans leur milieu, ne tremblent pas juſques à leur extremité, quelque fortement qu'on les pince. C'eſt ce que Gaſſendi a tres bien remarqué *au liv. que nous avons cité. On pourroit dire*, dit'il, *que ce n'eſt point tant l'eſprit contenu, que la tunique contenante du nerf, qui, à raiſon de ſa diſtention & de ſa continuité juſques au cerveau, y porte l'affection. Neanmoins les nerfs ne ſont pas tendus ſelon leur longueur & en droite ligne, ainſi que l'eſt la corde d'un luth ; en telle ſorte qu'étant tirés ou pouſſés en l'un de leurs boûts, ils expriment à même tems le mouvement en l'autre extremité, mais au contraire, ils ſont & détournés obliquement, & trop peu tendus pour faire cette continuation de mouvement.* Loüis de la Forge attaque avec chaleur ces paroles de Gaſſendi, & les combat *en ſon comment. ſur le liv. de l'homme de Deſcartes* par pluſieurs argumens, par leſquels à la verité il prouve bien que la perception du ſentiment ne ſe fait pas par le reflux des eſprits, depuis la partie qui a été touchée juſques au cerveau ; mais il n'établit pas aſſés ſolidement qu'elle ſe fait par le mouvement communiqué au cerveau par le moyen des fibrilles des nerfs. Toute la force de ſes raiſons eſt fondée ſur l'influence des eſprits animaux dans les fibrilles, par le moyen de laquelle ces fibrilles, à ce qu'il dit, demeurent continuellement tenduës. Mais cette petite tenſion n'eſt pas ſuffiſante pour

*S'il ſe fait par les fibrilles des nerfs.*

faire qu'un petit nerf qui, par une marche tres tortueuses, se porte depuis le cerveau jusques à l'extremité du pied, & qui dans le chemin s'attache ou s'embarrasse en mille endroits aux parties qui s'y rencontrent, puisse, aiant été légérement seulement touché au pied, étendre sur le champ son mouvement jusques au cerveau, même lui communiquer l'idée de cét attouchement au même point de tems qu'il se fait, & sans qu'il y ait entre-deux la moindre difference sensible de tems, quoique neanmoins l'éloignement assés grand qu'il y a du pied au cerveau, requiére nécessairement du moins quelque petit espace de tems; Ni plus ni moins que l'air, qui étant mû par un coup de marteau ou de mousquet, a besoin d'un tems assés considerable, avant que son mouvement soit parvenu jusques à l'oreille de celui qui l'entend d'un lieu élevé. Que si pour le mouvement de l'air qui est un corps tres fluide, il est besoin d'un tel espace de tems, combien le nerf qui est un corps solide, & qui se porte par un chemin tortueux & embarrassé, aura-t'il besoin d'un plus grand tems? Et cependant il n'y a pas un seul moment entre-deux; car presque au même point indivisible de tems que le doigt du pied est touché, l'idée de ce contact arrive au cerveau, & est perçûë par l'Ame; en sorte qu'il semble que l'attouchement & sa perception se fassent absolument ensemble, & à même tems, (en la même maniére que si sur le champ & sans l'avoir prévû, on presente à nos yeux un miroir, alors au même point de tems & tout ensemble, l'idée du visage se peint dans le miroir, se refléchit, & est vûë par les yeux.) Ce qui ne se pourroit absolument point faire dans un seul & même point de tems, si le mouvement des fibrilles devoit s'étendre depuis le pied jusques au cerveau; & que ce fut ainsi que la perception de l'idée de l'attouchement se fît dans le cerveau. Que si l'on objecte que cela se fait à cause de la continuité du nerf: Je répons que la continuité pourroit bien produire cét éfet dans les corps durs, tendus, & roides, mais non dans les mols & relâchés. Comme si, p. ex. l'on applique l'oreille à l'un des boûts d'un bois long de vingt pieds, & qu'a l'autre boût on frape légérement ce bois, alors & sur le champ l'oreille qui est appliquée à l'autre boût entendra le coup: mais si l'on prend l'intestin de quelque animal, & qu'aprés l'avoir netteyé, on le remplisse d'air, en sorte qu'il en soit assés enflé; & qu'en cét état on le frape en l'un de ses boûts, ce mouvement ne s'étendra pas plus loin que l'espace d'un demi-pied, ou d'un pied entier, & ne parviendra du tout point à l'autre boût, approché de l'oreille, & il ne s'en fera aucune perception par l'ouye. De-même aussi le mouvement que l'on aura excité en un nerf, p. ex. du pied, meurt ou cesse incontinent aprés avoir été excité, & cela à cause de la mollesse de ce nerf, de sa situation tortueuse, & de sa connexion avec une infinité de parties qui sont en son chemin, & il ne sçauroit dans l'espace d'un point de tems être porté au cerveau par la voye des fibres. Outre cela, le nerf eſt composé d'une infinité de fibrilles, ſi fortement unies & attachées les unes aux autres, qu'on ne ſçauroit les ſéparer qu'avec un peu de force. Or ſi maintenant dans le pied on excite du mouvement en une fibrille de nerf, comment le mouvement de cette fibrille ſeule pourra-t'il monter au cerveau, les autres fibrilles auſquelles elle eſt fortement attachée demeurant en repos? Que ſi l'on dit que celle-là étant mûë, les autres le ſont auſſi à même tems, & qu'ainſi tout le nerf ſe meut; alors la perception qui ſe fera dans le cerveau ſera incertaine, & l'Ame ne pourra pas juger ſi ce mouvement a été excité en premier lieu ou dans l'orteil, ou en la partie de deſſus, ou en celle d'en bas du pied, puiſque un ſeul & même nerf envoye ſouvent diverſes fibres à tout autant de parties differentes. Il ne ſuffit pas ici de dire: que, *la choſe ſe paſſe ainſi, que ceux qui penſent autrement, ſont des entêtés, & qu'ils n'employent pour toute défence que leur opiniâtreté*, ainſi que le diſent aujourd'hui avec arrogance certains Philoſophes, pleins de préſomption, & de tant d'eſtime d'eux-mêmes, qu'ils prennent toutes leurs imaginations pour de veritables oracles, rendus ſur le trépié d'Apollon, & les impoſent aux autres comme autant de loix, auſquelles ils ne peuvent ſoufrir qu'on oppoſe aucune raiſon contraire; comme s'ils avoient un empire ſouverain ſur les pensées d'autrui; mais il faut éclaircir la choſe par des raiſons évidentes, éloignées de toute prévention; & l'enſeigner dans la douceur.

*L'opinion de Deſcartes.*

Deſcartes fait auſſi mention de ce doûte ſur la perception, *en ſon liv. de l'homm. art.* 26. où afin d'expliquer la choſe plus clairement, il parle en ces termes: *Outre cela*, dit-il, *pour concevoir comment* (la machine du corps) *eſt excitée par les objets exterieurs qui agiſſent ſur les organes des ſens, & comment elle meut tous ſes membres en mille maniéres, il faut penſer que les petits filets (qui, ainſi que je viens de dire, viennent du plus interieur du cerveau, & compoſent la moële de ces nerfs) s'étendent en toutes les parties, qui ſervent à l'organe de chaque ſens; & peuvent être facilement mûs par les objets de ces ſens. Lors donc qu'ils ſont tant ſoit peu mûs, dabord & ſur le champ ils tirent les parties du cerveau, deſquelles ils prennent leur origine, & ouvrent par la même action les entrées de certains pores qui ſont en la ſurface interieure du cerveau, dans leſquels les eſprits animaux commencent auſſi-tôt à prendre leur cours, & étant portés par eux dans les nerfs & dans les muſcles, ils excitent des mouvemens entiérement ſemblables à ceux auſquels nous ſommes naturellement portés lorſque nos ſens ſont touchés en même ſorte.*

Il ſemble que cét illuſtre Philoſophe de nôtre ſiécle ait voulu joindre enſemble les deux opinions que nous venons de rapporter, afin de tirer de cette reünion une plus claire explication de la maniére dont ſe fait la perception des ſens: Car il croit que l'idée de l'objet eſt portée au cerveau par les fibrilles des nerfs, & qu'alors certains pores s'étant ouverts dans le cerveau, les esprits animaux s'écoulent incontinent dans les nerfs & dans les muscles par les porosités de ces fibrilles, qui par ce moyen excitent le mouvement qui fait la perception. Plût à Dieu que cette ingenieuse opinion pût aussi nous expliquer & nous enseigner comment le mouvement de ces fibrilles est porté dans un petit point de tems, des parties les plus éloignées, p. ex. des doigts du pied, au cerveau ; auquel même point de tems, & tout ensemble les esprits animaux sont aussi portés du cerveau à ces mêmes parties ; Car quand on pique le doigt du pied, la piqueure, quelque légére qu'elle soit, est au même moment que l'on pique, sentie dans le cerveau. Toutes les raisons que j'ai apportées contre les deux opinions précédentes s'opposent à celle-ci. Ce grand homme semble avoir eu tant d'estime & si fort consideré la méchanique & ses instrumens, qu'il a crû que les organes du corps humain se meuvent & operent de la même maniére : ce qu'il est facile de juger par la comparaison qu'il ajoûte dans la suite. *Si vous tirés*, dit-il, *l'un des bouts de la corde, la cloche à laquelle l'autre boût est attaché, sonne au même moment.* Mais la même raison n'a pas lieu dans l'homme en qui reside l'Ame raisonnable, ( dans les brûtes l'Analogue de l'ame ) & la vie : Or l'Ame perçoit, & elle meut aussi les parties sans objet exterieur : Ce que la cloche ne sçauroit faire, n'aiant ni ame, ni vie, & ne pouvant être mûë que par un objet exterieur ; d'où vient qu'elle a besoin de bien d'autres organes, que les corps vivans. Par ex. la corde ne fait pas mouvoir la cloche, si elle n'est pas tenduë & tirée par un moteur ; Or il n'y a ni moteur, ni tension semblable dans les nerfs & dans leurs fibrilles ; & encore moins, peut-il y en avoir dans leur substance molle & moëleuse. Lorsqu'un homme dort en son lit, recourbé & plié de deux ou trois plis, il n'y a en toute sa personne ni rectitude, ni tension des nerfs ; au contraire ses nerfs sont comprimés en plusieurs endroits ; cependant si on le pique le moins du monde en un des doigts du pied, ou qu'on en approche tant soit peu le feu, il le sent dabord : Est-ce que dans un corps ainsi plié, les petites fibres molles de la substance medullaire du nerf, se mouvront alors par tous ces plis & tortuosités jusques dans le plus interieur du cerveau, au même petit instant que la piqueure se fait ? Est-ce qu'il y aura-là quelque tension des nerfs & de leurs fibres ? Est-ce que ce mouvement ne seroit pas interrompu ou empêché çà & là par quelque compression ? Non, dit Descartes *au même endroit*, parce que ces petits filets sont enfermés dans les mêmes tuyaux, par lesquels les esprits animaux sont portés dans les muscles ; & ces esprits tenant ces tuyaux toûjours tant soit peu gonflés, ils font que ces filets n'y sont point alors trop pressés. C'est-là à la verité un détour subtil, mais il est purement imaginaire : Comme si lorsque les nerfs dans ces plis & courbures du corps sont çà ou là pressés, ces tuyaux imaginaires peuvent tellement demeurer ouverts & distendus, qu'ils puissent empêcher que ces filets ne soient comprimés. Au reste, de cette opinion de Descartes, & de la comparaison tirée de la corde d'une cloche, il s'ensuit que plus les nerfs seront tendus, plus les fibrilles se mouvront facilement & promtement jusques dans le plus interieur du cerveau. Cela cependant est contraire à ce qu'il établit *au chap.* 14. *du liv. cité*, où il dit que les filets qui servent aux organes du goût, se meuvent plus facilement & plus promtement que les autres, qui en général servent au toucher, parce qu'ils sont plus lâches & plus mols. Est-ce qu'une corde plus lâche & plus molle pourra mieux & plus promtement se mouvoir, qu'une autre qui sera plus tenduë ? Autrefois la chose n'avoit pas coûtume de se faire ainsi ; mais peut-être qu'en ce siécle corrompu, à mesure que les tems changent, nous changeons nous-mêmes aussi-bien que l'état des autres choses naturelles. Enfin, je demande en dernier lieu si cette fibre, qui est si délicate, si molle, & invisible, étant muë, peut aussi avoir la faculté d'ouvrir dans le cerveau des pores pour l'influendes esprits ? Cela est une action purement de l'Ame, & non point d'un nerf ou de quelque fibre : Car l'Ame peut, même sans objet exterieur, faire que les pores tantôt de ce nerf, tantôt d'un autre, s'ouvrent ou se ferment, & déterminer les esprits à influer en telles ou telles parties, & en plus ou moins grande abondance : ( Au lieu de l'Ame, c'est l'analogue de l'ame duquel nous avons amplement parlé *au liv.*2. *ch.* 2. qui dans les brûtes produit cét éfet de détermination. ) Pour moi, bien que je croye que la sensation ne se peut point faire par l'attraction & par le mouvement de tremblement des fibres nerveuses, j'estime neanmoins que c'est par le moyen de ces fibrilles & des esprits animaux qu'elle se fait : Mais comment cela se fait-il ? Certes toutes les refléxions que j'ai pû faire jusques à present sur ce sujet, n'ont encore pû me satisfaire entiérement : C'est pourquoi je crois qu'il est plus à propos & plus sûr de ne les pas encore publier ; & j'aime mieux pour le present rester dans mon obscurité là-dessus, que de l'expliquer par des speculations qui ne sont pas encore suffisamment digerées : En éfet, j'estime qu'il est tres difficile de porter sur cette operation sensitive animale, aussi-bien que sur plusieurs autres, un jugement exact & juste. Voyez sur ce sujet *le ch.*5. *du liv.*3.

*Troisiéme Digression. La détermination des esprits par les nerfs.*

Il ne paroît pas moins de difficulté à expliquer la maniére dont le mouvement de détermination des esprits se fait par les nerfs, & comment sur le champ dans l'espace d'un moment les esprits se portent en si grande abondance, ou cessent de se porter, tantôt en ces muscles, & tantôt en d'autres : La chose a paru si obscure aux Anciens qu'ils l'ont laissée sans y toucher. Mais dans ce siécle Philosophique où nous vivons, & où l'on débroüille tout ce qui est obscur, ce doûte a aussi paru sur le Theatre, & plusieurs ont tâché de l'expliquer par de certaines valvules. Regius qui est un des plus considerables d'entr'eux, pour resoudre ce nœud Gordien dit ingenieusement, qu'il y a dans les nerfs plusieurs valvules, ( bienque ni lui, ni aucun autre ne les ait jamais vûës, il les represente neanmoins selon son imaginations *au ch.* 16. *du liv.* 4. *de sa Philosop. nat.* ) par le moyen desquelles il établit, que, selon qu'elles s'ouvrent ou se ferment, les esprits animaux s'écoulent ou refluent en plus ou moins grande quantité, tantôt en telles parties, ou tantôt en telles autres, selon la détermination de l'Ame. Mais, ( comme la veritable prudence consiste à ne rien croire temerairement ) on ne me persuadera pas qu'il y ait dans les nerfs de telles valvules, ni je n'ai pas encore oüi dire, que jamais aucun Anatomiste les ait démontrées, ou du moins ait pû en faire voir quelque ombre; pas même dans les plus grands nerfs. Il faut ajoûter à cela que la raison ne favorise point cette opinion. Car

*Premiérement*, si le mouvement de détermination des esprits animaux se faisoit par l'entremise de ces valvules, l'Ame devroit pendant qu'elle fait ces déterminations être toute occupée à les ouvrir & fermer, & non pas à envoyer des esprits; ( Car ces esprits influent du cerveau continuellement par l'impulsion du cœur & du cerveau même ) en la même maniére à peu prés que lorsqu'un organiste ouvre ou ferme telles ou telles des soupapes qui servent à boucher les ouvertures du sommier de l'orgue, il fait que le vent qui est continuellement poussé par les soufflets, entre selon qu'il le détermine tantôt en un tel tuyau, tantôt en un tel autre, & en la même maniére aussi que cét organiste a devant soi les clefs ( c'est ainsi qu'on les appelle ) de chacune de ces soupapes, qui s'étendent jusques aux soupapes mêmes, & que selon qu'il les abaisse avec ses doigts, ou ne les abaisse pas, il ouvre ou ferme les soupapes; de-même il faudroit que du cerveau d'où procedent toutes les operations de l'Ame, chaque filet s'étendit jusques à chacune des valvules des nerfs, afin que par leur moyen elles pussent être ouvertes ou fermées, selon la volonté ou détermination de l'Ame. Or comme souvent un seul & même nerf envoye ses rameaux à plusieurs muscles; ainsi que fait le recurrent, qui en envoye au diaphragme, à chaque muscle du larinx, à plusieurs de l'hyoïde, du cou, & d'autres parties, il faudroit nécessairement qu'il y eut des valvules apposées à chacun de ces rameaux, & que de chacune il se portât des filets particuliers au cerveau, & ainsi il arriveroit souvent que par un seul & même nerf, bien que tres délié, qui se distribuë à diverses parties, tel qu'est le nerf vague de la sixiéme conjugaison, il remonteroit au cerveau cent, deux cent filets, & même d'avantage, selon le nombre des valvules; mais il n'y a personne qui ne

juge

juge facilement qu'il n'y a point de ſemblables filets, ni de telles valvules.

*Secondement.* Comme l'on ſuppoſe que par ces valvules ou ouvertes ou fermées, le mouvement des parties eſt ou prompt ou lent, ou grand ou petit, ou entiérement ſuprimé, ſelon que les eſprits paſſent au travers en plus ou moins grande quantité : ainſi il s'enſuivroit par la même cauſe, que ſelon telle ou telle détermination de l'Ame le ſentiment du toucher dans les parties capables de ce ſentiment ſeroit plus grand ou plus petit, plus vif ou plus engourdi, & que même quelquefois il diſcontinueroit ; ce qui neanmoins n'arrive jamais, ainſi qu'il eſt connu à chacun. On peut bien ſelon ſa volonté, mouvoir ou ne pas mouvoir la main p. ex. mais il n'arrivera jamais que par la détermination de la volonté la peau de la main ſente tantôt beaucoup, tantôt peu, & tantôt point du tout ; ce qui devroit neanmoins arriver s'il y avoit de ſemblables valvules dans les nerfs, & qu'elles ſe mûſſent ſelon la volonté & la détermination de l'Ame.

*Troiſiémement.* On dira peut-être que ces valvules ne ſe meuvent pas en la maniére des ſoupapes d'une orgue, c'eſt à dire par des filets ou clefs ; mais qu'elles s'ouvrent & ſe ferment par le flux & reflux des eſprits animaux. Mais il eſt facile de faire voir le contraire ; car les eſprits animaux, qui de la moële s'écoulent & ſon pouſſés dans les nerfs, vont toûjours en droite ligne, & ne retournent jamais en arriére, ainſi qu'il eſt évident tant par la pulſion continuelle du cerveau ( car il ſe dilate & s'affaiſſe ſucceſſivement ; il reçoit par les artères, & pouſſe & envoye par les nerfs, ) que par ce qu'il n'y a rien là qui répouſſe. Or dans leur cours rien ne leur empêche de toûjours avancer, les valvules étant, ainſi qu'on le ſuppoſe, diſposées de telle maniére que le paſſage leur eſt toûjours libre. Maintenant, je vous prie, qu'eſt-ce dans cette differente détermination des eſprits, qui tantôt ferme ces valvules dans le moindre petit point de tems, & tantôt les ouvre de nouveau ? Ce ne peut point être l'eſprit influent ; car en influant il ouvre ſeulement les valvules : & il n'y a point d'eſprit qui refluë, parce qu'il n'y a rien qui le répouſſe quand il influë. L'Ame auſſi ne peut pas produire cét éfet, parce que l'eſprit qui a paſſé du cerveau dans les nerfs, n'eſt plus ſous la force & l'empire de l'Ame, entant que déterminante ; Il execute alors l'office auquel elle le détermine ; c'eſt à dire qu'il ſe porte aux parties auſquelles elle l'envoye, & quand il y eſt arrivé, il n'y a rien qui puiſſe, ſelon la détermination de la volonté, l'en faire revénir dans l'eſpace d'un moment. En éfet, il eſt certain que dans nôtre corps le ſang & les eſprits ſont continuellement pouſſés en avant, & jamais repouſſés ni contrains de retourner en arriére.

*Quatriémement.* Il n'y a, ni il ne peut avoir de valvules que dans les vaisseaux qui ont des cavités manifestes, tels que sont les lactées, les lymphatiques, & les veines, dans lesquels seuls il y a assés d'espace pour leur expansion à mesure qu'elles s'ouvrent ou se ferment; or dans les nerfs on ne voit aucune semblable cavité: & tous tant qu'ils sont, ils sont composés de fibres & de longs filamens séparables les uns des autres. Nous avons même vû dans un nerf blessé, mais non entiérement coupé, que pendant le cours de la guerison les filets coupés se séparérent d'eux-mêmes peu à peu, environ de la longueur de la paume de la main, avec de tres grandes douleurs pour le malade, d'avec les non-coupés, & nous mêmes les avons arrachés, l'autre partie restante qui étoit environ la moitié du nerf, demeurant cependant entiére; (C'est ce que nous avons vû en Mr. de Bregarde, & aussi dans le Lieutenant de Mr. de Somerdiick Capitaine de cavalerie, qui avoient tous deux été blessés au bras,) & la guerison étant parfaite, faisant ses fonctions comme auparavant. Dans de tels cas extraordinaires, nous n'avons point pû remarquer de cavité dans les nerfs, & si veritablement il y avoit en eux quelques valvules, elles auroient immancablement été déchirées par la séparation en long de la moitié du corps du nerf, & ce nerf n'auroit pas pû ensuite faire ses fonctions comme neanmoins il fit. Outre cela, si on examine quelque grand nerf cru ou cuit, on n'y trouvera seulement que de longs filets, & jamais, quelque exactitude qu'on apporte en recherchant, de cavité, & beaucoup moins par consequent de valvules, ou la moindre apparence ou ombre de valvules.

*S'il y a des valvules aux bifurcations des nerfs.*

Descartes *en son trait. de l'homme*, qu'il a presque tout composé sur ce fondement des valvules, prévoyant avec ses sectateurs tous ces écüeils, & voulant neanmoins expliquer par ces valvules le mouvement de détermination des esprits animaux, n'en parle pas si en général, mais il propose la chose un peu differemment. Car il enseigne qu'il n'y a pas des valvules généralement par tout le corps des nerfs, mais seulement dans les endroits, où se divisant en plusieurs rameaux, ils entrent en divers muscles; d'où il établit que lorsqu'un muscle rempli par les esprits animaux qui du cerveau s'y sont portés avec grande impetuosité, s'enfle eu égard à sa largeur, & s'accourcit eu égard à sa longueur, dabord dans l'autre muscle les esprits, par la compression qui y est faite par le muscle dilaté, sont répoussés vers le haut, où ils donnent contre la valvule située à la bifurcation du nerf; & comme ils ne peuvent passer au travers, ils sont contraints de s'écouler sur le champ dans l'autre rameau de la bifurcation pour faire la même contraction dans le muscle voisin, ou dans l'opposé, & augmenter son enflure. Mais cette doctrine est facilement détruite par cela qu'il arrive tres rarement, que les bifurcations, c'est à dire les ramifications d'un même nerf, s'inserent dans des muscles qui soient ou opposés, ou voiſins entr'eux, & qui meuvent des membres par des mouvemens contraires; en ſorte qu'on ne ſçauroit abſolument point établir de tel reflux ou retour des eſprits vers la valvule apposée à la bifurcation, puiſque tres ſouvent il n'y a point de telle bifurcation; & que chaque muſcle a des nerfs differens. Par ex. les muſcles droits de l'abdomen qui fléchiſſent le corps vers le devant, & les muſcles du dos & des lombes qui le flechiſſent vers le derriére, ont chacuns des nerfs qui leur ſont propres, mais divers entr'eux. Lors donc que le corps ſe trouve fléchi en arriére, & que ſur le champ on le refléchit vers le devant, eſt-ce que l'on auroit raiſon de dire, que dans ce même point de tems auquel les eſprits tres ſubitement & dans l'eſpace du moindre petit clignement d'œil influent en tres grande quantité dans les muſcles droits de l'abdomen, l'enflure de ces muſcles comprime dabord de telle ſorte les muſcles du dos, que les eſprits paſſent ſur le champ de ceux-ci en ceux-là? Par quelles voyes, je vous prie, ce paſſage ſe feroit-il? Les nerfs, auſſi-bien que les muſcles, ſont entr'eux tres differens & tres éloignés: & il n'y a aucune compreſſion, ni aucune valvule que l'on puiſſe ici appeller à ſecours. Cela paroîtra encore plus manifeſtement dans le mouvement des pieds & des mains: car ſi aprés avoir remué le pied, on remuë incontinent aprés la main; eſt-ce qu'alors les muſcles des pieds ſeront tellement comprimés par le gonflement des muſcles de la main, que les eſprits en ſeront contraints de paſſer ſur le champ de ceux-ci en ceux-là: & qu'aura-t'on à dire ſi tout le reſte du corps demeurant en repos, on remuë ſeulement les pieds & les mains enſemble; De quels autres muſcles ainſi enflés pourra, par compreſſion causée par cette enflûre, ſe faire l'expreſſion des eſprits qui doivent être pouſſés en eux? Certes du moins en ce cas, ni l'oppoſition ou le voiſinage des muſcles, ni les bifurcations des nerfs ou leurs valvules, ne pourront y concourir en rien. Outre cela, c'eſt opinion préſuppoſe la dilatation, & parconſequent la contraction de l'un des muſcles avant que l'autre qui doit être rélâché, ſoit comprimé; car il dit que c'eſt par la contraction & la dilatation de l'un que l'autre eſt comprimé: Que ſi cela eſt vrai, il ne ſera point néceſſaire que l'eſprit ſoit mû & pouſſé d'un muſcle dans l'autre pour en faire ou faciliter la contraction; parce que l'enflûre & la contraction de l'un des muſcles eſt ſupposée déja ſe faire avant que l'autre ſoit comprimé; donc elle ſe fait ſans le ſecours des eſprits qui influent de cét autre muſcle; même on met cette dilatation & contraction pour la cauſe de ſa compreſſion. Or comme la cauſe doit préceder ſon éfet, la principale preſſion devroit préceder la contraction; mais comme l'on ne dit pas que cela ſe faſſe ici, il eſt évidemment clair que cette contraction & ſe gonflement ne ſont pas causés par des eſprits, qui de l'autre muſcle influent dans le muſcle opposé ou le voiſin, mais feulement par les esprits qui y influent d'ailleurs, c'est à dire du cerveau, par d'autres nerfs : car en premier lieu, il faut qu'un muscle soit dilaté avant que l'autre puisse être pressé ; & s'il est suffisamment dilaté par les esprits qui influent du cerveau, qu'est-il besoin d'en faire venir des autres muscles ? On dira peut-être ici que si les esprits ne refluent pas d'un muscle en l'autre par le nerf, en la maniére qu'on vient de dire ; d'où vient que lorsqu'un muscle se racourcit l'autre se rélâche si subitement & au même moment ou point de tems ? Et en quel lieu ces esprits qui y étoient contenus se portent-ils alors ? Je réponds, que les muscles sont enflés, & conservés en cette enflûre, par une influence d'esprits continuelle, & plus abondante qu'à l'accoûtumée : mais que ces esprits étant sur le champ en grande quantité determinés vers une autre partie, ces muscles se rélâchent incontinent, & les esprits qui étoient en eux se dissipent aussi-tôt par les pores, (ainsi dans de longs & violens exercices il se fait grande dissipation d'esprits, & la lassitude s'ensuit ;) car ces esprits qui sont si subtils qu'ils peuvent se mouvoir & passer, même avec rapidité, au travers des pores tres étroits des nerfs, passent & se dissipent avec une bien plus grande facilité par les pores des muscles, qui sont beaucoup plus larges. Mais expliquons cela par une comparaison. Supposons un sac de cuir, dans lequel il y ait plusieurs petits tuyaux longs & étroits, composé d'un cuir mou & lâche, percé çà & là d'une infinité de petits trous lesquels s'étendent depuis le bas du sac jusques au haut, & que par le moyen d'un souflet auquel on aura fortement attaché ce sac, on l'enfle de vent ; alors tous ces tuyaux se gonfleront sur le champ, & resteront ainsi gonflés tant que l'on poussera au dedans du vent par le moyen du souflet. Cependant si l'on presse le commencement de l'un de ces tuyaux, en appliquant le doigt aux environs du sac où ce tuyau commence, dabord ce tuyau deviendra lâche, & s'affaissera ; mais si on lève le doigt de dessus, & qu'on l'applique sur un autre, qui en sera parconsequent pressé, dabord le premier s'enflera de nouveau, & celui-ci se rélâchera & s'affaissera à son tour ; non pas que le vent qui est entré en celui-ci, retourne en arriére dans le tuyau de nouveau-enflé ; mais c'est que le vent n'y entre plus continuellement comme auparavant, & celui qui étoit au dedans, s'écoulant tres promtement par les petits trous dont il est percé, les côtés s'étant rélâchés ils ne peuvent plus se maintenir distendus, ce qui fait qu'ils s'affaissent sur le champ. C'est ainsi que la chose se passe dans les muscles : car ils s'enflent & demeurent enflés tant que les esprits y influent avec abondance & sans interruption ; mais si cette influence cesse, ils se rélâchent dabord, & les esprits qui y sont contenus se dissipent à l'instant par les pores. Et il n'y a aucune raison pourquoi des esprits si subtils & si mobiles remonteroient par un cours contraire,

*Où se portent les esprits lorsque les muscles se rélâchent.*

des fibres des mufcles où ils font contenus, dans les nerfs par lefqueis ils y font defcendus, & qu'heurtant quelque part contre une valvule ils influëroient en un autre mufcle, plûtôt que de s'écoûler par les pores mêmes du mufcle qui font beaucoup plus larges.

*Difficulté.* Mais on oppofe ici une difficulté, & l'on dit : S'il eft vrai qu'il n'y ait point de valvules dans les nerfs, à la faveur defquelles les efprits animaux foient mûs d'un mufcle en un autre ; d'où vient que la détermination faite dans le cerveau, ceffant, il y a plufieurs parties neanmoins qui fe meuvent encore par leurs mufcles & fembelnt fentir ? Qu'eft-ce qui pouffe alors les efprits de ces mufcles-ci en ceux-là, & qui y continuë pour quelque tems tant le mouvement que l'on y voit, que je ne fçai quelle perception de la douleur qui y a été excitée ; Et enfin, qu'eft-ce qui retient encore ces efprits dans les mufcles, s'il n'y a pas en eux des valvules qui s'oppofent à leur fortie ? Par ex. lorfque l'on coupe la tête à un ferpent, ou à un anguille, ou qu'on les partage par le milieu du corps, la partie qui a été féparée d'avec la tête, fe meut encore pendant quelque tems : De-même lorfque l'on arrache la tête à un oye, à une poule, ou à un pigeon, ils remuent encore pendant quelque moment les aîles & les pieds ; & la même chofe arrive dans les grenoüilles ; car fi incontinent aprés qu'on leur a coupé la tête, on leur pique quelque mufcle, ce mufcle fe retire encore en foi-même, bien qu'il ne puiffe plus fe faire d'écoulement d'efprits animaux en aucun mufcle, puifque le cerveau qui en eft la fource, a été ôté ; celà fans doûte femble ne pouvoir arriver par autre voye que par les valvules fituées en la maniére que Defcartes le propofe ? Je répons : Que les efprits animaux influent toûjours d'un cours continu, ( tantôt en plus grande & tantôt en moindre quantité, felon la differente détermination de l'Ame dans l'homme, ou de ce que nous avons appellé Analogue de l'ame, dans les brutes ) du cerveau dans la moële de l'épine, & de la moële en toutes les autres parties, par le moyen des nerfs, & que ( ainfi qu'on a dit ) jamais ils ne retournent en arriére par la même voye par laquelle ils ont une fois paffé : Or dans les ferpens, dans les oifeaux, & dans les grenoüilles, dont on vient de parler, les efprits animaux fe ramaffent & s'entaffent en tres grande abondance dans la moële de l'épine, & dans les filets dont elle eft compofée, & par l'impetuofité que le cerveau leur avoit auparavant imprimée, c'eft à dire communiquée, ils coulent encore pendant un peu de tems dans les parties & dans les mufcles, que l'on peut dire en quelque façon n'être pas parfaitement morts, mais à caufe des efprits vitaux & animaux qui du cœur & de la moële de l'épine continuent d'y influer tant foit peu, être encore en quelque maniére vivans ; & c'eft là ce qui fait qu'ils reffentent encore mais obfcurément la piqueure qu'on y fait ( ainfi qu'il arrive dans les cataleptiques, dans qui les objets exterieurs des sens ne sont pas perçûs dans le cerveau, & neanmoins si on les pique, les parties piquées se retirent) aprés que la tête a été séparée, (en la même maniére que dans le flux & reflux de la mer, l'eau qui pendant le flux monte dans un fleuve, conservant sa premiére impetuosité, continuë encore pendant quelque tems de monter en la partie d'en haut de ce fleuve, bien que souvent elle ait déja depuis une heure en la partie d'en bas commencé de refluër vers son premier moteur, c'est à dire vers la mer.) Mais d'autant que cette impetuosité ne dure gueres; (car le cerveau aiant été ôté, elle n'est pas continuée) mais qu'elle diminuë peu à peu, il s'ensuit que l'influence des esprits, aussi-bien que le mouvement de ces parties, & le sentiment grossier & obscur qui a semblé être en elles, finissent peu à peu & cessent enfin entiérement. Et il est inutile d'imaginer ici dans les nerfs des valvules qui empêchent le reflux des esprits, puisque tant ce mouvement, que la sensation grossiére de la piqueure, sont causés par les esprits, qui de la moële de l'épine continuent d'influer dans ces muscles, & non pas par ceux qui s'y étoient écoulés auparavant, & qui aprés que la tête a été ôtée, en sont sortis, & ont passé en d'autres muscles: Car qu'est-ce qui dans l'espace d'un moment les pousseroit ainsi de ces muscles en d'autres? On ne peut pas dire que ce soit quelque Ame dont les operations se fassent dans le cerveau, puisque toutes les actions de ce viscère ont cessé depuis qu'on a enlevé la tête, & qu'alors il ne s'y fait plus de parfaite perception, bien qu'il semble qu'il s'en fasse une imparfaite & obscure dans certains muscles, & dans certaines membranes; (car que toute perception parfaite se fasse dans la tête, cela est évident dans les apoplectiques, & dans les cataleptiques, qui parce que le cerveau est affecté, sont subitement & sur le champ privés de toute perception, à raison de laquelle seule se peut faire la détermination des esprits à tels ou tels muscles. Si l'on dit que cette détermination a été faite en ces muscles avant que la tête eut été coupée, cela neanmoins ne prouvera pas que le mouvement qui se fait aprés cette séparation, soit causé par les esprits qui vont heurter contre les valvules des nerfs, & qui de là se portent dans le moindre point de tems, tantôt en un endroit, tantôt en un autre; car qu'est-ce qui les pousseroit ainsi de tems en tems de ces muscles-ci en ceux-là? La tête aiant été coupée, il ne se fait plus de nouvelle détermination; & on ne peut pas dire, que la compression d'un muscle, vienne ici du gonflement d'un autre, ainsi qu'on l'a fait voir ci-devant; car qu'est-ce qui feroit gonfler ce muscle, parquoi l'autre seroit comprimé? Ce ne sont pas les esprits qui de ce muscle retournent dans celui d'où il sont venus, d'autant qu'il n'y a rien qui les oblige ainsi de retourner, & il ne se fait plus de nouvelle détermination vers le muscle dont les esprits sont sortis. En sorte que ce muscle ne peut point ni par une nouvelle détermination, ni par aucune pression, attirer ou pousser en soi ces esprits. Dans les connils & dans les chats que l'on a étranglés, si incontinent aprés leur mort on leur ouvre le bas ventre, on y voit encore dans les fibres des intestins un certain mouvement tres apparent de vermiculation qui y dure pendant quelque tems; & qu'on ne sçauroit du tout point attribuer à aucune valvule, ni à aucune compression causée par le gonflement de quelque muscle; mais il se fait seulement par les esprits, qui aiant été avant la mort fortement meus du cerveau dans la moële de l'épine, & conservant aprés la mort l'impetuosité de ce mouvement, (en la maniére que nous venons de dire de l'impetuosité des eaux de la mer contre le courant d'un fleuve, pendant son flux,) influent ainsi encore pendant quelque tems sans ordre, & tous en tumulte, dans ces fibres des intestins. Or il ne faut pas qu'on s'imagine que ce soit seulement dans les brutes que cela se fait, il peut encore arriver la même chose dans les hommes: En éfet, étant en mon jeune âge étudiant à Leyden j'y vis un assassin, homme vigoureux & de grand' taille, qui aiant été condamné à mort par les juges, fut décapité publiquement; mais qui au moment que la tête lui fut tranchée, & qu'elle tomboit de dessus le tronc, s'éleva deboût & demeura pendant quelque tems sur ses pieds. Ce qui certainement ne se fit pas à raison de quelque valvule de nerf, mais sans doûte parce que cét homme, dans le tems qu'il attendoit le coup, avoit formé le dessein de se lever, & ainsi les esprits animaux étoient déja déterminés vers les muscles qui étendent les cuisses, & étant mûs par cette impetuosité, au moment que l'épée fit la séparation de la tête, ils l'éleverent incontinent aprés le coup, & le soûtinrent pendant quelque tems ainsi dressé sur ces pieds, quoique la tête eut déja été coupée.

En sorte qu'on doit conclure de tout ce qu'on vient de dire, que les valvules des nerfs sont purement imaginaires; & que peut-être elles ont été inventées, plûtôt pour faciliter l'expliquation du point de doctrine dont il s'agit, qu'en faveur de la verité, quoiqu'on ne puisse trouver ni rechercher de maniére d'expliquer, plus facile & plus commode que celle que l'on tire de la verité même.

Touchant donc la maniére dont ce mouvement si prompt, ou plûtôt cette détermination subite des esprits se fait avec tant de vitesse, tantôt par ce nerf vers un tel muscle, & tantôt par cet autre vers un autre muscle, & qu'elle est la cause qui tantôt relâche plus ce nerf, & tantôt le resserre davantage: les Anciens ont gardé avec raison un profond silence, comme étant une matiére qui surpassoit leurs speculations; ainsi j'aime mieux déclarer que je l'ignore que d'entreprendre de l'expliquer.

*Les differences.* Les differences des nerfs sont diverses 1. *A raison de leur substance & de leurs qualités.* Les uns sont gros & épais, les autres minces ; De plus, les uns sont mols, comme ceux qui au dedans du crane sortent de la moële, & ceux qui par un chemin court se portent aux parties sensitives, ou qui seulement doivent être muës par un leger mouvement : D'autres sont durs, comme ceux qui par un long chemin se portent à des parties qui doivent être meuës avec beaucoup de force, & qui prennent naissance de la moële aprés qu'elle est sortie du crané. 2. *A raison de leur quantité :* Les uns sont grands, les autres petits ; les uns longs, les autres courts. 3. *A raison de leur origine :* Les uns procedent de la moële encore enfermée dans le crane, les autres aprés qu'elle en est déhors. 4. *A raison des pores :* Les uns sont plus poreux, comme les optiques ; les autres moins, comme tous les autres petits nerfs.

*Le nombre des nerfs.* On compte trente neuf paires ou conjugaisons de nerfs, & un nerf impair : Sçavoir, neuf paires qui dans le crane prennent leur origine de la moële du cerveau ; & trente qui hors du crane, viennent de la moële de l'épine, & sortent par les trous des vertebres : ceux-ci sont les huit paires du col, les douze du thorax, les cinq des lombes, & les cinq de l'os sacrum. Il faut ajoûter à ce nombre le nerf sans paire, qui sort de l'extremité de la moële de l'épine, lequel neanmoins Fernel. *au liv. 1. de sa Physiolog. ch. 1.* croit devoir plûtôt être mis & compté parmi les ligamens. Or ce nombre est different du calcul de ceux qui suivant Galien, n'admettent que sept paires de nerfs dans le crane, quoique veritablement il y en ait neuf, ( On les a décrits ci-dessus *au liv. 3. ch. 8.* ) & ainsi ils n'en comptent que trente sept paires avec le nerf sans paire.

Quant aux divarications des nerfs & de leurs rameaux, le nombre en est infini ; & jamais les Anatomistes n'ont eu assés d'adresse, ni n'en auront à l'avenir, pour les pouvoir tous décrire : Nous allons proposer dans les chapitres suivant, le plus exactement qu'il nous sera possible, ceux qui sont les plus grands, les plus remarquables, & qui tombent sous les sens de la vûë.

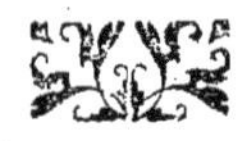

# CHAPITRE II.

## *Des nerfs du Cou.*

ON a ſuffiſamment traité *au liv.3. ch.8.* des nerfs qui dans le crane prennent leur origine de la moële allongée du cerveau.

Or de la moële de l'épine ( de laquelle on a amplement traité *au liv.3. ch.7.* ) il en ſort pluſieurs nerfs, dont les Anatomiſtes, à raiſon des differens trous des vertebres, comtent autant de paires qu'il y a de trous par leſquels ils ſortent.

Les nerfs qui viennent de la moële de l'épine, ſont composés de pluſieurs filets, leſquels étant réünis enſemble, & contenus dans une tunique déliée, forment un nerf, qui ſe fend & ſe partage en d'autant plus de filets qu'il eſt plus gros, ainſi que l'on voit, aprés qu'on en a coupé ou déchiré la membrane. Or afin que ces fibres ou filets ne ſe ſéparent pas les uns des autres en ſortant de l'épine ; en premier lieu la dure-mere ſe joint à la tunique déliée qui les envelope, & l'entoure de toutes parts : & enſuite lorſqu'ils ſont prêts de ſortir par les trous des vertebres, il y a encore une certaine ſubſtance charneuſe qui les embraſſe en forme de ligament, les tient fortement attachés ; & qui aprés leur ſortie s'en ſépare facilement. On a expliqué *au chapitre précédent* comment les nerfs ſortent par les trous de l'épine.

Les nerfs qui ſortent de la moële aprés qu'elle eſt entrée dans l'épine, ( auquel endroit on a coûtume de l'appeller *Moële de l'épine*, & ſelon Galien *Moële dorſale* ) conſiderés ſelon l'ordre qu'ils tiennent en deſſendant, ſont, afin de rendre la connoiſſance de leur diſtribution plus claire, diviſés en nerfs du cou, du dos, du thorax, des lombes, & de l'os ſacrum. *Les tuniques des nerfs.*

Il ſort de la moële, à meſure qu'elle paſſe par les vertebres du cou, huit paires de nerfs. ( Ceux qui comtent la paire la plus baſſe parmi les nerfs du thorax, n'en admettent que ſept. *Les nerfs du cou.*

La PREMIE'RE & la SECONDE PAIRE prennent leur origine de la partie anterieure de la moële, non des côtés ; mais afin qu'ils ne fuſſent bleſſés par l'articulation particuliére de la premiére & ſeconde vertebre, ils naiſſent par un double principe, dont l'un ſort de la partie de devant, entre l'occiput & la premiére vertebre, & l'autre de la partie de derriére, entre la premiére & ſeconde vertebre, ſur les côtés de la dent. Or *ce premier principe, de la premiere* 1. 2.

*paire*, se distribuë dans les muscles du cou qui sont étendus sur l'ésophage, c'est à dire les fléchisseurs du cou. Et son *principe* de derriére (qui conjointement avec le premier sort par le trou commun à l'os de l'occiput & à la premiére vertebre) s'avance par un double rejetton, dont le plus mince se distribuë dans les petits muscles droits, & dans les obliques superieurs extenseurs de la tête : & l'autre s'insere dans le principe du muscle qui éleve l'omoplate. Mais *le premier principe de la seconde paire, qui est le plus grêle des deux*, sort sur le côté de la production dentiforme, & se distribuë dans les muscles du cou, tout ainsi que le premier rameau de la premiére paire, & il se consume presque tout dans la peau du visage. Son *principe de derriére*, sort par les côtés de la production de derriére de la seconde vertebre, & se partage dabord en deux rameaux inégaux, dont *le pluss gros* se porte vers le derriére, & se joignant à un rejetton de la troisiéme paire des nerfs, il rampe par tous les muscles de derriére du cou, & ensuite s'étant en partie communiqué aux oreilles, il monte jusques au sommet de la tête, dans la peau de laquelle il s'employe & se consume. Mais l'*autre* rameau qui est *le plus mince*, se distribuë dans les grands muscles droits extenseurs du bas de la tête, & dans les obliques.

3. La TROISIE'ME PAIRE, sort de côté & d'autre par le trou lateral qui est entre la seconde & troisiéme vertebre, & dabord aprés sa sortie il se partage en deux rameaux. *Celui de devant* se sous-divise en quatre branches, dont la *premiére* se porte au premier des muscles qui fléchissent le cou, appellé le long : La *seconde*, se joint en descendant au rejetton de la quatriéme paire, & va finir dans les muscles étendus sous l'ésophage : La *troisiéme*, qui est ascendente, & qui s'unit au gros rameau de la seconde paire, se consume dans la peau du derriére de la tête. La *quatriéme*, aiant envoyé des rameaux aux muscles qui étendent le cou, se distribuë & se consume dans les productions transverses qui sont sur la fin du cou, comme aussi dans l'élevateur de l'omoplate, situé au commencement du cou, & enfin dans le quarré qui tire les joües en enbas. Le *rameau posterieur* de cette paire s'implante dans la seconde paire des muscles qui étendent le thorax.

4. La QUATRIE'ME PAIRE, sortant entre la troisiéme & la quatriéme vertebre, se divise dabord en deux rameaux inégaux ; dont l'*anterieur* qui est *le plus grand*, se sous-divise en trois rejettons : desquels le *premier* se joint à l'autre rameau de la troisiéme paire, & entre dans la premiére & longue paire des muscles qui fléchissent le cou. Le *second* se porte au muscle transversal qui étend le cou, & au premier de l'omoplate, appellé Capuçon, ou Cucullaire : Le *troisiéme*, qui est plus grêle que les autres, étant uni à un rejetton de la cinquiéme &

de la ſixiéme paire, & deſcendant tout auprés du mediaſtin & du pericarde, forme conjointement avec ces rejettons le nerf diaphragmatique. Le *Poſterieur* qui eſt le *plus petit*, ſe porte ſur le derriére vers l'épine, & fournit divers rameaux aux muſcles de cét endroit, & de là il va s'inſerer entre le quarré qui tire les joües en enbas.

La CINQUIE'ME PAIRE, qui ſort entre la quatriéme & la cinquiéme vertebre, ſe partage auſſi en deux rameaux, l'un anterieur, & l'autre poſterieur. L'*Anterieur* envoye quatre rejettons; dont le *premier* ſe porte aux muſcles fléchiſſeurs du cou. Le *ſecond* deſcendant conjointement avec les branches de la quatriéme & de la ſixiéme paire, ( quelquefois de la ſeptiéme; ſçavoir lorſque le rameau de la quatriéme manque, ) tout auprés de l'éſophage, le long de la partie de devant des vertebres, s'inſere dans le milieu du diaphragme, & forme en lui le nerf phrenique. Le *troiſiéme* va au deltoïde, ou élevateur de l'humerus, & de là il envoye de petits rameaux au muſcle circullaire & reléveur de l'omoplate. Le *quatriéme* s'approchant du cou de l'omoplate, ſe partage en deux rameaux; dont le *premier* ſe porte au deltoïde, à l'endroit où il s'éloigne de la clavicule : l'*autre*, qui eſt un peu plus gros ſe détourne vers l'épine, & ſe diſtribuë de la même maniére que le rameau de la quatriéme paire. 5.

La SIXIE'ME PAIRE, qui ſort au deſſous de la cinquiéme vertebre, ſe diviſe auſſi en deux rameaux. Par l'*anterieur* qui eſt le *plus grand*, elle produit un rejetton pour former le nerf phrenique, ( duquel on vient de parler, ) & elle le compoſe conjointement avec un petit rameau de la cinquiéme paire. Enſuite paſſant plus outre, elle s'unit aux deux paires ſuivantes; ſçavoir la ſeptiéme du cou, & la premiére du thorax, deſquelles s'étant de nouveau éloignée, & enſuite s'étant encore une-fois réünie à elles, elle forme ce plexus retiforme, d'où ſortent les nerfs qui vont aux bras. Par le *poſterieur* qui eſt le *plus petit*, elle ſe porte aux muſcles de derriére, qui étendent la tête & le cou. 6.

La SEPTIE'ME PAIRE, ſort par le trou commun à la ſixiéme & à la ſeptiéme des vertebres. Son *rameau anterieur* qui eſt le *plus grand*, ſe joint, dabord aprés ſa ſortie, à la ſixiéme paire du cou ( de laquelle nous venons de parler, ) & à la premiére du thorax; ( laquelle, ſelon nous, eſt la huitiéme du cou, ) & enſuite, ſelon ſa plus grande partie il ſe porte, conjointement avec les autres, aux bras. Le *rameau poſterieur*, lequel eſt le *plus petit*, va aux muſcles du cou, & au quarré qui attire les joües. 7.

La HUITIE'ME PAIRE, ( qui ſelon les autres eſt la premiére du 8.

thorax ) ſort entre la derniére vertebre du cou, & la premiére du thorax, & ſe partage auſſi en deux rameaux. Par l'*anterieur*, qui eſt le *plus grand*, elle s'unit au ſeptiéme nerf du cou, & au premier du thorax, & ſe diſtribuë enſuite tout entiére dans les bras, à l'exception d'une ſeule branche, laquelle prend naiſſance à ſon principe, ſe joint aux précédentes, & ſe porte vers le devant, le long de la premiére côte du thorax, juſques au ſternon; donnant auſſi un petit rameau au muſcle ſouclavier: Enſuite ſe reflêchiſſant vers le haut, elle ſe conſume dans les muſcles qui prennent leur naiſſance du haut du ſternon; ſçavoir le maſtoïdien, le ſternoyoïdien, & l'hyoïdien; dans leſquels neanmoins il ſe jette auſſi quelquefois des rameaux qui viennent de la ſixiéme conjugaiſon du cerveau, & de la troiſiéme du thorax. De ce même rameau neanmoins, étant prêt de paſſer dans le bras, il en ſort de la partie de derriére un autre branche, qui entre dans le muſcle qui occupe la cavité de l'omoplate. Par le *remeau poſterieur* qui eſt le *plus petit*, elle ſe cache ſous les muſcles qui ſont auprés des vertebres; de là elle envoye quelques ramifications au ſecond des muſcles qui fléchiſſent le cou, & auſſi aux extenſeurs de la tête & du cou; & deſcendant aux environs de l'épine de la ſeptiéme vertebre, elle envoye des rejettons en la partie inferieure, tant du premier muſcle de l'omoplate, ſçavoir au cucullaire, que du troiſiéme, ſçavoir au romboïde, & au dentelé poſterieur ſuperieur.

## CHAPITRE III.

### *Des nerfs du Thorax, & du Dos.*

IL y a douze paires de nerfs qui naiſſent de la moële dorſale, qui immediatement aprés leur ſortie ſe diviſent en deux rameaux, dont le plus grand ſe reflêchit toûjours vers le devant, & le plus petits vers le derriére.

1. La PREMIÉRE PAIRE, ſort entre la premiére & la ſeconde vertebre du thorax, & ſe partage dabord en deux rameaux; dont l'*anterieur* qui eſt le *plus grand*, ſe joint à la cinquiéme, ſixiéme, ſeptiéme, & huitiéme des paires du cou, & forme avec eux un tiſſu reticulaire, duquel enſuite naiſſent tous les nerfs qui doivent deſcendre dans les bras. Il envoye auſſi, ſelon toute l'étenduë de la premiére côte juſques au ſternon, un rameau qui fait le premier nerf intercoſtal, & il diſtribuë des rejettons aux muſcles qui ſont couchés

ſur le thorax. Le *rameau poſterieur* qui eſt le *plus petit* ſe diſperſe de la même maniére que le rameau poſterieur de la huitiéme paire du cou.

Les DIX PAIRES SUIVANTES ſe partagent pareillement, dabord à leur 1. à 10.
ſortie, en rameaux anterieurs qui ſont les plus grands, & en poſterieurs qui ſont les plus petits. Les *anterieurs*, accompagnés d'autant de rameaux qui au deſſous de la plevre deſcendent du rameau interieur du nerf de la ſixiéme paire, forment les nerfs intercoſtaux, leſquels conjointement avec les artères & les veines intercoſtales ſe portent tout le long de chaque côte vers les parties de devant, par le ſinus qui eſt gravé en leur partie inferieure & interieure. Mais ceux qui ſont deſtinés pour les côtes vrayes, viennent juſques au ſternon, & ceux qui doivent aller aux fauſſes, ſe portent aux parties de devant de l'abdomen, par deſſus le peritoine. De ces rameaux il en part pluſieurs autres plus petits, qui vont à divers muſcles; comme aux intercoſtaux interieurs & exterieurs, aux deux dentelés anterieurs, au tres large qui retire le bras en arriére, au pectoral qui le ramène vers le devant, & auſſi à la première paire des muſcles de l'abdomen, à toute la peau du thorax, & aux boûts des mammelles, auſquels ils donnent un ſentiment tres vif. Les *rameaux poſterieurs* prennent leur chemin vers l'épine, entre les muſcles qui ſont prés des vertebres, & il leur communiquent des rameaux, auſſi-bien qu'à ceux qui prennent leur naiſſance des pointes des épines des vertebres, (tels que ſont le triangulaire ou ſplenius, le rhomboïde, le capuçon, le tres large ou aniſcalpteur, le dentelé poſterieur,) comme encore à la peau du dos. Galien a obſervé que les nerfs qui ſortent des vertebres des fauſſes côtes, ſont plus grands que ceux qui viennent des côtes ſuperieures, & que toûjours environ vers le milieu de la côte ils ſe partagent en deux rameaux, dont l'un ſe porte vers le déhors, & l'autre rampe par tout l'interieur de la côte. Pour nous, nous avons obſervé que cette diviſion ne ſe fait pas aux environs du milieu de la côte, mais immediatement aprés qu'ils ſont ſortis des trous des vertebres.

La DOUZIE'ME PAIRE, (Cette paire, ſelon les autres, eſt la pre- 12.
miére des lombes,) ſort entre la derniére vertebre du thorax, & la premiére des lombes, & incontinent aprés elle ſe diviſe en deux rameaux, dont l'*anterieur* qui eſt le *plus grand*, s'inſere dans les apendices charneuſes du diaphragme, dans les muſcles obliques deſcendans de l'abdomen, & dans le ψόας, ou premier des muſcles fléchiſſeurs; (lorſque ce nerf eſt comprimé par un calcul arrêté dans le rein, il ſe fait engourdiſſement dans toute la cuiſſe du même côté.) C'eſt auſſi de ce rameau que prend naiſſance ce rejetton, qui conjointement

avec l'artère préparante va aux testicules. Nous en avons parlé *au liv.* 1. *chap.* 22. ) Vesal, Dulaurens, & Platerus disent qu'il vient de la premiére paire des lombes ; mais cette premiére paire, selon eux, est nôtre douziéme du thorax. Le *rameau Posterieur* entre dans les muscles qui sont couchés sur le derriére des vertebres des lombes ; sçavoir le tres long, le sacrolombaire, & le tres large abducteur de l'humerus.

## CHAPITRE IV.

### *Des Nerfs des Lombes.*

DE la moële de l'épine contenuë dans les vertebres des lombes, il en sort cinq paires de nerfs, ( selon les autres, quatre seulement ; car ils ne comptent pas la paire inferieure qui sort par le trou qui est commun à la vertebre inferieure des lombes & à l'os sacrum, parmi les nerfs des lombes, mais de l'os sacrum, ) qui sont plus grands que les nerfs du dos, & qui se divisent chacun en deux rameaux ; dont les *Anterieurs* se portent aux muscles de l'abdomen, & les *Posterieurs* aux muscles étendus sur les épines des vertebres, & sur les os innominés. Ils donnent aussi quelques petits rameaux à la peau qui couvre les lombes. Or les anterieurs, se joignant entr'eux pendant quelque espace, forment ensemble le plexus, d'où procedent les nerfs qui doivent aller aux jambes.

1. La PREMIÉRE PAIRE sort entre la premiére & la seconde vertebre des lombes, sous le muscle ψόας, & par sa branche *Anterieure* il se distribuë au second des muscles qui fléchissent la cuisse, au muscle fascial, qui fléchit la jambe, & à la peau de la jambe. Le *Posterieur* sort de l'abdomen & fournit des rameaux aux trois muscles extenseurs de la cuisse ou glutiens, & à l'extenseur membraneux du tibia.

2. La SECONDE PAIRE, sort entre la seconde & la troisiéme vertebre, au dessous du premier des muscles fléchisseurs de la cuisse. Son *rameau Anterieur* passant auprés des os ilion, envoye deux branches ; une au genou, & à sa peau, & l'autre qui est plus longue, accompagne la veine saphene. A l'égard du posterieur, il se reflechit, & il entre dans les muscles qui sont couchez sur les lombes.

3. La TROISIÉME PAIRE, qui est le plus grand de tous les nerfs des lombes, accompagne l'artère & la veine crurale, se portant toûjours sous le muscle dont on vient de parler, qui fléchit la cuisse,

& ſous l'os pubis. Colombus écrit que de cette paire il en part une branche qui va à l'aîne, au ſcrotum, & à la peau du pubis : Bauhin neanmoins a remarqué que cette branche vient de la moële de l'os ſacrum.

La QUATRIE'ME, ſort entre la quatriéme & cinquiéme vertebre; & ſon *rameau Anterieur* paſſe par le trou qui eſt entre l'os de la cuiſſe, du pubis, & l'ileum. Il fournit des rameaux aux deux muſcles qui font tourner la cuiſſe, leſquels on appelle obturateurs : Il en fournit encore au ſecond & troiſiéme des fléchiſſeurs de la cuiſſe; & aux muſcles du penis : Quelques-uns croyent qu'il envoye des petits rameaux au cou de la matrice, & de la veſſie. Le *Poſterieur* s'en va aux muſcles, & à la peau étendus ſur les vertebres.

La CINQUIE'ME PAIRE, (ſelon les autres, elle eſt la premiére de l'os ſacrum,) ſort entre la derniére vertebre des lombes & la partie ſuperieure de l'os ſacrum, & ſe diviſe, tout ainſi que les autres, en deux rameaux ; dont l'*Anterieur* ſe mêle en partie avec les nerfs qui vont à la jambe ; & tout auprés de la region interieure de l'os ilion il envoye un rejetton aux muſcles de l'abdomen, & au ſecond des fléchiſſeurs de la cuiſſe. Le *Poſterieur* ſe diſtribuë dans les muſcles qui prennent leur principe de l'os ilion, principalement dans les extenſeurs de la cuiſſe ; ſçavoir le grand Glutien, & enſuite à la peau des feſſes.

## CHAPITRE V.

### *Des Nerfs qui viennent de la moële de l'os ſacrum.*

DE la moële contenuë dans la cavité de l'os ſacrum, il en vient cinq paires de nerfs, leſquels avant que de ſortir par les trous de cét os, ſe diviſent, chacun en particulier, en rameau anterieur ou interieur, & en poſterieur ou exterieur, & ſortent devant & derriére par le trou tranſverſal.

Les trois *Anterieurs* ſuperieurs vont aux jambes : les deux inferieurs aux muſcles de la veſſie & de l'anus, au perinée, & aux parties honteuſes exterieures ; & dans les hommes au penis & au ſcrotum, & dans les femmes au cou de la matrice.

Les *Poſterieurs* ſe diſtribuent aux muſcles qui occupent la partie poſterieure de l'os ilion, & du ſacrum, tels que ſont le premier & le troiſiéme des extenſeurs du thorax, ſçavoir le tres long du dos, & le ſacro-lombaire ; le fléchiſſeur des lombes appellé le ſacré ;

le tres large qui ramène l'humerus ; les trois glutiens qui forment les fesses.

Quant à l'extremité ou fin de la moëlle de l'épine, laquelle pénètre dans l'os sacrum, elle envoye une seule branche, c'est pourquoi on l'appelle *sans paire*, laquelle en premier lieu se divise en deux rejettons, & de là en plusieurs, qui se portent aux fesses, à l'anus, & à quelques-uns des muscles de la cuisse. Fernel met ce nerf sans paire au nombre des muscles.

---

## CHAPITRE VI.

### *Des Nerfs du Bras, & de la Main.*

APrés la description des nerfs dispersés par les viscères & par les muscles des trois ventres, il reste à traitter de ceux des extremités, c'est à dire des bras & des jambes.

De la moële de l'épine il se porte à chaque bras par les trous communs des vertebres cinq nerfs, qui viennent des cinquiéme, sixiéme, septiéme, & huitiéme paires du cou, & de la premiére du thorax. Or ces nerfs immediatement aprés leur sortie s'unissent entr'eux par leurs rameaux anterieurs, lesquels sont les plus grands, & incontinent aprés ils se séparent. Ils s'unissent ensuite de nouveau, & se séparent encore une fois ; & ainsi ils forment un certain plexus retiforme, qui paroît au dessous de la clavicule à la sortie de l'artère & de la veine axillaire, & là s'étant encore dégagés de ce plexus, ils descendent dans le bras chacun de son côté ; en telle sorte neanmoins qu'à raison de ces entrelassemens & dégagemens reïterés, on ne peut bien connoître la veritable origine de chacun en particulier, & les Anatomistes ne peuvent la décrire que par conjecture.

*Le plexus retiforme.*

1. Le PREMIER NERF est produit de la cinquiéme paire par un double rameau, dont l'*un* va au second muscle de l'humerus ou le deltoïde, & à la peau dont il est couvert ; l'*autre* se porte vers le cou de l'omoplate ; & là il se partage de nouveau en deux rameaux, dont le *premier* s'insere dans le deltoïde, environ à l'endroit où il prend son principe de la clavicule. Le *Posterieur* entre dans la quatriéme paire des muscles de l'os hyoïde, le corachoyoïdéen ; Ensuite à l'endroit où l'épine de l'omoplate commence ; il donne un petit rameau au suscapulaire superieur, & au deltoide. Celui-là se porte au bras par la partie la plus élevée de l'humerus, les autres par l'aîle ; & là ils se divisent en plusieurs rameaux.

Le

Le Second, qui est le *plus gros*, se glisse par la partie anterieure 2.
& moyenne du bras au dessous du muscle biceps, & donnant des petits rameaux à ses deux têtes, & aussi à la tête du muscle long pronateur du rayon, il se divise au dessous du pli du coude en deux rameaux; dont l'*exterieur* qui est le *plus mince*, se porte vers la partie exterieure du coude, étant accompagné d'un rameau de la veine cephalique, & va entrer dans le premier & le second entre-nœud du pouce. L'*interieur* qui est *plus grand*, se divise au dessous de la veine mediane en deux rameaux; dont l'*exterieur* se porte obliquement sous la peau, & aiant abandonné la veine il va se rendre vers le rayon jusques au poignet. L'*interieur* accompagne le rameau interieur de la veine basilique, & allant d'un cours oblique, il se partage environ vers le coude en deux rameaux principaux; dont l'*un* se porte au poignet par la region du rayon, & l'*autre* par celle du coude; & aprés avoir passé le poignet il se consume dans la peau de la main interieure.

Le Troisiéme jette, avant que d'arriver au bras, un petit ra- 3.
meau entre le muscle abducteur de l'humerus & le deltoïde; de là se portant au bras par dessous le muscle biceps, il envoye en faisant chemin un rejetton à la tête du second fléchisseur du coude. De là descendant conjointement avec un rameau du second nerf, il se joint dans le pli du coude à la production interieure de l'os de l'humerus sur le devant. Aprés l'avoir passée il produit plusieurs rejettons, qui s'étant joints aux petits rameaux qui viennent du cinquiéme nerf, se portent par la region posterieure de la même production, & vont se distribuer dans les muscles qui occupent la partie interieure du coude, & qui naissent de la production interieure de l'humerus, sçavoir aux deux qui fléchissent les quatre phalanges des extremités des doigts, & en celui qui courbe le troisiéme article du pouce. Enfin il produit une autre branche, qui, entre les muscles dont on vient de parler, descend par le rayon vers le poignet, & passant sous le ligament transversal, il envoye quelques petits rejettons tres délicats au muscle abducteur du pouce; & aux deux qui fléchissent son premier article. Ensuite étant arrivé à la paume de la main, il se divise en trois rameaux; dont le *premier* donne deux rejettons au pouce; le *second* deux à l'index; & le *troisiéme* un au doigt du milieu, environ vers son côté interieur.

Le Quatriéme, qui a environ le triple d'épaisseur des autres, se 4.
porte par le bras, étant profondément caché entre ses muscles, & s'unissant à l'artère axillaire, & à la veine basilique. Incontinent aprés qu'il y est entré, il jette par en haut & par en bas plusieurs petits rejettons dans les têtes des muscles extenseurs du coude, & dans la

peau qui révêt la partie interieure du bras. De là continuant par le sinus creusé sur le derriére de la production de l'os de l'humerus, il se porte vers le derriére du bras, où il passe dans la peau, & ensuite il descend jusques au poignet. Etant arrivé auprés de l'artere du coude, il se divise en deux rameaux, qui, entre les muscles, descendent au poignet. L'*exterieur* de ces rameaux se porte tout le long du rayon, & passant au poignet par le ligament transversal, il s'y sous-divise en deux branches, dont l'une s'insere par un double rejetton à la partie exterieure du pouce, & l'autre en partie au doigt index, & en partie au doigt du milieu. L'*interieur* s'étendant selon la longueur du coude, envoye plusieurs ramifications, 1. Au premier des muscles extenseurs des doigts. 2. Au second des extenseurs des doigts. 3. A l'extenseur interieur du poignet. De là en continuant son cours il donne des rejettons aux trois principes des muscles qui tirent leur origine de l'os du coude. Ce qui en reste finit & se consume dans le poignet.

5. Le CINQUIE'ME, qui vient de la partie inferieure du plexus retiforme dont on a parlé, s'étant joint au quatriéme, descend par la partie interieure du bras entre les muscles qui fléchissent le coude & ceux qui l'étendent, & passe tout entier jusques à la production interieure de l'humerus, & là conjointement avec le troisiéme nerf il envoye des rejettons aux muscles qui naissent de cette production, & qui occupent la region interieure du coude. Ensuite se portant encore plus loin, il jette entre les muscles qui fléchissent la seconde & la troisiéme phalange des doigts, un rejetton à la paume de la main, où il produit trois rameaux; dont le *premier*, qui est partagé en deux, entre dans la partie interieure du petit doigt: Le *second*, aussi divisé en deux, entre dans l'annulaire; Le *troisiéme* se porte à l'extremité du côté interieur du petit doigt. Au reste, ce même cinquiéme nerf environ vers le milieu du rayon sur le côté exterieur, produit un rejetton, qui aprés s'être divisé en trois rameaux, entre dans la partie exterieure du doigt du milieu, de l'annulaire, & du petit doigt.

6. Le SIXIE'ME, (lequel est quelquefois ajoûté aux cinq ordinaires qu'on vient de nommer) sortant de la partie inferieure du plexus retiforme, descend par la region interieure de l'humerus & du coude, distribuant en faisant chemin plusieurs rejettons à la peau qui est voisine. Lorsqu'il est arrivé à la production interieure de l'humerus, il se divise en plusieurs branches, lesquelles étant accompagnées des rameaux de la veine basilique, viennent au poignet, & s'évanoüissent sous la peau.

# CHAPITRE VII.

## *Des Nerfs des jambes, & des pieds.*

Il y a quatre paires de nerfs qui deſcendent aux jambes, leſquels prennent naiſſance des ſept paires qui deſcendent de la moële de l'épine ; ſçavoir des quatre paires inferieures des lombes, & des trois ſuperieures de l'os ſacrum ; tous leſquels s'entre-mêlant enſemble dés leur naiſſance, forment un plexus retiforme ; d'où de chaque côté ſortent les quatre nerfs dont nous parlons, differens entr'eux eu égard tant à leur épaiſſeur, qu'au chemin qu'ils tiennent. Car le *premier* & le *troiſiéme* ſont les plus courts & les plus minces, d'autant qu'ils ne ſe portent point au delà de la cuiſſe. Le *ſecond* eſt plus long & plus gros, ſe portant par le milieu de la cuiſſe juſques au tibia. Le *quatriéme* qui ſurpaſſe de beaucoup les précédens en groſſeur & en longueur, ſe porte par le femur & par le tibia juſques aux pointes des doigts des pieds. Or les trois premiers ſont ſur le devant, & le quatriéme ſur le derriére. *Des nerfs des jambes. Le Plexus retiforme.*

Le PREMIER ſort de la partie la plus élevée du plexus retiforme, là où le ſecond nerf des lombes ſe joint au troiſiéme, & il entre dans les deux muſcles qui étendent la cuiſſe, & dans ſa peau. Il donne auſſi de petits rameaux au premier des muſcles qui fléchiſſent la jambe, ainſi qu'au ſecond & au troiſiéme de ceux qui l'étendent, & il ſe termine ſur l'article de genou. 1.

Le SECOND, qui vient de la même origine, immediatement au deſſous du premier, va par les aînes, conjointement avec l'artère & la veine crurale, à la cuiſſe, & il entre dans ſes muſcles interieurs & anterieurs, auſſi-bien que dans le huitiéme de la jambe, & donnant des petits rameaux aux membranes voiſines, & à la peau ; Il envoye auſſi un rejetton tres conſiderable vers le pied. Dulaurent, Spigelius, & pluſieurs autres établiſſent mal à propos que ce nerf ſe joint à la ſaphène, & que par cette raiſon il y a quelque danger d'ouvrir cette veine ; car il eſt certain qu'elle eſt ſeule en tout ſon cours, & qu'il n'y a point de nerf qui l'accompagne. 2.

Le TROISIÉME, qui, immediatement ſous le ſecond, nait du plexus, & qui ſe portant par deſſus le ſecond des muſcles fléchiſſeurs de la cuiſſe, paſſe par le trou de l'os pubis, & donne des rejettons au cinquiéme, au neuviéme, & au dixiéme muſcle de la cuiſſe, à la verge, aux muſcles qui la roidiſſent, & à la peau de la cuiſſe interieure : Le reſte demeure en haut envoyant une branche conſiderable au ſecond & au troiſiéme des muſcles fléchiſſeurs de la jambe. 3.

Le QUATRIE'ME ( Bartholin a remarqué que quelquefois celui-ci est double a son origine & dans son cours ) est le plus gros, le plus sec, & le plus fort de tous les nerfs du corps. Il est formé du nerf inferieur des lombes & des trois paires superieures de l'os sacrum ; & aprés avoir fourni des rejettons à la cuisse & à la peau des fesses, il en envoye à quelques-uns des muscles de la cuisse, de la jambe, & du pied. De là son tronc descend plus bas, & étant arrivé au jarret, il se divise au pli du genou en rameau exterieur & interieur. L'*exterieur*, qui est le *plus grêle*, se porte au jarret, à la partie exterieure du pied, & à la cheville exterieure, donnant dans son chemin plusieurs rejettons à la peau. L'*interieur* qui est le *plus gros*, descend le long de la jambe, & se distribuë aux muscles du pied & des doigts, au pouce, à la plante de pieds, & au gras de la jambe, & il fournit un rameau à chaque côté des doigts. C'est pourquoi tous les nerfs, qui au dessous du genou se portent a la jambe & au pied, viennent de ce quatriéme crural, à l'exception de ce rameau, qui de la seconde paire descend jusques à la cheville.

Il faut remarquer qu'en ce livre nous n'avons décrit aucun des nerfs de la peau séparément, puisqu'il ne vient à la peau que des rameaux tres petits qui procedent des nerfs voisins, desquels nous avons fait mention çà & là lorsque leur production a été tant soit peu visible. Car il est impossible de donner une exacte description de tous les nerfs qui se distribuent & rampent par la peau : aussi jusques à present il n'est aucun Anatomiste qui ait osé l'entreprendre.

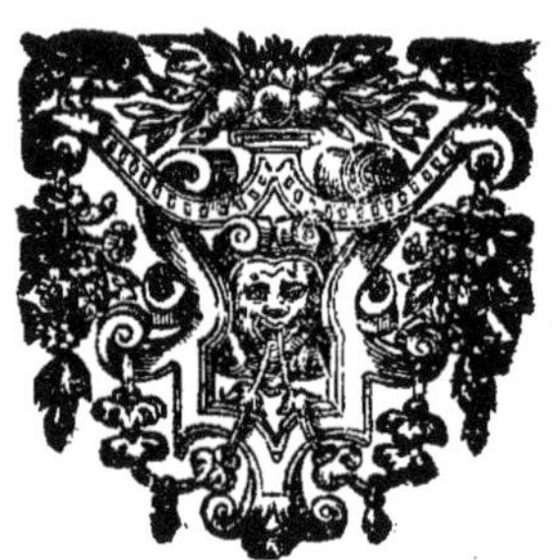

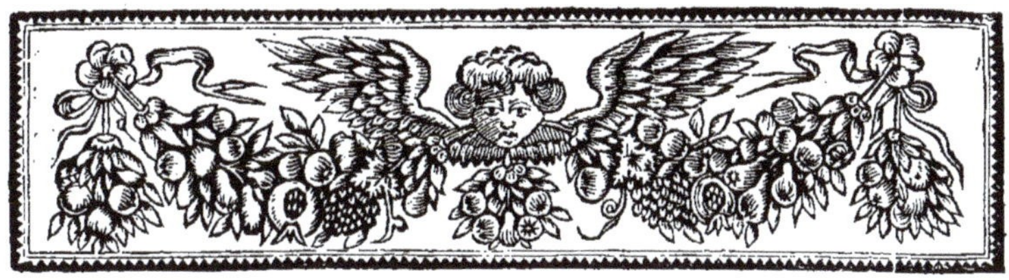

# L'ANATOMIE DU CORPS HUMAIN.

## LIVRE NEUVIE'ME.

## DES OS.

### CHAPITRE PREMIER.

#### *Des Os en général.*

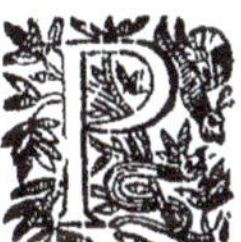

PLUSIEURS Anatomistes qui suivent la méthode de Galien, commencent par l'histoire des os la description de l'Anatomie, par la raison que les os sont ce qui soûtient & affermit tout le corps, & sans quoi les autres parties ne peuvent subsister. Voici comment Galien *au liv. Si toutes les parties se font à même tems*, parle sur ce sujet. *La nature,* dit-il, *imite l'ouvrier qui travaille à la construction d'un navire, métant en place de la quille les vertebres de l'épine, ausquelles elle attache & ajuste les côtes, les bras, & les jambes, comme autant de solivaux, de couples, & autres bois.* Et ainsi Galien confirme par deux raisons, que l'osteologie doit être préposée à l'histoire des autres parties. Car il présuppose que les os sont formés avant les autres parties, qu'ils leur fournissent un appui nécessaire, sans lequel elles ne peuvent subsister, & qu'ainsi c'est

*Pourquoi l'Osteologie doit être décrite au dernier lieu.*

par eux tant comme étant les premiers engendrés, que comme les premiers nécessaires, qu'on doit nécessairement commencer la description de l'Anatomie. Mais bien que ces raisons semblent être en quelque maniére plausibles ; il y en a neanmoins de plus fortes & de plus pressantes, qui font que nous n'approuvons du tout point cét ordre. I. Parce que les os ne sont ni commencés, ni formés avant les autres parties, mais conjointement & à même tems qu'elles ; ainsi que nous l'avons plus amplement enseigné *au liv.1. ch.29.* II. Parce qu'ils acquiérent leur perfection beaucoup plus tard que les autres parties ; comme nous ferons voir *au ch.23. de ce même livre.* III. Parce que dans le commencement ils ne sont pas une base nécessaire pour le soûtien des autres parties, mais seulement dans la suite ; sçavoir, lorsqu'ils ont acquis une suffisante & convenable dureté qu'ils n'ont point dans ce commencement : ( car alors, loin d'être nécessaire elle seroit tres nuisible ; ) mais seulement quelques mois aprés la conception, & l'entiére formation du tout. Il y a même plusieurs os qui ne parviennent à cette dureté qu'aprés la naissance du fœtus. IV. Parce qu'on ne peut faire la démonstration des os, si l'on n'ôte premiérement toutes les parties qui leur sont adhérentes, & si l'on ne les en dépoüille si parfaitement que rien n'empêche qu'ils ne paroissent aux yeux. V. Parce que toutes les parties molles sont tres sujettes à corruption, ce qui n'est pas de-même des os ; c'est pourquoi on doit nécessairement dans les démonstrations les exposer les premiéres, afin d'éviter autant qu'on peut la promte corruption du cadavre qui sert de sujet. Et par consequent pour avoir une connoissance parfaite de l'Anatomie, il est à propos d'en commencer la description par les parties molles, & finir par les os. C'est donc là l'ordre que nous avons suivi, & aiant fait préceder les histoires des autres parties, nous traittons enfin des os en ce penultiéme livre : auquel nous joindrons les cartilages & les ligamens, par lesquels les os sont attachés & adhérens entr'eux.

*Si la science des os est nécessaire à un Medecin.*

Mais peut-être que dabord en ce commencement quelques-uns, peu versés dans les mistères de la Medecine, diront que la connoissance des os est trop vile, & entiérement inutile au Medecin, & qu'ainsi elle n'est nécessaire qu'aux seuls Chirurgiens ; ( En éfet, leurs operations manuelles n'ont pour objet que la carie des os, leurs fractures, leurs dislocations, & leurs autres vices. ) & qu'ainsi on en doit laisser & abandonner à eux seuls la recherche. Mais il n'est que trop visible de toutes pars combien cette opinion est éloignée de la verité. Car comme le Medecin doit avoir une parfaite connoissance généralement de toute la Medecine, laquelle a deux parties, Connoître, & Guerir, & que les guerisons se font par le moyen de trois sortes ou instrumens de remedes ; la Diette, la Chirurgie, & la Pharmacie ; qui ne voit pas que le Medecin doit avoir une parfaite connoissance non seulement du sujet sur lequel il opere, c'est à dire de tout le corps humain, de sa santé, & de ses maladies, mais encore de leurs remedes, & par consequent de la Chirurgie, laquelle sans doûte entre toutes les parties de la Medecine qui regardent la guerison, est tres considerable & la plus ancienne; & bien que le Medecin qui est occupé à des speculations, & à des études plus relevés, ne veüille pas peut-être faire lui-même les operations de Chirurgie, cette connoissance neanmoins lui est tres nécessaire; en partie afin qu'en cas de nécessité, & à défaut d'autres Chirurgiens, il puisse lui même mettre avec succés la main à l'œuvre; en partie afin qu'en quelque tems que ce soit il puisse ordonner, regler, & même enseigner les operations aux Chirurgiens, (dont la plus grande partie fait paroître beaucoup d'ignorance.) Ainsi comme la connoissance exacte des os sert beaucoup pour acquerir la science parfaite de la Chirurgie, qui peut mettre en doûte que l'osteognosie ne soit tres nécessaire au Medecin? Hipocrate même, le plus grand & le pere des Medecins, la recommandant dans *ses Lettres* à son fils Thessalus, assûre que pour ce qui concerne les differentes affections des os, leur replacement lorsqu'ils sont disloqués, leur perforation, composition, ustion, & le reste qui regarde leur guerison, celui-là s'en tirera avec plus d'adresse, & plus heureusement, qui connoîtra parfaitement quel est l'os disloqué, & quel est son lieu. Ce qui fait aussi que Galien *en son Comm. sur le liv.3. des artic.* parle ainsi. *Que personne*, dit-il, *n'entreprenne de lire le livre d'Hypocrate des fractures & des luxations, qu'il n'ait auparavant consideré dans un squelette chaque os en particulier.*

*L'origine du nom.* Les Grecs appellent les Os ὀστέα, de ἵστημι, *être déboût*, parce que c'est par leur moyen que toute la machine du corps peut garder cette situation. Ou, comme dit élegamment Hipocrate *au liv. de la nat. des os*, parce que τῷ σώματι στάσιν, καὶ, ὀρθότητα, καὶ εἶδος παρέχονται. *Ils donnent à tout le corps la fermeté, la rectitude.*

*La definition & la forme.* LES OS SONT DES PARTIES SIMILAIRES TRES DURES, TRES SECHES, PRIVÉES DE SENTIMENT, PLUS FROIDES QUE TOUTES LES AUTRES PARTIES, FORMÉES ET DISPOSÉES POUR L'AFFERMISSEMENT DE TOUT LE CORPS.

On les appelle *similaires*, non pas que veritablement, & absolument ils soient tels: (Car il ne peut y avoir dans le corps vivant aucune partie qu'on puisse dire être parfaitement similaire, toutes étant composées de plusieurs élemens, c'est à dire de principes divers, ainsi qu'on l'a déja enseigné *au liv.1. ch.1.*) mais c'est qu'aux sens ils paroissent tels, & qu'ils ne peuvent pas facilement être divisés en d'autres. Spigelius afin d'expliquer cela plus clairement, distingue entre *semblable*, & *similaire*. *Le semblable*, dit-il, *est extrêmement different du similaire; sçavoir autant qu'une chose dénommée l'est de celle dont elle prend sa dénomination. Ainsi l'angle est different de l'angulaire, & l'anneau de l'annulaire.*

*Leur génération.* Ils sont engendrés dans la matrice, de la portion la plus grossiére, & la plus tartareuse, c'est à dire terrestre, de la semence; & ils sont nourris des particules tartareuses du sang, & arrosés de la graisse de la moële.

*La moële.* Or cette graisse moëleuse que l'on appelle *moële*, n'est pas d'une même sorte dans tous les os; En éfet, elle est tres onctueuse & grasse dans les grandes cavités des grands os, & dans les petites cavités des petits os elle est plus blanche: mais dans les os spongieux le suc qui y est contenu, est moins épais & moins gras. La moële s'engendre du sang qui est poussé par les arterioles dont on parlera incontinent ci-aprés, vers l'interieur des os. Il y a en cela deux choses à remarquer. 1. Qu'elle n'a absolument point de sentiment, quoique Paré l'ait crû autrefois. 2. Que dans les cavités des os elle n'est entourée d'aucune membrane. Ce qui est le signe par lequel Hipocrate *au liv. des princip.* la distingue de la moële de l'épine: *La Moële de l'épine*, dit-il, *n'est pas semblable à l'autre moële qui est dans les autres os: car celle-là seulement a des membranes, & non l'autre.*

Cette moële est tres nécessaire aux os, parce que comme les particules tartareuses sont tres proches de l'état de fixation, elles s'apaissiroient tres facilement en dureté glaciale, qui rendroit les os fragiles & cassants, & jamais ils n'arriveroient à une grandeur juste & proportionnée, si cette graisse moileuse en s'insinuant généralement par tout en eux n'empêchoit & ne ramolissoit la dureté extrême de ces particules; car en les pénétrant ainsi elle fait que dans l'accroissement du corps, elles s'éloignent les unes des autres, ce qui donne lieu aux nouvelles qui surviennent de s'y entre-mêler, & par ce moyen les os peuvent croître. Or cét accroissement finit enfin lorsque ces particules sont elles-mêmes tellement dessechées par la chaleur, qui dans tout le corps augmente avec l'âge, que la graisse medullaire (laquelle aussi par cette augmentation de la chaleur devient plus grossiére & plus humide,) ne sçauroit plus ni les ramollir, ni les écarter les unes des autres: D'où il arrive que plus cette chaleur s'augmente, moins le corps croît en longueur, parce que les os qui en sont les bases & le soûtien, se sechent & s'endurcissent de plus en plus, & qu'aussi la moële devient moins humide & plus épaisse. C'est aussi par cette raison que les enfans croissent beaucoup en longueur en peu de tems, les Adolescens, moins & plus lentement, & que l'homme fait, & les vieillars ne croissent plus. Outre cela, dans les vieillars les os deviennent tres fragiles, par la raison qu'il ne s'engendre en eux que tres peu de moële, laquelle encore est de soi peu humide & huileuse; d'où il s'ensuit plus de sechereſſe & de dureté dans leurs os, & par consequent qu'ils se fendent & se rompent tres facilement, & étant rompus ils demeurent

rent

rent long tems à se reprendre, le calus ne s'y engendrant que lentement.

Or c'est par le mêlange des esprits animaux (qui influent en grande abondance dans les periostes, ainsi que leur sentiment vif le témoigne, ) que ces particules tartareuses sont séparées du sang arteriel, & qu'étant arrosées de la graisse moileuse, elles s'apposent aux os.

Or le sang est porté aux periostes, & dans l'interieur des os par les àrtères, & la portion qui en reste, & qui y est inutile, en est rapportée par les veines. C'est pour cette fin que non seulement ces vaisseaux finissent par plusieurs extremités aux environs des periostes, mais encore qu'ils pénètrent dans les os mêmes, & qu'ils versent aussi du sang en leurs cavités, pour y être changé soit en moële, soit en un suc propre pour leur nourriture; & bien que leur entrée ne soit pas visible aux yeux en tous les os, elle est neanmoins manifeste dans les grans, comme dans ceux des bras & des cuisses, qui ont des cavités apparentes qui communiquent jusques à la moële, & qui donnent passage aux artères & aux veines; Outre cela leur entrée dans les os paroît encore par le suc sanguin que l'on trouve dans le diploë, ou table fongueuse moyenne du crane, & aussi dans la substance fongueuse interieure des côtes des enfans, & de plusieurs autres os; car ce suc ne peut y parvenir par aucun autre conduit que par les artéres. Il faut ici rapporter l'observation de Spigelius, qui a vû à Padoüe dans une grande carie du tibia, la substance de l'os percée par une arteriole; à quoi Plempius dit avoir été present. Nous joindrons à cette Observation la nôtre propre. En éfet, je traitai au mois de Septembre de l'année 1663. conjointement avec un Chirurgien nommé Isaac Hofkens, un jeune homme, en qui l'os du tibia étoit en sa partie de devant environ vers le milieu, où il est tres dur, extrêmement rongé & diminué par carie. Aprés avoir ôté toute la chair qui étoit au dessus, & aussi le perioste, nous vîmes dans la cavité interieure, laquelle alloit jusques à la moële, une arteriole qui battoit asses fortement; bien que neanmoins jamais personne n'ait pû trouver d'artère en cét endroit-là qui est tres dur, ni même se l'imaginer en songe: & cette arteriole n'étoit pas continuë à la chair; car aprés qu'on l'eut enlevée, le battement dura encore pendant plusieurs jours dans la cavité interieure de l'os carié. Je crois neanmoins qu'il arrive rarement que dans les adultes on voye dans la partie dure des os, de ces sortes d'artères; par la raison peut-être qu'étant comprimées peu à peu, & de plus en plus par la dureté de l'os à mesure qu'il croît, elles s'évanoüissent enfin entiérement, (de sçavoir si dans les enfans elles paroissent aux yeux, c'est ce que personne jusques à present, n'a encore, que je sçache, ni recherché, ni observé, ) neanmoins ceux en qui ces artères sont un peu plus grandes qu'à l'ordinaire, contractent fa-

*Observation.*

*Observation.*

cilement ( s'ils sont affectés de quelque cacochymie , ) carie dans les os à cause du suc acre & corrompu , qui s'y écoule par ces artères. Ce sont aussi ces mêmes artères , qui dans les fractures des os fournissent, en y portant du bon sang, la matiére dont le calus s'y engendre. On voit cependant par là avec combien peu de fondement Platerus a dit qu'il n'entre nulle part des artères dans les os ; & au contraire que Galien *au liv.1.des hum.*& *au 6.de l'us.des parties* , de plus *au liv.8. de placit.* attribuë tres à propos à chaque os un vaisseau sanguin plus grand , ou plus petit , selon la proportion de l'os : Il avoüe neanmoins que ce vaisseau est si petit & si mince , qu'à peine paroît-il dans les grands animaux.

Maintenant, que les os s'endurcissent à mesure que la chaleur augmente , en sorte qu'ils ne puissent plus s'étendre en longueur , cela est évident en ceux qui naissent , & sont élevés en des pays chauds , & qui usent d'alimens chauds & secs. Car comme la chaleur du déhors est excessive , & que celle du dedans croît en eux tres vite , ils sont presque tous de petite taille , & secs & maigres ; ce qu'il y a en eux d'humide se dessechant & se diminuant promtement. C'est ce que l'on remarque dans les habitans de la Gaule Superieure , qui sont presque tous minces de corps , & petits , mais qui à raison de la subtilité des esprits , sont veritablement grands en genie & en courage : si neanmoins il s'en trouve quelques-uns parmi eux qui soient de haute stature , dont le temperament soit plus humide , & qui usent d'alimens pareillement plus humides , cela ne détruit pas l'universalité de la regle. Ceux-là au contraire qui habitent dans des regions plus froides & plus humides , qui usent d'alimens humides & gras , & qui mangent & boivent beaucoup , sont de haute taille , à cause que la chaleur & la secheresse ne croissent en eux que lentement. On en voit l'exemple dans les Danois , dans les Habitans de la Norvege , dans les Moscovites , & dans les autres nations Septentrionales. Les Dames de qualité parmi nous connoissent aussi que l'accroissement du corps est empêché par l'accroissement tres prompt de la chaleur & de la secheresse ; car se faisant plaisir d'avoir de petits chiens , elles ont coûtume pour les maintenir dans cette petitesse de corps , de leur ôter quelque tems aprés qu'ils sont nés , & le plûtôt qu'ils peuvent le supporter , le lait , & tous les alimens humides , & de leur faire prendre de tems en tems à la cuiller quelque peu de vin , ou même de l'esprit de vin ; & ainsi elles font que la chaleur croît en eux tres promtement , & que le sang qui doit les nourrir , devient trop sec & trop acre ; ainsi les os se dessechans en ces petits animaux tres promtement & de bonne heure , ils ne peuvent croître.

*La cause efficiente.* La cause éficiente des os est l'esprit vivifique qui reside dans la semence ; ( Galien l'appelle faculté *ossifique* , ὀστεοποιητικὴν , ) lequel arrange & dispose de telle maniére les particules les plus grossiéres & les plus tartareuses de la semence, qu'il s'en forme des os. Il semble donc qu'on peut appeller avec justice cét esprit, la forme essentielle des os, que quelques Medecins disent être leur temperament froid & sec, & Aristote leur ame. Rolfincius neanmoins considerant que dans les corps morts, où cét esprit vivifique est absolument détruit, les os ne laissent pas de subsister aussi-bien que dans les corps vivans, croit que la veritable forme des os ne nous est pas moins inconnuë que celle des pierres. Mais ne pouroit-on pas dire que cét esprit vivifique est lui-même la forme des os vivans, & que la forme des os morts est leur temperament froid & sec, y joignant leur propre conformation ? La forme accidentelle des os est généralement toute sorte de figure, ronde, plane, courbe, droite, aiguë, obtuse &c. que chacun d'eux a selon la diversité de ses usages ; c'est aussi pour cette même cause qu'ils different beaucoup entr'eux en grandeur, en grosseur, en solidité, & en plus ou moins d'âpreté de leur surface.

*Le tems de leur génération.*

Quant au tems de leur génération, Aquapendens *au liv. de ovo & pullo*, croit qu'entre toutes les parties du corps les os sont les premiers engendrés : La raison qu'il en donne ( Nous avons dit au commencement de ce chapitre qu'il s'est servi d'un pareil argument, ) est qu'il est impossible d'élever un édifice , si l'on n'en a auparavant jetté les fondemens sur lesquels il soit solidement appuyé. Mais Harvée éclairé par de plus sûres experiences, établit avec plus de raison, que les os ne sont pas engendrés plûtôt que les autres parties, parmi lesquelles plusieurs dans la suite de l'âge prennent la nature d'os, bien que dans le commencement elles ne l'eussent pas. C'est ce que l'on observe dans le bregma des enfans, & dans les dents. Et bien que les premiers délineamens du corps paroissent semblables à une carène recourbée, sa substance neanmoins alors est molle, mucilagineuse, & visqueuse, & elle n'approche en aucune maniére de la nature, & de l'office des os, & elle n'en acquiert la constitution que peu à peu, & quelque tems aprés la formation.

*Leur fin, & leur usage.*

La fin à laquelle les os qui ont déja leur juste dureté sont destinés, n'est pas une action, mais un usage ; car il n'est point d'os qui fasse quelque action. Cette fin ou usage, est ou commune, ou particuliére. La commune est qu'ils soient le fondement de toutes les parties pour les rendre stables, ainsi qu'on a dit dans la définition. L'usage particulier est different : Sçavoir, de guarentir les parties nobles & plusieurs viscères des injures exterieures ; de fournir à certaines parties un passage sûr, comme il arrive dans l'épine ; d'affermir & resserrer le rélâchement des articles, comme dans la rotule du genou, &c. On parlera de ces usages & de tous les autres particuliers, dans leurs lieux.

*Les differences des os.* Les differences des os sont trois selon Galien. La *premiére* se tire de leur grandeur ; entant que les uns sont petits, les autres grands. La *seconde* de leurs cavités ; entant que les uns sont creux, les autres solides. La *troisiéme*, de ce qu'ils contiennent ; entant que les uns contiennent de la moële, les autres n'en contiennent point. On a bien imaginé plusieurs autres differences ; sçavoir en tant que les uns sont droits, les autres courbes ; les uns ronds, les autres plans ; les uns mols, les autres durs, &c. mais nous n'en dirons rien ici, parce qu'il en faudra parler dans les histoires particuliéres de chaque os.

*Leur substance.* La substance des os est blanchâtre & dure, ( plus en certains os & en certains âges, & moins en d'autres, ) non pas tout-à-fait seche & aride dans les vivans, mais moëtte d'une certaine humidité grasse & visqueuse ; laquelle plus elle est abondante, plus elle rend les os fermes & moins cassans, & quand ils sont cassés plus prompts à se reünir par le moyen du calus ; mais si elle est moins abondante tout le contraire arrive.

*Le Calus.* Je dis que la reünion des os ne se fait que par le moyen du calus, parce que lorsqu'une fois ils sont séparés & ôtés, ils ne se réengendrent plus, & quand ils sont rompus ce n'est que par le moyen d'un calus qu'ils se reprennent, ainsi qu'Hipocrate le témoigne *6. Aphor.19. L'Os parfait*, dit-il, *ou le cartilage, ou le nerf, ou une petite portion de la joüe, ou le prépuce, ne s'augmantent point & ne se reprennent point* ; C'est à dire qu'ils ne se reünissent qu'à la faveur d'un milieu heterogène. Or le calus, qui est ce milieu ou ce moyen par lequel cette reünion se fait, s'endurcit peu à peu, & prend la consistence d'os ; tout comme s'il étoit un veritable os. Lyndanus semble n'avoir pas pris garde à cela, quand il dit *en sa Physiolog. ch.16. art.31.* que dans les enfans les os se reprennent sans calus, à quoi il ajoûte un exemple par lequel il croit établir & prouver cette proposition. *Ce que mon pere, dit-il, vit à Enchusen est digne de remarque. Un enfant de six ans eut l'os de la cuisse fracassé : les éclats en aiant été séparés par la nature ou par le secours de l'art, il resta au milieu de l'os un espace de quatre travers de doigts de large, ou environ, vuide & absolument sans os. Dans la suite on vit cét espace se remplir des autres parties restantes de l'os, qui croissant peu à peu se reünirent enfin si parfaitement, qu'on ne pouvoit pas connoître, en quel endroit l'os avoit manqué, ou qu'elle incommodité il ressentoit de cette fracture.* *Observation.* Il me souvient d'avoir vû aussi en 1636. arriver la même chose en un jeune homme, meunier, de Nimegue, lequel tomba de dessus sa meule, & se rompit le grand & le petit focile par le milieu avec tant de violence, que la partie d'en haut perçant la chair, fut poussée & enfoncée en terre avec force, en sorte qu'elle ne fut pas seulement dépoüillée de sa chair, mais encore de son perioste. Y aiant été appellé avec trois Chirurgiens, nous fumes d'avis qu'on lui coupât la partie inferieure de la jambe rompuë, avec le pied; car il nous sembloit n'y avoir pas lieu d'esperer qu'elle pût se rétablir; mais un de ces Chirurgiens, le plus âgé d'entr'eux, qui étoit tres experimenté en son art, & qui autrefois avoit été en cette qualité au siége d'Ostende, fut d'avis que l'on coupât seulement cette partie d'os, privée de perioste environ de la largeur de deux doigts; Tous les autres Chirurgiens se trouvant de-même opinion, & on en vint dabord à l'execution par le moyen d'une scie tres subtile: cela fait, le Chirurgien dont on vient de parler, étendit la jambe en sa longueur ordinaire, & la plaça adroitement en situation bien égale dans une boëte de bois, regardant chaque jour & mondifiant la playe, sans remuër en aucune maniére la jambe malade, & ainsi il se forma à l'extremité de chaque os un calus, qui croissant peu à peu se joignit enfin, & acquit la dureté d'os, en sorte qu'aprés la guerison, la jambe conserva son ancienne longueur, & à peine pouvoit-on connoître quand ce jeune homme marchoit, si cette partie d'os avoit été ôtée; ( ce qui causa cette guerison avec tant de succés, fut qu'il ne s'y rompit aucune grande artère ou veine, & que le sang qui sortoit par les petites veines déchirées, fut facilement arrêté par les premiéres ligatures; ) mais cela ne se faisoit point sans calus, & il est hors de doûte qu'il s'en étoit aussi formé un dans l'enfant ci-dessus rapporté par Lyndanus. En sorte qu'il demeure pour certain que les os ne se rëünissent que par le moyen d'un calus. Mais que faut-il dire des os du bregma, de ceux de l'occiput, des innominés, & des autres qui dans les enfans s'unissent & deviennent solides sans aucun milieu hétérogène? Il faut dire que dans les enfans nouveau-nés plusieurs os n'ont pas toute la fermeté & dureté qu'ils doivent avoir; mais qu'ils sont mols & fléxibles, en maniére de membranes; d'où vient qu'on ne les croit pas être os, bien qu'ils le soient veritablement, comme il paroît lorsqu'ils sont parvenus à leur parfaite dureté. Tels sont dans les enfans nouveau-nés les os du bregma, ceux de l'occiput, & les innominés, dont les parties molles qui sont entre-deux, par lesquelles les plus dures semblent être distinguées en plusieurs os, sont aussi elles-mêmes os; mais neanmoins elles n'ont pas encore cette juste dureté, par laquelle, lorsqu'elles l'ont acquise dans la suite, elles sont renduës entiérement semblables aux autres os.

*Leurs cavités.*

Plusieurs os, comme ceux du bras, de la cuisse, &c. ont interieurement une cavité considerable qui renferme grande abondance de moëlle. Les autres os, comme ceux du crane, des côtes, &c. n'en ont que de tres petites, & peu visibles, qui sont pleines d'un suc sanguin & moëleux, nécessaire pour leur nourriture. Si ces cavités ou petites cavernes sont si petites qu'on ait de la peine à les voir, ou qu'on ne les voye point du tout, alors les os sont appellés solides; tels sont les os du nez, les osselets du poignet, du tarse, &c. lesquels neanmoins ont aussi des petites porosités, bien qu'elles ne soient pas manifestement visibles.

Exterieurement sur la surface des os il y a à considerer leurs cavités & les éminences qui y sont pour la commodité tant de leurs articulations, que des insertions des tendons des muscles, des ligamens, &c.

Si la cavité est profonde, & qu'elle reçoive la tête d'un autre os, comme dans l'os ischion, on l'appelle κοτύλη; & si elle est seulement superficielle comme au genou, on la nomme γλήνη, & *sinus*. Les productions que l'on rencontre au haut des sinus en forme de lêvres, & qui dans les sinus profonds sont tres visibles, sont appellées par les Grecs ἴτυες, ὄφρυες, καὶ χεῖλη, & par les Latins *labra*, *supercilia*, lêvres, sourcils.

*La Protuberance.* Les Protuberances des os sont ou rondes comme dans la tête de l'os de la cuisse, ou longues comme dans l'os styloïde, ou creuses comme dans l'os de l'omoplate. On appelle les rondes *Tête*, & celles qui sont basses & plates CONDYLE.

Or ces protuberances sont de deux sortes, l'Apophyse, & l'Epiphyse.

*L'Apophyse.* L'Apophyse, qu'on nomme ordinairement PRODUCTION, est une partie continuë à l'os, s'élevant manifestement sur sa surface plane pour la commodité de l'insertion des muscles, des tendons, & des autres parties; telles sont les productions que l'on voit en quantité aux vertebres du dos, & aussi dans la machoire inferieure, & dans l'omoplate.

Or l'Apophyse est ou courte, comme dans les os des doigts, ou longue; & celle-ci est ou pointuë, que l'on nomme κόρωνον, & κορώνη, ou seulement longue, laquelle a differens noms selon ses differentes figures, ainsi on la nomme styloïde, coracoïde, odontoïde, &c.

*L'Epiphyse.* L'Epiphyse, ou APPENDICE, est un os joint & comme ajoûté à un autre os par simple & immediate contiguité, & cela par l'entrée en quelque façon mutuelle des petites têtes d'os tres minces, & des sinus, en maniére de ginglime, quoique sans mouvement.

La substance des Epiphyses dans les enfans qui viennent de naître, est cartilagineuse & rare; mais dans les adultes elle s'endurcit en os, pareillement rare & spongieux, & dans la suite du tems elle s'unit à l'os, comme si elle étoit une apophyse, & un os seul & continu, en sorte qu'il est impossible de l'en plus séparer, à moins peut-être que dans l'âge tendre elle ne s'en sépare par une longue coction, ou long ramollissement. Or elle n'est en aucun endroit plus molle, ni moins solide qu'aux environs de son union; car elle y est spongieuse en maniére de pierre ponce, aiant plusieurs petits creux, mais point de cavité manifeste dans laquelle il y ait de la moële ; seulement en ses porosités elle contient un certain suc moëleux pour sa nourriture. Or elle est plus large que l'os même, en la maniére de la base d'une colomne, & par ce moyen elle rend l'articulation plus ferme.

*Si les os ont du sentiment.*

Les os sont entiérement privés du sentiment du toucher, & il n'y a point de nerf qui pénètre dans leur interieur, ( à l'exception des dents machelières, ainsi qu'on verra *au ch.*10. *suivant.* ) Mais exterieurement ils sont revêtus d'une membrane tres déliée, dont le sentiment est tres vif ; sçavoir du perioste qui leur est si immediatement adhérent qu'il ressent de la douleur lorsque l'os est mal affecté ; c'est de là que vient cette sensation qu'on leur attribuë mal à propos, à raison de laquelle on dit qu'ils sentent de la douleur : Et c'est en ce sens qu'on doit entendre tant Hipocrate *au liv. des fract.* & *au 2. de morb.* que Galien *au 4. des dogmes d'Hipoc.* & *de Plat.* & autres endroits, & Aretæus *au liv. de caus. & sign. diuturn. morb.* lorsqu'ils parlent de la douleur des os ; non qu'ils aient crû que les os mêmes aient du sentiment, mais seulement les periostes qui les entourent immediatement, & les membranes qui leur sont proches. Les dents neanmoins n'ont point de perioste dans cette partie qui est hors de leurs alveoles, comme aussi les petits os sesamoïdiens, les quatre osselets de l'oreille, & les extremités des os qui font les articulations, & cela de peur que le mouvement & le froissement ne leur causât douleur.

*Observation.*

Nicol. Massa rapporte un cas extraordinaire : Il dit qu'il a vû une jambe ulcerée, dans laquelle l'os qui étoit découvert, & dépoüillé de son perioste, avoit un sentiment si douloureux, qu'on ne pouvoit le toucher sans beaucoup l'incommoder ; il dit même qu'il perça cét os, & que dans l'interieur il avoit aussi un sentiment tres vif, & douloureux : Ce qu'il a bien voulu rapporter, ajoûte-t'il, afin que les Anatomistes examinassent s'il ne se porteroit point quelque semence de nerfs dans la substance interieure des os. Et de cette observation quelques-uns concluent que les os, si non tous, du moins certains, ont du sentiment. Mais il faut répondre que la corruption de la partie de cét os dépoüillée de son perioste s'étoit sans doûte étenduë jusques aux parties qui en étoient encore couvertes, & qu'ainsi la douleur que le malade y sentoit, y étoit excitée par la commotion ou, l'ébranlement que l'on causoit dans la partie découverte du perioste. J'ai souvent observé en pratique de semblables douleurs, lesquelles à la verité étoient excitées par le mouvement causé dans des particules qui n'avoient point de sentiment, mais qui neanmoins n'étoient ressenties que dans les particules voisines qui étoient capables de sentir.

*Objection.*

Contre l'opinion que j'expose, qui est aussi celle de plusieurs Philosophes, quelques-uns opposent le fort argument inventé par Avenzoar rés. Voici comment cét Arabe argumente : *Les os sont animés par l'Ame raisonnable, & ils se nourrissent : donc ils ont du sentiment ; car, selon Aristote au 2. de anim. Le sensitif & le végétatif sont dans le raisonnable, tout ainsi que le trigone, & le tétragone sont dans le pentagone : donc, ou il y aura deux ames dans les os, ou il faut nécessairement qu'ils aient du sentiment. Outre cela : si les os n'avoient pas le sentiment du toucher, la plus grande partie de l'animal ne seroit en aucune maniére differente des plantes. Enfin si la faculté vitale se peut communiquer à leur substance sans le secours des artères, à plus forte raison l'animale, qui est plus subtile que la vitale, pourra-t'elle s'y communiquer sans le secours des nerfs.* Ces raisons ont paru si solides à quelques-uns, qu'il n'ont pas osé ne pas attribuer aux os un sentiment grossier & obtus. Mais si on les examine avec attention, elles paroîtront sans force. Le premier argument est chancelant : *Là où est l'Ame raisonnable, & où la nutrition se fait, là il y a sentiment.* La consequence n'est pas valable ; car dans les cataleptiques, les carotiques, & les apoplectiques l'Ame raisonnable y est, & la nutrition s'y fait ; cependant il n'y a pas en eux de sentiment.

Outre cela, il s'ensuivroit de là que *là où il n'y a point d'ame raisonnable, là il n'y a point de sentiment.* Ce qui est absurde ; car le contraire paroît évidemment, soit dans les brûtes qui ont un sentiment assés vif : soit même dans l'éponge pendant qu'elle croît, laquelle on dit sentir, & se retirer en soi lorsqu'on la manie rudement. On peut ajoûter à cela que l'Ame raisonnable opere en differentes maniéres, selon la diversité des organes par le moyen desquels elle fait ses operations : Ainsi dans l'œil elle fait la vûë, dans les membranes l'attouchement, dans les muscles le mouvement, dans les os la solidité & la fermeté. On ne doit donc pas proscrire & bannir de la jurisdiction & du domaine de cette Ame les parties qui n'ont pas de sentiment, autrement il faudroit aussi condamner au même bannissement les parenchymes de plusieurs viscères, les differentes especes des graisses, & plusieurs autres semblables parties. A la verité l'homme differe des plantes par le sentiment, entant qu'il est capable de ressentir la douleur & le plaisir : mais il ne s'ensuit pas de là que généralement toutes ses parties doivent nécessairement avoir du sentiment : Il suffit que tout l'homme en soit capable, c'est à dire qu'il ait de telles & certaines parties par lesquelles il sente ; ce que les plantes n'ont pas. Car l'homme differe aussi de la plante par la faculté de voir ; Est-ce que pour cette raison toutes ses parties doivent voir ? Il suffit qu'il ait des parties propres pour cette fonction, sçavoir les yeux. Enfin, l'experience qui nous apprend les choses avec certitude, fait évidemment connoître que les os sont absolument sans sentiment. Nous en avons plusieurs fois percé avec le trépan, nous en avons aussi raclé avec le bistouri & la lime, & nous en avons brûlé avec des fers chauds, & cela toûjours sans aucun sentiment,

ſentiment, ( pourveu neanmoins qu'on n'offençât pas le perioſte ) même ſi parfois on voiloit les yeux des malades, afin qu'ils ne viſſent pas l'operation, il arrivoit ſouvent qu'aprés qu'elle étoit finie, ils ignoroient ſi on l'avoit faite, ou ſi on devoit encore la faire. Ainſi Scaliger *en ſes Subtilit. exercit.* 191. dit qu'il s'eſt à ſoi-même en de playes ouvertes arraché des os ſans aucune douleur; on doit ſans doûte lui ajoûter foi puiſqu'il a fait cette experience ſur ſa propre perſonne.

*Leur nombre*

Le nombre des os ( je parle de ceux qui ont une juſte dureté, ) n'eſt pas le même en tous les âges. Car dans les enfans il y en a pluſieurs, qui, à meſure que l'âge augmente, ſe reüniſſent enſemble peu à peu, & ſe reduiſent en plus petit nombre; comme les os du ſternon en un ou en trois; ceux du pubis, de l'ilion, & de la cuiſſe en un ſeul. De plus, leur nombre n'eſt pas toûjours le même dans le même âge; car ſouvent dans les deux côtés il y a une côte de plus ou de moins; ſouvent les vertebres du cou ou du dos, comme auſſi les os du crane ſe reüniſſent en un ſeul os: Quelquefois on trouve dans les lombes une vertebre de plus qu'à l'ordinaire, ainſi qu'on voyoit dans un ſquelette que Mr. Ant. Pelt Medecin pratiquant à Utrech avoit chés lui ci-devant, dans lequel il y avoit ſix vertebres des lombes, toutes de grandeur ordinaire, & il n'en manquoit aucune de celles du cou, & du thorax. Enfin les Anatomiſtes eux-mêmes varient dans la ſupputation qu'ils font des os; car les uns comptent les os avec les épyphiſes, d'autres les épiphyſes ſéparément; d'autres ajoûtent les ſeſamoïdes, d'autres les omettent. Quant au nombre des os dans les adultes, il faut voir *le ch.21. ſuivant, ſur la fin.*

*La qualité & la conſtitution des os.*

Aprés cette générale deſcription des os, il eſt à propos de parler de leurs qualités. Elles conſiſtent en trois chefs: ſçavoir en ſubſtance; en ce qui ſuit la ſubſtance, & enfin en ce qui leur arrive. Leur ſubſtance eſt achevée & accomplie par leur propre temperament, ( ainſi qu'on a déja dit, ) comme étant ce qui leur donne l'être qu'ils ont. La dureté & la couleur ſuivent la ſubſtance. Ce qui leur arrive eſt la grandeur, le nombre, la figure, la ſituation, & la connexion. De ces qualités bien connuës & bien examinées, procede le jugement qu'on doit faire de la conſtitution des os, ſur laquelle le Medecin doit dans la pratique faire de tres ſerieuſes reflexions, ſçavoir ſi les os ſont entiers & bien conſtitués dans les corps vivans, ou s'ils ſont offencés & conſtitués. Nous ne parlerons pas ici du ſquelette, comme étant compoſé d'os cuits, dépoüillés de leurs perioſtes de leurs moëles, & de leurs cartilages, ce qui fait qu'ils ſont tres éloignés de leur état naturel, mais de la conſtitution des os vivans. Les os dans les corps vivans, pour être ſuivant leur état naturel, doivent être durs, revêtus de leurs perioſtes, tirant ſur le blanc, ( c'eſt à dire blanchiſſans de telle maniére qu'on les voye neanmoins comme couverts d'une mediocre & légére rougeur, ) non point absolument secs, mais tant soit peu onctueux, étant en leurs extremités revêtus d'un cartilage, & empreints d'une humeur onctueuse : De plus, leur substance doit être égale & continuë, & leur figure convenable. Tous ceux qui ne sont pas conformes à cette regle, doivent être jugés mal sains, comme les mols, ceux qui sont privés de perioste, ou qui n'ont point de cartilages en leurs extremités, ceux qui sont vuides, inégaux, cariés, trop solides, trop secs, trop blancs, trop rouges, trop tirans sur le noir, ou mal formés.

*Leur usage.* La fin ou l'usage des os est d'affermir en forme de soûtien, de rendre solides les parties, de leur donner la figure qu'elles ont, & aussi d'en contenir quelques-unes, & les défendre contre les injures du déhors, tout ainsi que le crane contient & guarantit le cerveau, les côtes le cœur & les poûmons ; & enfin de concourir en quelque maniére au mouvement, & à l'action de marcher. Quant à l'usage de chacun en particulier, on en parlera dans la suite.

---

## CHAPITRE II.

### *De l'Articulation, ou jonction des os.*

LEs Os se joignent ensemble, ou pour le répos, ou pour le mouvement.

*La Symphise* La jonction pour le repos, ou affermissement, est appellée *Symphise*, qui est l'union ferme & naturelle des os, sans mouvement, comme lorsque deux os se joignent ensemble de telle sorte qu'ils ne paroissent être qu'un seul & même os.

Or il y a deux sortes de symphise ; la vraye, & la non-vraye.

La symphise vraye est lorsque deux os s'endurcissent & s'unissent ensemble sans qu'il y intervienne aucun milieu manifeste heterogène, ainsi le menton ou machoire inferieure est composé de deux os ronds, sans aucun milieu manifeste héterogène.

La non-vraye est lorsque les os s'unissent par un milieu hétérogène manifeste : ce qui se fait en trois maniéres.

*La Synevrose.* I. Par *Synevrose*, lorsque les os sont joints par un milieu qui semble être nerveux, ou membraneux, ainsi que dans les enfans les os du crane, les innominés & le corps des vertebres s'unissent entr'eux. Je dis qui *paroissent être* ; parce qu'en éfet ce milieu n'est ni nerveux, ni membraneux, mais veritablement osseux ; neanmoins de telle maniére qu'il n'a pas encore acquis toute sa dureté, ( ainsi qu'on a déja dit *au chap. précédent*, ) tels sont dans le fœtus renfermé dans la matrice presque tous les os, jusques au quatriéme mois aprés la premiére formation.

II. Par *Synchondrose*, lorsque le milieu est cartilagineux ; c'est ainsi que les os du pubis s'unissent entr'eux, & l'os sacrum avec ceux de la cuisse. *La Synchondrose.*

III. Par *Sysarcose*, lorsque la jonction se fait par l'entremise de quelque chair, telle qu'est la jonction des dents avec les machoires par l'entremise des gencives. *La Sysarcose.*

Spigelius rejette la *Synevrose*, parce qu'il n'est point d'os qui soit joint à un autre par un nerf proprement dit ; ( Nous avons aussi ci-devant averti de la même chose ; ) mais en place de la synevrose il établit trois autres especes de jonctions : sçavoir la *Syndesmose*, lorsque les os sont joints par un ligament ; la *Syntesmose*, lorsque l'union s'en fait par un tendon ; & la *Sunemose*, quand c'est par une membrane.

Or que la jonction des os se fasse en quelques-uns sans milieu hétérogène, & en d'autres par un tel milieu, voici la raison que Galien *au liv. des os* en apporte : *Les os mols, dit-il, se reprennent facilement & se réünissent de telle maniére qu'ils deviennent un seul & même os ; mais les durs, solides, & épais ont besoin de quelque milieu pour se réünir. Car les choses qui sont tres differentes & tres éloignées entr'elles, comme le dur & le mou, ne peuvent s'unir que par un milieu. Le mol à la verité se reprend facilement avec le mol ; mais le dur ne sçauroit se joindre avec le dur, s'il n'y intervient quelque substance qui lie l'un à l'autre.*

La maniére dont les os se joignent pour faciliter le mouvement, est appellée ARTICULATION, qui consiste en leur contiguité. Cette connexion se fait le plus souvent par des ligamens, & elle se fait ou pour un mouvement grand & visible, ou pour un petit. *L'Articulation.*

Celle qui est pour les grands mouvemens, se fait par *Diarthrose*, c'est à dire par une articulation lâche, & aiant un mouvement évident. Or il y a trois sortes de diarthroses : L'*Enarthrose*, *l'Arthrodie*, & le *Gingline*. *La Diarthrose.*

L'*Enarthrose* est, lorsque la tête de l'os est grande, & que s'avançant par un long cou, elle entre dans une cavité profonde, comme il arrive dans l'articulation de l'os de la cuisse avec l'ischion. *L'Enarthrose.*

L'*Arthrodie* est, lorsqu'une petite tête d'os qui n'avance guere, & seulement par un petit cou, s'insere dans une cavité superficielle ; telle est l'articulation de l'os de l'humerus avec l'omoplate. *L'Arthrodie.*

Le *Gingline* est, lorsqu'un os entre dans la cavité d'un autre os par une ou deux de ses protuberantes, & qu'aussi il a en soi une cavité dans laquelle il reçoit la production d'un autre os, ainsi qu'il arrive dans l'os du coude, & de l'humerus. *Le Gingline.*

Or le ginglime se fait de trois façons.

I. Lorsqu'un os est reçû par un seul os, & qu'il en reçoit lui-même un autre, comme dans l'exemple qu'on vient de proposer.

II. Lorsqu'un os reçoit un autre os, & qu'à même tems il est reçû par un autre qu'il ne reçoit pas, comme dans les vertebres ; Car la vertebre étant située entre deux autres, reçoit celle qui est au dessus, & est reçûë par celle qui est au dessous.

III. Lorsque l'articulation se fait en la maniére d'une roüe sur son essieu, telle qu'est l'articulation de la premiére vertebre du cou avec la seconde.

La jonction des os qui se fait pour un petit mouvement, ou qui est destinée pour le repos, c'est à dire pour l'affermissement, se fait par synarthrose, qui est une articulation laquelle n'a qu'un mouvement tres petit, & obscur, ou qui n'en a point du tout, ou du moins qui n'en a que lorsque la nécessité l'exige.

*La Synarthrose.* La jonction des os qui n'a qu'un petit mouvement, est de trois sortes.

I. L'Enarthrose dans la synarthrose, comme entre l'os de l'éperon & l'astragal.

II. L'Arthrodie dans la synathrose, comme entre l'os cuboïde & l'os de l'éperon : de plus, entre les os du carpe & ceux du métacarpe.

III. Le Ginglime dans la synarthrose, comme entre l'os de l'éperon & l'astragal.

La Synarthrose destinée de soi pour le repos, ne se meut point, sinon dans une grande nécessité, alors elle meut les parties qui ne sont pas sujettes au mouvement volontaire, sans neanmoins les rompre, ou les briser. Il y en a de trois sortes.

*La Suture.* I. La SUTURE, Ραφὴ, lorsque les os se joignent entr'eux inégalement, tout ainsi que s'ils étoient cousus, tels sont au sommet de la tête les os du crane. Voyez sur ce sujet *le ch.*4. *suiv.*

*L'Harmonie.* II. L'HARMONIE par laquelle les os se joignent par une simple ligne droite, oblique, ou circulaire, comme dans les os de la machoire superieure, & du nez.

*La Gomphose.* III. La GOMPHOSE, lorsqu'un os se fiche dans un autre en maniére de clou, comme les dents dans la machoire.

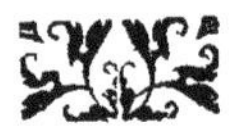

# CHAPITRE III.

## *Du Crane en général.*

L'Assemblage général de tous les os du corps humain réünis & liés ensemble, est appellé par les Grecs σκελετὸς, du verbe σκέλλειν, *être sec*, parce que l'on fait par art cette réünion dans des os arides & desseches. *Le Squelette.*

Or l'on prépare ainsi cette jonction en des os d'adultes, ou d'enfans. Nous allons ici traiter en premier lieu du squelet des adultes. Nous parlerons ensuite *au ch.23.* de celui des enfans.

On divise ce squelette en la tête, le tronc, & les extremités; lesquelles aussi on divise en deux, sçavoir les mains & les pieds.

La tête est tout ce qui est situé & placé sur le cou, & elle se divise en ce qu'on appelle Crane, & en ce qu'on nomme Visage.

Le CRANE est une partie osseuse & ronde en forme de globe, interieurement concave, contenant le cerveau, ainsi appellée parce qu'en la maniére d'un casque elle entoure le cerveau pour le fortifier & garentir. Les Latins l'appellent CALVA & CALVARIA; & les Barbares, à raison de sa dureté & de sa rondeur, TESTA; c'est de là que les François la nomment *Tête*. *Le Crane.*

On appelle Visage cette partie de la tête qui est entre le front, les oreilles & le menton. *Le Visage.*

Or afin que le crane fût plus capable de contenir le grand & noble viscère qu'il enferme, & qu'il pût mieux resister aux injures du dehors, le Souverain Createur l'a fait de figure ronde; non pas exactement spherique, mais tant soit peu longue, c'est à dire s'avançant en quelque façon sur le devant & sur le derriére, & étant un peu applatie sur les côtés. Toute figure qui s'écarte de celle-là, est vicieuse, & plus elle s'en éloigne, plus elle est défectueuse. Comme si la protuberance qu'il doit avoir sur le devant, & sur le derriére, ou toutes deux ensemble manquent, ou qu'il soit de figure parfaitement ronde ou pointuë, ou que sa longueur se porte toute sur les côtés, (avec cette figure l'homme ne sçauroit vivre, parce que la construction du cerveau en est trop troublée,) ou que dans telle ou telle de ses parties il y ait quelque élevation ou quelque enfoncement qui ne doive pas y être. Or selon Galien toute cette figure vitieuse est appellée φόξοι. Et bien que ce mot proprement pris, convienne à la tête qui est pointuë vers le haut, neanmoins Galien le prend en général pour toute figure vitieuse. *La figure ronde du Crane.*

Bien que ces sortes de figures vicieuses, soient tres souvent ainsi formées en la premiére conformation des parties dans le ventre de la mere, souvent neanmoins elles arrivent lorsque dans un accouchement difficile la tête de l'enfant, qui est tres molle, & qui n'est pas fortifiée en sa partie d'en haut par un os dur, est rudement comprimée dans le passage qui se trouve trop étroit ; d'où vient qu'il se fait alors assés frequemment, ou élevation, ou enfoncement, ainsi que je l'ai observé plusieurs fois : La figure neanmoins qui arrive le plus ordinairement de cette compression, est la pointuë ou ovale, c'est à dire qui s'étend en pointe vers le haut, laquelle Hipocrate *en son liv. de aëre, loc. & aq.* a dit être commune à certaines nations, qui s'en faisoient un honneur, & chés qui les sages femmes la procuroient aux enfans dans le commencement, en leur serrant & comprimant en pointe, par le moyen d'une bande, la tête qui étoit encore toute tendre : Et cét artifice s'étant dans la suite changé en nature, les enfans en étoient nés avec des têtes pointuës. Pareillement il semble que l'on pourroit de-même procurer par art la figure quarrée à la tête ; ce qui est absolument inoüi parmi les Chrêtiens : Car Cardan *en son liv. de rer. variet. chap. 41.* rapporte que chés les Indiens Occidentaux en la Province de Portvieux, on trouve des hommes qui ont la tête quarrée ; à qui cette figure a été, ainsi qu'on vient de dire, procurée par art, les sages-femmes ou les parens aiant dans les commencemens lié la tête de leurs enfans dabord aprés leur naissance entre des planches de bois ; d'où il est arrivé dans la suite que l'art se convertissant en nature, tous leurs enfans sont nés avec des têtes quarrées.

*Les jugemens qu'on tire de la figure de la tête.*

Mais parce que communément on a coûtume de tirer de la figure de la tête certains indices & jugemens, il semble à propos de joindre ici ce que Riolan *en ses comm. sur le liv. de Gal. des os* en a écrit ; *Or comme les Medecins*, dit-il, *prennent de la figure dépravée de la tête, la plûpart de leurs indications touchant les mœurs & la santé, je dirai ici aprés Galien au liv. 6. de ses Epidem. quelle en est la figure naturelle, & quelle la vicieuse. Les têtes petites sont toûjours méchantes ; Les grandes sont quelquefois, quoique rarement, jugées bonnes, tant à raison de la force de la faculté formante, que de l'abondance de la matiére dont elles sont formées : Telle, dit-on, fut la tête de Pericle d'Athenes, qui fut recommendable par sa prudence. Car on ne doit pas blâmer une tête pour être grosse, pourveu que sa figure soit naturelle, que le cou soit gros à proportion, & qu'elle ait des yeux vifs & pénétrans. Mais celles-là sont vicieuses qui n'avancent ni sur le devant, ni sur le derriére, ou qui sont plus longues qu'elles ne doivent être. On doit de-même blâmer celles qui par défaut de ne pas avancer suffisamment, sont pointuës, & non pas celles qui avancent, même plus qu'à l'ordinaire. On doit sur toutes choses faire attention à la forme proportionnée & agreable de cét avancement ; car tout avancement difforme est vicieux. Enfin vous remarquerés de combien l'avancement de derriére sera plus grand que celui de devant, car il est mieux que la tête avance sur le derriére que sur le devant, parce que c'est en cét endroit qu'est le sinus le plus considerable du cerveau, & que le principe de la moële de l'épine est contenu. Ensuite vous considererés le cou, s'il est fort, ou foible. Car si cét avancement n'est ni desagreable, ni grand outre mesure, & que le cou qui le soûtient, soit fort, la pointe de cette sorte de tête ne doit pas être condamnée, & on trouvera que ces personnes sont vigoureuses & fortes dans leurs autres parties, principalement en leurs os. Mais, ainsi qu'Hipocrate en avertit, elles sont sujettes aux douleurs de tête, à produire abondance de ces excremens qui se ramassent dans le conduit de l'oreille, leur palais est fait en voute, & leurs machoires ne se rencontrent pas entr'elles.*

*Si le cerveau donne la figure au crane, ou le crane au cerveau.*

Mais avant que passer outre, il faut ici resoudre un doûte que quelques-uns forment sur ce sujet : Sçavoir, si c'est le crane qui donne la figure au cerveau, ou le cerveau au crane? Hipocrate *au liv. de la nat. des os*; dit que les os donnent la figure à tout le corps ; & Galien *au liv. 1. de l'administ. Anatom.* écrit : que la nature forme sur la figure des os toutes les autres parties de l'animal. Les autres ajoûtent que le domicile doit être formé & figuré avant ce qui doit l'habiter ; que les os qui sont les bases & les fondemens du corps, doivent nécessairement être formés avant ses autres parties ; & enfin que le mol est bien plus facilement & mieux figuré par le dur, que le dur par le mou. Ces raisons ont paru si fortes à Arnold Senguerdius, ci-devant Professeur en Philosophie à Amsterdam, qu'il a souscrit à cette opinion *en son Osteologie, ch.4.* Au contraire, Galien en differens endroits (comme *au liv. de l'us. des parr.* & *en son Comm. sur la Sect.3. liv.6. de la form. du fœtus*, ) enseigne clairement que le cerveau donne la figure au crane, & non pas le crane au cerveau. Cette opinion nous paroît préférable, & elle peut être défenduë par de tres fortes raisons. 1. Parce que ce n'est pas pour le crane que le cerveau est fait, mais le crane pour le cerveau. 2. Parce que le domicile n'est pas toûjours construit avant celui qui doit y demeurer, mais au contraire, celui qui doit l'habiter, le bâtit le plus souvent pour sa propre commodité. Ainsi l'on voit évidemment à l'œil dans la petite bulle ou point mouvant de l'œuf lors de la formation du poulet aprés que la poule l'a couvé pendant quelques jours, que le cœur est formé avant le thorax qui doit être son domicile. 3. Parce que dans l'embrion le crane est presqu'aussi mou que le cerveau même ; car il est alors tout membraneux, en sorte qu'il se forme facilement & naturellement suivant la figure du cerveau ; ( en la maniére que par tout ailleurs les membranes prennent toûjours la figure des parties qu'elles envelopent, ) Et il n'est pas ici nécessaire que le dur soit figuré par le mou, puisque lorsqu'il reçoit sa figure il n'est pas dur, & que ce n'est qu'aprés qu'il est figuré qu'il s'endurcit peu à peu. 4. Parce que les rainures que l'on voit gravées, ou plûtôt imprimées, en differens endroits de la surface interieure du crane, & qui reçoivent les veines les plus considerables de la dure-mere, & les autres protuberances du cerveau, font assés voir qu'elles n'ont pas été gravées d'elles-mêmes dans le crane déja devenu dur, mais qu'au tems que le fœtus étoit encore enfermé dans la matrice, elles y ont été imprimées par les protuberances mêmes du cerveau & des veines, à mesure qu'elles heurtoient contre sa substance molle & membraneuse.

*Sa substance.* La substance du crane dans l'embrion est toute membraneuse : dans ceux qui viennent de naître, elle est à la verité osseuse, selon sa plus grande partie ; mais cependant elle est molle en maniére d'os mou, & elle cede quand on la presse, sur tout en la partie d'en haut de la tête, aux environs des sutures, où en ce tems-là à peine a-t'elle une dureté osseuse suffisante, & où elle est extrêmement mince, afin que l'humidité du cerveau, qui dans les enfans est tres abondante, puisse plus facilement s'exhaler. Mais dans la suite qu'il est nécessaire pour la sûreté & la défence du cerveau, qu'elle soit plus dure, elle s'endurcit peu à peu en la maniére des autres os, & elle devient épaisse, demeurant neanmoins poreuse, & spongieuse en sa partie du milieu, pour faciliter le passage des vapeurs.

*Son épaisseur.* Son épaisseur varie selon la diference des âges, & elle n'est pas toûjours égale dans le même âge ; à quoi la diversité des païs semble beaucoup contribuer : ainsi Herodote rapporte que les cranes des Persans sont si minces & si fragiles, qu'il est tres facile de les percer ; & ceux des Egyptiens si épais & si solides qu'à peine peuvent-ils être brisés à coups de pierres. On peut ajoûter à cela que dans les personnes délicates, on trouve le plus souvent son épaisseur & sa dureté moindre que dans les païsans, & autres gens de travail, dont la cause, selon Carpus *en son comm.32. sur Mundinus*, est que ces personnes délicates se tiennent toûjours la tête bien couverte, & la guarentissent contre le chaud & le froid ; les païsans au contraire dans les plus grandes chaleurs & dans les plus grands froids vont toûjours la tête nuë, parquoi, sur tout par le froid, les os s'endurcissent, & deviennent plus épais. C'est pourquoi le même Carpus donne pour conseil, de ne pas trop couvrir la tête aux enfans, puisque cette nudité les fortifie, & les rend plus capables de supporter les injures exterieures.

*Les tables du crane.* Le Crane est composé de deux tables qui sont comme deux lames, l'une interieure, & l'autre exterieure, plus minces dans les femmes que dans les hommes. L'exterieure est plus epaisse & plus polie ; l'interieure plus dure, ( on l'appelle *Table vitrée*, à raison de sa dureté & de sa fragilité, ) aiant plusieurs rainures pour faire place aux vaisseaux qui rampent par la dure-mere ; de laquelle il part quelques vaisseaux considerables, qui prés des oreilles s'insinuent entre ces deux lames, & arrosent le milieu qui est entr'elles. Or le crane est ainsi composé de de deux tables, afin que dans les coups de tête il ne fut pas facilement tout pénétré & offencé : Et c'eſt de là que vient que quelquefois il n'y a qu'une ſeule table qui ſe fende, la ſeconde reſtant ſans être bleſſée.

Il y a entre ces deux tables une certaine ſubſtance ſpongieuſe, & caverneuſe, laquelle contient un ſuc moëleux, tant ſoit peu ſanguin, deſtiné pour la nourriture du crane, & qui eſt préparé & fait du ſang qui y influë par les arterioles qui y abordent par les petits trous de ces tables, ( On voit pluſieurs de ces arterioles accompagnées de venules dans les cranes des jeunes gens ; mais dans les vieillards le plus ſouvent elles ne paroiſſent pas, parce qu'en eux la ſubſtance du cerveau eſt plus ſeche, plus dure, & plus ſolide, ) & c'eſt ce ſang, qui lorſqu'en perçant le crane avec le trépan, on eſt arrivé au diploë, s'écoule en petite quantité & de couleur rouge. Riolan *au liv.5. de ſon Antropog. ch.50.* a fait ſur ce ſang une remarque digne d'être ſçûë & obſervée par les Medecins qui ſont en pratique. *Le ſang*, dit-il, *qui eſt exprimé de ces caroncules* ( c'eſt à dire de ces petites cellules ſpongieuſes qui ſont entre les deux tables, ) *lorſqu'il arrive qu'elles ſont froiſſées par quelque coup violent, corrompt l'os en pourriſſant, bien qu'en déhors l'os paroiſſe entier : mais ſi la ſanie pénètre par la table interieure juſques au cerveau, elle le corrompt & pourrit. Que ſi en raclant le crane on en voit diſtiller des goûtes de ſang, on ne doit pas croire pour cela que la fracture ait pénétré juſques à la ſeconde table ; car ce ſang vient de la ſubſtance que nous avons dit être entre les deux.*

Hipocrate, & les Anatomiſtes appellent cette ſubſtance ſpongieuſe, διπλοὴ, quoique Galien *au liv.6. de méthod. med.* ait mieux aimé donner ce nom aux deux tables priſes enſemble.

La quantité de cette ſubſtance eſt abondante en certains endroits, en d'autres elle l'eſt moins, & en d'autres à peine l'y découvre-t'on ; là ſur tout où les deux tables ſemblent ſe réünir en une, & rendre le crane ſimple & tranſparent. Bartholin rapporte avoir coupé un crane dans lequel cette ſubſtance ſpongieuſe du milieu manquoit entiérement, & tout le crane ſembloit n'être composé que d'une ſeule table ; Peut-être que les os s'étant deſſechés & retirés à cauſe du grand âge du ſujet, cette ſubſtance n'a pas manifeſtement paru, ou que Bartholin n'a coupé le crane qu'à l'endroit ſeulement où les deux tables s'étoient réünies, aiant laiſſé la partie fongueuſe ſans y toucher. Car il arrive rarement que les Anatomiſtes briſent ou coupent tout le crane en petites particules.

C'eſt de cette ſubſtance ſpongieuſe du crane qu'Hipocrate a prétendu parler, lorſqu'*au livre des playes de tête*, il a fait mention de certaines caroncules : ( Riolan auſſi *au liv. qu'on a cité ci-deſſus*, a voulu ſignifier la même choſe. ( Ce que Fallope ne concevant pas, cherche *en son comm. sur ce même passage*, d'autres caroncules particuliéres en cette substance spongieuse : Car Hipocrate en cét endroit par σαρκία, *caroncules*, ne veut signifier autre chose que cette substance : & en éfet il n'existe en elle aucune caroncule. Il arrive neanmoins quelquefois que dans les playes de tête, & dans les grandes contusions il croît en ce milieu, des hypersarcoses fongueuses, lesquelles auparavant n'y existoient point ; en la même maniére que l'on voit dans la hergne sarcocelle, qu'il se forme dans le corps pyramidal auprés du testicule une certaine chair, qui avant la hergne n'y existoit pas.

Il se ramasse quelquefois dans ce milieu spongieux, sur tout en ceux qui sont infectés de la grosse verole, une certaine humeur vitiée, laquelle contractant avec le tems une qualité veneneuse, & devenant trop acre, ronge ces tables, (le plus souvent celle de dessus, qui est la moins dure,) & excite de cruelles douleurs dans le perioste, & dans le pericrane. Et il nous est aussi quelquefois arrivé de voir l'interieure rongée par cette humeur, conjointement avec l'exterieure, & ainsi tout le crane étoit percé : Ce que Julius, Palmarius, J. Riolan, & Ant. Benivenius disent aussi avoir observé.

## CHAPITRE IV.

### *Des jointures des os du crane.*

AVant que de commencer l'histoire des os de la tête, il est nécessaire d'expliquer en peu de mots la maniére dont ils sont joints & liés entr'eux.

Les os du crane sont unis & liés les uns aux autres par diverses jointures, que quelques-uns nomment toutes d'un nom général *Sutures* ; mais d'autres les distinguent plus particuliérement en sutures, & en harmonies.

*La Suture.* Or la SUTURE, ainsi nommée comme qui diroit *couture*, (les Grecs l'appellent ῥαφὴ, & les Arabes *Odorem*,) est une certaine composition d'os, semblable à des choses cousuës, laquelle distinguant & joignant les os entr'eux, ressemble en la partie superieure de la tête à l'assemblage de deux scies, dont les dents s'engagent mutuellement les unes dans les autres.

Il y a dans le crane plusieurs sutures, lesquelles, soit dans l'homme, soit dans la femme, sont égales en nombre & en situation : contre ce qu'Aristote a crû. On trouve rarement le crane sans sutures ; & il est tres vraisemblable que dans les jeunes enfans il n'est pareillement jamais sans sutures : Car outre qu'un tel crane seroit moins capable de resister aux injures du déhors, & qu'il se briseroit facilement à toutes sortes de coups & de secousses violentes qu'il recevroit, à peine aussi dans l'accroissement des autres parties du corps pourroit-il se distendre commodément, & croître selon la grandeur du cerveau, à mesure qu'en croissant il augmente. Aristote, & entre les Nouveaux, Vesal, Fallope, Coïter, J. de la Croix, Alex. Benedictus, & plusieurs autres, rapportent bien avoir vû des cranes sans sutures, & au témoignage de Bartholin on en montre un à Helmstad, & dans le monastère des François à Heïdelberg : mais il est hors de doûte que ces têtes n'ont pas été des têtes de jeunes gens, mais de vieillards, dans lesquels les sutures ont été si fortement rejointes par la secheresse de l'âge, qu'elles n'ont plus paru. Je garde aussi deux semblables cranes sans sutures, & j'en ai souvent vu en d'autres endroits. Et c'est ainsi qu'il faut entendre ce qu'Herodote, Aratus, & Arrian écrivent des têtes des Ethiopiens, & des Maures, qu'ils disent n'avoir point de sutures ; non pas que dans la tendresse de l'âge ils n'en aient absolument point, mais c'est que l'extrême chaleur de leur climat, & la secheresse de l'âge un peu avancé endurcit tellement les os en eux, & leurs sutures se joignent & s'incorporent si fortement ensemble, que dans les adultes & dans les vieillards elles ne paroissent du tout point.

*Deux sortes de sutures.*

Or les sutures sont de deux sortes : les unes sont propres au crane, & joignent ensemble les os de sa partie superieure ; les autres sont communes au crane & à la machoire superieure.

Les propres sont ou vrayes, ou batardes.

*Les vrayes.*

Les vrayes sont lorsque les os s'engagent les uns dans les autres par leurs pointes en la maniére des dents d'une scie ; d'où vient qu'on les appelle dentelées. Ces sutures dans une nécessité pressante, peuvent s'éloigner les unes des autres, & donner par ce moyen plus d'espace aux humeurs qui sont au dedans, & un plus large chemin pour leur sortie ; ainsi qu'il a coûtume d'arriver aux Hydrocephaliques, dans le crane desquels il se ramasse grande abondance de serum. Vesal rapporte *au liv. 2. de la fabr. du corps hum. chap. 5.* un exemple remarquable qu'il dit avoir vû. On peut voir ci-aprés *au ch. 23.* comment ces sutures sont disposées dans les enfans.

*Les Batardes.*

Les sutures batardes sont lorsque les os s'appliquent les uns sur les autres en maniére d'écailles ; d'où vient qu'on les appelle Squammeuses. Ces jointures doivent être plûtôt rapportées à l'harmonie qu'à la suture, ou du moins elles tiennent le milieu entre les deux, & ainsi on pourroit tres à propos les appeller Sutures harmoniales.

Il y a trois sutures vrayes.

*La Coronale.*

La *premiére*, qui est sur le devant de la tête, est la CORONALE ; les Arabes l'appellent *Arcuale*, & *Puppis*, *Pouppe* ; Les Grecs στεφανιαία, soit parce qu'elle a la figure d'une circonference, entourant la tête sur le devant en forme de couronne ; ou parce que c'eſt ſur cette partie de la tête qu'on a coûtume de mettre les couronnes. Elle s'étend depuis une tempe juſques à l'autre, paſſant tranſverſalement par deſſus le front, & elle joint l'os du front aux os de l'occiput.

*La Lambdoïdale.* La *ſeconde*, qui eſt opposée à la précédente, eſt ſituée dans l'occiput, & eſt appellée, à raiſon de ſa reſſemblance à la lettre Λ, λαμβδοειδὴς, LAMBDOÏDALE, & par quelques-uns, à raiſon de la lettre υ, ὑψιλοειδὴς, d'autres la nomment, *Suture de la prouë.* Elle commence à la baſe de l'occpiut aux environs des racines des productions mammillaires, & montant obliquement vers les deux oreilles, elle finit au cone ſagittal, & diſtingue l'os de l'occiput d'avec les os des tempes & du ſinciput, qu'elle joint enſemble.

Mais on voit dans l'os occipital, ſur tout dans les enfans, rarement dans les adultes, un certain jeu de la nature : Car alors, principalement en ceux en qui le crane eſt tres ample ſur le derriére, c'eſt os eſt comme composé de pluſieurs autres, non pas neanmoins toûjours de la même maniére en toutes les têtes. En éfet, tantôt il eſt partagé par une ſuture tranſverſale, & tantôt entouré de deux, comme ſi un petit triangle étoit enfermé dans un plus grand. Quelquefois auſſi il eſt environné de trois ſutures, comme ſi un grand triangle en enfermoit deux autres moindres. Les Anatomiſtes appellent ces os ainſi enfermés, *Triangulaires.* Outre ces os on trouve quelquefois au même endroit, mais plus rarement, tant au côté droit qu'au côté gauche de cét os, certains autres petits os triangulaires un peu longuets, & ovales, au nombre le plus ſouvent de deux, de trois, ou de quatre, aiant chacun en particulier leur petite ſuture, & étant plus apparens dans la partie concave du crane que dans la convexe, dont le plus grand ne ſurpaſſe pas en grandeur l'ongle du pouſſe. Olaus Worm a été le premier qui les a remarqués. Mais quoique dans cét os, il paroiſſe aux yeux tant de differentes diviſions, tout l'os occipital neanmoins, même dans les plus jeunes enfans, n'eſt qu'un ſeul & même os, dont il y a des parties qui ont déja acquis la dureté d'os, & d'autres qui ne l'ont pas encore ; & quand enfin dans la ſuite elles l'ont obtenuë, elles ne ſont en aucune maniére differentes des autres particules de cét os, ainſi qu'on a déja dit *au ch. 1. précédent.*

*La Sagittale.* La *troiſiéme* ſuture, qui eſt celle du milieu, eſt appellée SAGITTALE, par la raiſon que dans les adultes elle ſe porte en droite ligne ainſi qu'une fléche, tout le long de la partie d'en haut de la tête, depuis la pointe de la lambdoïde juſques au milieu de la coronale. Cette ſuture diſtingue & joint enſemble les os du bregma, & dans les enfans pendant les deux ou trois premiéres années, même quelquefois juſques à la huitiéme ou douziéme, mais jamais au de là de cét âge, ou du moins tres rarement, elle va juſques à la racine du nez, paſſant par le milieu de la coronale, & divisant l'os frontal en deux os. Cette suture du front le plus souvent se réünit si fortement dans les adultes par veritable symphise, qu'il n'en reste aucun vestige ; car il y a tres peu de têtes d'adultes où on la trouve. Je conserve neanmoins chés moi le crane d'un homme quinquagenaire dans lequel elle est absolument entiére, la sagittale entre les os du bregma aussi-bien que la lambdoïdale y étant presque éfacée. Galien *au liv.* II. *de l'usag. des part. chap.* 9. aussi-bien que Vesal & Sylvius *en son Comm. sur Gal. des os*, ont remarqué que quelquefois dans les enfans la suture sagittale se porte par le milieu de l'os occipital jusques au commencement de la moële de l'épine : Fallope neanmoins nie ouvertement que cela soit ainsi.

Les sutures batardes sont deux en nombre.

La *premiére*, qui depuis la racine de la production mammillaire se porte par une ligne circulaire vers le haut, environne en chaque côté de la tête l'os des tempes, & descend ensuite en bas vers la base de l'oreille, joignant ensemble par imposition en maniére d'écailles (ce qui fait qu'on l'appelle SUTURE SQUAMMEUSE,) les os du sinciput, l'occipital, & le sphenoïde aux os des tempes. Cette jointure est lâche & peu forte pour faciliter un certain mouvement que l'os temporal fait, conjointement avec son muscle dans la mastication. *Les sutures batardes. La Squammeuse.*

La *seconde*, qui est située sur les côtes, se porte, en descendant obliquement par dessus le haut de la suture squammeuse prés de l'orbite de l'œil, jusques au commencement de la premiére suture commune, & elle joint en haut cét os aux os du sinciput, & en bas à ceux du front.

Outre ces sutures, il y en a encore quatre autres qui sont propres au crane, lesquelles doivent être rapportées à l'harmonie, bien que Bauhin les compte parmi les sutures. *Les quatre jointures.*

La *premiére* se porte de l'extremité de la suture lambdoïdale prés de la racine des os pétreux obliquement à la base de la tête, vers le dedans ; & elle est comme une suite de la suture lambdoïde.

La *seconde* est une ligne placée au milieu de la base, laquelle de chaque côté se porte par une courte voye jusques à la fente qui est commune à l'os sphenoïde, & à l'os des tempes.

La *troisiéme*, qui est visible en la partie interieure du crane sur le devant, se porte aux angles inferieurs de l'os sphenoïde, traversant la partie de derriére des orbites des yeux.

La *quatriéme* se porte par le déhors sous les os fongueux des narines, au trou de l'os sphenoïde.

Outre ces sutures, certains à qui le verbiage & les longs embarras plaisent, en décrivent encore plusieurs autres, dont neanmoins la plûpart ne sont autre chose que des portions des sutures précédentes, étenduës plus loin ; & qui de plus ne sont que des harmonies.

On compte cinq jointures communes au crane & à la machoire, & *Les jointu res communes.* d'autant qu'elles tiennent le milieu entre la future & l'harmonie, on les appelle SUTURES HARMONIALES.

La *premiére*, qui est dans l'orbite de l'œil sur le côté droit, se porte de la fin de la cinquiéme suture vers le déhors. Elle semble être une veritable suture, & elle est commune à l'os du front & au premier de la machoire.

La *seconde* paroît dans la partie laterale & inferieure de l'œil.

La *troisiéme* monte obliquement de la partie interieure & laterale de l'œil à la racine du nez par le déhors.

La *quatriéme* passe obliquement par le milieu de l'os jugal qu'elle joint, à l'os des tempes ; & elle ressemble à une veritable suture.

La *cinquiéme*, dans le bas de la capacité des narines se porte du derriére vers le devant.

Riolan *en son Comm. sur le liv. de Galien, des os, chapit.* 10. décrit un peu differemment ces sutures, & à ce nombre il en ajoûte encore cinq, qu'on peut voir *au lieu ci-dessus cité.* Mais nous croyons qu'elles ne sont que des appendices des autres, c'est à dire des productions plus avancées, & ainsi pour éviter la confusion nous n'en parlerons pas.

*L'usage des sutures.* L'usage des sutures est, en partie de faciliter le passage aux vapeurs à mesure qu'elles sortent, en partie aussi afin que les fissures qui peuvent arriver au crane, ne s'étendent pas plus loing qu'un seul os, & soient arrêtées à la premiére suture. Ajoûtés que par ces sutures il passe des fibrilles, qui de la dure-mere vont s'attacher au pericrane, ( Plusieurs croyent que c'est de ces fibrilles répanduës par tout le déhors du crane que le pericrane est formé, ) & qui tiennent tant la dure-mere que tout le cerveau suspendus, afin que dans les secousses, dans les grands sauts, ou dans les autres mouvemens, ils ne changent point de place, & que les ventricules ne s'affaissent pas. Ainsi Hipocrate a dit tres à propos, que ceux qui ont plusieurs sutures, ont la tête mieux constituée & plus saine ; & qu'au contraire si la tête est sans suture, il s'en ensuit de dangereux accidens, par l'amas qui s'y fait des humeuts souvent vicieuses, qui y étant detenuës causent la cephalée, l'épylepsie, & plusieurs autres maux tres dangereux : outre cela le crane peut facilement se rompre, ou par des coups reçûs du déhors, ou en tombant, & alors il en contracte de longues fissures.

*S'il arrive contre-fissure.* Mais puisqu'il est ici fait mention de la fissure du crane, laquelle nous disons ne pas s'étendre au de là d'un seul & même os, & finir à la suture la plus proche ; il sera tres à propos d'examiner en passant comment se peut faire cette contre-fissure dont il est tant parlé dans plusieurs autheurs, par laquelle on dit que le crane se fend en l'endroit opposé à celui où le coup a été reçû. On croit qu'Hipocrate l'a décrite *en son liv. des pl. de têt.* en ces termes. *L'Os dans la blessure se rompt en une autre partie de la tête qu'en celle où est la playe, & où l'os est découvert.* Ce passage d'Hipocrate a fortement imprimé dans l'esprit de plusieurs la certitude de la contre-fissure. Il a aussi entrainé en cette opinion Galien, Avicenne, Corn. Celse, Soranus, André de la Croix, Nicolas de Florence, & d'autres fameux Medecins; & Fontanus *en ses annot. sur le ch.* 1. *des lett. de Vesal*, tâche de la confirmer par l'exemple d'un enfant tombé d'une muraille haute de quinze pieds, dans lequel on découvrit dabord une fracture avec plusieurs fissures aux environs du muscle temporal; mais aprés qu'il fut mort, le crane aiant été coupé, on trouva encore deux autres contre-fissures, ou contre-fractures dans le côté opposé. Gabriel Fallope combat avec force, & nie ces contre-fractures *en son liv. des playes de tête, chap.* 13. & il prouve sa pensée non seulement par les authorités de Galien, de Pauli, & d'autres, mais encore par sa propre experience; car il écrit qu'il a vû plus de cent fois des personnes qui avoient reçû de violens coups à la tête, en qui neanmoins il n'a jamais pû trouver des contre-fractures. A l'experience de Fallope nous joindrons la nôtre propre, qui avons traité dans les camps, non pas seulement cent fois, mais deux cent fois & plus, des soldats, sur tout des cavaliers, griévement blessés à la tête, en qui neanmoins nous n'avons jamais pû remarquer aucune contre-fissure; quelquefois à la verité nous avons trouvé des fissures en l'un & l'autre côté; mais cela seulement en ceux qui avoient été frapés dans les deux. Et c'est sans doûte ce qui est arrivé en ce jeune enfant dont Fontanus parle, dans lequel quoique dabord on ait vû une playe manifeste accompagnée de contre-fissure, causée par sa chûte, neanmoins on a ignoré si cét enfant n'avoit point aussi été frappé dans le côté opposé, ou si quelque pierre de la muraille, qui peut-être étoit à moitié ruinée, ne seroit point dans le tems de sa chûte tombé dessus; en quoi il y a beaucoup de vraisemblance. C'est pourquoi nous nous joignons à l'opinion de ceux qui nient ces contre-fissures; fondés sur ce que nous ne voyons aucune raison suffisante par laquelle il soit vraisemblable qu'elles puissent se faire. Quant au passage d'Hipocrate que l'on a cité, il n'y parle pas de la contre-fissure; mais il y enseigne que souvent sous le crane le pus se ramasse en autre endroit que là où l'os est rompu, ce que nous avons aussi quelquefois vû; mais cela n'établit rien pour la contre-fissure.

On a expliqué *au ch. précédent* ce que c'est que l'harmonie.

# CHAPITRE V.

## *Des Os de toute la tête en général.*

Les os de la tête sont ou du crane, ou des machoires.

*Le Crane.* Le crane qui entoure le cerveau en maniére de casque pour le contenir & défendre, n'a dû être composé que d'un seul os ; dépeur que dans les chûtes, dans les coups, & dans les secousses qu'il pourroit recevoir des corps durs qui heurteroient contre, il ne se fendît, ou se brisât entiérement, & qu'ainsi les operations du noble viscère qu'il renferme, ne fussent empêchées : C'est pour cette fin que l'Autheur de la nature l'a formé de plusieurs os, afin que s'il arrive qu'il soit frapé en l'un de ses os, la fente ne s'étende que jusques à la suture par laquelle il est joint à l'os le plus proche, ainsi qu'on a déja dit *au ch. précédent.*

Or les os du crane sont ou propres, ou communs.

Des propres les uns sont contenans, les autres contenus.

*Les os propres.* Les Contenans qui forment la partie exterieure du crane, sont au nombre de six ou de sept. 1. L'Os du front, qui dans les enfans nouveau-nés, souvent aussi dans les adolescens, mais rarement dans les adultes, est divisé en deux. 2. Les deux os du sinciput. 3. L'os unique de l'occiput. 4. Les deux os des tempes.

Les contenus sont les huit osselets cachés en l'os pétreux ; (quatre en chaque côté,) & qui servent à l'ouye ; sçavoir l'enclume, le marteau l'étrier, & l'os orbiculaire. Bauhin ajoûte les deux os du labyrinthe, & les deux innominés.

*Les os communs.* Il y a deux os qui sont communs au crane & à la machoite superieure, sçavoir l'os cuneiforme, & le cribleux, avec son appendice spongieuse.

Et ainsi l'on compte tantôt plus tantôt moins d'os dans le crane, selon la diversité de l'âge, des sutures, & du calcul qu'on en fait.

Les os de la machoire composent la principale partie du visage, & ils sont ou de la machoire superieure, ou de l'inferieure.

*Les os des machoires.* On compte cinq os dans la machoire superieure, & dans l'inferieure deux dans les petits enfans, lesquels dans la suite de l'âge se réünissent, & ne font qu'un os dans les adultes. Dans ces os sont plantées les dents qui sont au nombre de vingt-huit ou de trente.

*Ces cavités.* Or dans ces os de la tête il y a differentes cavités cachées ; (Nous en parlerons plus particuliérement çà & là dans la suite) de l'usage desquelles

desquelles les Anatomistes ne sont pas peu en doûte. Comme Riolan *au liv.5.de son Antropogr. ch.50.* donne la description de toutes, nous rapporterons ici ses propres termes. *Il y a,* dit-il, *dans la tête plusieurs cavités considerables que les Anatomistes appellent sinus. Vous les examinerés pour connoître si elles sont vuides, & couvertes d'une membrane, & en quelle maniére elles se communiquent les unes aux autres. Or il y a de chaque côté quatre sinus. Celui des machoires qui est caché entre les machoires d'en haut ; Le Frontal qui est situé dans le front tout auprés des sourcils ; Le Sphenoïdeen qui est caché sous la selle sphenoïde. Le Mastoïdeen qui est contenu entre le mastoïde. Ils sont tous vuides & couverts d'une membrane déliée : le seul mastoïdeen à la verité est creux & vuide, sans aucune membrane, mais il est divisé en sept, huit, ou neuf cellules, en maniére de ruche à miel. L'entrée du sinus maxillaire paroît dans la cavité des narines à côté de l'os spongieux ; on voit celle du frontal au haut du dedans des narines ; on rencontre celle du sphenoïde profondement cachée entre les narines aprés qu'on a ôté les os spongieux. L'entrée du sinus maxillaire est manifeste sans qu'il soit nécessaire de faire incision aux os ; celle du frontal paroît aprés qu'on a coupé l'os frontal sur les sourcils ; Celle du sphenoïde aprés qu'on a arraché la selle, c'est à dire aprés qu'on a enlevé la table interieure du sphenoïde. Celle du Mastoïdeen est contenuë dans le côté gauche de la conque, auprés de l'apophyse mastoïde ; & on ne la peut voir qu'aprés qu'on a rompu la voute de la conque, c'est à dire aprés avoir arraché ou brisé le pore auditif.*

*Les trous.*

Outre ces sinus il y a encore à considerer dans le crane divers trous, & quelques creux, ou fosses, desquels le même Riolan *en son Isag. des os, ch.7.* écrit en ces termes : *Les trous,* dit-il, *sont ou interieurs, ou exterieurs. Les interieurs sont au nombre le plus souvent de vingt-cinq, & quelquefois de vingt-sept ; douze ou treize en chaque côté, & un sans pair qui donne la sortie à la moële de l'épine. Le premier est l'Ethmoïdeen ; le second le Sphenoïdeen ; le troisiéme l'Optique ; le quatriéme la fente Orbitaire ; le cinquiéme le Temporal pour le nerf de la troisiéme conjugaison qui va au muscle temporal ; le sixiéme pour le premier le nerf du goût ; le septiéme pour le second du goût ; le huitiéme est le Jugulaire ; le neuviéme le Carotique ; le dixiéme l'Auditif ; le onziéme le Jugulaire ; le douziéme pour le nerf moteur de la langue ; le treiziéme le Cervical dernier sans pair, ou l'occipital. Les trous exterieurs sont, selon Sylvius, dix de chaque côté ; j'en ajoûte un qui fait le onziéme ; sçavoir le trou exterieur de l'oreille. Outre cela à la racine du styloïde, dans l'extremité de l'apophyse auriculaire, il y a en sa partie exterieure un trou interieur divisé en deux par une écaille tres mince, qui lorsqu'on le regarde semble être le vestibule même. Le premier des trous exterieurs est le superciliaire ; le second le lacrimal : le troisiéme l'orbitaire exterieur ; le quatriéme l'orbitaire Ethmoïdeen ; le cinquiéme est sur le palais ; le sixiéme est à l'extremité du palais ; le septiéme est la fente qui est sur le zigoma ; le huitiéme & le neuviéme est sur les apophyses pterigodéenes entre l'ouverture : le dixiéme le Mastoïdeen ; le onziéme le trou auditif exterieur.*

*Les fosses ou cavernes.* *Les fosses ou cavernes sont interieures & exterieures. On en remarque six interieures en la base interieure du crane ; deux frontales ; deux temporales ; deux occipitales. Les exterieures sont sept de chaque côté, ausquelles j'en ajoûte une huitiéme ; sçavoir la cavité des narines. La premiére est l'orbitaire ou oculaire ; la seconde est celle des narines ; la troisiéme la zigomatique ; la quatriéme est sur le palais ; la cinquiéme est sous le palais ; la sixiéme est la pterigodéenne ; la septiéme celle de l'article de la machoire inferieure ; la huitiéme est dans le trou de la sixiéme conjugaison.*

Ce sont là les termes de Riolan, il paroîtra par la suite si ces descriptions de cavités, de trous & de sinus sont differentes des nôtres, & en quoi.

---

## CHAPITRE VI.

### *Des Os propres du crane en particulier.*

AIant à traiter de tous les os de la tête en particulier, nous commencerons par ceux du crane, qui sont plusieurs en nombre : sçavoir les os du front, du synciput, de l'occiput, & des tempes.

*L'os du front.* L'Os DU FRONT, ou selon d'autres, l'Os PUPPIS, ou CORONAL, est tres grand : dans les enfans il est en sa partie d'en haut mou & double ; y étant divisé par la suture sagittale, laquelle s'étend jusques à la racine du nez. Ensuite se réünissant dans les adultes, & s'éfaçant entiérement, il ne s'en fait qu'un seul os, & cela si parfaitement, qu'il semble n'avoir jamais été divisé : Il arrive rarement que dans les vieillards on le trouve divisé par une suture.

Il occupe tout le devant de la tête, sa figure est semicirculaire, & il est terminé en haut par la suture coronale, & en bas & interieurement derriére les orbites de l'œil par une jointure transversale.

*La cellule de l'os du front.* Il y a en la region des sourcils vers la racine du nez entre l'une & l'autre table, deux petites cellules ou fosses, séparées entr'elles par des écailles osseuses, entourées d'une membrane tres déliée, & étant tantôt vuïdes, & tantôt remplies d'une certaine humeur visqueuse, laquelle neanmoins est à peine remarquable dans les enfans, & dans ceux qui ont le visage plat, ou le front divisé. Dans l'homme cette cavité n'est pas fort grande, mais dans les bœufs, les moutons, les chevaux, & autres semblables animaux, elle est longue & considerable, & on dit que quelquefois dans les grosses chaleurs de l'Esté il s'y engendre des vers qui les rendent sujets au vertige, & par fois les poussent dans la furie ; d'où vient que ceux qui sont habiles en l'art de les traiter, leur ouvrent, à ce qu'on dit, la tête, environ en cét endroit-là, & en tirent ces vers.

La table exterieure qui forme cette cavité, rend la partie superieure de l'orbite de l'œil égale & plane ; mais l'interieure forme de chaque côté aux dessus des yeux une protuberance convexe en maniére de voute, & renduë inégale par plusieurs autres petites éminences en maniére de petites collines. *L'usage des tables.*

Ces cavités ont de petits trous qui aboutissent dans la capacité du nez ; & un autre aussi tres petit qui va finir dans le crane au dessus du septum de l'os sphenoïde. On ne le trouve pas neanmoins toûjours ouvert, peut-être parce que dans les adultes il se consolide, & s'abolit. Riolan *dans ses animadv. sur Bauhin*, croit que cela sert seulement à affermir la liaison du sinus longitudinal de la dure-meninge.

Il y a plusieurs opinions touchant l'usage de cette cellule : Quelques-uns croyent que la nature l'a placée en cét endroit, pour la préparation de l'air qui doit servir à la génération des esprits animaux : d'autres pour conserver plus long-tems l'air qui porte les odeurs : d'autres pour le ramas des humeurs pituiteuses : & d'autres pour rendre la voix claire & résonnante. Toutes ces opinions neanmoins ne sont que pures conjectures, qui n'ont point de fondement : Car l'air exterieur ne peut en aucune maniére concourir par cette voye à la perfection de la matiére des esprits animaux ; ni non plus il n'est pas besoin de conserver en ce lieu l'air chargé des odeurs ; & enfin les ventricules du cerveau sont destinés pour ramasser les excremens pituiteux, dont on n'en trouve que tres peu, & le plus souvent point du tout dans ces cellules, non seulement dans les hommes dans lesquels elle est petite & étroite, mais même dans les bœufs, dans les veaux, dans les moutons, & dans les autres animaux humides, où elle est assés ample & grande. Le son de la voix ne reçoit pas non plus de cette cavité sa perfection, laquelle procede entiérement tant du larinx, que de son passage libre par les narines, ainsi qu'il est évident dans les animaux à quatre pieds, qui n'ont point de voix, ou du moins tres peu, bien que neanmoins cette cavité soit en eux tres considerable. En sorte qu'il y a encore tout lieu de doûter de l'usage de cette fosse ou cavité ; bien que neanmoins il soit certain que ce n'est pas en vain que la nature l'a faite si grande, sur tout dans les animaux. *L'usage de cette cellule.*

Cét os du front a de petites productions qui s'élevent de chaque côté aux angles des yeux, & forment la partie superieure de l'orbite. *Les productions de l'os frontal.*

Il a encore interieurement une petite cavité peu profonde, gravée en son milieu, & tirant vers le haut pour faire place au grand sinus de la dure-mere. *Sa bosse & sa cavité.*

Il a outre cela des trous, tantôt un seul oblong & rond, tantôt *Ses trous.*

deux, & quelquefois la petite cavité tient la place de ces trous) situés dans le milieu de chaque sourcil, lesquels se terminent à l'orbite de l'œil : C'est par ces trous qu'un rameau de la sixiéme conjugaison monte du siége de l'œil aux muscles, & à la peau de la paupiére & du front. Outre cela, cét os a encore un troisiéme trou tres petit, situé au dessus de la crête de coq, lequel se termine dans la cavité dont on a fait mention. J'ai dit ci-devant qu'on ne trouve pas toûjours ce trou ouvert.

*Les os du synciput.* Les OS DU SYNCIPUT, c'est à dire DU VERTEX, ou DU BREGMA, ou les PARIETAUX, sont au nombre de deux, situés en la partie superieure de la tête. Ils se joignent soit entr'eux, soit avec les os du front & de l'occiput par une veritable suture, & avec les os des tempes par une batarde.

*Leur figure.* Estant ainsi joints ensemble ils font une figure convexe, & demi-circulaire.

*Leur substance.* Leur substance dans les adultes est à la verité dure, mais neanmoins elle y est plus rare & plus tendre que celle des autres os, & cela pour donner plus de facilité à l'évaporation des vapeurs, à raison de laquelle dans les petits enfans qui abondent toûjours en humidité, ils sont membraneux & mous ; & c'est seulement dans la suite, sçavoir le plus souvent lorsque les enfans commencent d'avoir l'usage de la parole, que ces os s'endurcissent peu à peu. Or il arrive rarement qu'ils restent ainsi mous dans les adultes ; il me souvient neanmoins de les avoir vûs tels en une Dame de qualité, âgée environ de quarante ans : & Bauhin *au liv.3. de son Theat. Anat. ch. 6.* dit que la même chose est arrivée en sa premiére épouse : Lindanus aussi a vû en une femme d'environ trente ans ces os si mous & si lâches, que lorsqu'elle soufroit douleur de tête, ou qu'elle étoit au travail d'enfant, la suture coronale s'ouvroit de la largeur d'un pouce, en sorte que le mouvement du cerveau étoit alors visible : D'où il est évident que ce que quelques-uns établissent comme certain, n'est pas toûjours vrai ; sçavoir que cette ouverture membraneuse ne manque jamais de se consolider, lorsque les enfans commencent à prononcer des paroles articulées.

Pour nous nous croyons que cette envelope membraneuse a, ainsi qu'il paroît par ce qu'on vient de dire, la nature d'os non encore endurci, & que dans la suite il se desseche & se consolide peu à peu en dureté osseuse. Quelques-autres neanmoins estiment que c'est une veritable membrane, sous laquelle les os mêmes du synciput & du front croissent peu à peu de leurs propres bords, jusques à ce qu'enfin ils s'unissent, & qu'ils remplissent cette ouverture.

*L'usage de cette ouverture.* Cette ouverture a deux usages I. Afin que les vapeurs grossiéres & visqueuses, qui le plus souvent sont en tres grande abondance dans les cerveaux humides des enfans, puissent s'exhaler & se dissiper plus commodément par cét endroit-là peu épais. II. afin que dans l'enfantement ces os superieurs se joignant tant soit peu par la compression, fissent que la tête de l'enfant eut plus de facilité à sortir par le passage étroit des os de l'hypogastre.

Bien qu'ordinairement ces os du syncîput soient deux en nombre, souvent neanmoins dans les vieillards, ils s'unissent parfaitement par la jonction ou consolidation de la suture, & ne deviennent qu'un seul os.

*Les inégalités, ou raînures.* Leur surface exterieure est égale & polie ; l'interieure est inégale, aiant en soi plusieurs raineures longues & tortueuses qui reçoivent les veines de la dure-mere : Ils ont outre cela sur les côtés de la suture sagittale deux petites cavités, quelquefois trois, & quelquefois quatre, lesquelles semblent y avoir été imprimées par la pointe du doigt, & elles ont quantité de trous extrêmement petits qui pénètrent jusques au diploë ; La dure-mere est tres unie & si fortement adhérente à ces cavités, que souvent quand on enleve le crane, elle se déchire en cét endroit-là, principalement dans les brutes. Par ces petits trous les arterioles entrent de la dure-mere dans le diploë, & les venules sortent du diploë, & vont dans la dure-mere ; Et ce sont ces petits vaisseaux qui quand on arrache le crane, versent en se rompant cette grande quantité de goûtes de sang que l'on voit alors en ces endroits. Outre cela on trouve encore en d'autres lieux çà & là divers autres trous pareillement tres petits, mais en moindre quantité, lesquels donnent passage aux petits vaisseaux.

*L'os de l'occiput.* L'Os Occipital, ou selon d'autres l'os Basilaire, ou de la Proüe, occupe & fait la partie de derriére & d'embas de la tête.

C'est os est unique dans les adultes, & il arrive rarement qu'on l'y trouve divisé en plusieurs os : mais dans les enfans on l'y voit le plus souvent distingué en trois, en quatre, & selon quelques-uns en cinq, six, & sept os : Neanmoins Fallope *en ses Observ.* n'en a jamais remarqué plus de quatre : En quoi Glisson lui est conforme *en son liv. des os des enfans.* Voyez touchant les osselets ce que l'on a dit de la suture lambdoïde *au ch. 4. précédent.*

*Sa figure.* Sa figure approche de la triangulaire, il est interieurement concave & convexe au déhors.

Sa substance est dure, épaisse, dense, & plus solide que celle des autres os du crane, pour mieux resister aux injures du déhors qui pourroit offencer le derriére de la tête, où il est impossible de les prévoir. Son épaisseur neanmoins n'est pas par tout égale, étant en certains endroits plus mince, en d'autres plus épaisse.

Il est attaché aux os du syncîput, & des tempes, & aussi au cuneiforme.

*Ses sinus.* On remarque en cét os neuf sinus, ( Riolan aime mieux les appeller cavités, ) dont deux sont exterieurs & gravés en sa partie d'en bas, à côté du grand trou ; & sept interieurs, dont les deux inferieurs & les plus grands reçoivent les protuberances du cervelet. Ceux-ci sont accompagnés de deux autres sinus, un de chaque côté ; lesquels depuis l'os des tempes montent obliquement, & se portent transversalement par l'os occipital, au milieu duquel ils se joignent ensemble & reçoivent les deux sinus lateraux de la dure-mere ; Le troisiéme de ces sinus, qui est droit, monte jusques à l'os du bregma, & reçoit le plus grand & le plus élevé des sinus de la dure-mere. Sur les côtés de ce sinus droit, il y a de part & d'autre un autre sinus assés grand qui reçoit les deux protuberances posterieures du cerveau.

*Ses productions.* Ces os ont quatre productions ; dont les deux plus grandes, qui sont situées à côté du grand trou de la moële, regardent vers l'interieur de la bouche, & les deux autres qui sont plus petites, sont placées auprés de celles-ci, un peu plus sur le derriére ; toutes ensemble sont couvertes d'un cartilage doux & glissant, & reçûës par les sinus de la premiére vertebre, où elles servent à l'articulation de la tête. A ces productions s'opposent interieurement deux éminences ; en sorte que l'os avance interieurement & exterieurement dans le même endroit. Outre ces productions il y en a encore une cinquiéme, laquelle les surpasse toutes en grandeur. Elle donne à cét os en sa partie d'en bas, où il est tres mince, beaucoup de force ; & se portant interieurement depuis le grand trou vers le haut, elle distingue les protuberances du cervelet. Il y a en cét endroit dans les chiens en la partie d'en haut une production transversale, laquelle sépare le cerveau d'avec le cervelet.

*Ses trous.* Cét os a cinq trous. Un, qui est le plus grand, & qui est situé en la partie d'en bas, par lequel la moële allongée tombe du crane dans la cavité des vertebres ; & deux autres placés immediatement sur les côtés de celui-ci pour le passage de la sixiéme paire des nerfs, de l'artère, & de la veine. On voit ensuite à côté de ces trous au dessous de l'os pétreux, un autre trou grand & long, lequel est commun à l'os des tempes, & qui fournit le passage à la sixiéme paire des nerfs, & à un rameau de l'artère carotide & de la veine jugulaire. Il y a des Anatomistes qui remarquent que quelquefois, mais rarement, il se trouve en chaque côté de la partie exterieure de la petite tête de cét os, encore un trou qui lui est propre, mais qui est peu large, & qui donne passage à une artère & à une veine.

*Les os des tempes.* Les OS DES TEMPES remplissent les parties laterales de la tête, un de chaque côté. On appelle la partie exterieure & superieure de cét os OS SQUAMIFORME, par la raison qu'il est mince & uni en maniére d'écaille ; & l'on nomme sa partie d'en bas interieure qui contient l'organe de l'ouye OS PETREUX, ou PIERREUX, à cause de son inégalité, *L'os pétreux.*

& de la dureté qui lui est particuliére, laquelle a dû nécessairement être telle, pour être plus capable de faire retentir le son.

Dans les adultes tous ces os sont continus, & ne font qu'un seul os ; mais dans les enfans la partie squameuse est distincte de la petreuse : même jusques à l'âge de sept ans le cercle anterieur du conduit de l'ouye en est séparé par un cartilage qui est entre deux, & dans les adultes il reste quelques vestiges de cette division au commencement de cet conduit, ainsi qu'on dira sur la fin *du ch. suivant.*

*Sa figure.* La figure de cét os approche en sa partie d'en haut de la circulaire, auquel endroit sa surface est égale & polie, mais en sa partie d'en bas, & interieurement, elle est raboteuse, & inégale par plusieurs petites éminences qui s'y élevent en maniére de pointe de rocher. Outre cela sa substance est mince sur les côtés, mais en bas & interieurement elle est beaucoup plus épaisse.

*Ses sinus.* Il y a deux sinus en cét os. L'exterieur, qui est le plus grand, & qui est couvert d'un cartilage, est situé entre le conduit de l'ouye & la production de l'os jugal, qui reçoit la plus longue tête de la machoire inferieure. L'inferieur, qui est plus petit, & qui est commun à l'os occipital, est situé au haut de la production dont on vient de parler.

*L'os styloïde.* Auprés de ces sinus il y a une appendice longue, aigue, & grêle, qu'on appelle Os STYLOÏDE, parce qu'elle ressemble à un filet, laquelle est cartilagineuse dans les enfans, & osseuse dans les adultes. Elle se brise facilement lorsqu'on fait cuire les cadavres, & on l'y trouve rarement.

Il faut outre cela observer deux autres productions exterieures, & une interieure ; dont

*La production mammaire.* La *premiére*, qui est obtuse, épaisse, courte, & tant soit peu concave au dedans, est appellée PRODUCTION MAMMAIRE, parce qu'elle ressemble en quelque façon au boût de la tettine d'une vache. Fallope & Bauhin écrivent que dans les enfans ces productions ne sont pas encore formées, mais qu'elles viennent dans la suite de l'âge.

La *seconde* se porte sur le devant depuis le trou de l'oreille, & se joint par une suture assés longue à l'os de la machoire superieure ; & ainsi de deux productions, ( l'une de l'os des tempes, & l'autre de cét os de la machoire qui forme le petit canthus de l'œil, ) qui se réünissent ensemble, il s'en forme l'Os ZIGOMATIQUE, ou JUGAL. Les Grecs le nomment συζυγῶδες, parce que par sa figure il ressemble en quelque maniére à un joug attaché à deux têtes de bœufs. Il s'étend comme un pont depuis l'œil jusques à l'oreille, & il est tres dur & solide, contre l'opinion de Colombus, qui a voulu qu'il soit creux. Il est produit de côté & d'autre par de grosses racines, & il s'amoindrit en approchant du milieu où il est plus grêle. Or il est destiné pour affermir & garentir tant le muscle temporal, que le commencement du muscle

*L'os Jugal, ou Zigomatique.*

masseter, & aussi afin que le tendon du muscle crotaphyte fut comme muni d'un rempart pierreux, & que l'os des joües qui avance en fut soûtenu comme par un apui.

La *troisiéme*, qui est interieure, s'avance en long vers la base inferieure du crane. On l'appelle pétreuse, ainsi qu'on a déja dit; ( Riolan dit que dans les petits enfans elle est une épiphyse distincte & séparée, que l'on enleve facilement avec la pointe d'un couteau. ) Elle nait de l'os des tempes par un large principe, & va finissant insensiblement en pointe. Elle est en déhors un peu rude & rabotteuse, & dedans extrêmement polie, mais neanmoins inégale par plusieurs éminences que les differens sinus qui y sont, forment. Il a au dedans du crane deux trous, par l'un desquels qui est l'anterieur & le plus petit, passe une arteriole, & par l'autre qui est le posterieur & le plus grand, le nerf de l'ouye, lequel conjointement avec la veine dont on vient de parler, entre dans les sinus ou cavités interieures; où, incontinent aprés qu'il y est entré, il se divise en deux rameaux, & se porte par deux differens trous interieurs dans le sinus superieur, & aussi dans celui d'en bas, c'est à dire dans le labyrinthe, & dans la coquille. Hors du crane il y a trois trous; dont le *premier* est le conduit de l'oreille qui s'ouvre en lui par un large orifice, & qui de la partie de derriere se portant obliquement vers le devant & le haut, se retréssit insensiblement, soit afin que l'air battu qui est entré par un large conduit, se ramasse en ce lieu étroit, & qu'ainsi l'ouye en soit plus parfaite; soit aussi afin que son impetuosité se brisant un peu dans ces détours & tortuosités obliques, la membrane du tambour en soit plus doucement frapée. Or dans les enfans qui ne font que de naître, l'orifice ou cercle de ce conduit est absolument cartilagineux : peu de tems aprés la naissance il s'endurcit insensiblement en veritable os; & aprés le septiéme ou huitiéme mois il est encore distingué du reste de l'os par l'entremise d'un cartilage, dont il se sépare facilement si on le fait boüillir; mais aprés ce tems-là il se desseche si fort, & s'unit si parfaitement à tout l'os par symphise, qu'il est impossible de l'en plus séparer, quoique dans la plûpart des cranes des adultes il y reste des traces de la premiére séparation. Auprés de ce conduit, & tout joignant le premier conduit de l'os sphenoïde, il y a un *second* trou qui est étroit, court & oblique, qui donne passage à une veine, laquelle des cavités interieures va aux jugulaires. Le *troisiéme* trou est situé entre les productions mammaires & l'appendice styloïde, & il finit dans le conduit qui va de l'oreille à la bouche.

*Les trous de l'os pétreux.*

Dans cette production, ou plûtôt dans l'os pétreux est renfermé l'organe de l'ouye, qui a en soi trois cavités, le Timpan, le Labyrinthe, & la Coquille, & aussi les quatre osselets; l'Enclume, le Marteau,

l'Etrier,

l'Etrier, & l'os Orbiculaire. Nous avons amplement parlé de tous *au liv.3. ch.18.*

## CHAPITRE VII.

### *Des os communs au crane & à la machoire ſuperieure.*

NOus avons dit *au chapitre précédent* qu'il y a deux os qui ſont communs au crane & à la machoire ſuperieure ; ſçavoir l'os Cuneiforme, & l'os Cribleux.

*L'os cuneiforme.*

L'Os CUNEIFORME eſt appellé par les Grecs σφηνοειδὴς, non pas tant parce qu'il reſſemble à un coin, comme parce qu'il eſt entreposé entre les autres os en maniére de coin. Or d'autant qu'il a differentes figures, on l'appelle πολύμορφον, *multiforme* ; & *Os baſilaire*, parce qu'il fait la baſe du crane.

Dans les enfans il eſt composé de pluſieurs autres os, unis enſemble par le moyen d'un cartilage ; & on en compte ordinairement quatre : On dit que le premier n'eſt éloigné des couronnes de l'occiput qu'environ d'un travers de doigt ; que le ſecond contient la ſelle de cheval, & les productions deſtinées pour les nerfs de la vûë : & que le troiſiéme & le quatriéme ſont les productions alaires au planes. Riolan au contraire dit que dans les adultes un peu avancés, & juſques à la douziéme année, le cuneiforme n'eſt composé que de deux os ſeulement. Mais nous n'approuvons point du tout ni ce nombre de deux, ni celui de quatre, & il ſemble qu'il faille le reduire à celui de trois : En éfet, ſi on regarde avec attention dans les enfans l'os cuneiforme, on trouvera qu'il n'eſt composé que de trois os ſeulement ; dont le premier, qui eſt le plus grand, & qui eſt ſitué dans le milieu, forme la baſe, & la ſelle du cheval, & s'élargit enſuite ſur le devant & vers les côtés comme en deux aîles qu'il déploye ; Les deux autres os qui ſont plus petits, composent ce qu'on appelle Aîles de chauve-ſouris. Dans la ſuite de l'âge tous ces os ſe joignent & n'en forment plus qu'un ſeul, toutes les parties molles qui étoient entre-deux, & par leſquelles il ſembloit qu'ils étoient diviſés les uns des autres, prenant elles-mêmes une ſolidité, & une dureté ſemblable à celle des autres os. Quelques-uns ajoûtent à ces os l'Os VOMER, comme étant une partie de l'os ſphenoïde, par ce qu'il lui eſt attaché en ſa partie d'en bas ; ce qui neanmoins ne plaît pas à Fallope & à Riolan, qui le décrivent comme un os diſtinct & ſéparé.

*Sa ſituation.*

Il eſt ſitué au milieu de la baſe de la tête, & il eſt environné de toutes parts des os propres du crane, & de ceux de la machoire ſuperieure, à laquelle il est joint par des sutures batardes ; & par des harmonies, qui souvent s'éfacent dans l'âge avancé.

*Sa substance.* Sa substance est épaisse en son milieu ; & dans ses expansions laterales elle est mince, dure, & en maniére d'écailles, qui dans les enfans jusques à la douzième année semble être solide ; mais dans les adultes elle est composée de deux tables[1], aiant entre-elles une cavité spongieuse, qui paroît principalement au dessous de la selle.

*Ses productions.* Il a plusieurs productions dedans & déhors.

Celles du déhors sont au nombre de quatre ; dont on en voit deux sur le devant, tout auprés du septum osseux qui est entre les narines & le palais, auquel endroit il est adhérent à la machoire superieure. On les nomme PTERIGOÏDES, *aliformes*, & quelques-uns AÎLES DE CHAUVE-SOURIS, à raison de je ne sçai quelle ressemblance. Les autres deux sont sur le derriére, & s'étendent par deux pointes vers le Stiloïde.

Celles du dedans qui sont aussi au nombre de quatre, sont opposées les unes aux autres ; les Grecs les appellent κλινοειδεῖς, parce qu'elles representent en quelque façon aux pieds d'une table. Les deux de devant, qui sont les plus grosses, & dont la base est assés large, vont toûjours en amoindrissant, & se terminent en pointe. Les deux de derriére s'élevent peu en la plûpart des sujets ; mais elles representent comme un mur, & ne sont considerées que comme une seule production : le plus souvent neanmoins aprés s'être étenduës en largeur, elles s'élevent & finissent en deux pointes, tant soit peu creuses en leur milieu. Ainsi ces quatre productions avec l'espace qui est entr'elles, sont, à raison de quelque ressemblance qu'elles ont avec une selle turcique, appellées SELLE DE CHEVAL, SELLE DU SPHENOÏDE, SELLE TURCIQUE, & d'un seul nom SELLE, *Ephippium*.

*La selle de cheval.*

*Si cette selle est percée de plusieurs trous.* Il faut remarquer touchant cette Selle, que Galien *au liv. de l'us. des part. ch.3.* a écrit que l'os sphenoïde est cribleux, & percé de quantité de petits trous pour le passage de la pituite qui s'est ramassée dans les glandes. Cette opinion est suivie par Jac. Sylvius *dans sa seconde Apol.* par Riolan *au liv.5. de son Antrop. ch.50.* par Jul. Casserius *de la fabr. du nez, sect.3. ch.15.* par Hosmannus *en ses instit.* & par Franç. de le Boë Sylvius *disp.4. thes.33.* même Franç. Puteus écrit qu'il a vû ces trous en une dissection Anatomique qu'il fit à Verseil. André Dulaurent rapporte aussi qu'il les a remarqués en certains cranes dessechés : mais neanmoins qu'il n'y en a point en la plûpart des cranes, & qu'on ne les trouve jamais dans les cadavres recens, parce qu'ils sont remplis de pituite visqueuse ; & ainsi plusieurs autres habiles gens suivent en cela Galien comme le chef ; mais ce chef s'étant trompé, il sont aussi eux tous en erreur. En éfet, comme Galien avoit établi que la pituite du cerveau coule des ventricules dans la glande pituitaire qui est située sur la selle, par laquelle il pretent qu'elle s'évacuë, & ne voyant point de voye par où elle pût aussi s'écouler de cette glande dans le nez, & au palais, il s'est imaginé qu'il faloit nécessairement que la selle fut aussi percée de plusieurs trous ; & cette speculation qu'il propose seulement comme une vraisemblance, a été reçûë & approuvée de tous les autres comme tres veritable : Et afin de mieux défendre l'opinion de leur maître, ils ont écrit qu'ils avoient eux-mêmes vû ces trous ; & ainsi ils ont tâché par un mensonge de soûtenir Galien, ce que Galien vivant n'auroit pas exigé d'eux. En éfet, la cavité de l'os de la selle est couverte d'une écaille continuë, dure, compacte, & qui n'est percée d'aucun trou en quelque part que ce soit, en sorte qu'il est impossible d'y en découvrir, quelque pénétrans qu'on ait les yeux. C'est aussi ce que Vesal a tres bien remarqué *au liv.7. de la fabr. du corps, ch.2.* en quoi Fallope, Colombus, Valverda, & Bauhin lui sont conformes. Quant aux voyes par lesquelles les sucs pituiteux s'évacuent de la glande pituitaire, nous en avons parlé ci-dessus *au liv.3. ch.8.* où on peut le voir.

*Les sinus de l'os cuneiforme.*

Il y a plusieurs sinus gravés en cét os. Un, en déhors en l'une & l'autre production aliforme, lequel est long & profond, & sert de siége au muscle pterigoïde interieur. Un autre en dedans au milieu de la selle, lequel est plus considerable que tous les autres. Il est presque quarré, & il reçoit la glande pituitaire. Sur le devant & au dessus de ce sinus il y en a un autre transversal, un peu long, qui sert de siége à la jonction des nerfs optiques : & il y en a encore un autre moins profond en chaque côté.

Il y a outre cela à considerér sur les côtés de la selle de cheval deux productions ou expansions de cét os, lesquelles interieurement sont concaves, mais inégalement, & ont plusieurs éminences ; & exterieurement elles sont convexes, spongieuses dans les enfans qui viennent de naître, & dures & squammeuses dans les adultes.

*Ses trous.*

On compte dans l'un & l'autre des côtés de l'os sphenoïde sept trous.

Le *premier*, qui est rond, & qui est auprés des productions anterieures de la selle, donne passage au nerf optique pour aller à l'œil.

Le *second*, qui est tant soit peu long & large, est situé sous le précédent, & donne passage tant à la seconde paire de nerfs pour aller aux muscles de l'œil, qu'à un rameau de la troisiéme paire qui se porte au front & aux joües, & à un gros rameau de l'artère carotide, & de la veine des tempes. Jusques à present Ingrassias & quelques autres Anatomistes ont dit que c'est par ce second trou, & aussi par le troisiéme & par le quatriéme que la pituite s'écoule de la glande pituitaire dans la cavité des narines & entre les muscles des yeux, où elle fait la matiére de la génération des larmes. Mais cette opinion eſt abſolument contraire à la verité, ſoit parce que dans la ſelle la glande pituitaire eſt étroitement envelopée de la dure mere, qui en ce lieu-là n'eſt troüée en aucun endroit; en ſorte que la pituite ne ſçauroit commodément paſſer au travers, ſoit auſſi parce que la ſelle elle-même eſt interieurement couverte d'une lame d'os en maniére d'écailles, qui pareillement n'eſt point percée : A quoi il faut ajoûter que ſi cette humeur pituiteuſe ſe répandoit ainſi entre les muſcles des yeux, elle n'incommoderoit pas peu & ces muſcles, & les yeux mêmes : de plus que la matiére des larmes vient d'ailleurs, ainſi qu'on a dit & amplement démontré *au liv.3. ch.15.* & enfin qu'il y a d'autres voyes tres manifeſtes par leſquelles la pituite eſt évacuée, tant de la glande pituitaire, que des ventricules du cerveau; de quoi on a amplement traité aux *chap.6.* & 8. *du liv.3.*

Le *troiſiéme*, qui eſt petit & rond, eſt au deſſous du ſecond; Il donne paſſage à un rameau de nerf, tant de la troiſiémo paire, que de la cinquiéme, qui ſe porte au muſcle temporal, au pterigoïdien, à la membrane interieure des narines, & aux dents de devant de la machoire ſuperieure.

Le *quatriéme*, que l'on appelle TROU DECHIRE', eſt large, long, inégal, en forme de cavité, & ſitué dans le côté exterieur de l'orbite de l'œil. Il eſt commun au ſphenoïde, & au quatriéme os de la machoire; Il donne paſſage à un rameau de la quatriéme paire, & il en envoye un de la troiſiéme paire précédente au muſcle temporal, & au palais.

Le *cinquiéme*, qui eſt oblong, & qui eſt ſitué auprés de la production de derriére de la ſelle, donne paſſage à un rameau conſiderable de l'artère carotide. Veſal croit qu'il envoye auſſi un rameau de la veine jugulaire.

Le *ſixiéme*, qui eſt ovale, eſt aux côtés du précédent, & donne paſſage à la quatriéme paire des nerfs.

Le *ſeptiéme*, qui eſt voiſin du précédent, & qui eſt petit & rond, donne paſſage à un rameau de la veine jugulaire qui vient de la dure-mere.

*L'os cribleux.* L'os CRIBLEUX, ou CRIBLIFORME, ou ETHMOÏDE, ſelon les Grecs ἠθμὸς, ἠθμοειδὴς, eſt ſitué au milieu de la baſe du front, entre la partie convexe des yeux. Il eſt appuyé ſur le ſommet des narines, & il eſt joint à l'os du front, au ſecond os de la machoire ſuperieure, & au ſphenoïde par des légéres harmonies que l'âge avancé a coûtume d'éfacer.

Cét os eſt percé par pluſieurs petits trous en forme de crible, (ce qui lui a donné ſon nom) dont quelques-uns ſont droits, & pluſieurs obliques & tortueux, entre leſquels les plus grands ſont ſitués tout auprés de la crête de coq.

Il eſt couvert de la dure-mere, que l'on dit vulgairement être tres poreuſe en cét endroit,& percée de pluſieurs petits trous ; ce qui neanmoins n'eſt pas tout-à-fait veritable ; car cette meninge envoye par ces petits trous pluſieurs petits tuyaux vers les os ſpongieux qui rempliſſent les parties ſuperieures des narines, par leſquels la pituite qui deſcend des ventricules du cerveau, peut bien s'écouler, mais rien de ce qui vient des narines ne peut s'inſinuer, & ſe porter par leur moyen vers le haut; ſur quoi voyez le *liv.3. ch.8.*

*La crête de coq.*

Cét os a en ſon milieu une production oblongue triangulaire, laquelle ſe termine en pointe ; on l'appelle CRÊTE DE COQ, parce qu'elle en a en quelque façon la reſſemblance : Fernel la nomme *Verruë tres dure*, & Sneyder *ſeptum de l'os ſpongieux.* ( Dans les brutes ſa figure eſt tant ſoit peu differente ; mais neanmoins elle n'eſt pas ſemblable en tous.) Elle diviſe, tout ainſi qu'un ſeptum, l'os cribleux en deux parties, ( ce qui a fait que quelques Anatomiſtes ont décrit cét os pour deux os, & le criſtagalli pour un troiſiéme ) & elle diſtingue les productions mammaires du cerveau entr'elles. La crête de coq a ſur le devant en la partie d'en haut une protuberance inégale, avec une certaine aſperité ſinueuſe, à laquelle le ſinus ſuperieur de la faulx eſt fortement attaché ; On ne la trouve pas dans les enfans qui viennent de naître.

*Le diaphragme des narines.*

Il y a une autre production qui de la partie d'en bas s'oppoſe à la crête de coq, laquelle eſt mince & dure, & elle fait par ſa partie ſuperieure la ſéparation des narines ; d'où vient qu'on la nomme VOMER, & le DIAPHRAGME, ou l'ENTRE-DEUX DES NARINES.

*Les os ſpongieux.*

Les OS SPONGIEUX ſont ſitués dans la cavité ſuperieure des narines. Ils ſont ſemblables à de la pierre ponce, aiant une infinité de petites cavités en forme de labyrinthe, & de petits trous tortueux remplis d'une chair tres fongueuſe. Hipocrate parle de ces os *au liv. de loc. in hom.* en ces termes. *Il n'y a point*, dit-il, *de trou dans les narines, mais quelque choſe de fongueux comme de l'éponge* : neanmoins Hipocrate luimême, auſſi bien que Galien & pluſieurs Anatomiſtes confondent ſouvent ces os avec les cribliformes, & lorſqu'ils nomment les os ſpongieux, ils entendent par là les cribleux ; & au contraire lorſqu'ils nomment ceux-ci, ils entendent les ſpongieux. Pour nous nous croyons que ce ſont des os diſtincts entr'eux ; A la verité les ſpongieux pendent au cribliforme, & ſont adhérens aux côtés des os du nez, mais neanmoins ils ſont differens des deux.

*Leur uſage.*

Galien *au liv.8. de l'uſ. des part. ch. 6.* & *au liv.9. ch.3.* ( en quoi pluſieurs Anatomiſtes conviennent avec lui ) dit que l'uſage des os cribliformes, & des ſpongieux eſt, en partie afin que les excremens pituiteux du cerveau ſoient évacués par leur moyen, en partie afin que les vapeurs odoriferantes ſoient auſſi par eux interieurement portées aux productions papillaires ; & en partie afin que l'impetuosité de l'air froid, & aussi de toute odeur maligne qui se pousse trop subitement au cerveau, soit un peu retardée, & que dans ce retardement cét air se change tant soit peu, & cette odeur s'altère en quelque façon, & devienne benigne. Mais cette opinion paroît évidemment contraire à la verité, en ce que les chairs spongieuses sont situées de telle sorte que rien ne peut par elles pénétrer des narines aux petits tuyaux qui pendent à la dure-mere par les trous de l'os cribleux, & à plus forte raison rien ne pénétrera au cerveau par cette voye ; mais seulement les excremens pituiteux peuvent s'écouler librement aux narines, ainsi qu'on a amplement expliqué *au liv.*3. *ch.*8. & 13.

## CHAPITRE VIII.

### *De la Machoire superieure.*

IL y a deux machoires, qui composent la principale partie du visage ; Sçavoir, la superieure, & l'inferieure.

*La machoire superieure* La superieure comprend les parties inferieures & laterales des orbites des yeux, & aussi les narines, les joües, le palais, & le rang superieur des dents.

Dans l'homme elle est courte & semi-circulaire, pour la beauté ; mais dans les animaux elle est longue : outre cela dans l'homme elle est immobile, ce qui lui est commun avec les autres animaux, à l'exception du perroquet, du phenicoptère, & du crocodile, ( peut-être aussi à d'autres qui nous sont inconnus, ) qui l'ont mouvante.

*Sa substance.* Sa substance au déhors est à la verité solide, mais interieurement elle est sinueuse, sur tout vers les dents, auquel endroit dans les enfans est contenu un suc moëleux pour l'accroissement de la machoire, & lorsque dans les adultes ce suc s'est consumé, l'os reste creux : ce que quelques-uns croyent arriver ainsi pour rendre la voix résonnante. Higmorus qui de tous a recherché & examiné avec plus de soin cette cavernosité, dit *en son Anat.liv.*2.*p.*2.*ch.*1. que dans les deux côtés il a trouvé au dessus de l'œil, où l'os s'avance en quelque maniére pour la défence de l'œil, un autre creux sphérique, & tant soit peu long, lequel est situé dans les parties laterales inferieures du nez. L'os en cét endroit est peu épais, & seulement comme une écaille osseuse tres mince, aiant en sa base certaines éminences, dans lesquelles les petites pointes ou extremités des racines des dents s'enchassent. Il dit que le plus souvent ce creux est vuide, & que quelquefois on le trouve plein d'une humeur mucilagineuse qu'il croit s'écouler des peti-

creux de l'os du front & de l'os éthmoïde par une autre cavité.

Elle reçoit le ſang pour ſa nourriture par des rameaux des artères ſoporales, & elle renvoye ce qu'il en reſte aprés ſa nourriture par des petites venules à la jugulaire exterieure. *Ses vaiſſeaux.*

Elle eſt composée de douze os, ſix en chaque côtés, tous leſquels ſe joignent enſemble par des hármonies, plûtôt que par des ſutures. *Les douze os dont elle eſt composée.*

Le *premier*, qui eſt preſque de forme triangulaire, eſt ſitué à l'angle exterieur de l'œil. Il a une apophyſe par laquelle il ſe joint par ſuture oblique à la production anterieure de l'os des tempes, & en cét état il forme l'Os Jugal, appellé par les Grecs ζυγὸμα, ou ζυγὸδες, lequel eſt exterieurement convexe, & interieurement concave ; en maniére d'arc, & il ambraſſe le muſcle temporal. *L'os jugal.*

Le *ſecond*, qui eſt petit, mince, tranſparent, & fragile, forme le canthus interieur de l'œil ; aiant en ſoi un trou qui communique aux narines, & que l'on appelle Trou lacrimal, par lequel l'humeur ſereuſe qui découle du cerveau, forme les larmes dans les yeux ; ( ſur quoi voyez le *chap.* 14. *du liv.* 3. ) Or afin que l'écoulement des larmes ne ſoit pas continuel, il y a au devant de ce trou une caroncule, qui empêche que cette ſeroſité, tant que ſont cours n'eſt pas exceſſif, mais ſeulement ordinaire, ne s'inſinuë au dedans, mais qui cede & obeït, lorſqu'elle aborde en grande quantité, & elle permet qu'elle ſorte goûte à goûte par les yeux en forme de larmes. Il ſe fait quelquefois auprés de cét os tendrelet, aux environs de la racine du nez & du grand canthus de l'œil, des abſces que les Grecs appellent αἰγίλοπς, leſquels pénétrent facilement l'os, & le rongent ſi on les neglige, ou qu'on les traite mal, & forment ainſi ce qu'on appelle Fistule lacrimale. *Ægylops. Fiſtule lacrimale.*

Le *troiſiéme*, qui eſt mince & tranſparent, eſt ſitué dans le côté interieur de l'orbite de l'œil entre les autres os. Il eſt continu interieurement aux autres os ſongueux des narines.

Le *quatriéme*, qui eſt le plus grand, forme la principale partie des joües & du palais, & reçoit le rang d'en haut des dents dans ſes cellules. Il a un trou conſiderable au deſſus de l'orbite de l'œil, pour donner paſſage au rameau de la troiſiéme paire des nerfs qui ſe porte au viſage, & auſſi à un autre rameau qui va à la partie de derriére des dents inciſives ; Il ſe partage enſuite par l'entremiſe d'un ſeptum oſſeux en deux trous qui tendent vers le haut, & ſe portant à chaque narine ils donnent paſſage à une arteriole, qui du palais va dans la capacité du nez, & à une venule, qui du nez ſe porte au palais. Il y en a qui croyent que c'eſt par cette voye que les humeurs pituiteuſes qui deſcendent par les narines, s'écoulent dans la bouche ; mais cela ne ſemble pas vraiſemblable. Il y a de plus au bas du nez ſur le côté une cavité aſſés grande, qui dans les enfans n'eſt pas manifeſte, mais qui ſe creuſe peu à peu à meſure que l'âge augmente.

Le *cinquiéme*, qui est dur, mince, petit, un peu long, & presque quarré, fait avec son congénère la partie la plus élevée des os du nez.

Le *sixiéme*, qui est large & mince, forme avec le cinquiéme le palais.

Fallope, Colombus, & Dulaurent en ajoûtent encore un qui est entre l'interieur du palais & l'os sphenoïde, & qui en maniére de septum partage la partie d'en bas des narines; d'où vient qu'on l'appelle VOMER. Vesal croit qu'il faut encore y ajoûter les os spongieux qui sont dans l'interieur du nez, lesquels qu'on a décrits *au chap. précédent.*

---

## CHAPITRE IX.

### *De la Machoire inferieure.*

LA machoire inferieure est mouvante dans l'homme, & aussi dans les animaux, si on en excepte le crocodiles & quelques oiseaux en petit nombre. Dans les enfans jusques à l'âge de sept ans, selon Dulaurent & Bartholin, mais selon Riolan *en ses Comm. sur Gal. des ossel. des enfans*, *ch.*3. jusques à un an seulement, ou au plus jusques à deux, & point au de là, elle est composée de deux os qui se joignent au menton par sincondhrose, & qui dans la suite de l'âge se reünissent en un seul os dur, épais, & fort.

*Sa division*

Galien *en son Comm. sur le liv. d'Hipoc. des os*, *art. p.* 34. *Sect.* 2. a écrit que quelquefois cette union se dissoût. Riolan rapporte *en son Comm. sur Gal. des os*, *ch.*12. que les Chirurgiens François ont aussi observé la même chose; sçavoir que si l'on brise une machoire à coups de pierre, elle se sépare tres souvent en cét endroit où les os se joignent les uns aux autres. Mais quoique cette observation semble en quelque maniére faire foy sur ce point; on a neanmoins tout au contraire observé tres souvent que dans les adultes cette reünion est plus ferme que le reste de tout l'os, ce qui fait que la machoire se rompt plûtôt sur les côtés qu'en cette reünion, ainsi qu'il m'est arrivé deux & trois fois de voir en practique.

Henri Erissonius *dans son trait. des os des enfans*, *ch.* 3. dit qu'il a vû quelquefois dans les enfans encore un autre division en l'un & l'autre des côtés, presque dans le milieu, & en cét endroit où l'os a une assés grosse protuberance, & où il commence à s'élargir.

*Sa figure*

Cette machoire est courte dans l'homme, presque semi-circulaire, large & épaisse sur le devant, partagée sur le derriére, representant en quelque

quelque façon la lettre Grecque υ ; ou comme Platerus aime mieux, une fourche, & cela pour plus d'agrément. Mais dans les autres animaux qui sont privés de mains, & qui prennent de la terre même leur nourriture avec la bouche, elle est longue. Elle est neanmoins courte dans le singe, parce qu'il se sert en quelque façon de mains.

*Ses productions.* Elle a de chaque côté vers son extremité deux productions, que quelques-uns appellent cornes. Celle qui est plus sur le devant, & qui est mince & large, finit en une pointe que les Grecs appellent κορώνη, à laquelle le tendon du muscle temporal s'attache fortement ; d'où vient que la dislocation de cette machoire est estimée tres dangereuse. La production de derriére que l'on appelle *Condyle*, est obtuse, aiant un col & une petite tête tant soit peu longue couverte d'un cartilage pour la facilité du mouvement ; C'est par elle que cette production s'articule dans un sinus de l'os pétreux, pareillement couvert d'un cartilage tres uni, auquel elle est fortement attachée par un ligament membraneux commun.

*Sa cavité.* Elle a interieurement une cavité qui contient un suc moëleux pour la nourriture de l'os. Cette cavité dans les animaux à quatre pieds est vers la partie de derriére, mais dans l'homme elle est principalement dans la partie de devant vers la region du menton, & sur les côtés de la machoire.

*Ses trous.* Elle a quatre trous, dont il y en a un interieur en chaque côté, situé au commencement des productions dont on vient de parler, pour donner passage à un nerf de la quatriéme conjugaison qui va se distribuer au dents ; il donne aussi pareillement passage à une arteriole & à une venule. De-même aussi les deux autres trous exterieurs qui sont ronds & plus petits, situés de part & d'autre sur les côtés du menton, envoyent des petits rameaux du nerf ci-dessus au déhors, à la lêvre d'en bas, à ses muscles, & à sa peau.

Sur le devant, en la partie interieure & moyenne du menton elle est renduë raboteuse par un tubercule inégal, pour rendre l'insertion des muscles plus ferme.

*Les sinus.* Elle a des sinus superficiels, tant interieurs qu'exterieurs, aux environs des commencemens des productions, pareillement pour l'insertion des muscles.

*Les Alveoles.* Elle a aussi des petites cellules ou alveoles pour l'insertion des dents dont le nombre n'est pas fixe ; En éfet, il y en a plus en des uns & moins en d'autres, selon la diversité des racines & le nombre des dents : car outre que le nombre des dents n'est pas égal en tous, de-même leurs racines sont tantôt en grand nombre, & tantôt en moindre ; tantôt il y en a trois à chaque dent, & tantôt quatre, dont chacune est enchassée en une alveole particuliére.

*Leurs noms.* Or ces alveoles sont appellées par les Grecs βόθρια, les intervales qui séparent les dents entr'elles ἁρμιά, les bords des machoires par lesquels les dents sont contenuës en ordre φάτνια ; ces mêmes alveoles sont aussi appellées par les Latins *præsepiola* , *locelli* , *fossulæ* , *mortariola* , petites bourses , petites fosses , &c.

Quelquefois ces alveoles perissent , & quelquefois elles renaissent : car si aprés qu'on a arraché une dent , il n'en revient pas une autre en place , l'alveole se resserre & se réünit de telle maniére qu'il n'en reste plus aucun vestige , & elle s'endurcit si fort , qu'elle fait la fonction de dent. Au contraire lorsqu'à l'âge de cinquante ou soixante ans il sort de grosses dents , qu'on appelle dents de sagesse , il se forme de nouvelles alveoles ; même dans les enfans lorsqu'il leur est tombé quelque dent , & qu'une autre lui succede , il arrive souvent que la premiere alveole s'étant éfacée , il s'en creuse une autre.

L'os hyoïde est situé au bas de la machoire inferieure sous la langue ; nous en avons suffisamment parlé *au liv.3. ch.23.*

## CHAPITRE X.

### *Des Dents.*

*La definition.* Les dents que les Grecs appellent ὀδόντες , sont de petit os , blancs , durs , articulés par gomphose dans les alveoles des machoires , destinées principalement pour briser & mâcher les alimens , & secondairement servant en quelque façon à la prononciation des mots.

*Si elles sont des os.* Je dis que ce sont des *Os*. On avoit ci-devant fortement disputé si l'on devoit les mettre au nombre des os , ou non , & il y a eu sur cette controverse plusieurs raisons apportées de part & d'autre. Riolan les a toutes ramassées *en ses Comm. sur le liv. de Gal. des os* , *ch.* 11. où l'on peut les voir , & il soûtient l'affirmative avec justice. 1. Parce que dans la premiére délineation elles ont été formées de la semence avec les autres os. 2. Parce qu'elles sont nourries de sang comme les autres os. 3. Parce qu'elles sont dures ainsi que les autres os. 4. Parce qu'elles ne sentent pas en leur substance , mais seulement dans les periostes de leurs racines , & dans les petits nerfs qui viennent jusques à elles , ainsi qu'il arrive dans les autres os.

*Leur substance.* Or comme ce ne sont pas toûjours des choses molles qu'il faut mâcher , mais tres souvent de dures , elles ont une substance beaucoup plus dure que celle des autres os ; La partie qui est hors de l'alveole est polie , nuë , & sans perioste , mais celle qui est cachée au dedans , est rude , & revétuë d'une pellicule tres déliée , qui a un sentiment tres vif. Elles ont interieurement une cavité que l'on voit manifestement dans les machoires lorsqu'on les casse , mais qui est invisible dans les canines, & dans les incisives; par laquelle elles reçoivent par les petits trous de leurs racines une arteriole qui leur vient des carotides, ainsi qu'on a dit *au liv.6. ch.* 4. une venule qui leur vient des jugulaires, & un petit nerf qui leur est fourni par un rameau du nerf de la quatriéme paire, lequel s'étend par la membrane déliée dont leur cavité est revétuë. C'est à raison de ce nerf & du perioste qui couvre les racines, que les dents ont un sentiment tres vif, bien que leur substance osseuse privée de cette membrane interieure & du petit nerf soit absolument insensible, ainsi qu'il paroît de ce que lorsqu'on les coupe, ou qu'on les lime, elles ne sentent point. On peut donc facilement concilier les disputes des Medecins sur ce sujet, dont les uns soûtiennent que les dents ont du sentiment, & les autres qu'elles n'en ont point; en disant que si l'on prend la dent pour tout cét instrument qui est composé d'un os, d'un petit nerf, & d'une membrane tres déliée, elle a du sentiment, mais si on la prend seulement pour la substance osseuse, elle n'en a point.

*Leur vaisseaux.*

Or ces trois vaisseaux, sçavoir l'artère, la veine, & le nerf, étant premiérement unis ensemble, & comme disposés en forme de cordon envelopé par une petite membrane, entrent dans l'interieur de la machoire; où dans un canal particulier different des cavités de la moële ils rampent sous les dents, envoyant de tres petits rejettons à leurs racines: mais nous avoüons avec Fallope que jamais nous n'avons pû discerner à l'œil comment ils y entrent. En éfet, quoique dans la tendre enfance, ils semblent être en quelque façon visibles, & pénètrer jusques à la substance mucilagineuse des racines, neanmoins l'âge augmentant ils deviennent si étroits qu'ils échapent entiérement à la vûë. La raison neanmoins enseigne clairement, qu'il doit y avoir des voyes par lesquels ces vaisseaux sont introduits dans l'interieur des dents; car qu'il y entre des artères, & des veines, cela est évident, soit par leur attrition continuelle, soit de ce que l'on remarque une cavité interieure dans les machelières, soit de ce que l'on voit que la premiére substance mucilagineuse dont on a parlé, est imbuë de sang, soit enfin de ce que souvent quand on a arraché quelque dent, il suit une grande hemorragie. De-même il est pareillement manifeste par leur sentiment vif, qu'il y entre un petit nerf; car si dans une dent machelière percée par carie, on introduit par le trou une épingle ou une aiguille jusques à la membrane qui révêt la cavité interieure, on ressent une douleur tres aiguë, ce qui ne sçauroit arriver s'il n'y avoit point là de nerf. Outre cela quoiqu'on ne puisse pas facilement démontrer dans l'homme l'entrée de ces vaisseaux dans la dent, neanmoins l'experience la fait clairement voir dans les grands animaux. Car si l'on ouvre la machoire inferieure d'un bœuf au côté interieur, on voit dabord à l'œil tant la cavité qui contient la moële, que les trois petits vaisseaux, ( l'artère, la veine, & le nerf, ) envelopés d'une petite membrane, & couchés dans le canal qui leur est particulier. Si l'on fait une incision dans la petite membrane, le nerf paroit comme composé de plusieurs filets, parmi lesquels il s'insinuë des rejettons de veines & d'artères ; si on soûleve la petite membrane, on voit certaines fibres semblables à des toiles d'aragnées, qui s'étendent depuis la membrane même jusques aux racines des dents ; & enfin si l'on tire une dent macheliére ou une incisive peu à peu de son alveole, on remarque facilement qu'il y a de semblables fibres minces & grêles adhérentes à leur racine ; d'où elles s'étendent à mesure que l'on tire. Il y a neanmoins cela de considerable ; que les dents incisives & les canines qui sont plus petites, & qui ne sont fichées en leurs alveoles que par une seule racine, ont de gros rameaux tres visibles, & dont l'insertion est tres apparente ; Au contraire les macheliéres qui sont plus grosses, & qui ont trois ou quatre racines, ont ces rejettons déliés comme des cheveux, & peu manifestes dans leurs cours. On ne peut pas doûter que la chose ne se passe de-même dans l'homme, bien que l'on ne puisse pas distinguer par la vûë l'entrée de ces vaisseaux.

*Leur origine.* Les principes des dents formés avec les autres parties dans la matrice, demeurent cachés entre les machoires & les gencives, où ils se perfectionnent peu à peu ; & on y remarque en premier lieu leur enveloppe ou follicule, la partie osseuse, & la mucilagineuse.

*Le follicule* Le follicule est blanc, non pas absolument membraneux, mais tant soit peu mucilagineux, & il l'est d'autant plus que la dent est plus nouvelle & plus jeune. Il couvre bien toute la dent, en la maniére que l'écorce couvre la moële de la semence de la plante, mais il ne s'unit en aucun endroit inseparablement à la dent. Il se troüe peu à peu en ses extremités d'en haut & d'en bas, & alors la dent croît & pousse en déhors. On remarque en ce principe deux substances, l'une osseuse, l'autre mucilagineuse.

*La partie osseuse.* La partie osseuse est la base de la dent, laquelle s'endurcit peu à peu en une substance blanche & solide, & s'éleve hors des gencives. Les principes de cette base ainsi enfermés entre les gencives paroissent dans les enfans nouveau-nés, plus dans les incisives, & moins dans les canines, mais dans les macheliéres ils ne commencent à paroître que long-tems aprés. Sylvius, Vesal, & Colombus ont pris cette base pour une épiphyse, ce que neanmoins Eustachius, Fallope, & Riolan nient avec raison.

*La partie mucilagineuse.* La partie mucilagineuse est la racine de la dent, laquelle est fichée dans les machoires, & elle est composée d'une écaille, ou petite peau déliée moins blanche, laquelle renferme ce mucilage transparent, tant soit peu dur, de couleur tirant du rouge au blanc, & dans lequel on voit quelques petits commencemens de vaisseaux entre-mêlés ; On trouve ce mucilage envelopé de cette écaille ou petite peau, jusques à la seconde année de l'âge, un peu plus ou un peu moins, & il est si mou que si on le presse fortement avec les doits, la racine de la dent jette du sang en forme de sueur, presqu'en la même maniére que les plumes des poules & des pigeons, dont la partie d'en haut qui est dure & comme solide, & celle d'en bas creuse & mucilagineuse, pousse peu à peu du sang quand on la presse fortement. Dans la suite du tems ce mucilage s'endurcit & devient os, premiérement en sa circonference, & ensuite peu à peu en son milieu; en telle sorte neanmoins que dans le milieu de son épaisseur il y reste vers la racine une certaine cavité, assés apparente dans les machelières, & non dans les autres, laquelle arrive à peine jusques à cette partie de la dent qui s'éleve au déhors, & elle est environnée d'une petite membrane tres déliée qui a un sentiment tres exquis, dans laquelle le petit nerf entre, si du moins elle n'est pas elle-même une expansion de ce nerf. Or ce mucilage s'étant ainsi peu à peu endurci, la racine croît encore plus, perce le follicule & se fiche dans la machoire; alors le follicule quittant son premier usage, en prend un autre, & devient le lien de la dent; car étant rendu plus solide, la dent s'attache par son moyen aux alveoles & à la gencive comme par une espece de glu.

*Les tems de la sortie des dents.*

C'est ainsi que les dents se perfectionnent pendant qu'elles sont cachées sous les gencives; d'où elles ne sortent que quelques mois aprés la naissance; ce qui arrive le plus souvent au septiéme ou huitiéme mois, que l'on appelle le tems de la dentition. Les dents qui sortent les premiéres sont les incisives d'en haut, ensuite celle d'en bas, parce qu'elles sont extrêmement néceſſaires: Les canines viennent ensuite, souvent neanmoins il en sort deux machelières avant les canines, & en dernier lieu les machelières, mais avec de tres grandes douleurs, parce qu'elles percent la chair des gencives, laquelle donne un facile passage si elle est molle, mais au contraire tres fâcheux si elle est dure. Et c'est de là qu'il survient aux enfans des fiévres, des convulsions, & des flux de ventre, sur tout lorsqu'ils poussent les canines, ainsi qu'Hipocrate le témoigne 3. *Aph.*25. Or pourquoi les incisives poussent-elles les premiéres, & ensuite les machelières, Aristote *au liv.* 3. *de la génér. des anim. chap.*8. en donne cette raison. *Les dents incisives*, dit-il, *naissent avant les larges, parce qu'elles doivent agir les premiéres; car on coupe ce que l'on mange avant que de le mâcher; or ces derniéres sont destinées pour l'office de mâcher, & celles-là pour couper. De plus une petite chose, bien qu'elle commence à même tems qu'une grande, a neanmoins coûtume d'être achevées auparavant; or les dents de devant sont plus petites que les machelières.*

Aprés qu'il est sorti vingt dents, sçavoir dix en haut & dix en bas, les machelières restantes viennent plus lentement, & plus tard; car souvent elles ne paroissent pas avant la cinquiéme, la sixiéme, ou la septiéme année, & jusques en ce tems elles demeurent cachée dans les machoires comme de petits points : Ce qui vraisemblablement se fait parce que les machoires ne sont pas encore parvenuës à une grandeur suffisante ; d'où vient que la place est trop courte ou trop étroite pour contenir vingt ou trente dents : Ainsi ces dents ne sortent que lorsque les machoires sont venuës à une suffisante capacité, laquelle elles ne sçauroient acquerir que dans l'espace de 4. 5. 6. & 7. ans.

*Le changement des dents.* Il se fait ordinairement à la septiéme ou huitiéme année de l'âge un changement des dents ; car les premiéres tombent, & il en croît d'autres en leur place. Les dents neanmoins ne tombent pas & ne sont pas toûjours toutes changeés, mais le plus souvent les incisives seulement, les canines, & celles des macheliéres qui sont les plus proches des canines, & qui les touchent immediatement, rarement les secondes tombent-elles ; & même ces premiéres ne se changent pas toûjours toutes en tous les sujets, car il y en a plusieurs en qui il ne tombe que tres peu de dents. Ainsi j'ai remarqué qu'en quelques-uns il n'étoit tombé que les seules incisives & nulle autre ; qu'en d'autres deux ou trois seulement des incisives avoient été renouvellées, les autres demeurant fermes : en sorte que sur ce point la chose n'arrive pas toûjours de la même maniére.

Or ce changement pour l'ordinaire n'a coûtume de se faire qu'une fois dans la vie ; sçavoir aux années seulement qu'on vient de dire, & rarement se fait-il ou en autre tems, ou plus souvent. Ainsi j'ai vû une fois en un homme de quarante ans que la dent macheliére qui touchoit la canine, fut changée, & que dans trois & quatre jeunes enfans les incisives étoient tombées & renouvellées deux fois. Eustachius semble avoir observé sur ce sujet un cas tres rare *en son liv. des dents, ch. 29.* Je rapporterai ici ses propres termes. *Cela semble*, dit-il, *digne de consideration, qu'en quelques-uns les dents qui ont coûtume de se renouveller à la septiéme année de l'âge, ne leur soient tombées qu'à la treisiéme ou quatorziéme, & qu'ensuite il leur en soit survenu de nouvelles. Que d'autres aprés les avoir changées au tems accoûtumé, sçavoir aprés la septiéme année, ont encore de nouveau perdu deux fois les mêmes dents aprés la quatorziéme année, & en ont reçû tout autant de nouvelles. Et il ne faut pas passer sous silence, qu'une dent de devant aiant été arrachée à l'âge de vingt-ans, elle revint la même année, & qu'il arrive la même chose en plusieurs jeunes gens de bon temperament, & vigoureux, à qui les macheliéres renaissent aprés qu'on les leur a arrachées.*

*Question touchant ce changement.* On agite parmi les Doctes, sur ce changement, une question assés litigieuse : sçavoir si les premiéres dents ont été de veritables dents, & si celles qui sont poussées aprés la chûte des premiéres, en sont de nouvelles, ou seulement des nouveaux rameaux qui sont crûs de la même racine ? Il paroît absurde de dire, qu'aprés nôtre naissance il s'engendre de nouveau en nous quelque partie, puiſque dans la premiére formation toutes les parties ont reçû leurs parfaits delineamens, & leurs principes, d'où enſuite elles croiſſent peu à peu juſques à la grandeur qu'elles doivent avoir. Pluſieurs qui ont reconnu cette verité, afin de ne pas donner dans cét écüeil, ont dit que les premiéres dents n'ont pas été de veritables parties de nôtre corps, mais ſeulement de certaines particules engendrées de la ſurabondance de la matiére, leſquelles ont fait la fonction de dent juſques à la ſortie des veritables. D'autres voyant que cette opinion étoit chancelante, & qu'on ne pouvoit à juſte titre exclure les premiéres dents du nombre des parties du corps, ont mieux aimé dire que les premiéres & les derniéres dents ſont engendrées enſemble & à même tems dans la matrice, mais que les premiéres s'achevent plûtôt, ce qui fait qu'elles ſortent au ſeptiéme mois, & que les derniéres arrivent plus tard à leur perfection, d'où vient qu'elles ne pouſſent qu'à la ſeptiéme année, & qu'alors elles chaſſent les premiéres de leurs alveoles. Ils ajoûtent que cela eſt évident par l'Anatomie, par laquelle il paroît à l'œil que les dents qui tombent, ſont ſéparées par un certain petit entre-deux de celles qui naiſſent à la ſeptiéme année, & qu'il n'y a point entr'elles de communication.

*Le progrés de ce changement.*

Mais aucune de ces opinions ne touche au but; car ſi l'on conſidere avec attention tout ce qui ſe paſſe dans ce changement des dents, il paroîtra qu'il n'eſt pas néceſſaire de chercher des détours pour éviter l'un ou l'autre de ces écüeils, contre leſquels rien ne contraint de donner. En éfet, les premiéres branlent à la verité en premier lieu environ vers la ſeptiéme année, & enſuite elles tombent, mais il faut remarquer que ce n'eſt pas avec leurs racines, & qu'il n'y a que leur partie d'en haut, laquelle eſt appuyée ſur la racine, qui tombe; car on voit chaque jour par experience que ſi on arrache les premiéres dents avec leurs racines, ou ſi par quelque hazard elles ſont ébranlées & pouſſées déhors, en ſorte qu'il ne reſte pas la moindre particule de leurs racines, jamais, ou du moins tres rarement, il n'en croît de nouvelles en leur place, & alors le plus ſouvent celles qui ſont immediatement auprés, deviennent plus larges, & rempliſſent ainſi tant ſoit peu le lieu qui étoit reſté vuide; que s'il arrive que la premiére dent aiant été arrachée avec ſa racine, il en naiſſe une autre en ſa place, cela vient de ce que la racine n'a pas été entiérement tirée, mais que s'étant rompuë dans l'éfort, la petite particule d'en bas eſt reſtée dans l'alveole, & dans la ſuite elle a pouſſé une nouvelle dent. Ce que je dis, & que j'ai remarqué par une longue experience & par une recherche exacte, ſe paſſer ainſi, merite qu'on y face grande attention, & il faut toûjours prendre garde avec ſoin, que lorſqu'on tire les premiéres dents à meſure qu'elles branlent, ( ce qu'on a ordinairement coûtume de faire avec les doigts simplement, ou par un filet qu'on y attache) on n'arrache pas à même tems la racine, parce que si on la tire entiérement on ne doit plus esperer d'y voir naître une nouvelle dent, qui d'ailleurs y croîtra facilement & infailliblement si la racine y reste. Columbus a aussi fait cette même remarque *en son liv.* 1. *chap.* 8. c'est pourquoi il avertit tres à propos, que lorsque dans les enfans il se rompt quelque dent par coup reçû, ou par autre accident, on ne tire point la portion qui en reste, mais qu'on en conserve avec soin la racine; car c'est d'elle, d'où comme d'une semence on doit esperer la régénération de la dent, ce qui ne peut plus arriver, ou du moins tres rarement, si la racine est entiérement arrachée. Rolfincius *au liv.*2. *de ses exerc. Anat. ch.*28. reprend Colombus sur ce point, & il dit que ce n'est pas de la racine que la dent repousse, mais qu'elle tombe toute avec ses racines à l'âge de sept ans, & qu'il en succede une autre toute nouvelle en sa place. Mais comme Rolfincius est en cela manifestement contraire à l'experience & à l'état des parties, il est inutile de le refuter par des raisons.

Nous avons observé en un cerf aprivoisé, qu'à toutes les années, ou tous les dix-huit mois, il s'élevoit de la racine de ses cornes, au dessous de leur base, une certaine substance molle & mucilagineuse, de la grosseur environ d'une bâle à joüer à la paume, sur laquelle alors les cornes étoient branlantes; & l'animal, autant qu'on pouvoit en juger par ses transports & sa fureur, soufroit en cét endroit une douleur ou demangeaison tres inquietante, mais enfin se frottant & heurtant de ses cornes contre des arbres ou des murailles, il les faisoit tomber, & alors de cette même racine, il renaissoit peu à peu d'autres nouvelles cornes. La chose se passe de cette même maniére dans les dents; car de la racine qui est au dessous de leur base, il s'éleve, non pas à chaque année, ou à chaque dix-huit mois comme dans les cerfs, mais seulement une fois en la vie, & cela environ la septiéme année de l'âge, une semblable matiére molle & mucilagineuse (quoique l'on aye observé que dans la vieillesse il est aussi quelquefois tombé des dents par la même cause, & qu'en leur place il en est crû de nouvelles,) laquelle les fait branler & mouvoir avec douleur, en sorte que souvent on les fait tomber ou avec les doigts, ou en mâchant, (car rarament tombent-elles d'elles-mêmes,) & si on ne les tire pas quand il est tems, cette substance molle venant dans la suite à se dessecher & à s'endurcir, elles se raffermissent de nouveau, & il s'ajoûte, ou plûtôt il nait à leurs côtés, de la même racine, & par cette substance mucilagineuse, une autre dent, laquelle neanmoins n'est pas toute entiére une nouvelle dent, mais seulement un nouveau rejetton qui sort de la racine de la premiére. En sorte que l'on ne doit pas s'étonner que la premiére dent soit séparée par un petit entre-deux, du rejetton

ton qui eſt venu enſuite, parce qu'il n'a de communication avec elle que par une racine qui leur eſt commune à tous deux : en la maniére abſolument des divers rejettons d'un arbre qui viennent tous d'une ſeule & même racine, dans leſquels tout ainſi qu'en particulier ils ne ſont pas tout autant de nouveaux & differens arbres, mais ſeulement de differens rejettons d'un ſeul arbre ; de-même auſſi les rejettons d'une dent ne ſont pas de nouvelles & differentes dents, mais des differens rejettons d'une ſeule & même dent. Cela, pour n'y avoir pas fait une ſuffiſante reflexion, a trompé Euſtachius & Riolan, qui aiant obſervé par l'Anatomie, que le principe du dernier rejetton vient de deſſous le premier, ont écrit qu'ils ont vû de nouvelles dents cachées ſous les premiéres. Or que le dernier rejetton pouſſe le premier déhors, cela vient de ce que l'alveole eſt étroite, & qu'à peine peut-elle contenir tout à la fois deux rejettons ; neanmoins elle les admet quelquefois, & alors le ſecond ſe joint au premier en ſon commencement, mais dés qu'il eſt hors de l'alveole, il s'en ſépare : & comme ce ſecond a coûtume de croître irreguliérement & hors du rang & de l'ordre des dents, & que cela cauſe quelque difformité, il arrive de là que le plus ſouvent on tire ce premier rejetton lorſqu'il branle, afin que le ſecond puiſſe croître dans les limites & l'ordre des dents ſans être contraint de s'en écarter.

On voit par là tout l'ordre & le progrés du changement des dents, & combien les deux premiéres opinions ſont éloignées de la verité, lorſque faiſant peu de reflexion à ce que nous venons de dire, on a inventé des détours pour éviter l'écüeil d'une nouvelle génération.

*Des dents qui renaiſſẽt dans les vieillards.*

Il faut dire auſſi qu'il eſt arrivé quelquefois, quoique tres rarement, que même dans des vieillards ſans dents, il en eſt repouſſé de nouvelles ſur les racines qui étoient reſtées : De quoi on voit un exemple dans Joubertus *en ſon Apol.paradox.7. dec. 2.* où il dit qu'une Dame de qualité tres vieille & entiérement ſans dents, en pouſſa à l'âge de ſoixante & dix ans pluſieurs nouvelles, mais petites & foibles comme dans ſa premiére enfance. Sennert rapporte auſſi une ſemblable hiſtoire qu'il tire des lettres de Georg. Tithſcardus, Docteur en Medecine ; ſçavoir, qu'il y eut une Dame à Richembach en Sileſie preſque ſeptuagenaire, à laquelle vingt dents qu'elle avoit autrefois perduës, revinrent avec de cruelles douleurs, & les mêmes ſymptômes qui ont coûtume de ſurvenir au petits enfans quand ils pouſſent les dents. Il y a à preſent ici à Utrech une pauvre vieille âgée d'environ quatre-vingt ans, nommée Elizabeth Greny, qui depuis pluſieurs années a perdu toutes ſes dents, & qui depuis deux ans en a repouſſé quatre inciſives. A moi-même à l'âge de cinquante ſix ans il me revint une dent canine que j'avois perduë il y avoit pluſieurs années ; mais elle eſt demeurée tres petite & courte. On voit auſſi de ſemblables exemples dans Pline *au* *liv.*1. *ch.*37. dans Nevisanus *in Sylva nupt. liv.* 5. & dans Alexand. Benedictus *au liv. de Curand. morb. ch.*1.

*Comment les dents rénaissent dans les vieillards*

Mais il faut remarquer que quoique en ces sortes de vieillards la base de la dent qui est hors des gencives, ait été rongée, & qu'elle soit tombée, les racines neanmoins sont demeurées entiéres sans être offencées; d'où dans la suite il s'est formé de nouvelles bases. Or comme il arrive rarement que quand les bases sont rongées, les racines demeurent entiéres, d'autant que l'erosion & la carie s'étendant le plus souvent jusques à elles, les tuë & corrompt; que de plus aussi rarement cette partie corrompuë se sépare-t'elle d'elle-même d'avec la partie saine qui est au dessous, pour lui donner occasion de pousser & croître de nouveau, il s'ensuit de là que cette régéneration des dents dans les vieillards est tres rare, & ne se fait presque jamais; Elle s'est neanmoins quelquefois faite; ainsi que les exemples qu'on a rapportés font foi. Mais on ne doit pas croire que lorsque les dents sont tombées, ou qu'elles ont été arrachées entiérement avec toute leur racine, il puisse jamais succeder en leur place ou se réengendrer des dents absolument nouvelles; J'ai observé cela plusieurs fois dans les enfans; sçavoir, que les dents de devant leur aiant été abbatuës avec toutes leurs racines, ou par des coups violens, ou par chûte, jamais depuis il n'en est venu d'autres en leur place.

*Les dents de sagesse.*

A la vingt-uniéme année de l'âge, à la vingt-sixiéme, ou enfin à la trentiéme année, & même dans la vieillesse, mais neanmoins rarement, il sort encore avec de tres grandes douleurs sur le derriére deux dents macheliéres, dont la matiére étoit demeurée imparfaite, & cachée dans les alveoles de la machoire avant que d'acquerir la perfection de substance dentale, & pouvoir croître & pousser au déhors en veritable dent. On appelle ces dents, DENTS DES MOEURS, D'INTELLECT, ET DE SAGESSE, parce qu'elles sortent dans le tems que l'homme a la de la raison & de la sagesse.

*L'accroissement continuel des dēts.*

Les dents ont cela de particulier par dessus la nature des autres os, qu'elles ne croissent pas jusques à un certain tems déterminé seulement, mais presque pendant tout le tems de la vie, (ainsi ont peut dire avec raison qu'elles sont des os d'un genre particulier) qu'autant qu'il s'en use chaque jour par l'action de briser & mâcher les alimens, autant en recroît-il à même tems. Et cét accroissement paroît principalement de ce qu'une dent dont on a arraché l'opposée contre laquelle elle avoit coûtume de hurter & se froter, ne s'use pas; car alors elle croît souvent jusques au point qu'elle remplit tout le trou qui lui est opposé. Cela paroît encore si par hazard une dent en sortant transversalement de son alveole se porte ou vers le devant, ou vers le derriére, & s'éloigne du rang & de l'ordre des dents; Car si elle se porte vers le devant, elle s'insinuë alors peu à peu dans les chairs de la lévre, & les perce avec tres grande incommodité, & si elle se porte vers le derriére, c'est à dire en dedans, le mouvement de la lange en est empêché. J'ai vû ci-devant en pratique, neanmoins en differens tems, deux jeunes Demoiselles tres bien faites ; à chacune desquelles, il étoit sorti de la racine interieure d'une des dents incisives d'en haut, des dents pointuës, qui devinrent si longues qu'elles leur perçoient la langue avec tres grande douleur, tres grande incommodité & empéchement de la parole ; ce qui m'obligea de les leur faire arracher. Ainsi, lorsque Pline, Eustachius, & Alex. Benedictus écrivent qu'ils ont vû des dents nées au Palais de la bouche ; on doit entendre cela des dents qui étant sorties, en la maniére qu'on vient de dire, de la racine de quelqu'une des dents incisives superieures, croissent entre les membranes du palais vers l'interieur de la bouche.

Mais neanmoins cét accroissement a ses bornes déterminées, au delà desquelles les dents ne s'étendent plus : Elles deviennent bien quelquefois plus grandes qu'à l'ordinaire ; mais neanmoins jusques à un certains point, ( autrement souvent elles deviendroient monstrueusement grandes ) en la maniére des poils des cils & des sourcils, qui recroissent aprés qu'on les a coupés ; mais qui quand ils sont arrivés à un certain point de grandeur déterminée, s'arrêtent, & ne croissent plus.

*L'ordre des dents.*

Les dents sont placées dans les machoires sur une seule ligne ; & ce que Pline rapporte de Laodice fille du Roy Mithridate, & de Trimarchus fils de Niocles ; sçavoir qu'ils avoient l'un & l'autre deux rangs de dents, est un cas tres rare. Il est encore plus extraordinaire qu'on en trouve trois rang, ainsi qu'on l'a observé d'Hercule au rapport de Rhodiginus, & que Colombus la remarqué en Phœbus son propre fils. Les tigres & les élaphants en ont tres souvent trois rangs. De-même aussi la Manticore, qui est une bête feroce, & le Moraxus, qui est un poisson, sont armés d'un triple rang de dents. Il arrive bien quelquefois dans l'homme, qu'il lui croît çà & là, principalement sur le devant, une ou deux dents en double rang, mais cela n'est pas ordinaire, & se fait seulement lorsque les dents changent, & que d'une même racine il en croît un nouveau rejetton, lequel se portant en croissant vers le haut avant que la premiére dent soit tombée, ou qu'on l'ait arrachée, s'applique & se joint par le déhors à cette premiére.

*Leur grandeur.*

La grandeur des dents est mediocre, en quelques-uns neanmoins elles sont plus larges, en d'autres plus étroites, en d'autres plus longue, & en d'autres plus courtes.

*Leur nombre.*

Leur nombre n'est pas égal en tous ; le plus souvent on en trouve quinze ou seize en chaque machoire ; quelques-uns neanmoins n'en ont pas tant, & tres peu en ont davantage. Ceux qui n'en ont pas tant, les ont pour l'ordinaire plus larges. Hipocrate, Ariſtote, & Galien préferent le grand nombre au petit, & ils croyent qu'il eſt un ſigne de longue vie ; peut-être parce que c'eſt une marque de l'abondance de la premiére matiére, & de la vigueur de la faculté formatrice ; ou bien que par le plus grand nombre des dents l'action de mâcher ſe fait mieux, & ainſi les alimens ſont mieux préparés pour les coctions. Ce que Plutarque rapporte de Pyrrhus Roy des Epirotes, *en ſa vie*, & Pline du fils de Pruſias Roy de Bithynie, d'Eriptolemus Roy de Cypres, d'Eripheus le Cyrenéen, du Poëte Pherecrates, & de Sicinius, n'eſt pas ordinaire ; ſçavoir qu'ils n'avoient pour dents qu'un ſeul os continu, diſtingué ſeulement par des lignes.

Bartholin *en ſa Cent.* I. *Hiſt.*35. rapporte avoir vû en un étranger une ſemblable dent continuë. Melancthon auſſi en a vû une ſemblable en une fille qui étoit à la Cour du Prince Erneſt de Lunebourg.

Les dents different les unes des autres, tant par leur office, que par leur figure.

*Les dents incisives.* Les unes ſont larges, pointuës, & trenchantes ; d'où vient qu'on les appelle INCISIVES. Les Grecs les appellent τομεῖς, & τομικοὶ, de τέμνω, *couper*. Elles ſont les premiéres en origine, ſituées en la partie de devant de la bouche, & elles n'ont qu'une ſeule & ſimple racine qui finit en pointe. Elles ſont en haut & en bas au nombre de quatre, quelquefois ſeulement de trois, & tres rarement de deux ; ſçavoir lorſqu'elles ſont tres larges, en ſorte qu'elles rempliſſent tout l'eſpace qui eſt entre les canines.

*Les Canines.* Les autres ſont pointuës & tres fortes, mais elles ont de profondes racines. On les appelle CANINES ; Ariſtote & Galien les nomment κυνόδοντες. Il y en a deux en chaque machoire, une de chaque côté, ſituées immediatement auprés des inciſives. Elles briſent ce que les précédentes n'ont pû couper. On les appelle vulgairement DENTS DE L'OEIL, ou OEILLERES, & on croit qu'il y a du danger de les arracher ; parce que quelques-uns ſe ſont perſuadés que leurs racines parviennent juſques aux yeux ; quoique neanmoins les racines de celles d'en haut paſſent à peine au de là du bord d'en bas des aîles du nez, & que celles d'en bas ſont tres éloignées des yeux. D'autres neanmoins croyent avec Dulaurent, qu'il ſe porte à ces dents une petite portion du nerf qui fait mouvoir les yeux, ce qui non plus n'eſt pas veritable. Riolan & Spigelius remarquent qu'on trouve tres ſouvent les racines des inciſives, & des canines, courbes ; & qu'en ceux en qui cela arrive, on ne peut gueres leur arracher ces dents ſans emporter quelque portion de l'alveole.

*Les Machelières.* Les autres ſont obtuſes & grandes, les Grecs les nomment μύλαι, μυλῖται, & μύλοι, & vulgairement MOLAIRES, ou MACHELIE'RES, parce qu'en la maniére des meules de moulin, elles broyent les aliments ; Les Allemans les appellent *Dents des jöues.* Leur nombre n'eſt pas égal en tous. On en trouve communément dix en chaque machoire , cinq de chaque côté , & ce nombre eſt augmenté s'il ſurvient des dents appellées de ſageſſe. Les deux premiéres , qui ſont ſituées immediatement auprés des canines , ſont plus petites que les autres, & elles avancent tant ſoit peu par deux petits tubercules ; Les trois de derriére , qui ſont plus grandes , ont quatre éminences qui les rendent inégales. Elles ſont larges en leur partie d'en haut, & preſque quarrées. Elles ont deux , trois , & quatre racines ; car en cela on remarque certaine variation ou jeu de la nature. Les deux qui ſont auprés des canines n'ont le plus ſouvent que deux racines ; celles de derriére en ont trois ou quatre. Elles en ont neanmoins plus dans la machoire d'en haut qu'en celle d'en bas.

Quant à leur uſage , on a déja dit ci-devant , qu'elles ſont principalement deſtinées pour diviſer & broyer les alimens , & en ſecond lieu qu'elles ſervent en quelque maniére à former la voix ; ce qui ſe fait ſur tout par les dents de devant, ainſi qu'il eſt évident en ceux à qui les dents manquent , car ils parlent mal , & ils ont de la peine à prononcer certaines lettres , comme le C. D. L. T. X. Z. Galien *au liv. 6. de l'uſag. des parties* , *chapitr. 2.* leur attribuë encore un troiſiéme uſage , qui eſt de percevoir & diſtinguer les ſaveurs , conjointement avec la langue & les autres parties de la bouche. Veritablement la ſeule ſubſtance oſſeuſe des dents eſt de ſoi entiérement inſenſible , ainſi qu'on a déja dit ci-devant , mais par le moyen de ſon perioſte, & de la petite membrane qui révêt ſa cavité interieure , & auſſi du petit nerf qui entre dedans , elle a aſſés de ſentiment ; maintenant de ſçavoir ſi elles jugent des ſaveurs , ainſi que pluſieurs ont crû avec Galien , c'eſt de quoi il y a grand ſujet de douter. En éfet , il y a grande difference entre *ſentir par le ſens du toucher* , *& ſentir par le ſens du goût* , comme on l'a amplement expliqué *au ch.4. du liv. 3.* Nous croyons donc que les dents ne reſſentent que la chaleur, le froid , & autres ſemblables qualités tâctiles , mais qu'elles ne diſcernent pas les ſaveurs. *Leur uſage.*

Et ainſi nous avons achevé la premiére partie du ſquelette , qui eſt la teſte, nous allons entre-prendre la ſeconde qui eſt le tronc ; d'où enſuite nous paſſerons aux extremités.

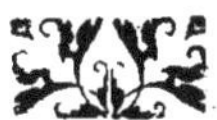

# CHAPITRE XI.

## *De l'Epine, & de ses vertebres en général.*

EN la seconde partie du squelette, qui est le tronc, il se presente à considerer les vertebres de l'épine, l'os sacrum, celui du coccix, les côtes, le sternon, les clavicules, les omoplates, & les os anonimes.

L'assemblage du derriére de ce tronc (duquel nous parlerons en premier lieu en ce chapitre, & dans les deux suivans) lequel soutient en maniére de colomne tout le poids du corps, & qui s'étend depuis la tête jusques à l'os du coccix, est composé des vertebres ou spondyles, de l'os sacrum, & du coccix, imposés les uns sur les autres, & fortement attachés ensemble par des ligamens. On l'appelle vulgairement EPINE, parce qu'elle a en sa partie de derriére comme des épines qui avancent en dehors. Les Grecs l'appellent CONDUIT, ou TUYAU SACRE', *Fistula sacra*, parce qu'elle est creuse en forme de tuyau, & qu'elle contient & conserve en soi une partie noble. Ils la nomment aussi tres souvent ῥάχις, du verbe ῥήσσω, *rompre*, parce qu'elle ressemble à une colomne d'os brisée en plusieurs parties.

*L'Epine.*

Or ce soûtien de tout le corps n'a pas dû n'être composé que d'un seul os, mais de plusieurs, afin que le corps pût être flexi de toutes parts commôdément. Il arrive neanmoins quelquefois dans les vieillards que l'humidité des cartilages s'étant desséchée, & les ligamens qui sont entre-deux s'étant endurcis, plusieurs vertebres se réünissent en une seule; de quoi j'ai chés moi un tres bel exemple dans le squelette d'un certain bossu, où sept vertebres sont réünies, & ne font qu'un seul os. Pavius & plusieurs autres Anatomistes ont observé de pareilles réünions.

*Leur substance.*

Dans les adultes les vertebres ne sont chacune en particulier composées que d'un seul os, dont la substance interieure est épaisse & fongueuse, & dans la partie par laquelle elles s'articulent, elles sont revétuës d'un cartilage qui facilite leur mouvement. Dans leurs productions elles ont une substance plus dure & plus solide.

Mais dans les enfans elles sont composées de plusieurs petits os: Ce que Fallope *en ses Observat.* a tres bien observé. *Je remarque*, dit-il, *touchant ces vertebres, qu'à la naissance de l'enfant, & presque pendant un an entier, elles sont composées de trois parties osseuses; dont l'une est le corps même de la vertebre, & les deux autres sont celles qui forment les côtés du trou de de la moële: Ces parties dans les deux côtés du corps, le droit & le gauche,*

*& entr'elles là où est l'épine, sont liées par un cartilage, qui devenant osseux dans la suite, éface les jointures. Ce qui est veritable en toutes les vertebres, à l'exception de la seconde, qui est composée de quatre parties, sçavoir du corps, des deux parties de derriére, & d'une quatriéme dent, laquelle, quoique tous les Anatomistes lui donnent le nom de production, est neanmoins une veritable appendice aiant la figure d'une noix, qui dans la suite se lie si fort, que toutes les cartilages s'étant changés en os, elle semble être plûtôt une partie de la vertebre & une production, qu'une appendice.* Outre la seconde vertebre, la premiére doit encore être exceptée, comme n'étant pas composée de trois os, mais seulement de deux lateraux, dans lesquels les deux sinus qui soûtiennent la tête, sont gravés, & qui sont liés ensemble par un cartilage, qui, sur le devant s'étend aux environs de la dent de la seconde vertebre, & sur le derriére se porte depuis un os jusques à l'autre : En éfet, dans le fœtus qui vient de naître la premiére vertebre n'a pas ce corps osseux & épais que l'on voit au milieu des autres vertebres, mais en place elle a ce cartilage dont on parle, lequel dans la suite, à mesure que l'âge augmente, devient os ; il faut neanmoins sçavoir que cette substance qui divise chaque vertebre en divers petits os, a plûtôt la ressemblance d'un cartilage, qu'elle ne l'est en éfet, & qu'elle est veritablement une partie osseuse, qui n'a pas encore la dureté d'os, ainsi que nous l'avons dit des autres os, *aux ch.* 1. & 4.

*La figure.* La figure des vertebres est plane en leur surface d'en haut & d'en bas, interieurement elle est convexe, & sur le derriére elle est renduë inégale par plusieurs productions.

*Les trous.* Elles ont en leur milieu un grand trou, disposé pour rendre la descente de la moële sûre. Sur les côtés de ce trou il y a de part & d'autre deux sinus, dont ceux d'en haut sont les plus petits, & ceux d'en bas les plus grands, & qui dans deux vertebres jointes & couchées l'une sur l'autre, se rencontrant & concourant ensemble, forment en chaque côté les trous, par lesquels les nerfs sortent de la moële, lesquels ont de largeur, autant que la grosseur de chaque nerf qui doit y passer, le requiert. Dans le cou l'une & l'autre vertebre concourt également à la formation de ces trous : Mais dans le dos, & sur tout dans les lombes, presque tous les trous sont gravés dans la vertebre superieure qui est imposée sur l'inferieure, c'est à dire qu'ils sont gravés dans la partie inferieure de chaque vertebre. Outre cela on y voit encore çà & là une infinité de petits trous, par lesquels il s'introduit dans la substance interieure de l'os, des petites arterioles qui y portent le sang dont il doit être nourri.

*Les productions.* Elles ont sept productions : deux superieures ou ascendantes ; deux inferieures ou descendantes ; deux transversales, ( celles-ci dans le cou sont percées sur les côtés, ) & une sur le derriére, laquelle est la plus grande de toutes, & qui ſe rencontre en toutes les vertebres, à l'exception de la ſeule ſuperieure, ſur laquelle la tête eſt ſituée.

Dans les fœtus qui viennent de naître les productions aſcendantes & les deſcendantes qui n'ont pas encore la dureté d'os, ſont petites, molles, & ſemblent être entiérement cartilagineuſes. Dans ce tems-là les tranſverſales, & celles de derriére qu'on appelle Epines, manquent entiérement ; d'où vient qu'alors il paroît entre chaque deux vertebres, une certaine diviſion ou fente, laquelle eſt remplie du cartilage qui lie les vertebres.

*Leur connexion.* Les vertebres ſont jointes enſemble, ſur le derriére par ginglime, ſur le devant par harmonie, en déhors par une dure-membrane, & en dedans par un ligament membraneux, dur & fort, qui s'étend dépuis la plus haute vertebre du col juſques à l'os ſacrum, & que pluſieurs croyent prendre ſon origine des cartilages des vertebres. Outre cela elles ſont liées & côlées les unes aux autres par le cartilage qui eſt entre-deux.

*La figure de l'épine.* L'épine, composée de ces vertebres, a une figure convenable aux parties interieures, & à leurs fonctions ; ainſi elle eſt en ligne droite, qui ſe porte tant ſoit peu tantôt vers le derriére, tantôt vers le dedans. Elle incline vers le devant dépuis la premiére vertebre du cou juſques à la ſeptiéme, afin de ſoûtenir plus commodément l'éſophage & la trachée artère ; & elle avance vers le déhors dépuis la premiére vertebre du dos juſques à la douziéme, afin que la cavité qui contient le cœur & le poûmon en ait plus de capacité. Les lombes ſe courbent vers le dedans afin de mieux appuyer le tronc de l'aorte & de la cave deſcendante, L'os ſacrum s'avance vers le déhors en ligne droite, afin que la capacité de l'hypogaſtre en ſoit plus ample ; ce qui eſt tres néceſſaire pour la diſtention de la veſſie, & ſur tout de la matrice. Hipocrate a parfaitement bien repreſenté cette figure de l'épine *en ſon liv. des artic. & de la nat. des os.*

## CHAPITRE XII.

### *Des vertebres de l'épine en particulier, de l'os ſacrum, & du Coccix.*

*Les vertebres.* LES VERTEBRES, ſelon les Grecs σπόνδυλοι, ſont ainſi nommées du mot latin *Verto, tourner*, à cauſe du mouvement continuel dont elles ſont mûës en tout ſens & maniére dont le corps peut être fléchi.

*Leur nombre.* On compte en toute l'épine vingt-quatre vertebre : ſçavoir ſept du cou,

cou, douze du dos, & cinq des lombes, au dessous desquelles l'os sacrum, avec l'os coccix qui en est l'appendice, est situé en maniére de base & fondement.

*Les vertebres du cou.* Les sept vertebres du cou different, soit entr'elles, soit des autres vertebres de l'épine, & leurs productions transversales sont percées afin d'assurer & faciliter le passage aux artères & aux veines cervicales; & elles ont un sinus en leur extremité pour la sortie du nerf mol. Les épines posterieures sont fourchuës, afin que les muscles & les ligamens s'y attachent fortement.

Leur substance est plus dure, plus tenuë, & moins poreuse que celle du reste des épines des vertebres; & elles sont moins convexes en leur partie interieure, & moins épaisses que les autres. Les deux superieures sont attachées à la tête par de forts ligamens.

*L'Atlas.* La *premiére* est appellée ATLAS, sur laquelle la tête, ainsi qu'un petit monde, est placée & fortement attachée. Elle est plus déliée, mais plus solide que toutes les autres, & elle n'a point d'épine sur le derriére, mais seulement une espece d'éminence ou tuberosité semi-circulaire. Elle a deux apophyses qui tendent vers le haut, & deux laterales qui regardent ou tendent un peu vers le bas, & qui sont percées. Elle a sur le devant une protuberance tres solide, & tres dure, sur les côtés de laquelle on voit des éminences obliques, deux en haut, & deux en bas; (on a dit *au chapitre précédent*, qu'elle est leur disposition dans les enfans nouveau-nez.) Interieurement vers sa partie de devant elle a un sinus creusé en demi-cercle, revétu d'un cartilage, par lequel elle reçoit la dent de la vertebre qui la suit.

*L'Epistropheus, ou Dent.* La *seconde* est appellée *Epistropheus.* Elle a en son milieu une production dure & ronde, tant soit peu longue, en forme de dent, sur laquelle la tête, conjointement avec la premiére vertebre, tourne comme sur un pivot. D'où vient qu'Hipocrate a appellé toute la vertebre DENT, & d'autres VERTEBRE DENTALE: Nous la nommerons AXE. Cette dent ou production dentale a un ligament qui l'environne, par lequel elle est attachée à l'occiput.

Il faut remarquer que dans les enfans qui viennent de naître, cette dent n'est pas fortement unie au reste de l'os, mais qu'elle semble en être comme séparée, & seulement imposée dessus, que neanmoins dans la suite elle s'unit à lui; en sorte qu'on ne diroit pas qu'elle en eut jamais été séparée, ce qui fait que dans les adultes elle a plûtôt la forme de production que d'appendice.

Il y a à chaque côté de la dent un petit endroit plan & poli, où est situé l'apophyse laterale percée.

Sur la partie de devant il y a une large apophyse descendante, qui est reçûë dans la cavité de la vertebre inferieure; & sur le côté de derriére de part & d'autre, il descend pareillement une apophyse qui est reçûë par la troisiéme vertebre.

Son épine posterieure descendante est fourchuë.

La *troisiéme* étoit autrefois appellée par les Grecs ἄξων, *axe*, mais mal; ce non convenant proprement à la seconde vertebre, dont la dent a veritablement l'usage & la forme d'un axe.

Cette vertebre envoye de l'un & de l'autre de ses côtés une apophyse sinueuse, laquelle tend vers le haut & reçoit l'apophyse descendante de la seconde vertebre. Du dessous de celle-ci il en descend une autre auprés de laquelle vers sa partie de devant est située l'apophyse percée, & outre celle-là il y en a encore une autre plus petite, qui tend vers le haut, & s'insinuë dans la cavité de la seconde vertebre.

Elle a en bas un sinus dans lequel elle reçoit la vertebre qui la suit; son épine est fenduë en deux extremités.

La *quatriéme* est semblable à la troisiéme, mais elle n'a point de nom particulier, non plus que celles qui les suivent.

La *cinquiéme* n'est gueres differente des deux précédentes.

La *sixiéme* qui a un peu plus de corps, n'est pas non plus beaucoup differente des précédentes, à l'exception que ses deux apophyses superieures sont un peu plus ascendantes, & que son épine est plus grande.

La *septiéme* est la plus grande de toutes : son épine est plus longue & plus épaisse que les autres, mais elle n'est pas fenduë, & elle a une petite tête ronde & obtuse. Ses apophyses laterales n'ont pas des éminences qui se portent en dedans comme la quatriéme, la cinquiéme, & la sixiéme vertebre.

Spigelius rapporte, qu'outre ces sept vertebres il y en a encore quelquefois, quoique rarement, une huitiéme en ceux qui ont le cou long, & qu'alors il y a une vertebre de moins dans le thorax, qui par-consequent est plus court qu'à l'ordinaire.

*Les vertebres du dos.* Les vertebres du dos sont douze en nombre, (rarement y en a-t'il une de plus ou de moins,) lesquelles surpassent en grandeur & en grosseur les vertebres du cou; mais elles sont moins solides, & elles sont percées de plusieurs trous pour le passage des petits vaisseaux. Elles sont semblables entr'elles, & elles ont des apophyses solides & continuës.

*Leur figure.* Elles sont orbiculaires légérement creusées par devant & par derriére, & leur surface en haut & en bas est égale & plane, à l'exception de la premiére, dont la partie la plus élevée est tant soit peu inégale; Mais quoiqu'elles soient ainsi égales & planes, elles ont neanmoins toutes dans leurs environs de petites avances, afin que les ligamens s'attachans en cét endroit-là plus fortement, contiennent les vertebres, & empêchent qu'elles ne sortent facilement de leurs places.

*Leur grandeur.*

Leur grandeur est presque égale dans les neuf superieures, mais elle diminuë insensiblement dans les trois inferieures. De-même dans les neuf superieures les épines sont grandes & aiguës en leur partie d'en haut, tant soit peu larges en la partie d'en bas, & les superieures descendent obliquement par dessus les inferieures. Dans les trois inferieures les épines sont presque droites, se portent en déhors & sont plus obtuses. La derniére & plus basse est vers son extremité creusée d'un léger sinus superficiel.

*Leurs noms.*

Ces vertebres du dos n'ont point aujourd'hui de noms particuliers, quoiqu'anciennement on leur en attribuât à chacune de propres, pour les distinguer. En éfet, on appelloit la premiére, qui est la plus éminente λοφία, *Lophia*, parce qu'elle a quelque ressemblance à la crête d'un coq : La seconde μασχαλιστής, *axillaire* : Les huit suivantes πλευρῖται, *costales* : L'onziéme ἀρρέπης, non pas parce qu'elle a son épine droite, ainsi que Dulaurent l'a crû ; mais parce qu'elle demeure ferme quand toute l'épine se meut ; car dans la flexion les vertebres qui sont au dessus & au dessous d'elle, s'en éloignent, & dans l'erection de l'épine elles s'en raprochent ; La douziéme étoit appellée διαζωστής, *environnante.*

Elles sont differentes des vertebres du cou, en ce que les épines des dorsales sont presque toutes épaisses, longues, solides, simples, non fenduës en leurs extremités comme la plûpart de celles du cou, & qu'elles ont en chacun de leurs côtés un sinus, dans lequel la tête de la côte s'articule; duquel sinus les vertebres du cou sont privées, aiant au contraire, ainsi qu'on a déja dit, des productions transversales percées, differentes de celles des vertebres du dos. Il n'y a pas non plus dans les vertebres des lombes des sinus. Outre ces sinus il y en a encore dans les vertebres du dos deux autres, creusés dans les productions transversales, lesquels sont superficiels, peu profonds, & destinés pour affermir l'articulation des côtes : ces sinus neanmoins sont à peine visibles dans la onziéme, & dans la douziéme.

*Leurs productions.*

Ces vertebres du dos aussi-bien que celles du cou, ont sept productions : quatre obliques, deux laterales ou transversales, & une pointuë, que l'on appelle Epine : Des obliques, deux sont ascendantes, & deux descendantes. Les ascendantes s'insinuent dans les productions descendantes des vertebres qui sont au dessus, lesquelles avancent peu, & sont reçûës dans les petites têtes des productions ascendantes. Or les productions transverses des trois vertebres inferieures ; sçavoir de la dixiéme, de la onziéme, & de la douziéme, deviennent insensiblement & peu à peu plus petites, & celles de la onziéme & de la douziéme sont un peu fourchuës.

Riolan *en son Isagog. de ossib.* écrit que l'articulation de la onziéme & de la douziéme vertebre est differente de celle des autres, & que ces vertebres s'unissent par arthrodie aux premiéres vertebres ; les autres au contraire s'articulant par ginglime : en quoi il se trompe manifestement, puisque celles-là ne se joignent pas moins par ginglime que les autres, quoique leur articulation soit plus lâche, par la raison que c'est en cét endroit principalement que se font les mouvemens de l'épine, comme la flexion, l'extension, & l'obliquation ou biaisement.

Il faut remarquer que dans ces vertebres du dos les sinus y sont revétus de cartilages, ce qui n'est pas dans les autres; que deux de ces sinus sont dans les productions transverses, à la reserve de la onziéme & de la douziéme qui n'en ont point, & deux dans le corps même de la vertebre pour recevoir les productions des côtes.

*Les vertebres des lombes.* Les vertebres des lombes sont cinq en nombre, rarement y en a-t'il plus ou moins. Fallope *au liv. de os. ch.* 20. écrit qu'il a remarqué plusieurs fois que les vertebres des lombes varient selon la varieté du nombre des vertebres du dos : comme s'il y a onze vertebres du dos, on trouve alors six vertebres des lombes ; si celles-là sont au nombre de treize, celles-ci sont seulement au nombre de quatre ; & enfin si celles-là sont au nombre de douze, ce qui est l'ordinaire, alors celles-ci sont au nombre de cinq. Cela neanmoins n'est pas une regle constante, ainsi qu'il paroît en un squelette que Mr. Pelt Docteur Medecin conserve ici à Utrech, dans lequel il y a douze vertebres du dos, & six des lombes, d'une grandeur considerable.

Ces vertebres surpassent toutes les autres en grandeur & en grosseur, aiant plusieurs petits trous pour donner entrée aux arterioles, & aux veines, & s'articulant toutes par l'entremise d'un cartilage visqueux, tant entr'elles qu'avec la derniére vertebre du thorax, & aussi avec l'os sacrum ; en telle sorte neanmoins que la jonction de celles-ci est plus lâche que celle des vertebres du thorax, afin que tout le corps puisse facilement se fléchir. Leurs productions de derriére sont plus courtes & moins aiguës, mais plus rares & moins épaisses que les vertebres du thorax, & elles tendent tant soit peu vers le haut : celles des côtés sont plus longues. Cependant leur articulation est un peu differente de celle des vertebres du thorax : en ce que celles-ci se portent par leurs productions ascendantes directement dans les sinus des vertebres superieures, & que celles là par leurs productions descendantes s'articulent en bas sur les côtés dans les productions de la vertebre suivante. Or la douziéme vertebre du thorax s'articule dans les productions superieures comme les autres vertebres du thorax ; mais dans les inferieures elle s'articule en la maniére des vertebres des lombes.

*L'Os Lus.* Plusieurs Ecrivains Hebreux ont imaginé entre la derniére vertebre des lombes & l'os sacrum, un certain os, qu'ils ont appellé Lus.

duquel ils écrivent plusieurs niaiseries, que Gasp. Bauhin a ramassées *en son Anat. liv.1. ch.48.* Je veux bien en rapporter ici les propres termes, afin que chacun voye combien les Rabins trompent vilainement par leurs fictions & par leurs mensonges les ignorans & les credules. *Les Ecrivains Hebreux*, dit-il, *disent que dans le corps de l'homme il y a aprés la dix-huitiéme vertebre, un certain os, lequel ne peut être corrompu ni par l'eau, ni par le feu, ni par aucun autre élement, ni non plus être rompu ou brisé par aucune force exterieure : Qu'au jour du dernier jugement Dieu arrosera cét os d'une rosée celeste, & qu'alors tous les autres membres s'assembleront autour de lui, & se réüniront en un corps, qui étant animé de l'esprit de Dieu ressussitera vivant. Ils appellent cét os* LUS, *non pas* LUZ, *qu'il disent étre situé dans l'épine du dos aprés la dix-huitiéme vertebre, vers l'os de la cuisse. Rabbi Uschaja est l'autheur de cette fable, qui vivoit l'an de J. C. 210. environ lequel tems il composa un livre que l'on appelle Bereschit rabba, c'est à dire, la grande glose sur le Pentateuche. Cét os, disent-ils, ne peut jamais être ni brûlé, ni corrompu, parce que sa racine est de substance celeste; & qu'il est humecté de la rosée, par laquelle, comme par un ferment, Dieu ressuscitera les morts. Ils veulent encore que la cause qui fait que cét os dure plus que les autres, est qu'il ne perçoit pas le goût des alimens des hommes comme les autres os, ce qui le rend plus durable, & fait qu'il est le fondement du corps, lequel est tiré de lui. On lit encore chés eux que l'Empereur Adrian aiant demandé à Rabbi Jehosua, fils de Chanina : D'où c'est que Dieu tirera l'homme dans le siécle avenir? Il répondit : de l'os Lus qui est dans l'épine du dos. Qu'Adrian lui aiant encore demandé d'où il sçavoit cela, & comment il le prouveroit? Qu'alors Jehosua fit apporter cét os à la vûë de tous, & qu'étant jetté dans l'eau il ne fut point ramoli, qu'aiant été jetté dans le feu il ne fut point brûlé, qu'étant mis sous une meule il n'en fut point brisé, qu'étant placé sur un enclume & frappé du marteau l'enclume se rompit, & l'os n'en souffrit aucune diminution. Munsterus écrit que les Rabins ont dit que c'est os est dans le cou. Vesal écrit qu'il est appellé par les Arabes* ALBADARAN, *& qu'il répond à la figure d'un pois; & il doûte s'il n'est point un petit os qui est entre les deux autres Sesamoïdes que l'on voit en la premiére jointure du pouce du pied, lequel os est extrêmement dur. Mais Hieron. Magius rapporte que les Tahlmudistes & les autres Hebreux ont imaginé qu'il est situé auprés de la base du crane, ou dans la base même, ou dans la nuque; que selon d'autres il est la premiére des douze vertebres, à laquelle le thorax commence, & qui avance & paroît beaucoup lorsque nous panchons la tête & le cou. Mais on ne persuadera jamais que ce qu'il répondit à l'Empereur Adrian soit veritable. Car quoique les os, au témoignage de Platon, soient de tres longue durée, neanmoins on voit chaque jour qu'on les reduit en poudre par le marteau, & en cendres par le feu. C'est ainsi que les Hebreux lorsqu'ils ne peuvent donner la veritable raison d'une chose difficile, ont coûtume d'avoir recours aux fables, qu'ils debitent aux leurs, & qu'ils leur font croire comme articles de foi, & cela afin qu'il ne semble pas qu'ils ignorent quelque chose.*

Voilà les termes de Bauhin, qui dans ce même endroit cite les livres & les chapitres des Rabbins où ils inserent ces fictions. Agrippa semble *dans sa Philos. occult. ch.20.* 'embrasser leur opinion.

*L'Os sacrum.* L'Os SACRUM est tres considerable par sa grosseur & par sa force. Il est immobile, situé au dessous des vertebres, qu'il soûtient en maniére de base.

Il est poli & concave au dedans, & convexe & raboteux au déhors; sa figure est triangulaire. Sa superficie est de part & d'autre sur les côtés inégale & rude en la partie d'en haut, par laquelle il est en cét endroit fortement attaché aux os de l'Ilion, par le moyen d'un cartilage qui est entre-deux.

Il est composé de cinq ou six os semblables ou approchans de ceux des vertebres, lesquels d'un large principe vont en s'étressissant peu à peu se terminer en pointe; & quoique dans les petits enfans ils se séparent facilement, dans l'âge neanmoins plus avancé ils ne font qu'un seul os. Fallope remarque *en ses Observ.* que dans les enfans nés depuis peu les parties dont cét os est composé, sont aussi elles-mêmes specialement composées de trois autres particules, ainsi que les autres vertebres le sont; (On a parlé *au chapitre précédent* de ces particules des vertebres,) lesquelles dans la suite s'unissent si fort, qu'il n'y paroît plus aucune division.

Il est percé de plusieurs trous, non pas sur les côtés ainsi que les vertebres, mais transversalement pour donner passage aux nerfs sur le devant & sur le derriére. Ils sont situés de part & d'autre aux entre-nœuds ou conjonction des parties dont cét os est composé; & ils sont beaucoup plus amples & plus grands dedans que déhors.

Il a de petites productions, & des épines qui regardent en haut, dont celles d'en bas deviennent peu à peu plus petites, en sorte que la plus basse paroît à peine.

*L'Os du Coccix.* L'Os DU COCCIX, ainsi nommé à cause qu'il ressemble au bec du coucou, est composé de trois ou quatre petits os qui d'une large base vont en tendant vers le bas peu à peu finir en pointe. Il est recoubé en devant pour donner plus de facilité & de commodité en s'asseïant.

Fallope *en ses Observ.* remarque que lorsque l'os sacrum est composé de six os, le coccix n'en a que trois, & qu'au contraire, il en a quatre, lorsque le sacrum n'en contient que cinq.

Il est tout cartilagineux dans les enfans, & il demeure tel presque jusqu'à l'âge de sept ans. Aprés quoi il commence à s'affermir en nature d'os spongieux; & de trois ou quatre particules dont il étoit composé, il devient un seul os.

Cét os du coccix est joint à l'os sacrum en forme d'appendice, & il lui est attaché par le moyen du cartilage glutineux qui est entre-deux, mais d'une maniére si lâche, que dans les femmes, lorsqu'elles accouchent, & dans l'expulsion des gros excremens, il cede & se retire en arriére, & il ne peut pas être facilement offencé par les coups & les accidens imprevûs.

Son usage est de soûtenir l'intestin rectum, & aussi dans les femmes le vagina de la matrice qui est attaché, & qui s'appuye sur cét intestin.

Il a un cartilage qui pend à son extremité.

Si l'os du coccix étant recourbé en déhors croît en longueur, il devient une queuë; telle qu'en l'année 1638. j'en vis une en un enfant, laquelle étoit de demie-aune de longueur, & entiérement semblable à la queuë d'une guenon que la mere de cét enfant avoit chés elle, & de laquelle aiant été épouvantée environ vers le second ou troisiéme mois de sa grossesse, il s'imprima en son esprit une telle idée de la queuë de cét animal, qu'elle ne l'en pût si bien ôter qu'elle ne lui revint de tems en tems dans la memoire. Pline rapporte *au liv. 7. de son hist. nat. chap. 2.* qu'en certains endroits des Indes, les hommes y naissent communément avec des queuës veluës. Paul Venet. *en son Itineraire, liv. 3. ch. 18.* écrit que dans le Royaume de Lambri on trouve dans les forêts, des hommes sauvages, qui ont comme les chiens des queuës d'un pied de long.

Harvée *en son Traitté de la génér. des animaux, ch. 4.* confirme beaucoup les témoignages de ces Ecrivains, par l'histoire suivante. *Un Chirurgien*, dit-il, *homme de probité, & mon ami particulier, m'a raconté de bonne foi aprés son retour des Indes Orientales, qu'en l'Isle de Borneo dans les lieux les plus éloignés de la mer, & montueux, il y nait aujourd'hui un certain genre d'hommes à queuës, (en la maniére qu'on lit chés Pausanias qu'il arriva autrefois ailleurs,) desquels il vit une fille que l'on prit avec peine; (car ils habitent dans les forêts,) laquelle avoit une queuë charneuse de la longueur d'un pied, reflechie entre les fesses, & qui lui couvroit l'anus & les parties honteuses. Tant la nature a eu soin que ces parties fussent couvertes.*

---

## CHAPITRE XIII.

### *Des Côtes.*

APrés avoir donné la description de l'Epine, qui est la colomne du tout, il est à propos de passer à ces os, qui en haut & en bas lui sont joints & attachés.

Ceux qui en sa partie d'en haut lui sont adhérens, sont les côtes, l'os sternon, les clavicules, & les omoplates: & en sa partie d'en bas, les os anonimes, ou innominés.

*Les Côtes.* Les CÔTES environnent le Thorax comme un rempart; & sont appellées par les Grecs πλευραί.

*Leur nombre.* Elles sont douze en nombre de chaque côté ; rarement y en a-t'il plus ou moins. Galien *au liv.* 8. *de l'administ. Anatom. ch.* 1. dit que tres rarement voit-on une treiziéme côte , & encore plus rarement n'en trouve-t'on qu'onze ; & que cela est si extraordinaire qu'à peine entre mille sujets en rencontrera-t'on un seul avec un tel nombre de côtes. Colombus n'a vû qu'un seul sujet aiant treize côtes. J'en ai aussi une seule fois vû un en 1642. qui n'en avoit qu'onze de chaque côté ; c'étoit un soldat François qui avoit été tué d'un coup d'épée. Riolan *au ch.* 19. *de son Comm. sur le liv. des os*, *de Galien*, dit qu'il a fait voir en quelques squelettes onze côtes seulement en chaque côté ; & en d'autres treize pareillement en chaque côté. Bartholin *en sa Cent.*5. *Obs.* 1. dit en avoir trouvé en un côté onze seulement, & douze à l'autre. Fallope & Picolhominus ont vû deux fois treize côtes en chaque côté. Bauhin & Frideric. Ruysch ont observé la même chose une fois seulement. Je conserve chés moi un squelette dans lequel la douzieme côte manque presque toute entiére en chaque côté ; je dis *presque*, car elle est si petite qu'elle n'a qu'un travers de doigt de longueur, ou gueres davantage.

Il y a ici lieu de ce mocquer de ceux qui recherchent avec trop de curiosité le nombre des côtes d'Adam, nôtre premier Pere, & combien il en avoit avant & aprés la creation d'Eve , qui fût formée de l'une de ses côtes, car ils s'étendent sur ce sujet comme si c'étoit un fait anatomique nécessaire à sçavoir. De tels curieux neanmoins trouveront leur reponce dans Plempius *au liv.*2. *des fond. de med. ch.* 3. où il dit que la femme n'a pas été créée de la seule & nuë côte d'Adam , mais de sa côte entourée & revétuë de chair, car *dans la Genes. chap.* 2. *vers.* 23. Adam dit voyant Eve, *Voila maintenant l'os de mes os*, *& la chair de ma chair.* Il n'auroit pas ajoûté ces derniéres paroles si elle avoit été formée de la seule côte nuë & non revétuë de chair. Et le Texte sacré rapporte au même endroit, que Dieu remplit de chair dans Adam le lieu d'où la côte avoit été tirée, c'est à dire de la chair unie à la côte.

*Leur substance.* Les côtes pour être plus solides, sont osseuses, du moins en la plus grande & principale portion de leur étenduë ; sçavoir en la partie par laquelle elles se portent par le dos & par les côtés ; mais interieurement elles sont fongueuses : d'où vient que lorsqu'une côte est rompuë, il s'y forme facilement un callus, ainsi elle se reprend plus facilement qu'aucun autre os. A l'égard de la partie de devant les côtes, qui est la plus petite, & celle par laquelle elles avancent vers le sternon, elle est cartilagineuse pour faciliter le mouvement de la poitrine. Quelquefois dans les femmes ces productions cartilagineuses anterieures deviennent dures, & presque de veritables os ; peut-être afin de mieux soûtenir le le poids des mammelles, lesquelles sont situées & appuyées dessus ; car dans les hommes cela n'arrive jamais.

Dans les enfans nouveau-nés leurs extremités ou petites têtes, par lesquelles elles s'articulent avec les vertebres, sont cartilagineuses, mais peu de tems aprés elles prennent la solidité & la fermeté d'os.

*Leur figure.* Elles sont recourbées en maniére d'arc, afin que le thorax ait la capacité qui lui est convenable. Cette courbure neanmoins est plus considerable dans les côtes d'en haut qu'en celles d'en bas.

Leur surface exterieure est un peu inégale, sur tout vers les vertebres, là où les ligamens s'attachent : L'interieure, par laquelle elles sont unies & adhérentes à la plevre, est égale & plus polie.

*Leur grandeur.* Leur longueur & leur largeur varient ; car les superieures & les inferieures sont plus courtes, & celles du milieu plus longues & plus larges, à l'exception de la premiére qui est la plus large de toutes ; à quoi il faut ajoûter qu'en deux personnes de même âge & de même grandeur, on les trouve souvent plus large en l'une qu'en l'autre ; même j'ai deux squelets, l'un d'un homme qui pendant qu'il vivoit, avoit été de grande taille, dont les côtes sont étroites, ou resserrées, & mediocrement minces ; & l'autre d'un homme de petite taille, dont les côtes sont larges, grosses, & tres fermes.

Toutes les côtes, en leur commencement, sont étroites & rondes, & elles deviennent larges à mesure qu'elles approchent du sternon. Leur partie d'en haut est plus épaisse que celle d'en bas, mais celle-ci bas est plus plane.

Elles ont en leur partie d'en bas interieure un petit creux ou sinus, par lequel elles reçoivent un nerf, une artère, & une veine intercostale.

*Avis touchant l'operation de l'empiéme.* On doit avoir grand égard à ce sinus dans l'operation de l'empiéme ; car il faut prendre garde sur toutes choses de ne point offencer ces vaisseaux intercostaux. Bartholin écrit qu'on peut les éviter en faisant l'ouverture (qu'on a coûtume de faire entre la cinquiéme, la sixiéme, ou la septiéme côte, en comptant dépuis la premiére d'en haut,) du haut vers le bas : C'est ainsi que Otto Heurnius Professeur de Leyden nous l'enseignoit autrefois : lequel vouloit que l'instrument dont on devoit se servir pour faire l'incision, fût aigu & trenchant d'un côté & de l'autre obtus, & large, & qu'on l'introduisit de telle maniére que la partie large regardât le bord inferieur de la côte d'en haut, c'est à dire le sinus dont on parle, & que la pointuë & trenchante fut poussée vers le bas tendant au bord superieur de la côte inferieure. *Observation practique.* Mais l'experience & l'usage enseignent que cette doctrine est plus theorique que practique ; car dans l'homme vivant les côtes ne sont pas si éloignées les unes des autres qu'on puisse introduire facilement & commodément entre-deux un couteau de travers depuis le bord inferieur de la côte d'en haut jusques au superieur de celle d'en bas. Pour donc éviter d'offencer ces vaisseaux, j'ai coûtume dans de tels malades, ( dont il s'en est tres souvent presenté à moi dans ma pratique, soit dans les camps, soit ici, soit ailleurs, ) d'ordonner que le Chirurgien fasse l'incision en la partie superieure de la sixiéme ou de la septiéme côte, selon sa longueur, évitant de remonter à la côte superieure qui est proche. Quelques-uns opposent que par cette méthode on coupe trop les fibres transverses des muscles intercostaux; comme si on ne les offençoit pas & on ne les coupoit pas aussi en faisant l'incision de l'autre maniére. Toutes les fibres de ces muscles sont obliques, & les interieures sont couchées sur les exterieures, & les croisent en maniére de croix de S. André; en sorte que de quelque maniére qu'on fasse l'incision, il est impossible d'éviter de les couper; mais cela n'est pas fort à craindre, puisqu'en ce cas on ne fait pas une fort grande playe, & la pratique fait voir qu'elle se consolide facilement; ainsi que nous l'avons tres souvent experimenté.

*Leur articulation.* Les côtes s'articulent sur le derriére avec les vertebres par l'entremise d'un cartilage, & elles leur sont fortement attachées par de forts ligamens. Mais sur le devant elles envoyent des productions cartilagineuses, dont les unes parviennent à l'os sternon, les autres non.

*Les côtes vrayes.* Les premiéres côtes; sçavoir les sept superieures, sont appellées CÔTES VRAYES, & leurs productions cartilagineuses s'attachent immediatement au sternon. Les Anciens nomment les deux premiéres ἀντίστροφαὶ, *recourbées*, les deux suivantes στερεαὶ, *solides*, & les trois inferieures στηριτιδες, *pectorales*.

*Les fausses.* Les posterieures & inferieures sont appellées CÔTES BATARDES, ou FAUSSES, dont les quatre premiéres, qui se reflèchissent vers le haut, & qui sont jointes & liées les unes aux autres, vont s'attacher au bas du cartilage de la septiéme des côtes vrayes: La derniére, qui est la plus petite, s'unit quelquefois au diaphragme, & quelquefois au muscle droit de l'abdomen, & en cette connexion elle est souvent accompagnée de la penultiéme.

*L'usage des côtes.* L'usage des côtes est

I. De tenir le thorax & la partie superieure du bas ventre distendus; afin qu'en celui-là le cœur, & le poûmon, & en celle-ci le foye, la rate, & le ventricule ne soient pas trop pressés par le poids des parties qui sont aux environs.

II. De défendre ces mêmes parties, & les autres qui y sont contenues, des injures du déhors.

III. De soûtenir les muscles destinés pour la respiration, & de servir à leurs mouvemens; & c'est-là la raison pour laquelle le thorax n'a pas dû être composé d'un seul os continu; car il auroit été immobile, & la respiration n'auroit pû se faire commodément : ainsi il arrive rarement que les côtes s'unissent les unes aux autres. Nicol. Fontanus neanmoins en a vû trois jointes & inseparables. Ce que Pausanias *in Attic.* rapporte de Protophanes le Magnesien, dans le corps duquel on trouva toutes les côtes unies ensemble, est un cas tres extraordinaire. Ce Protophanes fut autrefois un luteur si fameux, qu'on lui donna à Olympe le surnom de Victorieux. Mais comme dans la lute il est absolument nécessaire d'avoir la respiration grande & forte, ce qui n'auroit pû être en lui s'il avoit eu ainsi les côtes étriotement unies ensemble, il y a apparence que cette jonction ne se fit que sur ses vieux jours, aiant déja dépuis long-tems abandonné ce violent exercice ; & cela en la maniére que souvent dans la vieillesse les vertebres du dos, les os du crane, & plusieurs autres os, deviennent continus.

## CHAPITRE XIV.

### *De l'Os de la poitrine, ou sternon.*

L'Os DE LA POITRINE, (les Grecs le nomment στέρνον, & les Latins *Sternum*, parce qu'il est étendu dans le milieu des côtes, ou couché sur la poitrine,) est situé en la partie de devant du thorax en maniére de défence, ou rampart, & toutes les productions cartilagineuses des côtes vrayes viennent aboûtir & s'attacher à lui.

*Sa substance.* Sa substance est fongueuse & moins blanche que celle des autres os ; dans les enfans elle semble être presque toute cartilagineuse, à l'exception de sa partie d'en haut, qui quelquefois est plus osseuse ; peut-être parce que l'articulation de la clavicule devoit être en cét endroit-là plus ferme.

*Ses parties.* Dans les enfans qui viennent de naître, il est composé de huit os, dont celui d'en bas reçoit le cartilage ensiforme, & les autres reçoivent chaque paire des côtes vraies en particulier. Tous ces os à la huitiéme ou dixiéme année de l'âge se réünissent par synchondrose en un plus petit nombre, en sorte que dans les adultes on n'en trouve seulement que trois, rarement quatre, distingués par des lignes transverses, & lesquels même tres souvent, à mesure que l'âge avance ils se reduisent en un seul os. Riolan a vû à Rome en une fille de sept ans, qu'il étoit composé d'onze os ; & l'os sternon divisé en six, dont on voyoit les cinq inferieurs partagés selon leur longueur, en deux os. Eustachius, Bauhin, & Bartholin assûrent qu'on trouve frequemment une ſemblable diviſion dans les os du milieu, à l'exception neanmoins du plus élevé, & de celui d'en bas.

Le premier de ces os, ſçavoir le plus élevé, & qui eſt plus ample & plus gros que les autres, reſſemble au pommeau d'une poignée d'épée, aiant en ſa moitié d'en haut une foſſe ou ſinus en forme de lune, ſur les côtés de laquelle il y a de part & d'autre un autre petit ſinus, deſtiné pour recevoir les têtes des clavicules qui s'y attachent par le moyen du cartilage qui eſt entre-deux. On trouve auſſi en ſa partie anterieure un certain autre ſinus qui rend le paſſage de la trachée à meſure qu'elle deſcend, plus libre.

Le ſecond os, qui eſt celui du milieu, & qui eſt attaché au premier par le moyen d'un cartilage qui eſt entre-deux, eſt étroit, mais tres long, & il a en chaque côté cinq ou ſix ſinus, diſtans les uns des autres par des eſpaces inégaux, leſquels reçoivent les cartilages des côtes.

*Le Cartilage Entiforme, Scutiforme, Xiphoïde.*

Le troiſiéme, qui eſt en bas, & qui eſt le plus petit, ſe termine en un cartilage, lequel, à raiſon de la reſſemblance qu'il a à la pointe d'un épée, on appelle ENSIFORME, vulgairement SCUTIFORME. Les Grecs le nomment ξιφοειδής, XIPHOÏDE.

Ce cartilage eſt triangulaire, & long d'un travers de doigt. Il arrive rarement qu'on le trouve double, & ordinairement il n'y en a qu'un. Il ſe fourche quelquefois pour faciliter le paſſage des vaiſſeaux, (c'eſt pour cette raiſon qu'on l'appelle *fourchette*,) quelquefois il eſt rond, & alors il eſt percé & donne paſſage à l'artère & à la veine mammaire. Que s'il arrive qu'il ne ſe fourche point, & qu'il ne ſoit pas percé, alors l'os ſternon a un trou en ſon milieu, principalement dans les femmes; ainſi que Riolan *en ſes Obſerv. ſur Dulaurent* a remarqué en une femme, en laquelle il trouva en la partie interieure du ſternon ce trou ſi large, qu'il auroit bien pû y introduire le petit doigt; mais le thorax de cette femme étoit environné de chaque côté de treize côtes. De-même auſſi Sylvius & Euſtachius ont remarqué que quelquefois le ſternon eſt percé vers ſon milieu d'un large trou deſtiné pour donner paſſage à des vaiſſeaux. Nicol. Maſſa s'attribuë la gloire d'avoir le premier trouvé ce trou.

Ce cartilage ſe recourbe ſouvent en dehors, & quelquefois en dedans avec grand danger pour le ventricule, & pour les parties qui lui ſont voiſines; car il s'enſuit de là le hoquet, l'atrophie, & autres affections perilleuſes. Quelquefois dans les vieillards il s'endurcit en os, ainſi que Pavius l'a vû dans un homme qui avoit été aſthme pendant long-tems. Veſling fait mention d'un homme en qui ce cartilage qui s'étoit étendu de la longueur d'un doigt juſques au nombril, étoit devenu entiérement roide, ce qui incommodoit extrêmement dans le mouvement de flexion de tout le corps, & troubloit la coction du ventricule, & la distribution du chyle.

Folius a remarqué ſur les côtés de ce cartilage deux petits muſcles, leſquels ſe meuvent vers le haut, ſoit en déhors, ſoit en dedans.

On voit en déhors à l'endroit de ce cartilage une certaine cavité que les Grecs appellent καρδίαν; & les Latins *Scrobiculum*, & on le nomme vulgairement Fossette du coeur, parce que le cœur enfermé dans le pericarde, & uni au centre nerveux du diaphragme, le touche par ſon cone. *La foſſette du cœur.*

Riolan a quelquefois trouvé dans des femmes groſſes, & qui ont de groſſes mammelles, que le poids de leurs mammelles leur avoit rendu le Sternon pointu, & qu'ainſi la poitrine leur en étant devenuë étroite, elles en avoient contracté de là une difficulté continuelle de reſpirer.

---

## CHAPITRE XV.

### *Des Clavicules, & des Omoplates.*

Quelques Anatomiſtes rapportent les Clavicules & les Omoplates à l'os du bras, & à la main, parce que le bras s'articule avec elles, & qu'il ſemble qu'elles ſont formées principalement pour cette articulation, n'étant preſque d'aucun uſage, du moins qui ſoit conſiderable pour le thorax : Les autres neanmoins qui ont égard à leur ſituation, les comptent parmi les os du thorax, ce qui eſt bien, & nous les ſuivrons.

Les Clavicules ſont ainſi dittes, parce qu'elles joignent, lient, & affermiſſent en maniére de clou les omoplates avec le ſternon. Les Grecs les appellent κλεῖδες, parce qu'elles forment le thorax. Celſe les nomme Jugula, parce qu'elles joignent; ou plûtôt à cauſe de je ne ſçai quelle reſſemblance qu'elles ont avec un joug de bœuf; d'autres les ont appellé *ligulæ*. *Les clavicules.*

Or les clavicules ſont deux petits os, ſitués tranſverſalement, un de chaque côté, au deſſus de la poitrine entre l'article de l'os du bras & l'extremité d'en haut de l'os ſternon. *Leur nombre.*

Leur ſubſtance eſt épaiſſe & fongueuſe, qui ſe caſſe facilement par les ſecouſſes & chocs violens du déhors; mais comme elle eſt poreuſe, elle ſe reprend dabord par le moyen du callus. Elles ſont oſſeuſes dans les enfans auſſi-bien que dans les adultes. *Leur ſubſtance.*

Leur figure eſt tant ſoit peu recourbée & tortueuſe, repreſentant en quelque maniére la lettre *S*, plus dans les hommes, que dans les *Leur figure.*

PPpp iij

femmes, & cela à raiſon du mouvement des bras qui ſe fait en eux avec plus de force.

*Leur connexion.* Elles ſont attachées par l'une de leurs extremités, laquelle eſt ronde, à l'extremité d'en haut de l'os ſternon, & par l'autre qui eſt plus plate, à la production de l'omoplate, auquel endroit elles forment l'ACROMION, c'eſt à dire le haut de l'humerus. *Acromion.*

Or chaque clavicule a un tubercule, & deux ſinus ſuperficiels, qui donnent naiſſance au muſcle ſouclavier, & à une partie du muſcle pectoral, c'eſt pourquoi en chaque côté, vers leurs extremités, ils ſont inégaux & rabotteux, afin que les ligamens qui ſortent de là, leur ſoient plus adhérens. Le cartilage mouvant, que les Grecs appellent κατακλεῖς, *Cloture*, & que l'on voit en cét endroit, ne leur eſt pas uni, mais il y eſt retenu par les ligamens qui embraſſent l'article, afin qu'il cede plus facilement à l'omoplate, & aux mouvemens des bras.

*Leur uſage.* Les clavicules ſemblent être faites pour faciliter & fortifier les mouvemens des bras; d'où vient que la plûpart des animaux en ſont privés comme n'aiant pas l'uſage des mains. Neanmoins il s'en trouve quelques-uns qui ſe ſervent des pieds de devant en maniére de mains pour prendre & empoigner les choſes: tels ſont le ſinge, l'écureüil, & le heriſon.

*L'Omoplate.* Les OMOPLATES, ſelon les Grecs ὠμοπλάτη: & ſelon les Barbares *Spatulæ*, ſont couchées en forme d'écu ſur les côtes ſuperieures du dos, & il y en a une de chaque côté. Elles ſont des os larges, minces, en quelque façon triangulaires, en dedans un peu concaves & convexes en déhors, & elles ſont ainſi formées, non point tant pour ſoûtenir & garantir le thorax par le derriére, comme pour affermir l'articulation des os des bras avec les clavicules, & pour attacher les muſcles.

*Sa ſituation.* Elles ſont ſituées entre la premiére & la cinquiéme vertebre du thorax, rarement parviennent-elles juſques à la ſixiéme.

Leur partie qui s'étend le long du dos, eſt appellée *Baſe*, laquelle a deux extremités que l'on appelle *Angles*, l'une en haut & l'autre en bas. Les côtés de la baſe ſont appellés *Côtes*, dont la ſuperieure eſt plus courte & plus mince, & l'inferieure eſt plus longue & plus épaiſſe: toute la largeur des omoplates eſt appellée *Table*. Leur partie exterieure eſt convexe, & l'interieure concave afin de pouvoir admettre le muſcle enfoncé.

*Les productions.* Elles ont trois productions ou éminences.

La *premiére*, qui s'étend directement par leur milieu, & qui va juſques au ſommet de l'humerus, eſt aujourd'hui appellée par les Anatomiſtes modernes EPINE, ou CRE'TE DE L'OMOPLATE, parce qu'elle reſſemble en quelque façon a une épine. On nomme ſon extremité, qui eſt attachée à la clavicule, ἀκρώμιον, ou *Pointe de l'humerus*. Je dis *modernes*, parce qu'autrefois les Anciens ſemblent avoir eu des opinions un peu

*L'Epine, ou Crête de l'Omoplate.* *L'Axcromion.*

differentes touchant la description de l'acromion. En éfet, Rufus d'Ephese dit que l'acromion est l'union & le lien de l'os de l'omoplate, & de la gorge ; & Eudemus, que c'est un osselet tres petit qui dans les enfans est tout cartilagineux, & quoique par la suite du tems ce cartilage dégénére en os, neanmoins il retient jusques à dixhuit ans, contre le naturel des autres os, beaucoup de cette substance cartilagineuse, & quelquefois il s'attache à l'épine de l'omoplate, mais si légérement, que dans l'âge avancé, il peut à la moindre occasion en être facilement séparé, ainsi que Galien *au liv. 1. de artic.* rapporte qu'il lui est arrivé à lui-même ; & qu'*en son Comm. sur la p.1. sect.1. de offic.* il dit l'avoir vû arriver en un autre. Hipocrate même fait mention de cét osselet, & il a parlé de sa dislocation *au liv.1. des articl.* où il ajoûte, que touchant l'acromion, il y a grande difference entre l'homme & les animaux.

Il y a aux deux côtés de cette épine une petite fosse ou creux, que Riolan appelle *Interscapulium*, l'une en haut, & l'autre en bas.

*La production coracoïde.*

La *seconde*, qui est plus en bas, plus petite, & aiguë, ressemble en quelque façon au bec du corbeau ; d'où vient qu'on l'appelle κορακοειδής, Coracoïde ; d'autres, à raison de sa forme, la nomment σιγμοειδής, & ἀγκυροειδής. Elle contient l'os de l'humerus en sa situation, & elle empêche qu'il ne tombe vers les parties de devant : car comme les actions des mains se font vers le devant ; l'épaule en seroit facilement disloquée, s'il n'étoit retenu par le coracoïde, lequel affermit & assûre tellement cét article, qu'il arrive rarement que l'humerus se disloque vers la partie de devant : Hipocrate neanmoins l'a observé une fois ; & Galien *Comment. part. 4. l. de artic.* rapporte l'avoir vû quatre fois à Rome ; Je l'ai aussi vû moi-même il y a quelques années en Mr. Teckman, celebre par la prédication de l'Evangile, déja âgé, en qui par une grande chûte, cette production s'étoit disloquée.

La *troisiéme*, qui est la plus courte, est appellée αὐχὴν, *cervix*, ou *cou*. Elle reçoit en son sinus qui est revêtu d'un cartilage, & qui a un rebord cartilagineux qui l'agrandit, & la rend plus profonde, la tête de l'os de l'humerus. Dans les enfans nouveau-nés elle n'est qu'un petit os, un peu plat, court, & cartilagineux, mais il croit beaucoup en longeur à mesure que l'âge avance.

Les omoplates ont outre cela des Epiphyses qui lui sont propres, & cinq ligamens qui les attachent à l'os du bras, & à la clavicule.

Les épaules ont coûtume d'être plus étroites, ou plus larges, selon que les omoplates sont plus ou moins grandes. On croit que les hommes qui ont les épaules larges, engendrent des grands enfans, & ceux qui les ont étroites, de petits. L'experience neanmoins fait voir chaque jour l'incertitude de cette opinion ; Cependant Forestus *en son liv.18. Observat. 70.* a écrit quelque chose là-dessus : *Cela est digne de remarque*, dit-il, *& les femmes l'ont observé par un long usage, que les hommes qui ont de larges épaules, engendrent le plus souvent de grands enfans : ainsi Jodoca ma belle mere qui avoit eu vingt enfans de son mari, ne vouloit pas marier ses filles à des hommes qui eussent les épaules larges.*

Riolan rapporte que les jeunes filles de France ont le plus souvent l'omoplate droite située plus haut que la gauche, de quoi il dit qu'il est tres difficile de donner la raison. Je remarque parmi nous, que ceux qui dans leur enfance & dans leur adolescence se servent souvent du bras droit pour des exercices violens, ont l'omoplate droite plus éloignée des côtes que la gauche.

## CHAPITRE XVI.

### *Des Os Anonimes, ou des Hanches.*

A La partie d'en bas de la colomne du corps humain, c'est à dire de l'épine, sont situés deux os qu'on appelle Os ANONYMES, ou INNOMINEZ, un de chaque côté ; lesquels sont attachés par un fort ligament à l'os sacrum, aiant un cartilage entre-deux. Or on les appelle ainsi, parce qu'on ne leur a point donné de nom général qui les comprenne tous, quoi qu'on leur en attribuë à chacun en particulier.

*Leur construction.* Ils sont composé chacun de trois os, de l'Ilion, de l'Ischion, & du Pubis, étroitement unis par des cartilages qu'il est facile dans l'enfance de séparer en se servant d'un couteau mince & sans dos, & les endroits de cette division restent visibles jusques à l'âge de sept ans ; mais dans la suite ces cartilages s'étant desséchés, ces os se réünissent un seul tres solide, lequel de chaque côté se joint à l'os sacrum, & de cette jonction se forme le bassin, c'est à dire cette cavité dans laquelle sont contenus la matrice, la vessie, une partie des intestins, & le fœtus même, pendant qu'il est enfermé dans la matrice.

*L'Os ilion.* L'Os ILION, qui a pris son nom de l'intestin ileon qui lui est proche, est la partie la plus haute & la plus large de l'os anonime.

Sa grandeur est considerable, & tant soit peu concave, & on la designe par le nom de côte. Sa circonference est demi-circulaire & inégale, quelques-uns en appellent les extremités ou bords, tant de devant que de derriere *Epine*, *Sourcils*, & *Lévres*, & la partie superieure de tout l'os, est nommée *Dos*. Cét os, outre le cartilage qui est entre-deux, est attaché à l'os sacrum par un ligament commun membraneux tres fort.

L'os

L'Os de la cuisse, ou Ischion, qui est la partie inferieure de l'os Anonyme, & qui est épais & solide, a une grande & profonde cavité que l'on nomme Acetable, Cotile, & Boete ou Emboiture, laquelle est revétuë d'un cartilage tres poli. La tête de cet os est reçûë dans cette cavité, & lorsqu'elle en sort, il se fait dislocation; pour laquelle éviter, la nature a uni & fortement lié ces os par un double ligament qui vient de l'os sacrum. Cette cavité a une production cartilagineuse qui rend la capacité de l'acetable plus ample, & plus profonde; on la nomme Sourcil, & elle est plus grande sur le derriére que sur le devant, afin que lorsqu'on est assis, la cuisse se fléchisse sans peine à angle aigu: Or elle manque à l'endroit où le sinus regarde l'os pubis, & cela pour donner passage au vaisseau sanguin qui porte la nourriture à l'article. Il faut observer dans la cavité interieure un sinus tant soit peu rude & inégal, auquel ce ligament qui lie la tête de l'os de la cuisse à l'acetable interieur, s'attache fortement. Il faut encore y remarquer deux éminences, une *interieure*, d'où [illegible] muscle droit prend son commencement; l'autre *exterieure*, qui est [illegible], dans laquelle se fait l'insertion du ligament qui prend naissance de la cinquiéme production de l'os sacrum. *L'Os Ischion, ou de la cuisse.*

L'Os Pubis, qui est la partie de devant & la plus mince de l'os innominé, est pour plus de légéreté, percé d'un trou ample, situé entre sa partie anterieure & le sinus de la cuisse; Il est fortement uni à son semblable par un cartilage qui est entre-deux, & il a en sa partie d'en haut un sinus pour le passage des vaisseaux qui descendent à la jambe. Ce trou fournit le siége à deux muscles de la cuisse; sçavoir exterieurement à l'obturateur exterieur, & interieurement à l'obturateur interieur, c'est à dire au troisiéme & quatriéme muscles Rotateurs, séparés entr'eux par un fort ligament qui couvre le trou. Vesling dit que cette union de ces os est fortifiée par un ligament membraneux, & Riolan le nie. *L'Os Pubis.*

Il faut ici remarquer la difference qu'il y a entre ces os dans les hommes & dans les femmes.

I. Dans les femmes l'os sacrum est en sa partie exterieure beaucoup plus concave que dans l'homme, afin que dans l'accouchement il y ait plus d'espace pour le passage de l'enfant: C'est aussi pour cette même cause que l'os du coccix est en elles attaché à l'os sacrum par un lien beaucoup plus lâche. *La difference entre les os pubis des hommes, & ceux des femmes.*

II. Les os des iles sont beaucoup plus amples, plus concaves, & leur épine beaucoup plus sur les côtés dans les femmes que dans les hommes.

III. Les parties inferieures de l'os des cuisses, & du pubis, se portent plus en déhors dans les femmes, & font le bassin plus large que dans les hommes.

IV. Le cartilage par lequel les os pubis sont joints entr'eux, sont dans les femmes, sur tout si elles ont déja fait des enfans, deux fois plus épais & plus lâches que dans les hommes, afin qu'il puisse mieux s'étendre ; outre cela la ligne par laquelle ces os sont joints, est en elles beaucoup plus courte que dans les hommes.

*Deux questions.*

Il se presente ici sur ce sujet deux questions à resoudre. La *premiére*, est, si les os pubis sont mûs. La *seconde*, comment il est possible que le fœtus étant parvenu à sa maturité & grandeur, passe au tems de l'enfantement par l'espace étroit du bassin, lequel d'ailleurs est couvert & rempli de toutes parts de muscles, & d'autres parties.

*Si les os du pubis se meuvent.*

Spigelius, J. Cajus, & Riolan défendent l'affirmative de la premiére opinion, & ils établissent que ces os sont meus vers le haut & vers le bas par le moyen des muscles droits de l'abdomen ; ce qu'ils disent être manifeste dans l'acte venerien, & dans la danse. Mais leur opinion ne paroît pas soûtenable, du moins elle a besoin qu'on l'explique. En effet, il faudroit dire que ces os se meuvent, ou d'eux mêmes, à raison & par le moyen des muscles qui s'inserent en eux : ou par accident, entant qu'ils suivent en quelque maniére le mouvement des parties voisines. La premiére proposition est absolument fausse ; car ces os qui sont joints entr'eux par simphyse, sont immobiles, à l'exception de l'enfantement, auquel tems seulement, les cartilages étant humectés & un peu rélâchés, ils deviennent tant soit peu mobiles, & s'éloignent en quelque façon les uns des autres. La seconde proposition est veritable ; car il est constant que dans le mouvement de la jambe, du dos, & des lombes, ils se meuvent tant soit peu avec tout l'os des hanches, non pas neanmoins chacun en particulier.

*Comment le fœtus passe par le bassin.*

Je répons à la seconde question, que si le fœtus est petit, il peut passer sans peine par cét espace étroit, ainsi que l'experience le fait voir chaque jour ; car au tems de l'enfantement les parties genitales deviennent si glissantes, si rélâchées, & si moles, par l'affluence des humeurs, que même si la nécessité le demande la Sage-femme ou le Chirurgien peuvent facilement y introduire toute la main. Mais si le fœtus est grand, ou que les parties soient d'elles-mêmes, ou par nature, étroites, alors l'enfantement est difficile & laborieux, & les os pubis, par le rélâchement des ligamens & des cartilages, s'entr'ouvrent tant soit peu ; même la connexion cartilagineuse de l'os sacrum avec cét os se rélâche si fort qu'ils s'éloignent visiblement les uns des autres. Hipocrate *au l. de nat. puer.* Avicen. *l.* 3. *fen.* 12. *tract.* 1. & Ætius *tetrab.* 4. *serm.* 4. *cap.* 22. ont été les premiers qui ont observé que ces parties s'entr'ouvroient ; & entre les Nouveaux Severinus Pinœus *en ses œuvr. Physiolog. liv.* 2. *ch.* 5. 6. 7. & plusieurs autres fameux Medecins sont de la même opinion. Alex. Benedictus *en son Anat. lib.* 5. *chap.* 3.

écrit que lorsque le fœtus est parvenu à sa maturité, ces parties s'entr'ouvrent de leur propre mouvement, & que l'os pubis & le sacrum concourent à l'enfantement : à quoi il ajoûte, qu'aprés l'enfantement ces os retournent peu à peu en leur état naturel, & que si l'un d'eux seul ou plusieurs resistent, l'enfantement alors est difficile, quoique tous les autres obeïssent. Fernel. *liv.6. de sa Path. chap. 7.* met entre les causes de l'accouchement difficile l'union & cohérence trop forte des os pubis. Gorrhæus *en son comm. sur le l. d'Hipoc. de nat. puer.* dit que dans les femmes les os des hanches se desunissent & s'écartent au tems de l'enfantemennt, & que c'est de là que viennent les douleurs qu'elles ressentent dans les hanches & aux lombes. Mais il faut remarquer que quoiqu'il soit veritable que ces os se desunissent & s'entr'ouvrent, neanmoins ils ne se desarticulent pas ; car si cela arrivoit, ils ne retourneroient jamais en leur premier état. Colombus pourtant, Volcherus, Rodericus à Castro, Fuchsius, Car. Stephanus, Cordeus, & sur tout And. Dulaurens *au liv. 8. ant. quest.* 37. tâchent de refuter cette opinion. Mais l'experience qui est la maîtresse sûre des choses, & contre laquelle les raisons contraires, quelles qu'elles soient, n'ont point de force, les convainq, & fait voir évidemment que la chose se passe ainsi. Paré *au liv. de la génér. ch.*13. dit qu'il avoit autrefois crû que les os ilion & pubis ne peuvent pas dans l'enfantement s'écarter les uns des autres ; Mais neanmoins qu'il avoit enfin reconnu le contraire en dissequant une femme qui avoit été penduë le quatorziéme jour aprés avoir accouché, dans laquelle les os de l'ilion étoient séparés d'avec le sacrum, & que les os pubis étoient éloignés les uns des autres de la largeur d'un demi doigt. Gasp. Bauhin *liv. 1. theat. Anat. de génér. ch.* 49. donne sur ce sujet deux tres belles observations. Riolan rapporte que dans des femmes mortes incontinent aprés l'enfantement, ou un peu auparavant, il a plus de trente fois vû le cartilage qui lie les os pubis, étendu de la largeur d'un petit doigt, en sorte que si on y appliquoit interieurement le doit, on sentoit ces os entr'ouverts & séparés. Il ajoûte qu'il avoit reconnu la même chose avant la dissection, qu'aprés avoir ôté une des cuisses il avoit trouvé les os pubis mobiles, & qu'ils passoient les uns par dessus les autres. Harvée *en son traitté de la générat. des anim. exerc.* 57. parle ainsi. *J'assûre*, dit-il, *étant instruit par l'experience, que souvent dans l'enfantement les os pubis s'éloignent les uns des autres, le cartilage qui les tient unis ensemble s'étant ramoli, & que la région de l'hypogastre s'agrandit d'une maniére merveilleuse.* Voici la cause qu'il en donne : *Non pas*, dit-il, *que cela se fasse par les humeurs qui y abordent, mais de soi-même, en la maniére que les fruits meurs ont coûtume de s'entr'ouvrir pour pousser déhors la semence qu'ils contiennent.* Spigelius *en son liv.2. de corp. hom. fabr. cap.* 24. écrit qu'il a fait voir plusieurs fois en public dans des dissections de femmes, mortes en travail d'enfant, l'entrouverture de la jointure des os pubis; comme aussi celle de l'os ilium, & du sacrum. J'ai moi-même en 1654. au mois de Mars, dissequé en nôtre theatre public une femme morte le jour d'aprés son accouchement, dans laquelle les os du pubis étoient tellement divisés entr'eux qu'on pouvoit facilement mettre le petit doigt entre-deux. C'est cette division qui fait que les femmes qui ont eu un accouchement difficile & laborieux, ou dont le fœtus est de grande stature, se plaignent tres souvent de grandes douleurs aux environs de l'os sacrum, & du pubis, & aussi que celles qui ont fait plusieurs enfans, ont ces cartilages tres épais. C'est aussi par cette même raison que les filles qui se marient dans un âge avancé enfantent avec beaucoup plus de peine que les jeunes, ces cartilages en elles s'étant desseches; & enfin que quoique les autres cartilages du corps se dessechent à mesure qu'on avance dans l'âge, & deviennent os; ceux-ci neanmoins dans les femmes ne se dessechent jamais, & ne deviennent point osseux. Riolan *dans ses Animadvers. sur Vesling.* dit que cét écart des os ilion, du sacrum, & du pubis ne se fait pas seulement dans les accouchemens difficiles, mais généralement en tous, quelque favorables & faciles qu'ils soient. De quoi il y a lieu de douter beaucoup: En éfet j'ai vû souvent des femmes avoir enfanté des fœtus petits, mais meurs, tres facilement sans peine & sans soufrir des douleurs qui vaillent le dire, & cela ou dans le lit, ou sur un siége ordinaire, & sans le secours d'aucune Sage-femme, pour n'avoir pas eu le tems de l'appeller; dans lesquelles neanmoins on ne voyoit point de séparation ou écart entre ces os, qui ne sçauroit se faire sans de grandes douleurs, à cause de la distention qu'il causeroit nécessairement dans les membranes qui sont auprés. Il faut ajoûter qu'il y a de la vraisemblance, que ces os ne se peuvent éloigner les uns des autres que par la violente & forte compression d'un fœtus grand & gros à mesure quil passe; car cette connexion cartilagineuse est trop ferme, pour être distenduë sans peine par des légers éforts dans un accouchement facile d'un petit fœtus.

## CHAPITRE XVII.

### *Des Os du bras, sçavoir de l'Humerus, & du Coude.*

LEs os de la main en général sont, ou les os de l'humerus, ou ceux du coude, ou ceux de la main proprement ditte.

*L'os du bras.* L'OS DE L'HUMERUS, OU DU BRAS, est unique, grand, fort long, & inégal, un peu applati en sa partie de derriére vers le coude. *ou de l'humerus.*

Il a en son extremité d'en haut une tête, laquelle est grande, ronde, & revétuë d'un cartilage, par le moyen duquel il s'articule avec l'omoplate par cette espece de diarthrose que l'on appelle arthrodie. Or comme la cavité n'est pas suffisamment disposée & proportionnée pour recevoir commodément cette tête, la nature a institüé tout cét artifice pour rendre le mouvement de l'article plus facile & plus libre, & c'est aussi pour cela que ses bords sont munis & environnés d'un cartilage qui les environne en maniére de couronne.

Il y a un peu plus bas, aux environs de la tête, plusieurs petits trous tres manifestes, par lesquels les vaisseaux sanguins pénetrent au dedans pour la nourriture de la moële. Riolan écrit que communément en tous les sujets, il y a dans l'os de l'humerus environ vers sa partie moyenne & interieure, encore un autre trou tres ouvert qui pénètre dans la substance de l'os, & qui donne passage aux vaisseaux. Mais je ne trouve point ce trou dans mes squelets, ce qui me fait croire qu'il n'y en a pas généralement en tous, mais seulement en quelques-uns, encore en petit nombre.

Cette tête de l'os de l'humerus dont il est ici question, dans les enfans nouveau-nés, est seulement une épiphyse, ou appendice, qui dans la suite de l'âge devient dans les adultes une partie de l'os même, & son apophyse ou production.

*Sa connexion superieure.* Cét os se lie à l'omoplate par le moyen d'un ligament gros & nerveux, qui embrasse toute l'articulation. Outre cela, il y a aussi trois muscles; le sus-épineux, le sous-épineux; & le suscapulaire, qui entourent aussi cette articulation par leurs larges tendons. Et sous le deltoïde il y a un large & insigne tendon qui s'étend depuis l'acromion jusques au deltoïde, pour arrêter & retenir par en haut le bras, & empêcher qu'il ne se disloque vers la partie superieure.

Il y a en la partie posterieure de cét os deux éminences rudes & inégales, ausquelles tous les grands & forts ligamens s'attachent. Il y a de plus deux sinus, l'un interieur & rond qui est sur le côté de la tête, dans lequel le ligament prend son origine; l'autre est exterieur & un peu long, qui distingue les deux éminences dont on vient de parler, & qui est le siége du principe du muscle biceps.

*Son articulation inferieure.* En son extremité d'en bas il s'articule par ginglime avec le coude, mais comme cette articulation doit se faire avec deux os differens, l'ulna, & le rayon; il a en celle de ses extremités qui est couverte d'un cartilage, trois productions. Une superieure, qui est la mediocre; une dans le milieu, qui est la plus petite; & une inferieure, qui est la plus grande. Entre lesquelles il y a deux sinus disposés en telle maniére qu'ils ont la forme de poulie : & c'eſt autour de cette extremité que l'os du coude s'articule & tourne.

Sur le côté inferieur de la grande production dont on vient de parler, il y a une autre production pareillement grande, & un ſinus qui eſt entre-deux, & qui en eſt diſtinct. Dans les vivans on le découvre facilement au déhors par l'attouchement exterieur, & c'eſt de lui que viennent les muſcles.

Immediatement aprés cette extremité formée en poulie, on trouve ſur le derriére une ample & profonde cavité, & deux plus petites ſur le devant, dans leſquelles les os du coude heurtent, & ſont arrêtés lorſque cette partie ſe meut en avant ou en arriére.

Il a de petits trous aux environs de ſes têtes, ſur tout de celle d'en bas, & un autre manifeſte en ſon milieu, leſquels ſervent pour le paſſage des vaiſſeaux deſtinés pour la nourriture de l'os.

*Le Coude.* Le COUDE eſt composé de deux os qui s'appuyent l'un ſur l'autre, en ſorte que leurs extremités ſe joignent, & leurs milieux ſont écartés entr'eux, quoiqu'ils ſoient liés enſemble par un ligament membraneux. Ce qui ſemble avoir été ainſi diſposé par l'Autheur de la nature, en partie afin que ce membre fut plus léger & plus diſposé au mouvement ; & en partie afin que les differens muſcles de la main fuſſent ſitués en un lieu plus ſûr.

Le premier de ces os, qui eſt l'inferieur & le plus long, eſt appellé

*L'Vlna.* ULNA, *Aune*, peut-être parce qu'autrefois la meſure de l'aune étoit de cette longueur. Les Grecs le nomment πῆχυς. Les Anciens le nommoient COUDE, ou OS DU COUDE, & les Barbares *Grand focile.*

*L'Os du coude, ou le grand focile.* Il eſt en ſa partie d'en haut plus gros & plus épais qu'en celle d'en bas, & il ſe diminuë inſenſiblement comme en pointe en tendant vers la main, où il a vers ſa fin un petit tubercule rond, & une petite production un peu aiguë que l'on appelle ſtyloïde, laquelle, par le moyen des ligamens, & auſſi du cartilage qui eſt entre-deux, il attache par arthrodie aux petits os du poignet. Mais en haut il s'articule avec l'os de l'humerus par ginglime, étant muni pour cette fin de deux productions, dont l'anterieure, qui eſt la plus petite, entre dans le ſinus interieur de cét os ; & celle de derriére, qui eſt la plus grande, la plus longue, & la plus plate, entre dans la cavité poſterieure de l'os humerus où elle s'arrête, en ſorte que le bras ne ſe peut étendre au delà de la ligne droitte, c'eſt à dire ſe mouvoir en arriére. Hipocrate appelle celle-ci ἀγκῶνα, & Galien ὠλέκρανον. Dans les enfans nés depuis peu, elles ſont l'une & l'autre cartilagineuſes ; celle de devant neanmoins prend bien-tôt la dureté d'os, ce qui, à l'égard de celle de derriére, n'arrive à peine qu'à la ſeptiéme année de l'âge. Elles ſont accompagnées de deux ſinus revêtus de cartilages ; dont l'exterieur ou lateral, lequel eſt le plus petit, reçoit la tête du rayon ; l'autre qui eſt plus ſûr le derriére, & le plus grand envelope en forme de demi-cercle la roüe de l'humerus.

*Le rayon, ou petit focile.* Le ſecond os du coude, qui eſt le ſuperieur & le plus court, eſt appellé RAYON, ou PETIT FOCILE, & par les Grecs κερκὶς. Son extremité d'en haut eſt la plus mince, & elle a une tête ronde qui eſt reçûë de côté par l'os du coude. Il a en ſon ſommet un ſinus rond, mais ſuperficiel, revêtu d'un cartilage, par lequel il reçoit la tête de l'humerus, & l'articulation s'en fait par diarthroſe. Son extremité d'en bas, laquelle eſt la plus groſſe, reçoit auſſi de côté l'os du coude en un petit ſinus revêtu de cartilage, & plus bas il admet par un double ſinus, pareillement revêtu de cartilage, les deux premiers & plus élevés des petits os du poignet.

*Leur uſage.* Tous ces os ſemblent être deſtinés pour quelque uſage particulier; car le *Coude* fait, par le moyen de muſcles qui lui ſont propres, la fonction de fléchir & étendre : Il fléchit à angle aigu, & il étend en ligne droite, ſans jamais s'en écarter. Le rayon eſt deſtiné principalement en faveur de la main, laquelle il fait pancher ſur le devant.

*Leur connexion.* Ces os ſe joignent entr'eux par une articulation differente; car le coude reçoit le rayon par ſa partie d'en haut qui eſt la plus large; & le rayon reciproquement reçoit le coude par ſa partie inferieure qui eſt la plus large; Et ainſi ils ſont liés l'un à l'autre par un ligament long qui ſépare les muſcles interieurs d'avec les exterieurs, & qui prend naiſſance de deux lignes aigues qui ſe regardent l'une l'autre, & dont l'une eſt ſur le côté exterieur du coude, l'autre ſur la partie interieure du rayon.

## CHAPITRE XVIII.

### *Des Os de la Main proprement dite.*

LA main proprement dite, (appellée par les Grecs ἀκρόχειρ,) eſt tout ce qui dépend du coude & du rayon, & on la diſtingue en trois parties, Κάρπον, Μετακάρπιον, & Δακτύλους. Le carpe, ou poignet, le métacarpe, & les doigts.

*Le poignet, ou Carpe.* Le POIGNET, qui eſt la partie ſuperieure de la main, eſt composé de huit oſſelets, tant ſoit peu differens entr'eux en grandeur & en figure, leſquels dans les enfans nouveau-nés n'aiant pas encore la dureté d'os ſemblent être des cartilages; mais dans la ſuite de l'âge ils s'endurciſſent en os un peu ſpongieux, fortement liés enſemble par un ligament en partie membraneux, en partie cartilagineux, & revêtus par dessus d'un autre ligament commun destiné pour tenir ces os réünis, & pour conserver les tendons des muscles qui doivent s'étendre jusques aux doigts.

*L'Articulation des os du poignet.* De ces os les trois premiers, ou du premier rang, s'articulent par arthrodie avec l'os du coude & le rayon ; Le quatriéme, qui est hors du rang, s'appuye exterieurement sur le troisiéme : Les autres quatre qui sont du second rang, & situés plus bas, se joignent par sinarthrose avec tout autant d'os du métacarpe.

Ils ont deux surfaces couvertes d'un cartilage lisse & glissant ; l'une exterieure & convexe, par laquelle ils sont reçûs dans les cavités des os voisins. L'autre interieure & concave, par laquelle ils reçoivent pareillement les protuberances des os voisins.

Il faut remarquer que quelquefois auprés de l'union du huitiéme os du poignet avec l'os du métacarpe qui soûtient le petit doigt, on trouve un petit os qui remplit l'espace, qui en cét endroit est vuide. Vesal semble mettre cét os dans le nombre des sesamoïdes.

*Le metacarpe.* Le MÉTACARPE est composé de quatre os longs & grêles, interieurement creux en maniére de tuyaux, remplis de moëles, & laissant des espaces entr'eux, pour y loger plus sûrement les muscles entr'osseux.

Le *premier* de ces os qui est attaché à l'index est tres long & tres gros, les autres deviennent insensiblement plus minces & plus courts.

Ils ont en leur partie d'en haut des appendices tant soit peu larges, dont les sinus reçoivent les petits os du poignet, & d'autres en leur partie d'en bas, par lesquelles ils sont eux-mêmes reçûs dans les sinus des doigts.

*Les doigts.* La PHALANGE DES DOIGTS, en comptant le pouce, est composée de quinze os ; car chaque doigt est composé de trois de ces os, lesquels different entr'eux en grandeur ; le premier étant plus grand que le second, & celui-ci que le troisiéme, lequel est couvert de l'ongle.

Ces os sont convexes en déhors, & interieurement tant soit peu concaves, pour empoigner plus commodément les choses solides.

Ils ont des productions en haut & en bas.

Celles d'en haut sont rondes, & elles ont un sinus pareillement rond en chacun des quatre premiers os pour recevoir les os du métacarpe : Les autres ont comme un double sinus distingué par une petite éminence.

Les productions d'en bas ont comme deux éminences ou têtes, séparées par un sinus, lesquelles entrent dans le double sinus de l'os qui est au dessous, à l'exception du troisiéme ou dernier os, qui n'est reçû d'aucun autre, mais en place ils sont munis d'ongle. Toutes ces productions & ces sinus sont revétus de cartilages pour la facilité du mouvement.

# CHAPITRE XIX.

## *Des Os de la Cuisse, & de la Iambe.*

LE pied a trois parties, la cuisse, la jambe, & le pied proprement dit.

La Cuisse, que les Grecs nomment μηρὸς, & les Latins *Femur*, du verbe *Fero*, Porter, parce qu'elle porte tout le corps, est composée d'un seul os solide, tres fort, le plus grand & le plus long de tous les os du corps, tant soit peu rond & convexe sur le devant, un peu plat & sinueux sur le derriére, & aiant une ligne âpre & rude, qui descend de biais vers le genou. *La Cuisse.*

Il y a plusieurs choses à considerer en cét os, tant en son extremité d'en haut qu'en celle d'en bas.

Il a en son extremité d'en haut une grosse production qui avance vers l'os ischion, & sur cette production une épiphyse ample & ronde, qui forme la tête de la cuisse. Cette tête est soûtenuë d'un col tres solide & tres fort, & elle est revétuë d'un cartilage avec lequel elle s'emboëtte dans la cavité ou acetable de l'os ischion, où elle est contenuë par deux ligamens tres forts ; dont l'un qui est large, épais, & membraneux, entoure tout l'article : L'autre qui est long, & qui vient de la cavité même de l'acetable, s'insere à la tête de la cuisse reçûë en cét acetable, auquel il l'attache fortement ; & ainsi cette articulation se fait par énarthrose. *La tête de la cuisse.*

Rolfincius *au liv. 2. de ses exerc. Anat. ch.*49. a fait une belle observation touchant cette épiphyse, ou tête ; Il dit que la jonction de cette tête avec l'os de la cuisse est tres lâche, en sorte que si on la fait cuire dans de l'eau, elle s'y ramolit dabord, & l'on peut facilement avec les mains la séparer d'avec l'os, sur tout dans les jeunes animaux ; Il ajoûte que c'est de là qu'il arrive que quelquefois dans les enfans nouveau-nés, & aussi en ceux dont l'âge est un peu plus avancé, elle s'éloigne & se sépare facilement de l'os, & souvent par de légéres causes, comme par une petite chûte, ou lors que les nourrices contraignent les enfans de se tenir trop-tôt & malgré eux déboût sur leur pieds ; ce qu'alors on prend communément pour dislocation ; & cette erreur de la diagnostique en empêche la guerison. Cette observation de Rolfincius m'a rappellé dans la memoire un semblable écart, ou éloignement de cette épiphyse que j'ai vû autrefois en un ou deux malades, que les Medecins & les Chirurgiens qui étoient presens, croyoient être une veritable dislocation, quoiqu'on ne pût sentir en *Observation.*

aucun endroit que la tête de l'os de la cuiſſe fut ſorti de l'acetable ; quelquefois neanmoins l'os de la cuiſſe ſe reflêchiſſoit vers le derriére, & l'on ſentoit ſa partie ſuperieure remonter un peu vers le haut, ſeule & ſans tête, ce qui faiſoit que cette cuiſſe devenoit plus courte que l'autre. Ainſi quoiqu'alors nous doutaſſions tous de la maniére dont ſe faiſoit cette diſlocation, aucun de nous neanmoins n'eut la penſée qu'elle provint de l'éloignement de cette épiphyſe ; mais à preſent je n'en doute point.

Au deſſous du cou, là où l'os commence à devenir plus large, il s'y éleve deux productions, qui ont chacune leur épiphyſe, leſquelles ſont tres manifeſtes pendant l'enfance, mais qui deviennent entiérement os à meſure que l'âge augmente, & elles s'uniſſent inſeparablement à l'os de la cuiſſe ; en ſorte qu'il ne ſemble pas qu'il y ait jamais eu là aucune difference de ſubſtance. L'une de ces productions, ſçavoir celle d'en haut, & qui eſt la plus grande, panche vers le déhors. L'autre qui eſt inferieure, qui eſt beaucoup plus petite, & qui à la figure d'un tubercule obtus, regarde du derriére vers l'interieur. Riolan *en ſon Animadverſ. ſur Dulaurent*, la prend pour une apophyſe, & non pour une épiphyſe : On appelle celle-là Grand trochanter, ou Grand rotateur, & celle-ci Petit trochanter, ou Petit rotateur. Il y a encore le plus ſouvent auprés de ce petit trochanter, mais un peu plus bas, une autre petit tubercule qui regarde vers le déhors. Ces productions donnent naiſſance a pluſieurs muſcles tres forts, & elles en reçoivent auſſi les inſertions.

En l'extremité d'en bas de l'os de la cuiſſe, là où avec ſon appendice il devient inſenſiblement plus gros ; il ſe forme deux têtes tres amples, dont l'exterieure eſt beaucoup plus groſſe que l'interieure. Ces deux têtes revêtuës de cartilages, s'emboettent dans les deux cavités du tibia, pareillement revêtuës d'un cartilage ; & elles ont entr'elles une cavité, petite ſur le devant, & grande ſur le derriére, par où paſſent tant les gros vaiſſeaux, que le nerf de la quatriéme paire, qui ſe portent à la jambe. La production du tibia eſt reçûë en ces cavités, ainſi cette articulation ſe fait par ginglime, & elles reçoivent auſſi les deux têtes du tibia.

Outre cela on voit encore ſur les côtés de chacune de ces têtes deux petits ſinus, où les tendons de pluſieurs muſcles vont s'inſerer.

*Les os ſeſamoïdes du jarret.*

Sur le derriére du jarret il y a deux os ſeſamoïdes, ſitués tout auprés des appendices inferieures de l'os de la cuiſſe, où ils ſont joints aux principes ou têtes des deux premiers muſcles qui meuvent le pied, quoique par tout ailleurs les autres ſeſamoïdes ſoient attachés aux tendons, ou fins des muſcles.

Or comme l'articulation du genou auroit été peu ferme, & peu ſolide,

& que dans le mouvement de la jambe ces os auroient pû facilement sortir de leur lieu, l'Autheur de la nature a placé au devant de cét article un os rond & large, qui represente en quelque façon l'éminence du milieu d'un bouclier. Les Grecs le nomment μύλην; les Latins *Mola*, *Patella*, *&* *Rotula*; & les François MOLLETTE, ou ROTULE. Sa substance est cartilagineuse dans les enfans, mais elle devient entiérement osseuse & tres dure à mesure que l'âge augmente, & en sa partie interieure elle est couverte d'un cartilage pour faciliter son mouvement. Cét os est inhérent & attaché aux tendons des muscles d'une maniére lâche : En éfet, il n'a pas dû être étroitement lié, mais en quelque façon mouvant, afin d'éviter par là qu'il ne se demit pas facilement, & aussi qu'il n'empêchât pas le mouvement du muscle. *La Mollette, ou Rotule.*

Galien remarqua la nécessité de la fonction de cét os en un certain jeune lutteur, qui s'étant en luttant disloqué la rotule, en sorte qu'elle étoit remontée vers la cuisse, ne pût plus qu'avec peine & danger se courber sur le genou, ni marcher dans les lieux penchants, où il ne pouvoit se soûtenir qu'à l'aide d'un baton. J'ai aussi moi-même quelquefois observé dans ma pratique, ce défaut, en ceux en qui par quelque violent éfort la rotule avoit été répoussée vers le haut; en ce qu'ils ne pouroient marcher qu'avec difficulsé, & sur tout par les lieux en pente. J'en ai aussi vû d'autres, en qui la rotule aiant été rompuë en deux par quelque grand coup, ne pouvoient pareillement aller qu'avec tres grande incommodité, dont quelques-uns neanmoins dans la suite, les parties rompuës s'étant reprises, & assés fortement rëünies par le moyen d'un callus, avoient été rétablis en l'usage entier & parfait du marcher. Paré *au liv.* 4. *chap.* 22. rapporte qu'il n'en a jamais vû aucun, en qui cét os eût été rompu, qui ne boëtât. Il y a quelques années que je vis un Gentil-homme Allemand, à qui toute la rotule fut emportée par un coup de mousquet, dont il perdit entiérement tout usage du marcher. Il y fut neanmoins en quelque façon rétabli ici en nôtre ville d'Utrech par un Artisan, qui lui appliqua au genou un certain instrument de fer, lequel lioit & tenoit l'os de la cuisse en union avec le tibia, en sorte qu'étant revétu & armé de cét instrument, il marcheoit mediocrement bien; mais du moment qu'il le quittoit, il ne pouvoit avancer le pied pour faire un seul pas, ni même se soûtenir dessus un seul instant. *Observation.*

La JAMBE, qui est située au dessous de la cuisse, s'étend dépuis le genou jusques au talon. Plusieurs désignent par ce nom tout le pied en général. *La jambe.*

Elle est composée de deux os tres differens en grosseur & en grandeur, qui se joignent ensemble en haut & en bas par leurs extremités ; mais qui dans leur milieu ſe s'éloignent l'un de l'autre à cauſe des muſcles du pied. Ils ſont neanmoins étroitement liés par un fort ligament.

*Le tibia.* Le premier de ces os, qui eſt appellé par les Grecs *κνήμη*, par les Latins *Tibia*, & que vulgairement on nomme GRAND FOCILE, eſt grand, ſolide, fort, & en quelque façon triangulaire, repreſentant ſelon toute ſa longueur en ſa partie de devant par la pointe de ſon angle anterieur une épine, auquel endroit il eſt entiérement privé de chair, & ſeulement couvert du perioſte, de la membrane charneuſe, de tres peu de graiſſe à peine viſible, & de la peau ; ce qui fait que les contuſions du tibia inferieur ſont ſouvient tres longues & tres difficiles à guerir ; par la raiſon que le pannicule charneux, & le perioſte, qui en cét endroit-là ne ſont couverts d'aucune chair, ni preſque d'aucune graiſſe, ſont facilement offencés, & s'endommagent grievement par le choc violent des corps durs.

La jambe a en l'une & l'autre de ſes extremités une groſſe appendice.

*Celle d'en haut* eſt conſiderable par ſa groſſeur, étant en ſa partie de derriére comme partagée en deux têtes, & étant creusée en ſon ſommet de deux ſinus oblongs revétus d'un cartilage liſſe, par leſquels elle reçoit les têtes inferieures de la cuiſſe. Or ces ſinus ont chacun un rebord cartilagineux, épais, mouvant, & preſque circulaire, lequel affermit cette articulation.

Il s'éleve entre ces ſinus une production qui s'emboëtte dans la cavité de l'os de la cuiſſe ; & qui eſt rude, âpre & ſinueuſe en ſa partie d'en haut, de laquelle ſort un fort ligament, qui ſimplante dans le même ſinus de l'os de la cuiſſe, & qui affermit cét article plus qu'aucun autre ligament.

*La cheville, ou malleole interieure.* *L'appendice d'en bas*, qui eſt plus petite que la ſuperieure, a une production tres conſiderable, laquelle s'avance vers le côté interieur du pied, & n'eſt couverte d'aucune chair. On l'appelle CHEVILLE, ou MALLEOLE INTERIEURE.

Cette appendice a deux ſinus ; dont l'un, ſçavoir le lateral & plus petit, ſoûtient le peroné : & l'autre qui eſt plus inferieur, beaucoup plus grand, eſt comme divisé en deux par une petite éminence, & revétu d'un cartilage par lequel il reçoit le talon, qui eſt au deſſous, qui de ſon côté reçoit interieurement en ſa cavité le tibia ; & ainſi cette articulation ſe fait par ginglime.

*Le Peroné.* Le ſecond os de la jambe eſt appellé PERONE', FIBULA, & PETIT FOCILE. Il eſt ſitué à côté du tibia, auquel il eſt égal en longueur, mais beaucoup plus grêle & plus foible, aiant par toute ſa longueur diferens ſinus, & pluſieurs inégalités pour l'inſertion des muſcles.

Il a deux têtes ; l'une en haut, & l'autre en bas, avec leurs appendices, qui se terminent chacune en une production aiguë, tant soit peu inégale & rude.

Son extremité ou tête superieure ne monte pas jusques au genou, mais elle s'arrête au dessous de l'appendice du tibia qu'elle reçoit par un petit sinus.

Celle d'en bas est reçûë dans un sinus du tibia, & elle envoye une tête ronde avec sa production jusques au côté du talon, où elle est manifeste par le déhors ; on la nomme en cét endroit-là MALLEOLE EXTERIEURE, laquelle est plus basse que l'interieure. *La malleole exterieure*

---

# CHAPITRE XX.

## *Des Os du Pied proprement dit.*

IL y a trois classes des os du pied proprement dit ; les os du Tarse, ou pedium, ceux du métacarpe, ou métapedium, & ceux des doigts.

Le TARSE est composé de sept os, tres differens entr'eux en grandeur, & en figure. *Le Tarse.*

Le premier, qui est appellé ASTRAGAL, ou TALON ; & par les Grecs ἄστριος καὶ ἀστράγαλος, entre par une tête un peu convexe dans le sinus inferieur du tibia, étant contenu exterieurement par la production de cét os qui forme la malleole interieure, & exterieurement par le peroné. Il a six côtés. *L'Astragal, ou Talon.*

Il a en sa partie de devant une éminence par laquelle il se joint au calcaneum.

Il a outre cela au milieu de son sinus inferieur une cavité assés grande, laquelle répond à une pareille cavité du calcaneum qui lui est opposée. Il y a dans ces cavités comme en de petites cellules une humeur glaireuse onctueuse qui sert à humecter les ligamens, & les cartilages.

Le second os du tarse est appellé EPERON, CALX, ou CALCANEUM. Il est le plus grand des os du tarse, s'alongeant vers le derriére, afin que l'homme se teint plus ferme sur le talon, & qu'il ne tombât pas facilement en arriére. *L'Eperon, Calx ou Calcaneum.*

Il reçoit en sa partie de derriére la corde ou fort tendon appellé Tendon d'Achille, qui est composé des tendons des trois muscles qui étendent le pied.

Il a en sa partie superieure une tête ample & plate, par laquelle il entre dans le sinus du talon, duquel un peu plus sur le devant il reçoit en son sinus l'éminence : & par son éminence exterieure il se joint à l'os cubiforme.

Il a en son côté interieur un large sinus, par lequel les tendons & les grands vaisseaux descendent sûrement vers l'interieur du pied.

Il est inégal en son côté exterieur par plusieurs tubercules, situés çà & là, afin que les tendons & les ligamens s'y attachent plus fortement.

*L'os Naviculaire.* Le troisiéme est L'OS NAVICULAIRE, que l'on nomme aussi CYMBIFORME : les Grecs l'appellent σκαφοειδὴς, à raison de sa ressemblance à un petit bateau. Il reçoit le talon par un large sinus qui est en sa partie de derriére ; & par trois têtes plates qu'il a en sa partie de devant, il entre dans les sinus des trois plus petits os du tarse, y aiant entre toutes ces conjonctions un mince cartilage.

*L'Os Cuboide.* Le quatriéme est l'Os CUBOÏDE, ainsi appellé à raison de sa forme : Les Latins le nomment Os TESSERÆ : Les Arabes Os GRANDINOSUM : & les Grecs πολύμορφον. Il est plus gros que les autres os lateraux qui le suivent, & il est situé au devant du calcaneum, auquel il est joint par l'un de ses côtés dont la surface est inégale & raboteuse, & par l'autre côté au cuneiforme qui est le troisiéme os du tarse. Mais vers les doigts il s'appuye sur le quatriéme & le cinquiéme os du métacarpe.

*Les Os Cuneiformes.* Les autres trois os n'ont point reçû des Anciens aucun nom particulier. Fallope qui en cela a suivi Galien, a cru qu'il faloit les nommer SPHENOÏDES, CALCOÏDES, CUNEÏFORMES, parce qu'ils sont placés entre les autres os en maniére de coin, & que d'une large base ils vont insensiblement en diminuant. Le premier est plus grand que le troisiéme, & celui du milieu est le plus petit.

On trouve assés souvent sur le côté exterieur de l'articulation de l'os cubiforme avec le cinquiéme os du métatarse qui soûtient le petit doigt, un petit os destiné pour l'insertion du tendon du huitiéme muscle du pied, comme aussi quelquefois dans les vieillards une particule osseuse, située un peu au devant de l'os cubiforme, laquelle remplit sa cavité, & est attachée au tendon du septiéme muscle du pied. Ces deux os, quand ils y sont, semblent concourir à l'affermissement du pied. Bauhin les met au nombre des sesamoïdes.

Tous ces os du tarse dans les enfans nouveau-nés semblent dévoir être appellés cartilagineux plûtôt qu'osseux, mais dans la suite du tems ils passent en une substance plus solide, semblable à de la pierre ponce, pleine de petites cellules, & qui devient dure dans quelques-uns de ces os plûtôt que dans les autres, & ils sont attachés tant entr'eux, sçavoir les uns aux autres, qu'aux autres os qui leur sont voisins, par de forts ligamens, aiant entre leurs unions des cartilages.

*Le Metatarse.* Le MÉTACARPE, (que les Grecs appellent πέδιον : Celse le nomme

**Plante**; & d'autres **Pecten**, ) est composé de cinq os tres solides & creux, differens entr'eux en grosseur & en grandeur, & séparés dans le milieu les uns des autres pour faire place aux muscles entr'osseux.

Ils ont, tant vers le haut que vers le bas, des têtes, ou protuberances; dont celles d'en haut, lesquelles sont les plus grosses & les plus proches du tarse, reçoivent par leurs sinus les quatre os inferieurs du tarse: & celles d'en bas, qui ont des protuberances rondes, sont reçûës dans les sinus des doigts.

*Les Os des doits, ou orteils.* Les **Doigts**, ou **Orteils** ont quatorze os, dont les deux du pouce surpassent les autres en grandeur. Les autres doigts sont composés chacun de trois os, dont la forme & l'articulation est semblable à celle des os des doigts de la main, mais ils sont plus petits.

Tous ces os du métatarpe, & des orteils sont revétus de cartilages vers leurs extremités où ils s'articulent, pour faciliter leurs mouvemens.

---

## CHAPITRE XXI.

### *Des os Sesamoïdes, & du nombre de tous les os.*

Les Os **Sesamoïdes**, ainsi nommés à raison de certaine ressemblance qu'ils ont avec la semence du sesame, sont de petits os ronds & plats, interieurement spongieux.

*Leur situation.* Ils sont attachés aux tendons des muscles qui servent au mouvement des doigts, tant des mains que des pieds, & ils sont situés prés de leurs articles, avec lesquels, lorsqu'on fait boüillir les cadavres pour séparer les os d'avec les chairs musculeuses, ils se perdent facilement parmi les chairs, à moins qu'on n'apporte grands soin à les conserver.

Dans les premiéres années de l'âge ils sont cartilagineux, dans la suite, à mesure que les années augmentent, ils s'endurcissent en os, & se couvrent d'un mince cartilage qui rend le siége de l'os voisin, glissant.

*Leur grandeur.* Leur grandeur est differente, selon la diversité des os ausquels ils sont joints. Dans les mains ils sont plus grands qu'aux pieds, à l'exception du pouce du pied, où celui qui est apposé à la tête du premier os du métacarpe, & qui est le plus grand de tous, est attaché au tendon du muscle qui fléchit le premier os du pouce, & est accompagné d'un autre beaucoup plus petit. C'est cét os lequel est interieur, & qui a la figure & la grandeur d'une moitié d'un gros pois, dépoüillé de son écorce, que les Arabes appellent ALBADARAN, & duquel certains Hebreux debitent les mêmes choses fabuleuses que de l'os Lus, dont nous avons parlé *au ch.*12.

*Leur nombre.* Le nombre de ces os n'est pas toûjours le même. Le plus souvent on en trouve douze en chaque main & en chaque pied, quelquefois moins, quelquefois plus. Il n'y a neanmoins pas de la vraisemblance que ce nombre ne soit pas égal en tous les sujets; il faut plûtôt croire, que comme ils sont tres petits, on ne peut, à raison de leur petitesse, les trouver en tous les sujets.

*Les sesamoïdes des jarrets.* Il faut ajoûter à ces os les sesamoïdes des jarrets, touchant lesquels, il y a remarquer qu'ils ne sont pas, ainsi que les autres sesamoïdes adhérens aux tendons des muscles, mais aux têtes des deux premiers muscles qui meuvent le pied, ainsi qu'on a déja dit *au chap.* 19.

Gasp. Bauhin conte aussi entre les sesamoïdes un osselet, situé auprés de l'articulation du huitiéme os du carpe avec le petit os du métacarpe qui soûtient le petit doigt : Il met encore en ce même nombre les deux petits os que l'on trouve quelquefois dans les vieillards tout joignant l'os cubiforme, desquels nous avons parlé *aux chap.*18. & 20.

*Le nombre de tous les os* Aprés la description de tous les os dans les adultes, peut-être que les curieux voudront en examiner le nombre; mais nous avons dit *au chap.* I. *précédent*, qu'il n'est pas facile de le déterminer, & cela pour diverses raisons que l'on peut voir en cét endroit. Neanmoins afin de satisfaire en quelque façon à la curiosité d'autrui, nous dirons ici, qu'aprés avoir fait la supputation de tous les os, suivant l'état auquel communément, c'est à dire le plus souvent, on les trouve dans les adultes, étant pris ensemble, ils sont au nombre de deux cent cinquante six.

Car il y a les sept os du crane; les deux cribleux; les trois du nez; les huit des oreilles; les onze de la machoire superieure; un de l'inferieure; les trente deux dents; les vingt-huit de toute l'épine depuis la tête jusques à la fin du coccix; les vingt-quatre des côtes; les trois du sternon; les deux de la clavicule, les deux de l'omoplate; les trois de l'os hyoïde; les deux anonimes, ou innominés; les six de l'humerus, & du coude; les cinquante quatre des mains; les huit de la cuisse & de la jambe; les quatre osselets de l'un & l'autre jarret; les cinquante deux des pieds; les quatre sesamoïdes grands dans l'un & l'autre pouce.

Que si à ce nombre on ajoûte un nombre certain (qui d'ailleurs a coûtume d'être incertain) des os sesamoïdes petits; sçavoir vingt-quatre dans les mains, & autant dans les pieds, & aussi le petit osselet de l'une & l'autre main, qui est souvent pour la connexion de de l'os du carpe avec le métacarpe ; comme aussi un semblable petit os dans l'un & l'autre pied, que l'on trouve sur le côté exterieur de l'os cubiforme ; & enfin les deux os spongieux des narines, on trouvera que le nombre de tous les os est trois cent dix. Je passe sous-silence les divisions des os en plusieurs os, lesquelles sont rares dans les adultes, comme celle de l'os du front en deux os, celle de l'occiput en trois & quatre, & celle du sternon en cinq ou six, & enfin d'autres semblables, si veritablement il y en a quelqu'une.

## CHAPITRE XXII.

### *De la difference des Os des hommes & des femmes.*

LEs Os de l'un & l'autre sexe conviennent en beaucoup de choses ; & different en peu.

*Leur differences en général.* En général les os des femmes sont le plus souvent plus petits que ceux des hommes, tant en poids & grosseur, qu'en longueur, largeur, solidité, & dureté.

*Dans la tête.* Dans la tête, la suture sagittale s'étend plus frequemment dans les femmes que dans les hommes, jusques au sommet des narrines.

Le larinx est aussi en elles plus petit, & le cartilage thyroïde avance moins.

*Dans le Thorax.* Dans les femmes le Thorax est sur le devant un peu plus plat, & moins élevé que dans les hommes, afin que les mammelles y fussent plus commodément placées.

Dans celles qui ont de grosses mammelles, le thorax est aussi souvent plus étroit, & presque en pointe, à cause de leur masse, & de leur poids.

Les côtes dans les femmes sont moins larges, moins dures, & moins solides que dans les hommes.

Les clavicules paroissent en elles moins recourbées, pour la beauté du cou, & de la poitrine.

Le sternon est aussi en elles plus large en sa partie inferieure que dans les hommes ; & son dernier os, qui est un peu fendu, forme avec le cartilage Xiphoïde qui lui est uni, un grand trou pour la sortie de la veine mammaire interieure.

*Dans le bas Ventre.* L'Os sacrum dans les femmes est plus recourbé vers le déhors, plus court, mais plus large que dans les hommes.

Le Coccix qui est en elles plus mouvant, est attaché par un lien plus lâche, & plus recourbé en arriére.

Les os ilion sont le plus souvent plus amples, & plus creusés en en leur partie exterieure, afin que dans la grossesse la matrice s'y appuye plus commodément ; c'est la grandeur de ces os qui fait que plusieurs femmes ont de grosses fesses.

L'un & l'autre trou ovale dans les os pubis sont plus étroits ; ce qui fait que la portion de ces os, qui est vers leur conjonction, est plus large.

L'épine de l'os pubis à l'endroit où cét os se joint à son congenère, avance plus dans les femmes, & panche vers le déhors.

Les parties inferieures de l'os ischion, c'est à dire ses tuberosités, sont plus éloignées entr'elles.

La jointure des os pubis est dans les femmes remplie d'un cartilage trois fois plus épais & plus mou que dans les hommes ; elle est aussi plus courte, afin qu'au tems de l'enfantement le cartilage qui est entre-deux s'étant ramoli & relâché, ces os du s'entr'ouvrent plus facilement. De-même aussi il y a de chaque côté un cartilage épais entre l'os ilion & les os du pubis.

*Dans les extremités.* Dans les extremités, la structure des os est semblable dans les deux sexes.

Il faut neanmoins remarquer que ces differences ne se trouvent pas toûjours, ni dans tous les sujets, mais seulement le plus souvent, & dans la plûpart ; car il peut arriver quelquefois qu'un homme éfeminé & délicat, ou mal formé, a plusieurs os semblables aux os des femmes ; & qu'une femme robuste, & qui a la force d'un homme, differe en peu de choses des os des hommes : neanmoins comme cela n'arrive que rarement, la loi commune n'en est pas détruite.

## CHAPITRE XXIII.

### *De l'état des Os dans les enfans.*

ENfin à la description de tous les os dans les adultes il faut ajoûter la description particuliére des os dans les enfans, (quoiqu'on en ait déja dit quelque chose çà & là en leurs lieux, il faut neanmoins en traitter ici un peu plus amplement & en un corps) afin que par cette connoissance on puisse sçavoir plus parfaitement & combien ils sont differens de ceux des adultes.

*L'état des os dans la tête.* Tous les os du crane sont dans les enfans extrêmement petits & mous, en sorte qu'ils sont facilement fléchis & abaissés par la moindre pression, & on ne peut connoître en eux les deux tables avec le diploë qui est dans leur milieu.

On ne peut non plus y voir les sutures dentelées, mais elles y paroissent en maniére d'harmonies lâches.

Au sommet de la tête, là où la suture sagittale & la coronale se rencontrent, il y a une ouverture, qui en place d'os est fermée par une membrane épaisse & tres dense, laquelle dans la suite se desseche, & prend la dureté d'os. Le battement du cerveau est en cét endroit connoissable à la vûë & au toucher. Voyez ce que nous avons dit touchant cette ouverture *au ch.6.*

Les os du front qui sont plus épais que tous les autres, sont deux en nombre, & ils n'ont point de cavité sinueuse.

L'Os de l'occiput est tres mince, tout au contraire de ce qu'il est dans les adultes, & il peut être divisé en plusieurs parties; ainsi il est comme composé de plusieurs os, desquels nous avons parlé dans les *chap.4.* & *6.*

Dans l'os temporal la partie squameuse & la petreuse sont distinguées entr'elles par une harmonie en forme de ligne, tracée au delà du trou de l'oreille, entre l'apophyse mastoïde.

Le trou de l'ouye est cartilagineux jusques au sixiéme mois; ensuite il devient os; mais neanmoins son cercle anterieur peut jusques à l'âge de sept ans être divisé du reste de l'os, ainsi qu'on a dit *au ch.6.*

Dans la base on le trouve fendu ou entr'ouvert, & comme en forme de fenêtre, jusques à l'âge de trois ans, & au delà.

Les cavité de l'oreille sont extrêmement étroites, & la structure merveilleuse du labirinthe ne paroît qu'à peine.

Le cercle interieur du timpan sur lequel il y a une membrane appliquée, peut aussi être divisé du reste de l'os.

Les trois osselets, l'enclume, l'étrier, & le marteau, sont aussi grands que dans les adultes.

L'Os sphenoïde se distingue en trois & quatre os manifestes, touchant lesquels voyez *le ch. 7.*

L'Os éthmoïde est extrêmement tendre, & presque cartilagineux, & on ne peut voir en lui aucun petit trou, ou du moins on n'y en remarque qu'à peine.

L'Os appellé *Crista galli*, *Crête de coq*, n'est point visible dans les enfans.

Le septum des narines est en sa partie d'en haut plus mou, & il ne prend la dureté d'os que long-tems aprés les autres parties.

Il y a une certaine suture qui s'étend par l'orbite de l'œil, & qui y reste visible presque jusques à la troisiéme année.

On voit au commencement de l'os du palais une ligne transversale qui s'étend depuis une dent canine jusques à l'autre, & qui comprend les quatre incisives.

Il ne paroît aucune dent dans la bouche des enfans, & l'on peut voir *au ch.* 10. comment & en quel tems elles sortent.

La machoire inferieure est composée de deux os, qui dans le menton se joignent par harmonie.

Les os hyoïdes sont cartilagineux.

Toutes les vertebres de l'épine à l'exception de la premiére & de la seconde du cou, sont composées de trois parties, ainsi qu'on a dit *au ch.*11. & leurs productions transverses conjointement avec la production posterieure ou aiguë, sont cartilagineuses, & si petites, qu'il semble presque qu'il n'y en a point : Pour les ascendentes & les descendentes elles sont aussi tres minces & cartilagineuses, mais elles sont un peu plus visibles.

L'os sacrum est, ainsi qu'on a dit *au ch.* 12. formé de cinq os, dont chacun peut, ainsi que les autres vertebres, être divisé en trois parties. Les cinq os sont séparés les uns des autres par un cartilage qui est entr'eux : La pointe épineuse de derriére est toute cartilagineuse.

Les côtes sont cartilagineuses à l'endroit où elles s'articulent avec les vertebres, mais elles s'endurcissent bien-tôt.

L'os sternum, si l'on en excepte sa plus haute portion, est tout cartilagineux & continu, & il paroît n'avoir aucune division ; ses parties d'en haut sont les premiéres qui s'endurcissent & deviennent os, & ensuite les autres peu à peu. Alors il est composé de huit os, lesquels, ainsi qu'on a dit *au chap.* 14. se reduisent bien-tôt au nombre de sept, les deux derniers se réünissant en un seul os. Leur nombre devient encore dans la suite plus petit, en sorte que jusques à l'âge de sept ans ils ne paroissent qu'au nombre de six seulement, & aprés cét âge, ils s'unissent tellement peu à peu les uns aux autres, que dans les adultes il n'en reste seulement que trois ou quatre.

Dans l'omoplate les épiphyses & les apophyses sont pour la plûpart cartilagineuses. Le cou même avec le cartilage glenoïde sont de même nature ; l'éminence coracoïde est une épiphyse. L'Acromion est au commencement une épiphyse revétuë de beaucoup de cartilages, & aprés la troisiéme ou quatriéme année, il dégénère en apophyse.

*Des Bras, & des Mains.* Les Appendices superieures & inferieures de l'humerus sont cartilagineuses, & deviennent os dans la suite.

L'Olecrane, ou la partie superieure du coude, est une épiphyse qui s'endurcit aprés la premiére année, & se joint à l'os.

Les os du poignet semblent n'être composés que d'un seul cartilage indivisé : d'où vient qu'étant premiérement devénus spongieux, ils se distinguent les uns des autres : & ensuite ils s'endurcissent peu à peu, & deviennent plus solides.

Les extremités des os du métacarpe & des doigts sont cartilagineux, & s'endurcissent en os dans la premiére année.

Chaque os anonime en particulier, jusques à la septiéme année, est composé de trois os ; ainsi qu'on a dit *au ch.*16.

La Rotule de l'os sternon est cartilagineuse, & demeure telle pendant plusieurs mois ; dans la suite elle s'endurcit en os.

Les productions ſuperieures & inferieures de l'os de la cuiſſe reſtent pendant quelque tems cartilagineuſes.

La rotule on molette du genou demeure auſſi pendant long-tems cartilagineuſe.

Les appendices ſuperieures & inferieures du tibia & du peroné ſont cartilagineuſes, & même lorſque dans la ſuite elles s'endurciſſent, elles peuvent en être ſéparées juſques à la dixiéme année.

Les os du tarſe dans le pied demeurent pendant pluſieurs mois cartilagineux, à l'exception du calcaneum, ou éperon, qui en dedans eſt oſſeux, & en déhors cartilagineux.

Les os ſeſamoïdes demeurent cartilagineux preſque juſques à l'âge de conſiſtence.

On voit ſuffiſamment par tout ce qu'on vient de dire, que les os des enfans ſont beaucoup differens de ceux des adultes.

Mais cela doit être principalement entendu des os des enfans nés depuis peu. A l'égard des os du fœtus, de leur génération, & ce qui s'ajoûte ou ſe diminuë à chaque os, chaque mois, & enfin tous les changemens qui leur arrivent pendant les differens tems que le fœtus eſt enfermé dans la matrice, on peut voir *le liv. de Oſteogenia fœtuum* de Theodor. Kerckringius, où il en donne des deſcriptions & des figures tres exactes.

---

## CHAPITRE XXIV.

### *Des Ongles.*

QUoique les ongles ne ſoient pas os, neanmoins à raiſon de leur dureté conſiderable, & de la reſſemblance telle quelle qu'ils ont avec les os mols, ou plûtôt avec les cartilages les plus durs, ou avec les cornes; nous ajoûterons ici à la deſcription des os, leur hiſtoire.

LES ONGLES SONT DES PARTIES DURES COMME DE LA CORNE, APPOSE'ES A L'EXTREMITE' DES DOIGTS DES MAINS ET DES PIEDS. *Leur definition.*

Les Grecs les nomment ὀνυχές, de νύσσω, *piquer*, ils nomment leurs racines ῥιζονύχια, leur extremité, ou petite lune blanchâtre, ανατολὴ, & la petite peau qui nait ſur leurs racines, ἀργεμώνη. *Leur noms.*

Julius Pollux *liv.* 2. explique ainſi les parties des ongles. *Les parties, dit-il, qui ſont ſous l'ongle, ſont appellées* κρυπτὴ, *celles d'en haut* ἄργεμοι; *celles qui ſont ſur les côtés* παρονυχίαι; *celles qui ſont immediatement aprés* γωνίαι: *la blancheur qui paroît vers leurs racines* ἀνατολὴ; *celles qui paroiſſent dans les ongles* νεφέλεια. Les fins ou extrémités qui ſont entre les doigts, ſont appellées RIMÆ, VERTICES, *Fentes, Sommets*, & par les Grecs ῥάγες, & κορυφαὶ.

*Leur substance.* Leur substance n'a point de sentiment, & elle est mediocrement dure. Elle tient le milieu entre l'os & le cartilage, & c'est de là qu'elle est flexible.

*Leur couleur.* Leur couleur est transparente, ce qui fait qu'à raison de la couleur de la chair qui est au dessous, ils paroissent tantôt rouges, tantôt pâles, où livides, ou de quelqu'autre couleur. Hipocrate & d'autres Medecins tirent quelquefois de leur couleur, des signes de l'état des maladies, ou de la santé.

*Leur connexion.* Ils touchent immediatement à la chair qui est au dessous, à laquelle vers leurs racines ils sont attachés par un ligament, afin de lui être plus fortement unis, presqu'en la même maniére que les dents sont contenuës dans les gencives.

*Leur situation.* Chaque doigt, tant de la main, que du pied, est armé d'un ongle, appliqué à son extremité superieure, pour la conservation des parties qui sont au dessous, lesquelles sont tres sensibles. En éfet, il se porte jusques à ces extremités de petits nerfs & des tendons qui se dilatent au dessous des ongles, & qui leur communiquent un sentiment tres vif. *Leur usage.* Ainsi au moindre attouchement des corps exterieurs solides & rudes, l'homme auroit été miserablement exposé à des douleurs presque continuelles, si les ongles placés en ces endroits, n'empêcheoient ce sentiment douloureux. Et c'est-là le premier & principal usage auquel il semble qu'ils ont été destinés; quoiqu'en second lieu ils servent à grater & à d'autres semblables fonctions.

*S'ils sont des parties du corps.* On dit vulgairement qu'ils sont engendrés des excremens grossiers & visqueux de la troisiéme coction, & qu'ils ne croissent que par apposition; d'où vient, dit-on, qu'ils n'augmentent qu'en longueur, & nullement en largeur, ou en profondeur, & qu'ainsi on ne doit pas les compter entre les parties du corps. Galien même semble favoriser cette opinion *au dernier chap. du liv. 2. de l'Admin. anat.* où il dit qu'il ne se distribuë aucun vaisseau aux ongles, parce, qu'à la maniere des poils, ils naissent d'une racine qui leur fournit la matiére de leur accroissement. Mais neanmoins le même Galien dit *dans le même livre cité*, en quoi il se contrarie, qu'il se porte à la racine des ongles une artère, une veine, & un nerf, desquels, ainsi que les autres parties, ils reçoivent la vie & la nourriture; Or si cela est veritable, il semble qu'ils doivent être comptés entre les parties du corps, puisqu'ils joüissent d'une vie & d'un aliment qui leur est commun. A quoi l'on peut ajoûter qu'en plusieurs affections ils souffrent, tout ainsi que les autres parties, des alterations & des changemens; car dans les syncopes & dans les commencemens des fiévres quartes ils pâlissent; ils rougissent dans la plethore; & ils ont souvent de tres méchantes couleur dans la cachychimie; mais pour resoudre ce doute en peu de mots, il faut considerer trois choses.

I. Que les taches qui viennent aux ongles, ne s'éfacent jamais, jusques enfin que conjointement avec la partie de l'ongle, à laquelle elles son inhérentes, elles parviennent au delà de la chair, & ainsi on les coupe avec l'ongle même.

II. Qu'il semble à la verité qu'en differentes affections du corps la couleur des ongles se change souvent sur le champ, mais ce n'est point-là un veritable changement de couleur en leur substance, c'est seulement la transparence de la couleur du sang & des autres humeurs qui sont au dessous. Car de soi les ongles sont diaphanes, c'est à dire transparens, & ainsi toutes les variations de couleurs qui surviennent au sang & aux autres humeurs qui sont au dessous, paroissent au travers. Ainsi comme dans la syncope & dans les commencemens des fiévres quartes il est poussé (à cause de la foiblesse du cœur) peu de sang dans les chairs sur lesquelles les ongles sont implantés, il arrive de là qu'ils palissent alors ; & comme au contraire dans la plethore il y en est beaucoup porté, ils rougissent ; enfin comme dans la cacochymie le sang est mal coloré, il paroît alors de méchantes couleurs au travers des ongles. Ces couleurs neanmoins ne sont pas inhérentes en leur substance, & ne l'affectent point ; ni plus, ni moins que les couleurs que l'on voit par un verre, ne s'arrêtent point en lui, & ne l'affectent point.

III. Qu'aprés que l'homme est mort les ongles vivent & croissent encore, (ainsi qu'Aristote l'assûre *au liv. 3. de l'hist. des anim. chap. 11.*) de quoi Paré rapporte un exemple manifeste *en son trait. de renunciat. sur la fin*, & cela est confirmé par tant d'autres experiences & observations, qu'on n'en sçauroit douter.

Ces trois choses attentivement considerées, il paroîtra assés évidemment.

I. Qu'ils ne vivent pas d'une vie commune aux autres parties animées du même corps, mais d'une vie végétative qui leur est particuliére.

II. Qu'ils ne sont pas nourris du seul sang, ainsi que les autres parties animées, mais encore d'autres alimens, comme il est évident dans les corps morts, où long-tems aprés l'entiére consomption & putrefaction du sang, ils se nourrissent : & ainsi il n'y a pas de la vraisemblance qu'il entre aucune artère ou veine en leur substance, quoique peut-être il en arrive jusques à leurs racines pour être distribuées dans les parties qui sont au dessous.

III. Qu'ils ne croissent par intussusception, mais seulement par apposition, c'est à dire en tant qu'il s'applique à leurs racines de nouvelles parties qui poussent insensiblement celles qui sont au devant.

Enfin il faut conclure de là que les ongles doivent bien être appellés parties du corps, en tant qu'ils concourent à l'entier achevement du tout ; (car l'homme sans ongles n'est pas entiérement complet, c'est à dire parfait) mais non pas entant qu'ils joüissent d'une vie commune aux autres parties ; car ils ont une vie particuliére, laquelle tres souvent dure encore long-tems aprés la mort des autres parties. On peut voir sur ce sujet ce que nous avons amplement dit des poils *au liv.3. ch.2.*

*La maniére de leur accroissement.* Mais d'autant qu'on vient de dire que les ongles croissent par apposition, on demande si cét accroissement se fait selon les trois dimensions en longueur, largeur, & profondeur ; Spigelius le nie. L'opinion de Bauhin est qu'ils croissent plûtôt en longueur qu'en largeur & profondeur ; & Hofmannus est de même avis. Mais Lindanus *en sa Physiolog. ch. 16. art. 6. nombr. 51.* estime qu'ils croissent selon les trois dimensions ; & pour le prouver il ajoûte un exemple rare : *La mal-propreté*, dit-il, *& la negligence inoüie d'une femme d'Enchusen est un témoignage de cela. Les ongles des pieds lui étoient si extrêmement crûs, qu'enfin elle ne pouvoit plus marcher. Le Medecin aiant été appellé il ordonna qu'on les sciât. Mon pere emporta avec soi les rognures, & je les garde encore à present. La rognure du pouce a deux pouces de longueur, & un doigt d'épaisseur. Elle est solide vers sa racine, & ensuite elle est composée de plusieurs lames, comme d'autant d'ongles. La rogneure du doigt du milieu est aussi longue que celle du pouce, mais elle est moins épaisse, elle l'est neanmoins tres considerablement. Il n'en est aucune qui n'ait plus d'un pouce de longueur ; même celle du petit orteil est plus épaisse que tout ongle ordinaire du pouce, quelqu'épais qu'il soit. Ce qui est crû en large paroît crochu & recourbé en dedans.* Platerus *au liv.3. de ses Obs.* écrit une histoire presque semblable à celle-là, d'une jeune fille, dont les ongles des doigts des mains étoient de l'épaisseur d'un travers de doigt, & avançoit beaucoup, en sorte qu'elle ressembloit plûtôt à la corne du pied d'un animal, qu'à un ongle humain. J'ai de-même aussi connu un homme à qui l'ongle du second doigt du pied droit, étoit crû jusques à l'épaisseur d'un doigt; il étoit solide aux environs de sa racine, & vers sa partie anterieure il étoit comme composé de plusieurs lames, qui ressembloient à autant d'ongles, ce qui lui étoit un grand empêchement pour marcher. Ce vice neanmoins n'étoit point dans les autres ongles.

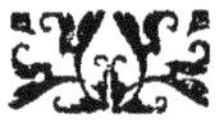

L'ANATOMIE

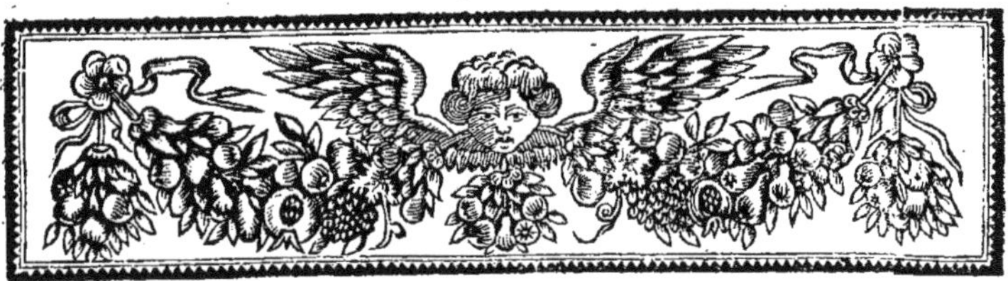

# L'ANATOMIE DU CORPS HUMAIN.

## *LIVRE DIXIE'ME.*

# DES CARTILAGES, ET DES LIGAMENS.

## CHAPITRE PREMIER.

### *Des Cartilages.*

APRE'S avoir donné l'histoire des os, il reste enfin à traitter en dernier lieu des Cartilages, & des Ligamens. De ceux-là, parce qu'ils approchent de prés de la nature des os, dont même en certaines parties ils font la fonction, & que souvent ils deviennent os. De ceux-ci, parce que c'est par leur moyen que plusieurs parties, & principalement les os, sont unies & attachées les unes aux autres.

OR LE CARTILAGE EST UNE PARTIE SIMILAIRE, FROIDE, MODERE'- *La definition*

MENT SECHE, PRIVÉ DE SENTIMENT, ENGENDRÉ DE LA PORTION VISQUEUSE ET TERRESTRE DE LA SEMENCE, ET DESTINÉ POUR LE SOUTIEN DE PLUSIEURS PARTIES MOLLES, ET POUR ELUDER L'IMPETUOSITÉ DES CHOSES DURES QUI DU DEHORS PEUVENT LES OFFENCER.

C'eſt pour cette fin que leur ſubſtance eſt légére, polie, & flexible, plus dure que le ligament, & plus molle que l'os; & lorſqu'en elle les particules terreſtres prédominent ſur les viſqueuſes, elle acquiert plus de dureté, & devient facilement os, ainſi qu'on voit dans le ſternon, dans l'épine du dos, & en pluſieurs autres parties, dans leſquelles tres ſouvent elle prend la nature d'os. Lorſque les particules viſqueuſes prennent le deſſus ſur les terreſtres, elle ne s'endurcit jamais en os, ainſi qu'on voit dans les jointures des bras, de la cuiſſe, &c. mais ſi les particules demeurent dans l'égalité aucune ne prédominant, & qu'il ſurvienne un deſſechement exceſſif, ſoit par l'âge, ou par la maniére de nourriture, alors la ſubſtance du cartilage s'endurcit quelquefois, & contre ſon état naturel elle devient os, ainſi qu'on l'obſerve dans le cartilage ſcutiforme, & dans la trachée artère. Ce qui eſt confirmé par l'exemple rapporté par Cardan, de ce voleur de Milan qui aiant été pendu à un gibet, ne fut point ſuffoqué, parce que la trachée artère s'étoit endurcie en lui & devénuë entiérement os.

Les cartilages n'ont pas des cavités conſiderables comme les os, ni ils ne ſont pas nourris de moële; car comme leur ſubſtance eſt molle, & qu'ils ont des pores tres larges, l'aliment les pénètre facilement de toutes parts.

*Leurs differences.* Ils ſont differens entr'eux ſoit en grandeur, en figure, en ſituation, en connexion, en uſage, & en dureté de ſubſtance: ſoit en ce que les uns revétent la tête des os, & les rendent liſſes; d'autres conſtituent les parties mêmes, comme dans l'oreille, & dans le nez; d'autres ſont placés au devant de quelques parties nobles pour leur ſervir de défence & rempart, comme dans les cartilages des côtes & de l'os ſternon.

*Leurs uſages.* Ils ont pluſieurs uſages.

I. Ils rendent les mouvemens des parties qui s'articulent, libres & faciles: En éfet, dans les corps vivans ils ſont humectés d'une certaine humeur onctueuſe qui les rend liſſes & gliſſans.

II. Ils joignent pluſieurs os par ſincondroſe.

III. Ils émouſſent l'impetuoſité des corps ſolides.

IV. Ils défendent pluſieurs parties contre les injures du déhors.

V. Ils forment en pluſieurs parties des éminences, ou des cavités, comme dans les oreilles, au nez, & à la trachée artère.

VI. Ils amplifient les cavités des grands articles.

On pourroit ajoûter à cela l'uſage particulier de l'Epiglote, qui fait l'office de couvercle ; & celui des cartilages des paupiéres qui les soutiennent en maniére d'appui.

Tous les os qui sarticulent, sont revétus en leurs articles d'un cartilage, lequel est plus ou moins visqueux & glissant, selon que le mouvement auquel l'os est destiné, doit être ou grand & promt, ou petit & lent.

On a traitté en leurs lieux des cartilages du larinx, de l'épiglotte, de l'âpre-artère, des paupiéres, des oreilles, du nez, du sternon, & de plusieurs autres, en sorte qu'il est inutile d'en repéter ici l'histoire.

---

## CHAPITRE II.

### *Des Ligamens en général.*

Le Ligament que les Grecs appellent *σύνδεσμος*, *lien*, est quelquefois nomme *nerf*, *νεῦρον*, par Hipocrate & par Aristote, parce qu'il en a en quelque façon la figure & la couleur.

*Sa definition.* Le Ligament est une partie similaire, froide, seche, et ferme, neanmoins lache et flexible, destinée pour lier diverses parties ensemble.

*Sa substance.* On croit qu'il est formé de la portion visqueuse & tenace de la semence ; d'où vient que sa substance est solide & blanche. Il tient le milieu entre la membrane & le cartilage ; étant plus dur que la membrane, afin qu'il ne se rompe pas facilement ; & plus mou que le cartilage, afin qu'il obeïsse mieux aux mouvemens des muscles ; & selon qu'il participe plus de la nature de l'un ou de l'autre, on le nomme *ou* ligament cartilagineux, à raison de son plus de solidité ou dureté ; tel qu'est celui qui naissant de la tête de l'os de la cuisse va s'inserer dans l'os ischion : *ou* ligament membraneux, à raison de sa mollesse, tel qu'est celui qui embrasse l'article de l'humerus. Outre toutes ces differences neanmoins que l'on prend de leur substance, on en tire encore beaucoup plus de leur origine, de leur insertion, de leur force, de leur figure, & de leur dureté.

Les ligamens qui lient les os n'ont point de sentiment, de peur que dans les differens mouvemens des parties on ne souffrit de continuelles & incommodes douleurs qui rendroient à l'homme la vie mal-heureuse. Quelques-uns neanmoins croyent qu'il y a des ligamens qui prennent leur origine des periostes ; d'où vient qu'ils sont en quelque façon membraneux, & qu'ils ont tant soit peu de sentiment. Il y a aussi d'autres ligamens qui ont du sentiment, quoiqu'ils ne naissent pas des perioſtes : tels ſont ceux qui attachent le foye, la matrice, la veſſie, &c. aux parties qui leur ſont voiſines.

*Leur nourriture.* Le ligament eſt nourri, non pas de moële, ainſi que Colombus & pluſieurs autres l'ont crû, mais du ſang qui leur eſt apporté par des arterioles capillaires, ſi petites qu'elles échapent à la vûë.

*Leur figure.* Sa figure eſt large, étroite, ronde, longue, plane, courte, ſelon la diverſité & la ſituation exterieure ou interieure des parties qu'il doit lier, & auſſi ſelon la plus grande commodité de ſon uſage.

*Leur origine.* Il prent ſon origine ou d'un os, ou d'un cartilage, ou d'une membrane, & il s'y inſere de même.

*Leur uſage.* Or les ligamens lient les parties enſemble en deux maniéres. Ou afin qu'elles puiſſent facilement ſe mouvoir, & que dans le mouvement elles ne ſortent pas de leur place ; ou ſeulement afin qu'elles ſoient contenuës en leurs lieux ſans grand mouvement.

La premiére maniére de connexion eſt commune à tous les articles, leſquels, ſelon qu'ils ſont deſtinés à un plus grand ou plus petit mouvement, ſont munis de ligamens, ou plus minces & plus lâches, ou plus épais & plus forts, qui embraſſent ou tout l'article, ſi rien ne l'empêche ; ( ainſi dans le genou, à raiſon de la rotule, tout l'article n'en eſt pas entouré ) ou tout l'os qui compoſe l'article, ou les rebors ou ſourcils de leurs cavités, & les circonferences des têtes de l'os, ou enfin le cartilage qui eſt entre l'article. Que ſi pluſieurs articles concourent enſemble, ils ſont alors tous enſemblement couverts par dehors de pluſieurs ligamens.

Outre les ligamens qui embraſſent les articles. Il y en a encore d'autres particuliers qui entourent de certaines parties qui ont beſoin d'être fortement attachées. De ceux-ci les uns ſont épais, les autres minces; les uns longs, les autres larges. Les uns vont obliquement d'un os à un autre, les autres ſont entre les articles, comme l'on voit entre les vertebres, & dans l'intervale qui eſt entre l'os de la cuiſſe & l'acetable de l'os de la hanche ; & ces ligamens ſont appellés cartilagineux.

La ſeconde maniére de connexion, c'eſt à dire celle par laquelle les parties ſont ſeulement contenuës dans leur lieu ſans grand mouvement, eſt évidente dans les ligamens du foye, de la veſſie, de la matrice, &c. de plus dans les ligamens annulaires qui entourent les tendons des muſcles des mains & des pieds ; & auſſi dans les ligamens qui attachent le rayon au coude, le peroné au tibia, & dans pluſieurs autres.

# CHAPITRE III.

## *Des Ligamens de la tête, des machoires, de l'os hyoïde, & de la langue.*

*Les ligamens de la tête.*

COmme la tête qui est située & appuyée sur la premiére vertebre, fait ses mouvemens sur cette premiére vertebre, & sur la seconde, il a été nécessaire qu'elle fut liée aux deux par des liens tres étroits, c'est pourquoi il y a quatre forts ligamens qui joignent & attachent ensemble ces parties.

Le *premier*, qui est le plus long & le plus large, embrasse en rond tout l'article exterieur, & pénètre aussi dans la partie interieure de la vertebre. Il lie la premiére vertebre à l'os occipital, de la base duquel il prend son origine, & afin qu'il puisse s'y attacher plus fortement, l'os est en cét endroit âpre & inégal, & dans les enfans il a plusieurs fentes.

Le *second*, qui attache la seconde vertebre à la tête, est rond, long, & tres fort. Et prenant son origine en partie du siége exterieur de la dent, & en partie de sa pointe, il va s'attacher vers le grand trou de l'os occipital, & ainsi conjointement avec la dent il forme comme un axe, autour duquel la tête tourne.

Le *troisiéme*, qui est de nature cartilagineuse, est étendu transversalement sur la dent, & environne à même tems la cavité qui reçoit la dent. Il prent son origine de l'un des côtés de la premiére vertebre, & va s'attacher tres fortement à l'autre côté de cette même vertebre. Par ce moyen il empêche que dans les mouvemens violens de la tête, la dent ne sorte de sa cavité, & qu'ainsi il ne se fasse luxation, ou compression de la moële de l'épine.

Le *quatriéme*, qui est membraneux, attache la seconde vertebre à la premiére, & les entoure exterieurement & interieurement.

*Les ligamens des machoires.*

Les ligamens de la machoire superieure entre les sutures & les harmonies, sont minces & membraneux, servans à l'insertion des muscles ; En éfet les tendons des muscles du visage & des parties voisines prennent leur naissance auprés d'eux.

Tout l'article de la machoire inferieure avec les os des tempes est couvert du ligament membraneux commun.

*Les ligamens de l'os hioïde, & de la langue.*

L'Os hyoïde & la langue ont divers ligamens.

Deux qui prennent naissance des grandes productions de l'os hyoïde, ausquelles la base de la langue est attachée.

Deux qui ſont adhérens aux cornes du même os, & s'attachent aux apophyſes ſtyloïdes. Ils tiennent l'os & ſes muſcles ſuſpendus afin que la langue y ſoit plus fortement appuyée.

Un tres fort, qui eſt propre de la langue, ſous laquelle il eſt couché, & qui s'avance juſques aux dents de devant.

Si ce ligament lie la langue en ſa partie d'en bas trop en approchant des dents, la parole en eſt empêchée, & même les enfans ne peuvent téter, c'eſt pourquoi on a coûtume en ce cas de le couper avec des ciſeaux.

---

## CHAPITRE IV.

### *Des Ligamens de tout le tronc.*

IL a auſſi été néceſſaire, à raiſon des differens mouvemens de l'épine, que les vertebres fuſſent liées entr'elles par de forts ligamens ; deſquels il y a trois genres.

*Les ligamens des vertebres.* I. Les corps mêmes des vertebres, qui en haut & en bas, ſont couverts d'un cartilage onctueux, ſont attachés enſemble principalement ſur le devant & ſur les côtés, par des ligamens qui ſont de figure lunaire, épais, fibreux, & forts : & qui entourent les vertebres, & les lient tres fortement, ſelon toute la longueur du dos, afin qu'elles puiſſent plus facilement ſoûtenir les mouvemens violens.

II. Les corps des vertebres, dans l'endroit où elles ſe joignent, ſont fortement liées enſemble par un ligament cartilagineux, fibreux, onctueux, épais en ſa partie exterieure, mince vers ſon milieu répondant à toute la largeur des vertebres, repreſentant leur figure, & contenant le cartilage entre les vertebres, en ſorte que pluſieurs croyent que ce ligament en tire ſon origine.

III. Les productions des vertebres, tant les tranſverſes, que les aiguës, ſont liées enſemble par des ligamens membraneux communs, leſquels dans les aiguës prennent leur origine d'un certain canal qui eſt dans l'épine d'en haut, & vont s'inſerer à l'épine qui eſt au deſſous, où, s'arrangeant comme ſur une même ligne, & s'uniſſant en même ordre aux ligamens qui ſuivent, ils ſemblent tous n'en faire qu'un ſeul qui regne ſelon toute la longueur des épines, & qui rendent les vertebres, continuës comme ſi elles n'étoient qu'un ſeul os.

*Des côtes.* Les côtes ſont attachées aux vertebres par des ligamens tres forts, preſque cartilagineux, qui prennent leur naiſſance des ligamens tranſverſaux des vertebres, & elles ſont jointes au ſternon par des ligamens minces, aiant des cartilages entre-deux.

Les os du ſternon s'uniſſent tres étroitement enſemble, y aiant auſſi entr'eux un cartilage tres adhérent, & ils ſont couverts d'un double perioſte. La partie d'en haut du ſternon eſt attachée aux clavicules par un ligament particulier. *Du ſternon.*

L'os ilion, outre qu'il eſt joint à l'os ſacrum par un cartilage tres adhérent, lui eſt encore attaché par un ligament membraneux commun, large, & tres fort. *De l'os ilion.*

L'os ſacrum eſt joint à l'os de l'ilion par un cartilage tres épais, & par un double ligament long & rond, lequel prenant naiſſance de l'un des côtés de l'os ſacrum, va s'inſerer par l'une de ſes extremités à la production aiguë de l'os de la hanche, & par l'autre à ſa partie de derriére, c'eſt à dire à ſon appendice, & ainſi il ne ſert pas ſeulement à lier ces os fortement les uns aux autres, mais encore il ſoûtient l'inteſtin droit avec ſes muſcles. *De l'os ſacrum.*

Les Os du pubis ſont liés enſemble en partie par un cartilage qui eſt entr'eux, & en partie par deux ligamens, dont le premier les entoure circulairement, & le ſecond qui eſt membraneux, en occupe le trou & ſoûtient les muſcles de cét endroit. *De l'os pubis.*

Quant aux muſcles du foye, de la veſſie, de la matrice, de la rate, & des parties honteuſes, on en a parlé en leurs lieux.

---

## CHAPITRE V.

### *Des Ligamens de l'omoplate, du Bras, & de la Main.*

L'Omoplate eſt jointe à la tête de l'os de l'humerus & à la clavicule par cinq ligamens, qui ſemblent être principalement formés des tendons des muſcles de l'omoplate même, leſquels entourent la tête & le col de l'humerus, & qui ſont tellement joints enſemble, qu'ils ne forment qu'un ſeul ligament rond & tres fort.

Le premier de ces ligamens, qui eſt large & membraneux, & qui nait des extremités du cou de l'omoplate, entoure tout l'article, & s'implante en la partie interieure de devant de l'os de l'humerus.

Le ſecond qui eſt rond en maniére de nerf, & qui prend naiſſance de la pointe de la production interieure de l'omoplate, s'attache aux parties interieures de la tête exterieure de l'os de l'humerus.

Le troiſiéme, lequel auſſi eſt rond, mais plus épais & plus grand que le précédent, vient de la production coracoïde, & va s'inſerer à la partie exterieure de la tête de l'humerus.

Le quatriéme qui nait par un large principe du même endroit que le premier, s'implante dans la partie exterieure & posterieure de la tête de l'humerus.

Le cinquiéme prend son origine de la partie interieure de l'omoplate, & se porte obliquement jusques au haut de l'humerus.

*Du coude.* Le coude a deux ligamens, dont l'un est membraneux & tres fort; & le second entoure tous les muscles du coude selon toute sa longueur, les contenant en leur place. Les membranes propres des muscles s'attachent fortement à ce muscle.

Les autres ligamens tiennent les os réünis & liés ensemble. En éfet l'aune & le rayon sont attachés à l'humerus par des ligamens membraneux communs & tres forts; & ils sont joints au poignet non seulement par des ligamens communs, mais encore par deux autres particuliers qui sont longs & ronds; & dont le *premier*, qui est le plus cartilagineux, se porte de la production styloïde au quatriéme os du poignet, auquel il attache le grand focile: L'*autre* nait de la pointe du rayon qu'il attache au poignet qu'il entoure; Et cette jonction est renduë plus ferme par un ligament nerveux qui envelope tout l'article. Quant au grand focile, il est attaché au rayon en haut & en bas par un ligament commun, & par un autre particulier qui est membraneux, situé dans leur entre-deux, selon toute leur longueur. Il prend son origine de la ligne aiguë du grand focile, & s'implante en la ligne du rayon.

*Du poignet.* Le poignet a deux sortes de ligamens, un qui ne sert qu'à réünir & lier ensemble les os, & deux autres pour affermir les tendons qui se portent à d'autres parties.

Le premier qui nait de la production inferieure du rayon & du coude, embrasse tous les os du poignet, & les tient étroitement liés ensemble; il finit à l'appendice de l'os du métacarpe.

Les autres deux (que Riolan ne compte que pour un seul) se portent transversalement dépuis l'os du poignet qui soûtient le pouce jusques à celui qui touche le petit doigt; l'un en déhors, & l'autre en dedans, en forme d'anneau, ce qui fait que ceux qui décrivent ces deux ligamens pour un seul, le désignent sous le nom de LIGAMENT ANNULAIRE. Ils réünissent & contiennent ensemble les tendons des muscles qui fléchissent & étendent les doigts. André Dulaurens, & Bauhin croyent que celui qui est en déhors, peut facilement être divisé en six ligamens.

*Le ligament annulaire.*

*Du métacarpe.* Les os du métacarpe sont joints les uns aux autres, & avec les os du poignet par des ligamens communs.

*Des doigts.* Les phalanges des doigts sont aussi liées ensemble par des ligamens communs, & dans la paume de la main aux os du métacarpe par un ligament transversal. Outre cela chaque doigt a un ligament qui regne en toute sa longueur, lequel prend son origine de la partie interieure des

des os. Il eſt en forme de canal, & il contient en leur place les tendons qui fléchiſſent les doigts.

On pourroit ajoûter à cela cette membrane mucilagineuſe, qui couvre en forme de ligament les tendons qui vont à la main & aux doigts.

---

# CHAPITRE VI.

## *Des Ligamens de la jambe, & du pied.*

LA Cuiſſe eſt attachée à l'iſchion par deux muſcles. Le premier qui eſt exterieur, & qui embraſſe tout l'article, eſt large, dur, épais, & tres fort. L'autre qui eſt interieur, & que l'on ne peut voir qu'aprés qu'on a coupé le précédent, vient du fond de l'acetable, & s'inſere dans le milieu de la tête de l'os de la cuiſſe; il eſt un peu long, rond, & dur; ce qui fait que quelques-uns l'appellent nerf cartilagineux. Lorſque ces ligamens ſe rélâchent trop par les humeurs pituiteuſes qui tombent en trop grande abondance dans l'acetable, il ſe fait diſlocation de cét article, laquelle aprés qu'on a remis l'os en ſa place, on guerit par des remedes qui deſſechent & qui fortifient, & par des bandages convenables. Mais ſi l'humeur eſt ſi acre qu'ils en ſoient rongés & corrompus, le mal devient irremediable : ou ſi cette luxation eſt causée par quelque coup extraordinaire & violent du déhors, alors le plus ſouvent le ligament rond interieur ſe rompt, parce qu'à raiſon de ſa dureté il ne peut ſouffrir une extenſion ſi grande & ſi ſubite, ni ſortir du profond de l'acetable en déhors ſans ſe rompre; d'où vient que cette demiſſion eſt abſolument ſans remede : Car quoique l'os puiſſe être remis en ſa place, c'eſt à dire dans l'acetable, neanmoins incontinent aprés, il retombe de nouveau, parce que le ligament interieur eſt rompu, & ainſi la jambe diſloquée devenant plus courte que l'autre, les malades reſtent boiteux. Les Chirurgiens doivent ſoigneuſement prendre garde à cela, afin que dans ces ſortes de demiſſions ils ne tentent pas le rétabliſſement de l'article, car ce ſeroit inutilement, & neanmoins avec d'exceſſives douleurs pour le malade. *Les ligamens de la cuiſſe.*

Le grand focile & le peroné ſont attachés à l'os de la cuiſſe par ſix ligamens, dont *Le tibia.*

Le premier, qui eſt membraneux & commun, entoure tout l'article, à l'exception de l'endroit où eſt la rotule.

Le ſecond, qui eſt fort & nerveux, eſt ſitué à la partie interieure du genou. Il s'éleve de la production du tibia, & ſe fendant en deux, il s'insere par l'une & l'autre de ses extremités aux deux têtes de la cuisse.

Le troisiéme, qui est cartilagineux & tres fort, prend naissance de la partie la plus élevée du tibia entre ce sinus, & il entre dans le milieu du sinus qui est situé sur le derriére entre les têtes de la cuisse.

Le quatriéme, qui est gros & presque rond & long, est attaché au côté exterieur du genou, & lie ensemble les os de la cuisse, du tibia, & du petit focile.

Le cinquiéme, qui est un peu plus mince & plus mou que le précédent, prend sa naissance sur son côté interieur, & se porte obliquement vers le devant du tibia.

Le sixiéme, qui est grêle & mou, est situé dans le milieu de l'article du genou, & se porte du tibia à l'os de la cuisse. Ce ligament neanmoins non-plus que les deux précédens, ne se trouvent pas toûjours. Ce qui fait que ce n'est pas tout à fait hors de propos que quelques-uns ne reconnoissent ici que trois ligamens seulement ; l'un commun, & les deux autres de couleur de sang.

*Du tibia.* Le tibia est attaché au peroné par trois liens, dont le premier & le second sont des ligamens membraneux communs ; l'un environne en la partie superieure & exterieure l'emboëtement des os ; l'autre en la partie d'en bas du tibia, d'où il prent naissance, va s'inserer au petit focile. Le troisiéme est un ligament membraneux particulier, qui prenant sa naissance de tout le tibia, se porte au fibula, & s'étend par l'espace qui est entre ces deux os qu'il joint ensemble par ce moyen. Il distingue à même tems les muscles de cét endroit, & donne naissance à quelques-uns d'eux.

*Du pied.* Les ligamens du pied sont de deux sortes : Les uns qui affermissent les tendons, afin que dans les mouvemens ils ne sortent pas de leur place : les autres qui lient les os entr'eux.

Ceux-là sont au nombre de trois.

Le premier est situé sur le devant, la où le pied se joint au tibia.

Le second va de la malleole interieure à l'os de l'éperon, & fait comme trois anneaux, pour donner passage aux tendons, parce qu'il y a en cét endroit trois sinus.

Le troisiéme qui sort de la cheville exterieure va s'attacher à l'os de l'éperon par deux extremités.

Outre ces ligamens dont on a parlé, il y a aussi des ligamens transversaux en la partie inferieure des doigts des pieds, tout ainsi que dans la main. Ils tiennent réünis les tendons qui fléchissent la seconde & la troisiéme phalange.

Ceux-ci, c'est à dire ceux qui lient les os ensemble, sont ou du talon, ou du pedium, ou du métacarpe, ou des doigts.

Le talon est attaché au tibia par trois ligamens, dont

Le premier, qui entoure l'article du tibia avec le talon, eſt membraneux, les autres étant cartilagineux.

Le ſecond qui nait de la partie interieure du talon, s'implante à l'os du tibia qui regarde le talon.

Le troiſiéme attache la partie exterieure du talon à l'os du tibia.

Le talon eſt attaché au pedium par cinq ligamens.

Le premier, qui eſt commun, embraſſe l'article de l'éperon, & du talon. Celui-ci eſt membraneux, les autres ſont cartilagineux.

Le ſecond ſe porte de la partie inferieure du talon à l'éperon.

Le troiſiéme, qui s'éleve du cou du talon, s'implante à l'os naviculaire.

Le quatriéme joint l'os Cuboïde avec le cou du talon.

Le cinquiéme unit l'os de l'éperon à l'os cuboïde, & il environne l'article.

*Du pedium.*

Les os du pedium ſont fortement liés entr'eux, & aux os voiſins par des ligamens tres durs & cartilagineux, qui pour plus grande force ſont accompagnés en la partie d'en bas d'un ligament particulier tres fort, qui lie les os entr'eux par leurs milieux.

*Du métacarpe, & des doigts.*

Les ligamens du métacarpe, & des doigts, different peu ou point du tout en ſtructure, en inſertion, & en forme d'avec les ligamens de la main : Il y a ſous la plante des pieds, aprés qu'on a ôté la peau & la graiſſe, un ligament large & fort, qui lie les os de la premiére phalange, & enferme les ſeſamoïdes.

*F I N.*

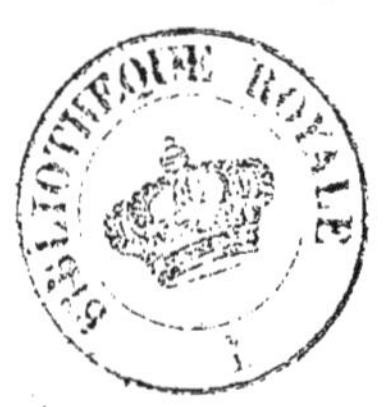

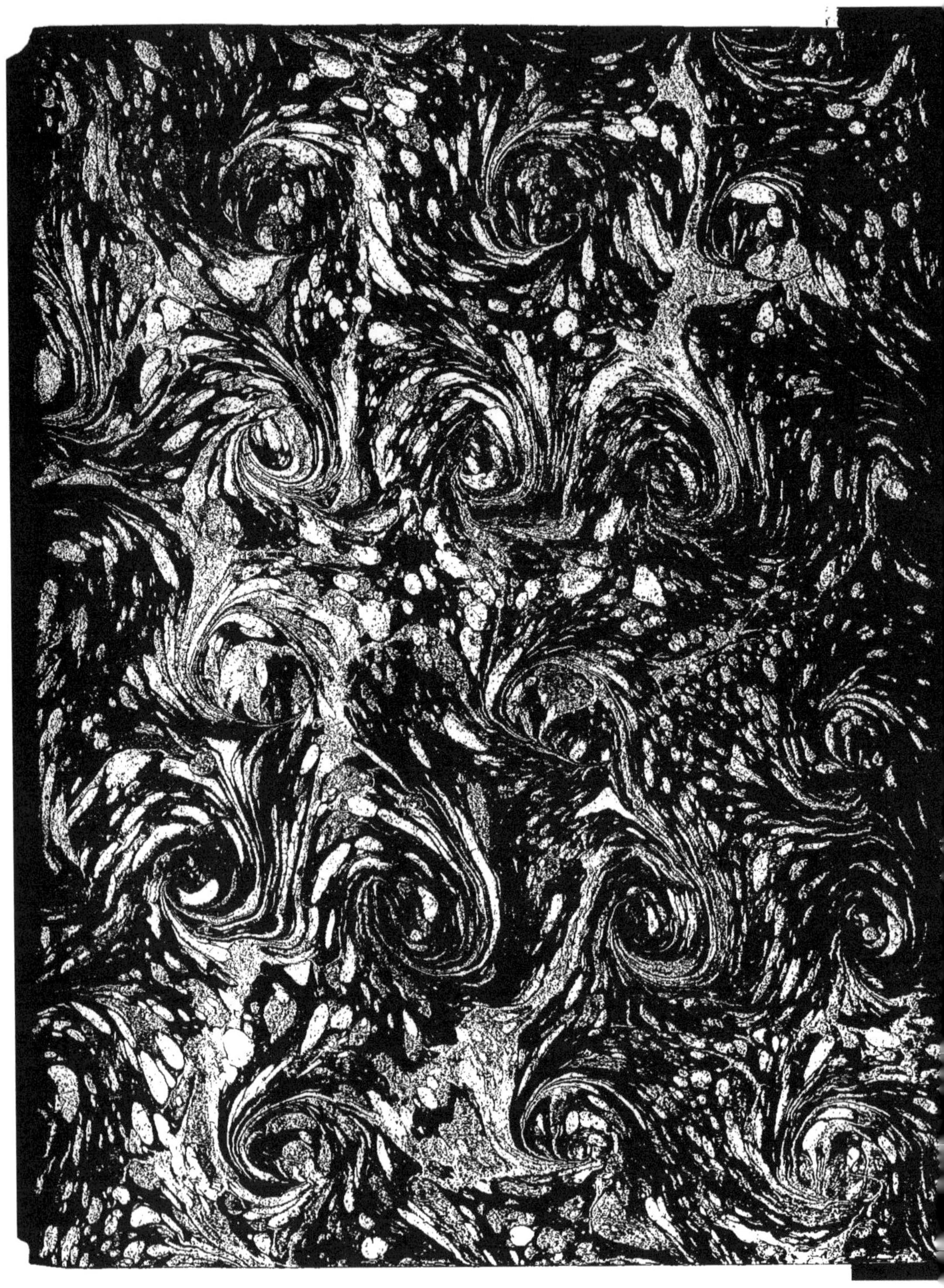

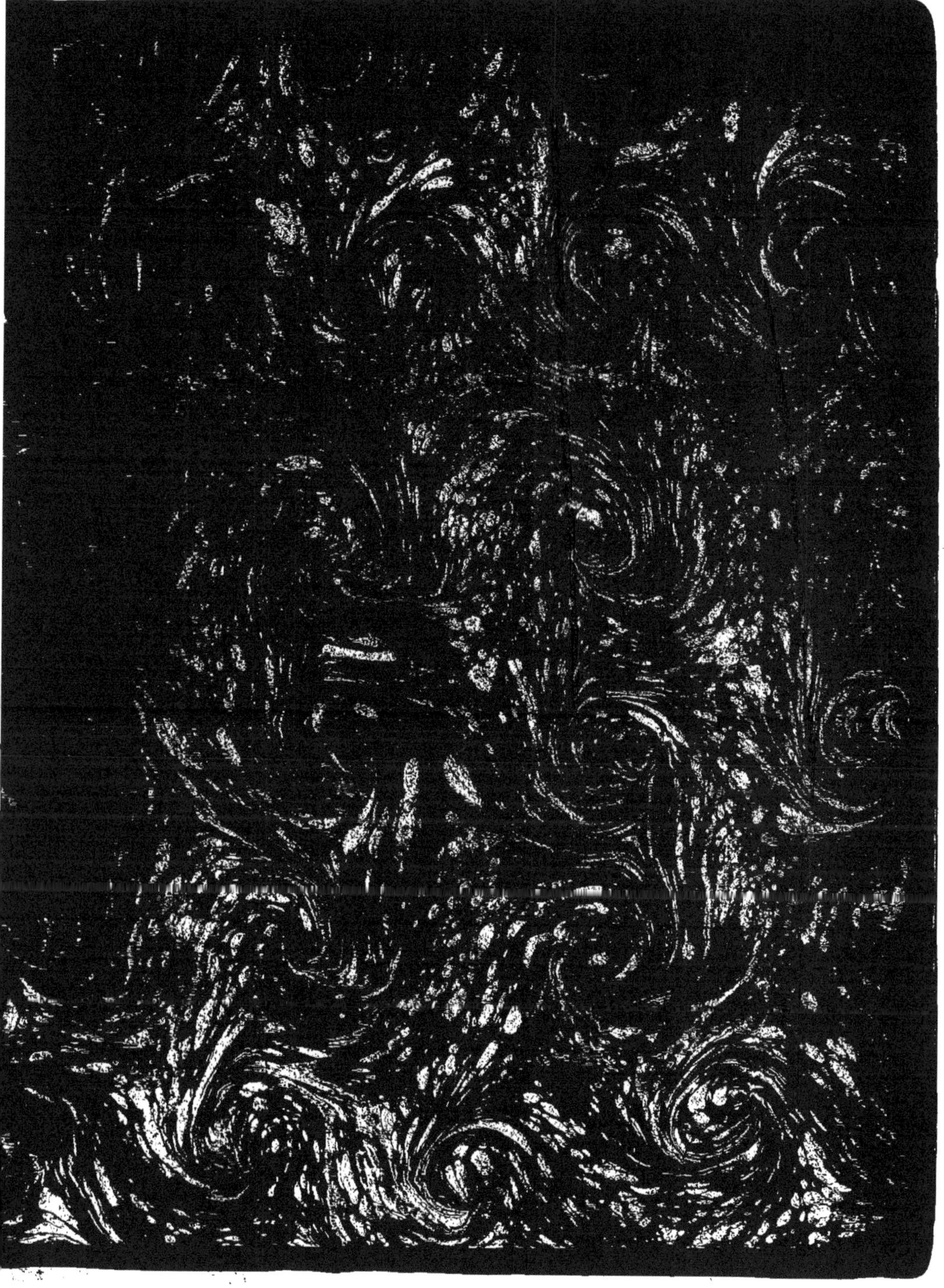

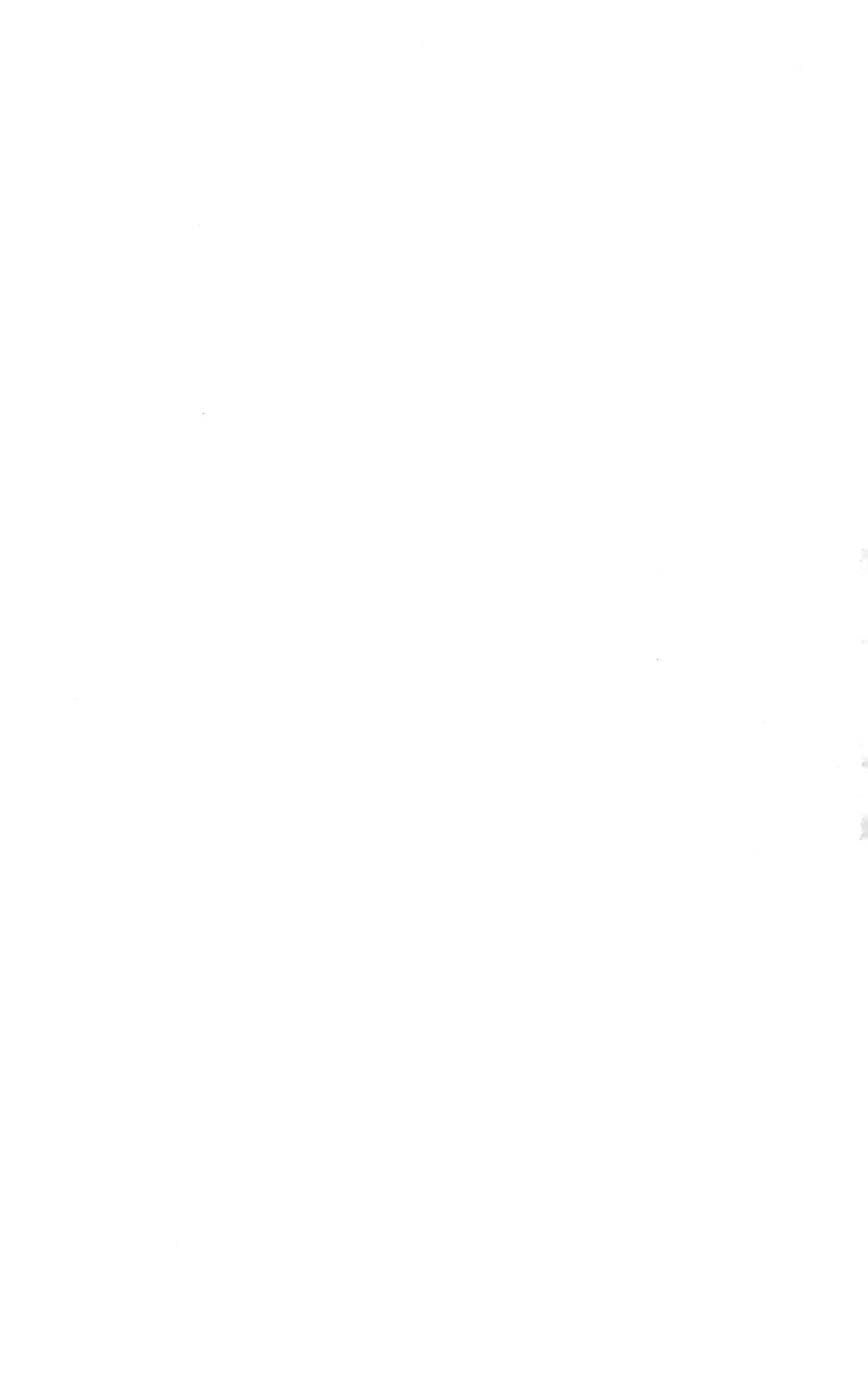

www.ingramcontent.com/pod-product-compliance
Ingram Content Group UK Ltd.
Pitfield, Milton Keynes, MK11 3LW, UK
UKHW022316190726
13856UKWH00001B/40